SILVIA HÖFER | DR. MED. ALENKA SCHOLZ

Tag für Tag durch meine SCHWANGER-SCHAFT

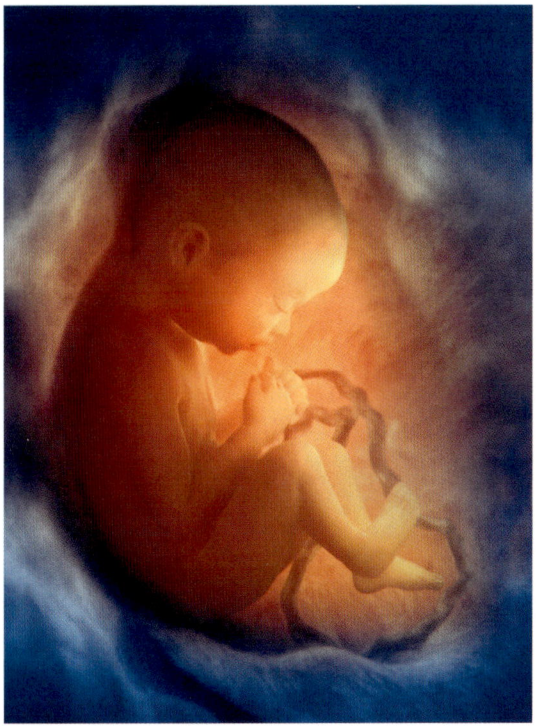

Faszinierende Bilder, umfassender Rat, spannende Infos

INHALT

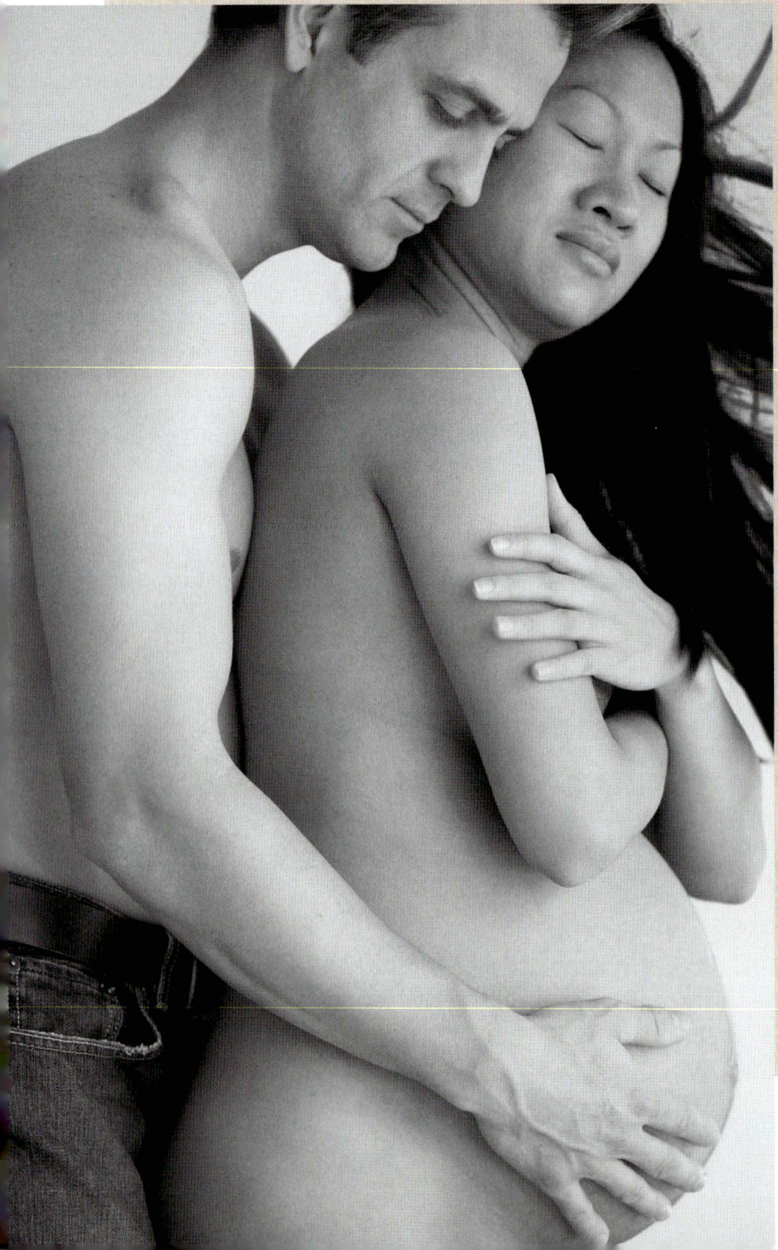

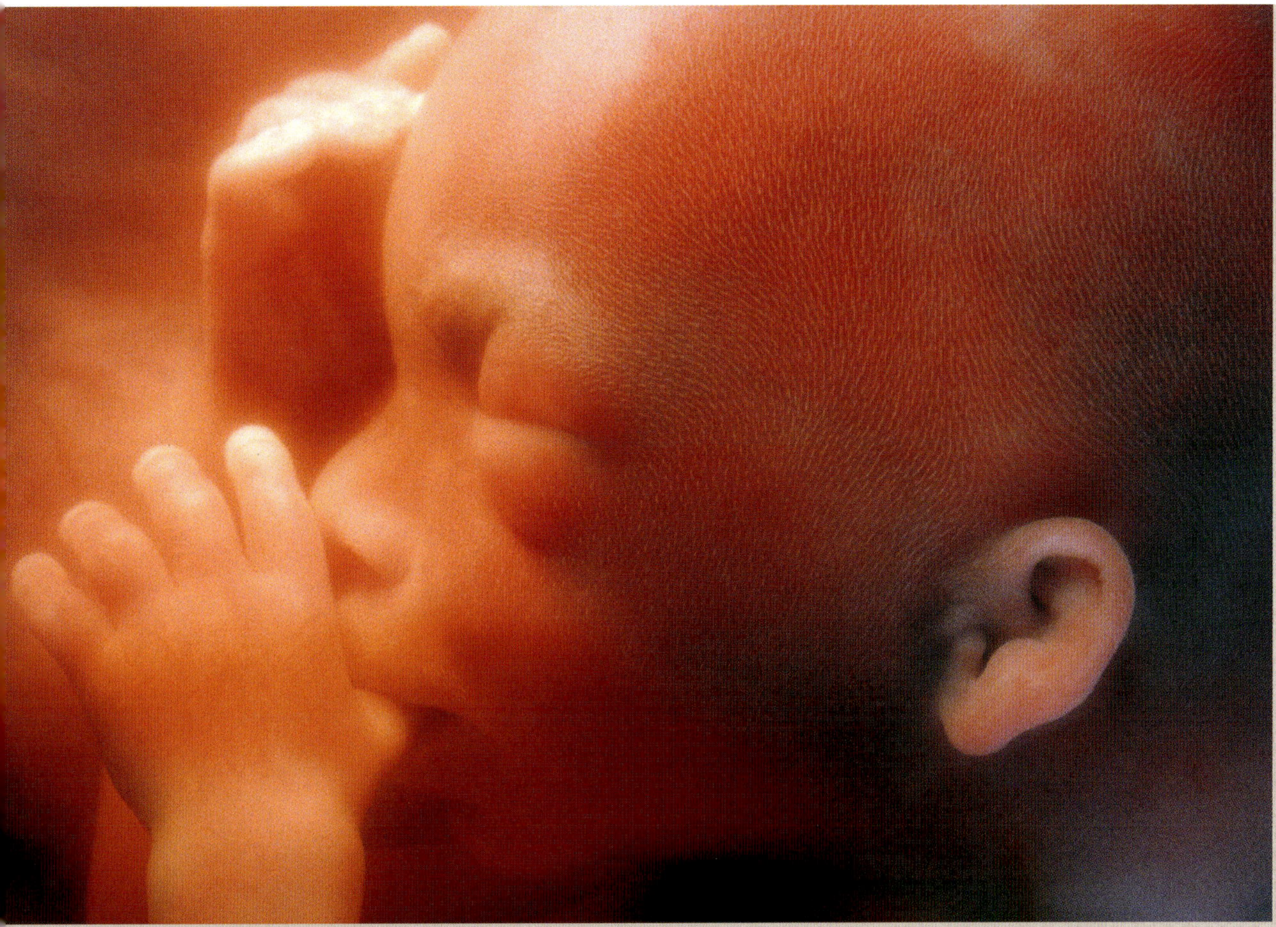

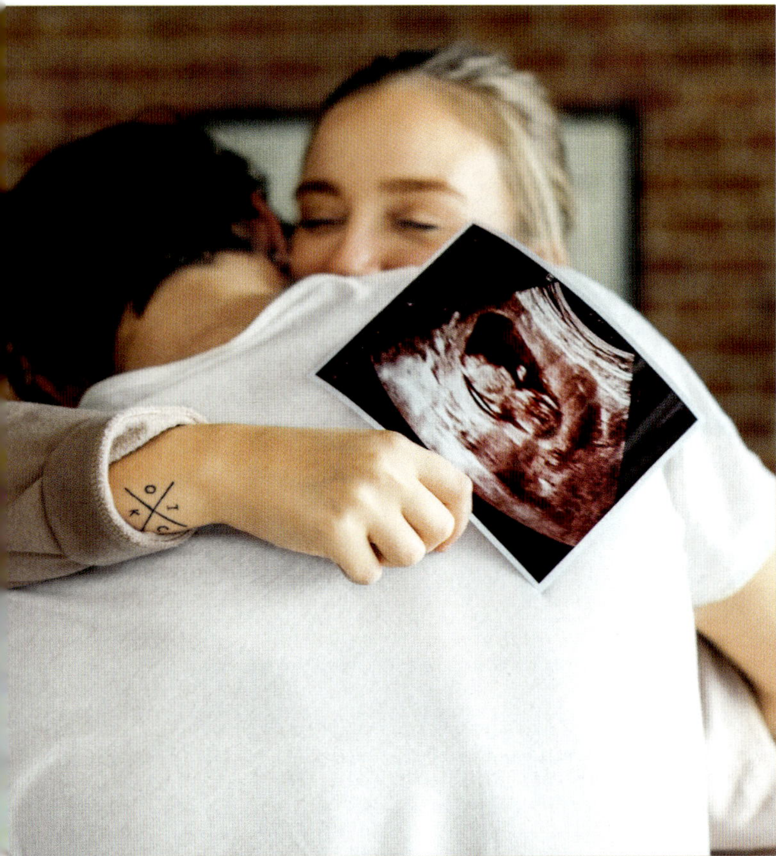

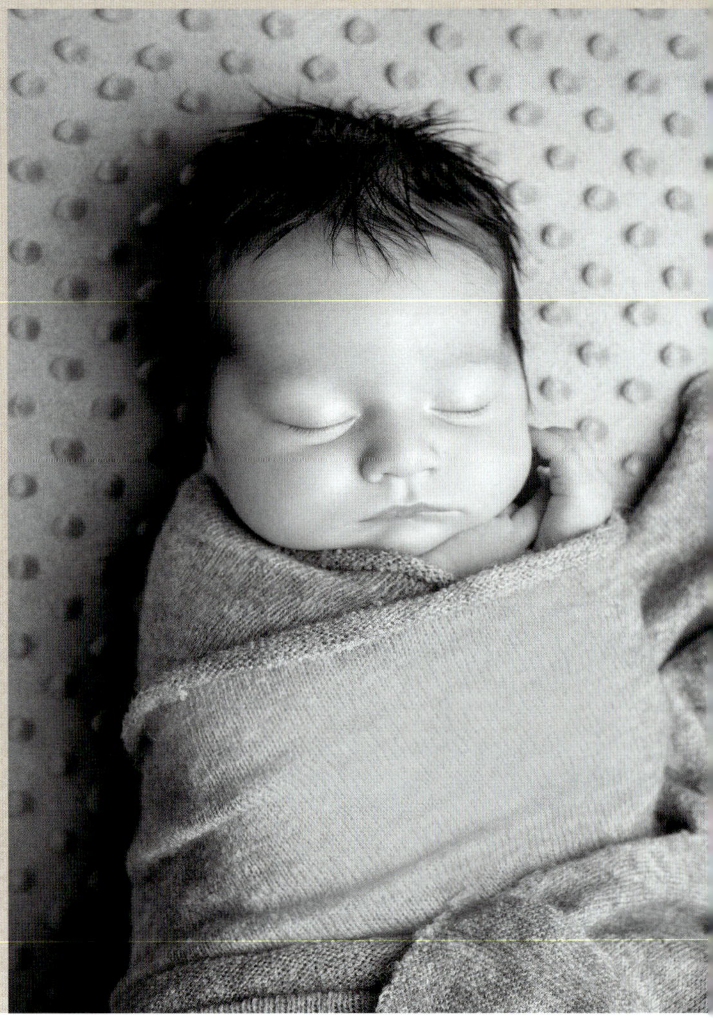

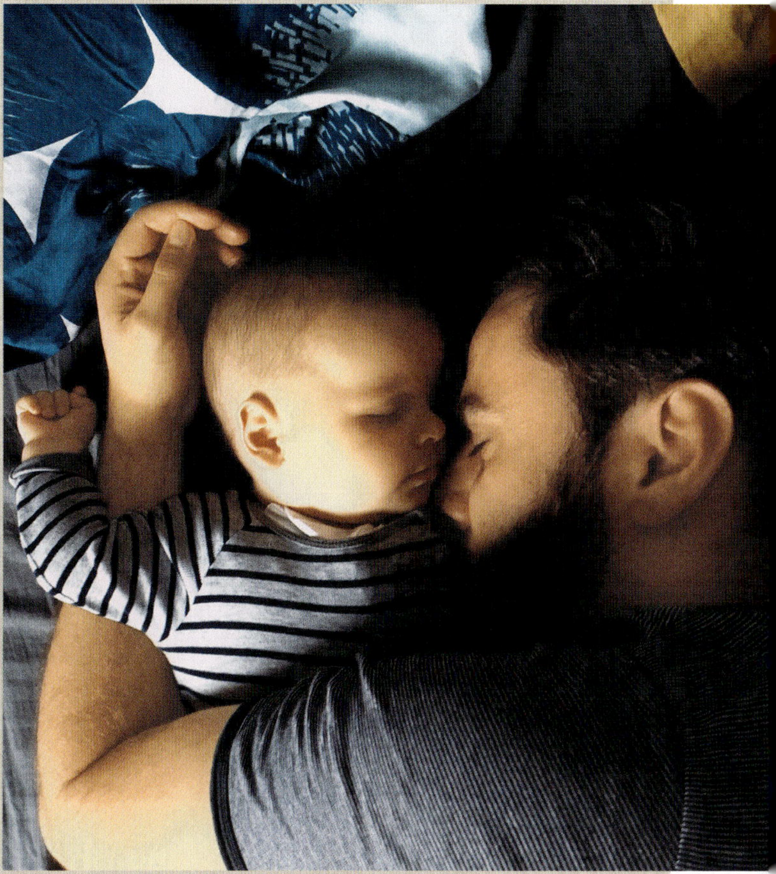

DIE AUTORINNEN

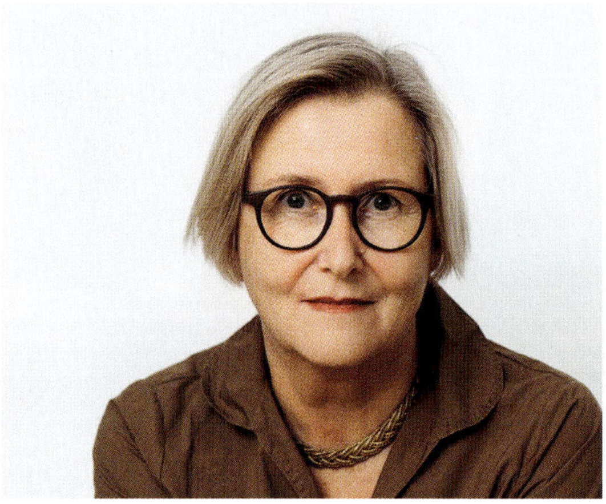

Silvia Höfer arbeitete über 40 Jahre als freiberufliche Hebamme in der Schwangerenvorsorge, der Geburtshilfe und der Wochenbettbetreuung in Berlin und ist selbst Mutter und Großmutter. Sie arbeitete als Hebamme in Berlin, Südindien und im Sudan.
Für den Deutschen Hebammenverband erstellte Silvia Höfer qualitätssichernde Empfehlungen für Hebammen. Sie hat viele medizinische Artikel verfasst, Vorträge gehalten und als Autorin zu Fach- und Lehrbüchern für Hebammen und Ärzte beigetragen. Für den GRÄFE UND UNZER VERLAG schrieb sie verschiedene Ratgeber zu Schwangerschaft, Geburt und Baby (www.silviahoefer.de).

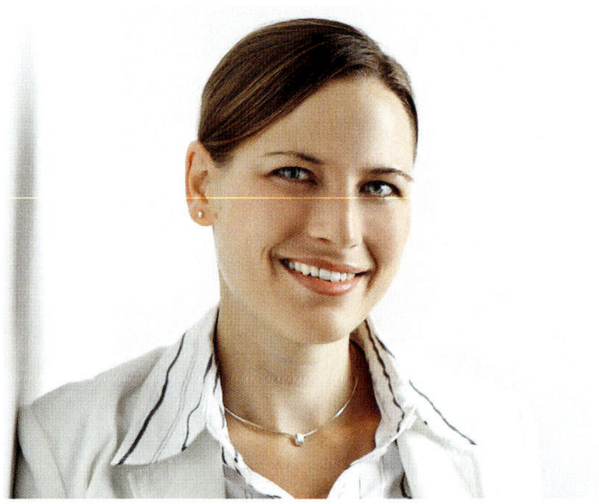

Dr. med. Alenka Scholz hat in Berlin und Lund/ Schweden Medizin studiert und promoviert. Sie war langjährig als Oberärztin in einer großen Berliner Geburtsklinik angestellt. Seit 2025 ist sie als niedergelassene Frauenärztin in eigener Praxis tätig. Hier kommt sie regelmäßig mit den Freuden, aber auch den Sorgen und Nöten der Frauen in Kontakt. Neben ihrem Studium der Humanmedizin mit anschließender Facharztweiterbildung hat sich Alenka Scholz im Bereich der Traditionellen Chinesischen Medizin fortgebildet und besitzt ein Akupunktur-Diplom.
Alenka Scholz lebt in Berlin, ist verheiratet und selbst Mutter von drei Töchtern.

HERZLICHEN GLÜCKWUNSCH!

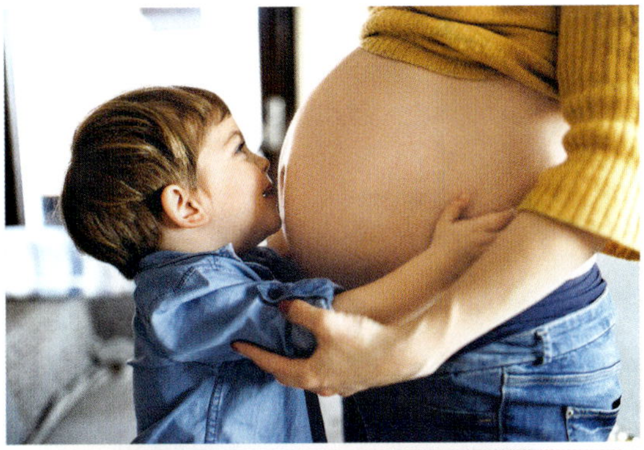

Sie erwarten ein Baby? Wir gratulieren Ihnen ganz herzlich! Betrachten Sie Ihre Schwangerschaft als einen natürlichen, gesunden Zustand, auf den der Körper einer Frau gut vorbereitet ist. Freuen Sie sich auf viele neue, aufregende und überwältigende Erfahrungen. Bleiben Sie entspannt, gelassen und vertrauen Sie auf Ihre eigene rationale Einschätzung, aber auch auf Ihr – im wahrsten Sinne des Wortes – Bauchgefühl. Gut informiert werden Sie selbst Ihr bester Ratgeber sein!

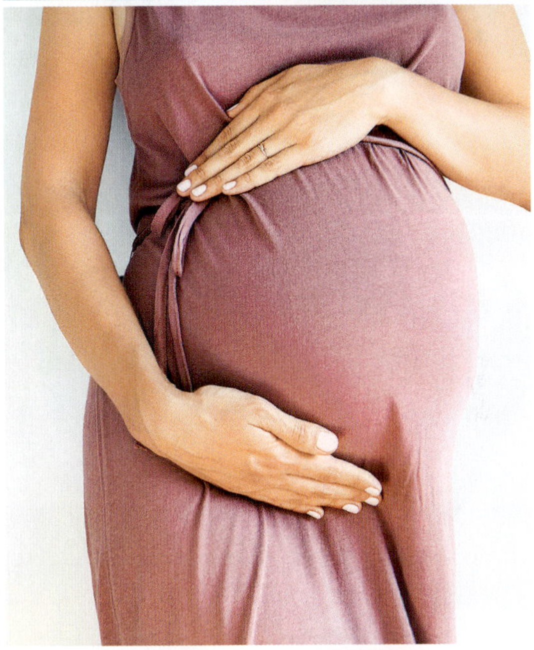

Zehn spannende Monate erwarten Sie

Wir möchten Sie und auch Ihren Partner als werdende Eltern mit unserem Erfahrungsschatz, vielen Bildern und Illustrationen Tag für Tag durch das unglaubliche Erlebnis einer Schwangerschaft begleiten. Auch über die Geburt und die erste Zeit mit dem Baby erfahren Sie kurz und bündig alles Wesentliche. Für jede Woche der Schwangerschaft haben wir dazu Themen ausgewählt, die wir in Gesprächen mit werdenden Eltern als typisch und von Interesse für diesen Zeitraum kennengelernt haben. Hinzu kommen viele Tipps, die sich in der Praxis erprobt und bewährt haben und die Ihnen Rat geben und Hilfe sein sollen. Sie beruhen sowohl auf jahrelangen Erfahrungen, die wir selbst bei der Begleitung von werdenden Eltern gemacht haben, als auch auf Erkenntnissen von aktuellen internationalen wissenschaftlichen Studien. Entscheiden Sie selbst, was sich für Sie bei der Gründung Ihrer Familie richtig anfühlt. Das ist uns ein wichtiges Anliegen.

Wir wünschen Ihnen viel Freude beim Schauen und Lesen und von Herzen alles Gute für Ihre Schwangerschaft, die Geburt und das Leben mit Ihrem Baby!

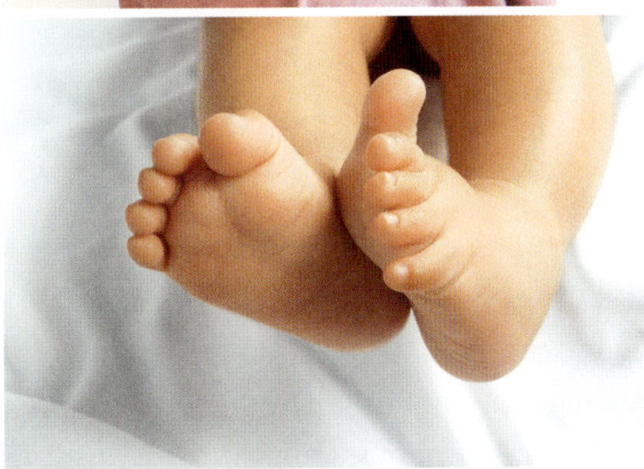

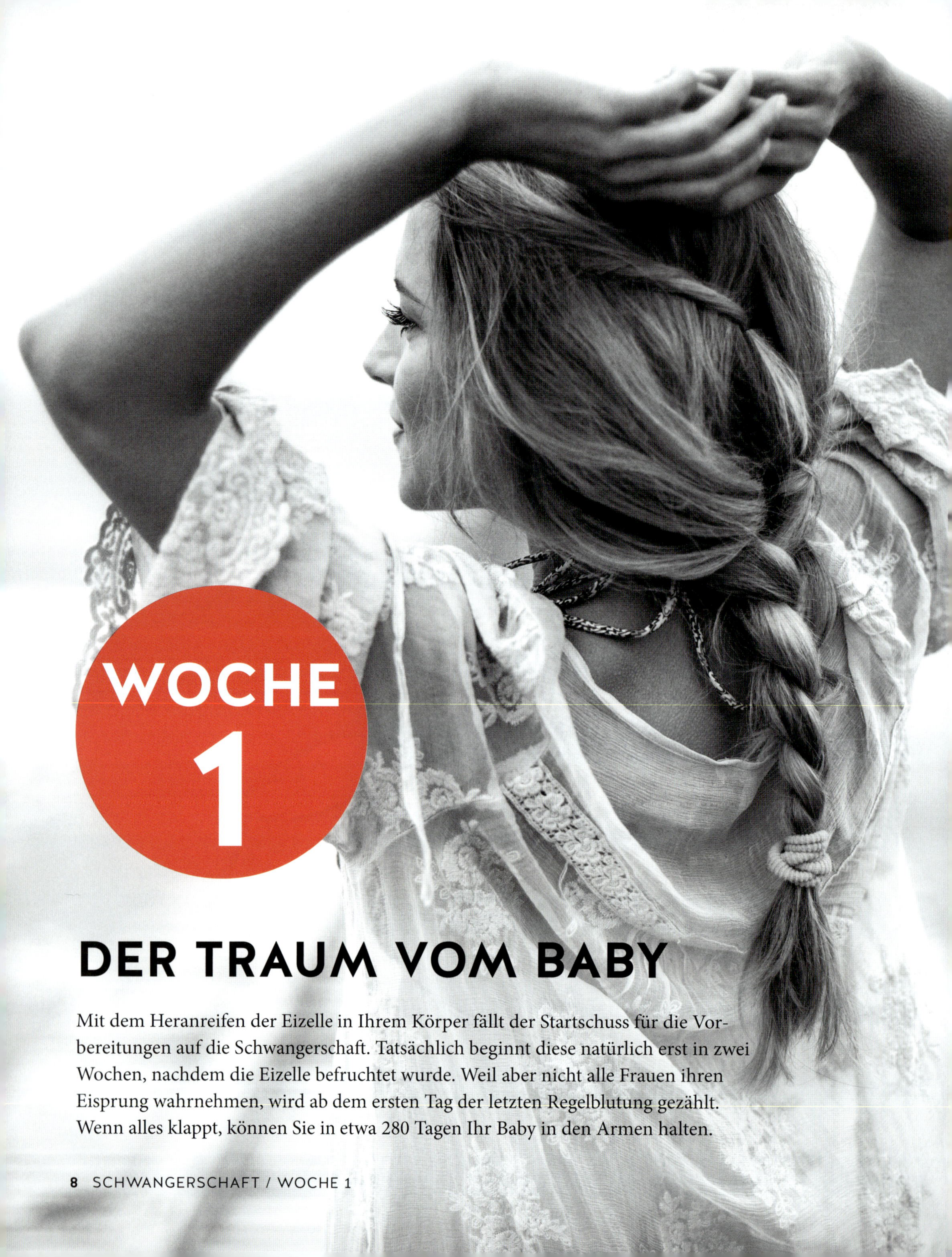

WOCHE 1

DER TRAUM VOM BABY

Mit dem Heranreifen der Eizelle in Ihrem Körper fällt der Startschuss für die Vorbereitungen auf die Schwangerschaft. Tatsächlich beginnt diese natürlich erst in zwei Wochen, nachdem die Eizelle befruchtet wurde. Weil aber nicht alle Frauen ihren Eisprung wahrnehmen, wird ab dem ersten Tag der letzten Regelblutung gezählt. Wenn alles klappt, können Sie in etwa 280 Tagen Ihr Baby in den Armen halten.

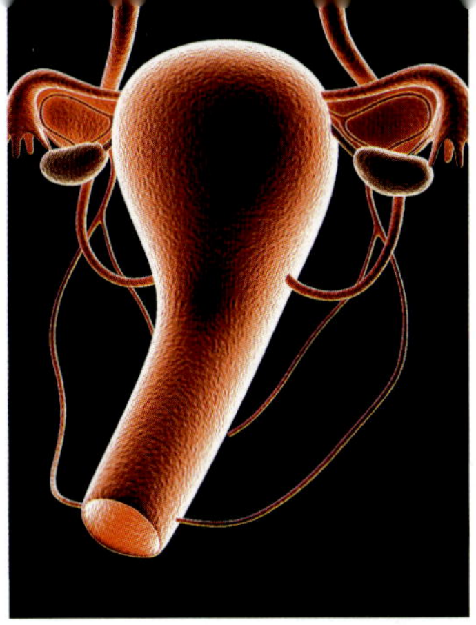

Diese Grafik zeigt die innere Anatomie der weiblichen Geschlechtsorgane: Im oberen Teil der birnenförmigen Gebärmutter befinden sich auf beiden Seiten die trichterförmigen Eileiter und an deren Enden die Eierstöcke.

1. TAG

SSW 0+1 *{Noch 279 Tage}*

Das Wunder beginnt …

Auch wenn der erste Tag Ihrer letzten Regelblutung streng genommen noch gar nicht der erste Tag der Schwangerschaft ist, dient er als Berechnungsgrundlage für die Dauer der Schwangerschaft. Tatsächlich beginnt diese natürlich erst mit der Befruchtung – und bis dahin dauert es noch ungefähr zwei Wochen. Eine normale Schwangerschaft mit 280 Tagen (oder auch zehn Mondzyklen à 28 Tagen) ist somit 14 Tage länger berechnet, als die Kindesentwicklung tatsächlich dauert. Aber der errechnete Geburtstermin ist ja auch eher ein Anhaltspunkt. Die wenigsten Kinder erblicken genau am »Stichtag« das Licht der Welt. Doch bis es überhaupt so weit ist, stehen Ihnen 40 ganz besondere Wochen bevor, in denen Sie miterleben dürfen, wie ein neuer Mensch in Ihnen heranwächst. Versuchen Sie, jeden einzelnen Tag davon zu genießen.

UPS, SCHWANGER!

Keine Panik, sollten Sie erst später erfahren haben, dass Sie schwanger sind, selbst wenn Sie in dieser Zeit Alkohol getrunken, geraucht oder Medikamente eingenommen haben. Der **kleine Embryo** wird in Ihrem Körper erstaunlich gut geschützt.

GUT ZU WISSEN

DAS ALLES-ODER-NICHTS-PRINZIP

Natürlich ist es am besten, die Finger von Alkohol, Nikotin und sonstigen Drogen sowie von Medikamenten zu lassen, wenn Sie schwanger werden möchten. Denn all diese Stoffe können fruchtschädigend wirken. Allerdings ist diese Empfehlung leider manchmal fernab jeder Realität. Vielleicht ist die Schwangerschaft gar nicht geplant und dennoch gewollt. Alles ist möglich. Zum Glück gibt es bei der Entwicklung neuen Lebens eine Art Sicherheitsfunktion. So können sich die kleinen Zellen in den ersten Tagen der Kindesentwicklung in alle möglichen Zelltypen differenzieren, beispielsweise in Hautzellen, in Zellen der inneren Organe oder in Nervenzellen. In der Medizin bezeichnet man sie daher als pluripotent. Das Gute daran: Ist eine Zelle beschädigt, kann sie meist noch repariert oder durch eine andere Zelle ersetzt werden. Nur wenn die Schäden so gravierend sind, dass keine gesunde Frucht entstehen kann, stirbt der Embryo ab. Diesen Prozess bezeichnet man als das Alles-oder-nichts-Prinzip. Die meisten Frauen bemerken in so einem Fall nicht einmal, dass sie eine Fehlgeburt haben. Schließlich setzt die Blutung, die die geschädigte Frucht mit herausspült, zum normalen Zeitpunkt der Periode ein, allenfalls leicht verzögert. Das Alles-oder-nichts-Prinzip gilt allerdings nur etwa für die ersten 15 Tage. Danach beginnt die sogenannte Organogenese, also die Ausbildung der inneren Organe – das empfindlichste Stadium der Schwangerschaft. Sobald Sie wissen, dass Sie schwanger sind, sollten Sie also definitiv die Finger von allen Giften lassen.

2. TAG

SSW 0+2 *{Noch 278 Tage}*

Der weibliche Zyklus

Der Zyklus einer Frau beginnt mit der monatlichen Regelblutung. Jetzt wird in Ihrem Gehirn der Startschuss für das Heranreifen einer neuen Eizelle erteilt. Das Hormon FSH (follikelstimulierendes Hormon) bewirkt, dass ein Eibläschen am Rande des Eierstocks immer größer wird. Dieser sogenannte Follikel enthält in seinem Inneren die eigentliche Eizelle. Gleichzeitig steigt mit Beginn des Zyklus auch die Menge des Hormons Östrogen an. Nachdem die Schleimhaut im Inneren der Gebärmutter in den ersten Tagen des Zyklus herausgeblutet wurde, wird sie unter Einwirkung des Östrogens und als Vorbereitung auf eine mögliche Schwangerschaft nun wieder neu aufgebaut.

Der Eisprung

Rund 13 Tage nach dem ersten Tag der Regel steigt, ebenfalls ausgelöst durch das Östrogen, die Menge des Hormons LH (luteinisierendes Hormon) an. Diese Phase können Sie übrigens auch selbst mit einem Ovulationstest aus der Apotheke feststellen. Er sagt die fruchtbare Zeit sehr zuverlässig voraus. Kurz nach dem LH-Anstieg kommt es zum Eisprung. Der Follikel platzt und die Eizelle wird freigegeben. Sie wird vom Eileiter aufgefangen und wandert in ihm Richtung Gebärmutter. Kommt es in dieser Zeit zu einer Befruchtung, treffen sich also Eizelle und Spermium, verschmelzen sie noch im Eileiter miteinander. Verläuft alles normal, wandert die befruchtete Eizelle weiter bis in die Gebärmutter, wo sie sich schließlich in der nun hoch aufgebauten Schleimhaut einnistet.
Der Rest des Eibläschens, der beim Eisprung am Rand des Eierstocks zurückbleibt, wird als Gelbkörper bezeichnet. Dieser produziert im ersten Drittel der Schwangerschaft das Hormon Progesteron (Gelbkörperhormon), das für die Einnistung der Eizelle und den Fortbestand der Schwangerschaft in der Gebärmutter notwendig ist. Im späteren Verlauf wird das Hormon dann vor allem von der Plazenta (Mutterkuchen) gebildet.

Schwangerschaftshormone

Mit der Einnistung des befruchteten Eis wird von denjenigen Zellen, die sich zur Plazenta entwickeln (Trophoblasten), zunehmend das Schwangerschaftshormon hCG (humanes Choriongonadotropin) produziert. Es signalisiert dem Körper, dass ein Kind in ihm heranwächst, und ist verantwortlich für die Aufrechterhaltung der Schwangerschaft.
Ist die hCG-Konzentration im Urin genügend hoch, reagiert der Schwangerschaftstest positiv. Das ist aber erst etwa zwei Wochen nach dem Eisprung der Fall, also zu dem Zeitpunkt, zu dem sonst die nächste Regelblutung eigentlich begonnen hätte.

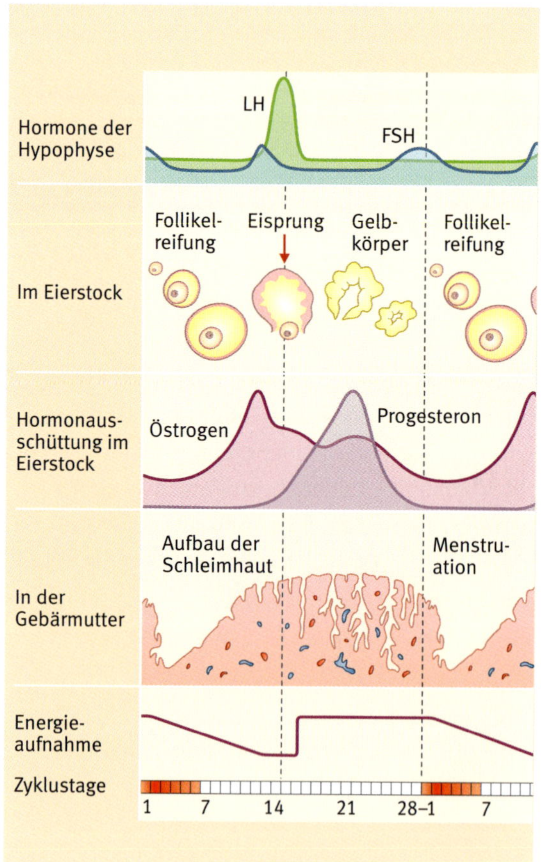

Der weibliche Zyklus wird durch Hormone gesteuert.

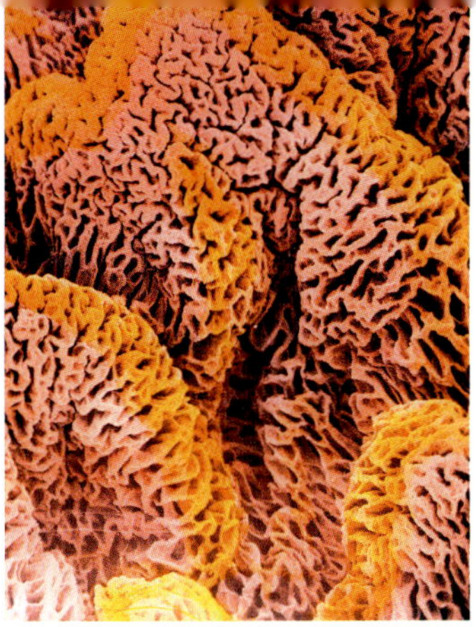

Eine Aufnahme der dick aufgebauten Gebärmutterschleimhaut. Sie wird während der Menstruationsblutung wieder abgebaut, sofern die weibliche Eizelle nicht von einem Spermium befruchtet worden ist.

3. TAG

SSW 0+3 *{Noch 277 Tage}*

Wann findet der Eisprung statt?

Bei einem 28-tägigen Zyklus geht man davon aus, dass der Eisprung 14 Tage nach Beginn der letzten Periode eintritt. Die fruchtbaren Tage liegen unmittelbar vor und an diesem Tag, denn die Eizelle kann in Erwartung der Befruchtung maximal 24 Stunden überleben. Spermien hingegen harren länger aus, unter optimalen Bedingungen bis zu fünf Tage.

Allerdings hat nicht jede Frau einen regelmäßigen Zyklus. Er kann verlängert oder verkürzt sein. Gerade bei jungen Frauen erfolgt der Eisprung oft erst um den 20. Tag. Bei ihnen ist die Follikelphase, in der das Ei reift, also die Zeit ab Periodenbeginn bis zum Eisprung, verlängert. Die Phase nach dem Eisprung bis zum Einsetzen der nächsten Periode ist dagegen meist relativ konstant. Aber auch ein früher Eisprung, beispielsweise bereits am sechsten Zyklustag, ist denkbar. Dies passiert jedoch eher bei »älteren« Frauen. Manchmal finden sogar zwei Eisprünge in einem Zyklus statt, wenn auch in einem sehr kurzen zeitlichen Abstand von wenigen Stunden. Werden beide Eizellen befruchtet und nisten sie sich beide ein, entstehen zweieiige Zwillinge. Auch diese Wahrscheinlichkeit steigt mit dem Alter der Frau und tritt familiär gehäuft auf.

Die Chancen, in einem Zyklus schwanger zu werden, stehen für 30-jährige Frauen übrigens lediglich bei rund 15 bis 25 Prozent. Seien Sie also nicht enttäuscht, wenn Sie nicht auf Anhieb schwanger werden. Bei etwa der Hälfte der Paare klappt es trotzdem innerhalb der ersten drei Monate, 75 Prozent werden innerhalb der ersten zwölf Monate und 91 Prozent innerhalb von vier Jahren schwanger. Jüngere Frauen sind statistisch gesehen schneller erfolgreich, bei älteren vergeht meist mehr Zeit, bis der Schwangerschaftstest positiv ist.

DEN EISPRUNG BESTIMMEN

Wenn Sie schwanger werden wollen, ist es hilfreich, den **Zyklus** gut zu beobachten und die **Periodendauer** in einem Kalender zu notieren. Zusätzlich können dann noch weitere Methoden angewandt werden, die den **Eisprung** bestimmen (Seite 12).

KÖRPERWISSEN

UNGEWOLLTE KINDERLOSIGKEIT

Wenn Sie nicht schwanger werden, können verschiedene Untersuchungen sinnvoll sein:

- Ultraschall der Eierstöcke und der Gebärmutter
- Weibliche Hormonanalyse
- Bauchspiegelung
- Spermiogramm bei Ihrem Partner

Je nach Ausgang der Untersuchungen kann eine Hormonbehandlung oder eine künstliche Befruchtung die Chancen auf eine Schwangerschaft erhöhen. Lassen Sie sich in einem Kinderwunsch-Zentrum beraten, welcher Weg der für Sie richtige ist.

4. TAG

SSW 0+4 *{Noch 276 Tage}*

Methoden zur Bestimmung des Eisprungs

Um den Eisprung und damit die fruchtbaren Tage möglichst genau bestimmen zu können, kommen mehrere Methoden in Betracht.

Den Körper beobachten

Einige Frauen bemerken zum Zeitpunkt des Eisprungs ein Ziehen, das wenige Minuten bis zu mehreren Stunden andauern kann und meist einseitig im Unterbauch lokalisiert ist (»Mittelschmerz«). Auch Konsistenz und Menge des Muttermundschleims verändern sich. Zum Zeitpunkt des Eisprungs tritt mehr Schleim aus, zudem ist er klarer und flüssiger als sonst. Der Muttermund selbst öffnet sich leicht und wird weicher. Ragt Ihr Gebärmutterhals weit genug in die Vagina, können Sie ihn mit dem Finger tief in der Scheide als festeres Gewebe ertasten. Der Muttermund ist die kleine Mulde in der Mitte. Untersuchen und vergleichen Sie einfach einmal mit frisch gewaschenen Händen seinen Zustand zu verschiedenen Zeiten im Zyklus.

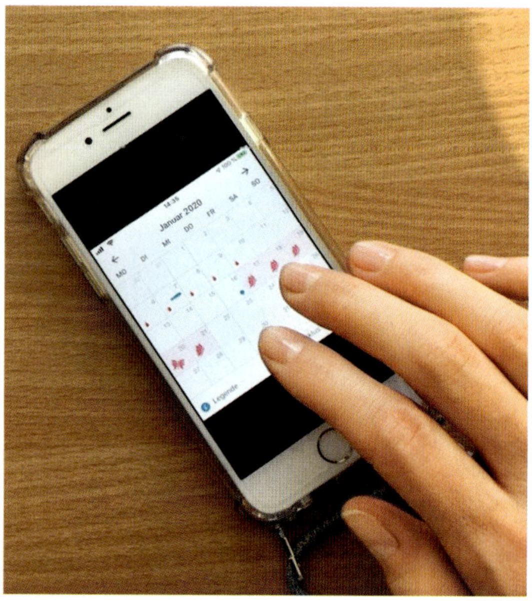

Bei der Temperaturmethode müssen Sie jeden Tag messen und die Werte konsequent aufschreiben.

Temperaturmethode

Kurz nach dem Eisprung steigt die Körpertemperatur durch die Wirkung des Hormons Progesteron um 0,3 bis 0,5 °C an und bleibt bis zum Beginn der Periode erhöht. Wenn Sie in einem Kalender den Anstiegszeitpunkt notieren, lässt sich der Zeitpunkt des Eisprungs zurückverfolgen. Ist Ihr Zyklus sehr regelmäßig und erfolgt der Temperaturanstieg in mehreren aufeinanderfolgenden Zyklen am gleichen Zyklustag, können Sie davon ausgehen, dass die fruchtbaren Tage (kurz vor dem Temperaturanstieg) für den Folgezyklus entsprechend sind. Allerdings können Störfaktoren wie Stress, Schichtarbeit, Alkohol, Medikamente und Fieber die Körpertemperatur beeinträchtigen und zu falschen Schlüssen führen. Sie können die Temperatur im Mund, in der Vagina oder im Enddarm messen. Wichtig ist aber, dass Sie sich für eine Stelle entscheiden. Nehmen Sie die Temperatur außerdem immer zur selben Uhrzeit, morgens nach dem Aufwachen, noch bevor Sie aufstehen, und immer mit demselben Thermometer.

Ovulationstests

Bei dieser Methode wird die Konzentration des luteinisierenden Hormons (LH) im Urin gemessen, das 24 bis 36 Stunden vor dem Eisprung ansteigt (Übersicht Seite 10). Es gibt verschiedene Systeme, um diesen Zeitpunkt zu ermitteln. Ähnlich wie ein Schwangerschaftstest zeigt zum Beispiel ein Teststreifen zwei Streifen, wenn der Eisprung naht. Bei digitalen Testcomputern erscheint an den fruchtbaren Tagen ein Ei auf dem Display.

Zykluscomputer

Prinzipiell gibt es zwei Sorten Zykluscomputer. Die einen bestimmen die Hormonkonzentration im Urin, funktionieren also wie ein Ovulationstest. Die anderen arbeiten nach der Temperaturmethode. Weil die Daten der vorausgegangenen Zyklen gespeichert und analysiert werden, lässt sich der Eisprung nach einer Weile recht gut bestimmen.

Steckbrief Spermium

Im männlichen Sperma befinden sich etwa 250 bis 300 Millionen kleine Spermien, die beim Orgasmus den Penis verlassen. Die allermeisten von ihnen erreichen die Eizelle allerdings nie. Das schaffen nur die schnellsten und robusten – das sind gerade einmal etwa 300 Stück. Die natürliche Selektion kann jedoch auch zu Schwierigkeiten führen. Sind nämlich zu wenige kräftige und schnelle Spermien dabei, ist eine Befruchtung auf natürlichem Wege relativ unwahrscheinlich.

Ein Spermium ist nur etwa 60 Mikrometer lang und lässt sich daher, im Gegensatz zur weiblichen Eizelle, nicht mit dem bloßen Auge erkennen. Es besteht aus einem Kopfteil, das in seinem Zellkern die Chromosomen enthält, einem Mittelstück, das die Energie zur Fortbewegung erzeugt, und einem Schwanzteil, das der Fortbewegung dient.

Vor der Befruchtung muss das Spermium eine Art Reifung (Kapazitation) durchlaufen. Dieser Prozess, der durch das Sekret aus dem Gebärmutterhals begünstigt wird, aktiviert bestimmte Eiweißsubstanzen am Kopf des Spermiums, damit es überhaupt in die Eizelle eindringen kann. Erreicht schließlich das erste Spermium die Eizelle, reagiert ein Teil des Kopfes mit der Eizellhülle. Damit es jedoch tatsächlich zur Befruchtung kommt, müssen auch hier wieder alle Voraussetzungen stimmen. Nur dann kann sich der Inhalt des Kopfes, also der Chromosomensatz, in die Eizelle entleeren und mit deren Chromosomensatz verschmelzen. Die erste Zelle des Babys entsteht.

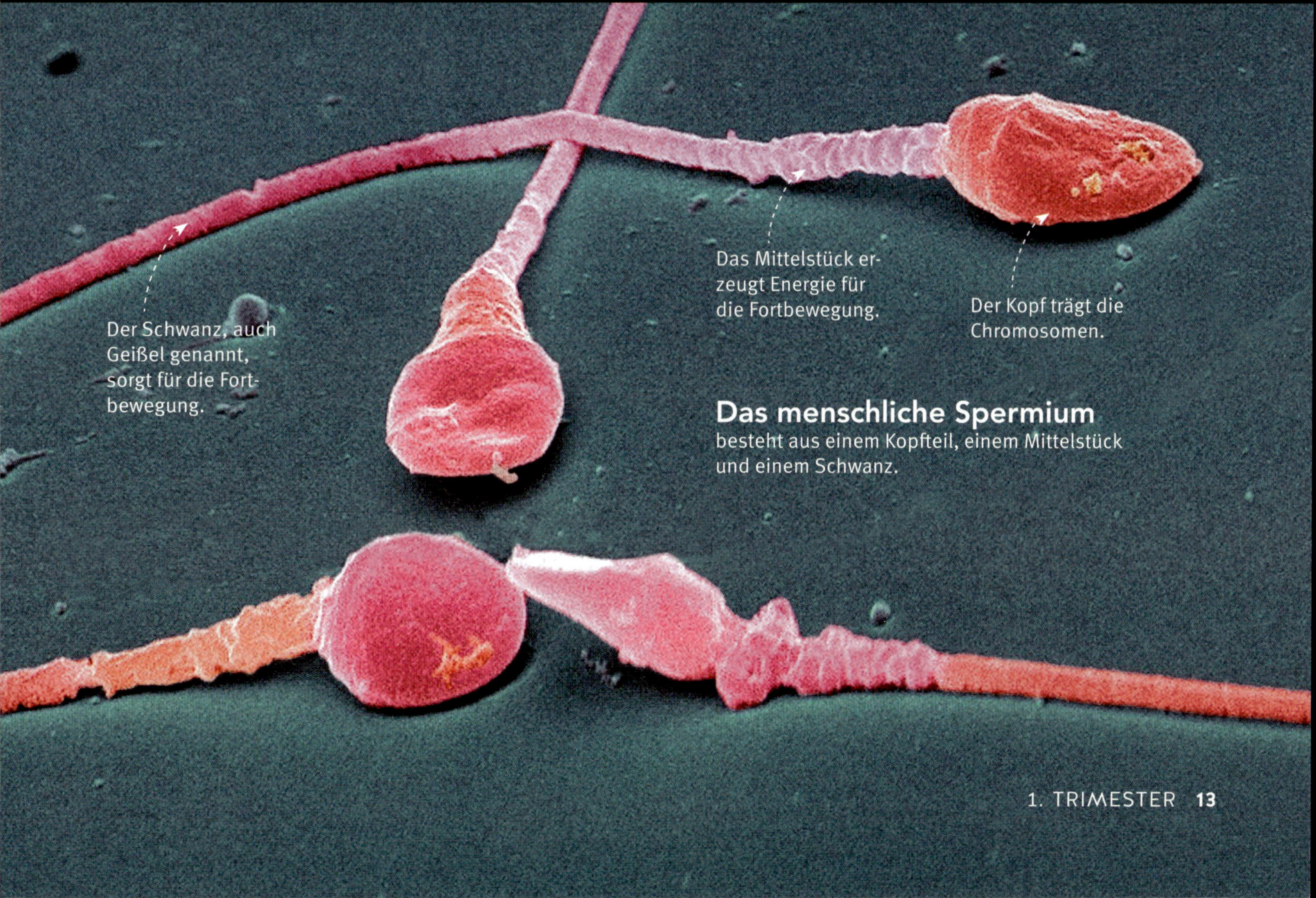

Das menschliche Spermium besteht aus einem Kopfteil, einem Mittelstück und einem Schwanz.

tentiell verankert. Logisch, dass die Verzweiflung groß ist, wenn es nicht gleich klappt. Umso wichtiger ist es, sich klar zu machen, dass man erst nach einem Jahr intensiver, also gezielter Bemühungen von einem unerfüllten Kinderwunsch spricht. Und selbst wenn Sie als 30-jährige Frau zu den 25 Prozent gehören, die in dieser Zeit nicht schwanger geworden sind, sollten Sie sich nicht verrückt machen. Jede Frau ist anders und oft lohnt es sich, zu warten und entspannt eine normale Schwangerschaft zu beginnen. Der erste Schritt dazu sollte sein, den eigenen Körper ins Gleichgewicht zu bringen. Achten Sie auf Ihre Ernährung, versuchen Sie, regelmäßig zu schlafen, machen Sie ein wenig Sport, hören Sie mit dem Rauchen auf. All dies gilt übrigens genauso für Ihren Partner. Gleichzeitig sollten Sie Ihren Zyklus beobachten, um den Eisprung und somit den optimalen Zeitpunkt zur Befruchtung festzustellen (Seite 12).

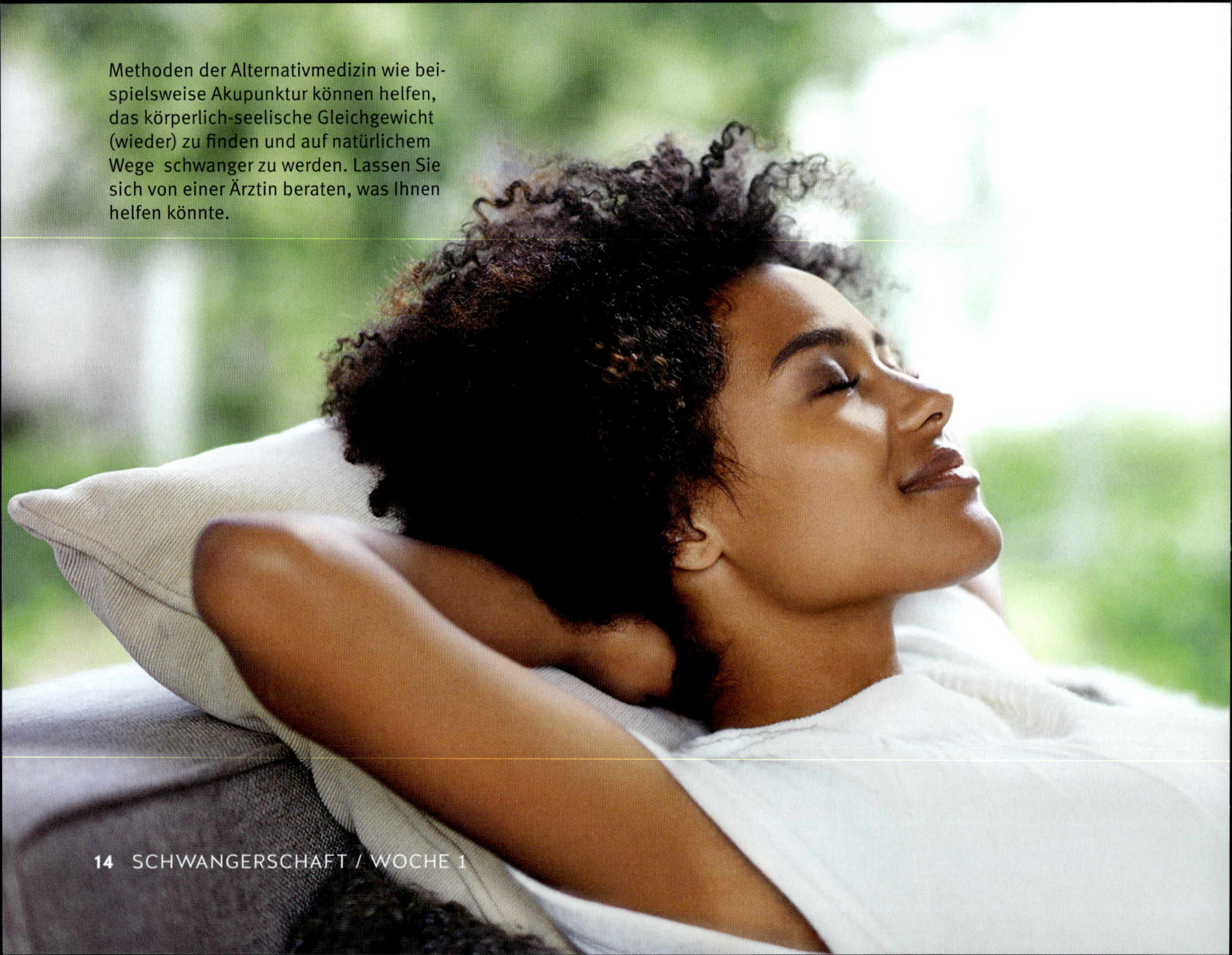

Methoden der Alternativmedizin wie beispielsweise Akupunktur können helfen, das körperlich-seelische Gleichgewicht (wieder) zu finden und auf natürlichem Wege schwanger zu werden. Lassen Sie sich von einer Ärztin beraten, was Ihnen helfen könnte.

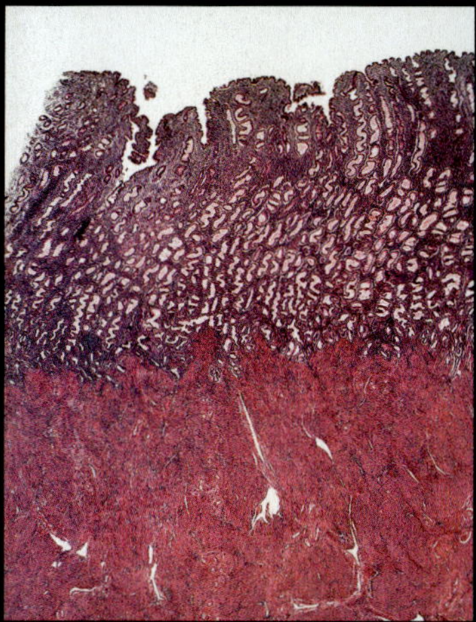

Die dünne, rosafarbene Schleimhaut kleidet die Innenwand der Gebärmutter aus.

7. TAG

SSW 1+0 *{Noch 273 Tage}*

Einfluss auf die Fruchtbarkeit

Sie können selbst einiges tun, um die Wahrscheinlichkeit für eine Schwangerschaft zu erhöhen. Aber Achtung! Lassen Sie sich nicht durch Sex nach Plan stressen. Schließlich spielt auch der Lustfaktor eine entscheidende Rolle. Denn man hat beobachtet, dass eine Schwangerschaft sehr viel wahrscheinlicher eintritt, wenn die Frau beim Sex einen Orgasmus hatte.

Liebe, Lust und Leidenschaft

Eine feuchte Vagina erhöht die Wahrscheinlichkeit für eine Schwangerschaft um ein Vielfaches, da sich die Spermien leichter fortbewegen können. Und wussten Sie, dass die periodischen Zuckungen (Kontraktionen) der Gebärmutter beim weiblichen Orgasmus helfen können, die Samenzellen in Richtung Eierstock zu transportieren?
Die besten Stellungen, um schwanger zu werden, sind übrigens die, bei denen der Penis tief in die Vagina eindringt, die Spermien also nahe am Muttermund ihre Reise beginnen.

Ernährung

Eine ausgewogene gesunde Ernährung mit frischen Lebensmitteln wirkt sich günstig auf die Fruchtbarkeit aus. Auch das Gewicht spielt eine Rolle: Stark unter- oder übergewichtige Frauen werden schwerer schwanger als Normalgewichtige.

Körperliche Fitness

Moderater Sport erhöht die Chancen auf eine Schwangerschaft. Vor allem Ausdauersportarten wirken sich günstig aus. Sie regen die Durchblutung und den Stoffwechsel an und tragen zum seelischen Gleichgewicht bei. Letzteres gilt auch für Entspannungsmethoden wie Yoga oder autogenes Training, die Sie sehr gut noch in der Schwangerschaft ausüben können.

Stressreduktion

Schichtdienst, Arbeitsüberlastung oder Stress mit dem Partner sind Gift für die Seele. Klären Sie Konflikte! Versuchen Sie, regelmäßig zu schlafen. Dann wird auch eine Schwangerschaft eher eintreten.

Schädliche Substanzen

Nicht nur Drogen (und dazu gehören ebenso auch Alkohol und Nikotin), sondern auch Reinigungsmittel, Farben und Lacke können Einfluss auf die Fruchtbarkeit beziehungsweise die normale Entwicklung des Embryos haben. Vermeiden Sie deswegen jeglichen Kontakt.

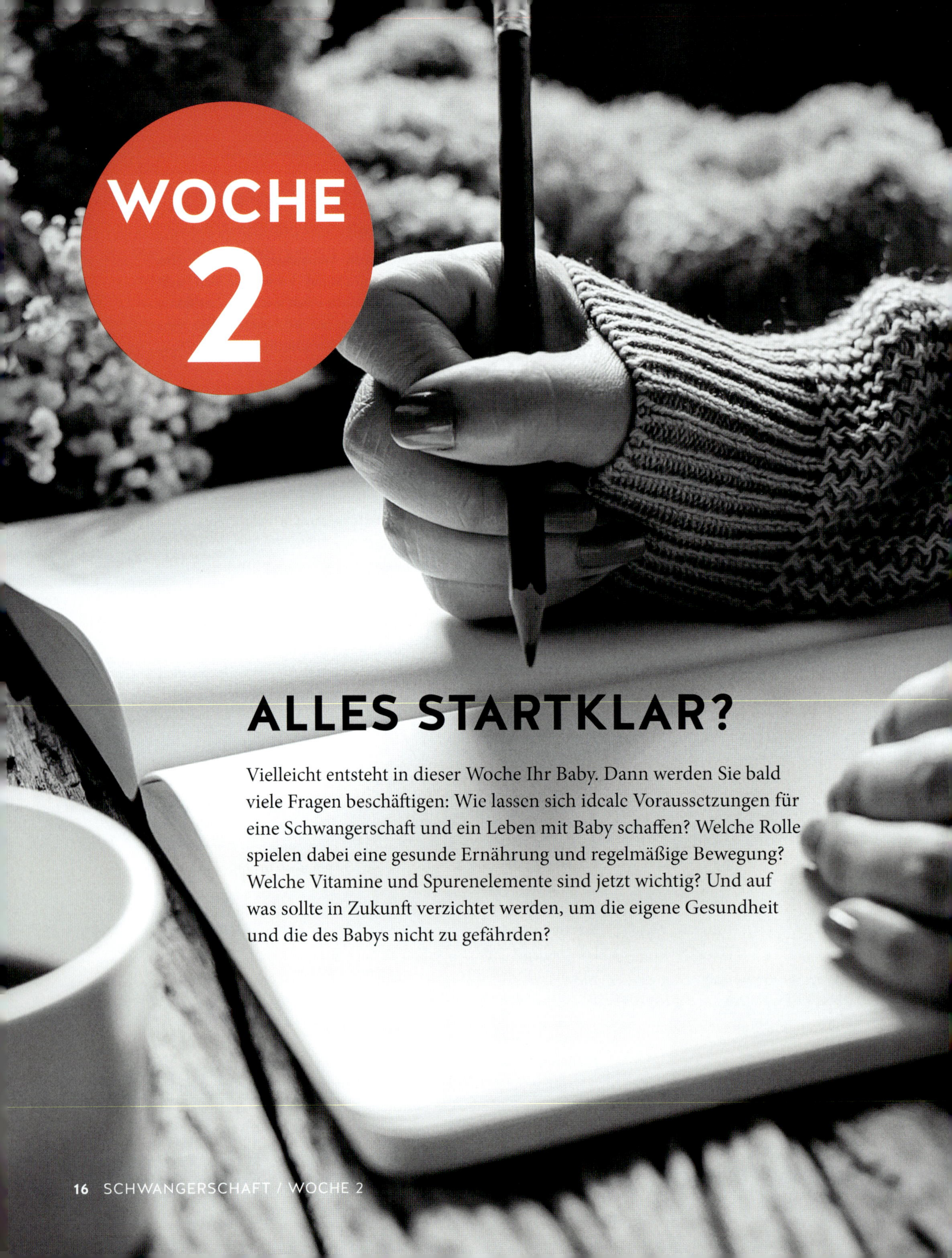

WOCHE 2

ALLES STARTKLAR?

Vielleicht entsteht in dieser Woche Ihr Baby. Dann werden Sie bald viele Fragen beschäftigen: Wie lassen sich ideale Voraussetzungen für eine Schwangerschaft und ein Leben mit Baby schaffen? Welche Rolle spielen dabei eine gesunde Ernährung und regelmäßige Bewegung? Welche Vitamine und Spurenelemente sind jetzt wichtig? Und auf was sollte in Zukunft verzichtet werden, um die eigene Gesundheit und die des Babys nicht zu gefährden?

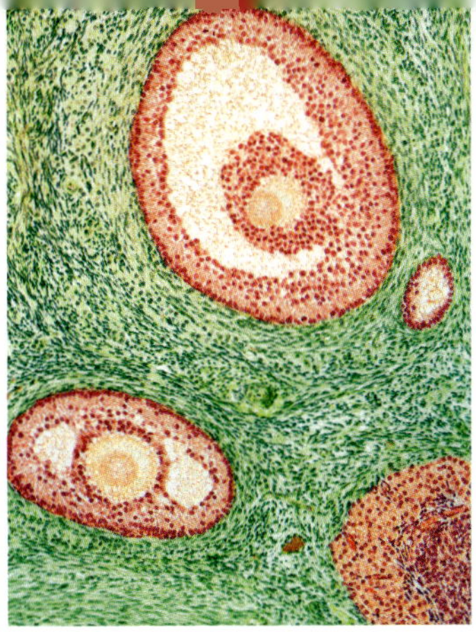

Die sich entwickelnden Eizellen im Eierstock sind unter dem Lichtmikroskop in dunkeloranger Farbe zu sehen. Die mittig liegende Zelle ist durch Aufnahme von Proteinen und Ansammlung von Fett vergrößert.

8. TAG

SSW 1+1 *{Noch 272 Tage}*

Gesunde Ernährung ist jetzt wichtig

Wenn Sie gesund sind und sich fit fühlen, erfüllen Sie die wichtigste Voraussetzung für eine glückliche Schwangerschaft. Eine ausgewogene Ernährung hilft Ihnen nicht nur dabei, Ihren Kinderwunsch zu erfüllen. Während der Schwangerschaft sichert sie Ihnen und Ihrem Kind auch eine optimale Versorgung mit Mineralstoffen und Vitaminen. Doch bevor Sie sich dazu entscheiden, Ihren Speiseplan mit Vitamin- und Aufbaupräparaten anzureichern, sollten Sie erst einmal einen kritischen Blick auf Ihre Essgewohnheiten werfen. Auf dem Teller sollten vor allem viel Gemüse und Obst landen, außerdem vollwertige Kohlenhydrate (Vollkornbrot, -nudeln und -reis, aber auch Kartoffeln und Hülsenfrüchte), Proteine (zum Beispiel aus Fisch, magerem Fleisch, Eiern, Nüssen oder Hülsenfrüchten, Milch und Milchprodukten). Dagegen sollten Sie Fett nur in Maßen zu sich nehmen und hier vor allem zu gesunden Pflanzenölen greifen, die reich an essenziellen Fettsäuren sind, wie zum Beispiel Omega-3-Fettsäuren. Süßigkeiten und Fertiggerichte sind ab und zu zwar erlaubt, als Grundnahrungsmittel sind sie jedoch ungeeignet, weil sie keinerlei Vitalstoffe liefern.

Noch mehr Tipps und Hinweise zum Thema »Gesunde Ernährung« finden Sie auf Seite 34.

WIE VIEL WIEGEN SIE?

Ihr **Körpergewicht** ist von großer Bedeutung für Ihre Empfängnisbereitschaft, den Schwangerschafts- und Geburtsverlauf sowie für die **Gesundheit des Kindes**. Deshalb ist es sinnvoll, schon vor der Schwangerschaft das **Normalgewicht** anzustreben.

GUT ZU WISSEN

BEWEGUNG TUT GUT!

Genau wie das Essen stellt auch regelmäßige Bewegung, wenn möglich an der frischen Luft, einen weiteren wesentlichen Baustein für Empfängnisbereitschaft und eine gesunde Schwangerschaft dar. Sie ...

- stärkt das Immunsystem,
- hilft, das Gewicht besser zu kontrollieren,
- steigert Stärke und Ausdauer – und die werden Sie brauchen, um das zusätzliche Gewicht zu tragen und den Stress während der Geburt besser bewältigen zu können,
- lässt den Spiegel des »Glückshormons« Serotonin ansteigen,
- steigert durch die Ausschüttung körpereigener »Glückshormone« die gute Laune und beugt so Schwangerschafts- und später Wochenbettblues vor.

Frauen, die während der Schwangerschaft moderat Sport treiben, erleben zudem leichtere und komplikationsärmere Geburten als solche, die sich nur wenig körperlich betätigen. Und nach der Geburt hilft regelmäßige Bewegung dabei, sich schneller wieder in Ihrem Körper zuhause zu fühlen. Am besten besprechen Sie dann mit Ihrer Hebamme, was Sie sich wann »zumuten« dürfen.

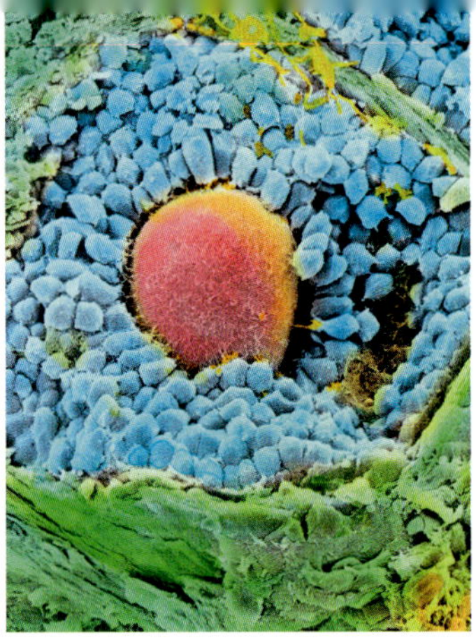

Hier reift die Eizelle im Eibläschen: Die Follikelhöhle ist mit einer Flüssigkeit gefüllt; die Eizelle liegt in einem Zellhaufen, dem Eihügel. Durch weitere Größenzunahme entsteht bald ein sprungreifes Eibläschen.

9. TAG

SSW 1+2 *{Noch 271 Tage}*

Folsäure, das »Schwangerschaftsvitamin«

Folsäure ist ein synthetisch hergestelltes B-Vitamin, das ebenso wie die natürlich in der Nahrung vorkommenden Folate für Wachstums- und Zellteilungsprozesse sowie für die Blutbildung wichtig ist. Ein Mangel an Folaten begünstigt Frühgeburten, Wachstumsverzögerungen und die Entstehung von Neuralrohrdefekten, Spaltbildungen an der Wirbelsäule wie die Spina bifida.

Eine folatreiche Ernährung mit viel grünem Blattgemüse, Salat, Weißkohl, Spargel, Rosenkohl, Brokkoli, Orangen und Vollkorngetreide ist daher in der Schwangerschaft von besonderer Bedeutung. Doch auch wenn Sie sich sehr bewusst ernähren, lässt sich der Bedarf nur sehr schwer allein über die Nahrung decken. Denn Folsäure ist ein äußerst instabiler Stoff. Da sich das Neuralrohr bereits um den 19. Tag der Schwangerschaft bildet und sich in der vierten Woche schließt, ist es sinnvoll, bereits vor einer geplanten Schwangerschaft mit der Einnahme von Folsäure zu beginnen und das Präparat mindestens bis zum Ende der zwölften Woche einzunehmen. Dabei empfehlen Mediziner eine tägliche Folsäure-Dosis von 400 Mikrogramm.

KOMBIPRÄPARATE

Viele im Handel erhältliche **Folsäurepräparate** enthalten zusätzlich **Jod**. Falls Sie an einer Schilddrüsenfehlfunktion leiden, besprechen Sie sich vor der Einnahme unbedingt mit Ihrer Ärztin oder verwenden Sie ein Folsäurepräparat ohne Jodzusatz.

KÖRPERWISSEN

AUCH EISEN IST WICHTIG

Eisenmangel ist in der Schwangerschaft keine Seltenheit. Wenn Sie sich müde, schwach und schwindelig fühlen, blasser als gewöhnlich sind, Fingernägel und Lippen viel heller wirken als sonst, sollten Sie dies unbedingt bei Ihrer Ärztin ansprechen. Auch wenn Sie das Gefühl haben, dass Ihr Herz schneller schlägt oder stark klopft, wenn Sie unter Kurzatmigkeit leiden oder sich schlecht konzentrieren können, ist ein Bluttest sinnvoll. Manche Schwangere zeigen aber auch gar keine Krankheitssymptome und erfahren erst nach einem Routinebluttest, dass sie einen Eisenmangel haben. In allen Fällen kann ein Eisenpräparat dann das Defizit ausgleichen.

Damit Ihr Körper das Eisen besser aufnimmt, sollten Sie die Tabletten auf leeren Magen mit Orangensaft einnehmen (Vitamin C unterstützt die Aufnahme). Milch dagegen behindert aufgrund des darin enthaltenen Kalziums die Eisenaufnahme. Schränken Sie außerdem Ihren Kaffee- (drei Tassen) und Teekonsum (fünf bis sechs Tassen) ein oder trinken Sie beides nur zwischen den Mahlzeiten. Denn auch diese Getränke enthalten Verbindungen, die die Eisenaufnahme stören. Falls Sie Eisenmedikamente nicht vertragen, können Sie probieren, ob Ihnen ein Tonikum wie zum Beispiel Kräuterblut® zu besseren Blutwerten verhilft.

10. TAG

SSW 1+3 *{Noch 270 Tage}*

Lassen Sie sich unterstützen!

Hören Sie sich frühzeitig nach professioneller Begleitung für Ihre Schwangerschaft, Geburt und Wochenbettzeit in Ihrer Umgebung um. Dabei helfen neben Freundinnen und Ihrer Frauenärztin auch die Websites Ammely und die der Landeshebammenverbände. Wenn Sie Ihre Hebamme frühzeitig kennenlernen, bleibt Ihnen genügend Zeit, ein Vertrauensverhältnis aufzubauen.

In einem Schwangerschaftsgymnastikkurs, beim Schwangerschaftsyoga oder später in einem Geburtsvorbereitungskurs (Seite 228) treffen Sie »Mitstreiterinnen«, mit denen Sie sich über die aufregenden Veränderungen in Ihrer neuen Lebenssituation austauschen können. Vor allem eine gute Geburtsvorbereitung ist hilfreich für Sie und die Gesundheit Ihres Kindes.

KÖRPERWISSEN

IMMUN GEGEN RÖTELN?

Röteln zählen zu den typischen Kinderkrankheiten und sind normalerweise meist ungefährlich. Vor allem in den ersten vier Monaten einer Schwangerschaft können sie die Entwicklung des Babys jedoch stark beeinträchtigen und schwere Organschäden sowie körperliche und geistige Entwicklungsstörungen beim Embryo hervorrufen. Deshalb ist es wichtig zu klären, ob Sie gegen diese Erreger immun sind. Machen Sie sich aber keine unnötigen Sorgen: Die meisten Frauen haben die Infektionskrankheit schon als Kind durchgemacht oder wurden im Kindes- oder Teenageralter dagegen geimpft. Da eine Impfung jedoch nicht zwangsläufig zu einer lebenslangen Immunität führt, sollten Sie vor einer geplanten Schwangerschaft unbedingt einen Bluttest (Rötelntiter-Bestimmung) vornehmen lassen. Nur so lässt sich feststellen, ob Sie genügend Antikörper gegen eine Rötelninfektion haben. Optimal ist dabei ein Wert von über 15 IU/ml oder über 1:16. Falls Ihre Immunität nicht ausreicht, können Sie sich impfen lassen: entweder bevor Sie die Schwangerschaft planen (dann sollten Sie im darauffolgenden Monat nicht schwanger werden) oder nach der Geburt im Wochenbett.

Das Rötelnvirus ist der Erreger von Röteln. Es kann bei Infektion in den ersten Schwangerschaftswochen der Verursacher von Organschäden und Entwicklungsstörungen beim Kind sein.

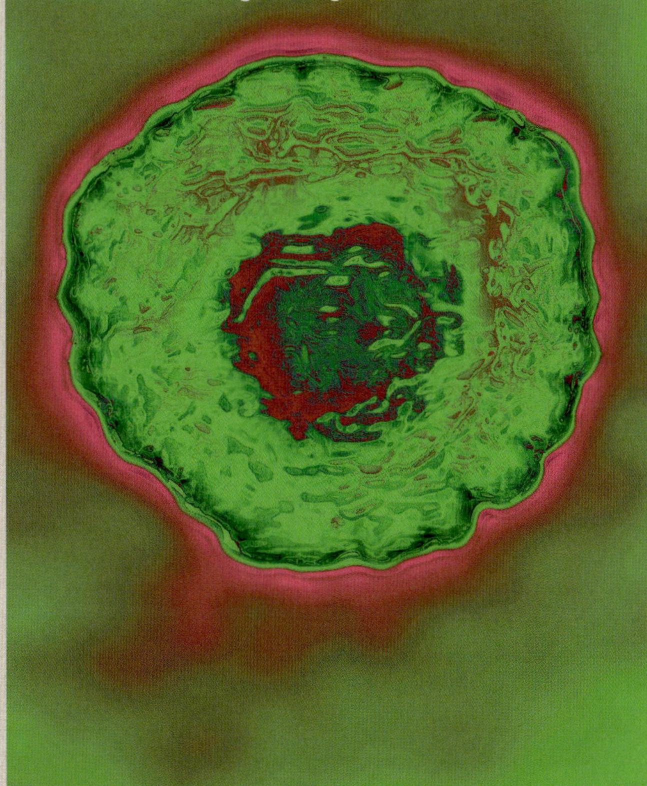

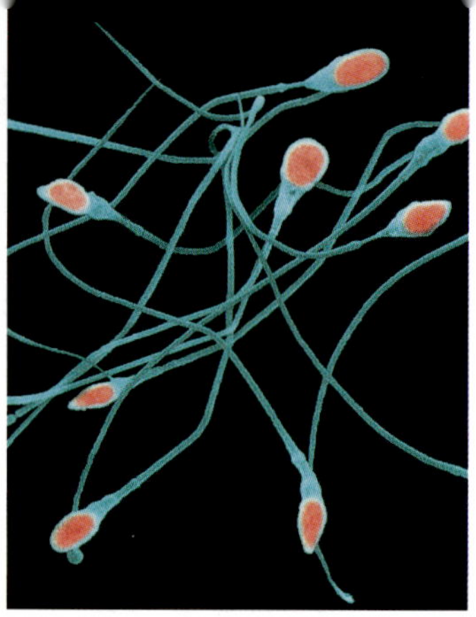

Die winzigen Spermien sind nur rund 60 Mikrometer lang. So deutlich wie hier lassen sie sich daher nur unter dem Mikroskop erkennen.

11. TAG

SSW 1+4 *{Noch 269 Tage}*

Träumen von der eigenen Familie

Wenn Sie das Gefühl haben, Ihren Körper gesundheitlich gut auf die kommenden Wochen vorbereitet zu haben, können Sie sich auch psychisch auf die Veränderung einstimmen. Die meisten werdenden Mütter beschäftigen vor allem folgende grundsätzliche Fragen:

- Wie soll meine/unsere Zukunft aussehen?
- Reicht mein/unser Geld aus?
- Kann ich Arbeit, Karriere, Beziehung und Baby miteinander verbinden?
- Wie lässt sich die Betreuung des Kindes organisieren? Wer ist wann zuständig?
- Wer wird wann Elternzeit beantragen?
- Bin ich bereit, mein Leben grundlegend zu verändern und auf neue Werte einzustellen?
- Wer wird mich unterstützen?
- Schätzt mein Partner die anstehenden Veränderungen im Zusammenleben ähnlich ein wie ich?

Paare sind ein Team

Beantworten Sie diese und ähnliche Fragen nicht für sich alleine, sondern nehmen Sie sie als Leitfaden für gemeinsame Gespräche mit dem Partner. Klären Sie, ob er Ihre Antworten und Perspektiven teilt. So beugen Sie Missverständnissen vor, und das ist schon ein wichtiger Teil im Prozess des Elternwerdens. Denken Sie zusammen über die möglichen Veränderungen nach, die ein Baby für das Zusammenleben bedeutet. Nehmen Sie sich bewusst Zeit für die Planung einer gemeinsamen Zukunft.

Eltern zu werden bedeutet für ein Paar, in der Beziehung eine neue Richtung einzuschlagen und vielleicht auch Seiten am anderen zu entdecken, die man bisher nicht gekannt hat.

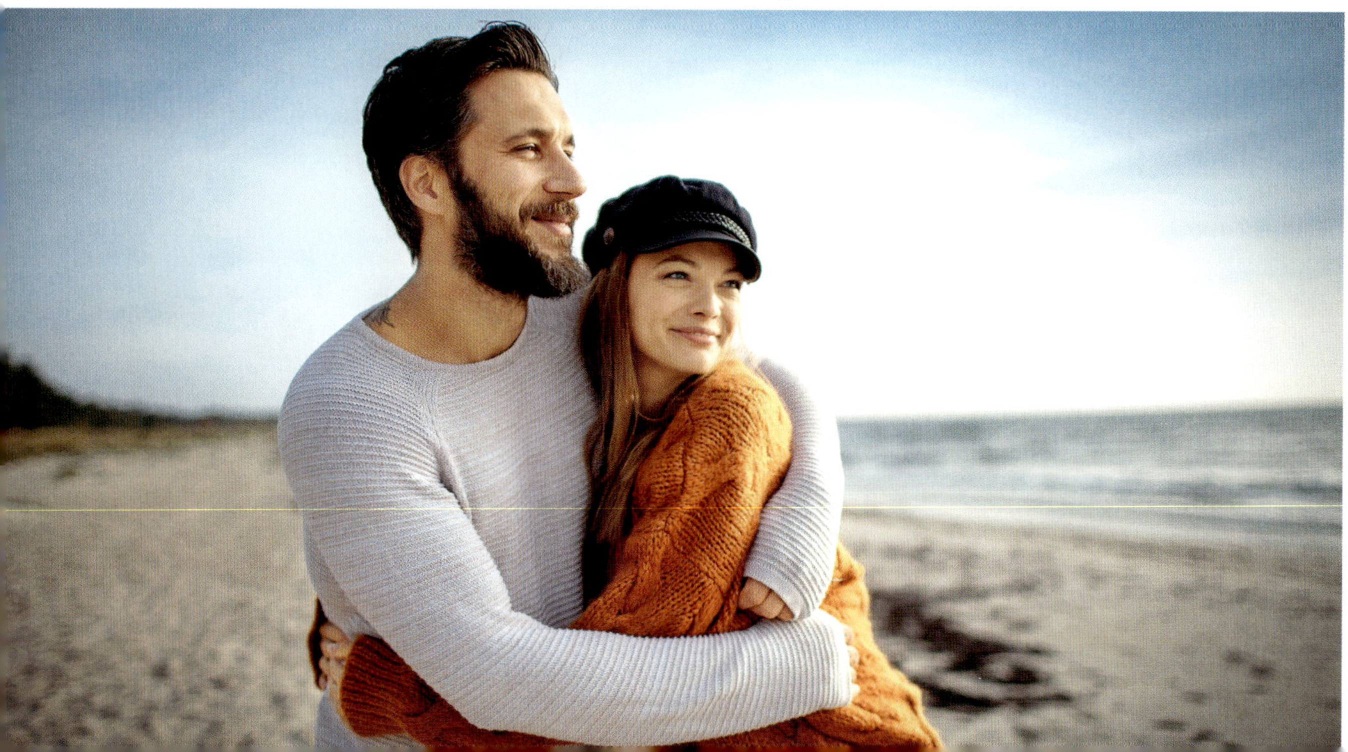

12. TAG

SSW 1+5 *{Noch 268 Tage}*

Baby trotz Krankheit?

Die heutige Medizin bietet Ihnen in den meisten Fällen Perspektiven für eine gesunde Schwangerschaft. Selbst wenn Sie chronisch krank sind und zum Beispiel mit Migräne, Bluthochdruck, Diabetes, Autoimmunerkrankungen, Herzerkrankungen, Epilepsie, psychischen Problemen, Schilddrüsenerkrankungen oder Asthma leben müssen, ist es sehr oft möglich, ein gesundes Kind zur Welt zu bringen. Am besten informieren Sie sich schon vor der Schwangerschaft darüber, wie Sie und Ihr Baby gesund durch Schwangerschaft und Stillzeit kommen. In vielen Fällen werden Sie während der Schwangerschaft von Ihrer Gynäkologin gemeinsam mit Ihrer Fachärztin betreut. Dies gilt vor allem für Frauen mit Diabetes, Herzerkrankungen und psychischen Krankheiten.

Gut eingestellt

Wenn Sie regelmäßig Medikamente einnehmen, sprechen Sie mit Ihren behandelnden Ärzten über Ihren Kinderwunsch. Sie können dann mit solchen Medikamenten eingestellt werden, die die Entwicklung Ihres Kindes möglichst wenig beeinträchtigen.
Holen Sie sich im Zweifelsfall eine Zweitmeinung bei einem erfahrenen Spezialisten oder bei einer Selbsthilfegruppe ein, wenn Ihre behandelnde Ärztin Bedenken vor einer (weiteren) Schwangerschaft äußert.

Unterstützung einfordern

Für Frauen mit Behinderungen und deren Lebenspartner ist es besonders wichtig, bereits vor der Schwangerschaft zu klären, wie viel Unterstützung sie beim Leben mit Kind benötigen. Sollten Sie in Ihrer näheren Umgebung keine kompetente Beratung finden, gibt es überregionale Organisationen, die Hilfe für behinderte Eltern anbieten.

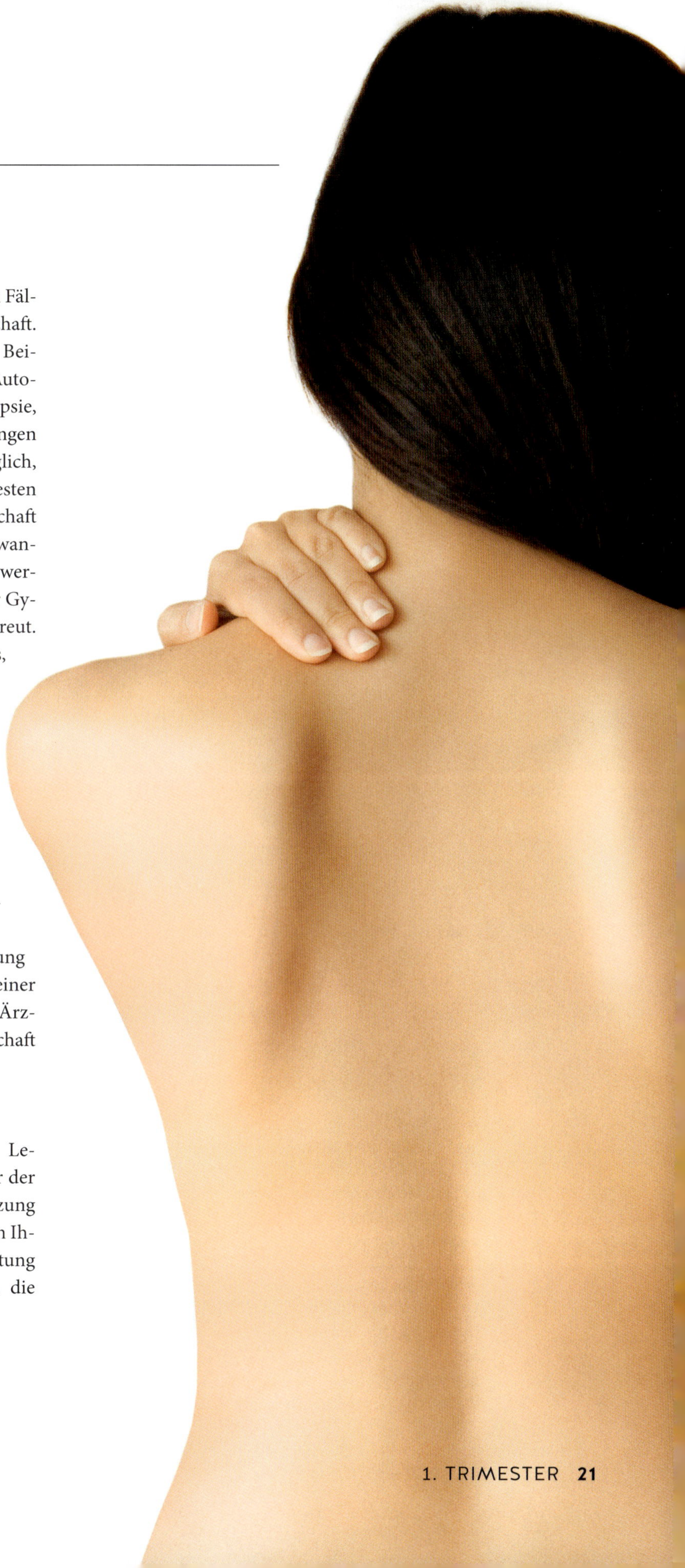

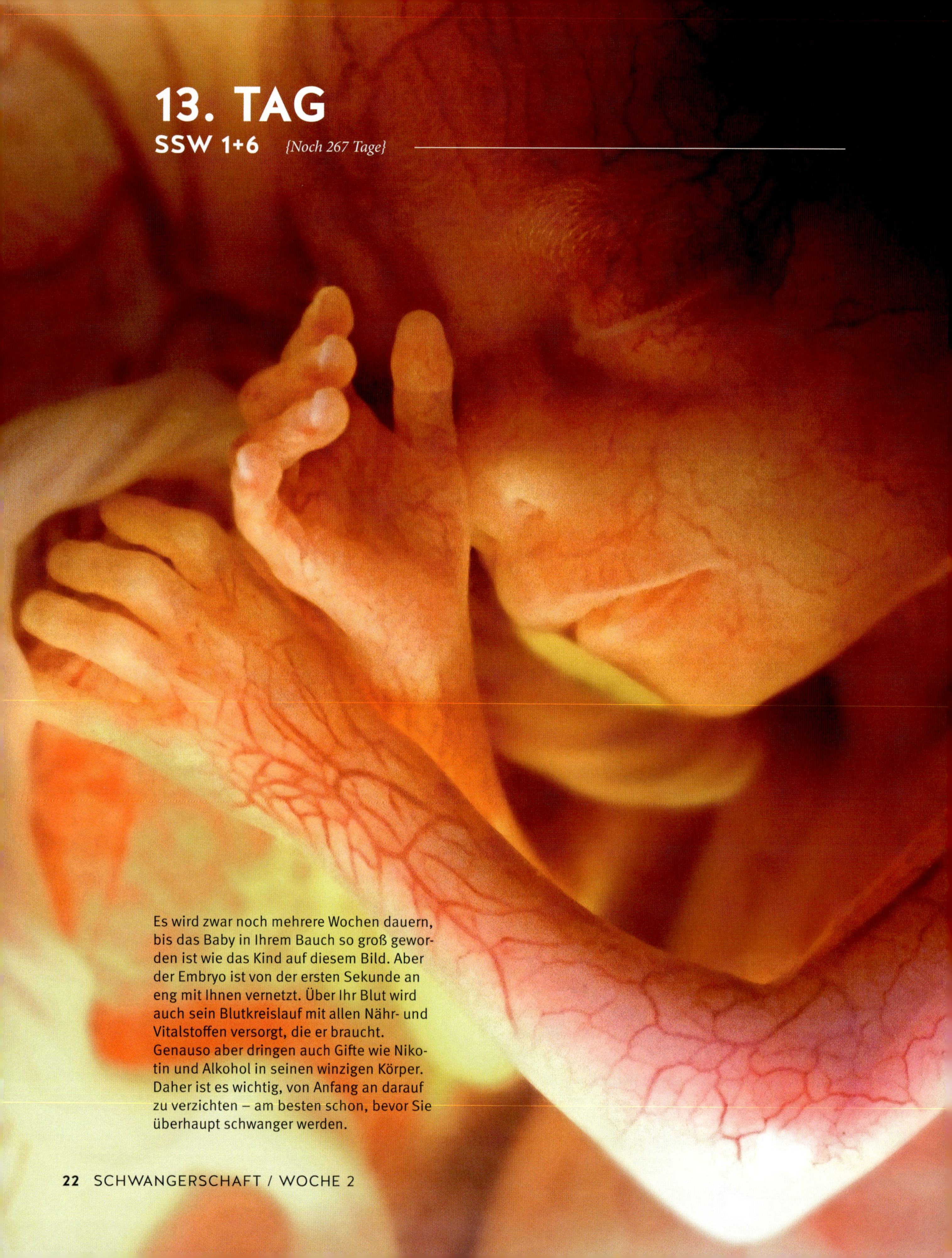

13. TAG

SSW 1+6 *{Noch 267 Tage}*

Es wird zwar noch mehrere Wochen dauern, bis das Baby in Ihrem Bauch so groß geworden ist wie das Kind auf diesem Bild. Aber der Embryo ist von der ersten Sekunde an eng mit Ihnen vernetzt. Über Ihr Blut wird auch sein Blutkreislauf mit allen Nähr- und Vitalstoffen versorgt, die er braucht. Genauso aber dringen auch Gifte wie Nikotin und Alkohol in seinen winzigen Körper. Daher ist es wichtig, von Anfang an darauf zu verzichten – am besten schon, bevor Sie überhaupt schwanger werden.

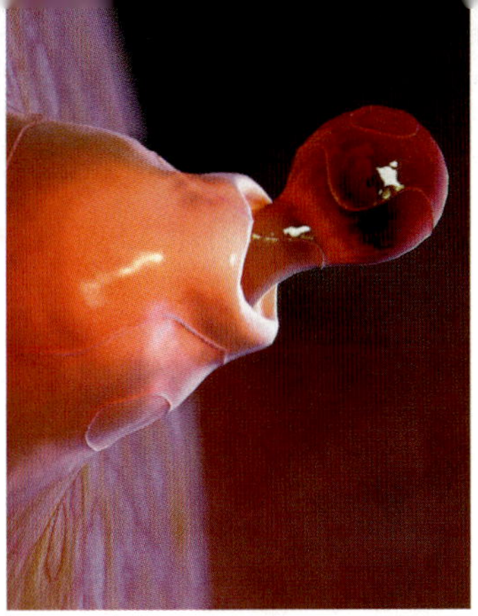

Der Eisprung: Ungefähr 14 Tage nach Beginn der letzten Menstruationsblutung platzt im Eierstock ein Eizellbläschen. Daraus schießt eine reife Eizelle in den Eileitertrichter.

14. TAG

SSW 2+0 *{Noch 266 Tage}*

So gefährlich sind Nikotin und Alkohol

Noch immer wird häufig unterschätzt, welches Risiko der Genuss von Nikotin und Alkohol in der Schwangerschaft für das ungeborene Baby wirklich bedeutet. So erhöht Rauchen in der Schwangerschaft das Risiko einer Fehl-, Früh- oder Totgeburt, nach der Geburt steigt die Wahrscheinlichkeit für den plötzlichen Kindstod. Daher ist es das Beste, Sie hören mit dem Rauchen auf, bevor Sie schwanger werden. Aber auch wenn Sie das nicht schaffen: Jede Zigarette, die Sie in der Schwangerschaft pro Tag weniger rauchen, verbessert die Chancen Ihres Kindes. Denn mit jeder Zigarette gelangen über Plazenta und Nabelschnur unzählige Schadstoffe direkt zu Ihrem Baby und behindern sein gesundes Wachstum.
Bitten Sie auch Ihre Freunde, Verwandten und vor allem Ihren Partner, in Ihrer Gegenwart nicht zu rauchen. Auch Ihr Arbeitsplatz sollte nicht verqualmt sein. Nach dem Mutterschutzgesetz ist Ihr Arbeitgeber dazu verpflichtet, Ihnen eine rauchfreie Umgebung zur Verfügung zu stellen.

Alkohol, nein danke!

Experten gehen davon aus, dass allein in Deutschland jährlich etwa 10 000 Kinder durch Alkohol geschädigt werden. Verantwortlich dafür ist nicht nur intensiver Alkoholkonsum. Bereits geringere Alkoholmengen oder vereinzelte Trinkexzesse können die Gesundheit Ihres Babys beeinträchtigen. Denn jeder Tropfen gelangt über Blut und Plazenta direkt zu ihm. Verzichten Sie daher am besten ganz auf Alkohol.

RAUCHENTWÖHNUNG

Krankenkassen und sozialmedizinische Einrichtungen helfen bei der **Rauchentwöhnung**. Informieren Sie sich über die **Beratungstelefone** der Bundeszentrale für gesundheitliche Aufklärung oder des Deutschen Krebsforschungszentrums.

GUT ZU WISSEN

Strategien GEGEN DIE ABHÄNGIGKEIT

- Wählen Sie einen Tag, an dem Sie aufhören. Sorgen Sie für Ablenkung und verwöhnen Sie sich mit einem Stadtbummel oder Kinobesuch.
- Werden Sie sich über Ihr Rauchverhalten klar: Wann ist die Zigarette für Sie am wichtigsten? Finden Sie gute Alternativen. Statt beispielsweise alles auf einmal erledigen zu wollen und dabei gestresst zu rauchen, setzen Sie vorher Prioritäten.
- Falls auch Ihr Partner raucht, versuchen Sie gemeinsam aufzuhören. So können Sie sich gegenseitig unterstützen, wenn die Versuchung zu groß wird.
- Gönnen Sie sich während der Arbeit bewusst mehr Ruhepausen, in denen Sie kurz entspannen, frische Luft schnappen und neue Energie tanken.
- Stellen Sie einen Obstteller an die Stelle, an der bisher die Zigarettenschachtel lag, und ersetzen Sie den automatischen Griff zur Zigarette durch einen Apfel oder eine Banane.

WISSEN SPEZIAL

KINDERWUNSCH-BEHANDLUNGEN

Haben alle Ihre Bemühungen, schwanger zu werden, nicht gefruchtet, sollten Sie mit Ihrer Frauenärztin das weitere Vorgehen besprechen. Ein Ultraschall der Gebärmutter und Eierstöcke sowie die Hormonanalyse auf Ihrer Seite und ein Spermiogramm bei Ihrem Partner sind erste Schritte der Ursachenforschung. Sollten auch sie den Grund für den unerfüllten Kinderwunsch nicht aufdecken, kann durch eine Gebärmutterspiegelung eine Fehlbildung ausgeschlossen und mittels einer Bauchspiegelung die Durchgängigkeit der Eileiter überprüft werden.

Hormonelle Stimulation

Findet bei der Frau kein oder nur selten ein Eisprung statt, lassen sich die Chancen auf das Eintreten einer Schwangerschaft durch Hormongabe erhöhen. Dabei wird zunächst ab dem dritten Zyklustag (dritter Tag nach Einsetzen der Periode) täglich das Hormon FSH oder eine Kombination von LH und FSH gespritzt (Seite 10). Etwa ab dem achten Zyklustag wird im Ultraschall die Größe des Eizellfollikels gemessen. Ist er groß genug und spricht auch eine weitere Blutuntersuchung für eine ausreichende Reifung, wird mit dem Hormon hCG der Eisprung ausgelöst. Nun kann die Befruchtung erfolgen – durch Geschlechtsverkehr oder, sind Anzahl, Beweglichkeit beziehungsweise Form der Spermien verändert, durch künstliches Einbringen der Spermien über einen kleinen Schlauch direkt in die Gebärmutterhöhle (Insemination). Da bei hormoneller Stimulation meist mehrere Eizellen reifen, ist die Wahrscheinlichkeit einer Mehrlingsschwangerschaft erhöht.

Bei der ICSI-Methode wird das Spermium außerhalb des Körpers direkt in die Eizelle gespritzt.

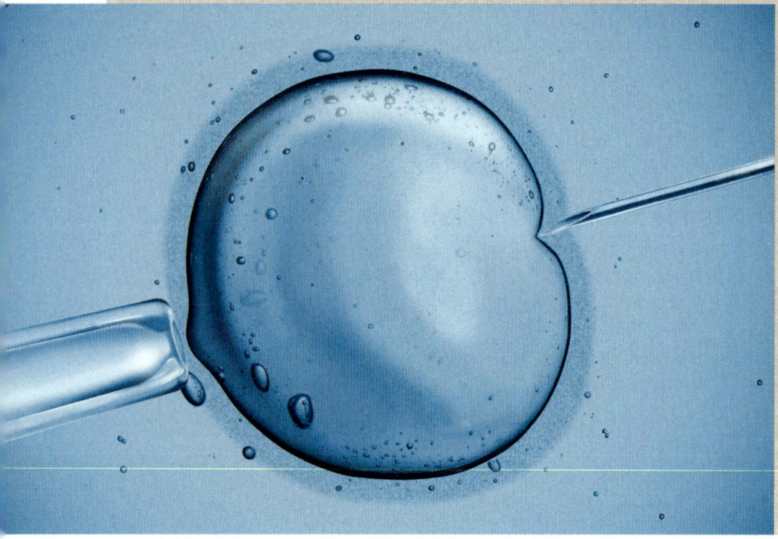

IVF/ICSI: die »Reagenzglasmethoden«

Bei Paaren, die aufgrund sehr eingeschränkter Spermienqualität, nicht durchgängiger Eileiter oder anderer Erkrankungen nicht schwanger werden, bedingt zunächst ebenfalls die hormonelle Stimulation das Heranreifen mehrerer Eizellen. Diese werden dann mit einer Nadel vom Eierstock entnommen.

Die anschließende Befruchtung kann auf zwei Wegen erfolgen: Bei der In-vitro-Fertilisation (IVF) wird ein ausgewähltes Spermium in die Nähe der Eizelle gebracht, um sie zu befruchten. Bei der Intrazytoplasmatischen Spermieninjektion (ICSI) dagegen wird das Spermium direkt in die Eizelle »gespritzt«. Die befruchtete Eizelle wird dann mittels eines kleinen Schlauchs in die Gebärmutter eingeführt, wo sie sich hoffentlich einnistet.

Die Aussichten auf Erfolg sind bei diesen Methoden gut: Etwa 30 bis 40 Prozent der behandelten Frauen werden innerhalb eines Zyklus schwanger. Allerdings steigt auch bei der »Reagenzglasmethode« die Wahrscheinlichkeit einer Mehrlingsschwangerschaft, weil meist mehrere befruchtete Eizellen zurück in die Gebärmutter gebracht werden, um die Chancen für eine Schwangerschaft zu erhöhen.

Werden mehr Eizellen im Reagenzglas befruchtet als später verwendet, kann man diese im Vorkernstadium einfrieren (später gelten sie als Embryonen und können aufgrund des Embryonenschutzgesetzes in Deutschland nicht konserviert werden). Sollte der erste Transfer misslingen, können dann in einem nächsten Zyklus weitere befruchtete Eizellen in die Gebärmutterhöhle eingebracht werden, ohne die Eierstöcke vorher noch einmal stimulieren zu müssen.

Je jünger eine Frau ist, desto besser ist die Qualität ihrer Eizellen. Damit auch eine biologisch »alte« Frau noch schwanger werden kann, ist ein Weg zur späten Schwangerschaft das möglichst frühzeitige Einfrieren von unbefruchteten Eizellen (»social freezing«). Eine Garantie auf eine Schwangerschaft ist dies aber nicht! Dafür sind noch viele komplizierte Zwischenschritte nötig, von der Befruchtung bis zur Einnistung in die Gebärmutter.

Untersuchungen lassen übrigens vermuten, dass Babys aus einer künstlichen Befruchtung keine andere Entwicklung nehmen als natürlich entstandene.

Polkörperdiagnostik

In Deutschland sind genetische Untersuchungen an Embryonen im Sinne einer Präimplantationsdiagnostik nicht erlaubt. Dadurch soll das Aussortieren unerwünschten Lebens vermieden werden. Es ist schwer oder gar unmöglich, eine Grenze zu ziehen, ab wann Leben als nicht lebenswert gilt. Jeder hat dazu eine andere Auffassung. Dennoch müssen wir auch Verständnis für diejenigen Menschen haben, die an einer schweren Erkrankung leiden und sich für ihre Kinder ein besseres Leben erträumen.

Inmitten dieser Grenzzone bewegt sich die Polkörperdiagnostik. Sie findet im Vorkernstadium statt, wenn die befruchtete Eizelle noch nicht als Embryo gilt. Das Polkörperchen ist eine Struktur am Rande der Eizelle und enthält einen der beiden mütterlichen Chromosomensätze. Fehlt im Polkörperchen ein Chromosom, kann man daraus rückschließen, dass in der Eizelle eines zu viel vorhanden ist. Es liegt somit eine Fehlverteilung des Erbguts vor.

Trägt ein Paar das Risiko für eine bestimmte Erbkrankheit, die nur auf einem von immer jeweils zwei Chromosomen liegt, kann anhand des Polkörperchens die befruchtete Eizelle ausgewählt werden, die das entsprechende Gen nicht enthält. Die Polkörperchendiagnostik kann damit die Chancen auf das Eintreten beziehungsweise Austragen einer Schwangerschaft erhöhen. Denn bei einer Fehlverteilung der Chromosomen kommt es häufiger zu einer Fehlgeburt. Auch bestimmte, bei dem Paar bereits bekannte, auf einem Chromosom liegende Erbkrankheiten lassen sich ausschließen.

Der Polkörperdiagnostik sind jedoch Grenzen gesetzt. Zum einen weil der Zeitrahmen bis zur Entstehung des Embryos (und der damit eintretenden Verwendungspflicht) eng ist und die Chromosomen nur grob nach ihrer Zahl und Struktur untersucht werden können. Zum anderen weil nur der »aussortierte« Chromosomensatz untersucht wird, also lediglich Rückschlüsse auf die eigentlichen Chromosomen möglich sind.

Der Blick durchs Mikroskop verrät, dass diese Eizelle erfolgreich befruchtet wurde.

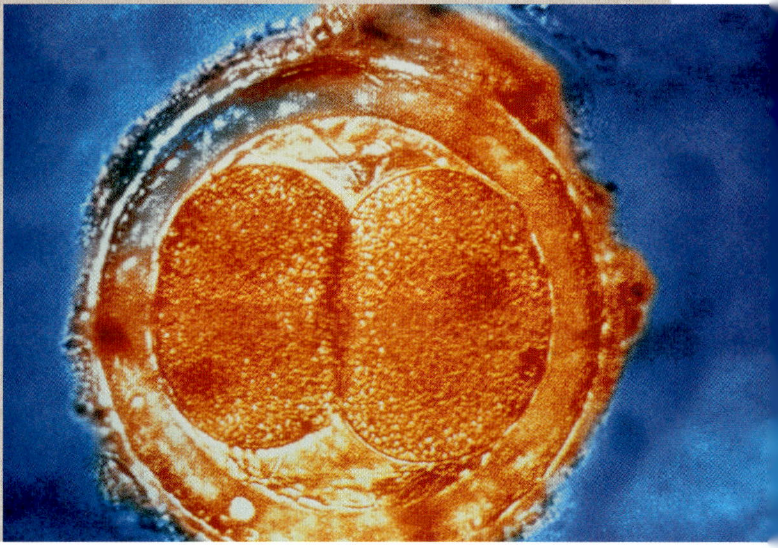

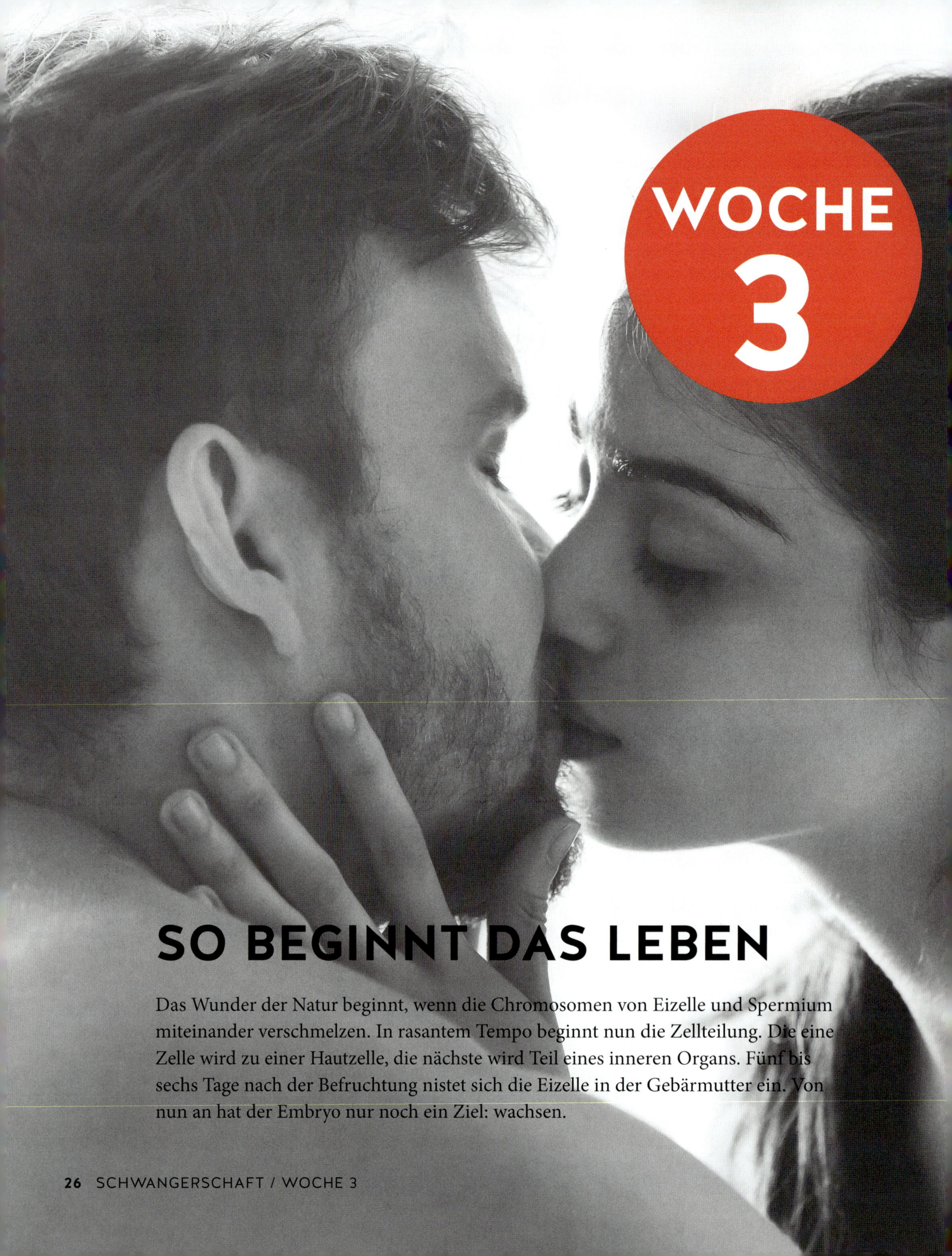

WOCHE 3

SO BEGINNT DAS LEBEN

Das Wunder der Natur beginnt, wenn die Chromosomen von Eizelle und Spermium miteinander verschmelzen. In rasantem Tempo beginnt nun die Zellteilung. Die eine Zelle wird zu einer Hautzelle, die nächste wird Teil eines inneren Organs. Fünf bis sechs Tage nach der Befruchtung nistet sich die Eizelle in der Gebärmutter ein. Von nun an hat der Embryo nur noch ein Ziel: wachsen.

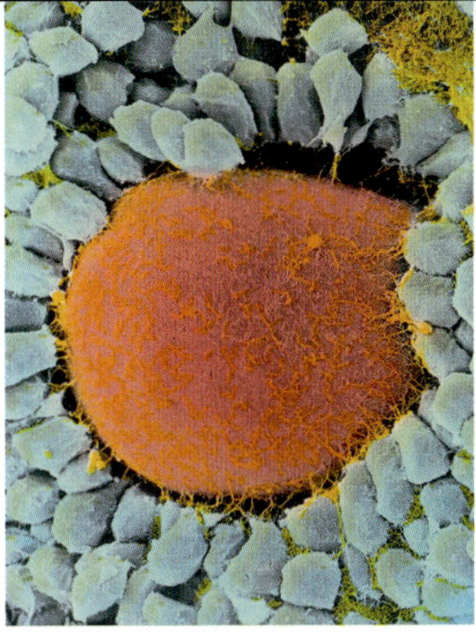

Bis knapp zwei Tage vor dem Eisprung beschränkte sich die Reifung der Eizelle (pinkfarben) auf die Aufnahme von Stoffen (Anlegen des Dotters), die ihr von den umgebenden Granulosazellen (hellblau) gereicht wurden.

15. TAG

SSW 2+1 *{Noch 265 Tage}*

Wie alles beginnt

Wenn die Chromosomen von Eizelle und Spermium verschmelzen, verändert sich die Zusammensetzung der äußeren Hülle der Eizelle, sodass kein weiteres Spermium hineingelangen kann. Noch befindet sich die befruchtete Eizelle im Eileiter, mithilfe feiner Härchen wird sie jedoch langsam in Richtung Gebärmutter transportiert. Dort kann die Zellteilung beginnen. Aus einer Zelle werden zwei, aus zwei vier, aus vier acht und so weiter. Jede Zelle erfüllt ihre eigene Aufgabe bei der Entstehung neuen Lebens. Die eine wird vielleicht zur Hautzelle, die nächste Teil eines inneren Organs. Man kann wirklich getrost von einem Wunder der Natur sprechen, wie all diese verschiedenen Prozesse ineinandergreifen, um am Ende einen perfekten kleinen Menschen zu kreieren.

Noch lässt sich nichts nachweisen

Für einen Schwangerschaftstest ist es zu diesem Zeitpunkt noch zu früh, denn bisher hat sich die befruchtete Zelle nicht eingenistet. Sie befindet sich erst auf ihrer Reise vom Eierstock durch den Eileiter zur Gebärmutter. Erst ein paar Tage nach der Befruchtung erreicht sie die Gebärmutterhöhle. Etwa fünf bis sechs Tage nach der Empfängnis und somit etwa am 19. Tag nach der letzten Regelblutung kommt es schließlich zur Einnistung in die Gebärmutterschleimhaut.
Auch bei einer Ultraschalluntersuchung sieht man bis jetzt nicht mehr als eine hoch aufgebaute Schleimhaut in der Gebärmutter, wie sie auch vor jeder Regelblutung üblich ist.

KÖRPERWISSEN

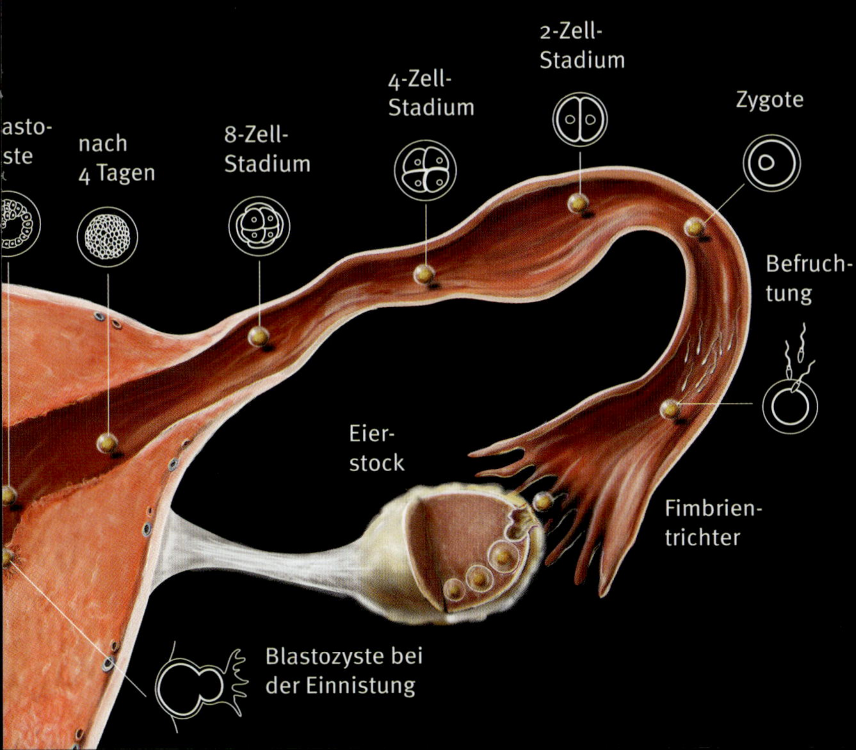

DER WEG DER **Eizelle**

Während der fruchtbaren Tage »springt« die Eizelle aus dem Eierstock. Über die Fangärmchen des Fimbrientrichters gelangt sie in den Eileiter, wo sie von einem Spermium befruchtet werden kann. Die erfolgreich befruchtete Eizelle wandert nun durch den Eileiter zur Gebärmutter. Schon auf dieser Reise teilt sie sich immer mehr, bis sie sich nach fünf bis sechs Tagen als sogenannte Blastozyste in die Gebärmutter einnistet.

16. TAG

SSW 2+2 *{Noch 264 Tage}*

Eileiterschwangerschaft

Ist der Weg durch den Eileiter zur Gebärmutterhöhle versperrt oder verlangsamt, nistet sich die Eizelle im Eileiter ein. Der Schwangerschaftstest ist dann zwar positiv und auch im Blut ist das Schwangerschaftshormon hCG nachweisbar. Im Ultraschall jedoch ist in der Gebärmutter keine Fruchthöhle zu sehen. Manchmal sieht man einen Embryo im Eileiter, manchmal kann nur im Ausschlussprinzip (ansteigendes Schwangerschaftshormon bei wiederholt nicht nachweisbarer Schwangerschaft in der Gebärmutter) die »ektope Schwangerschaft« diagnostiziert werden. Manchmal weisen auch Symptome wie häufige Unterbauchschmerzen und leichte Blutungen auf eine solche Schwangerschaft hin.

Eine mögliche Ursache für eine Eileiterschwangerschaft sind vorangegangene Unterbauchoperationen, Ausstülpungen der Eileiter, sehr lange oder auch verklebte Eileiter, beispielsweise als Folge einer Chlamydieninfektion. Eine Hormondysbalance wird ebenfalls als Grund für die mangelnde Transportfähigkeit der Eileiter diskutiert.

Leider kann eine Schwangerschaft außerhalb der Gebärmutter nicht ausgetragen werden. Der Embryo muss sogar durch einen chirurgischen Eingriff oder ein die Zellteilung hemmendes Medikament entfernt werden. Wüchse er heran, könnte der Eileiter irgendwann reißen, was zu lebensbedrohlichen inneren Blutungen und starken Schmerzen führen würde.

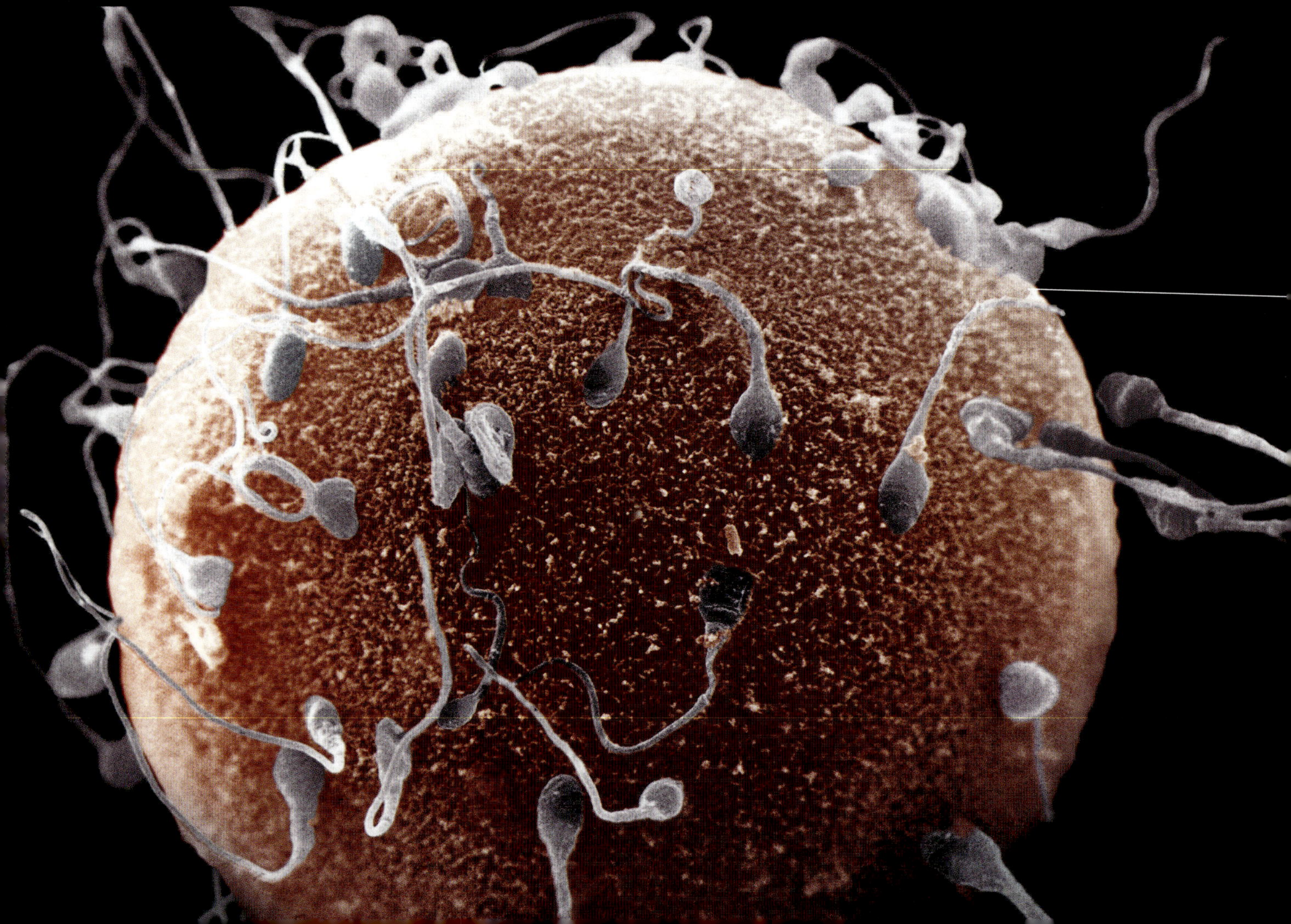

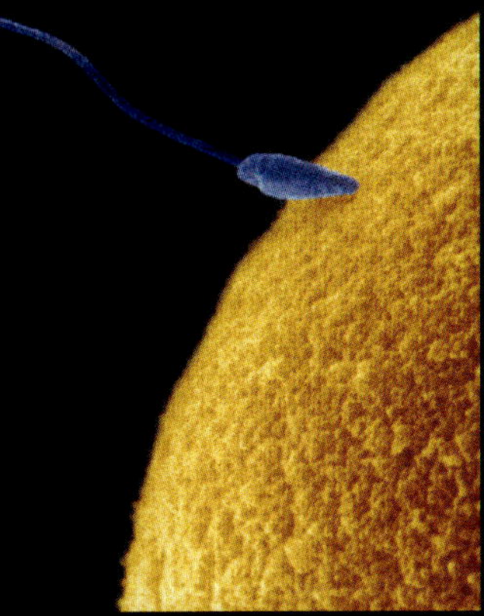

Die männliche Samenzelle, die wie die Eizelle einen einfachen Chromosomensatz enthält, ist mit etwa 60 Mikrometern deutlich kleiner als hier abgebildet.

Das Spermium muss sich für die erfolgreiche Befruchtung durch die Hülle der Eizelle kämpfen und mithilfe von Enzymen ein dichtes Hüllengeflecht auflösen. Auf diesem Bild bemühen sich einige Spermien darum.

17. TAG

SSW 2+3 *{Noch 263 Tage}*

Wird es ein Mädchen oder ein Junge?

Ob sich das Geschlecht bei der Zeugung beeinflussen lässt, ist seit jeher Gegenstand der Forschung. Dabei geht es vor allem um die Beschaffenheit der Spermien, denn sie sind in erster Linie für das Geschlecht verantwortlich. Während die Eizelle in jedem Fall das X-Chromosom weitergibt, zeugt ein X-Spermium ein Mädchen (mit den Geschlechtschromosomen XX), ein Y-Spermium hingegen einen Jungen (chromosomal XY).

Da das X-Chromosom etwas schwerer ist, bewegen sich die »weiblichen« Spermien ein wenig langsamer. Quasi als Ausgleich scheinen sie dafür robuster zu sein. Soll also ein Mädchen gezeugt werden, könnte es sinnvoll sein, einige Tage vor dem Eisprung miteinander zu schlafen. Denn dann müssen die Spermien in erster Linie überlebensfähig sein. Soll es ein Junge werden, kann es sinnvoll sein, erst unmittelbar am Tag des Eisprungs Sex zu haben. Denn dann sind die schnellen »männlichen« Spermien im Vorteil. Auch die Jahreszeit scheint Einfluss auf das Geschlecht zu haben. Zwischen März und Mai werden deutlich mehr Mädchen, im Herbst mehr Jungen gezeugt.

Doch auch wenn Sie alle Empfehlungen beachten, ist das noch lange keine Garantie für das Wunschgeschlecht. Im Gegenteil: Zu viel Berechnung und zu wenig Spaß können sogar dazu führen, dass es gar nicht erst mit dem Schwangerwerden klappt. Und seien Sie gewiss: Kaum auf der Welt, wird Sie Ihr Baby vollkommen einnehmen und Sie werden sich verlieben, egal welches Geschlecht es nun besitzt.

AUS WISSENSCHAFT UND FORSCHUNG

WAS **das Geschlecht** BEEINFLUSST

Japanische und dänische Forscher haben herausgefunden, dass männliche Spermien empfindlicher auf schädliche Substanzen wie Nikotin reagieren. Rauchen vor und während der Schwangerschaft reduziert den Anteil männlicher Nachkommen. Italienische Wissenschaftler haben zudem entdeckt, dass sehr schlanke Frauen häufiger Mädchen gebären. Auch psychischer Stress scheint dem »starken« Geschlecht mehr zu schaffen zu machen. So wurden nach dem Mauerfall in Ostdeutschland deutlich weniger Jungen geboren als in den Jahren zuvor. Zukunftssorgen könnten die Ursache dafür gewesen sein.

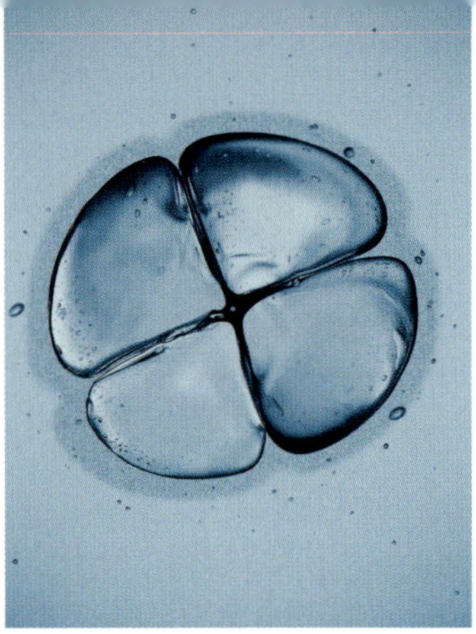

Nach 42 bis 44 Stunden schreitet die Zellteilung fort. Der Embryo ist im Vier-Zell-Stadium. Alle Entwicklungsschritte der nächsten Stunden finden noch innerhalb einer Hülle statt.

18. TAG

SSW 2+4 *{Noch 262 Tage}*

Das Phänomen Zwillinge

Schon 2006 war etwa jede 64. Geburt in Deutschland eine Zwillingsgeburt. Und diese Zahl stieg in den letzten Jahren noch stetig. Das liegt zum einen daran, dass die Zahl der künstlichen Befruchtungen steigt. Diese führen häufiger zu Zwillingsschwangerschaften, weil meist mehr als eine Eizelle eingesetzt wird, um die Chancen einer Einnistung zu erhöhen. Zum anderen werden Frauen immer später schwanger und mit dem Alter steigt auch die Wahrscheinlichkeit einer Zwillingsschwangerschaft. Von all dem abgesehen gibt es in einigen Ländern (etwa in manchen afrikanischen Ländern) häufiger Zwillinge, in anderen wie Japan sehr viel seltener.

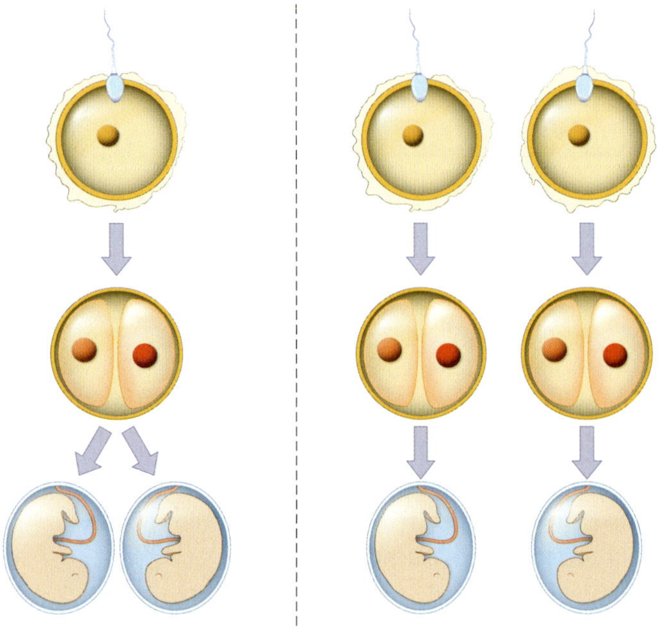

Bei Eineiigen teilt sich das befruchtete Ei in zwei Keime. Bei Zweieiigen werden zwei Eizellen befruchtet.

Eineiige Zwillinge

Ungefähr ein Drittel aller Zwillinge sind eineiig. Sie entstehen aus einer befruchteten Eizelle, die sich nochmals in zwei gleiche Anteile teilt, bevor die Zellen spezielle Aufgaben übernehmen. Die Erbanlagen der Kinder sind damit identisch.

Wenn die Teilung der ursprünglichen befruchteten Eizelle bis zum dritten Tag nach der Befruchtung stattfindet, haben eineiige Zwillinge zwei Mutterkuchen und zwei Fruchtblasen. Dies ist bei etwa einem Drittel der eineiigen Zwillinge der Fall. Erfolgt die Teilung erst zwischen dem dritten und siebten Tag nach der Befruchtung, teilt sich nur der kindliche Teil der Zellen vollständig, der ernährende Teil jedoch nicht. Die Zwillinge besitzen dann zwar zwei Fruchtblasen, teilen sich aber eine Plazenta. Teilt sich die Eizelle noch später, existiert nur ein Mutterkuchen und eine Eihaut. Das ist allerdings selten.

Wenn es Gefäßverbindungen zwischen den Kindern gibt, kann es gefährlich werden, sich eine Plazenta zu teilen. Denn dann »raubt« manchmal das eine Kind dem anderen die Blutversorgung (feto-fetales Transfusionssyndrom). Stellt die Ärztin im Ultraschall fest, dass nur ein Mutterkuchen vorhanden ist, muss die Zwillingsschwangerschaft noch engmaschiger beobachtet werden als ohnehin schon.

Zweieiige Zwillinge

Zweieiige Zwillinge entstehen, wenn zwei Eizellen von zwei Spermien befruchtet werden und sich anschließend in der Gebärmutter einnisten. Diese Zwillingspärchen sind wie alle anderen Kinder eines Paares genetische Geschwister, aber nicht genetisch identisch. Bei zweieiigen Zwillingen besitzt jedes Kind eine eigene Plazenta und eine eigene Eihaut.

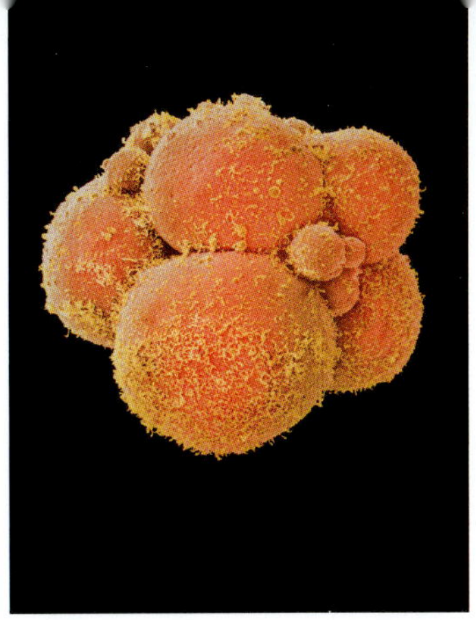

In den nächsten Tagen teilt sich der Embryo weiter. Nach 114 bis 120 Stunden hat sich im Inneren eine Höhle gebildet. Der Embryo muss aus der Hülle schlüpfen, um sich in die Gebärmutter einzunisten.

19. TAG

SSW 2+5 *{Noch 261 Tage}*

Die Eizelle nistet sich ein

Etwa fünf bis sechs Tage nach der Befruchtung nistet sich die Eizelle, die jetzt wissenschaftlich korrekt als Blastozyste bezeichnet wird, in der Gebärmutter ein. Weil dabei mitunter oberflächliche Gefäße der Gebärmutterschleimhaut eröffnet werden, kann es zu einer schwachen Blutung kommen (Nidations- oder Einnistungsblutung), die manche Frauen als Menstruation »missverstehen«.

Bevor sich die Eizelle einnistet, »schwimmt« sie drei Tage in der Gebärmutter. Dann schieben sich die Zellen der Blastozyste nach und nach zwischen die Schleimhautzellen der Gebärmutterhöhle, bis schließlich der gesamte Zellverband in der Schleimhaut liegt. Während dieses Prozesses »kommunizieren« die Zellen der Blastozyste mit den Zellen der Gebärmutterschleimhaut, indem sie Botenstoffe ausschütten. Außerdem werden von der Eizelle Enzyme abgesondert, die Zellverbände auflösen und so das Eindringen in die Schleimhaut erst ermöglichen. Und wieder muss alles stimmen und die Eizelle zum richtigen Zeitpunkt den richtigen Ort in der Gebärmutterhöhle finden, damit die Schwangerschaft erfolgreich ausgetragen werden kann.

In welchem Moment übrigens Leben tatsächlich beginnt, wird bis heute vielfach diskutiert. Für die einen, zu denen auch die Vertreter der Kirchen zählen, beginnt Leben bereits bei der Befruchtung der Eizelle. Für andere ist es erst dann so weit, wenn sich die befruchtete Eizelle in der Gebärmutterschleimhaut einnistet.

KÖRPERWISSEN

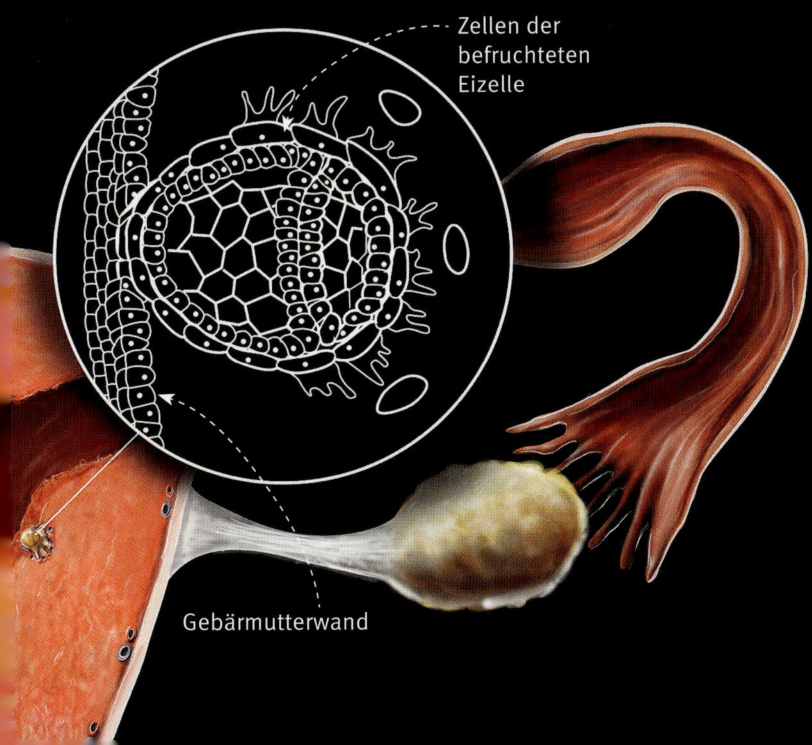

DIE EINNISTUNG

Hat die befruchtete Eizelle den richtigen Platz an der Gebärmutterwand gefunden, dockt sie dort an. Diejenigen Zellen, aus denen sich die Plazenta entwickeln wird, dringen tief in die Schleimhaut ein und verbinden sich so mit dem Organismus der Frau.

20. TAG

SSW 2+6 *{Noch 260 Tage}*

Der Beginn neuen Lebens

Bevor sich der Embryo in die Gebärmutterschleimhaut einnisten kann, muss er aus der ihn umgebenden Hülle schlüpfen. Diese schützende Hüllschicht besteht noch aus Zellen des Eibläschens, die bei der Befruchtung verhinderten, dass mehrere Spermien in die Eizelle eindringen. Weil das befruchtete Ei wächst und zugleich Enzyme ausgeschüttet werden, werden die Zellen der Hülle abgesprengt. Nun kann die Blastozyste in die Gebärmutterschleimhaut eintauchen, bis sie ganz von ihr überzogen ist. So ist der Austausch von Botenstoffen, Nährstoffen und Sauerstoff zwischen Mutter und Embryo gewährleistet. Neben der Zellteilung und dem damit verbundenen Wachstum spielt auch die Entwicklung der Zellen in unterschiedliche Zelltypen eine Rolle. Die äußeren Zellen der befruchteten Eizelle differenzieren sich zum Trophoblast. Er wird mit Teilen der Gebärmutterschleimhaut schließlich zum Mutterkuchen (Plazenta). Die inneren Zellen entwickeln sich zum Embryoblast. Aus ihnen wird der Embryo entstehen.

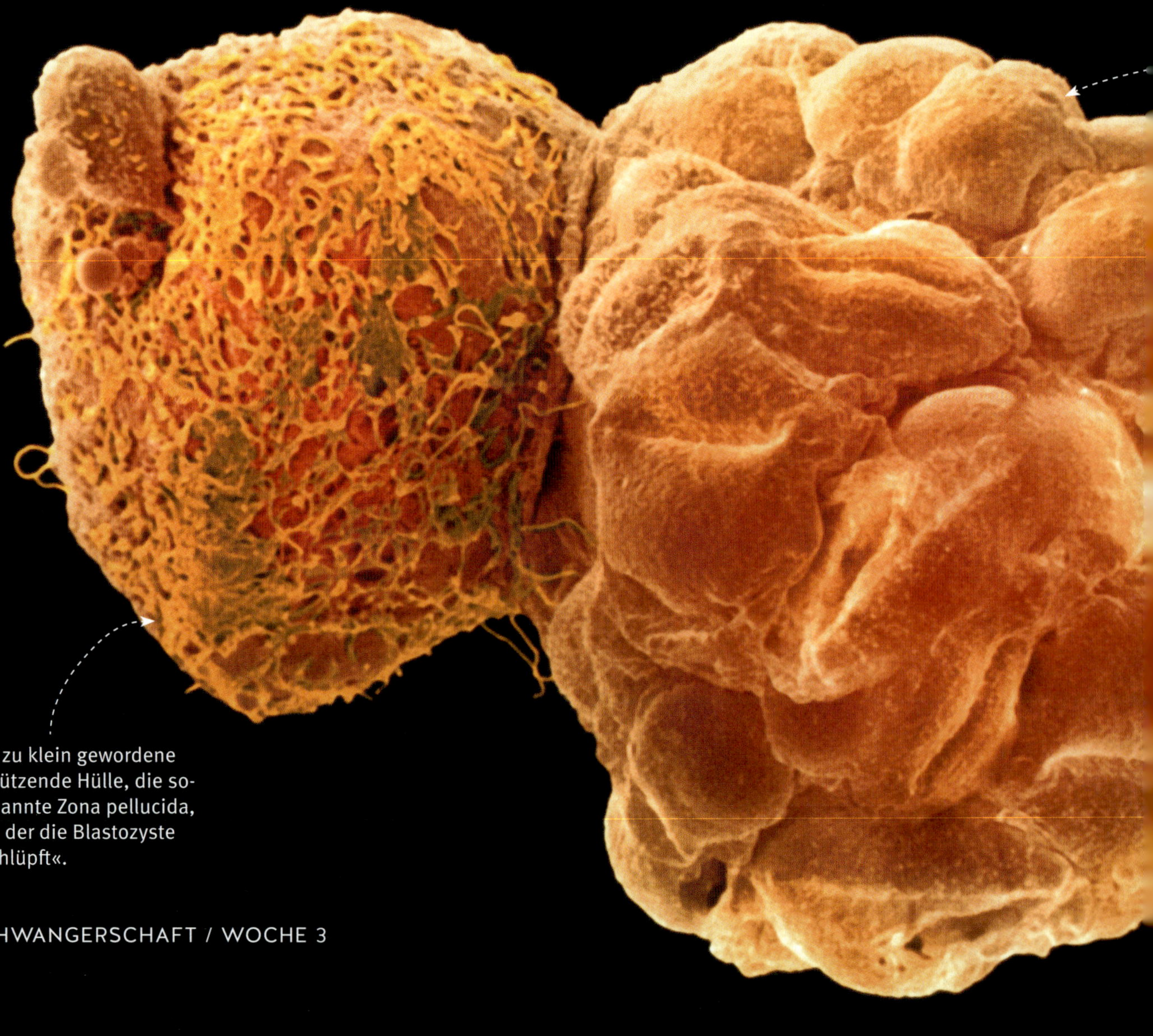

Die zu klein gewordene schützende Hülle, die sogenannte Zona pellucida, aus der die Blastozyste »schlüpft«.

21. TAG

SSW 3+0 *{Noch 259 Tage}*

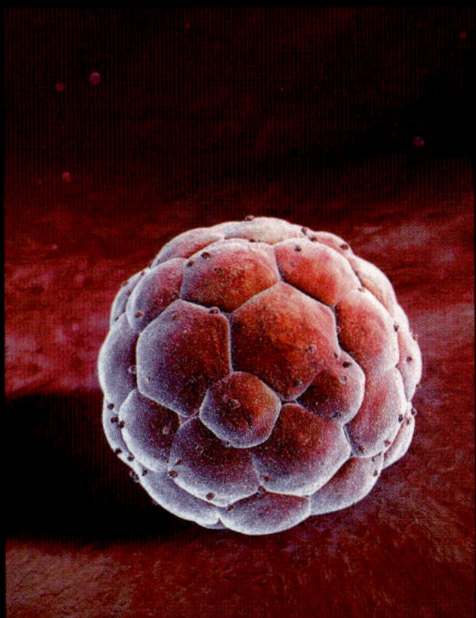

Die Blastozyste schiebt sich nach und nach zwischen die Schleimhaut der Gebärmutter.

Wann geht's zur Ärztin?

Auch wenn sich das befruchtete Ei schon längst in der Gebärmutterschleimhaut eingenistet hat, Ihr Organismus weiß, dass Sie schwanger sind, und die Zellen sich weiterhin fleißig teilen, ist von all dem noch nichts zu sehen. Allerfrühestens ab der fünften Schwangerschaftswoche lässt sich bei einer Vaginaluntersuchung mit einem guten Ultraschallgerät in der Gebärmutter ein winzig kleiner schwarzer Fleck entdecken: die Fruchthöhle. Von einer intakten, also normalen Schwangerschaft spricht man aber erst, wenn sich bei der Untersuchung auch ein Embryo und bestenfalls ein Herzschlag erkennen lässt. Das ist frühestens eine Woche später, also etwa Mitte der sechsten Schwangerschaftswoche der Fall.

Lassen Sie sich Zeit und machen Sie erst ungefähr drei Wochen nach Ausbleiben der Regelblutung einen Termin bei Ihrer Gynäkologin aus. Zu diesem Zeitpunkt befinden Sie sich in der siebten oder achten Schwangerschaftswoche und können dann im Ultraschall schon ein winziges Menschlein mit einem schlagenden Herz bestaunen.

Etwas anderes ist es, wenn Sie unter Beschwerden wie Blutungen, Unterbauchschmerzen oder starker Übelkeit leiden. Dann sollten Sie natürlich möglichst bald zur Ärztin gehen. Sie wird Sie dann gründlich untersuchen, um mögliche Ursachen für die Beschwerden herauszufinden. Meist ist glücklicherweise trotz solcher Beschwerden alles in Ordnung. Blutungen, Schmerzen und sehr starke Übelkeit können aber in seltenen Fällen ein Hinweis für eine Fehlgeburt, eine Eileiterschwangerschaft oder eine Blasenmole (fehlangelegte Schwangerschaft) sein. Auch bei der »normalen« Schwangerschaftsübelkeit sollten Sie sich beraten lassen, wie Ihnen geholfen werden kann.

Der erste Ultraschall

Selbst wenn viele Ärztinnen schon vorher eine Ultraschalluntersuchung durchführen, um sich Klarheit zu verschaffen, ob ihre Patientin schwanger ist, wird der erste Ultraschall im Rahmen der gesetzlichen Schwangerschaftsvorsorge erst zwischen der neunten und zwölften Schwangerschaftswoche durchgeführt. Er wird auch im Mutterpass dokumentiert. Zu diesem Zeitpunkt können Sie auf dem Bildschirm schon die Arm- und Beinknospen sowie den Kopf Ihres Babys erkennen und vielleicht sogar erste ruckartige Bewegungen beobachten. Wichtige Fragen bei dieser ersten »offiziellen« Ultraschalluntersuchung sind: Ist die Schwangerschaft in der Gebärmutter zu sehen (intrauterin)? Lassen sich ein Embryo und das schlagende Herz erkennen? Ist ein Embryo zu sehen oder handelt es sich um eine Mehrlingsschwangerschaft? Gibt es irgendwelche Auffälligkeiten?

Die Blastozyste

Ihre äußeren Zellen entwickeln sich später zu Plazenta und Eihäuten, ihr innerer Anteil bildet den Embryo.

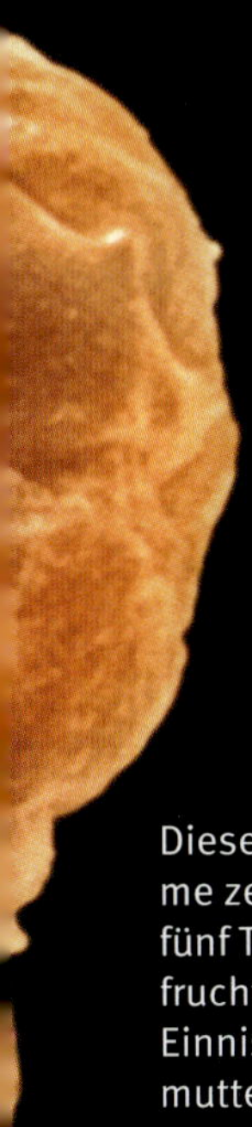

Diese Mikroskopaufnahme zeigt einen Embryo fünf Tage nach der Befruchtung. Kurz vor der Einnistung in die Gebärmutterschleimhaut sprengt die Eizelle, jetzt Blastozyste genannt, ihre Hülle ab, um weiter wachsen zu können.

WISSEN SPEZIAL

DIE ERNÄHRUNG IN DER SCHWANGERSCHAFT

Die Zeiten, in denen man Schwangeren empfahl, für zwei zu essen, sind vorbei. Nicht mehr, sondern besser essen lautet heute der Ratschlag von Medizinern und Ernährungswissenschaftlern. Vor allem ist es in der Schwangerschaft noch wichtiger als sonst, den täglichen Bedarf an Vitaminen und Mineralstoffen ausreichend zu decken. Dazu sind mit einigen Ausnahmen keine künstlichen Vitalstoffe nötig. Wenn Sie sich an folgenden Speiseplan halten, sind Sie und Ihr Baby mit allem, was Sie brauchen, gut versorgt.

Das sollten Sie jeden Tag essen

- Drei Portionen Gemüse.
- Zwei Portionen Obst.
- Zu jeder Hauptmahlzeit Vollkorngetreideprodukte (zum Beispiel Volkornnudeln, -reis oder -brot) oder fettarm zubereitete Kartoffeln.
- Mindestens zwei Esslöffel Pflanzenöl zur Zubereitung von warmen und kalten Speisen. Zur Ernährung in der Schwangerschaft werden dabei vor allem Fette mit einem großen Anteil an ungesättigten Fettsäuren empfohlen, wie zum Beispiel Lein-, Raps- oder Olivenöl. Verzichten Sie auf Kokosnuss- und Palmkernfett. Beide Öle bestehen zum größten Teil aus gesättigten Fettsäuren.
- Mindestens drei Portionen fettarme, ungesüßte Milch oder Milchprodukte, wie Quark, Naturjoghurt oder körniger Frischkäse. Statt fertigem Fruchtjoghurt: frisches Obst in Naturjoghurt schnippeln.
- Zu jeder Mahlzeit sollten Sie ein bis zwei Gläser Wasser beziehungsweise zwei Tassen ungesüßten Früchte- oder Kräutertee trinken. Auch zwischendurch immer auf genug Flüssigkeit achten.

Das sollte nur ab und zu auf den Tisch

- Mageres Fleisch und magere Wurst sind drei- bis viermal in der Woche in Ordnung.
- Zweimal pro Woche Fisch, davon einmal eine fettreiche Sorte wie Wildlachs, Hering, Makrele oder Sardinen. Die darin enthaltenen Fischöle sollen sich günstig auf die Entwicklung der Nerven und des Gehirns des Babys in der späten Schwangerschaft sowie auf sein Geburtsgewicht auswirken. Die meisten Fischarten und Meeresfrüchte können Sie in der Schwangerschaft ohne Probleme essen, sofern sie vorher gründlich gegart wurden. Nur größere Raubfische wie Hai, Heilbutt, Thunfisch, Hecht, Seeteufel, Schwertfisch und Steinbeißer sollten Sie besser meiden, da sie stärker mit schädlichem Quecksilber belastet sein können. Verzichten Sie außerdem ganz auf Räucherfisch! Wenn Sie keinen Fisch mögen, gibt es alternativ Vitaminpräparate mit Fischöl.
- Pro Tag höchstens ein bis zwei Esslöffel feste Fette, wie Butter und Margarine als Brotaufstrich oder zum Kochen beziehungsweise Backen.
- Pro Tag höchstens eine Süßigkeit oder Süßspeise; wenn es geht, am besten ganz darauf verzichten. Frisches Obst oder ein paar Trockenfrüchte sind eine gesunde Alternative.

Vegetarisch in der Schwangerschaft?

Wenn Sie nur kein Fleisch und keinen Fisch, aber Milch(produkte) und Eier essen, sich also ovo-lakto-vegetarisch ernähren, brauchen Sie in der Regel nichts befürchten. Denn bei einer bewussten Lebensmittelauswahl decken Sie auch so in der Schwangerschaft den Bedarf an Nährstoffen.

Für Vegetarierinnen ist es sinnvoll, alternativ zum Fischöl zwei- bis dreimal in der Woche Eier zu essen, da auch sie zur Versorgung mit Omega-3-Fettsäuren beitragen können – vor allem, wenn das Futter der Legehennen mit Leinsamen oder besser noch mit DHA-reichen Mikroalgen angereichert wurde.
Etwas anderes ist es, wenn Sie sich vegan ernähren.

Vegan durch die Schwangerschaft

Wenn Sie als Veganerin in der Schwangerschaft ganz auf tierische Produkte verzichten, sollten Sie Ihre Ernährung in der Schwangerschaft und Stillzeit sorgfältig planen, um dem veränderten Energie- und Nährstoffbedarf gerecht zu werden. Empfehlenswert ist, sich von einer sachkundigen Ernährungsfachkraft beraten zu lassen. Eine regelmäßige Überprüfung des Vitamin B12-Status anhand der Blutwerte ist für alle Veganerinnen, besonders während der Schwangerschaft und Stillzeit, sinnvoll. Vegetarierinnen und Veganerinnen sollten zudem Pflanzenöle aus Lein, Raps und Walnüssen bevorzugen.

Wichtige Nahrungsergänzungsmittel

Weil Deutschland als Jodmangelgebiet gilt, der Jodbedarf jetzt aber besonders hoch ist, sollten Sie nach Abklärung Ihrer Schilddrüsenwerte täglich 100 bis 150 Mikrogramm Jod einnehmen.
Bis zum Ende des ersten Schwangerschaftsdrittels wird zudem die tägliche Einnahme von 400 Mikrogramm Folsäure empfohlen. Falls Sie bewusst planen, schwanger zu werden, sollten Sie dieses Vitamin schon einnehmen, wenn Sie mit den ersten »Versuchen« starten. Der Grund: Folat ist das einzige bekannte Vitamin, das einen offenen Rücken (Spina bifida) verhindern kann. Folsäure unterstützt somit die Entwicklung und den Verschluss des Neuralrohrs. Weil dieses sich bereits um den 19. Tag der Schwangerschaft bildet und sich in der vierten Woche schließt, ist die frühzeitige Einnahme wichtig.
Um die ausreichende Eisenversorgung sicherzustellen, sollten Sie nach einem entsprechenden Bluttest und medizinischer Beratung bei niedrigen Hb-Werten gegebenenfalls ein Eisenpräparat einnehmen.

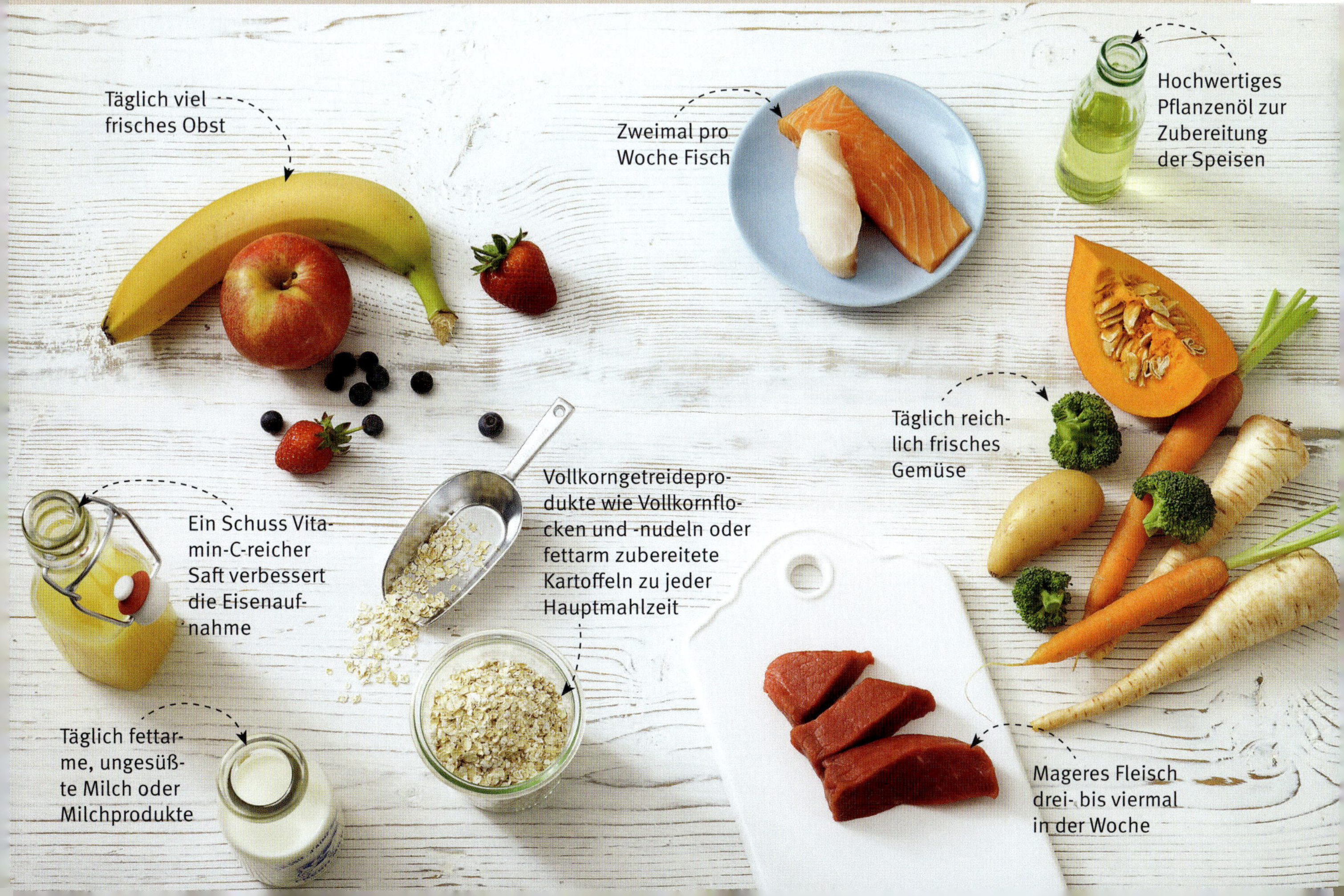
Täglich viel frisches Obst
Zweimal pro Woche Fisch
Hochwertiges Pflanzenöl zur Zubereitung der Speisen
Täglich reichlich frisches Gemüse
Ein Schuss Vitamin-C-reicher Saft verbessert die Eisenaufnahme
Vollkorngetreideprodukte wie Vollkornflocken und -nudeln oder fettarm zubereitete Kartoffeln zu jeder Hauptmahlzeit
Täglich fettarme, ungesüßte Milch oder Milchprodukte
Mageres Fleisch drei- bis viermal in der Woche

TATSÄCHLICH SCHWANGER!

Auch wenn ein Urintest frühestens Ende der Woche die Schwangerschaft bestätigen kann, spüren viele Frauen schon jetzt, dass es geklappt hat. Die Zeichen dafür sind zwar nicht immer angenehm, aber Sie können sich freuen: Übelkeit und Müdigkeit zeigen, dass Ihr Körper auf Schwangerschaft umstellt. Mit einer abwechslungsreichen Ernährung und einem aktiven Lebensstil können Sie sich selbst etwas Gutes tun und bereits vor der Geburt die Weichen für eine gesunde Gewichtsentwicklung Ihres Babys stellen.

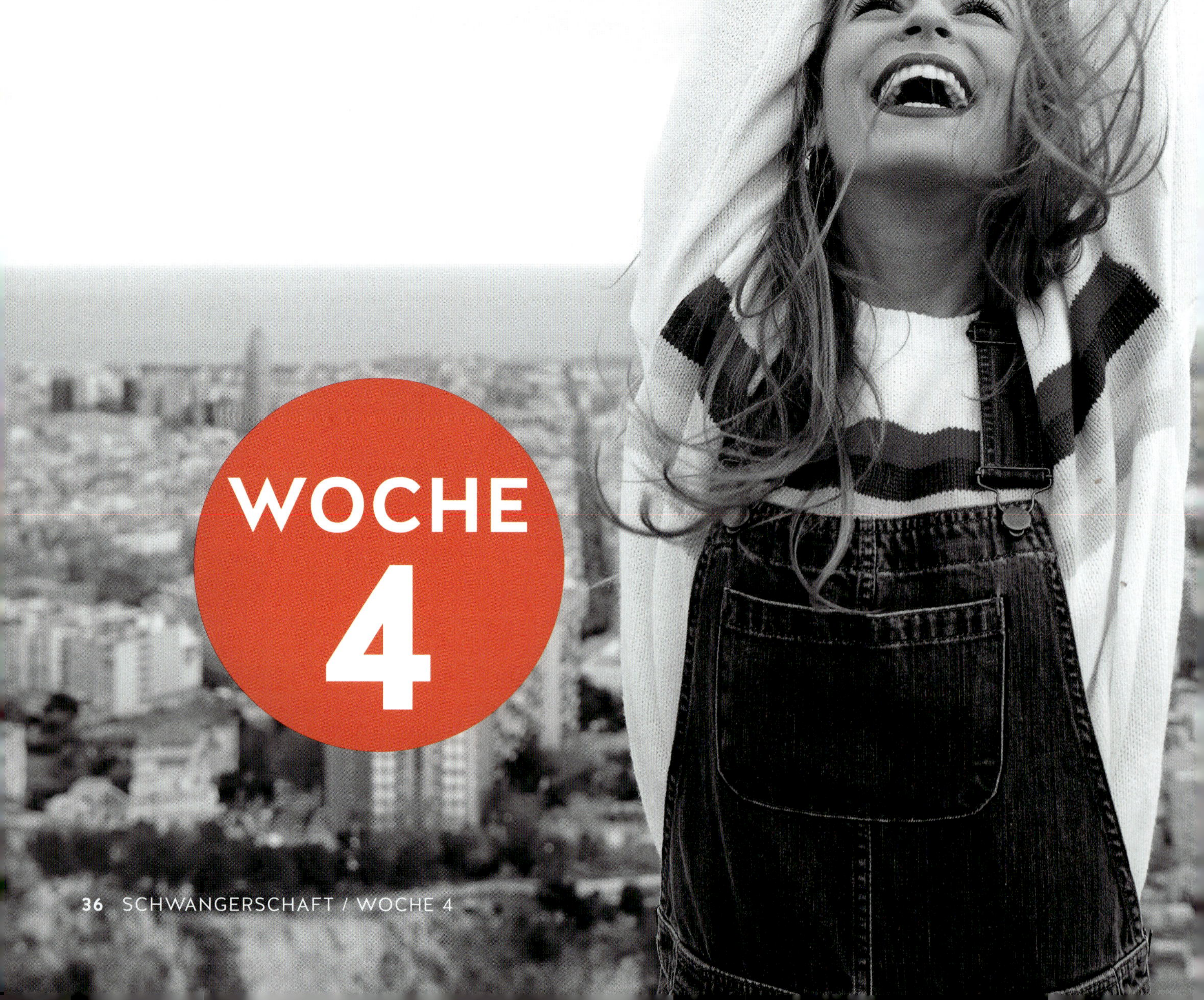

WOCHE 4

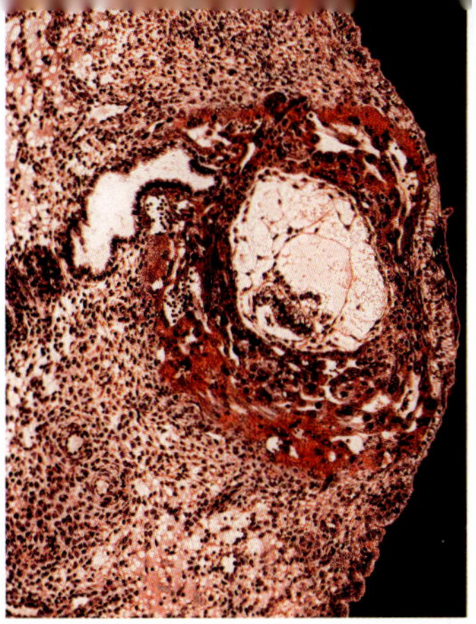

Zu dem Zeitpunkt, an dem unter normalen Umständen die nächste Periode eingesetzt hätte, hat die befruchtete Eizelle sich bereits vollständig in die Gebärmutterwand eingenistet.

22. TAG

SSW 3+1 *{Noch 258 Tage}*

Wie sich Ihr Körper verändert

Nach der Befruchtung beginnt Ihr Körper mit der Bildung von schwangerschaftserhaltenden Hormonen, die den normalen Menstruationszyklus unterbrechen. Dazu gehören humanes Choriongonadotropin (hCG), Östrogen und Progesteron.

In der Gebärmutterschleimhaut bildet sich ein weiches Polster, in das sich die äußeren Zellen der Zellkugel (Blastozyste) verankern. Vielleicht beobachten Sie nach der Einnistung eine leichte rosafarbene oder bräunliche Blutung, die aber rasch wieder aufhört. Verantwortlich für diese Einnistungs- oder Nidationsblutung, die etwa bei einem Drittel aller schwangeren Frauen sichtbar auftritt, sind kleine Gefäße in der Gebärmutterschleimhaut, die beim Andocken der Eizelle verletzt werden. Zuweilen wird die Blutung von ziehenden Schmerzen im Unterleib begleitet, weshalb sie manche Frauen als Monatsblutung interpretieren, auch wenn die Einnistungsblutung deutlich schwächer ist als diese.

Bei der Mehrheit der Schwangeren ist die Blutung so schwach, dass sie äußerlich gar nicht hervortritt.

Achten Sie auf Ihr Gewicht

Übergewicht, eine zu üppige Ernährung, Bewegungsmangel und daraus resultierende Stoffwechselerkrankungen wie ein Schwangerschaftsdiabetes erhöhen das Risiko, dass Ihr Baby mit einem hohen Gewicht zur Welt kommt. Dies wiederum kann bis ins Erwachsenenalter negative Auswirkung auf die Entwicklung haben. Mehr als 60 Studien mit etwa 640 000 Teilnehmerinnen wurden in der Berliner Charité ausgewertet. Sie zeigen, dass Neugeborene mit einem Geburtsgewicht über 4000 Gramm ein doppelt so hohes Risiko haben, später übergewichtig zu werden und an Diabetes zu erkranken, als leichtere Babys. Mit einer ausgewogenen, abwechslungsreichen Ernährung und einem aktiven, bewegten Lebensstil tun Sie sich also nicht nur selbst etwas Gutes, sondern stellen bereits vor der Geburt die Weichen für die gesunde Entwicklung Ihres Kindes.

SCHNELLES ENDE

Wenn äußere Einwirkungen wie Alkohol, Medikamente oder bestimmte Infektionserkrankungen den Embryo bei der **Einnistung der Eizelle** in die Gebärmutterschleimhaut schädigen, endet die Schwangerschaft, bevor die Frau etwas davon bemerkt.

GUT ZU WISSEN

DAUER DER SCHWANGERSCHAFT

Eine normale Schwangerschaft umfasst insgesamt 40 Wochen beziehungsweise zehn Monate. Wundern Sie sich aber nicht darüber, dass die Angaben zum Alter des Babys und der Zeit der Schwangerschaft sich unterscheiden. Weil sich der genaue Zeitpunkt des Eisprungs rückwirkend nicht bei allen Frauen eindeutig bestimmen lässt, beginnt die Schwangerschaft gemeinhin mit dem ersten Tag der letzten Regelblutung, auch wenn das Kind zu diesem Zeitpunkt noch gar nicht gezeugt ist. Das Baby in Ihrem Bauch ist also immer rund zwei Wochen jünger, als die Schwangerschaftswochen angeben.

23. TAG

SSW 3+2 *{Noch 257 Tage}*

Die Blastozyste nistet sich ein

Bis zur vierten Schwangerschaftswoche sind die Zellen des Embryos »pluripotent«. Das bedeutet, dass sich aus jeder Zelle jedes Organ entwickeln kann. Erst danach spezialisieren sich die Zellen. Aus den Zellen, die den Embryo bilden (Embryoblasten) entwickelt sich eine rundliche Keimscheibe. Sie setzt sich zunächst aus zwei und ein wenig später aus drei »Keimblättern« zusammen: innerem Keimblatt (Entoderm), mittlerem Keimblatt (Mesoderm) und äußerem Keimblatt (Ektoderm).

Der Vorgang des Einnistens ist abgeschlossen, wenn Keimscheibe, Fruchtwasserhöhle und Dottersack komplett von der Gebärmutterschleimhaut bedeckt sind. Jetzt wäre auf dem Ultraschallbild eine winzige Ausbuchtung zu erkennen.

Von nun an beginnt Ihr Baby zu wachsen. Noch misst es zwar gerade einmal einen halben Millimeter. Doch am Ende der Schwangerschaft wird es etwa 51 Zentimeter groß sein und ungefähr 3200 Gramm auf die Waage bringen.

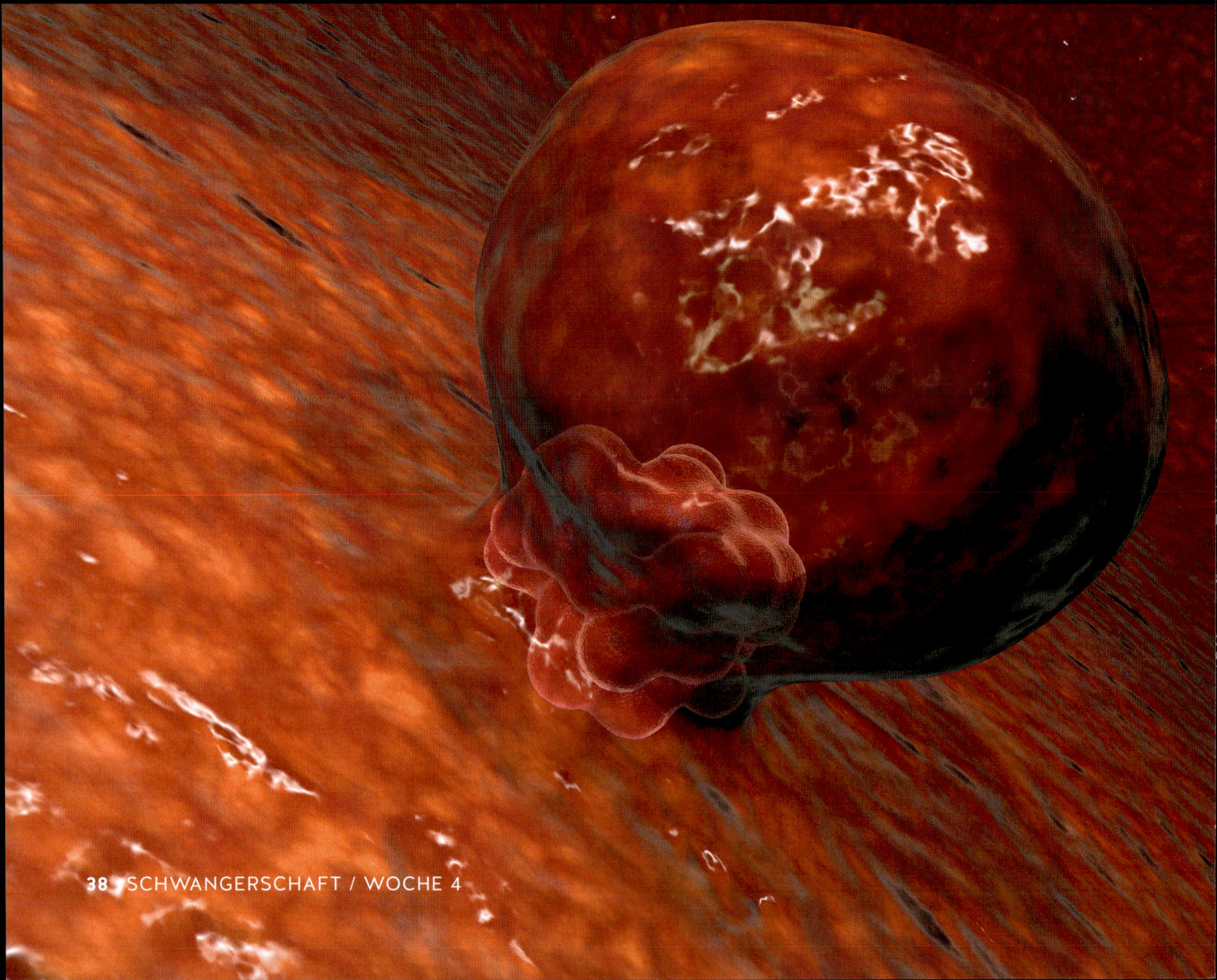

24. TAG

SSW 3+3 *{Noch 256 Tage}*

Beschwerden in der Frühschwangerschaft

Viele Frauen verspüren schon in der vierten Woche, ohne überhaupt zu wissen, dass sie schwanger sind, typische Schwangerschaftsbeschwerden wie Übelkeit, Müdigkeit oder ein allgemeines Unwohlsein. Schuld daran sind die Hormone, die von der Plazenta gebildet werden und die in den ersten Wochen die starken körperlichen Veränderungen steuern.

Die »Hormonfalle«

Nachdem die Plazenta sich rudimentär herausgebildet hat, produziert sie in Zusammenarbeit mit den Eierstöcken vermehrt Östrogen sowie die Schwangerschaftshormone hCG und Progesteron. Allerdings scheint gerade in den ersten Wochen die Feinabstimmung zwischen Plazenta und Eierstöcken noch nicht richtig zu funktionieren. Kein Wunder, dass viele Schwangere an Stimmungsschwankungen leiden. Himmelhoch jauchzender Freude folgt innerhalb weniger Stunden schlechte Laune – und umgekehrt. Sie können jedoch zum Glück darauf vertrauen, dass die emotionale Berg-und-Tal-Fahrt nicht die gesamte Schwangerschaft anhält: Ab dem vierten Monat übernimmt die Plazenta die Hormonproduktion allein und diese Stabilisierung trägt zu einer ausgeglicheneren Stimmungslage bei.

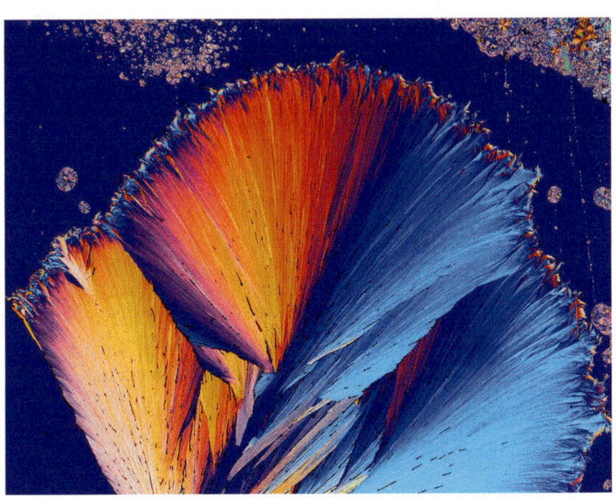

Östrogen unter dem Lichtmikroskop: Das Hormon wird in der Schwangerschaft vermehrt gebildet.

Das Gelbkörperhormon Progesteron sorgt dafür, dass momentan alle Vorgänge in Ihrem Körper langsamer ablaufen als normalerweise. Das soll den Embryo schützen, führt aber auch dazu, dass Sie sich häufig müde und schlapp fühlen. Eine Verstopfung ist jetzt keine Seltenheit. Darüber hinaus bewirken die Hormone, dass nicht nur die Gebärmutter wächst, sondern auch die Brüste größer werden. Das damit einhergehende Ziehen und Spannen in der Brust können Sie schon sehr früh wahrnehmen.

GUT ZU WISSEN

SIND SIE **Allergikerin?**

Entgegen landläufiger Behauptungen stimmt es nicht, dass der Verzicht auf bestimmte Lebensmittel in der Schwangerschaft das spätere Allergierisiko für das Baby senkt. Auch die Einnahme von Präbiotika und Probiotika hat darauf keinen Einfluss. Was jedoch im Hinblick auf die Allergieprophylaxe wichtig ist: Rauchen Sie nicht und halten Sie sich nicht in Räumen auf, in denen geraucht wird oder geraucht wurde. Versuchen Sie zudem, eine Belastung durch Luftschadstoffe, wie sie unter anderem auch durch Schimmelbildung entstehen kann, so weit wie möglich zu vermeiden. Und falls in Ihrer Familie bereits Allergien bestehen, wäre es keine gute Idee, sich ausgerechnet jetzt ein Haustier anzuschaffen. Kinder, deren Eltern allergisch auf irgendetwas reagieren, haben nämlich ebenfalls ein erhöhtes Allergierisiko. Sie sollten daher möglichst in einem tierfreien Haushalt aufwachsen.

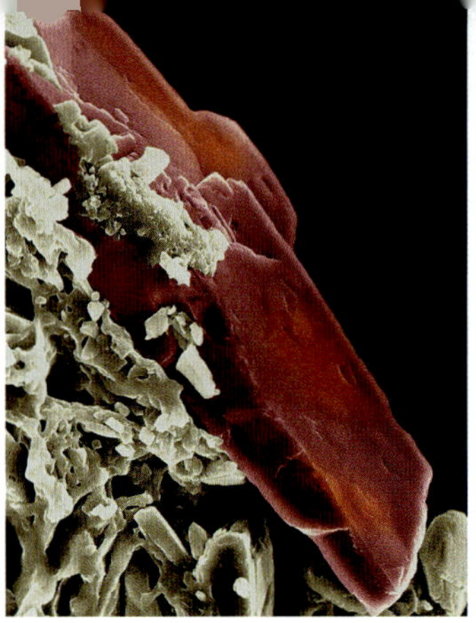

Hier ist Progesteron, das wichtigste Gelbkörperhormon, zu sehen. Seine Freisetzung bewirkt die für die Einnistung nötige Veränderung der Gebärmutterschleimhaut, die dadurch drüsenreich und stark durchblutet wird.

25. TAG

SSW 3+4 *{Noch 255 Tage}*

Bin ich schwanger?

Bei einem Schwangerschaftstest aus der Apotheke wird die Konzentration des Hormons hCG im Urin gemessen. Sobald es in ausreichendem Maße vorhanden ist, fällt der Test positiv aus. Der Urintest zeigt daher erst zum Ende der vierten beziehungsweise im Lauf der fünften Schwangerschaftswoche sichere Ergebnisse. Früher kann nur ein Bluttest bei Ihrer Frauenärztin oder Hebamme Gewissheit geben. Aber vielleicht verrät Ihnen Ihr Körper schon jetzt, dass Sie schwanger sind.

Die ersten Zeichen

Ihr Körper meldet Ihnen schon kurz nach der Einnistung des Embryos, dass Sie in anderen Umständen sind. Auch wenn es sich dabei um nur schwer wahrnehmbare Signale handelt, ahnen viele Frauen doch, dass sie von nun an nicht mehr allein sind.

Mit folgenden Anzeichen signalisiert Ihnen Ihr Körper, dass Sie ein Kind erwarten:

- Ihre Regelblutung bleibt aus.
- Nach dem Aufwachen ist die Temperatur erhöht.
- Sie fühlen sich ungewöhnlich müde.
- Ihre Brüste spannen.
- Es kommt regelmäßig zu morgendlicher Übelkeit und Erbrechen.
- Sie leiden an leichtem Schwindel und Kopfweh.
- Sie entwickeln eine plötzliche Abneigung gegen Gerichte, die Sie sonst gern mögen.
- Sie sind sehr geruchsempfindlich.
- Sie verspüren ungewohnte Essensgelüste und Heißhunger.
- Sie verspüren einen häufigen Harndrang.

UP AND DOWN

Wenn die **Stimmungsschwankungen** in der ersten Zeit Sie oder Ihren Partner sehr stören, trösten Sie sich damit, dass sie als eine gute **Vorbereitung** auf den Umgang mit den sehr sensiblen **Bedürfnissen eines Babys** verstanden werden können.

KÖRPERWISSEN

ENTWICKLUNG DES BABYS

Sobald sich die kleine Zellkugel an die Wand der Gebärmutter angehaftet hat, beginnt die Plazenta, das Schwangerschaftshormon humanes Chorion-Gonadotropin (hCG) zu produzieren. Dieses erhöht die Produktion von zwei weiteren Hormonen: Östrogen und Progesteron, die während der Schwangerschaft wichtige Aufgaben erfüllen, denn sie helfen der Plazenta, zu wachsen sowie den kleinen Embryo zu ernähren und zu schützen.
Im Moment wird Ihr Kind noch über ein kleines Kreislaufsystem, das sich mit den Venen an der Gebärmutterwand verbindet, mit Sauerstoff und Nährstoffen versorgt. Bis zum Ende der nächsten Woche wächst die Plazenta aber so weit, dass sie diese Arbeit übernehmen kann. Das Fruchtwasser beginnt sich unter der Hülle des Zellknäuels zu sammeln. Später wird diese kleine Höhle zur Fruchtblase, in der Ihr Baby gut behütet heranwachsen kann.

26. TAG

SSW 3+5 *{Noch 254 Tage}*

Die Plazenta

Die Plazenta ist für das heranwachsende Baby ein überlebenswichtiges Organ, denn in ihr findet der Stoffaustausch zwischen dem mütterlichen und dem kindlichen Kreislauf statt.

Über die Plazenta erhält das Ungeborene aus dem Blut der Mutter überlebenswichtige Vitamine, Nährstoffe, Spurenelemente und Sauerstoff, während es selbst Kohlenstoffdioxid und andere Abfallprodukte abgibt, damit sie entsorgt werden können.

Die Plazenta übernimmt auch die Funktion eines Schutzschildes, weil sie die meisten Bakterien, Nahrungszusätze und Schadstoffe nicht passieren lässt. Alkohol, Nikotin und Drogen gelangen allerdings ungefiltert in das embryonale Blut und sollten deswegen in den nächsten Monaten tabu sein.

Nach der Geburt wird die Plazenta als sogenannte Nachgeburt ausgeschieden, weil sie dann keine Funktion mehr im Körper hat.

Diese Plazentazotte ist nur ein winziger Teil der eigentlichen Plazenta. Die Abbildung ist stark vergrößert, eine Zotte ist in Wirklichkeit nur etwa 0,1 Millimeter groß.

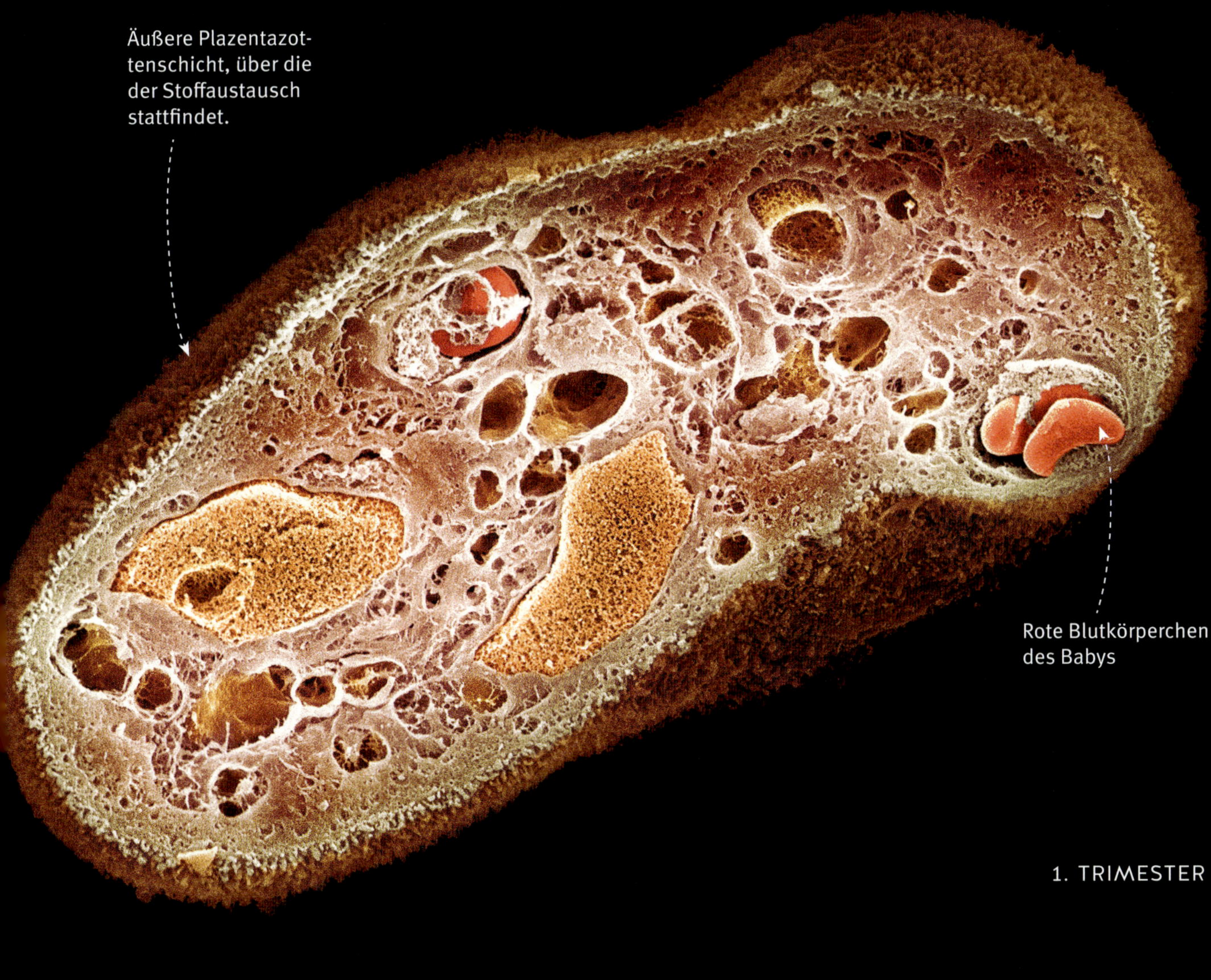

27. TAG

SSW 3+6 *{Noch 253 Tage}*

Was Schwangere lieber nicht essen sollten

Es gibt einige Lebensmittel, die Krankheitserreger in sich tragen können. Dies betrifft in besonderem Maße rohe tierische Lebensmittel, wie rohes oder nicht durchgebratenes Fleisch, Rohwurst (Pasteten, Salami, Teewurst) und Rohschinken, rohen Fisch und rohe Meerestiere, Rohmilch, rohe Eier sowie daraus hergestellte, nicht ausreichend erhitzte Lebensmittel. Auch Weichkäse, Rohmilchkäse und Räucherfisch sollten Sie meiden. Tiefgefrorene Fertiggerichte mit Ei, Geflügel oder Meeresfrüchten können ebenfalls Erreger enthalten. Sie überleben, wenn das Essen nicht gründlich erhitzt wird. Erwärmen Sie Tiefkühlkost daher nie in der Mikrowelle.

Hygiene in der Küche ist jetzt besonders wichtig: Waschen Sie sich vor dem Kontakt mit Lebensmitteln und besonders nach jedem Umgang mit rohen Lebensmitteln gründlich die Hände. Reinigen Sie Küchenoberflächen und -utensilien nach jedem Kontakt mit rohen Lebensmitteln mit heißem Wasser und Spülmittel. Waschen Sie rohes Obst und Gemüse sowie Blattsalate und anderes erdnah gewachsenes Gemüse stets gründlich und schälen Sie Wurzelgemüse. Bewahren Sie mit Erde behaftete Lebensmittel, zum Beispiel Karotten oder Kartoffeln, auch getrennt von anderen Lebensmitteln auf. Vorbereitete, abgepackte Salate und rohe Sprossen sollten Sie meiden. Generell gilt: Bereiten Sie alle leicht verderblichen Lebensmittel frisch zu und verzehren Sie sie bald. Verzichten Sie außerdem auf den Genuss von mit Bleimunition geschossenem Wild. Schon geringe Mengen Blei können Gesundheit und Nervensystem Ihres Babys schädigen.

GUT ZU WISSEN

SAUBERE ZUBEREITUNG IST WICHTIG

Über Lebensmittel können auch Toxoplasmen und Listerien übertragen werden.

- Toxoplasmose wird vor allem durch rohes Fleisch, Rohwurst und Katzenkot übertragen. Garen Sie daher Fleisch immer 20 Minuten bei mindestens 70 °C durch (bei höheren Temperaturen auch kürzer) und beachten Sie streng die oben genannten Hygieneregeln in der Küche. Füttern Sie, wenn Sie eine Katze haben, diese nur mit Trocken- oder Dosenfutter und lassen Sie das Katzenklo von Ihrem Partner säubern.
- Listerien sind Bakterien, die vor allem durch Rohmilch, Käse, Wurst und Fisch übertragen werden können. Verzichten Sie auf Softeis und weiche Käsesorten mit rotem oder weißem Schimmel. Waschen Sie alle Salate (auch in Folie eingeschweißte) vor dem Essen sehr gründlich.

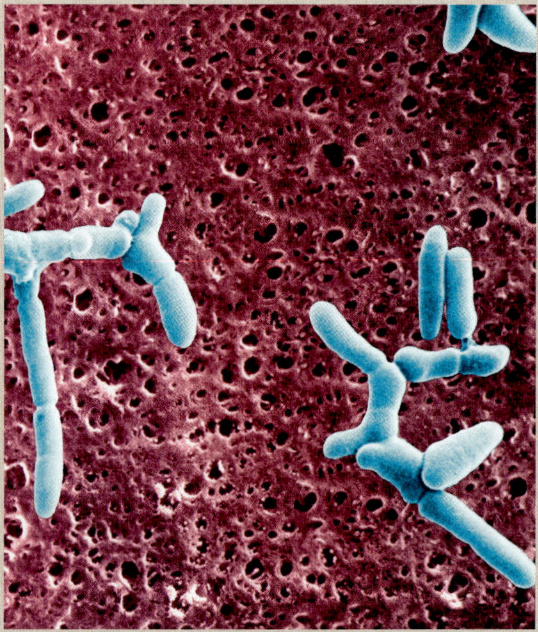

28. TAG

SSW 4+0 *{Noch 252 Tage}*

Sport in der Schwangerschaft

In älteren Ratgebern findet man noch immer den Hinweis, dass Leibesübungen in der Schwangerschaft tabu seien. Daher fürchten viele Frauen, dass es ihnen oder ihrem Kind schaden könnte, wenn sie in der Schwangerschaft Sport treiben.

Dabei gibt es keinerlei Nachweise, dass Bewegung jetzt grundsätzlich gefährlich wäre oder gar zu einer Fehlgeburt führen könnte. Im Gegenteil! Heute gehen Wissenschaftler eher davon aus, dass Sport positive Effekte hat: Er mindert das Risiko für Thrombosen, Bluthochdruck und Schwangerschaftsdiabetes und schützt das Kind vor Übergewicht, heißt es in neueren Studien. Selbst Hochschwangeren wird daher eine moderate sportliche Betätigung empfohlen. Eine amerikanische Studie zeigt zudem, dass Babys aktiver Mütter schon am fünften Lebenstag wacher und lebhafter auf Umweltreize reagieren als durchschnittliche Säuglinge.

Welche Sportarten sind am besten?

Als für Schwangere geeignet und ungefährlich gelten vor allem sanfte Ausdauersportarten wie Joggen, Schwimmen, das Training auf dem Ergometer oder Crosstrainer sowie Skilanglauf. Walking ist eine der gesündesten Sportarten für das Herz-Kreislauf-System und sogar für Sporteinsteiger bestens geeignet. Sie bleiben fit, ohne die Knie- und Sprunggelenke zu sehr zu belasten. Auch Yoga und Pilates sind zu empfehlen. Schauen Sie sich aber nach einer ausgebildeten Kursleiterin um, die Erfahrung im Umgang mit schwangeren Frauen hat.

Genauso wichtig wie die Bewegung selbst: Nehmen Sie zu jeder Sportstunde eine Flasche Wasser mit, um zu verhindern, dass Sie austrocknen. Dehydrierung kann zu Überhitzung führen und im schlechtesten Fall sogar verfrühte Wehen auslösen. Und das ist für Sie und Ihr Baby gefährlich!

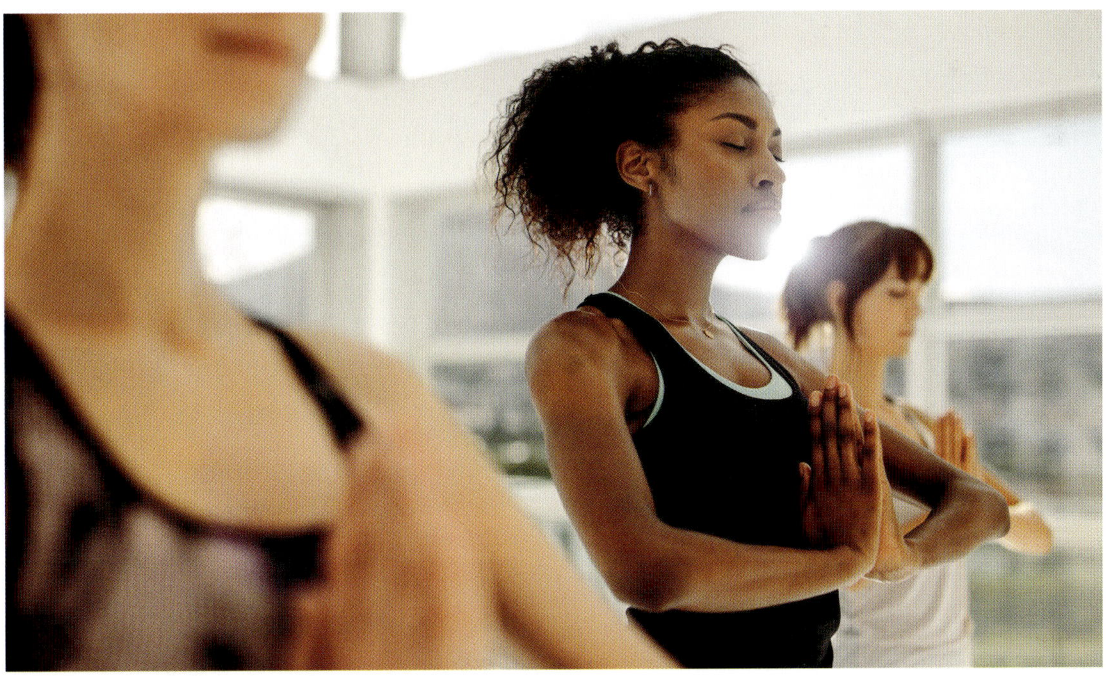

Beim Schwangerschaftsyoga können Sie gleichzeitig in Bewegung kommen und etwas für Ihre Entspannung tun. Achten Sie aber auch hier auf die Signale Ihres Körpers und überanstrengen Sie sich nicht.

WISSEN SPEZIAL

MEDIKAMENTE IN DER SCHWANGERSCHAFT

Nur sehr wenige Frauen erleben die Monate der »guten Hoffnung« völlig beschwerdefrei. Bei den riesigen Veränderungen, die Körper und Seele in der Schwangerschaft erfahren, ist es völlig normal, dass Beschwerden und manchmal unangenehme Begleiterscheinungen auftreten können. Aber auch wenn es hin und wieder zwickt, lassen sich viele Unpässlichkeiten mithilfe eines ruhigeren Tagesablaufs, mit Hausmitteln oder Entspannungsübungen deutlich lindern. Gönnen Sie sich also regelmäßige Auszeiten, denn es ist Ihr persönlicher Anteil in der Schwangerenvorsorge und Geburtsvorbereitung, für Ihr Baby und sich selbst zwischendurch immer wieder für Ruhe und Entspannung zu sorgen.

Wie wohl jede Schwangere werden vermutlich auch Sie, soweit dies möglich ist, auf Medikamente ver-

Die gründliche Lektüre des Beipackzettels ist in der Schwangerschaft noch wichtiger als sonst, denn viele Mittel können dem Baby schaden. Auch Ärztin und Hebamme helfen Ihnen bei Fragen zu Medikamenten.

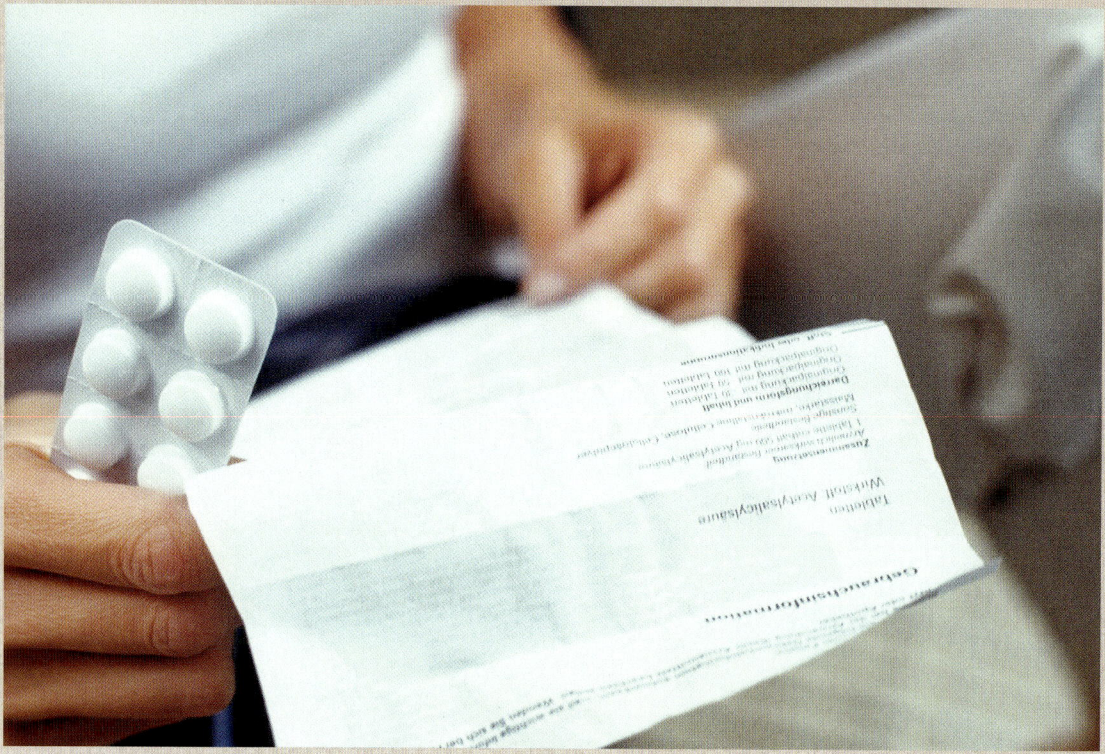

zichten wollen, weil deren Wirkstoffe über das Blut auch aufs Baby übergehen. Im Krankheitsfall ist es aber wichtig, dass Sie nicht zu sehr unter den Beschwerden leiden. Denn wenn chronische Erkrankungen oder hochfieberhafte Infektionen unbehandelt bleiben, ist dies für Mutter und Kind meist schädlicher als der Einsatz von Medikamenten.

Chronische Krankheiten

Bei der Einnahme von Arzneimitteln muss grundsätzlich immer Nutzen gegen Risiko abgewogen werden. Das gilt erst recht für die Zeit der Schwangerschaft. Gegen eine Erkältung hilft vielleicht auch ein Hausmittel wie das Inhalieren von Kochsalzlösung, ein Erkältungsbad oder einfach nur Bettruhe. Auch Schmerzen lassen sich manchmal mit Wärme, Kühlung, Akupunktur und Ruhe ebenso gut therapieren wie mit Tabletten.

Schwerwiegende Erkrankungen wie eine bakterielle Infektion und chronische Leiden wie Diabetes, Bluthochdruck, rheumatologische Erkrankungen oder eine Epilepsie hingegen müssen natürlich medikamentös behandelt werden. Alle Medikamente abzusetzen, weil man schwanger ist, kann für das Ungeborene sogar gefährlicher sein, als nur eingeschränkt in der Schwangerschaft empfohlene Präparate einzunehmen. Daher ist es in so einem Fall am sinnvollsten, frühzeitig – am besten schon, wenn Sie überhaupt erst planen, schwanger zu werden – mit der behandelnden Ärztin zu sprechen. Vielleicht kann die Medikation bereits vor Eintritt der Schwangerschaft auf unproblematische Präparate umgestellt werden. Gleiches gilt übrigens später für die Stillzeit. Es ist selten nötig, aufs Stillen zu verzichten, nur weil Medikamente eingenommen werden. Zwar kann es notwendig sein, auf bestimmte Nebenwirkungen beim Säugling zu achten. Allerdings treten diese zum Glück nicht so oft auf. Lassen Sie sich auch hier gründlich beraten!

Prinzipiell sind nur wenige Arzneimittel offiziell auch für die Schwangerschaft zugelassen. Denn Tests an Schwangeren sind ethisch selbstverständlich nicht zulässig. Daher beruhen Empfehlungen vor allem auf Erfahrungswerten. Und diese sind für Medikamente, die schon lange auf dem Markt sind, eher vorhanden als für neue Präparate. Doch keine Panik: Es werden weit mehr Kinder durch Alkoholkonsum in der Schwangerschaft geschädigt als durch Medikamente. Nur wenige Arzneimittel sind in Schwangerschaft und Stillzeit absolut tabu, also gesichert schädlich. Informieren Sie sich dennoch bei jeder Medikamenteneinnahme, auch bei Nahrungsergänzungsmitteln (Vitamin- und Mineralstoffpillen), vorher bei Ihrer behandelnden Frauenärztin oder Ihrer Hebamme.

Kritische und erlaubte Arzneimittel

Eine beispielhafte Liste mit Medikamenten, die schwangere Frauen nicht einnehmen sollten:

- Aminoglykoside (bestimmte Antibiotika)
- Tetrazykline (bestimmte Antibiotika)
- Retinoide (zur Aknetherapie eingesetzt)
- Indometacin (Rheuma-Medikament)
- Ergotamin (bei Migräne)
- Valproinsäure (Epilepsie)

Im Gegensatz dazu sind die im Folgenden beispielhaft genannten Arzneimittel, in geringer Dosierung und sporadisch angewandt, unbedenklich:

- Paracetamol®
- Ibuprofen® (außer im letzten Schwangerschaftsdrittel)
- Cromoglicinsäure (bei Allergien)
- Antihistaminika (bei Allergien)
- Betamimetika (bei Asthma bronchiale)
- Glukokortikoide (bei Asthma bronchiale)
- Penicilline (Antibiotika)
- Cephalosporine (Antibiotika)
- Erythromycin (Antibiotika)
- Methyldopa (bei Bluthochdruck)
- Dihydralazin (bei Bluthochdruck)
- Betablocker (bei Bluthochdruck)

Weitere Informationen finden Sie im Internet unter: www.embryotox.de. Dort können Sie sowohl nach Produkten und Wirkstoffen als auch nach häufig vorkommenden Symptomen und Krankheitsbildern suchen. Wenden Sie sich ansonsten an Ihre Ärztin oder Hebamme.

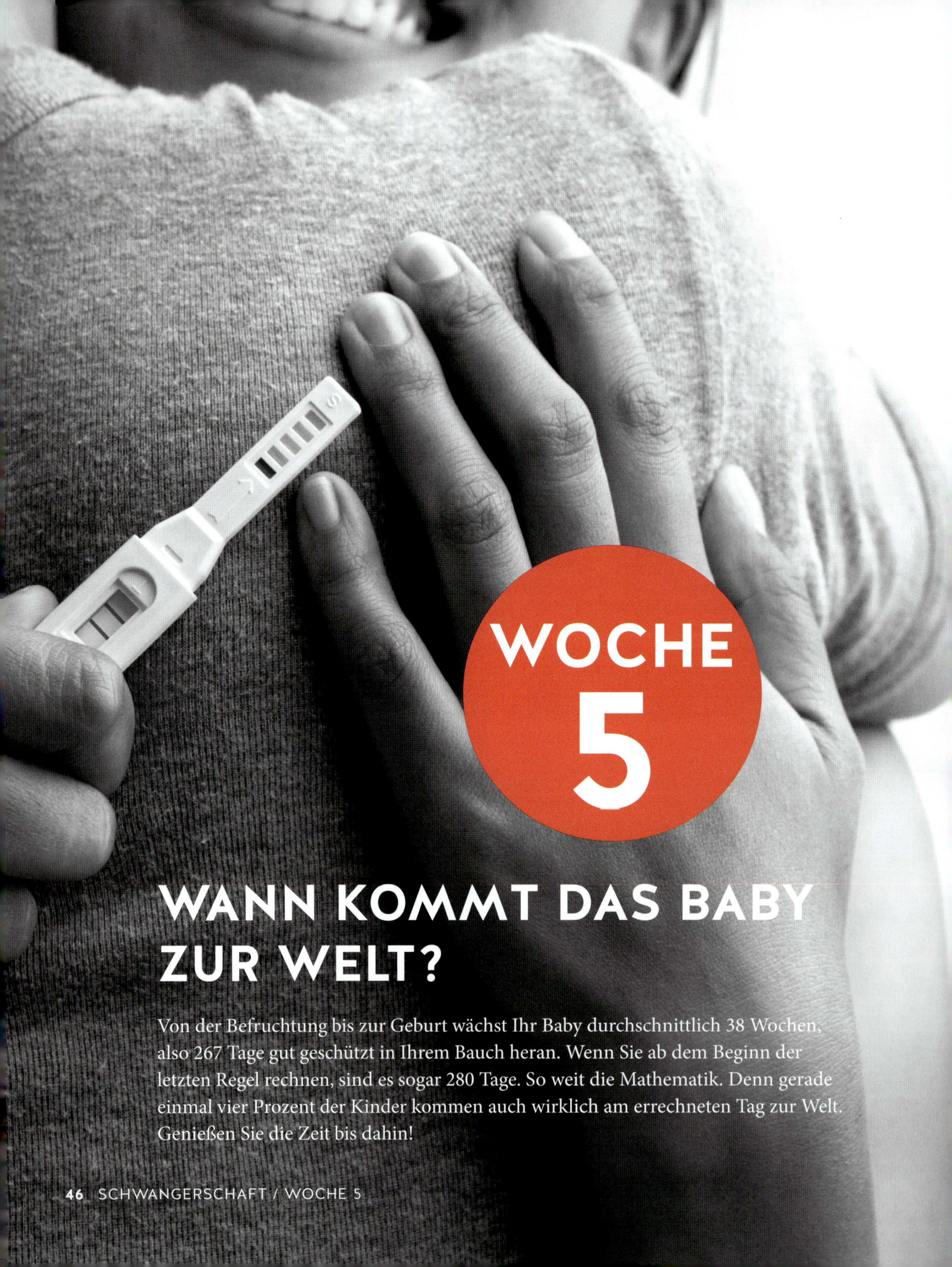

WOCHE

5

WANN KOMMT DAS BABY ZUR WELT?

Von der Befruchtung bis zur Geburt wächst Ihr Baby durchschnittlich 38 Wochen, also 267 Tage gut geschützt in Ihrem Bauch heran. Wenn Sie ab dem Beginn der letzten Regel rechnen, sind es sogar 280 Tage. So weit die Mathematik. Denn gerade einmal vier Prozent der Kinder kommen auch wirklich am errechneten Tag zur Welt. Genießen Sie die Zeit bis dahin!

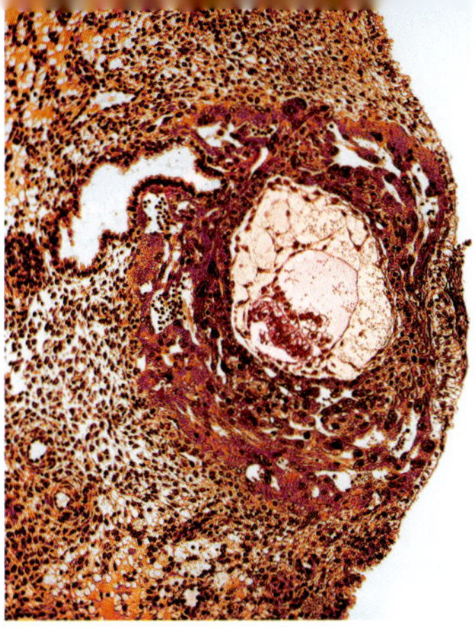

Unter einem Mikroskop sind elf Tage nach der Befruchtung bereits spezialisierte Zellen zu erkennen. Zu sehen ist der Embryo als weißlich graue, runde Struktur, ringförmig umgeben von dunkleren Plazentazellen.

29. TAG

SSW 4+1 *{Noch 251 Tage}*

Wie sich Ihr Körper verändert

Auch wenn sich der Bauch erst in einigen Wochen rundet, verändert sich der Körper schon jetzt deutlich. Die Gebärmutter (Uterus) wächst und ihr Gewebe lockert sich. Frauenärztin oder Hebamme können ertasten, dass sie weicher wird. Auch die Vagina ist durch den Einfluss der Hormone weicher und dehnbarer. Ein Schleimpfropf bildet sich, der den Muttermund zum Schutz vor Krankheitserregern verschließt. Er wird sich, wenn alles normal verläuft, erst kurz vor der Geburt lösen.

Einige Frauen fühlen sich in der fünften Schwangerschaftswoche, als würden sie ihre Tage bekommen: Der Unterleib zieht und zwickt, sie sind müde und empfinden ein mehr oder weniger starkes Unwohlsein. Häufig ziehen und spannen auch die Brüste. Ein weicher BH ohne Bügel und mit breiteren Trägern kann jetzt angenehmer sein.

Die Bänder in Ihrem Körper werden weicher, was Sie vielleicht schon jetzt beim Sport spüren. Auch der Geruchssinn kann sich verändern, weshalb Ihnen manchmal übel wird. Genauso sind ein metallischer Geschmack im Mund mit starker Speichelbildung, eine Abneigung gegen bestimmte Nahrungsmittel und absonderliche Gelüste keine Seltenheit, auch wenn diese vollkommen den persönlichen Ernährungsvorstellungen widersprechen. Derartige Essensanwandlungen treten vor allem zu Beginn der Schwangerschaft auf. Manche Frauen wollen dann nur Süßes essen, andere vor allem Saures. Einige Schwangere entwickeln sogar Appetit auf Ungenießbares wie zum Beispiel Lehm, Erde oder Kalkfarben. Mediziner sprechen in so einem Fall von der Appetitstörung »Pica«. Weil solche ungewöhnlichen Heißhungerattacken tatsächlich ein Hinweis auf einen Nährstoffmangel sein können, wie zum Beispiel auf einen Eisenmangel, sollten betroffene Frauen sich umgehend an eine Ärztin wenden.

AMMENMÄRCHEN

»Wenn schwangere Frauen Gardinen aufhängen, kann sich die Nabelschnur um den Hals des Babys wickeln.« Hören Sie nicht auf solche **Volksweisheiten**. Wahrscheinlich sollten sie in früheren Zeiten nur vor **Überanstrengung** schützen.

GUT ZU WISSEN

DAS ANTI-STRESS-PROGRAMM

Stimmungsschwankungen sind am Anfang der Schwangerschaft ganz normal. Sie werden vor allem dann zum Problem, wenn Sie noch nicht allen Menschen in Ihrer Umgebung von Ihrer Schwangerschaft berichten wollen. Schließlich ist die Schwangerschaft momentan das bestimmende Thema in Ihrem Leben und viele Gedanken und Gefühle kreisen nur um den kleinen Menschen in Ihrem Bauch. Wer nicht weiß, was Sie beschäftigt, wird von den Gefühlsausbrüchen zuweilen überrumpelt. Wenn Sie die neue Situation zu sehr stresst, kann eine romantische Wochenendreise gut tun. Auch eine »Verwöhnstunde«, zum Beispiel bei einer Massage durch eine professionelle Therapeutin, kann wahre Wunder bewirken.

30. TAG

SSW 4+2 *{Noch 250 Tage}*

Zeit für den Schwangerschaftstest

Bleibt die Menstruationsblutung aus, können Sie kurz darauf mithilfe verschiedener Methoden testen, ob Ihre Vermutung stimmt:

• Mit einem Urintest aus der Apotheke können Sie schon zwei Tage nach Ausbleiben der Regel zu Hause selbst überprüfen, ob Sie schwanger sind. Dazu halten Sie die Testspitze oder den Teststreifen einige Sekunden in den Urinstrahl oder in ein Gefäß mit Ihrem Urin. Anschließend müssen Sie so lange warten, wie auf dem Beipackzettel angegeben, ehe Sie endlich das Ergebnis ablesen können. Sollte das Ergebnis negativ sein, warten Sie noch einmal zwei oder drei Tage und versuchen es dann erneut. Es kann sein, dass der hCG-Spiegel im Urin einfach noch nicht hoch genug ist. Das wirkt sich häufig dann aus, wenn kein Morgenurin verwendet wurde.

• Frühestens ein paar Tage nach Ausbleiben der Regel, also etwa Mitte der fünften Schwangerschaftswoche, lässt sich bei einer Ultraschalluntersuchung eine winzige Fruchthöhle in der Gebärmutter erkennen.

• Anders als Urintest und Ultraschall kann der Bluttest zum Nachweis von hCG schon einige Zeit vor dem Ausbleiben der Periode durchgeführt werden. Im Blut ist die Konzentration von hCG nämlich wesentlich früher nachweisbar als im Urin. Bereits neun Tage nach der Befruchtung ist ein Bluttest nahezu 100-prozentig sicher. Er wird in ärztlichen Praxen und von Hebammen durchgeführt.

Schwanger oder nicht? Die wenigen Minuten, bis das Testergebnis erscheint, kommen vielen Frauen wie eine halbe Ewigkeit vor. Kein Wunder, schließlich kann eine positive Antwort das ganze Leben verändern.

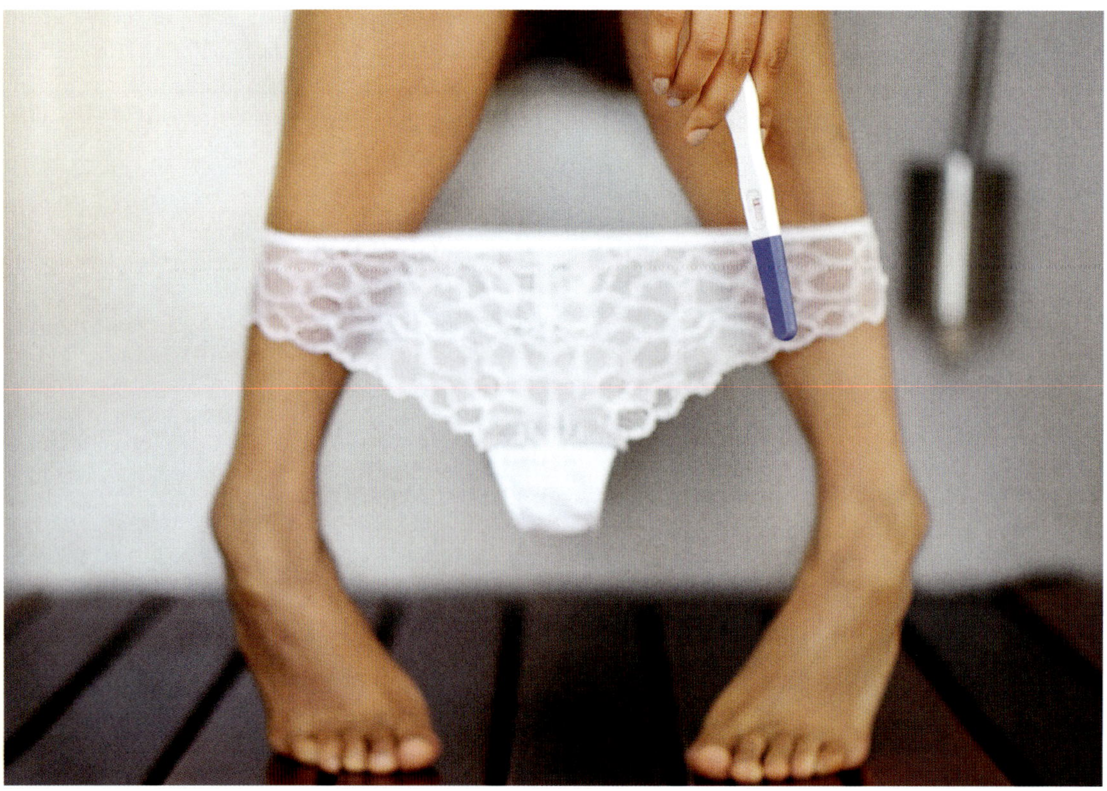

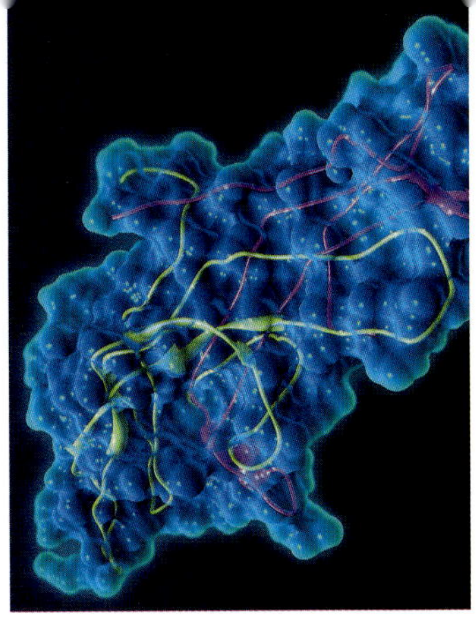

Humanes Choriongonadotropin (hCG) in einem molekularen Modell. Bei einem Schwangerschaftstest wird hCG in Blut oder Urin als sicherer Nachweis der Schwangerschaft bestimmt.

31. TAG

SSW 4+3 *{Noch 249 Tage}*

Was bedeutet die Schwangerschaft für Sie?

Nehmen Sie sich einen Moment Zeit und spüren Sie, wie es Ihnen geht, wenn der Schwangerschaftstest positiv war und Sie sicher sein können, dass Sie ein Kind erwarten. Wenn Sie sich ein Baby gewünscht haben, stehen wahrscheinlich erst einmal Glücksgefühle und Stolz im Vordergrund. Es kann aber auch durchaus Gründe dafür geben, dass Sie Unsicherheit und Zweifel hegen. Vielleicht ist die Beziehung noch ganz frisch oder gerade nicht so glücklich, wie Sie es gern hätten. Vielleicht ist der Zeitpunkt einfach ungünstig, weil Sie gerade eine neue Herausforderung im Beruf annehmen wollten, ein Familienmitglied pflegen müssen oder erst vor kurzem ein Kind geboren haben. Vielleicht fühlen Sie sich von der Schwangerschaft auch schlichtweg überrumpelt, weil sie nicht geplant war.

Sicher werden auch viele Fragen dazu auftauchen, inwieweit sich das Leben durch das Kind verändern wird. Einige Frauen kämpfen regelrecht mit der Vorstellung, ihr gewohntes Leben zumindest zu einem Teil aufgeben zu müssen, um neue Aufgaben zu übernehmen. Andere hadern damit, ihre Selbstbestimmung und ihren Einfluss auf die täglichen Dinge des Lebens zu verlieren und gegen ein Sich-fügen-in-die-Mutterrolle einzutauschen. Gedanken dieser Art können zu inneren Spannungen und zwiespältigen Gefühlen führen. Daher ist es gut zu wissen, dass sich auf Schwangerschaft und Mutterschaft einzustellen nicht das Umlegen eines inneren Schalters ist, sondern sich in einem kontinuierlichen Prozess vollzieht. Phasen äußerster Belastung und Momente tiefen Glücksgefühls können dicht aufeinanderfolgen. Gestehen Sie sich zweifelnde und manchmal sogar negative Stimmungen zu. Je mehr Sie sich auch mit dieser Seite Ihrer Emotionen auseinandersetzen, desto eher haben Sie die Chance, sie auf eine positive Weise zu bewältigen. Nehmen Schlafstörungen und depressive Phasen zu, sollten Sie sich Ihrer Ärztin oder Hebamme anvertrauen. Manchmal wird auch weitere Unterstützung durch eine Psychotherapeutin benötigt.

SCHLECHTE GEFÜHLE

Sorgen um die Gesundheit des Babys oder **Ängste** vor der Geburt sind häufig auftretende Begleiterscheinungen dieser besonderen Zeit und keinesfalls dubiose **Vorahnungen**. Das Gleiche gilt für merkwürdige Träume und Albträume.

GUT ZU WISSEN

LASSEN SIE SICH HELFEN

Sprechen Sie mit Menschen, denen Sie vertrauen, über Ihre Gefühle. Neben Ihrem Partner, der Familie und Freunden stehen Ihnen auch jetzt schon ausgebildete Beraterinnen in Schwangerenberatungsstellen, Ihre Frauenärztin und Hebammen für Gespräche zur Verfügung. Was auch immer Sie im Hinblick auf die neue Lebenssituation beschäftigen könnte: Es gibt auch in Ihrer Umgebung Unterstützungs- und kostenlose Beratungsangebote. Einige Adressen finden Sie zum Beispiel im Serviceteil dieses Buches ab Seite 422.

32. TAG

SSW 4+4 *{Noch 248 Tage}*

So lange dauert die Schwangerschaft

Durchschnittlich 267 Tage, das sind 38 Wochen, benötigt ein Baby, um von dem Moment der Befruchtung bis zum Tag seiner Geburt im Körper einer Frau heranzuwachsen. 280 Tage sind es, wenn man die Zeitspanne vom Beginn der letzten Regelblutung bis zum errechneten Geburtstermin zählt. Wobei auch dieser nicht in Stein gemeißelt ist. Fixieren Sie sich daher nicht zu sehr auf den ermittelten Termin. Nur die wenigsten der Kinder kommen wirklich an diesem Tag auf die Welt (Seite 51).

Kontrolle durch die Frauenärztin

Wenn Ihr Monatszyklus unregelmäßig ist oder Sie nicht mehr wissen, wann Ihre letzte Blutung einsetzte, wird die Frauenärztin vielleicht mithilfe einer Ultraschalluntersuchung feststellen wollen, ob sie anhand der Größe der Fruchthöhle und des Embryos den voraussichtlichen Geburtstermin des Kindes berechnen kann. Auch bei einem regelmäßigen Zyklus wird die Ärztin den Termin korrigieren, sofern Abweichungen zwischen Ihren eigenen Berechnungen und der Größe des Embryos bestehen. Mithilfe einer frühen Ultraschalluntersuchung lässt sich das Schwangerschaftsalter nämlich am genauesten bestimmen – und somit wiederum eine unnötig frühe oder auch zu späte Einleitung der Geburt verhindern, falls das Baby zum errechneten Geburtszeitpunkt auf sich warten ließe.
Der errechnete Geburtstermin wird in Ihrem Mutterpass eingetragen und ist ausschlaggebend für die Festlegung der gesetzlichen Mutterschutzfristen für arbeitende Frauen (Seite 76).

GUT ZU WISSEN

DER GEBURTSTERMIN

Monat der letzten Blutung ► Vorauss. Geburtsmonat	Tag der letzten Blutung																														
	1	2	3	4	5	6	7	8	9	10	11	12	13	14	15	16	17	18	19	20	21	22	23	24	25	26	27	28	29	30	31
Jan. ► Okt./Nov.	8	9	10	11	12	13	14	15	16	17	18	19	20	21	22	23	24	25	26	27	28	29	30	31	1	2	3	4	5	6	7
Feb. ► Nov./Dez.	8	9	10	11	12	13	14	15	16	17	18	19	20	21	22	23	24	25	26	27	28	29	30	1	2	3	4	5			
März ► Dez./Jan.	6	7	8	9	10	11	12	13	14	15	16	17	18	19	20	21	22	23	24	25	26	27	28	29	30	31	1	2	3	4	5
Apr. ► Jan./Feb.	6	7	8	9	10	11	12	13	14	15	16	17	18	19	20	21	22	23	24	25	26	27	28	29	30	31	1	2	3	4	
Mai ► Feb./März	5	6	7	8	9	10	11	12	13	14	15	16	17	18	19	20	21	22	23	24	25	26	27	28	1	2	3	4	5	6	7
Juni ► März/Apr.	8	9	10	11	12	13	14	15	16	17	18	19	20	21	22	23	24	25	26	27	28	29	30	31	1	2	3	4	5	6	
Juli ► Apr./Mai	7	8	9	10	11	12	13	14	15	16	17	18	19	20	21	22	23	24	25	26	27	28	29	30	1	2	3	4	5	6	7
Aug. ► Mai/Juni	8	9	10	11	12	13	14	15	16	17	18	19	20	21	22	23	24	25	26	27	28	29	30	31	1	2	3	4	5	6	7
Sep. ► Juni/Juli	8	9	10	11	12	13	14	15	16	17	18	19	20	21	22	23	24	25	26	27	28	29	30	1	2	3	4	5	6	7	
Okt. ► Juli/Aug.	8	9	10	11	12	13	14	15	16	17	18	19	20	21	22	23	24	25	26	27	28	29	30	31	1	2	3	4	5	6	7
Nov. ► Aug./Sep.	8	9	10	11	12	13	14	15	16	17	18	19	20	21	22	23	24	25	26	27	28	29	30	31	1	2	3	4	5	6	
Dez. ► Sep./Okt.	7	8	9	10	11	12	13	14	15	16	17	18	19	20	21	22	23	24	25	26	27	28	29	30	1	2	3	4	5	6	7

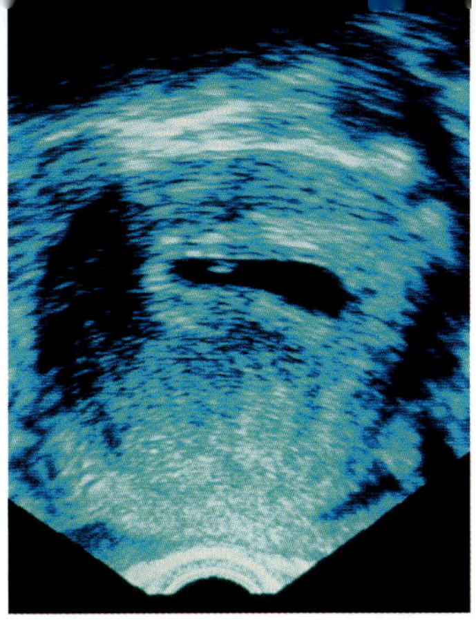

Diese Ultraschallaufnahme zeigt mittig die längliche Fruchthöhle in schwarzer Farbe. In der Flüssigkeit darin »schwimmt« der wurmförmige Embryo, der links als bläulicher Fleck zu sehen ist.

33. TAG

SSW 4+5 *{Noch 247 Tage}*

Wann kommt das Baby auf die Welt?

Mithilfe der sogenannten Naegele-Regel, benannt nach dem Heidelberger Professor für Geburtshilfe Franz Naegele (1778–1851), können Sie ohne Hilfsmittel den wahrscheinlichen Geburtstermin Ihres Babys bei einem 28-tägigen Zyklus ausrechnen. Ein Beispiel: Der erste Tag Ihrer letzten Regelblutung war am 12.4.2024. Dann addieren Sie dazu ein Jahr und erhalten somit den 12.4.2025. Von diesem Termin ziehen Sie nun drei Monate ab und kommen so auf den den 12.1.2025. Zuletzt addieren Sie zu diesem Termin noch einmal fünf Tage – fertig! Der errechnete Geburtstermin wäre bei diesem Beispiel demnach der 17.1.2025.

Berechnung bei unregelmäßigem Zyklus

Weicht Ihr Zyklus vom 28-Tage-Rhythmus ab, müssen Sie ein bisschen mehr rechnen: Ist Ihr Zyklus kürzer als 28 Tage, ziehen Sie die »fehlenden« Tage einfach vom auf dem herkömmlichen Weg ermittelten Ergebnis ab. Bei einem 25-tägigen Zyklus rechnen Sie also nochmals minus drei Tage.

Dauert der Abstand zwischen zwei Blutungen bei Ihnen länger als 28 Tage, addieren Sie die entsprechende Anzahl von Tagen hinzu. Bei 32 Tagen macht das zum Beispiel vier Tage.

Berechnung nach dem Tag der Zeugung

Wenn Sie genau wissen, an welchem Tag Ihr Baby gezeugt wurde, spielt die Zykluslänge bei der Berechnung des Termins gar keine Rolle. In diesem Fall ziehen Sie vom zunächst ermittelten Termin (siehe erstes Beispiel) einfach sieben Tage ab, anstatt sie dazuzurechnen.

ANDERE EMPFEHLUNGEN

Nicht überall in Europa rechnet man gleich, um zu erfahren, wann das Baby kommt. In **Großbritannien** wird mittlerweile empfohlen, grundsätzlich **282 Tage** zum ersten Tag der letzten Periode zu addieren, um den Termin genauer zu bestimmen.

GUT ZU WISSEN

WAS IST ZU FRÜH?

Geburten bis drei Wochen vor und zwei Wochen nach dem errechneten Datum gelten als »termingerecht«. So gesehen sind nur neun Prozent aller Geburten Frühgeburten, bei denen das Kind mehr als 21 Tage vor dem errechneten Termin zur Welt kommt. Nur ein Prozent sind übertragene Geburten mit mehr als 14 Tagen nach dem errechneten Termin. Fest steht: Zwei von drei Babys werden in der Zeitspanne von zehn Tagen vor bis zehn Tagen nach dem errechneten Termin geboren, denn unzählige Dinge beeinflussen den Entwicklungsprozess eines Babys. Wir sind eben alle etwas unterschiedlich und es gibt viele Faktoren, die die Zeit bis zur Geburt des Babys verzögern oder auch beschleunigen können. Dazu gehören Ihr Ernährungsverhalten und Ihre Lebensweise ebenso wie Ihre körperliche Verfassung sowie Ihre Hormone und Stoffwechselbesonderheiten.

Die Ernährung des Embryos erfolgt über den schmaler werdenden Haftstiel, den Vorläufer der Nabelschnur. Bis der Mutterkuchen gebildet ist, wird der Embryo über den Dottersack mit Nährstoffen versorgt.

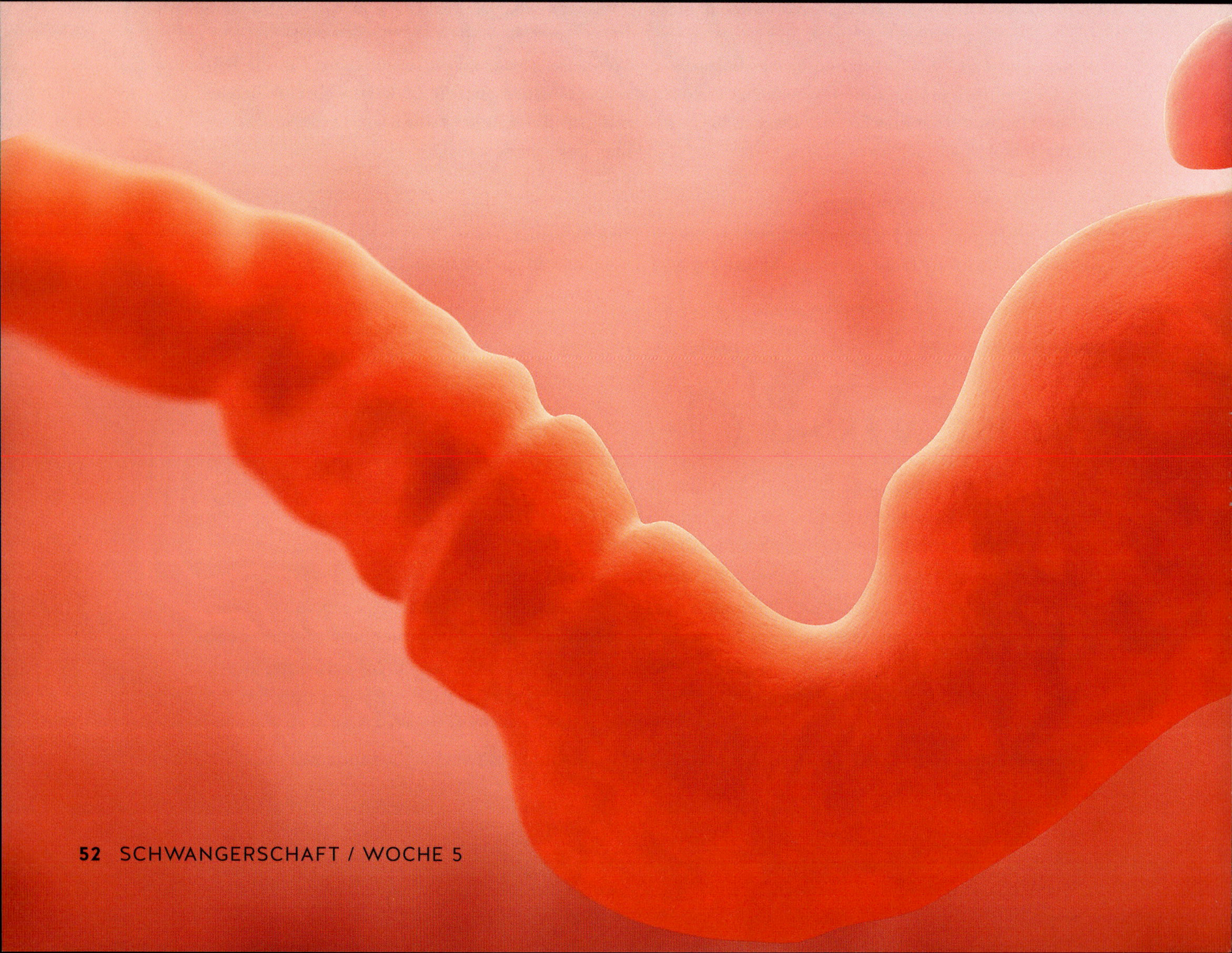

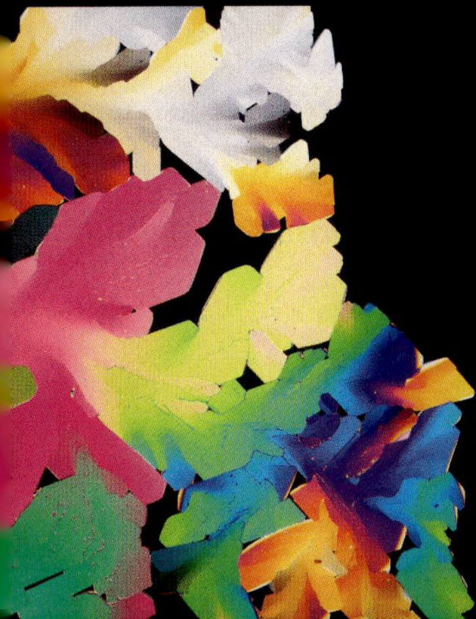

Unter polarisierendem Licht leuchten die Kristalle des Progesterons bunt. In den ersten Monaten produzieren die Eierstöcke das Hormon, später die Plazenta.

35. TAG

SSW 5+0 *{Noch 245 Tage}*

Schwangerschaft ist Schwerstarbeit

Für Ihren Körper bedeuten die »Umbauarbeiten« in der Schwangerschaft Schwerstarbeit. Um ihn nicht zusätzlich zu fordern, sollten Sie keine schweren Lasten tragen und vermeiden, lange zu stehen. Das Mutterschutzgesetz (ab Seite 76) schreibt zudem vor, dass Sie keine Tätigkeiten ausführen dürfen, bei denen Sie sich häufig erheblich strecken oder beugen oder bei denen Sie hocken müssen. Und auch Nachtarbeit, Sonntags- und Feiertagsarbeit sowie Überstunden sind für Sie von nun an tabu. Auch wenn Sie es momentan vielleicht noch nicht merken: Ihr Körper braucht seine Reserven für die Schwangerschaft und Sie sollten gut damit haushalten.

Sport ja, aber nicht übertreiben

Aus demselben Grund sollten Sie beim Sport auf Ihren Puls achten, damit Sie sich nicht überfordern. Die Herzfrequenz sollte 150 Schläge pro Minute nicht überschreiten. Wenn Sie sich an diese Maßgabe halten, können Sie weiterhin aktiv sein – es tut Ihnen und Ihrem Baby sogar sehr gut, wenn Sie sich regelmäßig bewegen. Achten Sie aber noch mehr als sonst auf die Signale Ihres Körpers und machen Sie eine Pause, wenn es Ihnen zu anstrengend wird.

Wichtige Vorsorgemaßnahmen

Wenn Sie sich gut ernähren, Sport treiben und auf Genussgifte wie Alkohol und Nikotin sowie auf Drogen verzichten, haben Sie schon viel für sich und Ihr Baby getan. Mit folgenden Vorsorgemaßnahmen schaffen Sie für Ihr Baby außerdem beste Bedingungen:

- Informieren Sie vor allen ärztlichen Untersuchungen Ärztin und betreuendes Personal darüber, dass Sie vielleicht (oder sicher) schwanger sind. Das gilt insbesondere, wenn man Sie röntgen will, zum Beispiel beim Zahnarzt.
- Sind Sie am Arbeitsplatz Strahlung, Chemikalien, starker körperlicher Anstrengung oder hohen Temperaturen ausgesetzt, müssen Sie Ihren Arbeitgeber sofort über die Schwangerschaft informieren, damit Sie sich aus den belasteten Bereichen zurückziehen können.
- Reden Sie mit Ihrer Krankenkasse über Leistungsangebote in der Schwangerschaft, wie Geburtsvorbereitungskurse oder Schwangerschaftsgymnastik. Diese Leistungen sind bei privaten und gesetzlichen Krankenkassen nicht einheitlich geregelt.
- Informieren Sie sich über Ihre Rechte im Mutterschutzgesetz. Es ist dazu da, Mütter vor gesundheitlichen Gefahren am Arbeitsplatz und vor einem Verdienstausfall beziehungsweise einer Kündigung in der Zeit rund um die Geburt zu schützen.

GUT BETREUT

Mit Hebamme und Frauenärztin stehen Ihnen professionelle Ansprechpartnerinnen zu allen Fragen rund um Schwangerschaft und Geburt zur Seite. In regelmäßigen Vorsorgeuntersuchungen überprüfen sie, wie sich Ihr Kind entwickelt und wie es Ihnen als werdender Mutter geht. Vertrauen Sie aber auch auf Ihr eigenes Gefühl. In einer »normalen« Schwangerschaft weiß der Körper sehr genau, was gut für ihn ist.

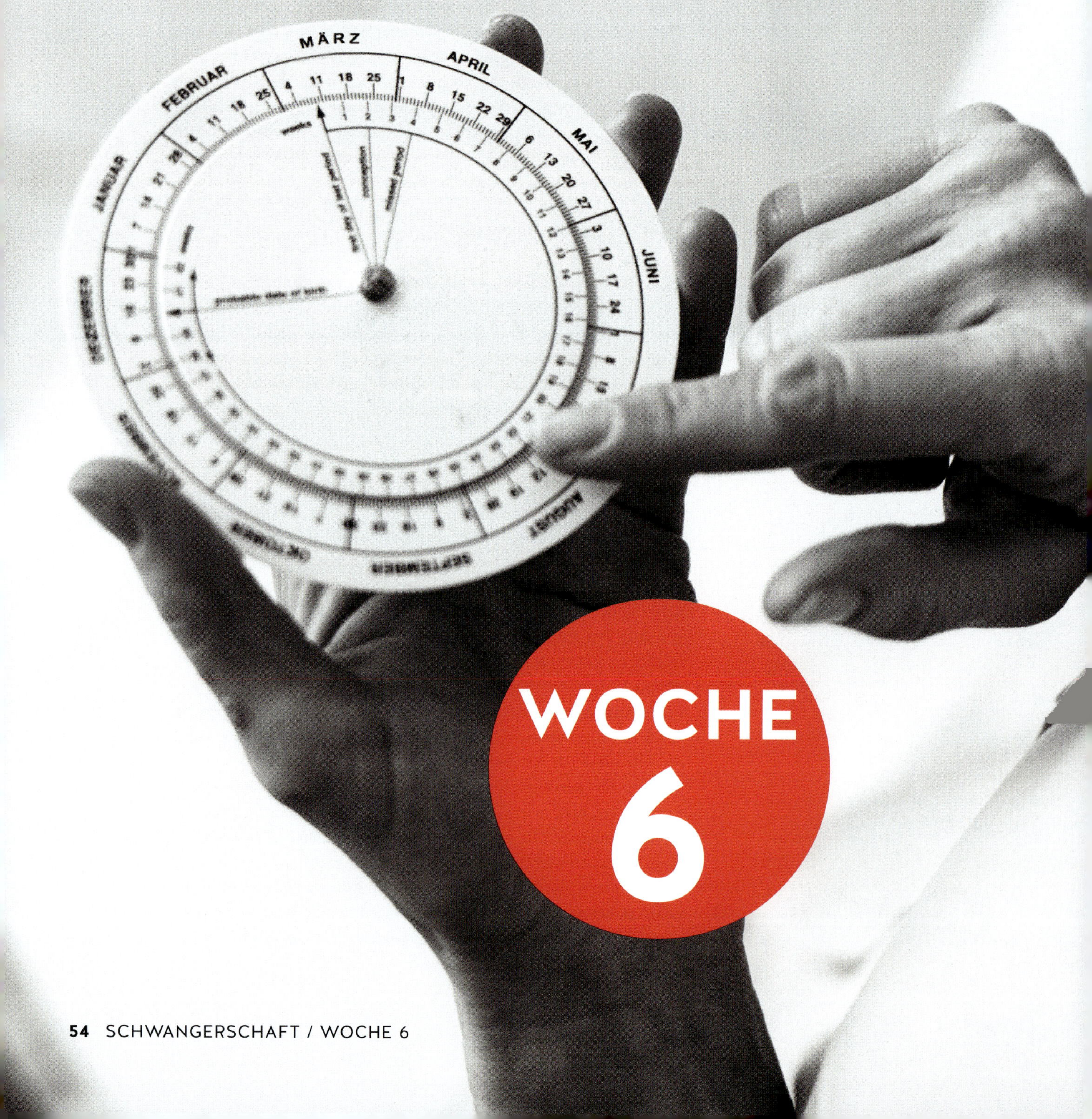

WOCHE 6

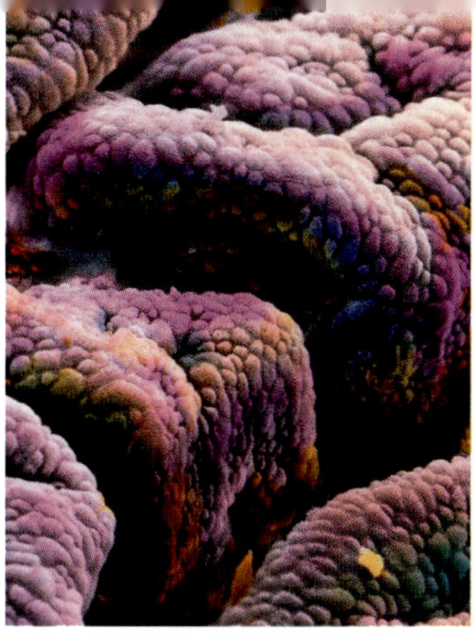

Die extreme Vergrößerung dieser Aufnahme der Gebärmutterschleimhaut zeigt ihre aufgefaltete Struktur. Die hoch aufgebaute Schleimhaut versorgt das Baby optimal und lässt es weich gebettet sein.

36. TAG

SSW 5+1 *{Noch 244 Tage}*

Wie sich Ihr Körper verändert

Durch die hormonelle Stimulation der Milchdrüsen werden Ihre Brüste größer und noch empfindlicher. Der Warzenhof verändert sein Aussehen und wird dunkler. Bei vielen Schwangeren sind auch die Adern unter der dünnen Haut an den Brüsten deutlicher zu sehen als sonst.

Wenn Sie zu den Frauen gehören, denen häufig übel ist und die sich oft übergeben müssen, können Sie erst einmal Gewicht verlieren. Im Zusammenhang mit Übelkeit und Erbrechen tritt zudem in der ersten Hälfte der Schwangerschaft oft ein verstärkter Speichelfluss auf. Auch wenn dieser medizinisch unbedenklich ist, kann er für Sie sehr unangenehm sein, besonders wenn Geschmacksirritationen wie ein bitterer oder metallischer Mundgeschmack hinzukommen oder Zunge und Mundschleimhaut sich geschwollen anfühlen.

Um die Speichelmenge zu reduzieren, hilft es, vorübergehend etwas seltener stärkehaltige Lebensmittel wie zum Beispiel Kartoffeln, Nudeln und Brot sowie weniger Milchprodukte zu essen. Damit Sie trotzdem gut versorgt sind, sollten Sie ansonsten aber auf eine ausgewogene Ernährung achten.

Genauso können sich die Symptome verbessern, wenn Sie viel frisches Obst essen, zwischendurch immer wieder einen Schluck Zitronenwasser trinken oder an einer Scheibe frischer Zitrone lutschen. Manchen Frauen helfen auch Kaugummis (am besten ohne Zucker), trockene Cracker oder Minzbonbons. Auch Gurgeln mit Salzwasser oder speziellem Pulver aus der Apotheke (zum Beispiel Emser Salz®) kann hilfreich sein. Probieren Sie aus, was bei Ihnen am besten hilft und was Sie gut vertragen, ohne dass Ihnen davon schlecht wird.

REZEPTIDEE

ROTE-BETE-SMOOTHIE

Wenn Ihnen morgens so übel ist, dass Sie keinen Bissen herunterbekommen, können Sie es einmal mit einem Smoothie versuchen. Die frisch gepressten Frucht- und Gemüsesäfte sind besonders reich an Vitaminen und Mineralstoffen.

Für dieses Rezept (2 Gläser) schälen und würfeln Sie 150 g Rote Bete und geben diese dann in einen leistungsstarken Mixer. Dazu kommen 100 g gewaschene Himbeeren, ½ gewaschener Apfel in kleinen Stücken (ohne Kerngehäuse) sowie 2 EL gehobelte Mandeln. Pressen Sie den Saft von ½ Limette dazu, füllen Sie mit 200 ml Kokoswasser auf und mixen Sie alles auf höchster Stufe schön cremig. Eventuell noch etwas mehr Kokoswasser zugeben. Frisch genießen!

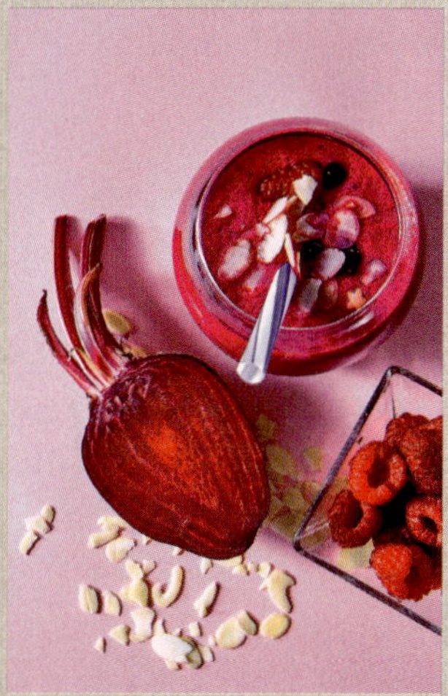

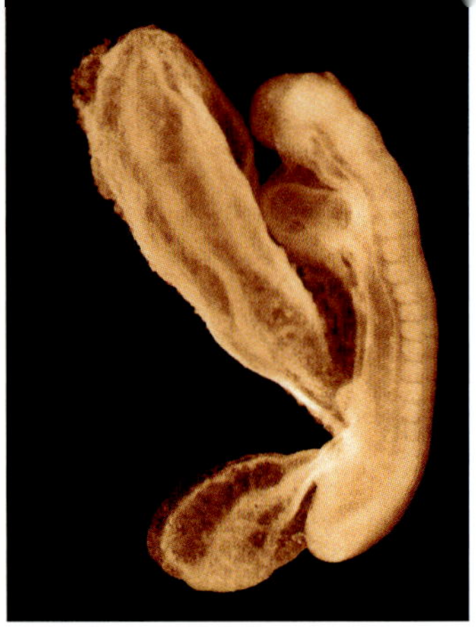

Der Embryo ist Anfang dieser Woche so groß wie eine Linse und etwa zwei bis vier Millimeter lang. Kopf und Hals sind bereits ausgebildet. Sein winziges Herz hat bereits begonnen zu schlagen.

37. TAG

SSW 5+2 *{Noch 243 Tage}*

Welche Aufgaben übernimmt eine Hebamme?

Hebammen sind nicht nur während der Geburt wichtige Ansprechpartnerinnen. Sie sind auch – wie die Frauenärztin – Expertinnen für die Schwangerschaft. Die Ärztin betrachtet das Phänomen dabei traditionell eher mit dem Blick auf krankhafte Veränderungen, die Hebamme mit dem Blick für die natürlichen Abläufe. Bis auf den Ultraschall können Sie sämtliche Vorsorgeuntersuchungen bei der Hebamme ausführen lassen. Sie kann Sie neben den Untersuchungen zusätzlich zu allen Fragen rund um die Schwangerschaft, die Geburt und das Wochenbett beraten. Hebammen dürfen und können selbstständig eine Geburt leiten. Eine Ärztin müssen sie nur holen, wenn es Komplikationen gibt.

Je früher Sie sich nach einer Hebamme umschauen, desto besser. Denn jede Schwangere profitiert von der gemeinsamen Betreuung und dem fachlichem Austausch von Frauenärztin und Hebamme. Zudem kann bis zur Geburt ein Vertrauensverhältnis umso besser wachsen, je öfter Sie sich sehen.

Die Vorteile auf einen Blick:

- Sehr frühe intensive Betreuung und Beratung in der Schwangerschaft.
- Hohes Maß an Selbstbestimmung für die Frau.
- Kombination aus medizinischer Sicherheit und Schwangerschaft als natürlichem Vorgang.
- Im besten Fall eine durchgängige Begleitung vor, während und nach der Geburt.

GUT ZU WISSEN

DIE NACHSORGEHEBAMME

Nach der Geburt betreut eine Nachsorgehebamme Mutter und Kind im Wochenbett. In den ersten zehn Lebenstagen kommt sie bis zu zweimal täglich vorbei und überwacht zum Beispiel die Wundheilung und Rückbildung der Gebärmutter, kontrolliert Nabel und Gewicht des Neugeborenen und berät in allen Stillfragen. Nach dem zehnten Lebenstag sind noch einmal 16 Kontakte sowie bis zum Ende der Stillzeit weitere Hausbesuche und Telefonate nach Absprache vorgesehen. Mit einer entsprechenden ärztlichen Bescheinigung kann die Hebamme die Frau sogar noch intensiver betreuen. Die Leistungen werden von gesetzlichen Krankenkassen und Privatkassen übernommen (bei Letzteren in den Vertrag schauen).

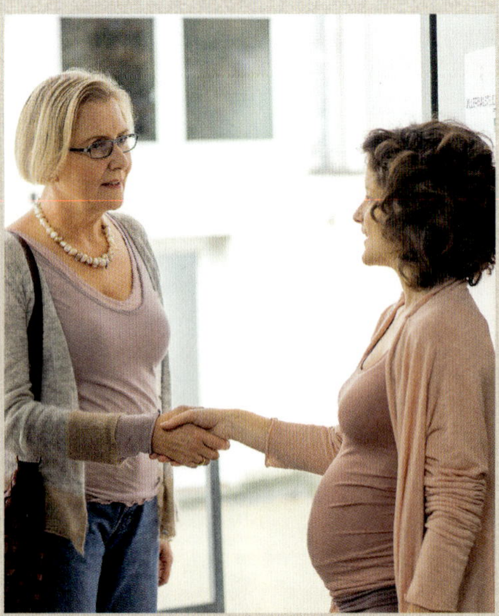

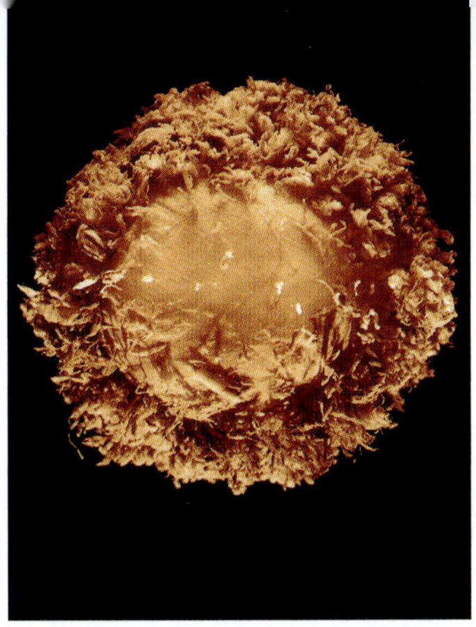

Auch wenn sich der Embryo später völlig anders entwickelt: In diesem frühen Stadium ist der Unterschied zu anderen Säugetieren, etwa einem Hund, noch nicht deutlich zu erkennen.

38. TAG

SSW 5+3 *{Noch 242 Tage}*

Die ärztliche Betreuung

Der erste Ultraschall von ihrem Kind ist ein ganz besonderes Erlebnis, das vielen Frauen sehr wichtig ist – unabhängig davon, ob sie es schon vorher gespürt haben und der Schwangerschaftstest es ihnen bereits bestätigt hat, dass sie in anderen Umständen sind. Daher findet die erste ärztliche Untersuchung meist schon in einem relativ frühen Stadium der Schwangerschaft statt. In der Regel kennen sich Frauenärztin und Patientin bereits von den Vorsorgeuntersuchungen. Dennoch gibt es einige Fragen, die man Ihnen erst jetzt stellen wird, um das Risiko für Mutter und Kind in dieser Schwangerschaft abzuschätzen. Ist alles in Ordnung, wird Ihnen Blut abgenommen und es werden weitere Befunde erhoben, um schließlich den Mutterpass anzulegen.

Während der Schwangerschaft

In den ersten Schwangerschaftsmonaten sind, sofern es keine Beschwerden gibt, nur alle vier Wochen Kontrolltermine bei der Ärztin vorgesehen. Ab der 32. Woche erfolgen die Vorsorgeuntersuchungen im Zwei-Wochen-Rhythmus. Zu jeder Untersuchung gehören Gewichtskontrollen, Blutdruckmessungen, Urin- und Blutuntersuchungen und später die Kontrolle der kindlichen Herztöne (CTG) zur Routine.

Generell sind drei Ultraschalluntersuchungen vorgesehen. Viele Frauenärzte nutzen das Ultraschallgerät jedoch häufiger, um das Wachstum und die Versorgung des Kindes zu überprüfen.

Viele Arztpraxen bieten neben der medizinischen Betreuung auch Untersuchungen durch eine Hebamme an. Diese gemeinsame Betreuung ist für die Schwangere optimal und ermöglicht eine besonders breite Betrachtungsweise und konkrete Hilfestellungen, falls es irgendwelche Probleme geben sollte.

Bei der Geburt

Treten keine Probleme auf, wird die Geburt in der Regel auch in einem Krankenhaus von Hebammen geleitet. In vielen Kliniken ist jedoch eine Ärztin anwesend, damit man sie nicht erst zu Hilfe rufen muss, wenn es zu unvorhergesehenen Schwierigkeiten kommt. Sollte die Geburt nicht ganz unkompliziert verlaufen, zum Beispiel wegen »schlechter« Herztöne des Kindes, Geburtsstillstand, Blutungen oder Schmerzen, treten Ärztinnen und Hebammen gemeinsam in Aktion.

Nach der Geburt

Muss nach der vaginalen Geburt ein Dammriss oder -schnitt genäht werden, übernimmt meist eine Ärztin diese Aufgabe. Aber davon abgesehen werden Mutter und Kind in den ersten Stunden nach der Geburt von einer Hebamme betreut. Auch auf der Wochenbettstation sorgen in der Regel nur Hebammen und/oder Krankenschwestern für Sie und Ihr Baby. Eine ärztliche Betreuung ist nicht vorgeschrieben und im Falle eines unkomplizierten Verlaufs auch gar nicht notwendig.

Abschlussuntersuchung bei der Frauenärztin

Für etwa sechs bis acht Wochen nach der Geburt sollten Sie dann noch einmal einen Termin für die Nachsorgeuntersuchung bei Ihrer eigenen Frauenärztin ausmachen. Sie kontrolliert, wie sich die Gebärmutter rückbildet, misst Ihren Blutdruck und kontrolliert Ihren Urin sowie den Eisenwert im Blut. Auch die Verhütung während der Stillzeit sollte jetzt angesprochen werden. Wenn ansonsten keine Probleme mehr auftauchen, sehen Sie sich dann erst bei der nächsten Vorsorgeuntersuchung wieder.

39. TAG

SSW 5+4 *{Noch 241 Tage}*

Vorsorgeuntersuchungen

Jede Frau hat einen gesetzlichen Anspruch auf ausreichende medizinische Untersuchung und Beratung während der Schwangerschaft. Die Kosten hierfür werden von den gesetzlichen und privaten Krankenkassen übernommen. Schwangere Frauen ohne Krankenversicherung und mit geringem Einkommen können beim Sozialamt »Hilfe bei Schwangerschaft und Mutterschaft« bekommen.

Die Vorsorgeuntersuchungen dienen dazu, die körperlichen Veränderungen und die gesunde Entwicklung von Mutter und Kind zu beobachten, zu begleiten und zu dokumentieren. Sie finden bei einem unproblematischen Schwangerschaftsverlauf zuerst einmal monatlich und ab der 32. Schwangerschaftswoche vierzehntägig statt. So können Besonderheiten in der Regel frühzeitig erkannt und gegebenenfalls behandelt werden. Die Ärztin oder Hebamme klärt Sie und Ihren Partner über die Untersuchungsergebnisse auf und berät Sie, falls weitere medizinisch notwendige oder sinnvolle Maßnahmen anstehen. Ob ein so engmaschiges Kontrollnetz bei normalem Schwangerschaftsverlauf tatsächlich nötig ist, sei dahingestellt. Eine Untersuchung der Weltgesundheitsorganisation in mehreren Ländern (darunter auch Industrienationen) ergab nämlich, dass sich die Anzahl der Schwangerenvorsorgetermine bei gesunden schwangeren Frauen und Babys ohne gesundheitliche Nachteile für Mutter und Kind durchaus reduzieren ließe. Das bedeutet, dass zum Beispiel in Deutschland anstatt der vorgesehenen elf Kontrollen fünf bis sieben ausreichen würden.

Übrigens: Wenn Sie berufstätig sind, müssen Sie für sämtliche Vorsorgeuntersuchungen von der Arbeit ohne Verdienstausfall freigestellt werden.

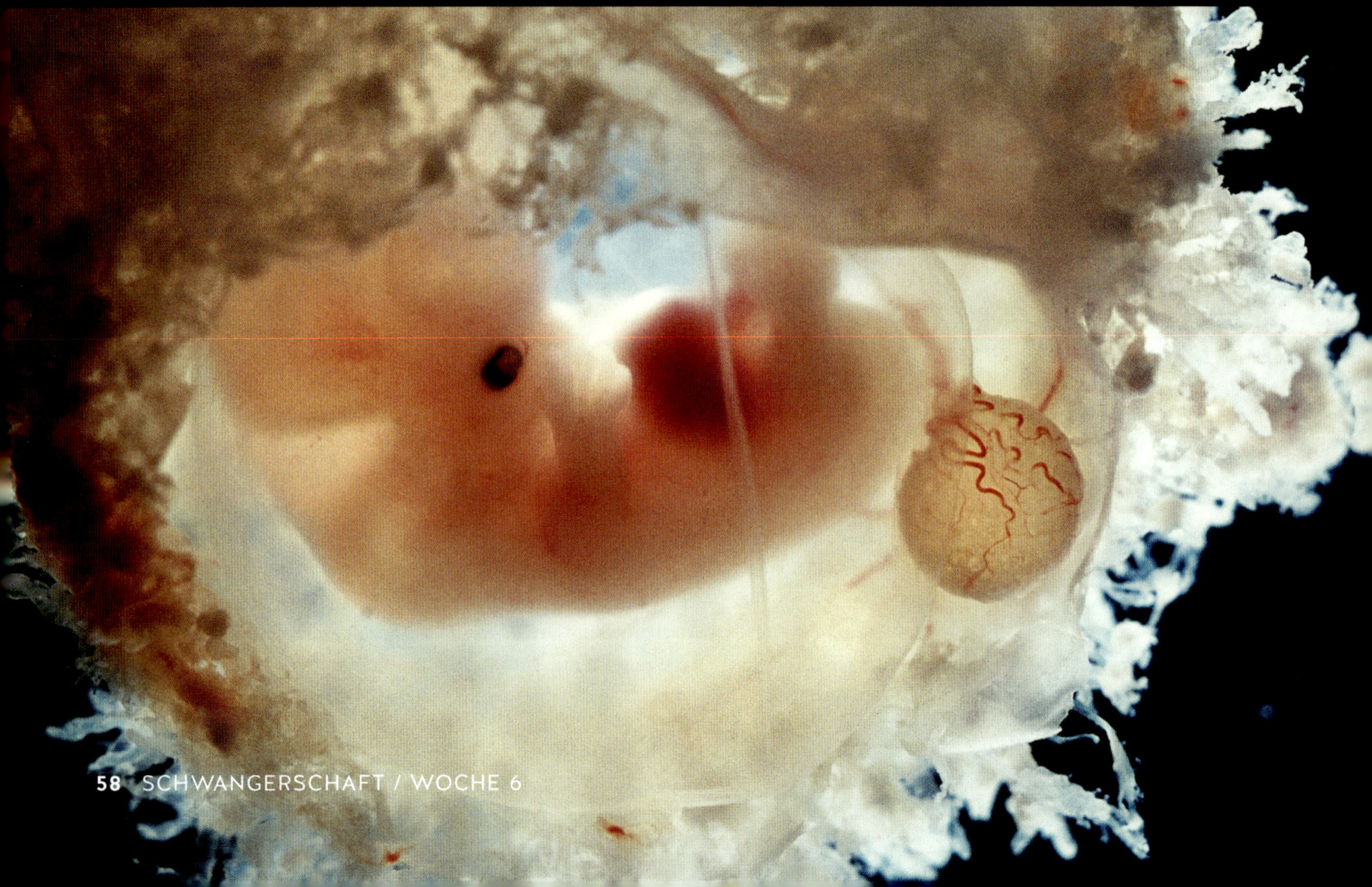

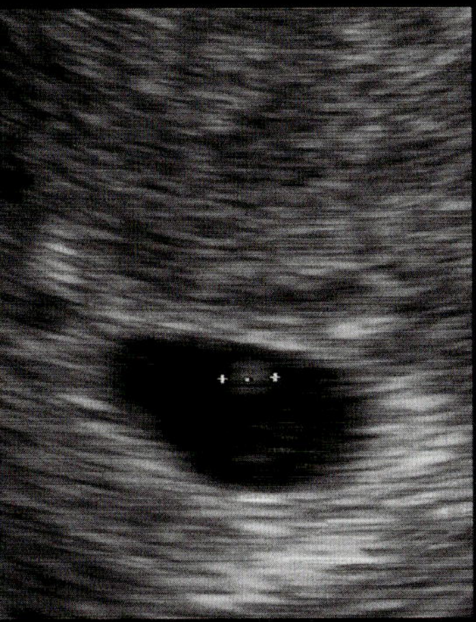

Zum Nachweis der Schwangerschaft kann bereits in dieser Woche ein Ultraschall der Gebärmutter durchgeführt werden.

In dieser Woche formen und entwickeln sich der Darm, die Leber und der Magen. Auch Hirnanhangsdrüse und Muskelstränge beginnen zu wachsen. Das Baby ist nun in der Lage, die ersten Bewegungen zu vollführen.

40. TAG

SSW 5+5 *{Noch 240 Tage}*

IGeL-Leistungen

Alle medizinisch sinnvollen Untersuchungen gehören zur normalen Vorsorge auf Basis der Mutterschaftsrichtlinien. Was darüber hinausgeht, sind sogenannte Individuelle Gesundheitsleistungen (IGeL), die auf Wunsch der Schwangeren nicht nur bei einem besonderen Risiko durchgeführt werden können. Zu den IGeL-Leistungen gehört zum Beispiel der Toxoplasmose-Test (Seite 83).
Die Kosten für eine solche IGeL-Untersuchung trägt in der Regel die Schwangere. Nur wenn ein begründeter Verdacht auf ein individuelles Risiko vorliegt, müssen die zusätzlichen Leistungen von der Krankenkasse übernommen werden.

Pränataldiagnostik

Auch Untersuchungen im Rahmen der Pränataldiagnostik, wie zum Beispiel die Nackentransparenzmessung (Seite 106), gehören nicht zu den normalen Vorsorgeuntersuchungen. Sie werden aber von Ihren medizinischen Begleiterinnen auf die Möglichkeiten der Zusatzuntersuchungen hingewiesen, sofern besondere gesundheitliche oder familiäre Risiken bestehen.

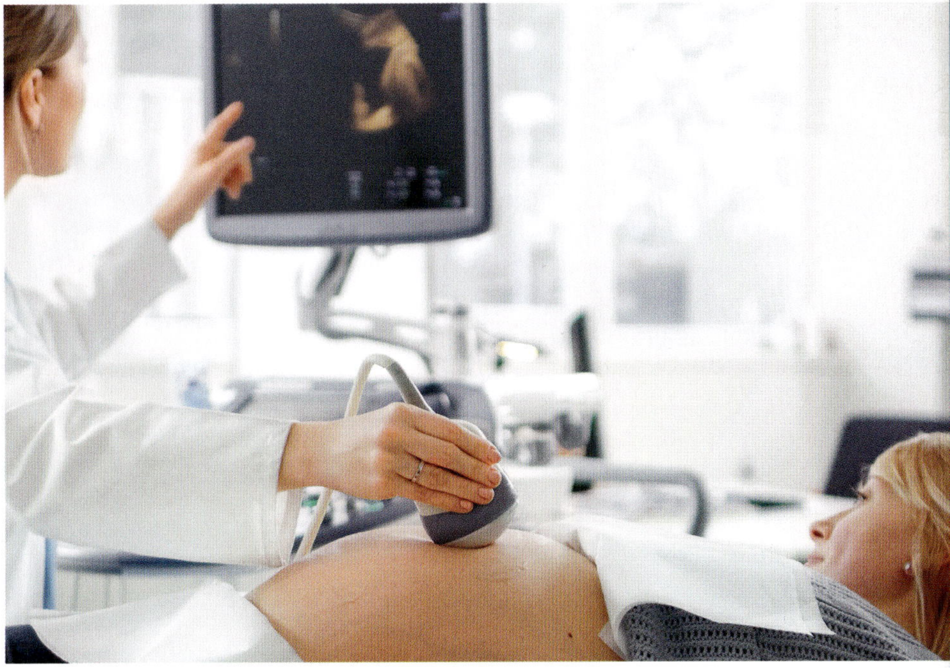

Standardmäßig sind für den gesamten Zeitraum der Schwangerschaft drei Ultraschalluntersuchungen durch die Ärztin vorgesehen.

41. TAG

SSW 5+6 *{Noch 239 Tage}*

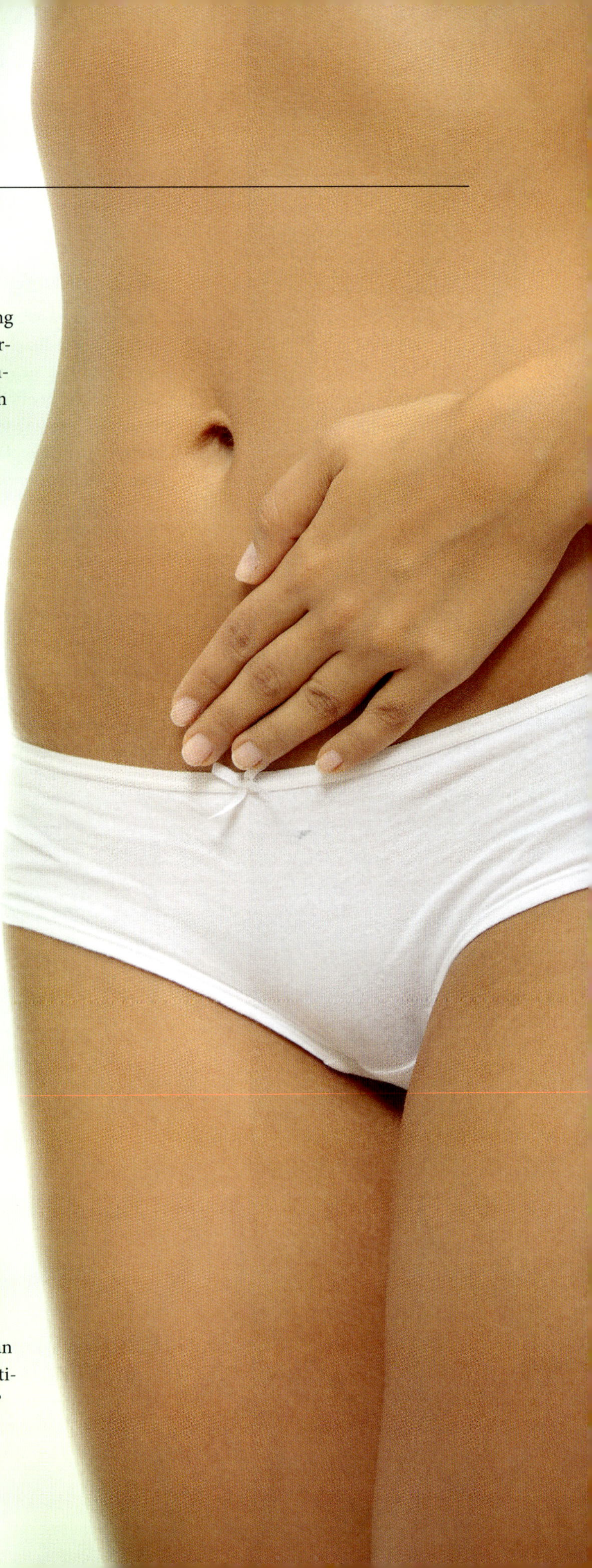

Die erste Vorsorgeuntersuchung

In der Regel findet die erste Vorsorgeuntersuchung zwischen der sechsten und zehnten Schwangerschaftswoche statt. Da viele Fragen auf Sie zukommen werden, ist es sinnvoll, sich gut auf diesen ersten Termin vorzubereiten (siehe unten). Haben Sie bereits ein Kind, sollten Sie außerdem Ihren alten Mutterpass mitnehmen, wenn Sie unter einer Allergie leiden, Ihren Allergiepass.

Berechnung des Geburtstermins

Wann war Ihre letzte Regel? War Ihr Zyklus regelmäßig? Welche Verhütungsmittel haben Sie benutzt?

Krankengeschichte

Waren oder sind Sie (chronisch) krank und nehmen Sie Medikamente? Wurden Sie schon einmal operiert? Sind Sie Allergikerin? Sind psychische Erkrankungen aufgetreten?

Partner und Familie

Gibt es Besonderheiten in der Krankengeschichte Ihres Partners (zum Beispiel Allergien) und Ihrer Familie? Gibt es genetische Besonderheiten und immer wieder auftretende Erkrankungen?

Vorhergegangene Schwangerschaften

Wie verliefen bisherige Schwangerschaften und Geburten? Hatten Sie schon einmal eine Fehlgeburt? Gab es irgendwelche Probleme?

Lebensgewohnheiten

Wie ernähren Sie sich? Rauchen Sie? Trinken Sie Alkohol, und wenn ja, wie viel und wie oft? Nehmen Sie weitere Drogen? Treiben Sie Sport?

Persönliches Umfeld

Wie ist Ihre familiäre Situation? Akzeptiert man Ihre Schwangerschaft? Wie ist Ihre soziale Situation? Sind Sie berufstätig? Wie ist Ihr Arbeitsplatz?

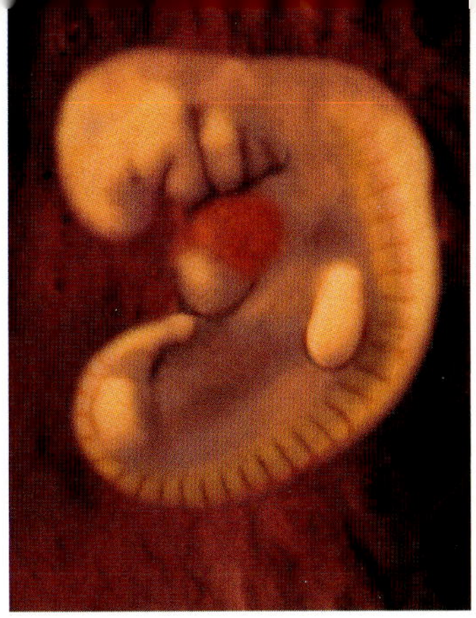

Die Knospen für die Entwicklung von Schultern, Armen, Händen und Fingern sind unterhalb der »Halskrümmung« sichtbar. An der unteren Krümmung sind die Knospen von Beinen, Füßen und Zehen zu sehen.

42. TAG

SSW 6+0 *{Noch 238 Tage}*

Der Mutterpass

Nach der ersten Vorsorgeuntersuchung erhalten Sie von Ihrer Ärztin oder Hebamme Ihren persönlichen Mutterpass. Das blaue, mit einem Schutzumschlag versehene Heft ist ein wichtiges persönliches Dokument und begleitet Sie von dem Moment an, in dem die Schwangerschaft festgestellt wurde, bis zur zweiten Nachuntersuchung sechs bis acht Wochen nach der Geburt. Bringen Sie es zu allen Untersuchungen mit – egal ob bei der Frauenärztin, der Hebamme oder in der Klinik.

Was steht drin?

Seit in den 60er-Jahren des letzten Jahrhunderts in Deutschland der Mutterpass eingeführt wurde, hat sich das Dokument zwar mehrfach verändert. Wie damals aber notieren Ihre Frauenärztin und/oder Hebamme auch heute darin den Verlauf Ihrer Schwangerschaft – von den regelmäßig ermittelten Blut- und Urinwerten über Angaben zu den durchgeführten Ultraschalluntersuchungen oder die Veränderung des Körpergewichts im Laufe der Schwangerschaft bis zur Entwicklung des Babys. Auch wichtige Hintergrundinformationen zu Ihrer allgemeinen Gesundheit stehen im Mutterpass, zum Beispiel Ihre Blutgruppe, eventuelle chronische Erkrankungen, überstandene Operationen, aber auch Informationen über mögliche frühere Schwangerschaften und Geburten. All diese Angaben liefern Ärztin und Hebamme wichtige Informationen über den Schwangerschaftsverlauf und die Geburt. Und sie helfen, mögliche gesundheitliche Risiken für Mutter und Kind frühzeitig zu erkennen und im Ernstfall schnell reagieren zu können. Wenn Sie Ihren Mutterpass verlieren, müssen Sie daher bei Ihrer Hebamme oder Ärztin einen neuen beantragen. In ihn werden dann alle bisherigen Untersuchungsergebnisse nachgetragen, was natürlich viel Arbeit macht. Passen Sie daher gut auf Ihren Mutterpass auf.
Nicht zuletzt können auch Sie selbst im Mutterpass nachschauen, welche Untersuchungen von den Krankenkassen im Rahmen der Schwangerschaftsvorsorge als notwendig erachtet werden. Allerdings sind viele Infos in seltsamen Kürzeln verschlüsselt. Was diese im Einzelnen bedeuten, erfahren Sie auf den nächsten Seiten.

IMMER DABEI

Dank der **Eintragungen im Mutterpass** weiß in einem medizinischen Notfall ein fremder Arzt, ob es bei der Behandlung etwas Bestimmtes zu beachten gilt. Tragen Sie das Dokument ab jetzt **zu Ihrer eigenen Sicherheit** immer bei sich.

GUT ZU WISSEN

ZWEI UND MEHR KINDER

Der Mutterpass bietet Platz für zwei Schwangerschaften. Heben Sie ihn also gut auf. Für jede Schwangerschaft sind 16 Seiten reserviert, die sich mit unterschiedlichen Aspekten bezüglich Ihrer eigenen Gesundheit und der Ihres Babys befassen. Wenn Sie öfter als zweimal schwanger werden, wird der neue Mutterpass oft einfach an den alten angeheftet.

EINTRAGUNGEN IM MUTTERPASS

Auf den folgenden Seiten erfahren Sie, was die Abkürzungen und Plus- und Minuszeichen im Mutterpass bedeuten – Seite für Seite.

Seite 1

Auf der ersten Seite des Mutterpasses können Sie die Kontaktdaten Ihres Betreuungsteams eintragen: Ihre Frauenärztin, Ihre Hebamme und die Klinik, in der Sie Ihr Baby zur Welt bringen möchten. Oft notieren Ärztin oder Hebamme hier auch die Termine für die nächsten Vorsorgeuntersuchungen.

Seite 2 und 3

Diese Seiten sind den in der Schwangerschaft vorgesehenen Laboruntersuchungen vorbehalten. Ärztin oder Hebamme dokumentieren hier die Ergebnisse Ihrer Blut- und Urintests.

• Im Abschnitt »Blutgruppenzugehörigkeit« finden Sie Ihre Blutgruppe und Ihren Rhesusfaktor. Ist dieser positiv, steht dort das Kürzel Rh-pos. (D+ *oder* Dpos), ist er negativ, Rh-neg. (D- *oder* Dmin). Vor allem der Rhesusfaktor spielt in der Schwangerschaft eine wichtige Rolle. Falls er negativ ist, Ihr Baby aber einen positiven Rhesusfaktor hat, kann es zu einer Blutgruppenunverträglichkeit kommen. Dies kann zum Beispiel der Fall sein, wenn es bei Blutungen, etwa nach Eingriffen wie der Amniozentese, bei einer äußeren Wendung oder bei der Geburt, zu einem Blutaustausch zwischen Ihnen und Ihrem Baby kommt. Ihr Körper könnte dann Antikörper gegen das kindliche Blut entwickeln.
Schwangere mit negativem Rhesusfaktor erhalten deshalb nach medizinischen Eingriffen und zwischen der 28. und 30. Woche sowie bei der Geburt eine Rhesusprophylaxe, die verhindert, dass sich eine solche Körperabwehr gegen das Blut ihres Babys bildet. Wenn Sie Rh-negativ sind:

• Beim Antikörper-Suchtest wird Ihr Blut schon bei der Erstuntersuchung darauf getestet, ob es Antikörper enthält, die zu einer Blutgruppenunverträglichkeit zwischen Ihnen und Ihrem Baby führen (wie die angesprochene Rhesusunverträglichkeit). Der Test fällt negativ aus, wenn keine Antikörper im Blut zu finden sind. Er wird zwischen der 24. und der 27. Schwangerschaftswoche noch einmal wiederholt.

• Mithilfe des Röteln-HAH-Tests wird untersucht, ob Sie genügend Antikörper gegen eine Rötelninfektion im Blut haben. Optimal ist dabei ein Wert von über 15 IU/ml. In der Regel ist die zu den Kinderkrankheiten zählende Viruserkrankung nicht gefährlich. Vor allem in den ersten zwölf Wochen einer Schwangerschaft jedoch kann sie schwere Organschäden sowie körperliche und geistige Entwicklungsstörungen beim Kind hervorrufen. Wenn Sie schon einmal an Röteln erkrankt waren oder zweimal dagegen geimpft wurden, sind Sie lebenslang immun. Eine Influenza (Grippe)-Impfung und eine Pertussis (Keuchhusten)-Impfung werden mit »ja« oder »nein« dokumentiert.

• Weitere vorgesehene Laboruntersuchungen: Mithilfe der Lues-Suchreaktion (LSR) wird ermittelt, ob sich in Ihrem Körper Syphilis-Erreger nachweisen lassen. Die sexuell übertragbare Erkrankung kann Ihr Baby schädigen.

• Ab der 32. Schwangerschaftswoche erfolgt ein Test auf das Hepatitis-B-Antigen im Blutserum (HBs-Antigen). Denn eine Frau kann diese für Neugeborene lebensgefährliche Krankheit bei der Geburt auf ihr Baby übertragen. Babys, deren Mutter Überträgerinnen des Hepatitis-B-Virus sind, werden daher umgehend nach der Geburt geimpft.

- Auf Ihren Wunsch oder auf Empfehlung Ihrer medizinischen Betreuerinnen können weitere Blutuntersuchungen erfolgen. Die gesetzlichen Krankenkassen zahlen den HIV-Test, dessen Ergebnis wie auch das des LSR-Tests jedoch nicht im Mutterpass eingetragen wird. Es wird lediglich vermerkt, dass der Test gemacht wurde.
- Der Nachweis von Chlamydia-trachomatis-DNA wird mittels einer Urinprobe erhoben. Auch dieser Krankheitserreger wird durch sexuellen Kontakt übertragen. Er siedelt sich in der Vagina an und kann beim Baby Augen- und Lungenentzündungen auslösen, wenn es bei der Geburt auf dem Weg durch den Geburtskanal mit ihm in Kontakt kommt und sich infiziert. Bei einem positiven Test müssen Sie selbst und Ihr Partner mit Antibiotika behandelt werden, um das Risiko für das Kind so gering wie möglich zu halten.

Seite 4

Auf dieser Seite finden Sie Angaben zu vorangegangenen Schwangerschaften und Besonderheiten der aktuellen Schwangerschaft. Um Risiken rechtzeitig zu erkennen und einschätzen zu können, tragen Hebamme oder Ärztin hier alle wichtigen diesbezüglichen Daten ein. Dazu gehören zum Beispiel: Komplikationen bei vorherigen Schwangerschaften, eventuell bereits erfolgte Schwangerschaftsabbrüche oder Fehlgeburten, Eileiter- oder Bauchhöhlenschwangerschaften, aber auch das Geschlecht, Geburtsdatum und Gewicht Ihrer anderen Kinder sowie deren jeweiligen Geburtsverläufe (Kaiserschnitt, vaginal-operative Geburt, Spontangeburt).

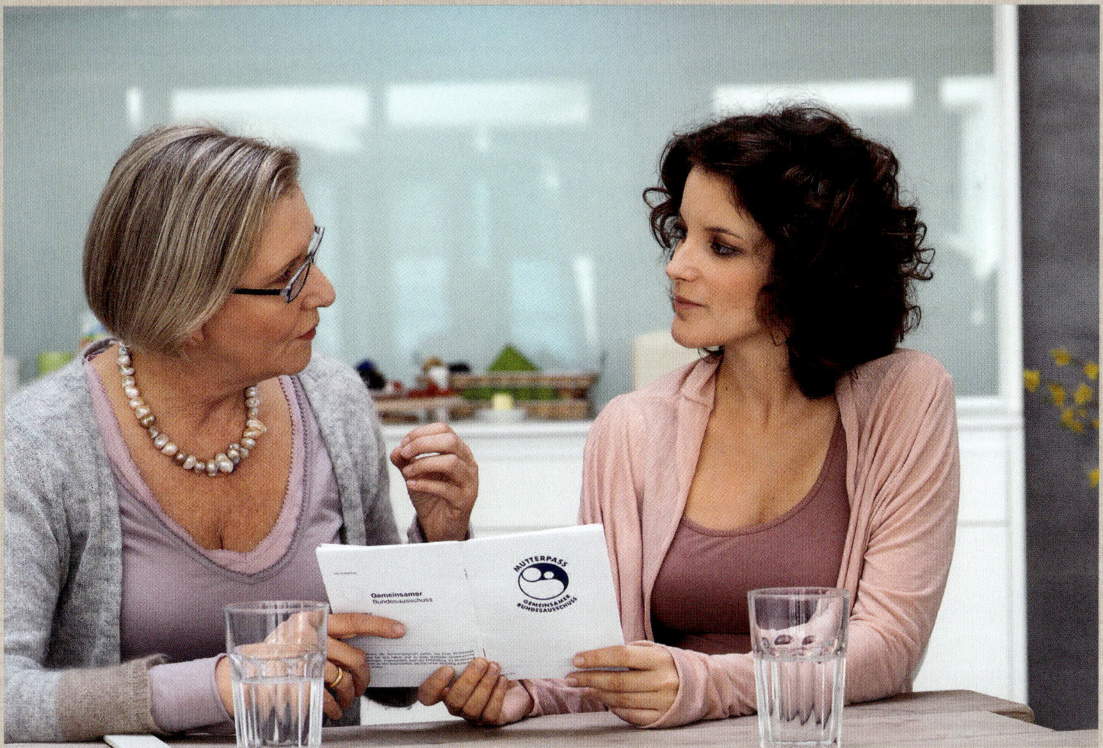

Ihre Hebamme erklärt Ihnen gerne, welche Informationen sich hinter den Kürzeln im Mutterpass verbergen.

Seite 5 und 6

Auf diesen beiden Seiten finden Sie neben Informationen zu Ihrer Krankengeschichte und allgemeinen Befunden bei der ersten Vorsorgeuntersuchung auch solche zu besonderen Befunden im gesamten Schwangerschaftsverlauf.

- Zunächst werden ganz oben Ihr Alter, Ihre Größe und Ihr Gewicht zum Zeitpunkt der Erstuntersuchung eingetragen. Unter dem Stichwort »Gravida« (Anzahl der Schwangerschaften) wird angegeben, wie viele Male Sie bisher schwanger waren. »Para« bezeichnet die bisherige Anzahl der Geburten. Wenn Sie zum ersten Mal schwanger sind, lesen Sie also: Gravida I, Para 0.
- Bei der Erstuntersuchung wird unter anderem Ihre eigene Krankengeschichte und die Ihrer Familie erhoben (Anamnese). Erfragt wird dabei zum Beispiel, ob Familienmitglieder unter Diabetes, Bluthochdruck oder anderen Erkrankungen leiden, ob Sie selbst eine chronische Erkrankung oder Allergien haben, ob Sie schon einmal schwanger waren, ob Sie rauchen, Alkohol trinken oder Drogen nehmen. Insgesamt umfasst der Fragenkatalog 26 Punkte. Zutreffende Informationen werden notiert.
- Unter der Rubrik »Beratung der Schwangeren« finden Sie die Themen, über die Sie Ihre Ärztin oder Hebamme beraten sollte. Dazu gehören Ernährung, Medikamente, Genussmittel, Tätigkeit/Beruf, Sport, Impfungen, Reisen, Geburtsvorbereitung/Schwangerschaftsgymnastik und Krebsfrüherkennung, außerdem die individuelle Risikoberatung.
- Unter »Besondere Befunde im Schwangerschaftsverlauf« werden auf der sechsten Seite Befunde und Diagnosen dokumentiert, die sich im Verlauf der jetzigen Schwangerschaft ergeben haben, wie zum Beispiel ein Schwangerschaftsdiabetes.
- Im letzten Feld (Terminbestimmung) schließlich werden alle Angaben notiert, die Sie zu Ihrer Zykluslänge, dem ersten Tag Ihrer letzten Monatsblutung oder auch dem Empfängnistermin machen können. Anhand dieser Informationen wird der voraussichtlichen Geburtstermin bestimmt oder besser ein Geburtszeitraum, in dem Ihr Baby mit großer Wahrscheinlichkeit auf die Welt kommt. Dieser Termin beziehungsweise diese Zeitspanne kann durch frühe Ultraschalluntersuchungen in manchen Fällen noch einmal angepasst werden.

Seite 7 und 8

Auf diesen Seiten finden Sie das Kernstück des Mutterpasses: das Gravidogramm, eine Dokumentation über alle Schwangerschaftsvorsorgeuntersuchungen. Die meisten Einträge werden in Form kryptischer Kürzel vorgenommen, die für den Laien zunächst eher unverständlich sind. Hier die »Auflösung«:

- In den ersten drei Spalten werden das aktuelle Datum und die aktuelle Schwangerschaftswoche mit -tagen (SSW) notiert. Wurde der Geburtstermin nachträglich angepasst, auch die korrigierte Woche (SSW ggf. Korr.).
- In der vierten Spalte wird der Fundusstand oder auch der Symphysen-Fundus-Abstand (SFA) eingetragen. Mit den darin eingetragenen Maßen lässt sich die Größe der Gebärmutter und damit auch die Ihres Babys abschätzen.
Die Abkürzungen »S« für Symphyse, »N« für Nabel und »RB« für Rippenbogen finden sich oft in Verbindung mit Plus- und Minuszeichen und der Abkürzung »QF« für Querfinger. So bedeutet »N+2QF«, dass Ärztin oder Hebamme den Fundus zwei Querfinger über dem Nabel tasten können.
- Unter dem Stichwort »Kindslage« finden Sie Kürzel wie »BEL« für Beckenendlage (der Po zeigt Richtung Becken), »SL« für Schädellage (Kopf in Richtung Becken) und »QL« für Querlage (das Baby liegt wie in einer Hängematte quer über dem Becken).
- In die Spalte »Herztöne« wird »+« eingetragen, wenn die Kontrolle mit dem Hörrohr erfolgte, oder »US«, wenn die Herztöne mit einem Dopton oder Ultraschallgerät gehört wurden.
- Auch in der Spalte »Kindsbewegung« bedeutet ein »+«, dass Kindsbewegungen sicht- oder spürbar beziehungsweise unauffällig waren; »US« steht für das Sichten des Strampelns per Ultraschall.
- »Ödeme« und »Varikose« stehen für Wassereinlagerungen beziehungsweise Krampfadern. In beiden Spalten werden je nach Auftreten + (wenig) bis +++ (viel) vermerkt.

Das Gravidogramm

Zweiter AK-Suchtest (24.–27. SSW) am: 28. 4. 2020

Anti-D-Prophylaxe (28.–30. SSW) am: ·/.

Untersuchung auf Hepatitis B (32.–40. SSW) am: 14. 7. 2020

In der Entbindungsklinik vorgestellt am: 10. 7. 2020

	Datum	Schwangerschaftswoche	SSW ggf. Korr.	Fundusstand Symph.-Fundusabstand	Kindslage	Herztöne	Kindsbewegung	Ödeme	Varikosis	Gewicht	RR syst./diast.	Hb (Ery)	Sediment ggf. Bakteriolog. Bef.: Eiweiß	Zucker	(Nitrit)	(Blut)	Vaginale Untersuchung	Risiko-Nr. nach Katalog B	Sonstiges/Therapie/Maßnahmen
1.	2. 1. 2020	8+1				+				64	115/75	13,7	ø	ø	ø	ø	·/.		FOLSÄURE + JODID WB
2.	27. 1. 2020	11+6				+		ø	ø	63,7	120/75		ø	ø	ø	ø	Portio 3 cm erhalten		1. US Screening pH 4 WB
3.	24. 2. 2020	15+6		S+2 6 cm		+		ø	ø	66,5	110/70		ø	ø	ø	ø	·/.		WB
4.	24. 3. 2020	19+6		N-3 18 cm		+	+	ø	ø	67,7	115/75		ø	ø	ø	ø	·/.		2. US Screening WB LU: 88 cm
5.	28. 4. 2020	24+6		N+1 22 cm	BEL	+	+	ø	ø	69,9	120/80	12,1	ø	ø	ø	ø	·/.		AK abgenommen WB OGTT Hb abgen. LU: 91 cm
6.	13. 5. 2020	27/0		N+2 25 cm	BEL	+	+	ø	ø	71,1	120/80		ø	ø	ø	ø	Portio 3 cm erhalten		Juckreiz + vermehrt Ausfluss pH 6 Clotrimazol
7.	5. 6. 2020	30+2		N+3 26 cm	QL	+	+	ø	ø	73,0	115/75		ø	ø	ø	ø	Status idem		3. US Screening WB pH 4 LU: 93 cm

ø = Ohne Befund
·/. = Keine Untersuchung durchgeführt
1. US = 1. Ultraschall-Reihenuntersuchung
WB = Wohlbefinden
LU = Leibesumfang
OGTT = Oraler Glukose-Toleranztest

AK = Antikörper
Hb = Hämoglobin
pH = Ein zu hoher pH-Wert kann ein Hinweis auf erhöhte Infektionsanfälligkeit oder eine Pilzinfektion sein. Mit 4,0-4,5 besteht kein Grund zur Sorge.
Portio = Der Teil des Gebärmutterhalses, der in die Vagina reicht

• Die nächste Spalte dokumentiert Ihr aktuelles Gewicht. Anhand der Entwicklung lässt sich zum Beispiel beobachten, ob Sie vermehrt Wasser eingelagert haben.
• »RR syst./diast.« ist das Kürzel für Ihre Blutdruckwerte. Systole (syst.) bezeichnet dabei den oberen, Diastole (diast.) den unteren Wert. Sind die Werte ≥ 140/90 mmHg, muss engmaschig kontrolliert oder der Bluthochdruck behandelt werden.
• In der nächsten Spalte steht »Hb« für Hämoglobin, »Ery« für Erythrozyten, also die roten Blutkörperchen. Der Hb-Wert gibt die Konzentration des roten Blutfarbstoffs (Hämoglobin) im Blut an. Er sinkt während der Schwangerschaft, weil das Blutvolumen steigt und damit relativ weniger Hb als »fester« Bestandteil im Blut vorhanden ist.
• In den nächsten Spalten werden unter dem Oberbegriff »Sediment« die Ergebnisse der Urintests notiert, die bei jeder Vorsorgeuntersuchung erfolgen. Eiweiß, Zucker, Nitrit oder Blut im Urin können Anzeichen für Erkrankungen sein.
• In der drittletzten Spalte notieren Ärztin oder Hebamme, ob eine vaginale Untersuchung durchgeführt wurde, was nicht bei jeder Vorsorge der Fall sein muss. Sie ist nur notwendig, wenn es wichtige Gründe gibt, etwa den Verdacht auf einen eröffneten Muttermund. Die Kürzel »Z« oder »C« stehen für Zervix (Gebärmutterhals), »P« für Portio (Gebärmutterhalskanal) und »MM« für Muttermund. Die Länge des Gebärmutterhalses und die Öffnung des Muttermundes werden in Zentimetern angegeben. Das Kürzel »Fidu« für den Muttermund bedeutet: Finger durchgängig.
• In der Spalte »Risiko-Nr. nach Katalog B« finden Sie die Nummer des besonderen Befundes im Schwangerschaftsverlauf von Seite 6. Daran sehen Sie, wann die Diagnose gestellt wurde.
• In der letzten Spalte werden alle Informationen zur Einleitung weiterführender Untersuchungen sowie die verordneten Medikamente niedergeschrieben.

Seite 9

Hier ist Platz für Besonderheiten zu den Katalogen A (Seite 5) und B (Seite 6), Angaben zu stationären Behandlungen während der Schwangerschaft und zu kardiotokographischen Befunden (CTG).

Seite 10 bis 12

Auf diesen drei Seiten dokumentiert die Frauenärztin die Ergebnisse der drei generell vorgesehenen Ultraschalluntersuchungen sowie weiterer eventuell vorgenommener Kontrolluntersuchungen mittels Ultraschall. Die erste Untersuchung findet in der 9. bis 12., die zweite in der 19. bis 22. und die dritte in der 29. bis 32. Schwangerschaftswoche statt. Bei der ersten Ultraschalluntersuchung können Mehrlinge erkannt werden, man sieht, ob das Baby in der Gebärmutter eingenistet ist und ob sein Herz schlägt. Beim zweiten Ultraschall schaut die Ärztin, ob sich Ihr Kind gesund entwickelt. Bei der dritten Untersuchung kontrolliert sie das zeitgerechte Wachstum des Babys und die Lage der Plazenta.

Seite 13

In die Normkurven für den fetalen Wachstumsverlauf trägt die Ärztin die mithilfe des Ultraschalls ermittelten Werte Ihres Babys ein, um sie mit den normalen Durchschnittswerten zu vergleichen. So können Auffälligkeiten schnell entdeckt werden.

Seite 14

Auf dieser Seite ist noch einmal Platz für Befunde zu weiterführenden Ultraschall- und dopplersonographischen Untersuchungen. Eintragungen erfolgen allerdings nur, wenn überhaupt gesonderte Untersuchungen nötig sind.

Seite 15 und 16

Die beiden Seiten bieten zum entsprechenden Zeitpunkt Platz für die Ergebnisse der Abschlussuntersuchung (Epikrise), Daten zur Geburt sowie der zweiten Untersuchung im Wochenbett, sechs bis acht Wochen nach der Geburt.

Seite 17 bis 32

Die nachfolgenden Seiten sind für eine erneute Schwangerschaft vorgesehen. Der Aufbau entspricht den Seiten 2 bis 16.

Ultraschalluntersuchungen

Bemerkungen: (z. B. Ergebnisse aus vorausgegangener Ultraschalluntersuchung)

Datum	SSW (LR)	SSW korrigiert
27.1.20	11+6	

I. Screening 8 + 0 bis 11 + 6 SSW

- Intrauteriner Sitz: ☒ ja ○ nein
- Embryo darstellbar: ☒ ja ○ nein
- Herzaktion: ☒ ja ○ nein
- Mehrlinge ☒ nein ○ ja
- monochorial: ○ nein ○ ja
- Auffälligkeiten ○ ja ☒ nein ○ Kontrolle

- Zeitgerechte Entwicklung: ☒ ja ○ nein ○ Kontrolle
- Konsiliaruntersuchung veranlasst: ☒ nein ○ ja

FS	SSL	BPD
	4,6	

Biometrie I

Bemerkungen:

Datum	SSW (LR)	SSW korrigiert
24.3.	19+6	

II. Screening 18 + 0 bis 21 + 6 SSW

a)
- Einling: ☒ ja ○ nein
- Herzaktion: ☒ ja ○ nein
- Plazentalok./-struktur: ☒ normal ○ Kontrolle
- Kommentar: HW
- Zeitgerechte Entwicklung: ☒ ja ○ nein ○ Kontrolle

b)
Kopf:
- Ventrikelauffälligkeiten ○ ja ☒ nein
- Auffälligkeiten der Kopfform ○ ja ☒ nein
- Darstellbarkeit des Kleinhirns ○ ja ☒ nein

Hals und Rücken:
- Unregelmäßigkeiten der dorsalen Hautkontur ○ ja ☒ nein

Thorax:
- Auffällige Herz/Thorax-Relation (Blickdiagnose) ○ ja ☒ nein
- Linksseitige Herzposition ☒ ja ○ nein
- Persistierende Arrhytmie im Untersuchungszeitraum ○ ja ☒ nein
- Darstellbarkeit des Vier-Kammer-Blicks ☒ ja ○ nein

Rumpf:
- Konturunterbrechung an der vorderen Bauchwand ○ ja ☒ nein
- Darstellbarkeit des Magens im linken Oberbauch ☒ ja ○ nein
- Darstellbarkeit der Harnblase ☒ ja ○ nein

BPD	FOD/KU	ATD	APD/AU	FL
5,1	6,3	4,6	14,3	3,3

Kontrollbedürftige Befunde hinsichtlich
- Fruchtwassermenge: ☒ nein ○ ja
- körperl. Entwicklung: ☒ nein ○ ja
- Konsiliaruntersuchung veranlasst: ☒ nein ○ ja

Bemerkungen: Biometrie II

Datum	SSW (LR)	
5.6.	30+2	

III. Screening 28 + 0 bis 31 + 6 SSW
- Einling: ☒ ja ○ nein
- Kindslage: QL
- Herzaktion: ☒ ja ○ nein
- Plazentalok./-struktur: ☒ normal ○ Kontrolle
- Kommentar: HW
- Zeitgerechte Entwicklung: ☒ ja ○ nein ○ Kontrolle

Kontrollbedürftige Befunde hinsichtlich
- Fruchtwassermenge: ☒ nein ○ ja
- körperl. Entwicklung: ☒ nein ○ ja
- Konsiliaruntersuchung veranlasst: ☒ nein ○ ja

BPD	FOD/KU	ATD	APD/AU	FL
8,2	9,9	8,1	25,3	6,0

Bemerkungen: Biometrie III

≈ 1600 g

QL = Querlage; HW = Plazentalokalisation an der Hinterwand der Gebärmutter

ENTSPANNEN SIE SICH!

Zu den ersten Begleiterscheinungen der Schwangerschaft gehören bleierne Müdigkeit und morgendliche Übelkeit. So unangenehm beides auch ist: Sie sind nicht allein damit. Lediglich 15 Prozent aller werdenden Mütter bleiben von den »Nebenwirkungen« des schwankenden Hormonhaushalts verschont. Und zum Glück gibt es ja auch viele Tipps, wie sich die Tage und Wochen überstehen lassen, ehe der Körper sich an die neue Situation gewöhnt hat.

WOCHE 7

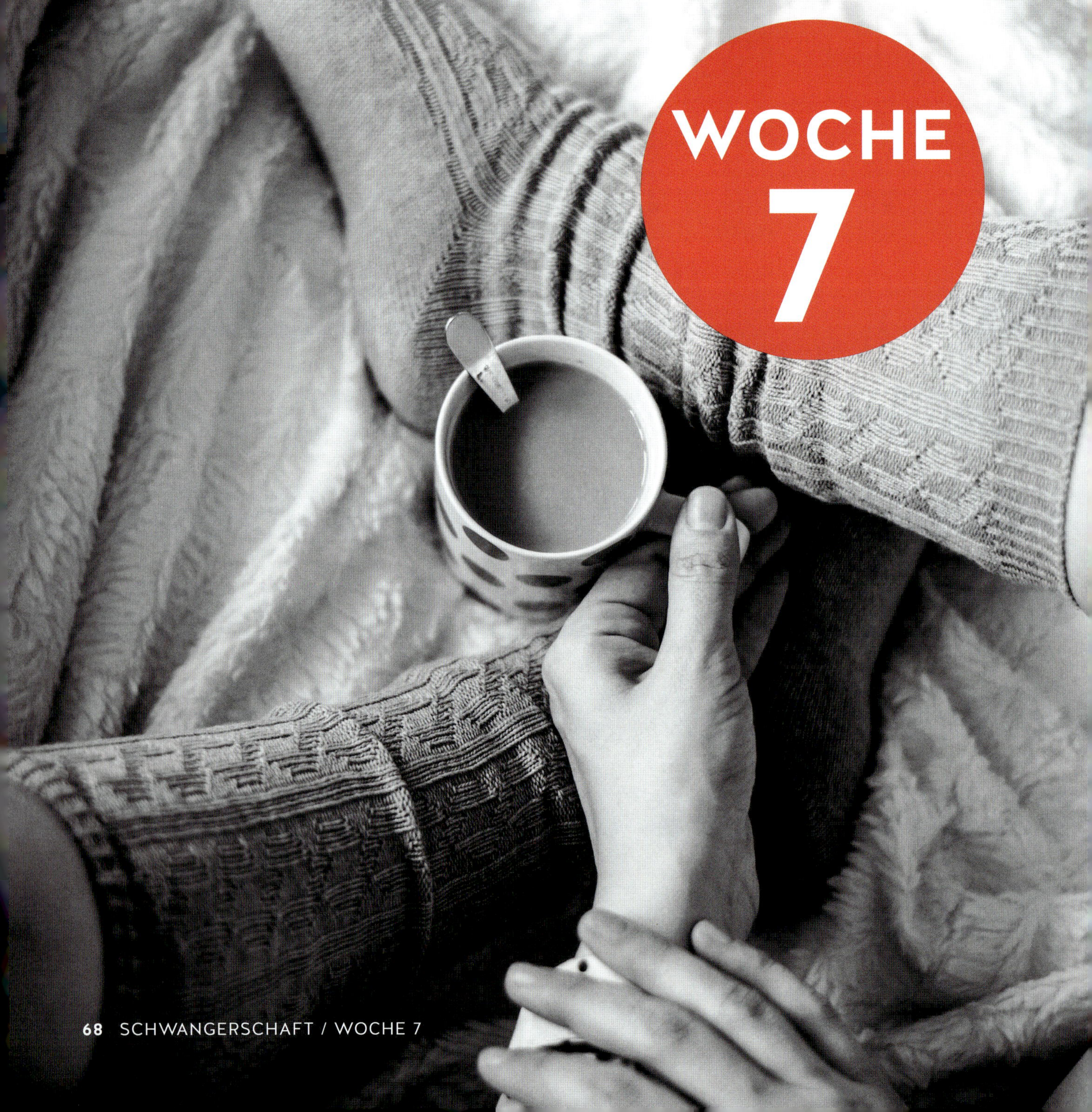

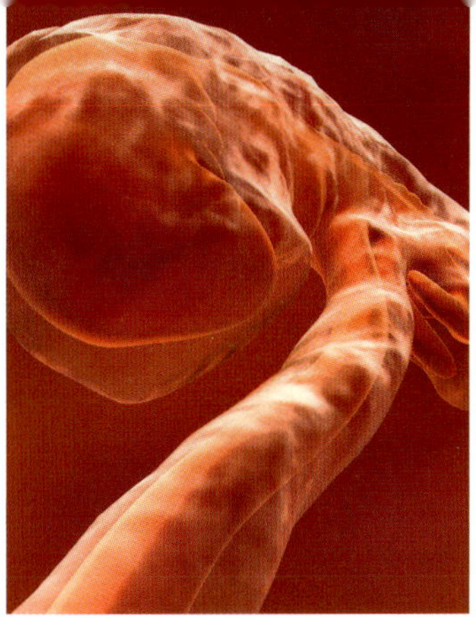

Der hinter der langen Nabelschnur liegende Embryo sieht aus wie eine fünf Millimeter lange Bohne. Jetzt formiert sich das Herz in vier Kammern und der Herzschlag wird regelmäßiger und rhythmischer.

43. TAG

SSW 6+1 *{Noch 237 Tage}*

Wie sich Ihr Körper verändert

Spätestens jetzt treten die ersten Schwangerschaftsbeschwerden auf, es sei denn, Sie gehören zu der glücklichen Minderheit von 15 Prozent aller werdenden Mütter, denen diese erspart bleiben. Morgendliche Übelkeit, Erbrechen und extreme Müdigkeit sind die üblichen Begleiter. Ihr Stoffwechsel nimmt um 25 Prozent zu und Ihre Herzfrequenz beschleunigt sich um fünf bis zehn Schläge pro Minute.

Vielleicht gehören Sie zu den Schwangeren, die trotz einer großen Müdigkeit freiwillig auf koffeinhaltige Getränke verzichten, da sie den Geschmack oder den Geruch plötzlich nicht mehr ertragen. Das ist gut, denn Koffein wird innerhalb von circa 45 Minuten vom Blut aufgenommen und gelangt somit sehr rasch auch in die Plazenta. Im Blut des Babys findet es sich dann in ähnlich hoher Konzentration wieder wie bei der Schwangeren. Das schadet dem Baby, wie Untersuchungen zeigen: Rund 200 Milligramm Koffein reduzieren den Blutlauf in der Plazenta um rund ein Viertel. Koffein kann somit das Wachstum des Babys verzögern und das Geburtsgewicht herabsenken. Bei gesunden Babys, die um den Termin herum zur Welt kommen, hat das etwas geringere Geburtsgewicht keine weiteren Folgen. Wenn ein Baby aber zu früh geboren wird, ist der Mangel an Gewicht ein zusätzliches Problem für das Kleine. Einige Experten raten daher, den Koffeinkonsum in der Schwangerschaft auf ein Minimum herunterzuschrauben oder ganz auf Kaffee, Schwarz- und Grüntee, Colagetränke, Energydrinks und zu viel Schokolade zu verzichten (Vollmilchschokolade enthält 15 Milligramm Koffein pro 100 Gramm, Halbbitterschokolade 90 Milligramm). Andere Wissenschaftler halten zwei bis drei Tassen Kaffee oder Tee für unbedenklich.

KOFFEINSÜCHTIG

Koffein regt die Herzfrequenz und den Stoffwechsel an. Das macht nicht, wie oft gehört, körperlich, sondern eher **psychisch abhängig**. So kann sich das Gefühl einstellen, ohne Kaffee und Co. nicht **in Schwung** zu kommen. Koffein ist zudem harntreibend.

GUT ZU WISSEN

ICH BIN SO **müde!**

Viele schwangere Frauen spüren von Beginn ihrer Schwangerschaft an eine bleierne Müdigkeit. Schuld daran ist die erhöhte Menge an Progesteron, einem Hormon, das hilft, die Schwangerschaft zu erhalten.

Da Ihr Körper gerade mit dem Umbau für Ihr Baby beschäftigt ist und somit Schwerstarbeit leistet, sollten Sie der Müdigkeit ruhig nachgeben. Legen Sie einfach mal die Beine hoch und lassen Sie fünf gerade sein. Gönnen Sie sich außerdem Entspannungsübungen, wenn Sie in der Arbeit oder durch andere Umstände gestresst sind. Denn Stress ist in der Schwangerschaft weder für Sie noch für Ihr Baby gesund. Natürlich lässt er sich auch in den kommenden Monaten nicht immer vermeiden. Umso wichtiger ist es daher, sich einen Ausgleich zu suchen. Eine einfache Atemübung kann Ihnen beim Stressabbau helfen (Seite 70).

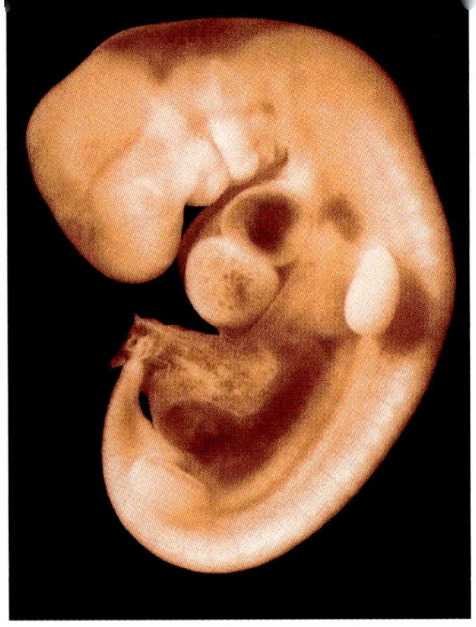

Das Baby wächst im Moment einen Millimeter am Tag, sein Köpfchen ist langsam größer als der restliche Körper. Eine Nabelschnur entsteht, die es in den nächsten circa 34 Wochen mit allem versorgen wird, was es braucht.

44. TAG

SSW 6+2 *{Noch 236 Tage}*

Hilfe bei Schlaflosigkeit

Mit der ungestörten Nachtruhe ist es nicht erst vorbei, wenn das Baby auf der Welt ist. Viele Frauen haben schon während der Schwangerschaft Schlafprobleme. Das Hormon Progesteron macht Sie zwar auf der einen Seite müde, kann Ihnen andererseits aber nachts auch den Schlaf rauben. Körperliche Veränderungen, wie die wachsende Gebärmutter, die auf die Blase drückt und die Schwangere daher auch nachts häufig zur Toilette scheucht, oder die wachsenden, schmerzempfindlichen Brüste, die vor allem bei Bauchschläferinnen eine angenehme Schlafposition verhindern, können ebenso Schlafmangel verursachen. Ruhen Sie sich trotzdem aus, auch wenn Sie nicht wirklich schlafen.

Die vergeblichen nächtlichen Bemühungen um den Schlaf und die damit einhergehende Erschöpfung am Tag sind natürlich sehr anstrengend. Hören Sie auf Ihren Körper, wenn er Ihnen signalisiert, dass Sie Dinge besser etwas langsamer angehen oder eine Pause machen sollten. Und denken Sie positiv: Die ersten drei Monate sind die am meisten ermüdende Zeit. Danach wird es besser!

ÜBUNG

ENTSPANNUNG DURCH **Atemübungen**

Eine der einfachsten und zugleich effizientesten Methoden, abzuschalten und zu entspannen, ist, sich für eine Weile aus dem Alltagstrubel auszuklinken und sich nur auf den eigenen Atemrhythmus zu konzentrieren. Zum Beispiel so:

Setzen oder legen Sie sich bequem hin, schließen Sie die Augen und atmen Sie tief durch die Nase ein. Verfolgen Sie, wie die Atemluft bis tief in Ihren Bauch strömt. Warten Sie einen Moment, bis Sie wieder ausatmen, und lassen Sie die Ausatemluft durch den Mund langsam entweichen. Warten Sie, bis das nächste Einatmen von alleine wiederkommt. Lassen Sie den Atem in dieser Art und Weise zehn Minuten ruhig und gleichmäßig fließen. Denken Sie beim Ausatmen ein kurzes, einfaches Wort, wie zum Beispiel »Ja«. Zum Schluss räkeln und strecken Sie sich oder schlafen einfach ein.

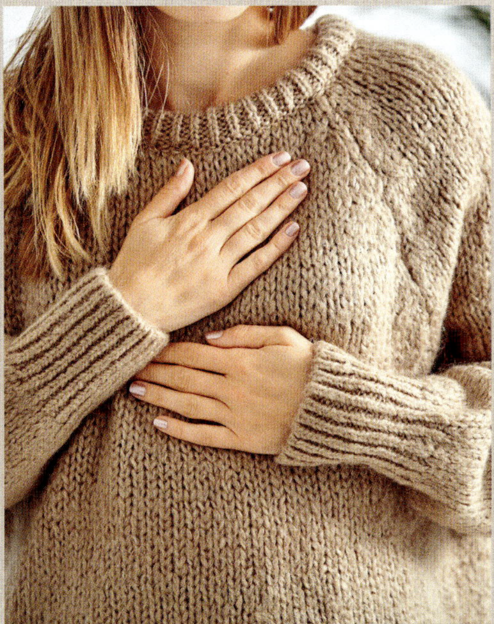

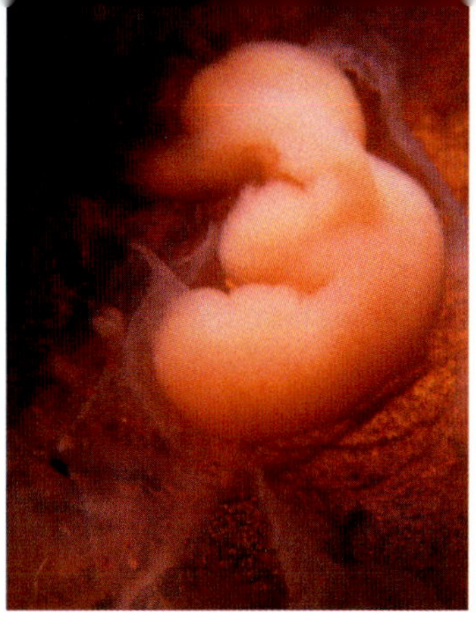

Die Bewegungen Ihres Babys wirken eher wie ein Zucken und sind noch unkontrolliert. Die charakteristische Babyform mit einem deutlich großen Kopf ist schon erkennbar.

45. TAG

SSW 6+3 {Noch 235 Tage}

Loslassen mit progressiver Muskelentspannung

Bei der progressiven Muskelentspannung konzentrieren Sie sich darauf, nach und nach verschiedene Muskelgruppen erst ganz bewusst anzuspannen und dann die Spannung loszulassen. Mithilfe der verbesserten Körperwahrnehmung soll ein tiefer Entspannungszustand erreicht werden. Muskelverspannungen lösen sich, Stress, innere Unruhe, Schlafstörungen und Ängste nehmen ab.

Die Entspannungstechnik ist leicht zu erlernen und lässt sich ohne große Anleitung zu Hause durchführen. Alles, was Sie dazu brauchen, ist Ihr Bett oder ein ausreichend großer Platz auf dem Boden (auf einer gefalteten Decke oder einer Yogamatte). Legen Sie sich auf den Rücken oder die Seite und atmen Sie bewusst einige Male ruhig und gleichmäßig ein und aus. Schließen Sie die Augen und konzentrieren Sie sich nun auf Ihren Körper.

Fußmuskeln

Krallen Sie die Zehen des linken Fußes zusammen und konzentrieren Sie sich auf die anwachsende Spannung. Halten Sie die Spannung für fünf Sekunden, während Sie ruhig weiteratmen. Lassen Sie dann unvermittelt los und spüren Sie dem Entspannungsgefühl eine Weile nach.

Wiederholen Sie dann die Übung mit dem rechten Fuß – Zehen anspannen, Spannung fünf Sekunden halten, loslassen, nachfühlen.

Beinmuskeln

Strecken Sie ein Bein aus und ziehen Sie den Fuß zum Körper (flexen). Drücken Sie das Bein fest in die Unterlage oder, wenn Sie auf der Seite liegen, auf das unten liegende Bein. Konzentrieren Sie sich auf das Spannungsgefühl in den Beinmuskeln und halten Sie die Spannung für fünf Sekunden (Atmen nicht vergessen). Dann entspannen Sie wieder und spüren der Entspannung nach.

Wiederholen Sie die Übung anschließend mit dem anderen Bein. Wenn Sie auf der Seite liegen, wechseln Sie dazu vorher die Position.

Gesäßmuskeln

Ziehen Sie beide Pobacken zusammen. Konzentrieren Sie sich auf die Muskelspannung und halten Sie sie für fünf Sekunden, bevor Sie wieder locker lassen und der Entspannung wie gewohnt nachspüren.

Bauchmuskeln

Spannen Sie die Bauchmuskeln an, indem Sie Ihren Nabel einziehen, so weit es geht. Auf die Spannung konzentrieren, fünf Sekunden halten, loslassen, nachspüren. Wichtig: Die ganze Zeit ruhig und entspannt atmen.

Rückenmuskeln (in Rückenlage)

Drücken Sie den unteren Rücken in die Unterlage. Konzentrieren Sie sich auf die Spannung und halten Sie diese wieder für fünf Sekunden, ehe Sie loslassen und nachspüren. Drücken Sie anschließend erst das rechte Schulterblatt in die Unterlage, dann das linke. Ziehen Sie zum Abschluss beide Schulterblätter zusammen. Versuchen Sie, die Spannung jeweils konzentriert zu halten, zu lockern und nachzuspüren.

Ganzer Körper

Spannen Sie die Muskeln Ihres ganzen Körpers an. Halten Sie die Spannung kurz, lassen Sie dann locker und genießen Sie die folgende Entspannung für drei Minuten. Einmal bis zweimal wiederholen.

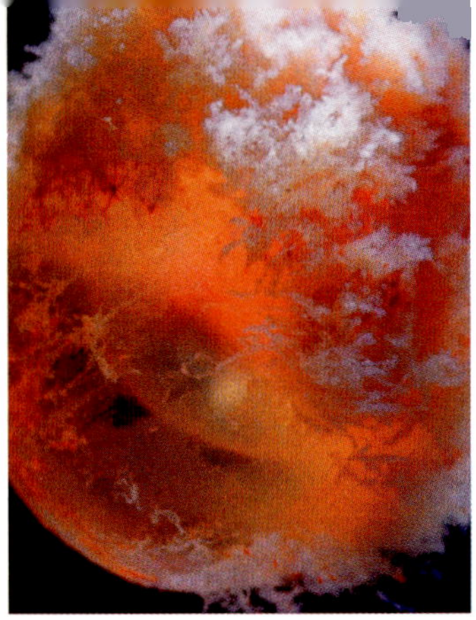

In seinem »Kokon« verborgen und geschützt verbinden sich die Nerven und Muskeln des Embryos. Die Anlagen für Nasenlöcher, Lippen und sogar Zähne sind nun bereits entwickelt.

46. TAG

SSW 6+4 *{Noch 234 Tage}*

Immer diese Übelkeit!

80 Prozent aller schwangeren Frauen weltweit ist am Anfang ihrer Schwangerschaft zu den unterschiedlichsten Tageszeiten übel. Die meisten leiden »nur« unter morgendlicher Übelkeit, die Bedauernswertesten unter ihnen können diese Beschwerden jedoch rund um die Uhr erleben. Die Beschwerden treten meist um die fünfte Schwangerschaftswoche herum auf, nehmen bis zur neunten Woche zu und verschwinden dann bis zur 16. Woche wieder. Bis dahin können Sie aber versuchen, den sensiblen Magen mit verschiedenen Tricks und Hausmitteln zu beruhigen (Seite 73). Für ganz schlimme Notfälle gibt es auch Medikamente (Seite 74).

Erbrechen

Wenn die Übelkeit zu Erbrechen führt, haben viele Schwangere Angst, dass es ihrem Baby nicht gut gehen könnte. Sie sollten sich aber keine Sorgen machen, denn Übelkeit und Erbrechen ab und zu sind sowohl für Sie als auch für Ihr Baby harmlos. Selbst ein Gewichtsverlust in der Frühschwangerschaft ist in keiner Weise ungewöhnlich. Spätestens wenn die Übelkeit vergeht, steigt das Gewicht. Wirklich behandlungsbedürftig wird erst ein unstillbares Schwangerschaftserbrechen (öfter als drei- bis viermal am Tag), bei dem nahezu alle Nahrung und Flüssigkeit abgegeben wird, der Frau häufig schwindelig wird und sie einen trockenen Mund und trockene Lippen hat. In diesem Fall sollte man sich an die Frauenärztin oder Hebamme wenden, um mit ihr über eine eventuelle Behandlung zu sprechen.
Übermäßiges Erbrechen (Hyperemesis gravidarum) muss medikamentös behandelt werden. In der Regel werden die betroffenen Frauen stationär im Krankenhaus aufgenommen, bis die Phase der extremen Übelkeit und des Erbrechens vorüber ist. Bis dahin bekommen sie Infusionen, um dem Körper die Flüssigkeit und Elektrolyte zuzuführen, die er durch das Erbrechen verliert. Zudem werden sogenannte Antiemetika gegen die Übelkeit verabreicht.

AUS WISSENSCHAFT UND FORSCHUNG

Mädchen VERURSACHEN ÖFTER ÜBELKEIT

Auch wenn Sie die meisten solcher Weisheiten getrost unter der Rubrik Schwangerschaftsmythen ablegen können, ist an diesem Spruch tatsächlich etwas dran. Das sagen jedenfalls Forscher des Karolinska-Instituts in Stockholm. Ihre Studie an einer Million schwangerer Frauen zeigte: Schwangere, die über starke Morgenübelkeit klagten, brachten signifikant öfter Mädchen als Jungen zur Welt. Möglicherweise liegt das an der höheren Konzentration des Schwangerschaftshormons hCG im Blut. Eine Studie der Universität Baltimore kam zu einem ähnlichen Ergebnis: Von 66 schwangeren Teilnehmerinnen, die unter unstillbarem Erbrechen litten, brachten 44 nach rund 40 Wochen ein kleines Mädchen zur Welt.

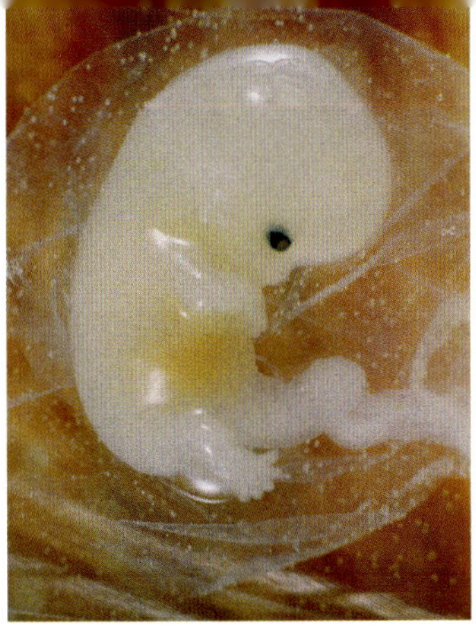

Der etwa zehn Millimeter lange und wie eine Bohne gekrümmte Embryo liegt in der Fruchtblase. Die Arme des Babys entwickeln sich insgesamt etwas schneller als seine Beine.

47. TAG

SSW 6+5 *{Noch 233 Tage}*

Wie Sie besser mit der Übelkeit leben können

Oft können schon kleine Veränderungen im Tagesablauf helfen. Beobachten Sie sich, um herauszufinden, was die Übelkeit verschlechtert oder verbessert.

• Falls die Übelkeit zunimmt, wenn Sie erschöpft oder müde sind, sind Ruhepausen wichtig. Versuchen Sie, mindestens eine Auszeit am Tag einzuplanen. Machen Sie auch nach der Arbeit erst einmal eine kurze Pause, bevor Sie etwas essen. Das hilft zumindest bei stressbedingter Übelkeit.

• Bitten Sie bei morgendlicher Übelkeit Verwandte oder Freunde, Ihre größeren Kinder morgens in den Kindergarten oder zur Schule zu bringen.

• Bei starker Übelkeit aufgrund verstärkten Speichelflusses können Zitronendrops helfen. Auch beim Zähneputzen müssen viele Schwangere würgen oder es wird ihnen übel. Probieren Sie eine andere Zahnpasta oder benutzen Sie erst Zahnseide und dann Ihre Zahnbürste ohne Zahnpasta.

• Vitamin B_6 wird bereits seit vielen Jahren als Mittel bei Schwangerschaftsübelkeit eingesetzt. Es wirkt zwar nur bei manchen Frauen, ein Versuch lohnt sich jedoch. Zu den natürlichen Vitamin-B_6-Quellen zählen Vollkorngetreide, Nüsse, Bananen, Geflügel, Fisch, Avocado und Reis.

GUT ZU WISSEN

»WUNDERMITTEL« Ingwer

Studien zeigen, dass Ingwer bei schwangerschaftsbedingter Übelkeit äußerst wirksam ist. Bei den Untersuchungen erhielten Frauen ein Gramm Ingwerextrakt am Tag. Dies entspricht:

• 1 Teelöffel frisch gepresstem Ingwer

• 2 ml flüssigem Ingwerextrakt aus der Apotheke oder dem Reformhaus

• 10 ml Ingwersirup (Apotheke oder Reformhaus)

• 4 Tassen Ingwertee, handelsüblich oder selbst zubereitet. Dazu übergießen Sie für eine Tasse Tee ½ Teelöffel frisch geriebene Ingwerwurzel mit 200 Milliliter kochendem Wasser und lassen alles 5 bis 10 Minuten ziehen.

Achtung: In extrem hohen Dosierungen kann Ingwer abtreibend wirken. Nehmen Sie daher nicht mehr als ein Gramm am Tag zu sich.

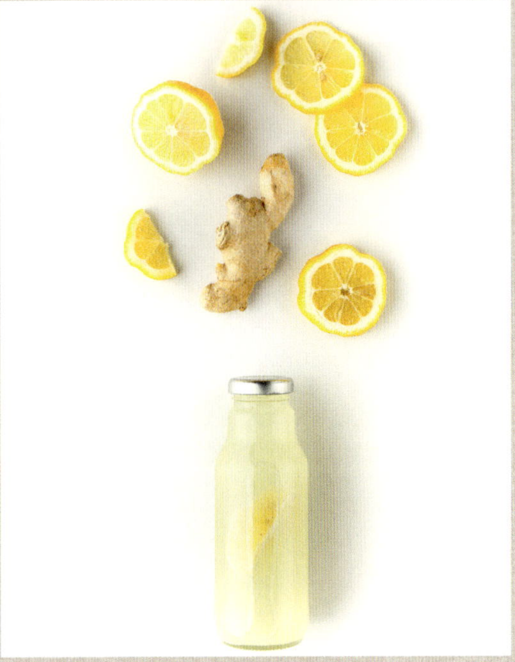

48. TAG

SSW 6+6 *{Noch 232 Tage}*

Wie die Ärztin bei Übelkeit helfen kann

Weil es in Deutschland kein Medikament gegen Übelkeit gibt, das ausdrücklich für die Schwangerschaft zugelassen ist, sollte, auch wenn Übelkeit und Erbrechen hartnäckig anhalten, die Verordnung eines entsprechenden Arzneimittels immer wohlüberlegt sein. Vor allem sollte die Einnahme nie auf eigene Faust erfolgen, sondern immer nur in Absprache mit und unter Aufsicht der behandelnden Ärztin.

Die Produktion des gut untersuchten Medikaments Meclozin (Postadoxin N®) wurde 2007 eingestellt. Es kann jedoch über die Auslandsapotheke bezogen werden. Eine gute Alternative ist Doxylamin in Kombination mit Vitamin B6 (Cariban®), welches 2019 für die Behandlung der Schwangerschaftsübelkeit zugelassen wurde.

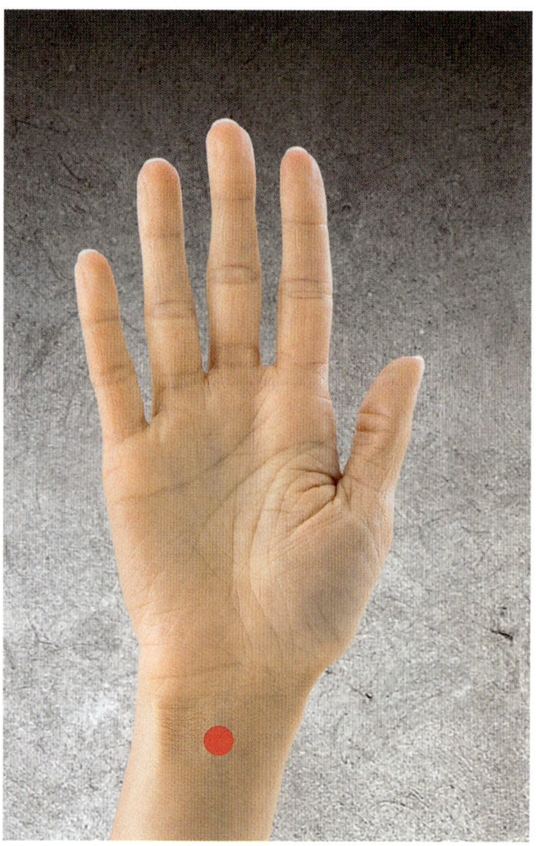

Der Akupressurpunkt gegen Übelkeit liegt zwei bis drei Fingerbreit unter dem Handgelenk.

Alternative Heilverfahren

Weniger Risiko gehen Sie mit alternativen Methoden wie Akupunktur und Akupressur ein. Eine Kombination dieser Methoden mit den Alltagsmaßnahmen von Seite 73 kann sehr effektiv sein und die Beschwerden deutlich lindern.

Vor allem die Akupunktur hat sich in einigen wissenschaftlichen Studien als wirkungsvolle Therapiemethode bei starkem Schwangerschaftserbrechen erwiesen. Die besten Erfolge erzielen dabei erfahrene Behandler, die mit der Verum-Akupunktur arbeiten, also an definierten Akupunkturpunkten tief stechen. Manche schwangere Frauen haben bei Übelkeit auch gute Erfahrungen mit Akupressur gemacht, zumal man sie bei Bedarf selbst anwenden kann. Diese Methode können Sie gern an sich ausprobieren: Üben Sie zwei- bis dreimal täglich für fünf Minuten leichten Druck auf den Akupressurpunkt Nei-Kuan an der Innenseite des Unterarms aus (siehe Foto). Dieser Punkt ist schon lange als Akupressurpunkt zur Vorbeugung bei Reisekrankheit bekannt. Auch in Apotheken erhältliche Reisearmbänder, die unterhalb des Handgelenks befestigt werden und mithilfe eines Kunststoffknopfes ständig Druck auf den Nei-Kuan-Punkt ausüben, können bei Übelkeit helfen.

Auch homöopathische Heilmittel werden angewandt. Zwar liegen auf diesem Gebiet keine wissenschaftlichen Studien vor. Die Einnahme der üblicherweise eingesetzten Homöopathika wird jedoch in der Schwangerschaft als unschädlich eingestuft. Lassen Sie sich trotzdem immer von einer in Homöopathie ausgebildeten Hebamme, Ärztin oder Heilpraktikerin beraten. Denn um das passende Mittel zu finden, ist in jedem Fall eine ausführliche Anamnese erforderlich.

49. TAG

SSW 7+0 *{Noch 231 Tage}*

Könnten Sie in den Uterus hineinschauen, würden Sie am großen Kopf des Embryos, genau an den Stellen, an denen sich später Augen und Nasenlöcher befinden, schwarze Punkte erkennen. Die Ohren lassen sich bereits erahnen.

Auch wenn die Arme und Beine noch sehr kurz sind, nehmen Hände und Füße bereits ihre typischen Formen an. Arme und Hände entwickeln sich dabei schneller als Beine und Füße. Auch in seiner späteren Entwicklung (nach der Geburt) wird Ihr Baby das Greifen lernen, lange bevor es laufen kann. Die winzigen Finger und Füße sind in dieser Entwicklungsphase noch mit Schwimmhäuten versehen.

Nerven und Muskeln verbinden sich. Die Bewegungen Ihres Babys wirken eher wie ein Zucken. In den nächsten Wochen entwickeln sie sich weiter, dann wird daraus ein Springen und Drehen. Hirnanhangsdrüse und Muskelstränge beginnen zu wachsen.

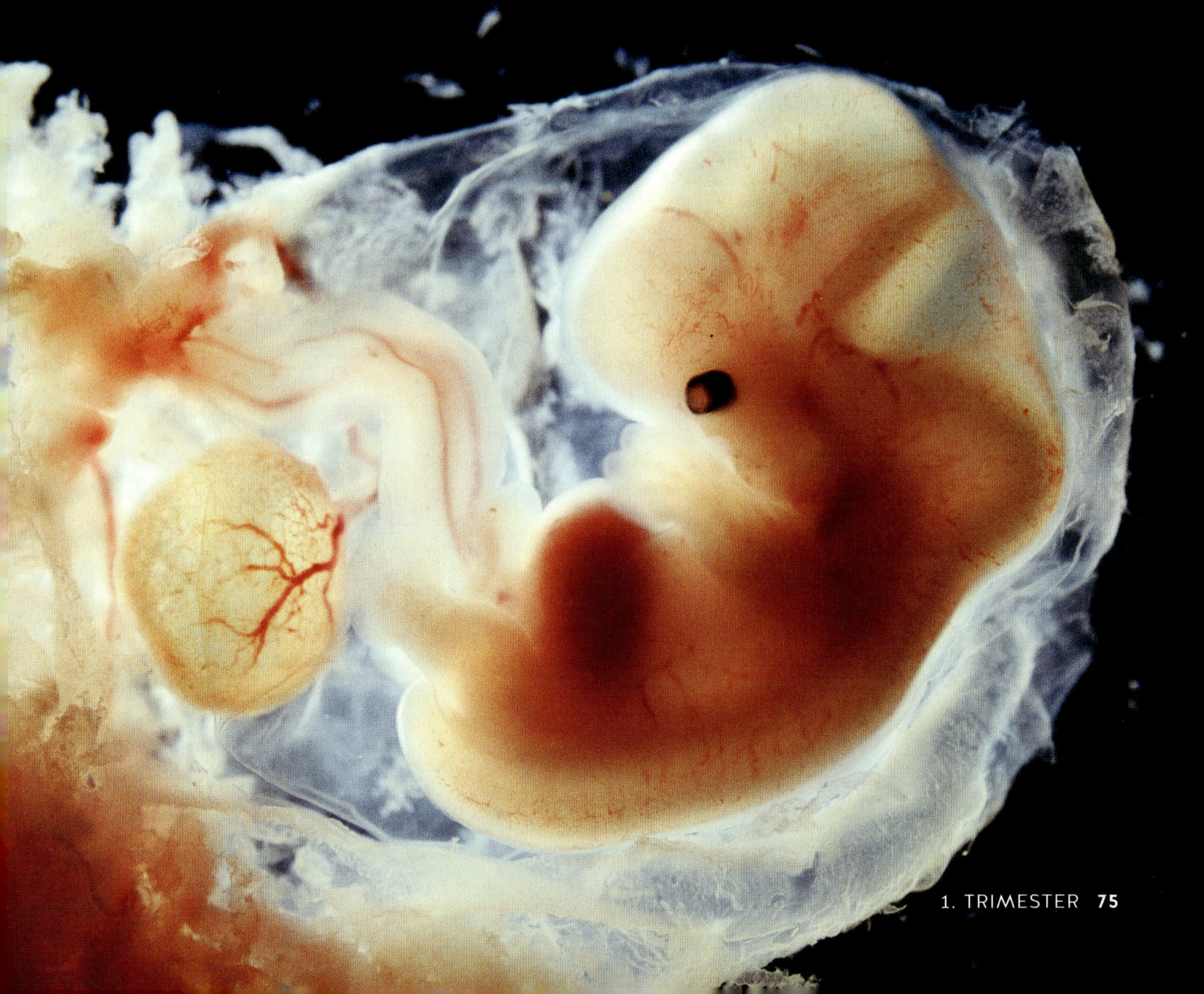

WISSEN SPEZIAL

WISSENSWERTES ZUM MUTTERSCHUTZ

Sechs Wochen vor dem errechneten Geburtstermin sowie acht Wochen danach gilt für jede Frau in Deutschland, die in einem Arbeitsverhältnis steht oder Schülerin oder Studentin ist, der Mutterschutz. Bei Zwillingsschwangerschaft, einem Kind mit Behinderung oder Frühgeburt verlängert sich die Mutterschutzfrist auf zwölf Wochen nach Geburt. Auch wenn Sie vor dem errechneten Termin gebären, verlängert sich die Zeit nach Geburt genau um die Tage, die Sie vorher nicht in Anspruch genommen haben.
Während des gesetzlichen Mutterschutzes sind Frauen vom Berufsleben freigestellt. Nur auf ausdrückliches Verlangen der Schwangeren darf sie in den Wochen vor der Geburt noch arbeiten. Im Gegensatz dazu ist der Mutterschutz nach der Geburt zum Schutz von Mutter und Kind verpflichtend. Davon gibt es keine Ausnahmen.

Die finanzielle Seite

Während der Mutterschutzfrist erhalten gesetzlich krankenversicherte Frauen von ihrer Krankenkasse ein Mutterschaftsgeld von bis zu 13 Euro am Tag. Sollte dieser Betrag den durchschnittlichen Nettoarbeitslohn unterschreiten, so bezuschusst der Arbeitgeber das Mutterschaftsgeld. Es wird dann insgesamt dem monatlich durchschnittlichen Nettoarbeitslohn der letzten drei Monate entsprechen.
Den Antrag auf das Mutterschaftsgeld stellen Sie bei Ihrer Krankenkasse. Dazu benötigen Sie von Ihrer Frauenärztin oder Hebamme eine entsprechende Bescheinigung über den voraussichtlichen Geburtstermin. Denken Sie rechtzeitig daran, spätestens jedoch sieben Wochen vor dem errechneten Termin. Nachträglich darf die Bescheinigung nicht ausgefüllt werden, weil sonst die Krankenkasse Zahlungen verweigern kann. Das sollten Sie nicht riskieren.
Privat versicherte Frauen erhalten vom Bund Mutterschaftsgeld in Höhe von maximal 210 Euro. Der Antrag wird in diesem Fall bei der Mutterschaftsgeldstelle des Bundesversicherungsamts in Bonn gestellt. Auch bei ihnen bezuschusst der Arbeitgeber entsprechend des bisherigen Nettogehalts. Auch als Freiberuflerin oder Selbstständige haben Frauen meist Anspruch auf finanzielle Unterstützung, sofern sie zu Beginn des Mutterschutzes, also 42 Tage vor dem errechneten Geburtstermin, Mitglied einer gesetzlichen Krankenkasse sind und laut Tarif Anspruch auf Krankengeld haben. Die Höhe des Mutterschutzgeldes entspricht dem Krankengeld und somit 70 Prozent des Einkommens, anhand dessen der Beitrag vor Beginn des Mutterschutzes berechnet wurde. Geringfügig Verdienende erhalten vom Bundesversicherungsamt einmalig maximal 210 Euro. Bei Arbeitslosen entspricht das Mutterschaftsgeld dem Betrag des Arbeitslosengeldes.

Beschäftigungsverbot

Besteht Gefahr für das Leben oder die Gesundheit von Mutter und Kind, kann durch ein ärztliches Attest schon vor dem Mutterschutz ein individuelles Beschäftigungsverbot ausgesprochen werden. Dieses kann teilweise gelten, also für bestimmte Tätigkeiten oder eine begrenzte Anzahl an Arbeitsstunden. Wenn sich die Arbeitsumstände nicht so gestalten lassen, dass die Gefahr gebannt ist, kann das Beschäftigungsverbot auch generell wirksam werden.

An den Gehaltszahlungen ändert sich dadurch nichts. Sie werden dem durchschnittlichen Arbeitslohn der letzten drei Monate entsprechen. Regelmäßige Zuzahlungen zum Festgehalt, wie zum Beispiel durch Nachtdienste, werden ebenfalls eingerechnet. Nur außerordentliche Zahlungen wie Weihnachtsgeld oder Überstundenvergütung bleiben bei der Berechnung unberücksichtigt.
Die Ausfallzeiten aufgrund eines Beschäftigungsverbots während der gesetzlich vorgeschriebenen Mutterschutzfristen gelten bei der Berechnung des Urlaubsanspruchs übrigens als Beschäftigungszeiten.

Arbeitszeiten

Wie viel schwangere Frauen außerhalb der Mutterschutzfristen arbeiten dürfen, ist genau geregelt. Ihre tägliche Arbeitszeit darf 8,5 Stunden nicht überschreiten. In der Doppelwoche dürfen es nicht mehr als 90 Arbeitsstunden sein. Während der Schwangerschaft dürfen sie zudem zwischen 20 und 6 Uhr nicht arbeiten. Ausnahmen gelten, wenn Sie einer Beschäftigung bis 22 Uhr zustimmen, die Aufsichtsbehörde und ein ärztliches Zeugnis es genehmigen und wenn keine Alleinarbeit vorliegt.

Kündigung

Das Mutterschutzgesetz sieht einen Kündigungsschutz vor, damit Frauen nicht wegen ihres Entschlusses, eine Familie zu gründen, gekündigt werden kann, und auch um die finanzielle Situation und den Wiedereinstieg nach dem Mutterschutz beziehungsweise der Elternzeit zu erleichtern. Der Arbeitgeber darf Ihnen somit ab Beginn der Schwangerschaft bis vier Monate nach der Geburt nicht kündigen. Diese Regelung gilt auch für Auszubildende oder in der Probezeit. Ein zeitlich befristeter Vertrag endet jedoch wie vorgesehen. Sollte die Kündigung erfolgen, bevor der Arbeitgeber von der Schwangerschaft in Kenntnis gesetzt wurde, so kann der Nachweis über die zum Zeitpunkt der Kündigung bereits bestehende Schwangerschaft auch im Nachhinein erbracht werden (bis zu zwei Wochen später). In diesem Fall ist die Kündigung ungültig.

Den Arbeitgeber informieren

Sie können Ihren Arbeitgeber schon jetzt über die Schwangerschaft informieren. Dies ist vor allem dann sinnvoll, wenn Sie am Arbeitsplatz starken Belastungen ausgesetzt sind, wie es zum Beispiel in einer Reinigung oder Röntgenpraxis der Fall ist. Trifft dies nicht auf Sie zu, können Sie sich aber auch noch ein wenig Zeit lassen, ehe Sie die »Welt« über Ihre Umstände informieren. Eine gesetzliche Frist, bis zu der Sie den Arbeitgeber spätestens informiert haben müssen, gibt es nicht. Allerdings können Rechte und Vorteile im Rahmen des Mutterschutzgesetzes natürlich nur wahrgenommen werden, wenn der Arbeitgeber von der Schwangerschaft weiß.
Schwangere in Österreich und der Schweiz können sich bei den zuständigen Stellen über die jeweiligen Bestimmungen informieren. Entsprechende Adressen finden Sie im Serviceteil ab Seite 446.

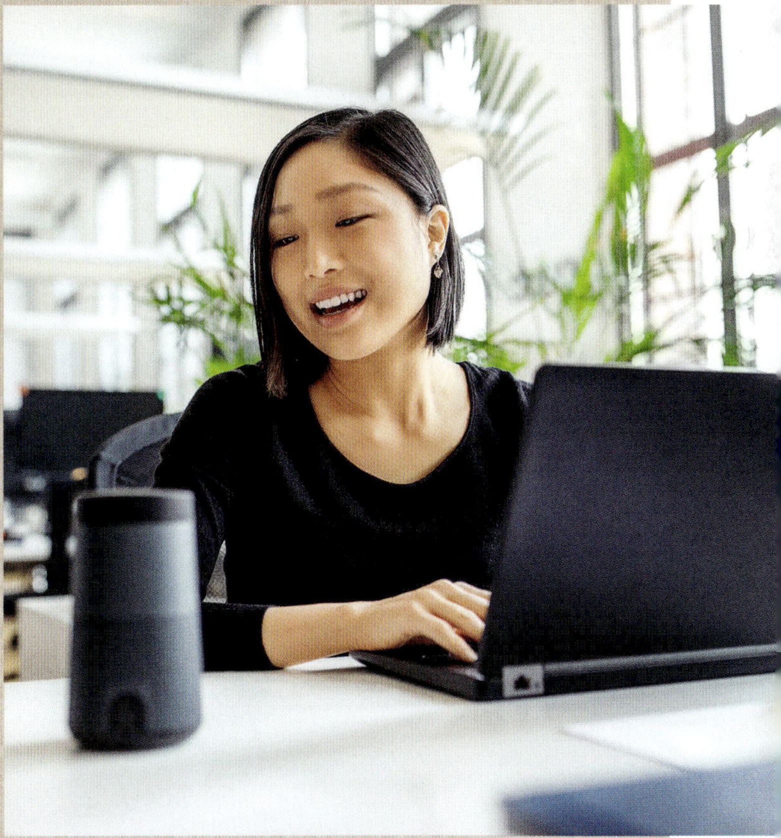

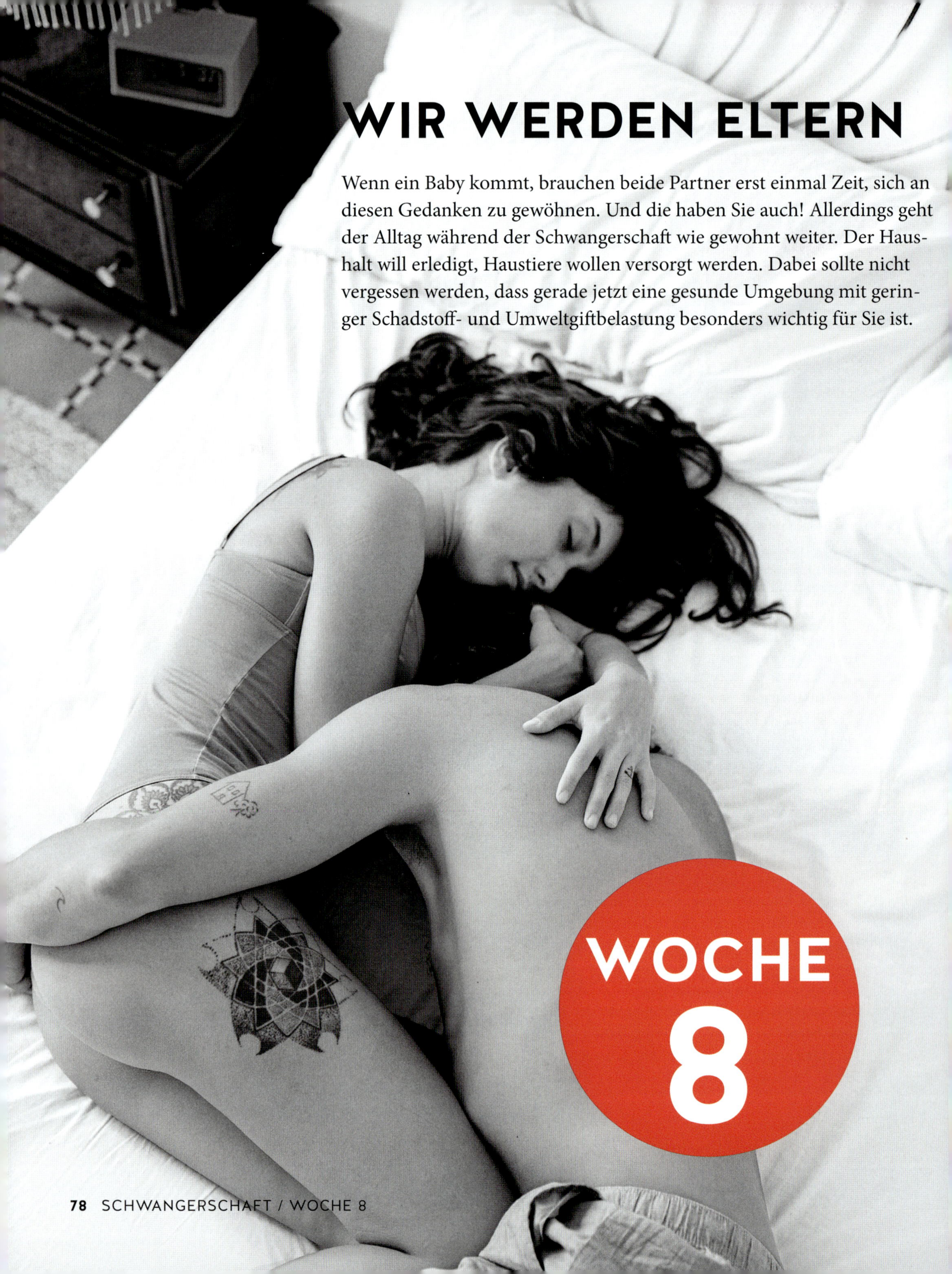

WIR WERDEN ELTERN

Wenn ein Baby kommt, brauchen beide Partner erst einmal Zeit, sich an diesen Gedanken zu gewöhnen. Und die haben Sie auch! Allerdings geht der Alltag während der Schwangerschaft wie gewohnt weiter. Der Haushalt will erledigt, Haustiere wollen versorgt werden. Dabei sollte nicht vergessen werden, dass gerade jetzt eine gesunde Umgebung mit geringer Schadstoff- und Umweltgiftbelastung besonders wichtig für Sie ist.

WOCHE 8

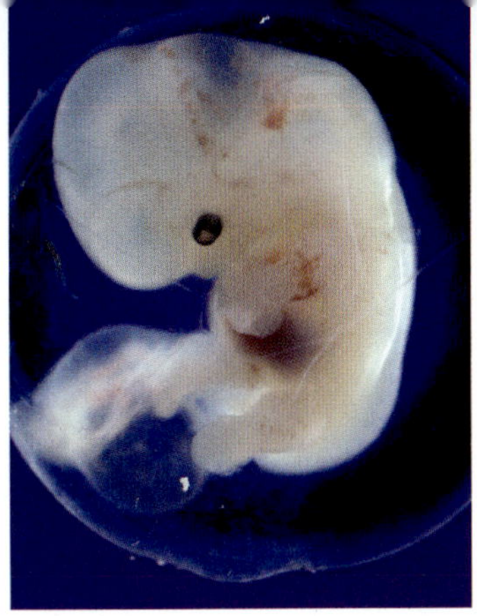

Das Köpfchen richtet sich ein wenig auf und entwickelt sich mit den Augen, in denen auch die Netzhautbildung beginnt. Die Hörorgane und das Trommelfell beginnen mit ihrer Entwicklung.

50. TAG

SSW 7+1 *{Noch 230 Tage}*

Wie sich Ihr Körper verändert

Ungefähr ab der achten Schwangerschaftswoche machen sich mitunter schon bei leichter Anstrengung vermehrte Erschöpfung und Atemnot bemerkbar. Der Grund: Ein Teil des eingeatmeten Sauerstoffs wird nun für Ihr Baby abgezweigt und Ihr Blutvolumen erhöht sich nach und nach, um das Ungeborene mit dem nötigen Sauerstoff zu versorgen. Vielleicht haben Sie momentan auch mit Kreislaufproblemen zu kämpfen, sei es mit einem leicht zu hohen oder zu niedrigen Blutdruck. Die Gründe dafür sind bei der hormonellen Umstellung zu suchen: Die Blutgefäße werden weiter, um die Plazenta besser zu durchbluten. Gleichzeitig produzieren Sie viel mehr Blut. Bis zum Ende der Schwangerschaft werden Sie sogar rund 50 Prozent mehr Blut haben. Zudem wird das Blut immer dünner, um leichter zur Plazenta zu gelangen. Das bedeutet für Ihr Herz eine wirklich große Mehrleistung. Und so ist es kein Wunder, dass Sie bei der kleinsten Anstrengung gleich außer Atem kommen. Helfen Sie Ihrem Körper, indem Sie viel trinken – mindestens zwei Liter pro Tag!

Weil der Körper für das Baby immer ausreichend Sauerstoff zur Verfügung stellt, bemerken Sie selbst, sobald Sie sich etwas anstrengen und selbst mehr Sauerstoff benötigen, den leichten Sauerstoffmangel. Viel Bewegung an der frischen Luft und Atemübungen können dem entgegenwirken. Treiben Sie leichten Ausdauersport und gönnen Sie sich regelmäßig Spaziergänge mit dem Partner.

Haben Sie vielleicht Probleme beim Wasserlassen bemerkt? Bei circa 20 Prozent der Schwangeren liegt die Gebärmutter in dieser Woche nach hinten und nicht nach vorn geneigt. Diese Rückwärtsneigung kann durch Druck auf die Harnröhre zu Problemen führen, besonders bei einer sehr gefüllten Blase. Ihr Urin kann dann schlecht ablaufen oder auch unwillkürlich abgehen. Beides ist sehr unangenehm. Bitten Sie Ihre Frauenärztin bei der nächsten Untersuchung darum, Ihre Gebärmutter vielleicht ein wenig zu verschieben, damit sie nicht mehr auf der Harnröhre liegt. Die gute Botschaft ist: Am Ende des ersten Schwangerschaftsdrittels richtet sich die Gebärmutter meist wieder auf.

RAUCHEN SIE NOCH?

Falls Sie es bis jetzt noch nicht geschafft haben, **mit dem Rauchen aufzuhören**, hilft es vielleicht, wenn Ihr Partner Sie dabei unterstützt. Erklären Sie ihm, dass das Risiko von Komplikationen oder für eine Frühgeburt durch das Rauchen enorm steigt.

GUT ZU WISSEN

WIE GEFÄHRLICH IST **Nagellack?**

Nagellack und auch Nagellackentferner enthalten Lösungsmittel, Weichmacher und andere gesundheitsschädliche Stoffe. Allerdings sind die Konzentrationen so gering, dass davon keine schädigende Wirkung auf das Baby zu erwarten ist. Wenn Sie Nagellack auftragen möchten, sollten Sie dies zur Sicherheit trotzdem in einem gut durchlüfteten Raum tun und auf einen Besuch im Nagelstudio lieber verzichten. Denn dort wird meist nicht in ausreichendem Maße gelüftet.

51. TAG

SSW 7+2 *{Noch 229 Tage}*

Zart, winzig, durchscheinend

Ihr Baby ist nun ungefähr so groß wie eine kleine Bohne. Bisher hat es seinen Kopf immer nach vorn gebeugt, jetzt hebt es ihn an und streckt dadurch seinen Körper. Das winzige Herz schlägt in dieser Schwangerschaftswoche mit zirka 150 Schlägen pro Minute ungefähr doppelt so schnell wie das eines Erwachsenen.

Noch hat das Baby keine Knochen. Der winzige Schädel besteht aus dünnem Knorpel, durch den bereits die Anlage des Gehirns hindurchschimmert. Hinter der Stirn entwickeln sich große Blasen, aus denen das Großhirn entstehen wird. Die dahinter liegenden kleineren Blasen sind die Vorläufer der anderen wichtigen Teile des Gehirns.

Die Augen des Embryos sind von einer feinen Haut überzogen. Aus ihr entwickeln sich die Augenlider. Auch die Nasenspitze bildet sich bereits in dieser Woche. Das Innenohr, wichtig fürs Hören und den Gleichgewichtssinn, entwickelt sich weiter.

Die Hände wirken noch wie Paddel, wobei bereits kleine Ausbuchtungen der Finger zu erkennen sind. Unter der dünnen Haut sind nun feine rote Blutgefäße zu sehen. Arme und Beine wachsen, werden stabiler und es bilden sich Gelenke. Die ersten Bewegungen der Ellbogen sind zu entdecken.

Noch sind die Bewegungen Ihres Babys aber viel zu zart, als dass Sie etwas davon spüren würden. So weit wird es erst in einigen Wochen sein.

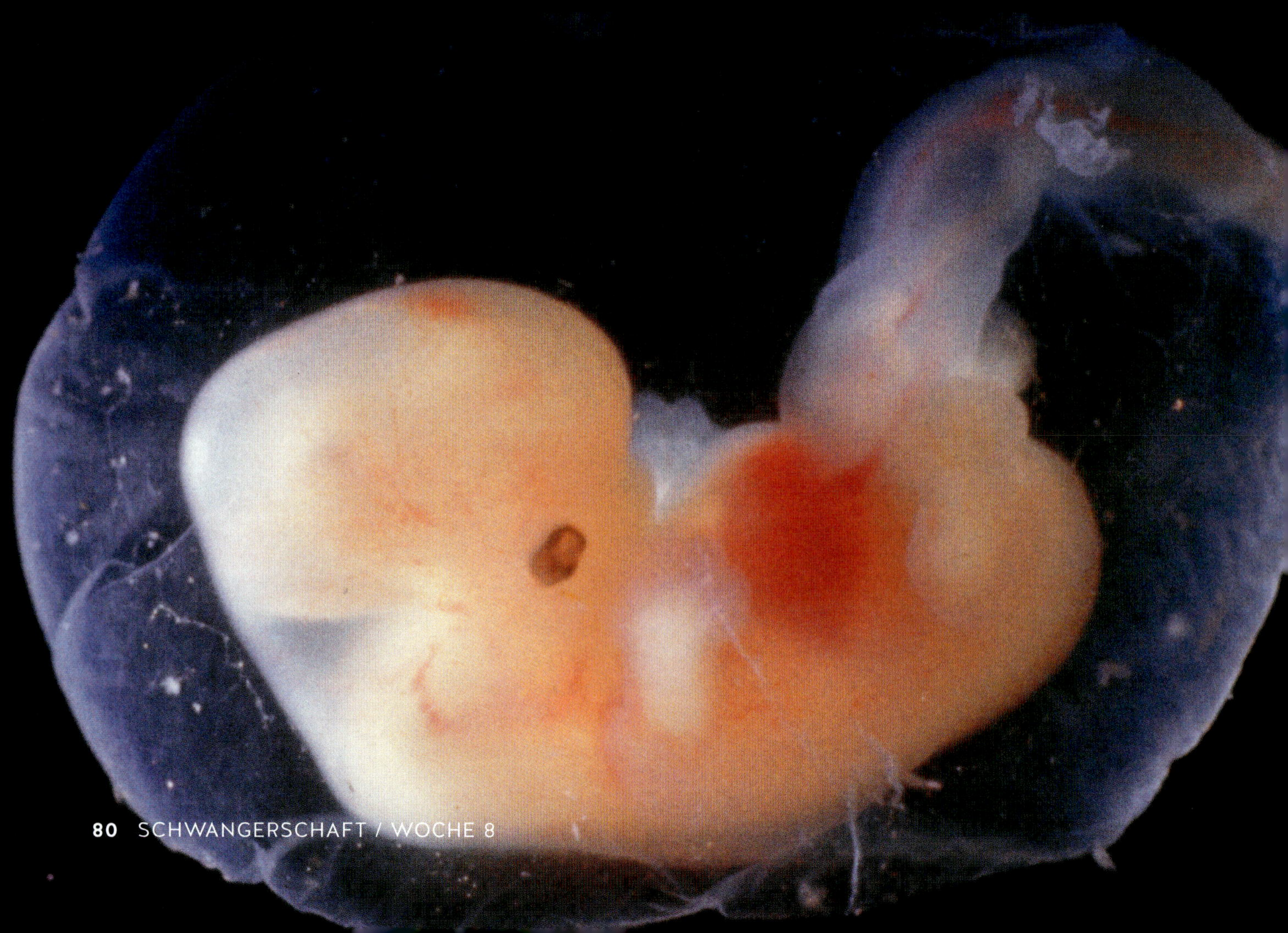

52. TAG

SSW 7+3 *{Noch 228 Tage}*

Zeit für sich

Viel Schlaf, Ruhe und Entspannung helfen Ihnen durch diese Tage. Wundern Sie sich nicht, wenn Sie sich müde und erschöpft fühlen. Noch hat sich Ihr Körper nicht an die neuen Umstände gewöhnt und die hormonellen Umstellungen brauchen Ihre Kraft. Somit ist die entsetzliche Müdigkeit eine ganz natürliche Bremse und Aufforderung, sich mehr zu schonen. Schlafen Sie, so oft Sie können, oder legen Sie sich wenigstens hin. Überlegen Sie sich, was und wer Ihnen zur Entspannung gut tun könnte. Es scheint nämlich so etwas wie ein Naturgesetz zu sein, dass Frauen die Zeit der Schwangerschaft und auch die Geburt angstfreier und entspannter erleben können, wenn es ihnen gelingt, sich regelmäßig kleine Oasen der Ruhe zu schaffen.

Was tut Ihnen gut?

Egal wobei und womit Sie sich entspannen: Es ist wichtig, dass es sich für Sie persönlich richtig und gut anfühlt. Sie müssen nicht Ihr Leben völlig umkrempeln, bloß weil Sie ein Baby erwarten. Wie schön kann schon ein warmes Bad sein oder die angenehme Rücken-, Bauch- oder auch Fußmassage vom Partner oder einer Freundin.

Gönnen Sie sich diese bewussten Auszeiten vom Alltagsstress. Selbst der Moment auf dem Sofa, die Hände auf dem Bauch und im Zwiegespräch mit Ihrem Baby, ist eine wunderbare Verschnaufpause. Wenn es Ihnen im Trubel des Alltags schwerfällt, zur Ruhe zu kommen, helfen auch jetzt schon Kurse wie Yoga oder Pilates für Schwangere.

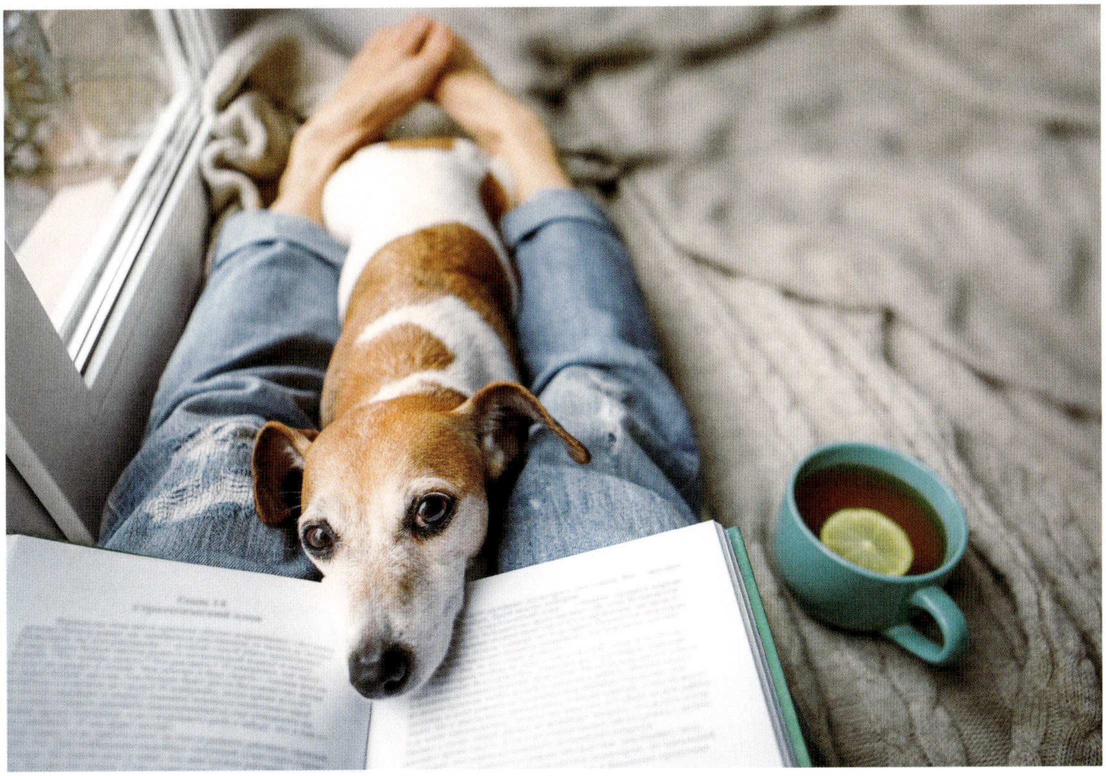

Haben Sie kein schlechtes Gewissen, einfach mal die Füße hochzulegen. Es ist für Ihr eigenes Wohlbefinden und für die Entwicklung Ihres Babys sehr wichtig, dass Sie sich viele Pausen gönnen.

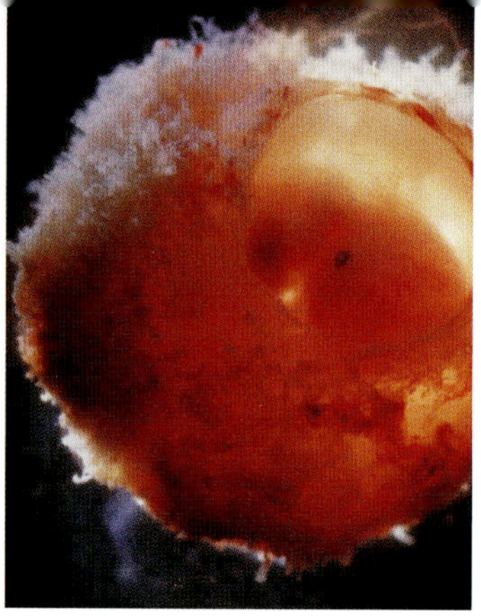

Der Embryo liegt in der mit Flüssigkeit gefüllten Fruchtblase, die oben von Plazentagewebe umgeben ist. So ist er geschützt vor Erschütterung, Lärm und Krankheitserregern. Der schwarze Fleck ist das Auge.

53. TAG

SSW 7+4 *{Noch 227 Tage}*

Haushalt und Putzen

Während der Schwangerschaft ist eine möglichst gesunde Umgebung mit geringer Belastung durch Schadstoffe und Umweltgifte besonders wichtig, denn sie gelangen über die Plazenta direkt zu Ihrem Baby. Gerade beim Saubermachen und Putzen ist jedoch der Umgang mit schädlichen Stoffen oft selbstverständlich. Dabei ist kaum eine Haushaltschemikalie bezüglich ihrer Wirkungen auf Schwangere und ungeborene Babys untersucht.

Viele Frauen haben aufgrund der Geruchsempfindlichkeit in der Schwangerschaft Probleme mit dem Gebrauch stark parfümierter Putz- und Reinigungsmittel. Tatsächlich enthalten nicht wenige dieser Mittel auch durchaus ungesunde Bestandteile. Werfen Sie also immer einen kritischen Blick aufs Etikett. Gütesiegel wie der »Blaue Engel« oder die »Euroblume« zeichnen Produkte aus, die im Vergleich zu anderen mit demselben Gebrauchszweck besonders umweltfreundlich sind. Weniger giftige Haushaltsreiniger erkennen Sie außerdem daran, dass sie keine Warnsymbole aufweisen.

Diese Mittel sind ungefährlich

Vier Grundreinigungsmittel auf der Basis von Schmierseife, Essig und Zitrone reichen aus:

- ein milder Allzweckreiniger für Oberflächen, Fußböden und Fliesen,
- Scheuermilch (beziehungsweise Salz, Essig und Zitrone) für hartnäckigen Schmutz in Bad und WC,
- ein Spülmittel für leichte Verschmutzungen und zur Reinigung der Fenster,
- Essigessenz oder Zitronensäure zum Entkalken.

Wenn Sie dann noch beim Saubermachen und Geschirrspülen Haushaltshandschuhe tragen und bei und nach jeder großen Putzaktion die Räume gründlich lüften, kann eigentlich nichts passieren.

Ganz wichtig: Mischen Sie niemals chlorhaltige Sanitärreiniger mit Essig oder WC-Reinigern, denn dabei entsteht giftiges Chlorgas. Versprühen Sie während der Schwangerschaft auch keine Insektizide oder Biozide. Bisher wollte noch kein Hersteller versichern, dass seine Produkte unbedenklich sind. Bitten Sie außerdem andere, den Backofen zu reinigen.

GUT ZU WISSEN

LEBEN MIT HAUSTIEREN

Immer wieder hört und liest man, dass von Haustieren gesundheitliche Gefahren für Schwangere ausgehen. Das ist nur zum Teil richtig, sofern grundlegende Hygieneregeln eingehalten werden:

- Selbstverständlich sollten Sie kontrollieren, ob Ihr Hund oder Ihre Katze alle notwendigen Impfungen bekommen hat und dass das Tier in den erforderlichen Abständen entwurmt wird.
- Waschen Sie sich nach dem Kontakt die Hände und lassen Sie sich nicht abschlecken.
- Bei Katzen ist das Wichtigste, dass sich während der Schwangerschaft jemand anderes um die Reinigung des Katzenklos kümmert. Denn über den Kot der Stubentiger kann der Toxoplasmose-Erreger übertragen werden, was eine Gefahr für das Baby darstellt (Seite 83).

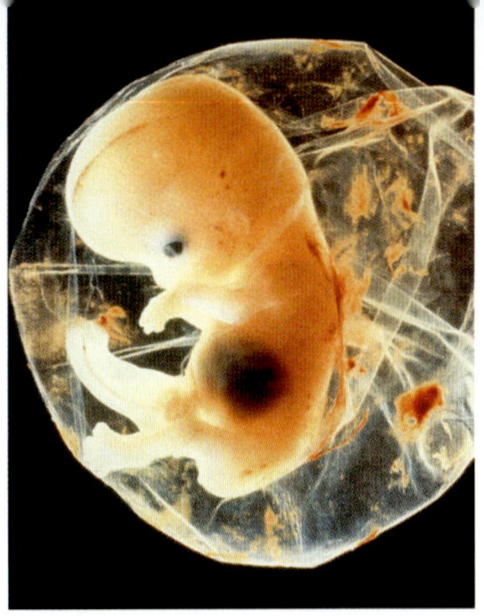

Die Größe des Babys in dieser Woche ist 15 Millimeter von Scheitel bis zum Steiß. Hände und Füße bilden sich weiter heraus. Der Kopf entwickelt sich mit den Augen auf beiden Seiten des Gesichts.

54. TAG

SSW 7+5 *{Noch 226 Tage}*

Toxoplasmose

Toxoplasmose wird nicht nur beim Verzehr von ungenügend erhitztem Fleisch übertragen (Seite 42). Weil die wichtigsten Wirtstiere des Erregers Katzen sind, können er oder seine Wachstumsvorstufen auch über den Kontakt mit Katzenkot aufgenommen werden. Wenn Sie keine ausreichende Immunität besitzen, dürfen Sie daher als Katzenbesitzerin das Katzenklo nicht selbst reinigen. Können Sie den Toilettendienst nicht delegieren, benutzen Sie unbedingt Gummihandschuhe.

In Deutschland haben 26 bis 54 Prozent aller Schwangeren die Infektion bereits durchlebt und besitzen daher eine Immunität, die auch das Baby im Bauch schützt. Eine Blutuntersuchung zu einem frühen Schwangerschaftszeitpunkt, die allerdings nur bei Verdacht auf Toxoplasmose eine Kassenleistung ist und ansonsten von der Schwangeren selbst gezahlt werden muss, gibt Aufschluss.

Schwangere, die keine Antikörper im Blut haben, können sich während der gesamten Schwangerschaft infizieren, wobei im ersten Trimester ein Übergang des Erregers auf das Baby selten ist und in der Regel zu einem spontanen Abort führt. Je später eine Frau sich infiziert, desto größer ist die Wahrscheinlichkeit, dass auch das Kind erkrankt. Typische Zeichen für eine Infektion mit Toxoplasmose sind geschwollene Lymphknoten, Fieber und Kopfschmerzen. Besteht ein begründeter Verdacht auf eine Toxoplasmose-Erkrankung, sollten Sie sich von einer Ärztin beraten lassen.

Mit der eigenen Katze zu schmusen, stellt in der Regel keine Gefahr dar. Um die Reinigung ihrer Toilette sollten sich während der Schwangerschaft allerdings besser andere kümmern.

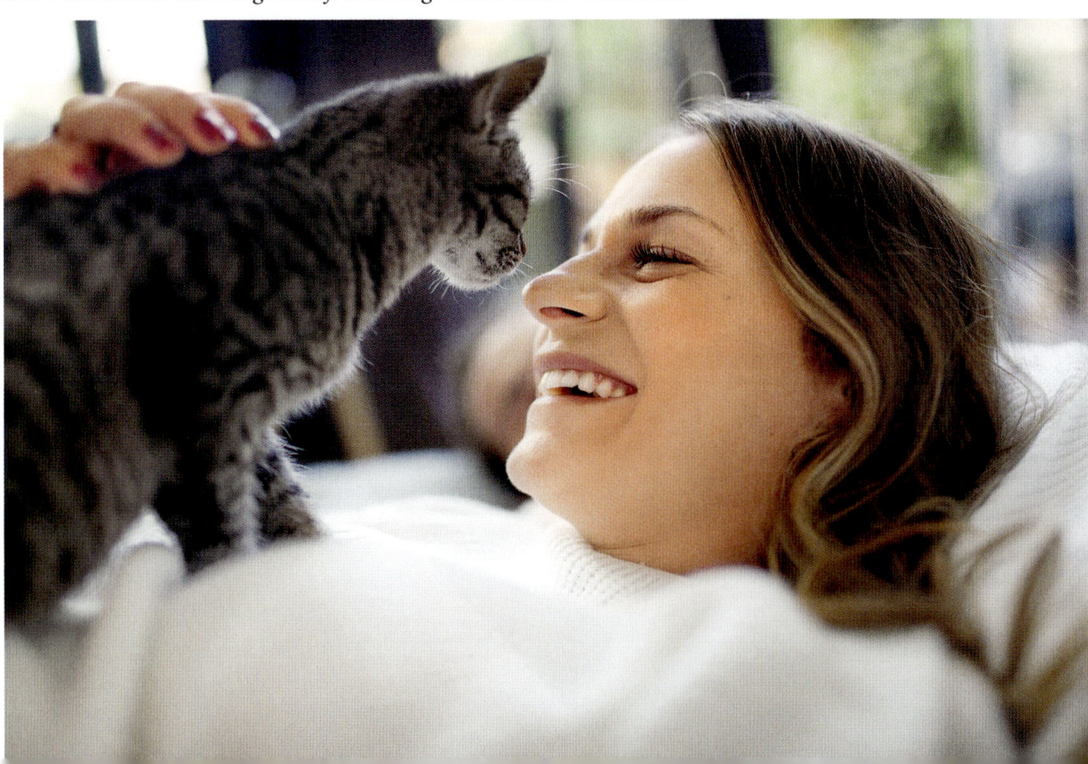

leicht. Veränderungen im Leben brauchen eben Zeit. Doch die Schwangerschaft »schenkt« Ihnen zum Glück neun Monate, um sich auf Ihre neue Rolle als Eltern vorzubereiten.

Was wünschen Sie sich?

Am Anfang wissen Sie vielleicht noch gar nicht, wo Sie anfangen sollen: Wollen Sie einen Säuglingspflegekurs besuchen? Noch schnell heiraten oder umziehen? Werden Sie bei alldem überhaupt noch Sie auch mit ihnen über die Schwierigkeiten und Freuden des Elternseins sprechen. Es gibt zudem zahlreiche Bücher und Kurse zu diesem Thema. Vertrauen Sie darauf, dass Sie Ihren persönlichen Weg finden werden. Und denken Sie immer daran: Wenn Sie gut zu sich selbst sind und immer wieder Ruhe miteinander finden, fällt der Weg leichter. Sprechen Sie offen über Ihre Wünsche für Ihr Baby, Ihre Beziehung und das gemeinsame Leben. Das stärkt das gegenseitige Vertrauen.

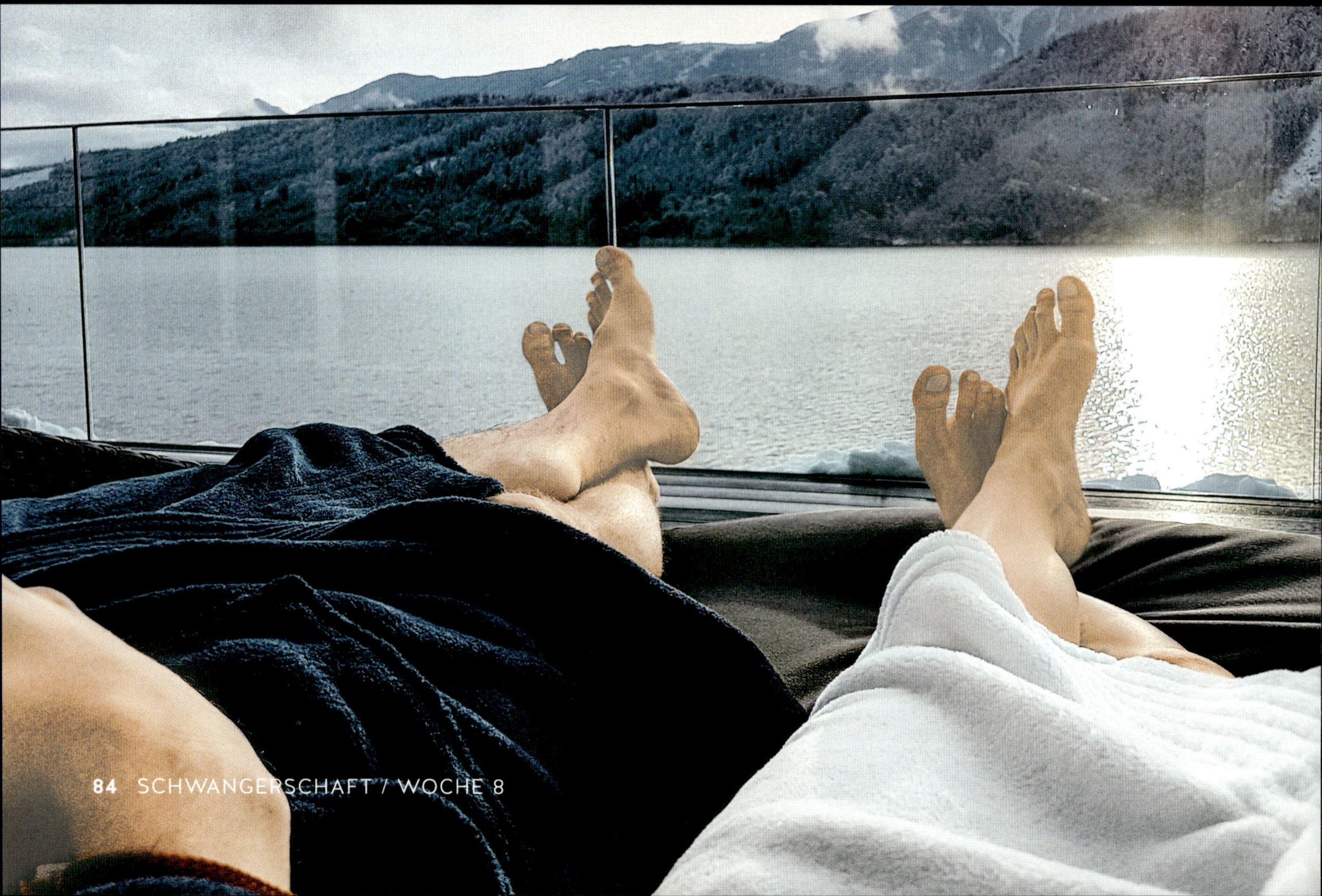

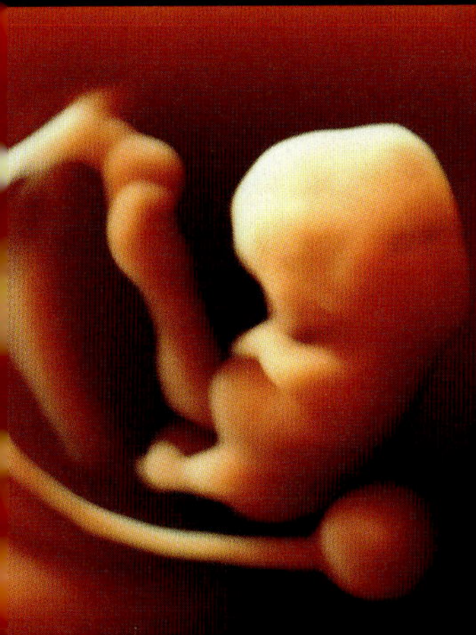

Dreidimensionale Ultraschallaufnahme eines Embryos. Gehirn und Nervensystem entwickeln sich weiter fort. Es ist nun elektrische Aktivität feststellbar.

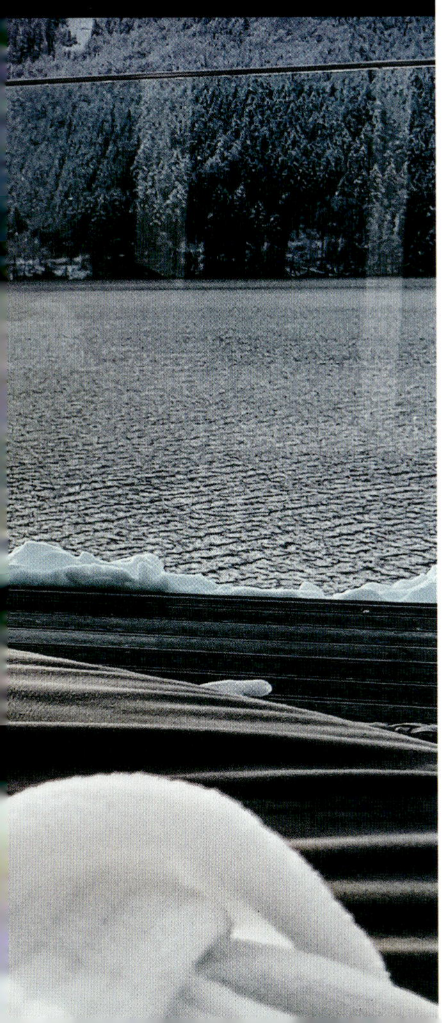

56. TAG

SSW 8+0 *{Noch 224 Tage}*

Vater werden ist doch schwer

Dass es an einem Mann nicht spurlos vorübergeht, wenn seine Partnerin ein Baby erwartet, ist natürlich. Doch hätten Sie gedacht, dass eine Schwangerschaft nicht nur für den Körper der Frau gravierende Veränderungen mit sich bringt, sondern auch für den des Mannes? Eine groß angelegte Studie aus England zeigt, dass vier von fünf werdenden Vätern ebenfalls typische Schwangerschaftsbeschwerden haben. Dabei zeigen die Männer ähnliche Beschwerden wie die werdenden Mütter: Sie sind ständig müde, erleiden unkontrollierbare Hungerattacken, kämpfen mit heftigen Stimmungsschwankungen und nehmen durchschnittlich vier Kilogramm zu. Bei einzelnen Männern wurden sogar wehenartige Bauchkrämpfe attestiert. Elf Studienteilnehmer mussten ärztlich behandelt werden.

Die Hormone sind schuld

Wissenschaftler erklären dieses Phänomen als eine Art evolutionsbiologisches Überbleibsel und bezeichnen es als Couvade-Syndrom (franz.: couver = brüten). Sie vermuten, dass von der Schwangeren weibliche Sexuallockstoffe ausgesendet werden, die die Psyche und den Hormonhaushalt des werdenden Vaters beeinflussen.
Im Blut der Väter in spe wurde vermehrt das Stresshormon Cortisol sowie das milchbildende Hormon Prolaktin gefunden. Nach der Geburt des Babys sinkt dann auch noch der Testosteronspiegel. Diese Hormonverschiebungen helfen dem Mann in der Schwangerschaft, leichter eine intensive Beziehung zu seinem ungeborenen Baby aufzubauen. Ist das Kind ein paar Monate später auf der Welt, beeinflussen sie dann sein Brutpflegeverhalten positiv.

AUS WISSENSCHAFT UND FORSCHUNG

EINE GUTE BINDUNG

Eine Studie mit 1686 unverheirateten Vätern hat gezeigt, dass sich deutlich haltbarere Familienbande knüpfen lassen und sich auch die Väter mehr ins Familienleben einbringen, wenn sie schon in der Schwangerschaft Aufgaben übernehmen konnten. Jeder Handgriff, den die Schwangere nicht selbst tun muss, ist eine Erleichterung für sie. Sorgen Sie als werdender Vater dafür, dass alles reibungslos funktioniert.

WISSEN SPEZIAL

DIE ULTRASCHALL-UNTERSUCHUNGEN

Während einer normalen Schwangerschaft sind in Deutschland drei Ultraschalluntersuchungen vorgesehen, deren Kosten von den Krankenkassen getragen werden. Bei diesen Untersuchungen gibt eine Sonde Schallwellen mit einer Frequenz oberhalb der menschlichen Hörschwelle ins Gewebe ab. Je nachdem, wie das Gewebe beschaffen ist, werden diese Wellen reflektiert, also »zurückgeschickt«, oder absorbiert. Anhand der Anzahl der an die Sonde zurückgeschickten Schallwellen lassen sich dann Rückschlüsse über Form und Beschaffenheit des Gewebes ziehen und bildlich darstellen.

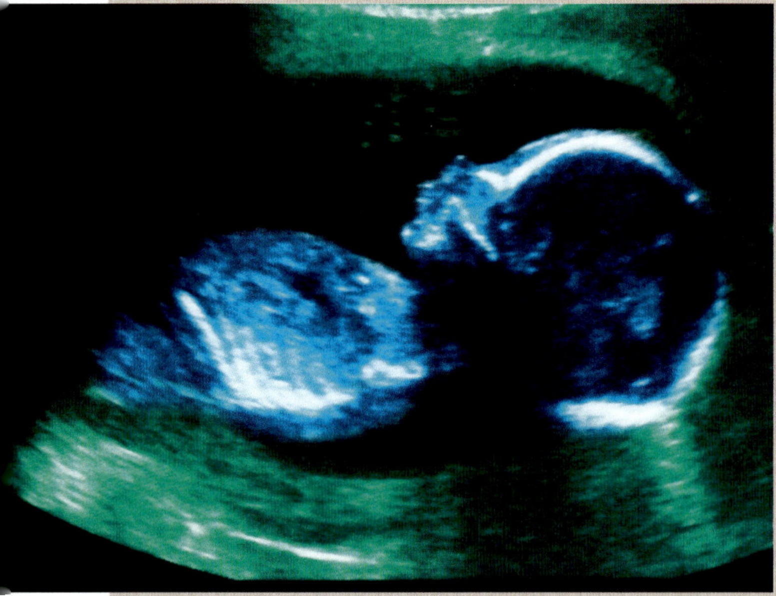

Ein Baby in der 20. Schwangerschaftswoche, rechts ist der Kopf und mittig der Brustkorb zu sehen.

Ultraschall ist, in Maßen und von geschultem Personal angewandt, nicht schädlich. Die Bildqualität ist vom jeweiligen Gerät, von dem Geschick des Untersuchers und den äußeren Bedingungen abhängig. Ist zum Beispiel der Darm mit extrem viel Luft gefüllt oder die Bauchdecke sehr dick, ist es schwieriger, ein klares Bild zu erhalten.

1. Basisuntersuchung: 9.–12. Woche

Die erste Ultraschalluntersuchung führt die Frauenärztin mittels einer Vaginalsonde durch, also von der Vagina aus. So wird dokumentiert, ob die Schwangerschaft in der Gebärmutterhöhle (intrauterin) zu sehen ist, ob ein Embryo darstellbar ist und ob das Herzchen schlägt (»Herzaktion positiv«). Zu diesem Zeitpunkt können auch schon ruckartige Bewegungen beobachtet werden. Sind zwei oder mehr Fruchthöhlen zu sehen, handelt es sich um eine Mehrlingsschwangerschaft.

Durch Messung der Scheitel-Steiß-Länge (SSL) kann die Ärztin feststellen, ob sich der Embryo gemäß den Angaben der Frau über ihre letzte Regel oder den letzten Eisprung zeitgemäß entwickelt. Alle Befunde werden auf Seite 10 und 11 des Mutterpasses dokumentiert (siehe ab Seite 62).

Bemerkt die Ärztin Auffälligkeiten, liegen bestimmte Risiken vor, wie zum Beispiel eine kindliche Fehlbildung in der früheren Schwangerschaft, die Einnahme fruchtschädigender Medikamente in der Frühschwangerschaft und erhöhtes mütterliches Alter, oder befürchtet die Schwangere Fehlbildungen, kann zusätzlich eine Feindiagnostik bei einem Ultraschallspezialisten veranlasst werden.

2. Basisuntersuchung: 19.–22. Woche

Der Fötus ist nun schon so groß, dass sich auf dem Monitor schwerwiegende Fehlbildungen erkennen lassen könnten. Daher überprüft die Frauenärztin nochmals, ob einer oder mehrere lebende Föten vorhanden sind und ob Arme, Beine, Kopf sowie Rumpf in normaler Form zu sehen sind. Zudem sind nun Struktur und Lage des Mutterkuchens wichtig (Vorderwand, Hinterwand, Seite oder Dach der Gebärmutter). Auch die Menge des Fruchtwassers kann Aufschluss über mögliche Komplikationen geben. So ist bei einem Diabetes das Fruchtwasser manchmal vermehrt, bei einer Unterversorgung des Fötus kann es verringert sein.

Durch die Messung von Kopfumfang, Bauchumfang und Oberschenkellänge des Babys kann sein Gewicht bestimmt werden. Die Maße geben Aufschluss über die zeitgerechte Entwicklung.

Im 3D-Ultraschall lässt sich zu diesem Zeitpunkt vielleicht sogar schon das Gesicht Ihres Babys erkennen. Allerdings verfügt nicht jede Arztpraxis über diese technischen Möglichkeiten.

3. Basisuntersuchung: 29.–32. Woche

Beim letzten großen Ultraschall werden nochmals dieselben Parameter untersucht wie bei der zweiten Untersuchung. Zwar wird es schwieriger, etwas auf dem Monitor zu erkennen, weil das Baby schon so groß ist, dass nicht mehr der gesamte Körper, sondern nur noch ein Ausschnitt abgebildet werden kann. Anhand der Messung von Kopf- und Bauchumfang sowie Oberschenkellänge lässt sich das Wachstum jedoch gut kontrollieren. Auch die Lage des Kindes (Schädel-, Beckenend- oder Querlage) wird überprüft. Doch keine Sorge, noch hat Ihr Kind viel Zeit, sich für die Geburt in Position zu bringen.

Weitere Ultraschallkontrollen

Von den drei Basis-Untersuchungen abgesehen, kann der Ultraschall noch für weitere Kontrollen in der Schwangerenvorsorge eingesetzt werden, zum Beispiel um das Wachstum im Verlauf zu kontrollieren. Ob das notwendig ist oder nicht, wird die Ärztin einschätzen und entscheiden.

Im Bereich der Pränataldiagnostik wird über die normale Schwangerenvorsorge hinaus gezielt nach Fehlbildungen oder Anzeichen einer Minderversorgung des Fötus geschaut. Sie ist daher nur bei bestehenden Risikofaktoren der Frau vorgesehen. Mehr dazu erfahren Sie ab Seite 106.

Was ist ein Doppler-Ultraschall?

Mit dem sogenannten Doppler-Ultraschall-Verfahren lässt sich Bewegung sichtbar machen. Dies ist vor allem in Bezug auf den Blutfluss interessant, denn ein pathologisch veränderter Blutfluss in den mütterlichen Gefäßen und/oder denen des Kindes kann auf eine Minderversorgung des Fötus hinweisen.

Eine standardmäßige Anwendung des Dopplers ist nicht notwendig. Sind jedoch noch andere Parameter auffällig (etwa das Wachstum des Kindes oder die Fruchtwassermenge), kann er entscheidende Hinweise geben, wann die Geburt anzustreben ist.

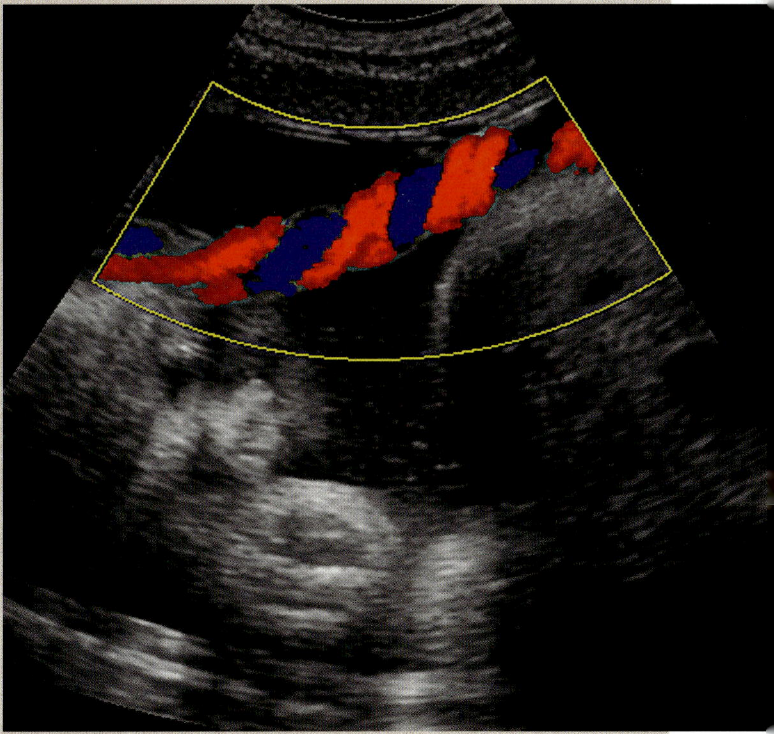

Im Doppler-Ultraschall ist die Nabelschnur farbig dargestellt. Die Arterien sind rot, die Vene blau.

WAS IHR KÖRPER JETZT BRAUCHT

Die Entwicklung Ihres Babys geht rasend schnell voran. Daher ist es wichtig, dass Sie Ihren Körper ausreichend mit allen Vitalstoffen versorgen, die er jetzt dringend benötigt. Manchmal kommt es vor, dass Ärztin oder Hebamme die Schwangerschaft als »nicht unkompliziert« bewerten. Doch keine Sorge, falls Sie dies betrifft: Es geschieht nur zu Ihrer eigenen Sicherheit und zum Wohle Ihres Kindes.

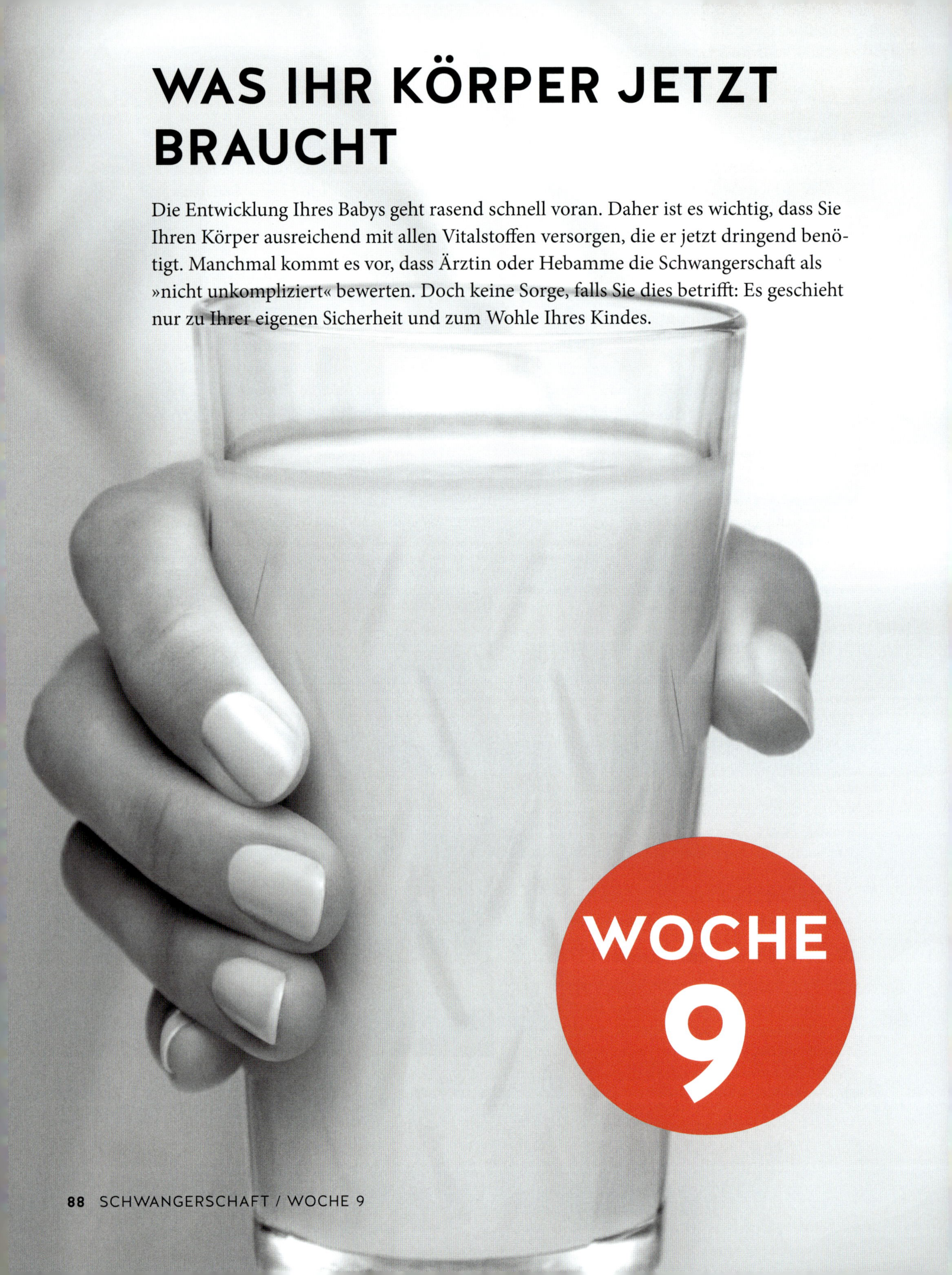

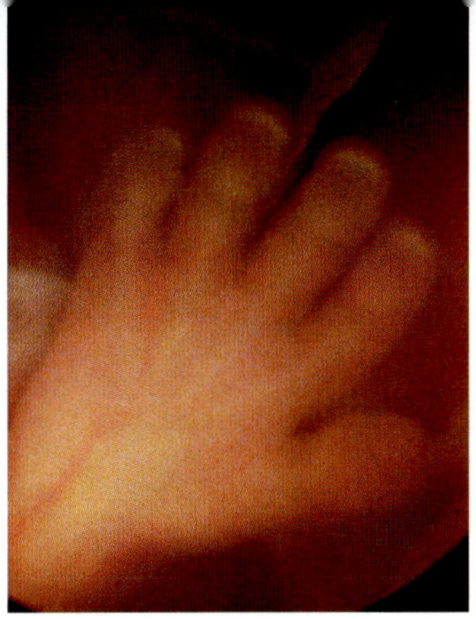

Dieses Foto einer Hand entstand während einer Fruchtwasseruntersuchung. Neben der Punktionsnadel wurde eine winzige Kamera eingeführt, um einzigartige Aufnahmen wie diese zu machen.

57. TAG

SSW 8+1 *{Noch 223 Tage}*

Wie sich Ihr Körper verändert

Noch ist es zu früh dafür, dass andere etwas von Ihrer Schwangerschaft bemerken würden. Sie selbst können aber durchaus feststellen, dass Ihr Bauch schon größer wird. Vielleicht haben Sie auch schon ein wenig zugenommen. Bis zum Ende der 13. Schwangerschaftswoche zeigt die Waage im Durchschnitt ein bis zwei Kilo mehr an. Ihr Baby hat daran nur einen geringen Anteil. Doch die Gebärmutter hat sich seit der Zeugung größenmäßig bereits verdoppelt. Zudem sorgen Plazenta, Fruchtwasser, das größere Blutvolumen und Ihre wachsenden Brüste dafür, dass das Gewicht langsam ansteigt.

Auch wenn sich der Bauchumfang noch nicht groß verändert hat, empfinden viele Frauen etwas lockerere Kleidung schon jetzt als angenehm. Wenn Sie sich noch nichts Neues kaufen möchten, tun es in den nächsten Wochen auch noch die guten alten Einmachgummis als »Erweiterung« für Hosen- und Rockbund. Falls Sie einen BH tragen, kann jedoch schon ein größeres Modell nötig sein, möglichst ohne Metallbügel und aus atmungsaktivem Material. Vielleicht hat die Empfindlichkeit Ihres Geruchssinns noch weiter zugenommen. Dinge, die Sie früher sehr genossen haben, mögen Sie plötzlich nicht mehr riechen. Dazu gehören oft Kaffee oder frisches Brot und bei sehr vielen Schwangeren auch Nikotinschwaden. Auf der anderen Seite aber haben Sie plötzlich vielleicht Lust auf Dinge, die Sie bisher verschmäht haben. Die berühmte Saure-Gurken-mit-Schokocreme-Zeit, in der Schwangere immer neue Lebensmittelkombinationen ausprobieren, beginnt spätestens jetzt. Sehr lange werden Sie diese Gelüste und Aversionen aber nicht mehr pflegen müssen. Ab der 12. bis 14. Woche nehmen sie ab oder sie verschwinden wieder ganz.

FÜR SCHWIMMERINNEN

Achten Sie darauf, dass das Wasser nicht zu warm ist. **25 °C sind ideal.** Einen Abstecher in den Whirlpool sollten Sie sich verkneifen. Die hohen Temperaturen lassen das Risiko für eine Infektion mit Bakterien und Pilzen deutlich steigen.

GUT ZU WISSEN

NEUE ENERGIE TANKEN

Langsam lassen bei einigen Frauen Erschöpfung und Übelkeit etwas nach, aber leider nicht bei allen. Wenn die große Müdigkeit aufgrund der Schlafstörungen anhält, kann Ihnen vielleicht eine der folgenden Maßnahmen helfen, den Tag gelassen zu überstehen:

- Regelmäßig in Bewegung kommen.
- 15 Minuten Schlaf zwischendurch (mit einer Menge Kissen, um Beine und Rücken zu entlasten).
- Ein warmes Entspannungsbad und danach ein Glas warme Milch.
- Frische Luft (auch nachts beim Schlafen).
- Ein liebevoller Partner, der Rücken, Füße und Schultern massiert.

Der erste Ultraschall

Zwischen der neunten und zwölften Schwangerschaftswoche ist die erste der drei von den Krankenkassen empfohlenen Ultraschalluntersuchungen vorgesehen (ab Seite 86). Die Ärztin untersucht, ob das Baby richtig in der Gebärmutter liegt, ob sein Herz regelmäßig schlägt und ob es groß genug für die berechnete Schwangerschaftswoche ist.

In der Praxis wird eine erste Ultraschalluntersuchung häufig schon früher durchgeführt – auch wenn Frauenärztinnen immer wieder betonen, dass ein zu früher Ultraschall die Schwangeren eher verunsichert, weil noch zu wenig zu sehen ist.

Wenn Sie älter als 35 Jahre sind, ist Ihre Ärztin dazu verpflichtet, Sie auf die Möglichkeiten der vorgeburtlichen Diagnostik hinzuweisen (ab Seite 96 und ab Seite 106). Es liegt ganz allein bei Ihnen, ob Sie dieses Angebot wahrnehmen möchten oder nicht. Die Entscheidung für oder gegen solche Tests ist nicht einfach. Umso wichtiger ist es für Sie, sich über Sinn, Methoden und Aussagekraft solcher Untersuchungen zu informieren. Lassen Sie sich unabhängig beraten, wenn Sie Zweifel haben. Und haben Sie den Mut, Angebote abzulehnen, wenn sie für Sie nicht wichtig sind.

Ab jetzt nimmt der kleine Körper eindeutig menschliche Züge an und streckt sich. Der Nacken entsteht und so wirkt Ihr Baby noch »menschlicher«. Es gibt eine erste Nervenverbindung zwischen den Augen und dem Gehirn.

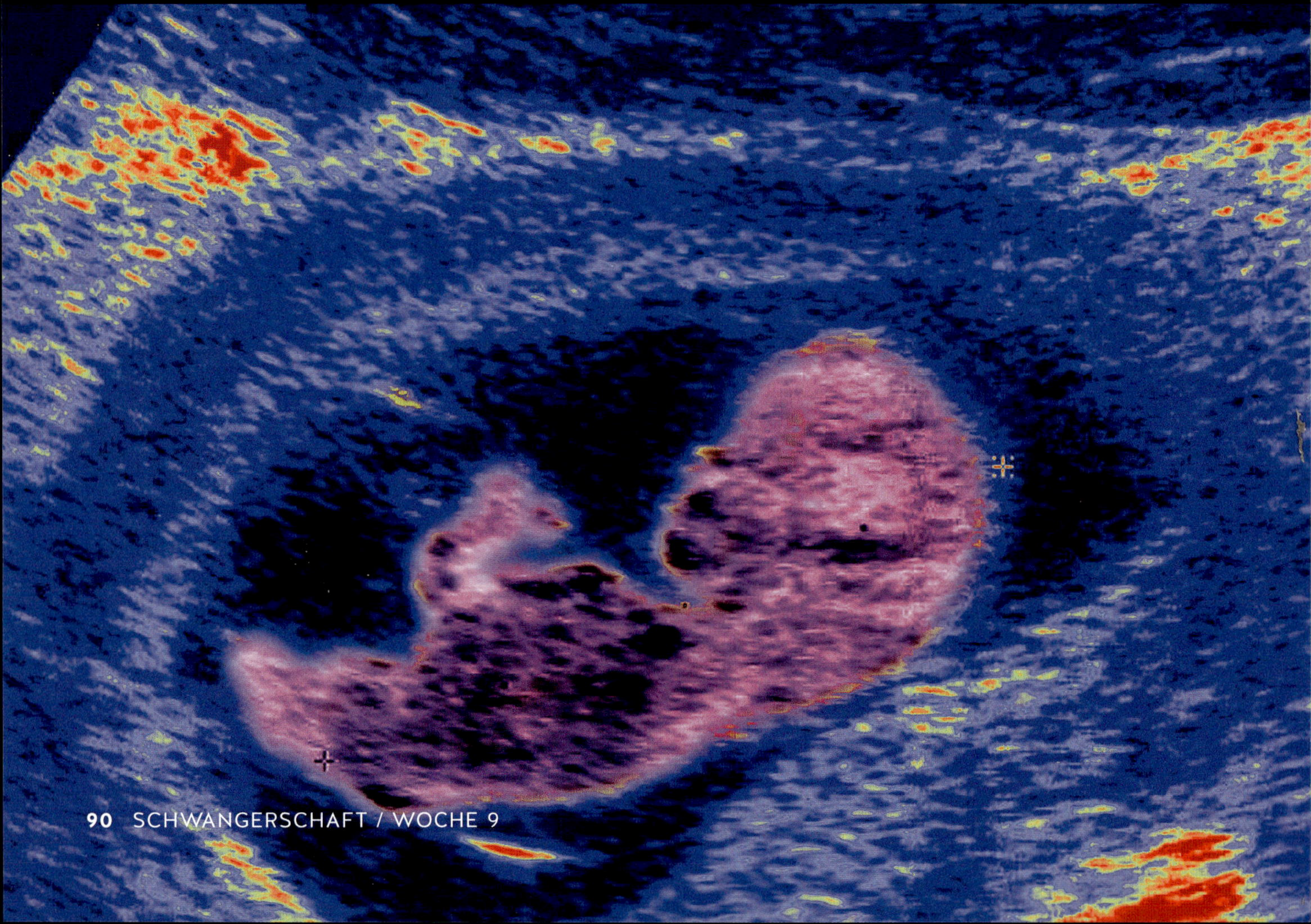

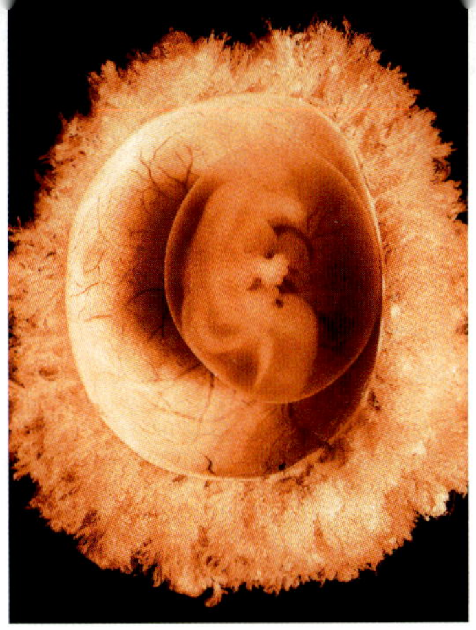

Das Baby liegt in seiner Fruchthöhle umgeben vom Gewebe des Mutterkuchens, der momentan noch größer ist als es selbst. Die Hände sind im Handgelenk gebeugt, Finger und Zehen wachsen deutlich sichtbar.

59. TAG

SSW 8+3 *{Noch 221 Tage}*

Warum Kalzium jetzt so wichtig ist

In der Schwangerschaft besteht ein erhöhter Kalziumbedarf. Wenn Sie bei der Ernährung nicht genügend auf die Zufuhr achten, wird Ihr Baby Ihnen den Mineralstoff aus den Knochen entziehen. Dies kann für Sie zu gesundheitlichen Problemen wie Osteoporose (Abnahme der Knochendichte) führen und dadurch später das Risiko für Knochenbrüche erhöhen. Auch für die Entwicklung des Babys ist Kalzium wichtig. Es wird für das kindliche Knochengerüst und die Zahnanlage benötigt. Der stärkste Einbau in die Knochen des Babys erfolgt dabei in der zweiten Schwangerschaftshälfte.

Kalzium ist vor allem in Milchprodukten enthalten (Käse, Joghurt, Sauermilch). Auch einige Gemüse wie Lauch, Fenchel und Kohl sowie Hülsenfrüchte, Nüsse und Sesam enthalten größere Mengen. Normalerweise sollte also eine ausgewogene Ernährung genügen, um Mutter und Kind gut zu versorgen.

Die empfohlene **Kalziummenge** für eine Schwangere beträgt bis zu 1000 Milligramm pro Tag.

1 Liter Milch deckt den täglichen Bedarf einer Schwangeren ab.

Wer **keine Milch verträgt,** muss auf einen ausreichend hohen Anteil an kalziumhaltigem Gemüse im Speiseplan achten.

Rohmilchprodukte sind wegen des Listeriose-Erregers für Schwangere nicht zu empfehlen.

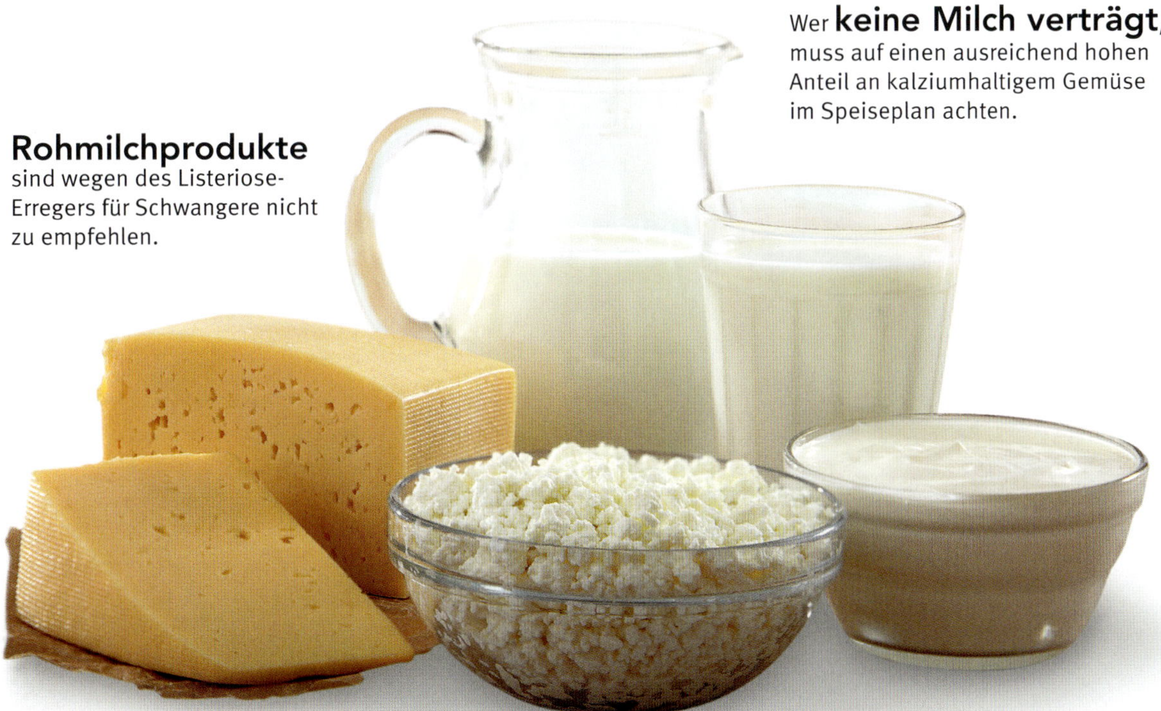

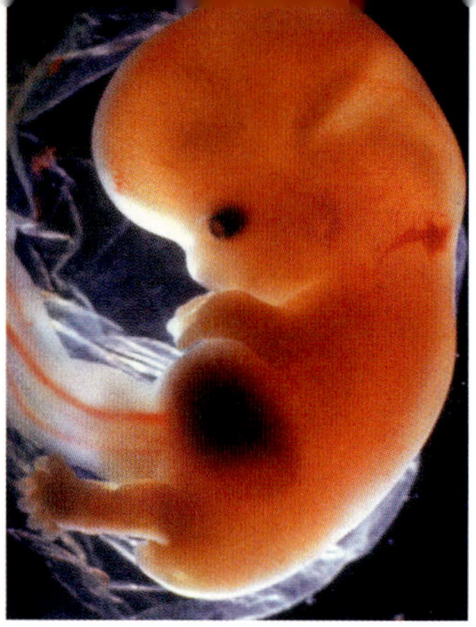

Die Entwicklung des Babys geht rasend schnell voran. Es ist zwischen 17 und 22 Millimeter groß, wobei der Kopf das meiste davon ausmacht. Der Hals entsteht und trennt den voluminösen Kopf vom restlichen Körper.

60. TAG

SSW 8+4 *{Noch 220 Tage}*

Magnesium, ein wichtiger Mineralstoff

Magnesium kommen verschiedene Aufgaben im Stoffwechsel zu, zum Beispiel beim Knochenaufbau und der Bildung der Zähne. Daher ist der Umsatz gerade in der Schwangerschaft besonders hoch. Trotzdem lässt sich nach Ansicht von Ernährungsexperten der tägliche Bedarf für schwangere Frauen in Deutschland, Österreich und der Schweiz gut über die Nahrung decken.

Bei einigen Schwangerschaftsbeschwerden wie Wadenkrämpfen wird die Frauenärztin zusätzlich ein Magnesiumpräparat verschreiben. Die Einnahme von Magnesium bei Verdacht auf vorzeitige Wehen wurde dagegen in Studien als wirkungslos erkannt. Wird das Mittel nicht oral verabreicht, ist diese Maßnahme sogar mit erhöhten gesundheitlichen Risiken für das Kind verbunden.

Achtung: Weil sich Magnesium und Eisen gegenseitig bei der Aufnahme behindern, sollten entsprechende Präparate in ausreichend großem zeitlichen Abstand eingenommen werden.

Der **Tagesbedarf** liegt bei 310 Milligramm in der Schwangerschaft und 390 Milligramm in der Stillzeit.

Bananen liefern mit 50 Milligramm/150 Gramm besonders viel Magnesium.

Größere Mengen stecken etwa in Vollkorn, Vollkornprodukten und Kartoffeln.

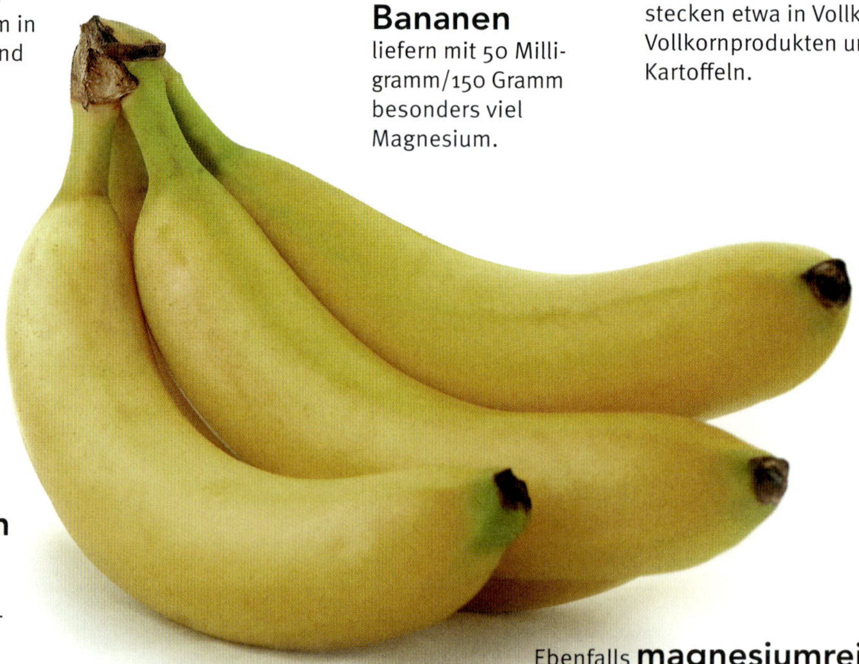

Gemüsesorten wie Spinat, Schwarzwurzeln und Kohlrabi sind gute Magnesiumlieferanten.

Ebenfalls **magnesiumreich:** Sonnenblumenkerne, Hülsenfrüchte, Amaranth und Tofu.

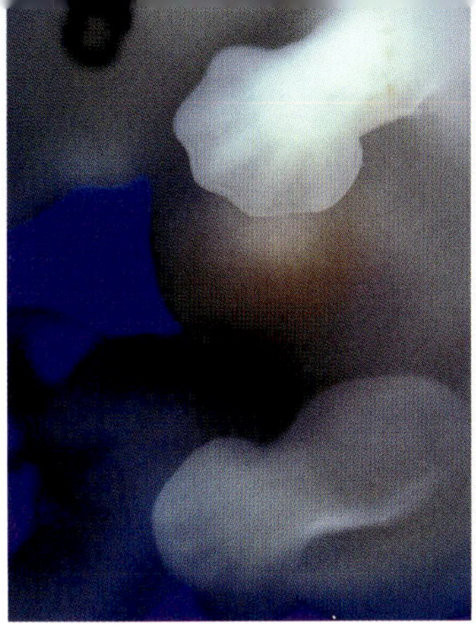

Hier sind die Schwimmhäute zwischen Fingern und Zehen gut zu sehen. Die Arme werden länger und sind in den Ellbogen gebeugt. Die Genitalien beginnen sich zu formen, sind im Ultraschall aber noch nicht zu erkennen.

61. TAG

SSW 8+5 *{Noch 219 Tage}*

Niedrigen Eisenwerten vorbeugen

Der Körper benötigt Eisen unter anderem, um rote Blutkörperchen aufzubauen und damit die Sauerstoffversorgung zu sichern. Durch die Umstellungen in der Schwangerschaft steigt das Blutvolumen, ohne dass sich die Blutkörperchen in gleichem Maße vermehren. Dadurch kommt es zu einer relativen Erniedrigung, sozusagen einer Verdünnung des Eisengehalts im Blut. Doch erst wenn in bestimmten Schwangerschaftsabschnitten spezifische Bluteisenwerte unterschritten werden, deutet dies auf eine Mangelversorgung hin. Dann spricht man von einer Anämie. Nur in diesem Fall wird eine zusätzliche Einnahme von Eisen empfohlen.

Weil Vitamin C die Eisenaufnahme unterstützt, empfiehlt es sich, zum Essen ein Glas frisch gepressten Orangen- oder Grapefruitsaft zu trinken. Gerbstoffe in Tee und Kaffee verschlechtern die Eisenaufnahme im Körper.

Die empfohlene **Eisenmenge** für eine Schwangere beträgt 20 bis 30 Milligramm pro Tag.

Gemüse wie Rote Bete, Mangold, Spinat, Pfifferlinge oder Ingwer sind gute Eisenlieferanten.

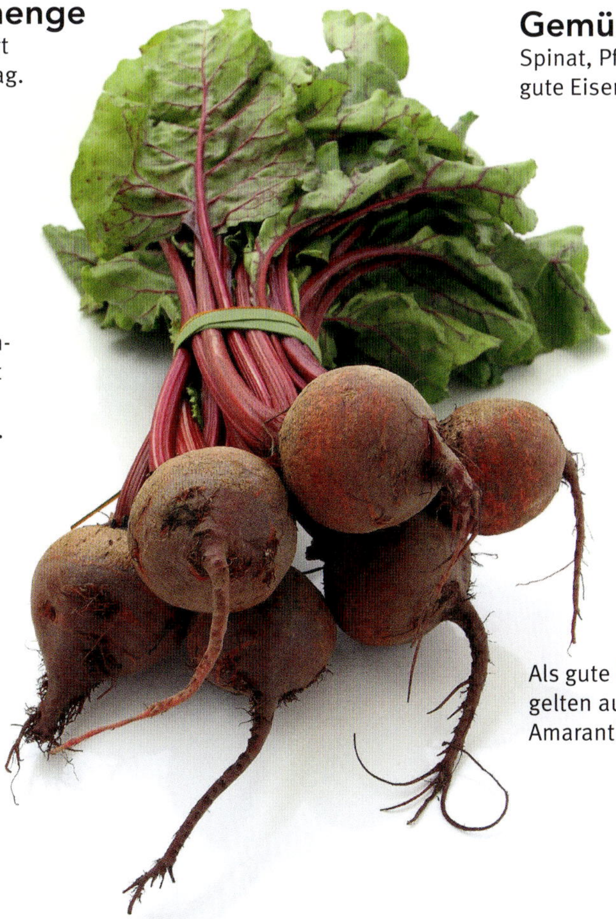

Fleisch besitzt den höchsten Eisengehalt, da es selbst eisenhaltige Blutkörperchen enthält.

Spezielle Säfte aus Kräuterextrakten wie Floradix® oder Kräuterblut® sind in der Apotheke erhältlich.

Als gute **Eisenlieferanten** gelten auch getrocknete Aprikosen, Amaranth, Sesam und Melasse.

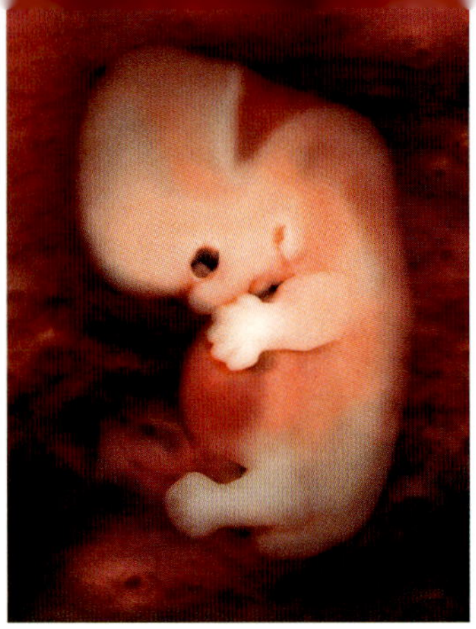

Das Gesicht Ihres Babys formt sich weiter. Die Augen und Lider sind ausgebildet, die Lippen und die Anlagen für die Zähne finden ihren Platz. Ihr Baby schlägt Saltos und dreht sich um sich selbst.

62. TAG

SSW 8+6 *{Noch 218 Tage}*

Wie sinnvoll sind Jodpräparate?

Eine kleine Drüse unterhalb des Kehlkopfs produziert Hormone, die an der Steuerung von Wachstum, Knochenbildung, Stoffwechsel und Gehirnentwicklung beteiligt sind: die Schilddrüse. Damit diese optimal arbeiten kann, benötigt sie Jod. Steht dem Körper zu wenig von diesem Spurenelement zur Verfügung, versucht die Schilddrüse, mehr davon aufzunehmen, indem sich ihr Gewebe vergrößert, was äußerlich als Kropf sichtbar wird. Eine solche krankhafte Vergrößerung wird bei ein bis sechs Prozent aller Neugeborenen beobachtet.

Deutschland zählt nach den Kriterien der Weltgesundheitsorganisation WHO zu den Jodmangelgebieten. Denn da sich der größte Jodanteil in den Weltmeeren befindet, sind Agrarprodukte, die fern der See gedeihen, arm an Jod. Mit der normalen Ernährung können Sie also in den meisten Gegenden hierzulande nicht genug davon aufnehmen – zumal der tägliche Bedarf in der Schwangerschaft noch höher ist als normal. Dasselbe gilt für Österreich und die Schweiz.

Achtung: Frauen, die eine vorhandene Schilddrüsenfehlfunktion mit Tabletten behandeln, dürfen nicht nach eigenem Ermessen Jodtabletten oder Kombipräparate mit Jod einnehmen (zum Beispiel Folsäure kombiniert mit Jod). Bitte besprechen Sie eine zusätzliche Jodzufuhr immer vorher mit Ihrer Ärztin.

Die empfohlene Jodmenge für eine Schwangere beträgt 200 bis 230 Mikrogramm pro Tag. Da Sie Teile dieser Tagesmenge mit Ihrer Nahrung zu sich nehmen, wird eine zusätzliche Tabletteneinnahme von 100 bis 150 Mikrogramm empfohlen.

Alles, was **aus dem Meer** kommt, ist stark jodhaltig: Seefische, Meeresfrüchte, Algen, Seekrebse.

Meersalz enthält Jod.

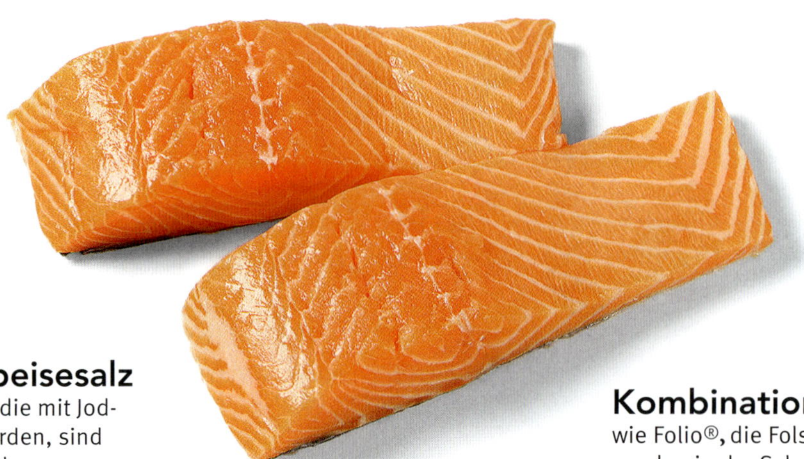

Jodiertes Speisesalz und Lebensmittel, die mit Jodsalz hergestellt wurden, sind im Handel erhältlich.

Kombinationspräparate wie Folio®, die Folsäure und Jod enthalten, werden in der Schwangerschaft häufig empfohlen.

63. TAG

SSW 9+0 *{Noch 217 Tage}*

Risikoschwangerschaften

Anhand eines Frage-Antwort-Katalogs erheben Ärztin oder Hebamme bei der ersten Vorsorgeuntersuchung eine Anamnese, um auf Basis Ihrer persönlichen Gesundheitsgeschichte herauszufinden, ob Risiken für die Schwangerschaft bestehen.

Wenn ein Kreuz auf der Ja-Seite auftaucht, bedeutet dies für Sie aber noch lange nicht, dass tatsächlich Komplikationen auftreten werden. In Deutschland werden im Vergleich zu anderen Ländern sehr viel schneller Risiken gesehen. Daher ist es für Sie wichtig, ganz klar zwischen theoretischen Risiken, wie zum Beispiel einem höheren Alter (über 35 Jahren) oder einer Allergie, und wirklich akuten Risiken, etwa einer bestehenden schweren Erkrankung, zu unterscheiden. Lassen Sie sich die Befunde und ihre möglichen Folgen von der Ärztin oder Hebamme daher ausführlich erklären.

In den meisten Fällen gilt der Befund »Risikoschwangerschaft« lediglich als Anlass, die Frau in den Monaten bis zur Geburt besonders sorgfältig zu überwachen. Sie wird dementsprechend etwas engmaschiger betreut und man wird vielleicht mehr Vorsorge- oder Zusatzuntersuchungen durchführen, die die Schwangere normalerweise selbst tragen müsste, deren Kosten nun aber die gesetzlichen Krankenkassen übernehmen.

Ab wann gilt eine Schwangerschaft als riskant?

Kriterien für die Einstufung als Risikoschwangerschaft sind vielfältig. Zu ihnen zählen zum Beispiel:

- Das Alter der werdenden Mutter (unter 18 sowie über 35 Jahren)
- Mehrlingsschwangerschaft
- Probleme im Verlauf einer oder mehrerer vorangegangener Schwangerschaften
- Vielgebärende (mehr als vier Geburten)
- Chronische Krankheiten, zum Beispiel Diabetes, Asthma oder Schilddrüsenerkankungen
- Medikamenteneinnahme
- Andauernder Konsum von Nikotin, Alkohol oder Drogen

Verschiedene Komplikationen im Verlauf der Schwangerschaft können zudem dazu führen, dass sie zu einem späteren Zeitpunkt als Risikoschwangerschaft eingestuft wird. Hierzu gehören:

- Gestose, eine spezielle Schwangerschaftserkrankung, umgangssprachlich auch als Schwangerschaftsvergiftung bezeichnet (Seite 439)
- schwerer Eisenmangel (Eisenmangelanämie)
- Schwangerschaftsdiabetes
- Blutungen der Gebärmutter
- Rhesusunverträglichkeit (Seite 62)
- ein deutlich zu großes oder zu kleines Baby
- eine eindeutig gebärunfähige Lage des Babys (Querlage)
- vorzeitige Wehen (drohende Frühgeburt)
- Zervixinsuffizienz (Schwäche des Muttermunds, drohende Frühgeburt, Seite 271)

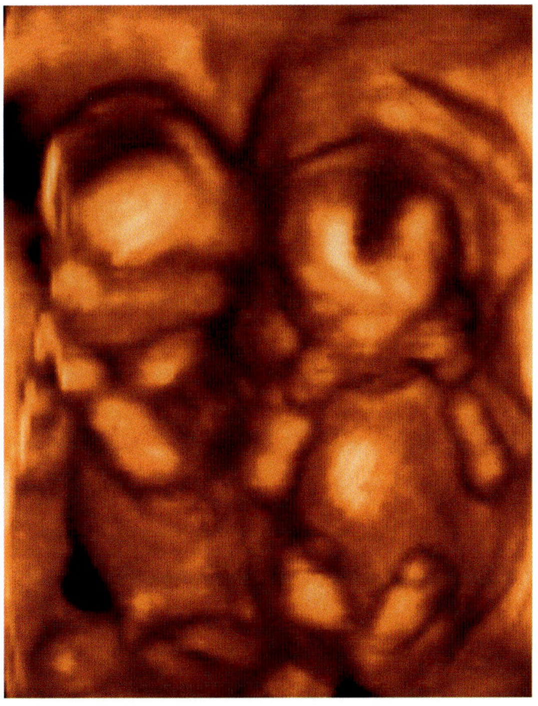

Eine Mehrlingsschwangerschaft wird hierzulande immer als Risikoschwangerschaft eingestuft.

WISSEN SPEZIAL

SCREENING-TESTS

In der Schwangerschaft werden verschiedene Laboruntersuchungen durchgeführt, um mögliche Risiken für Mutter und Kind so früh wie möglich zu erkennen und gegebenenfalls einer Erkrankung des Ungeborenen vorbeugen zu können. Einige dieser sogenannten Screening-Tests werden im Rahmen der gesetzlichen Schwangerenvorsorge routinemäßig durchgeführt, andere sind Teil von IGeL-Leistungen (Seite 59). Die Ergebnisse der Untersuchungen werden in den Mutterpass eingetragen.

Blutgruppenzugehörigkeit

Ihre Blutgruppe wird mit dem Rhesusfaktor bestimmt. Er kann positiv (D+) oder negativ (D-) sein. Sollte Ihr Rhesusfaktor negativ sein, können Sie Antikörper gegen das Blut Ihres Kindes bilden, sofern dieses Rhesus-positiv ist. Das Problem dabei: Wenn Sie später noch einmal schwanger werden, hätten Sie so viele Antikörper gegen Rhesus-positives Blut ausgebildet, dass Ihr Ungeborenes gefährdet würde. Um das zu verhindern, wird Ihnen um die 24. Schwangerschaftswoche eine Blutuntersuchung angeboten, bei der aus Ihrem Blut die fetale DNA des ungeborenen Kindes ermittelt wird. Falls dabei das Ergebnis Rh-negativ ist, braucht keine prophylaktische Anti-D-Gabe in der 28. Woche erfolgen. Ist Ihr Baby Rhesus-positiv, erhalten Sie eine Spritze zur Rhesus-Prophylaxe. Gleiches gilt für alle Situationen, in denen es zu einem Blutaustausch zwischen Ihnen und Ihrem Kind kommen könnte, also bei Eingriffen wie einer Fruchtwasserpunktion, bei einer äußeren Wendung oder bei Blutungen.

Antikörper-Suchtest

Bei diesem Screening wird nach Antikörpern gegen fremde Blutbestandteile gesucht. Das ist besonders bei Rhesus-negativen Müttern relevant. Sollte bereits ein Kontakt mit kindlichem Blut stattgefunden haben, muss die Schwangerschaft enger überwacht werden. Der Antikörper-Suchtest wird insgesamt zweimal durchgeführt: zu Beginn der Schwangerschaft sowie zwischen der 24. und 27. Woche.

Röteln

Eine Rötelninfektion ist vor allem in der Frühschwangerschaft für Ihr Kind sehr gefährlich, denn dann kann es bleibende Schäden wie Taubheit, Erblindung, Organschäden und geistige Entwicklungsstörungen davontragen. Auch eine Fehl- oder Frühgeburt ist möglich. Deshalb ist es wichtig zu wissen, ob Sie gegen das Rötelnvirus immun sind, entweder weil Sie geimpft wurden oder weil Sie die Krankheit selbst durchgemacht haben.

Der Titer des Röteln-Hämagglutinationshemmtests (HAH) sollte mehr als 1:16 betragen, anderenfalls muss eine Risikominimierung erfolgen, indem Sie sich von Personen mit unklaren Erkrankungen fernhalten. In Berufen, bei denen man häufiger Kontakt zu Kindern hat, etwa als Erzieherin, Kinderpflegerin oder Lehrerin, sollte bei fehlender Rötelnimmunität ein Beschäftigungsverbot erfolgen oder es sollten regelmäßig Antikörper (Immunglobuline) verabreicht werden, die den Virus »abfangen«. Im Wochenbett kann dann geimpft werden.

Chlamydien

Chlamydien sind Bakterien, die durch Geschlechtsverkehr übertragen werden und häufig unbemerkt bleiben. Eine chronische Infektion kann zu Unfruchtbarkeit führen.

In der Schwangerschaft können Chlamydien Frühgeburten bedingen. Zudem kann sich Ihr Baby unter der Geburt anstecken, was eine Augen- und/oder

Lungenentzündung zur Folge hätte. Wenn daher im Urin der Schwangeren Chlamydien entdeckt werden, erfolgt eine Behandlung mit Antibiotika. Auch Ihr Partner muss dann mitbehandelt werden, sonst kann er Sie beim Sex immer wieder anstecken.

HBs-Antigen

Eine chronische Hepatitis-B-Infektion bleibt ebenfalls oft unbemerkt. Das Baby kann sich aber während der Geburt anstecken und schwer erkranken. Dies lässt sich bei positivem Befund durch eine Impfung des Babys direkt nach Geburt verhindern.

LSR (Syphilis)

Die Lues-Such-Reaktion, kurz LSR, zeigt an, ob die Frau mit dem Syphilis-Erreger infiziert ist. Wird die Geschlechtskrankheit nicht mit Antibiotika behandelt, kann sich das Ungeborene infizieren und schwere Fehlbildungen davontragen. Auch Früh- und Totgeburten können durch den Lues-Erreger verursacht werden.

HIV

Ein HIV-Test sollte jeder Schwangeren angeboten werden. Im Mutterpass wird dabei nicht das Ergebnis vermerkt, sondern lediglich notiert, ob der Test durchgeführt wurde. Bei einer bestätigten HIV-Infektion kann durch Medikamenteneinnahme und gute Geburtsplanung häufig die Übertragung auf das Kind verhindert werden.

OGTT

Dieser Test dient dem Ausschluss eines Diabetes mellitus, der in der Schwangerschaft bei immerhin 3,7 Prozent aller Frauen auftritt und als Gestationsdiabetes bezeichnet wird.

Die Durchführung des Screening-Tests erfolgt zwischen der 24. und 28. Woche und beruht auf der Messung des Blutzuckerspiegels nach Belastung mit einer Zuckerlösung. Ergibt die Blutuntersuchung, dass ein Schwangerschaftsdiabetes vorliegt, müssen Sie Ihren Blutzucker im Alltag entweder durch gezielte Ernährung kontrollieren oder unter Umständen sogar Insulin spritzen.

Streptokokken-Abstrich

Streptokokken-Bakterien der Gruppe B können die Vagina besiedeln und machen in der Regel keine Beschwerden. Bei einer Geburt kann es allerdings zu einer Übertragung auf das Neugeborene kommen und bei diesem zu einer schweren Infektion führen. Bei positivem Abstrich wird daher prophylaktisch während der Geburt ein Antibiotikum verabreicht und das Kind in den ersten Tagen mittels Temperaturkontrollen überwacht. Der Streptokokken-Abstrich ist eine IGeL-Leistung, die Kosten von derzeit rund 20 Euro müssen Sie selbst tragen.

Toxoplasmose und CMV

Diese beiden Untersuchungen sind ebenfalls IGeL-Leistungen (Kosten: jeweils etwa 15 Euro), sofern kein Verdacht auf eine Erkrankung vorliegt.

Eine Infektion mit Toxoplasmose (Seite 83) kann eine Fehlgeburt oder schwere Erkrankung des Ungeborenen auslösen. Das Cytomegalie-Virus (CMV) ist für das Ungeborene ebenfalls sehr gefährlich. Sollten Sie keine Antikörper besitzen, ist, soweit möglich, von einem engen Kontakt mit kleinen Kindern abzuraten. Denn sie sind die Hauptüberträger des Virus, oft ohne selbst die grippeähnlichen Krankheitssymptome aufzuweisen. Sollten Sie mit Kindern arbeiten, etwa als Erzieherin, übernehmen die Krankenkassen die Kosten einer Untersuchung. Ansonsten müssen Sie sie selbst tragen.

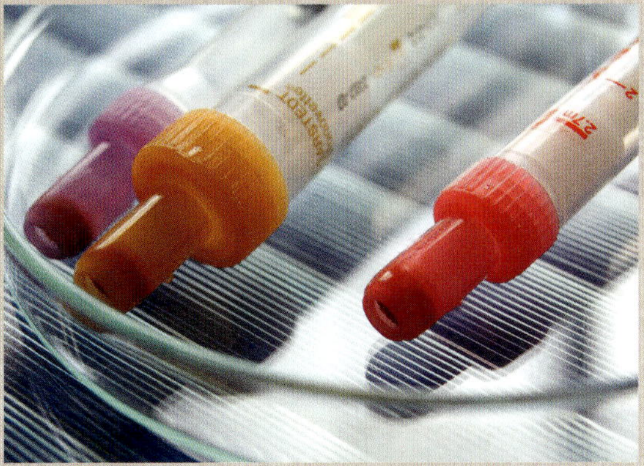

Blutabnehmen ist unangenehm, aber wichtig, weil das Blut viele mögliche Risiken für das Baby aufdeckt.

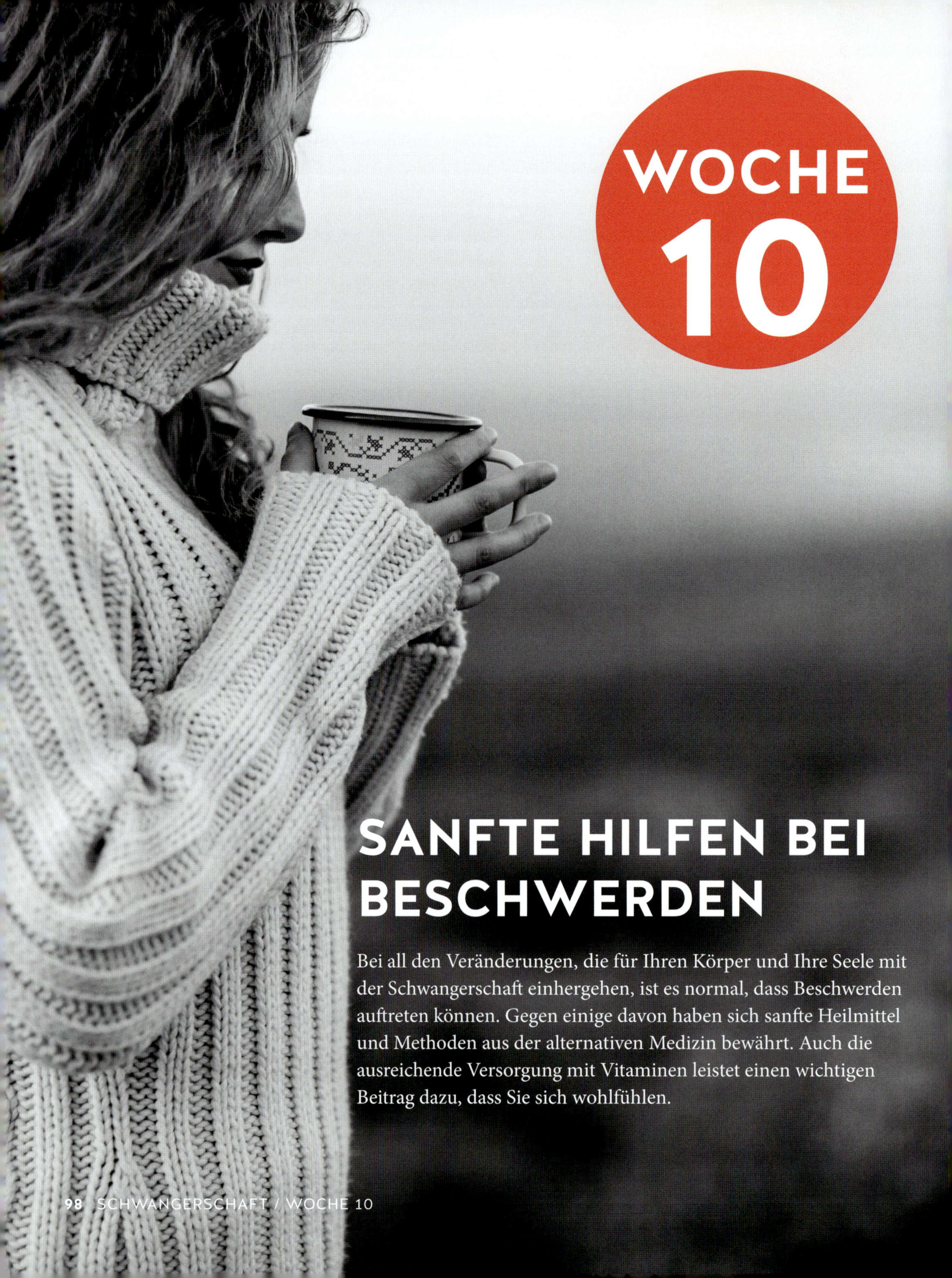

WOCHE 10

SANFTE HILFEN BEI BESCHWERDEN

Bei all den Veränderungen, die für Ihren Körper und Ihre Seele mit der Schwangerschaft einhergehen, ist es normal, dass Beschwerden auftreten können. Gegen einige davon haben sich sanfte Heilmittel und Methoden aus der alternativen Medizin bewährt. Auch die ausreichende Versorgung mit Vitaminen leistet einen wichtigen Beitrag dazu, dass Sie sich wohlfühlen.

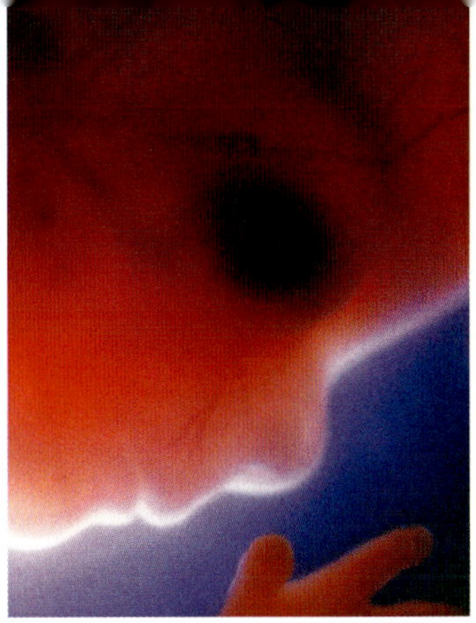

Vom Scheitel bis zum Steiß misst Ihr Kind 2 bis 3 Zentimeter. Es wiegt weniger als 4 Gramm. In dieser Woche wird es vom Embryo (griech. »ungeborene Leibesfrucht«) zum Fötus (lat. »Nachkommenschaft«).

64. TAG

SSW 9+1 *{Noch 216 Tage}*

Wie sich Ihr Körper verändert

Aufgrund der Hormonflut sehen die Haare vieler schwangerer Frauen voller und glänzender aus und ihre Haut wirkt durch die verstärkte Durchblutung rosiger und straffer. Einige Schwangere haben infolge der Hormone aber auch mit unreiner Haut, Pickeln und Mitessern zu kämpfen.

Blähungen und Verstopfungen gehören zu dieser Woche. Zum Glück lassen diese Beschwerden nach, wenn sich Ihre Hormone beruhigt haben. Das ist meist ab der zwölften Woche der Fall.

Weil die Schilddrüse aktiver ist, können Sie öfter gereizt und lustlos oder auch depressiv verstimmt sein. Gönnen Sie sich häufiger Ruhepausen und nehmen Sie sich 15 Minuten Zeit für eine Entspannungsübung (siehe unten). Stellen Sie Handy und Telefon auf Leise und suchen Sie sich ein ruhiges Plätzchen; so können Sie wirklich einmal loslassen.

IDEAL FÜR WARTEZEITEN

Diese **Entspannungsübung** baut nicht nur Stress ab, sondern hilft auch gegen schlechte **Laune**. Eine lange Wartezeit, zum Beispiel bei der nächsten Vorsorgeuntersuchung, lässt sich damit ebenfalls gut und sinnvoll **überbrücken**.

ÜBUNG

15-MINUTEN-TIEFENENTSPANNUNG

- Atmen Sie einige Male ruhig und tief durch die Nase ein und durch den Mund aus. Schließen Sie Ihre Augen. Achten Sie auf das Geräusch beim Ausatmen und halten Sie den Mund leicht geöffnet.
- Stellen Sie sich vor, dass Ihre Ausatemluft eine Farbe hat. Wählen Sie eine dunkle, starke Farbe. Beobachten Sie nach einigen weiteren tiefen Atemzügen den farbigen Strom des Atems, der aus Ihrem Mund strömt.
- Nun stellen Sie sich vor, dass diese dunkle, starke Farbe Spannung und Stress repräsentiert, die in Ihrem Körper gestaut sind. Nach ein paar weiteren Atemzügen verbinden Sie die Farbe mit Ihren Spannungsgefühlen, um mit jedem weiteren Atemzug etwas davon loszuwerden. Stellen Sie sich dabei vor, dass die Farbe Ihres Ausatmens immer blasser wird, je mehr Sie an Spannung verlieren.
- Jeder langsame, ruhige Atemzug hilft Ihnen, Spannung abzugeben. Dabei wird die Farbe blasser und blasser, je mehr Sie entspannen. Genießen Sie mit einigen weiteren ruhigen Atemzügen Ihren entspannten Zustand und das Gefühl, sich weich zu fühlen.
- Wenn die Farbe ganz verschwunden ist, nehmen Sie einen letzten tiefen Atemzug – bis tief in den Bauch zu Ihrem Baby. Dann atmen Sie langsam aus und streicheln Ihr Baby durch den Bauch mit langen, ruhigen Bewegungen.
- Öffnen Sie Ihre Augen, räkeln und strecken Sie sich ein wenig und leben Sie Ihren Tag hoffentlich mit diesem ruhigen Gefühl weiter.

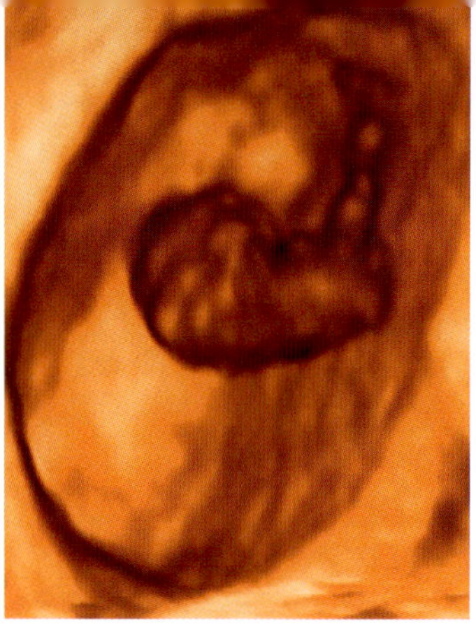

Der Kopf ist im Vergleich zum restlichen Körper noch immer sehr groß und etwas auf die Brust geneigt. Aber schon bald wird er sich nach und nach aufrichten.

65. TAG

SSW 9+2 *{Noch 215 Tage}*

Naturheilmittel in der Schwangerschaft

Aus Sorge vor den Nebenwirkungen »normaler« Arzneimittel greifen viele Frauen in der Schwangerschaft zu Präparaten aus der Alternativmedizin, wie Kräutertees, Ölen und Salben mit pflanzlichen Wirkstoffen, Bachblüten, Homöopathika, Schüßler-Salzen oder anthroposophischen Arzneimitteln. Denn diese Mittel haben den Ruf, dass man mit ihnen im Grunde nichts falsch machen kann. Das stimmt so leider nicht. Zum einen sind die »natürlichen« Arzneistoffe nicht grundsätzlich harmloser als synthetisch hergestellte. Zum anderen bestehen für viele der Anwendungen keine wissenschaftlichen Wirknachweise. Die überwiegende Zahl der Medikamente sind für die Zeit der Schwangerschaft und Stillzeit nur unzureichend untersucht, vor allem weil die erforderlichen Studien aus ethischen Gründen nicht an Schwangeren durchgeführt werden können.

»Natürlich« ist nicht automatisch »sanft«

Dass ein Präparat auf natürlichen Wirkstoffen basiert, bedeutet nicht, dass es keine »Zutaten« enthalten kann, die Ihnen in Ihrem momentanen Zustand schaden oder sich negativ auf die Entwicklung Ihres Babys auswirken können. So sind zum Beispiel Kräutertropfen meist alkoholhaltige Lösungen. Und bei unzureichend geprüfter Herstellung kann ein Präparat mit Schwermetallen, Pestiziden und unerwünschten pflanzlichen Bestandteilen belastet sein. Nicht zuletzt gibt es Wirkstoffe, die in der Schwangerschaft gefährlich sein können. So rät zum Beispiel ein Mitglied des National Institute of Medical Herbalists in Großbritannien in der Schwangerschaft explizit vom Verzehr von Anis-, Fenchel-, Majoran-, Oregano-, Pfefferminz-, Rosmarin-, Salbei- und Zimtöl ab. All diese Öle stimulieren in großen Mengen die Gebärmutter. Doch keine Sorge: Als Küchengewürz in normalen Mengen verwendet, sind diese Kräuter dagegen weitestgehend unbedenklich. Später in der Stillzeit verändern manche Phytopharmaka den Geschmack der Muttermilch, was dazu führen kann, dass das Baby die Brust ablehnt.

Seien Sie daher unbedingt vorsichtig und befolgen Sie nicht gleich jede Empfehlung von Freundinnen, Verwandten und Bekannten. Informieren Sie sich gut und lassen Sie sich ausführlich von Ihrer Ärztin, Hebamme oder Heilpraktikerin beraten.

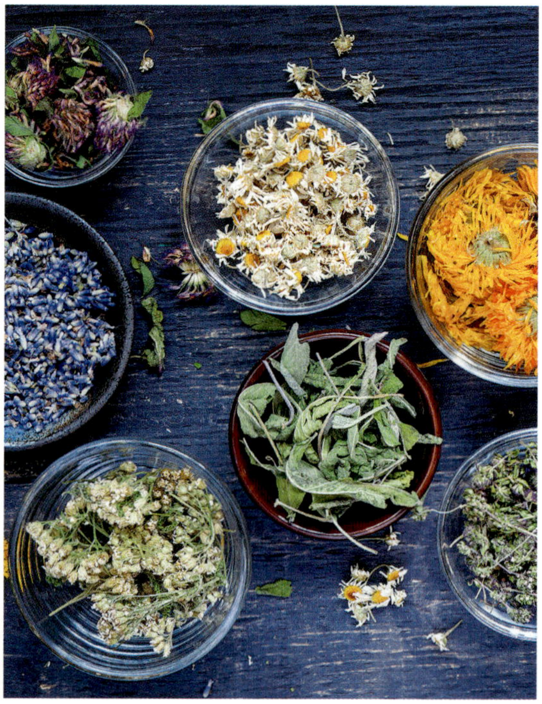

Die Natur hält viele Heilpflanzen bereit, von denen sich einige auch für Schwangere bewährt haben.

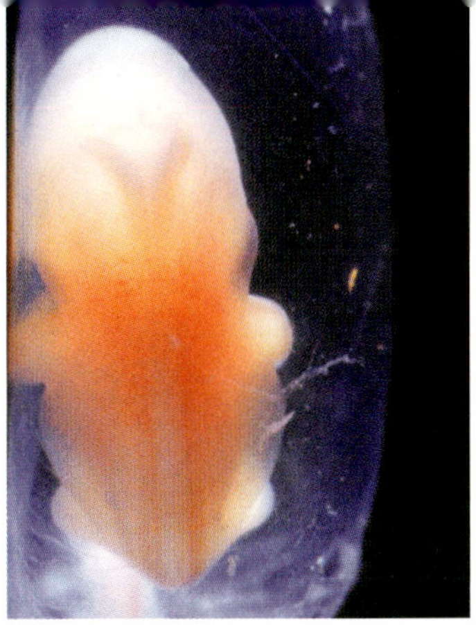

Das Baby schwimmt in seiner Fruchtblase, einem mit Fruchtwasser gefüllten Sack aus Eihäuten. Darin ist der Fötus sowohl vor dem Austrocknen als auch vor Stößen von außen geschützt.

66. TAG

SSW 9+3 *{Noch 214 Tage}*

Sanfte Therapieformen

Wenn Sie unter leichteren Beschwerden wie Erkältung, Schnupfen oder Erschöpfung leiden und sich diese in Stresssituationen verschlimmern, ist ein kurzzeitiger Rückzug aus dem Alltag meistens die beste Therapie. Ein Tag auf dem Sofa, mit einem fesselnden Buch und der Lieblingstasse voller Kräutertee, kann wahre Wunder wirken. Aber Ruhe allein ist natürlich nicht immer das Allheilmittel.

Zum Glück gibt es verschiedene sanfte Heilmethoden, die sowohl für die werdende Mutter als auch für das im Bauch heranwachsende Baby als ungefährlich gelten (siehe Kasten).

Für viele dieser alternativen Verfahren wurden bisher zwar keine wissenschaftlichen Wirksamkeitsnachweise in der Schwangerschaft erbracht. Meist bestehen lediglich Erfahrungen und Beobachtungen. Dies liegt jedoch nicht an den Methoden selbst, sondern ergibt sich aus den Kosten, die solche Untersuchungen verursachen würden. Um auf Nummer sicher zu gehen, sollten Sie trotzdem immer einen Therapeut oder eine Therapeutin aufsuchen, die Erfahrung in der Behandlung schwangerer Frauen besitzen. Erkundigen Sie sich bei den entsprechenden Fach- oder Berufsverbänden.

GUT ZU WISSEN

ALTERNATIVE HEILMETHODEN

Zu den Methoden, die sich in der Schwangerschaft vielfach bewährt haben, zählen

- Akupunktur
- Akupressur
- Hypnose
- Osteopathie
- Chirotherapie
- Entspannungsverfahren
- Tiefenpsychologische Therapie
- Physikalische Therapie; unter diesem Begriff werden unterschiedliche medizinische Behandlungsformen zusammengefasst, die auf physikalischen Methoden beruhen, wie zum Beispiel Behandlungen mit Wärme, Gleichstrom, Infrarot- und UV-Licht sowie Wasseranwendungen, aber auch mechanische Behandlung wie die Massage.

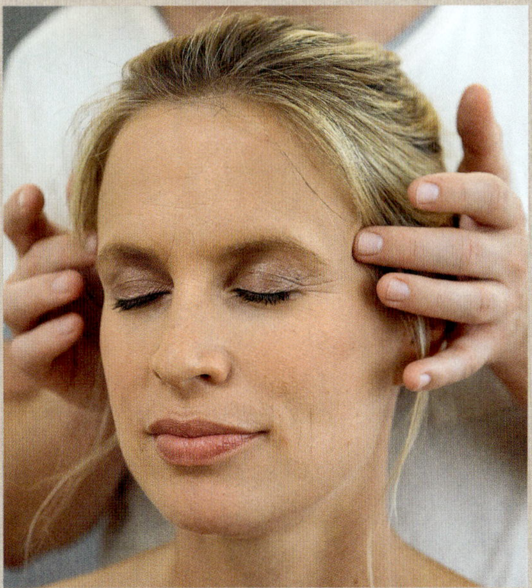

67. TAG

SSW 9+4 *{Noch 213 Tage}*

Akupunktur in der Schwangerschaft

Die Wirksamkeit von Akupunktur bei der Behandlung starken Schwangerschaftserbrechens und zur Geburtsvorbereitung ist durch Studien eindeutig nachgewiesen. Daher hat sich diese Behandlungsmethode aus der Traditionellen Chinesischen Medizin (TCM) auch im westlichen Gesundheitssystem durchgesetzt und wurde entsprechend weiterentwickelt. Im Auftrag der Weltgesundheitsorganisation (WHO) hat eine Internationale Expertenkommission mehr als 40 Krankheitsbilder erfasst, bei denen Akupunktur Erfolg verspricht. Kein Wunder, dass sich immer mehr Ärztinnen und Hebammen auf diese Behandlungsmethode spezialisieren, um ihren betreuten Frauen zu helfen.

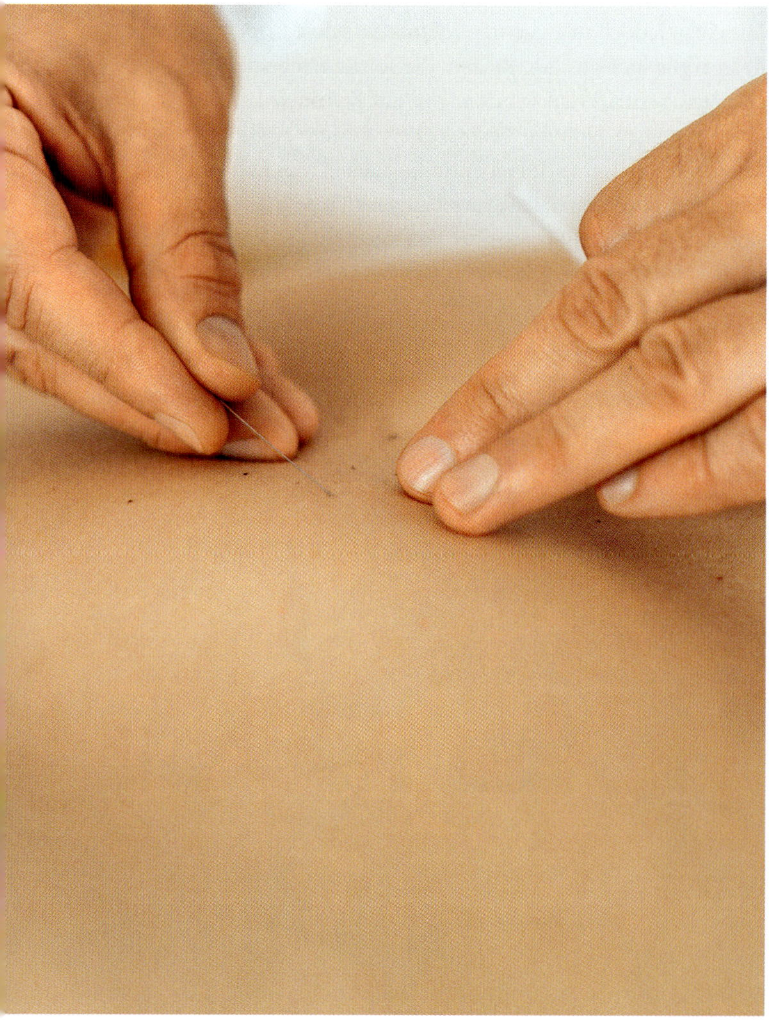

Akupunktur hat sich bei bestimmten Schwangerschaftsbeschwerden als sehr wirkungsvoll erwiesen.

Wie wirkt Akupunktur?

Nach der Sichtweise der Traditionellen Chinesischen Medizin ist unser gesamter Organismus von einem dichten Netzwerk aus Kanälen (Meridianen) durchzogen, durch welche die Lebensenergie Qi fließt. Für den freien Fluss des Qi muss das Gegensatzpaar Yin und Yang, die als Gegenpole im Körper wirken, im Geichgewicht sein.

Befinden sich Yin und Yang im Gleichgewicht, sind wir gesund. Gewinnt eines die Übermacht, äußert sich dieses Ungleichgewicht in körperlichen und seelischen Symptomen. Bleibt die Disharmonie auf Dauer bestehen, werden wir krank.

Bei der klassischen Akupunktur werden mit dünnen Nadeln bestimmte Punkte auf den Meridianen stimuliert, die den Energiefluss regulieren. Ein Zuwenig oder Zuviel von Yin oder Yang kommt so wieder ins Gleichgewicht. Qi beruhigt sich und kann wieder ungehindert durch den Körper strömen. Auf diese Weise werden Störungen im Körperinneren beseitigt oder zumindest gelindert.

Akupressur und Moxibustion

Neben der klassischen Akupunktur kann die Stimulation der Energiebahnen auch durch stumpfen Druck mit dem Finger oder mit einem Stift erfolgen: durch Akupressur. Diese Methode gilt als »Urform« der Akupunktur und eignet sich anders als diese oft auch zur Selbstbehandlung (Seite 74). Auch Moxibustion, die Stimulation der Punkte auf den Meridianen mit Wärme, wirkt nach demselben Prinzip wie Akupunktur. Diese Technik wird vor allem in der Geburtsvorbereitung eingesetzt, wenn sich das Baby nicht mit dem Kopf nach unten dreht (Seite 289).

68. TAG

SSW 9+5 *{Noch 212 Tage}*

Homöopathische Heilmittel

Berichten der Weltgesundheitsorganisation WHO zufolge gilt die Homöopathie weltweit als die am zweithäufigsten angewandte ergänzende Heilbehandlung. Auch einige schwangere Frauen interessieren sich für das vermeintlich sanfte Verfahren. Dabei ist die Studienlage zur Wirksamkeit von Homöopathika in der Schwangerschaft bislang noch recht dürftig. Placebo-kontrollierte Studien konnten bis heute keinen eindeutigen Nachweis erbringen, dass es sich bei der Wirkung der eingesetzten Mittel um mehr als einen Placeboeffekt handelt. Da sich die Homöopathie jedoch als eine Heilmethode sieht, die eine aus der Erfahrung gewonnene und durch Erfahrung verfeinerte Medizin betreibt, ist die Beforschung mit klassischen klinischen Studienansätzen schwierig.

Wie funktioniert Homöopathie?

Durch Homöopathika sollen Impulse gesetzt werden, die eine Regulation der Körperfunktionen bewirken und unerwünschte Symptome lindern sollen. Die Auswahl der Grundsubstanzen erfolgt dabei nach dem Ähnlichkeitsprinzip. Das heißt, dass für die Behandlung einer Erkrankung dasjenige Mittel ausgewählt wird, das in seiner Urform die gleichen oder sehr ähnliche Symptome auslösen würde, mit denen sich das jeweilige Krankheitsbild darstellt. Zur Herstellung homöopathischer Arzneimittel werden die Grundsubstanzen einer sogenannten Potenzierung unterzogen, das heißt, sie werden wiederholt mit Wasser oder Alkohol verdünnt und verschüttelt. Je öfter die Substanzen verdünnt und verschüttelt werden, desto höher ist die angegebene Potenz.

Die Verordnung von homöopathischen Präparaten sollte immer erst nach einer ausführlichen Anamnese durch eine ausgebildete Homöopathin erfolgen. Werdende Eltern, Hebammen und Ärztinnen können sich zu Risiken von hoch alkoholisch verdünnten homöopathischen Medikamenten im Beratungszentrum zu Arzneimittelsicherheit in Schwangerschaft und Stillzeit weiterhelfen lassen. Dort werden die wichtigen neuen Erkenntnisse und Studienergebnisse zu Medikamenten in Schwangerschaft und Stillzeit aktualisiert, in einer Datenbank gesammelt und es wird auf für spezifische Krankheitsbilder erprobte Medikamente verwiesen (im Internet unter: www.embryotox.de).

Kügelchen (Globuli) sind wahrscheinlich die bekannteste Darreichungsform von homöopathischen Mitteln. Es gibt aber auch noch andere, wie Tabletten oder Tropfen.

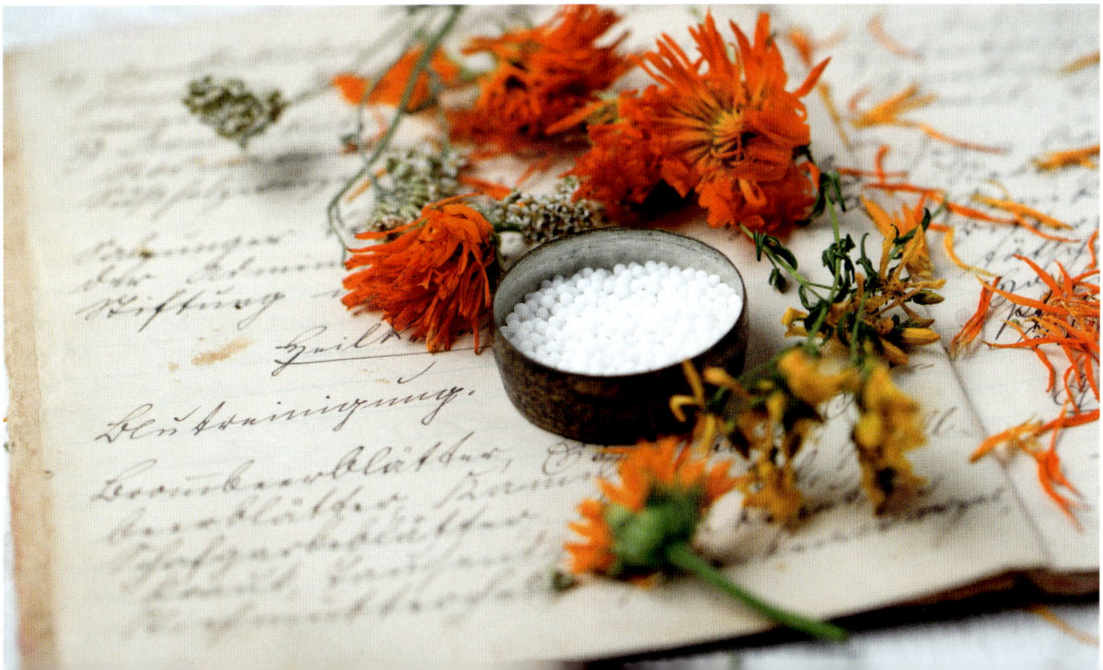

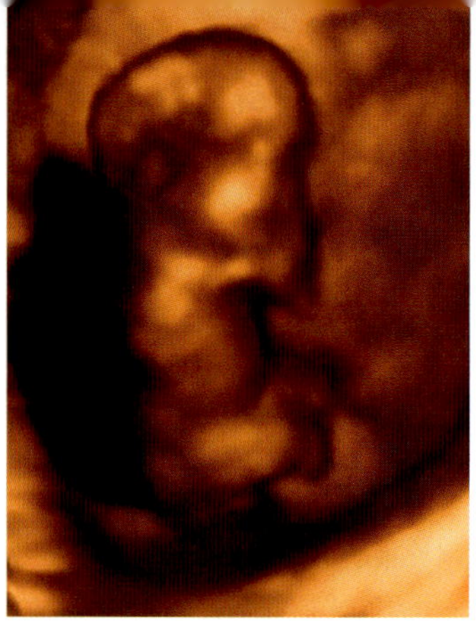

Der Hals ist nun länger geworden und das Baby kann den Kopf dadurch zu den Seiten sowie vor- und zurückbewegen. Die Ohren wandern an den für uns vertrauten Ort.

69. TAG

SSW 9+6 *{Noch 211 Tage}*

Welche Vitamine jetzt wichtig sind

Gerade in der Schwangerschaft sollten Sie sich gesund und ausgewogen ernähren, um sicherzustellen, dass Ihr Körper und das Baby alle Vitalstoffe erhalten, die sie brauchen. Besonders wichtig sind dabei die folgenden Vitamine.

Vitamin A

Vitamin A ist für den Aufbau der Haut und das Sehen wichtig. Der Bedarf wird hierzulande in der Regel über die Nahrung ausreichend gedeckt, vor allem wenn Sie viel Möhren, Käse, Spinat, Paprika oder Brokkoli essen und gern Milch trinken.
Zu hohe Dosen, zum Beispiel beim übermäßigen Verzehr von Leber oder auch bei einer Aknebehandlung mit dem Vitamin-A-ähnlichen Wirkstoff Isotretinoin, können Ihrem Baby bei der Gehirnentwicklung schaden. Meiden Sie aus diesem Grund auch Vitamin- oder Fischöl-Präparate, bei denen die tägliche Dosis Vitamin A in Retinol-Form mehr als 3,3 Mikrogramm beträgt. Nehmen Sie, wenn überhaupt, nur solche Vitaminprodukte zu sich, bei denen der Gehalt an Retinol explizit als Vitamin-A-Variante ausgewiesen ist. Vorsicht ist auch bei Multivitaminpräparaten geboten.

Vitamine der Gruppe B

Der Tagesbedarf an Vitaminen der Gruppe B, wie Vitamin B_1, B_2 und B_6, lässt sich normalerweise gut über die Nahrung decken (Ausnahme Folsäure, Seite 105). Reichlich davon steckt beispielsweise in Fisch, Fleisch, grünem Gemüse, Bananen, Vollkornprodukten und Hefe. Da einige B-Vitamine nicht hitzestabil sind, gelten Dünsten oder Garen als die besten Zubereitungsmethoden.

Vitamin C

Vitamin C dient vor allem der Stabilisierung der Gefäße, der Wundheilung und der Infektionsabwehr. Um den täglichen Bedarf von 100 Milligramm sicherzustellen, sollten Sie ausreichend Obst und Gemüse essen. Besonders reich an Vitamin C sind Acerolakirschen, Sanddorn, rote und schwarze Beeren, Kiwis, Orangen, Paprika, Kohl und Spinat.

Vitamin D

Vitamin D, das am Zahn- und Knochenaufbau beteiligt ist, wird nicht nur durch die Nahrung aufgenommen, sondern im Körper auch durch die Einwirkung von Sonnenlicht erzeugt. Ein Mangel kann bei lang anhaltender Dunkelheit auftreten. Der tägliche Bedarf wird vor allem durch Milchprodukte gedeckt. Das Vitamin D steckt außerdem in Eigelb, Pflanzenöl und Schweinefleisch. Zusatzpräparate für Frauen, die in den dunklen Wintermonaten keine Milch zu sich nehmen (dürfen), müssen streng nach Vorschrift und ärztlicher Einschätzung dosiert werden, da eine Überschreitung der empfohlenen Tagesdosis Nebenwirkungen verursachen kann.

Vitamin E

Vitamin E ist Bestandteil der Zellen und wichtig für das Immunsystem. Es ist vor allem in Sonnenblumen-, Maiskeim-, Distel-, Palmkern-, Soja-, Erdnuss-, Oliven- und Rapsöl enthalten, aber auch in Margarine, Mandeln, Hühnereiern, Haferflocken und Haselnüssen. Obwohl es einige Hinweise auf Wechselwirkungen des Vitamins mit dem Hormonstoffwechsel gibt, fehlen Studien zur Schwangerschaft. Über 17 Milligramm täglich sollten Schwangere und Stillende daher nicht zu sich nehmen.

70. TAG

SSW 10+0 *{Noch 210 Tage}*

Folsäure (Vitamin B_9)

Ein Vitamin der B-Gruppe ist in den ersten Wochen der Schwangerschaft besonders wichtig für das Baby: die Folsäure, auch Vitamin B_9. Denn ein Mangel an diesem Vitamin kann einen Neuralrohrdefekt wie zum Beispiel einen offenen Rücken verursachen. Allerdings ist nicht allein die Unterversorgung mit Folsäure für diese Schäden verantwortlich, von denen immerhin eines bis fünf von tausend Babys betroffen ist/sind. Auch familiäre Ursachen, Zinkmangel und ein zu hohes Gewicht werden als mögliche Ursachen diskutiert.

Wie viel Folsäure brauchen Sie?

Die Deutsche Gesellschaft für Ernährung (DGE) schätzt den täglichen Bedarf an Folsäure schon unter normalen Umständen auf 400 Mikrogramm. In der Schwangerschaft steigt er sogar auf 600 Mikrogramm an. Nur ein Teil davon lässt sich üblicherweise über die Nahrung decken (gute Folsäurequellen sind zum Beispiel Kartoffeln, grünes Blattgemüse, Brokkoli, Grünkohl, Vollkorn, Weizenkeime, Soja, Fleisch und Eier, Milch und Milchprodukte). Daher wird bis zur zwölften Woche zusätzlich die Einnahme eines entsprechenden Präparates empfohlen.

Frauen, die schwanger werden wollen, sollten möglichst frühzeitig Folsäuretabletten zu sich nehmen – am besten schon vier Wochen vor Eintritt der Schwangerschaft. Denn die Bildung des Neuralrohrs findet bereits zwischen dem 21. und 28. Tag nach der Befruchtung statt, also zu einem sehr frühen Zeitpunkt der Embryonalphase.

Küchentipp: Folsäure ist wasserlöslich und gilt als besonders empfindliches Vitamin. Daher kann bei der Essenszubereitung viel davon verloren gehen. Dünsten Sie entsprechende Lebensmittel in möglichst wenig Flüssigkeit und schütten Sie diese anschließend nicht einfach weg, sondern verwenden Sie sie zum Beispiel für eine Sauce.

Gut ist es, sich durch eine abwechslungsreiche, ausgewogene Ernährung mit allen wichtigen Vitalstoffen zu versorgen. Nur bei einigen Stoffen sind spezielle Präparate notwendig, die Sie mit Ihrer Ärztin abstimmen sollten.

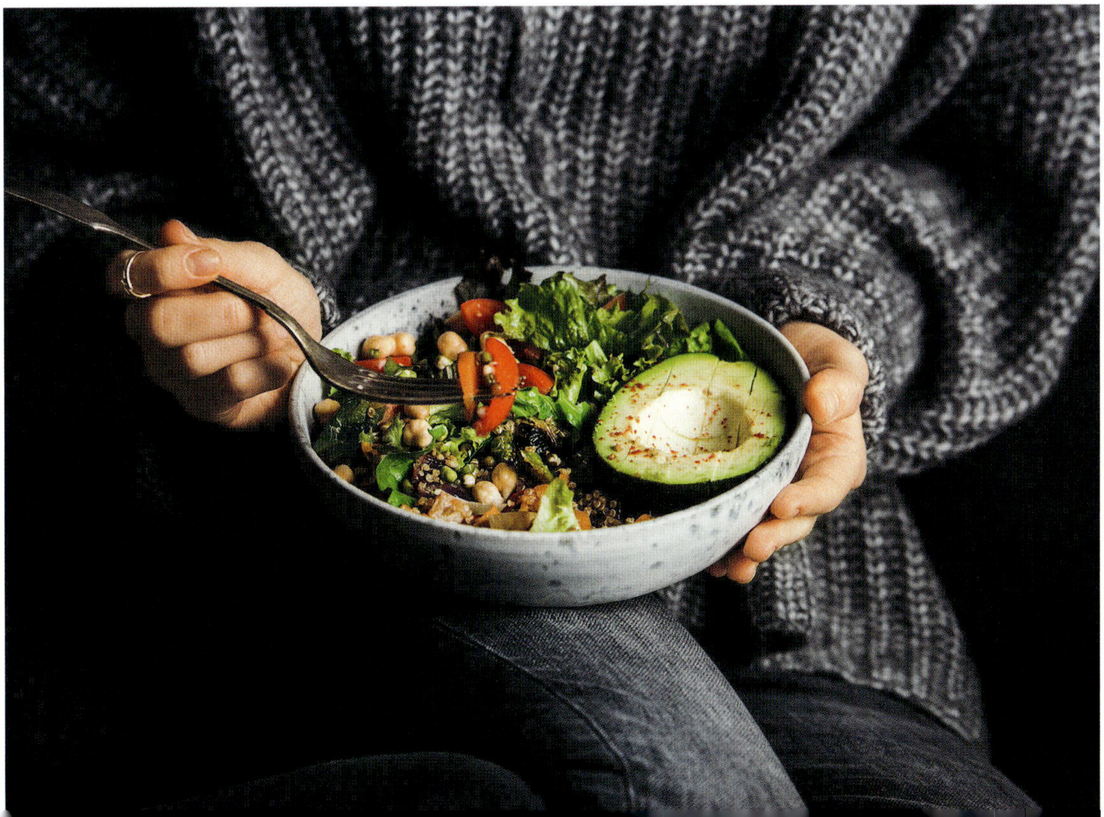

PRÄNATAL-DIAGNOSTIK

Der Begriff Pränataldiagnostik beschreibt alle vorgeburtlichen Untersuchungen Ihres Babys sowie seiner Blutversorgung, die dazu dienen, bestimmte Erkrankungen schon im Mutterleib zu erkennen. Dazu gehören neben einer genauen Ultraschalluntersuchung der kindlichen Knochen und Organe, Feindiagnostik genannt, auch Blutuntersuchungen, um das Risiko gewisser Erkrankungen weiter einzugrenzen.

Frühe Feindiagnostik

Bei Verdacht auf Fehlbildungen, aber auch wenn eine Frau unter starken Fehlbildungsängsten leidet, kann schon zum Ende des ersten Schwangerschaftsdrittels, also zur 12. bis 14. Woche, eine erste Untersuchung erfolgen: das Ersttrimester-Screening. Dazu wird neben einer hochauflösenden Ultraschalluntersuchung der Organe in der Regel auch die Nackentransparenz gemessen. Denn eine Verdickung des Nackens kann ein Hinweis auf verschiedene Fehlbildungen sein, insbesondere auf das Down-Syndrom, auch Trisomie 21 genannt, da bei diesen Kindern das Chromosom 21 dreifach vorhanden ist. Mittels eines Doppler-Ultraschalls (Seite 87) wird außerdem der Blutfluss in den Gebärmutterblutgefäßen sowie in der Nabelschnur bestimmt. Zusätzlich kann im Rahmen der frühen Feindiagnostik durch Bestimmung der Hormone PAPPA sowie freies ß-hCG die Wahrscheinlichkeit für ein Down-Syndrom weiter eingegrenzt werden. Für die Wahrscheinlichkeitsberechnung wird zudem das Alter der Mutter miteinbezogen (je älter sie ist, desto höher ist die Wahrscheinlichkeit für eine Trisomie 21).

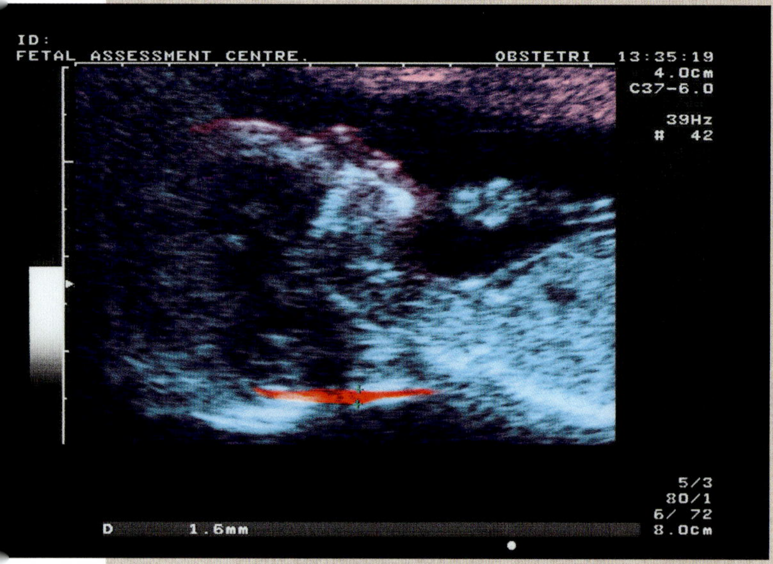

Nackentransparenzmessung bei einem 13 Wochen alten Baby. Die Nackenfalte ist hier in Rot zu sehen.

Bei all diesen Werten darf die werdende Mutter nicht vergessen, dass die Berechnung keine Diagnose darstellt. Es handelt sich lediglich um eine Einschätzung. Auch bei einer hohen Wahrscheinlichkeit wie zum Beispiel 1:36 ist lediglich eines von 36 Kindern erkrankt. Die Wahrscheinlichkeit, ein gesundes Baby zu bekommen, ist also deutlich höher als die, ein behindertes Kind zur Welt zu bringen.

Bluttest

Seit 2012 kann aus mütterlichem Blut kindliche DNA gewonnen und auf bestimmte genetische Veränderungen (Trisomie 13, 18 und 21) untersucht werden. Dieser ethisch umstrittene Test wird zunehmend sogenannten Risikoschwangeren als Ergänzung zum Ultraschallscreening angeboten und kann bereits früh in der Schwangerschaft eingesetzt werden. Er ist relativ genau (mit 99,8 Prozent richtigen Ergebnissen), und die Kosten werden ab Frühjahr 2022 von den Krankenkassen übernommen. Ein negatives Ergebnis kann eine invasive Diagnostik vermeiden.

Feindiagnostik

Eine zweite Feindiagnostik kann um die 22. Woche durchgeführt werden. Bei diesem Ultraschall werden die inneren Organe noch genauer angeschaut als zuvor, denn jetzt sind sie deutlich größer und damit besser zu erkennen. Sind sie angelegt und entsprechend der Schwangerschaftswoche ausgebildet? Auch die Gesamtgröße des Kindes ist nun wichtig, um eine mögliche Wachstumsverzögerung rechtzeitig zu erkennen. Um Strukturen, wie zum Beispiel das Gesicht, besonders gut darstellen zu können, wird häufig ein 3D-Ultraschall eingesetzt.
Ebenfalls in dieser Woche wird die Durchblutung der Gebärmutter und die Blutversorgung des Kindes mittels Doppler-Ultraschall kontrolliert.

Invasive Diagnostik

Sollten die beschriebenen Untersuchungen Auffälligkeiten ergeben haben oder wünscht sich die Mutter größtmögliche Sicherheit, kann zum Ausschluss von Chromosomenstörungen eine Fruchtwasseruntersuchung (Amniozentese) oder die Entnahme von Plazentagewebe (Chorionzottenbiopsie) erfolgen. Nur durch eine solche invasive Diagnostik lässt sich eine tatsächliche Diagnose stellen. Ultraschall und Blutwerte gewähren dagegen lediglich eine Wahrscheinlichkeitsabschätzung. Der Eingriff sollte dennoch gut überlegt sein. Denn bei 0,3 bis 1 Prozent kommt es anschließend zu einer Fehlgeburt.

Vor- und Nachteile der Diagnostik

So groß die Möglichkeiten der Pränataldiagnostik heute auch sein mögen, ist sie doch umstritten. Gegner kritisieren, dass dabei »unerwünschtes« Leben aussortiert würde. Befürworter betonen dagegen lieber, dass die Pränataldiagnostik auch Leben retten kann. Wird beispielsweise ein schwerer Herzfehler bereits im Mutterleib erkannt, können Schwangere und Ärzte entsprechende Vorsorge treffen, damit das Kind nach der Geburt sofort behandelt werden kann. Wenn Befunde nicht eindeutig oder ihre Konsequenzen unklar sind, kann andererseits aber auch eine große Unsicherheit entstehen. Natürlich möchten alle Eltern erfahren, dass mit ihrem ungeborenen Kind alles in Ordnung erscheint. Sie sollten sich jedoch darüber bewusst werden, dass eine solche Untersuchung die »Zeit der frohen Hoffnung« auch zunichte machen kann, obwohl ihr Baby ganz gesund ist. Überlegen Sie sich daher gemeinsam mit Ihrem Partner gut, ob Sie eine Pränataldiagnostik wünschen. Vielleicht ist für Sie nur eine Feindiagnostik ohne Blutuntersuchung richtig? Oder Sie möchten nur einen Ultraschall zum Fehlbildungsausschluss, ohne Messung der Nackentransparenz zum Ausschluss einer Trisomie 21? Vielleicht ist für Sie aber auch klar, dass ein krankes Kind in Ihrem Familienkonstrukt eine persönliche Katastrophe bedeuten würde. Dann kann eine weitestgehende Diagnostik sinnvoll sein, denn nicht jede Familie hält der Belastung mit einem kranken Kind stand.
Wichtig ist: Die Entscheidung für oder gegen die Untersuchungen liegt allein bei Ihnen. Lassen Sie sich zu nichts drängen.

Wer übernimmt die Kosten?

Nackenfaltenmessung, Fruchtwasseruntersuchung und Chorionzottenentnahme sind außerhalb von Risikoschwangerschaften (wenn Sie also zum Beispiel älter als 35 Jahre sind) keine Kassenleistungen. Wenn Sie sich für diese Untersuchungen ohne Risikoindikation entscheiden, müssen Sie sie daher selbst zahlen. Die Krankenkassen übernehmen lediglich die drei Ultraschalluntersuchungen bei der betreuenden Fachärztin. Allerdings wird das im Alltag meist anders gehandhabt. So sind auch »Fehlbildungsängste« oder fragliche Komplikationen Überweisungsgründe, sodass viele Nicht-Risiko-Frauen ebenfalls Leistungen der Pränataldiagnostik als Kassenleistung erhalten.

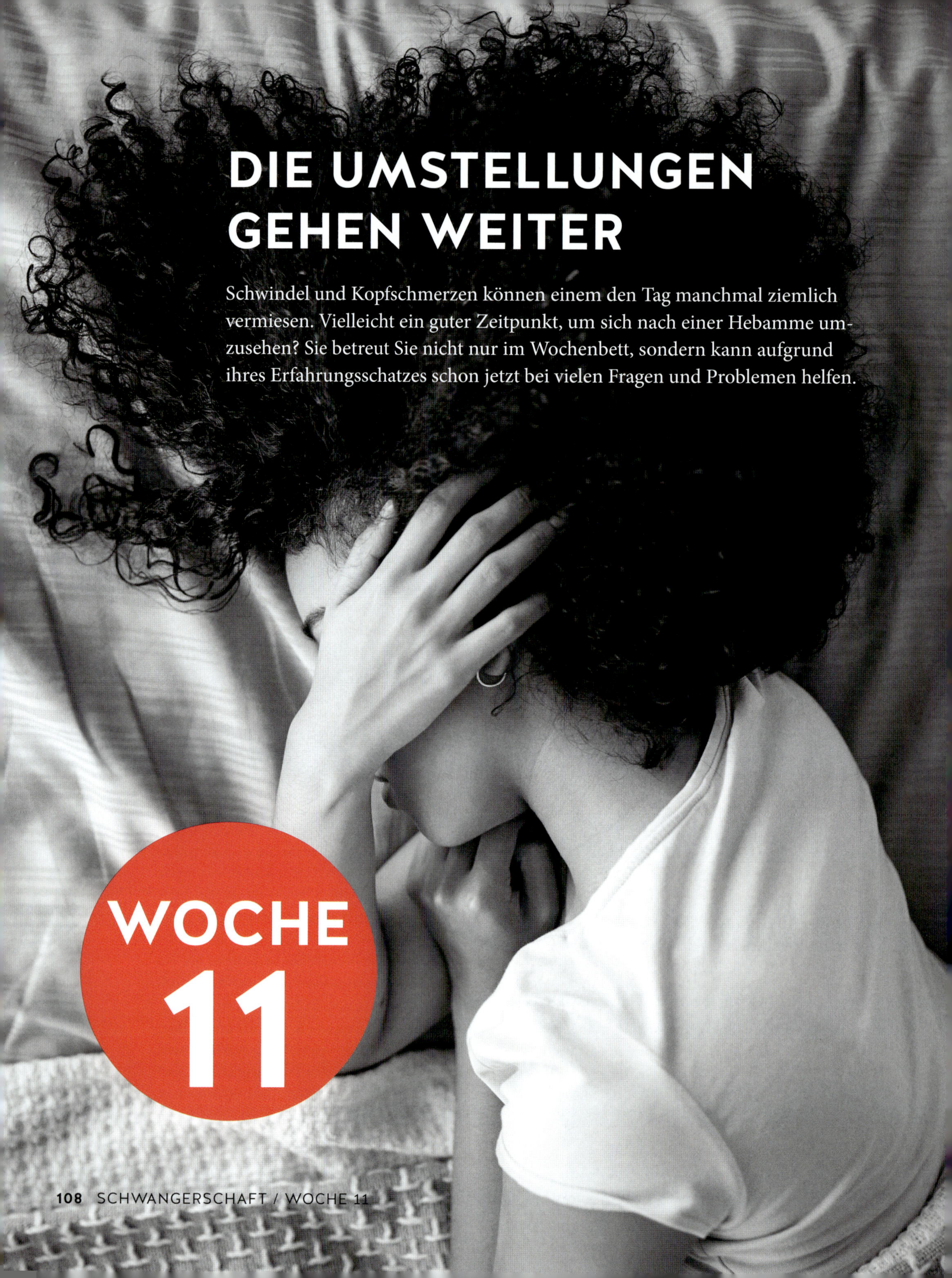

DIE UMSTELLUNGEN GEHEN WEITER

Schwindel und Kopfschmerzen können einem den Tag manchmal ziemlich vermiesen. Vielleicht ein guter Zeitpunkt, um sich nach einer Hebamme umzusehen? Sie betreut Sie nicht nur im Wochenbett, sondern kann aufgrund ihres Erfahrungsschatzes schon jetzt bei vielen Fragen und Problemen helfen.

WOCHE 11

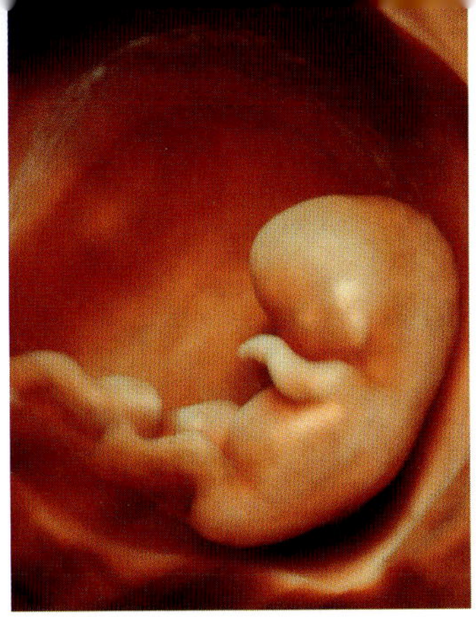

Diese 3D-Aufnahme zeigt ein Baby in der elften Woche. Gut zu sehen sind die Ärmchen und Beinchen, die in den Knien rechtwinklig gebeugt sind. Das Baby hat nun alle wichtigen Körperteile.

71. TAG

SSW 10+1 *{Noch 209 Tage}*

Wie sich Ihr Körper verändert

Bereits im ersten Drittel der Schwangerschaft nehmen Frauen durchschnittlich ein bis drei Kilo zu. Allerdings ist dies kein Muss. Manche Schwangeren verlieren sogar noch immer etwas an Gewicht, weil sie sich häufig übergeben müssen oder ihnen weiterhin andauernd übel ist. Nicht nur dann ist regelmäßiges Trinken sehr wichtig. Wahrscheinlich haben Sie so oder so öfter Durst. Denn in dieser Woche steigt das Blutvolumen, weshalb der Körper vermehrt Flüssigkeit braucht.
Weil Ihr Herz mehr Blut durch den Körper pumpen muss, schlägt es schneller und Sie kommen sehr viel leichter aus der Puste. Nichtsdestotrotz wird Ihnen Bewegung gut tun. Gehen Sie also mindestens eine halbe Stunde am Tag an der frischen Luft spazieren. Das bringt den Kreislauf in Schwung und Ihr Baby »atmet« mit. Angenehmer Nebeneffekt: Hände und Füße fühlen sich wärmer an als normalerweise. Darüber freuen sich vor allem Frauen, die sonst viel frieren. Vielleicht haben Sie langsam Lust auf spezielle Bewegungsangebote für Schwangere wie Yoga, Tai Chi, Bauchtanz oder Gymnastik? Hören Sie sich im Freundeskreis um oder bitten Sie Ihre Ärztin oder Hebamme um entsprechende Adressen.

REZEPTIDEE

MÖHREN-APFEL-LIMONEN-SAFT

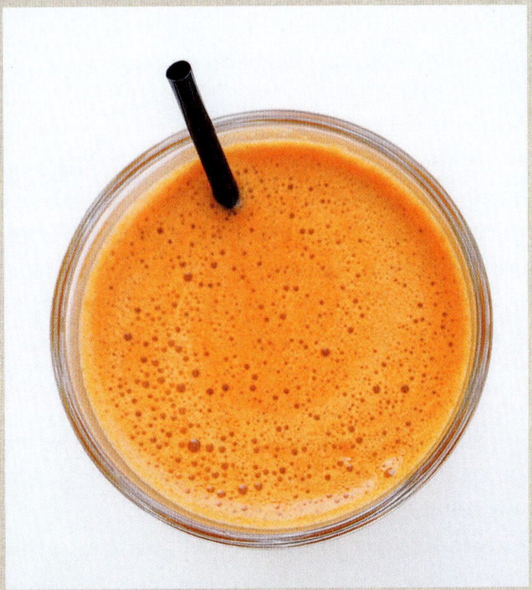

Frühstücken ist wichtig, weil der Körper nach der nächtlichen Essenspause dringend neue Energie benötigt. Vollkornbrot und Müsli etwa liefern jetzt gesunde Kohlenhydrate, die schnell für Power sorgen. Wenn Sie ein Frühstücksmuffel sind oder morgens immer noch nur schwer einen Bissen runterkriegen, können Sie auch mit einem frisch gepressten Saft in den Tag starten. Wie wäre es zum Beispiel mit dieser Variante: Für 1 bis 2 Gläser Saft zwei Äpfel waschen und vierteln, dann das Kerngehäuse entfernen. Eine mittelgroße Möhre waschen, schälen und in Stücke schneiden. Apfelviertel und Möhrenstücke in den Entsafter geben. Den Saft von einer Limone dazupressen. Vor dem Trinken noch einmal kräftig umrühren.

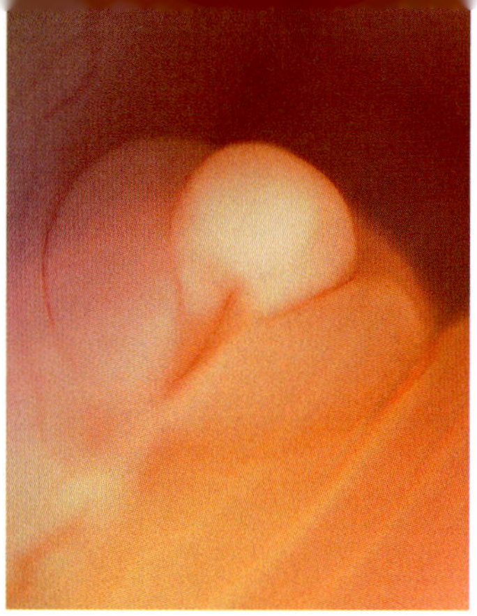

Blick zwischen die Beinchen des Babys: Noch kann man nicht eindeutig zwischen Junge oder Mädchen unterscheiden. Erst in der nächsten Woche entwickelt sich das Geschlecht weiter.

72. TAG

SSW 10+2 *{Noch 208 Tage}*

Nicht selten in dieser Zeit: Schwindel und Ohnmacht

Viele Frauen merken, dass sich der Kreislauf verändert, weil ihr Blutdruck massiv nach unten sinkt. Ein plötzlicher Blutdruckabfall, zum Beispiel wenn Sie schnell aufstehen und das Blut in die Beine sackt, kann Schwindelgefühle hervorrufen oder sogar zu einer Ohnmacht führen. Das ist natürlich erst einmal beunruhigend, aber in der Regel harmlos für Sie und Ihr Baby. Sprechen Sie trotzdem mit Ihrer Ärztin oder Hebamme darüber. Auch Überhitzung und Flüssigkeitsmangel (Sonne, Sauna, Sport ohne Trinken), ein niedriger Blutzuckerspiegel (etwa nach zu langen Essenspausen) und Blutarmut (Anämie) können zu Schwindel führen. Dazu kommt, dass sich die Atmung in der Schwangerschaft ganz natürlich verändert und insgesamt an Volumen zunimmt. Dadurch neigen manche Frauen bei Aufregung oder Anstrengung zum Hyperventilieren. Die übermäßig gesteigerte Atmung kündigt sich unter anderem mit Kribbeln in den Händen oder Übelkeit an und kann sich ebenfalls bis zur Ohnmacht steigern.

Das kann bei Schwindel helfen

Wenn Ihnen schwindelig wird, setzen Sie sich am besten erst einmal hin, beugen Ihren Oberkörper nach vorn und lassen den Kopf zwischen den gespreizten Beinen baumeln. Wenn das nichts nützt, legen Sie sich hin und lagern die Füße hoch. Beides hilft, den Blutfluss zum Gehirn zu verbessern. Noch besser ist es, Situationen, die Schwindel auslösen können, von vornherein zu vermeiden:

- Stehen Sie immer langsam auf und bewegen Sie vor dem Aufstehen Hände und Füße, damit Ihr Blut etwas Zeit hat, zum Kopf zu fließen.
- Legen Sie sich zum Schlafen oder Ausruhen auf die Seite. Wenn Sie auf die Rückenlage nicht verzichten können, sollten Sie Ihren Oberkörper mit einem Kissen gut abstützen.
- Schwindel kann ein Zeichen dafür sein, dass Sie ausgetrocknet sind. Trinken Sie also viel und verzichten Sie keinesfalls auf Salz.
- Essen Sie häufiger kleine eiweißhaltige Mahlzeiten. Das hält den Blutzuckerspiegel konstant. Wenn Sie unterwegs sind, helfen Obst und Studentenfutter, den Blutzuckerspiegel schnell wieder anzuheben.

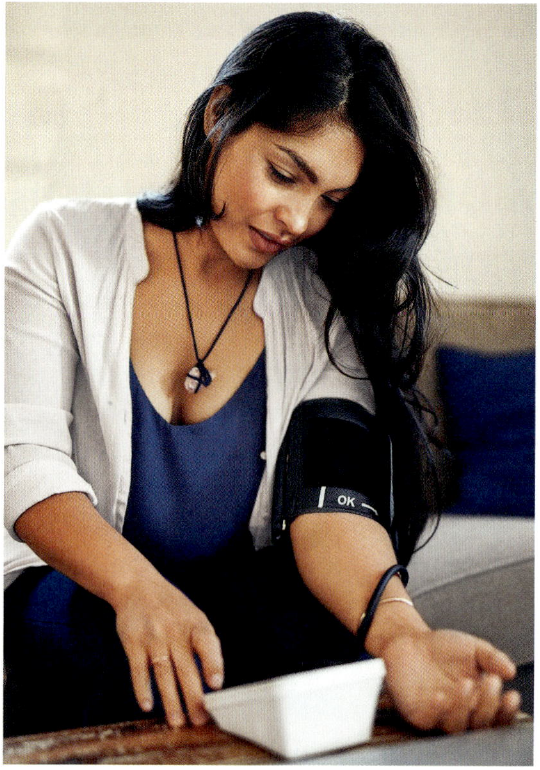

Mit einem Messgerät aus der Apotheke können Sie Ihren Blutdruck auch zu Hause einfach kontrollieren.

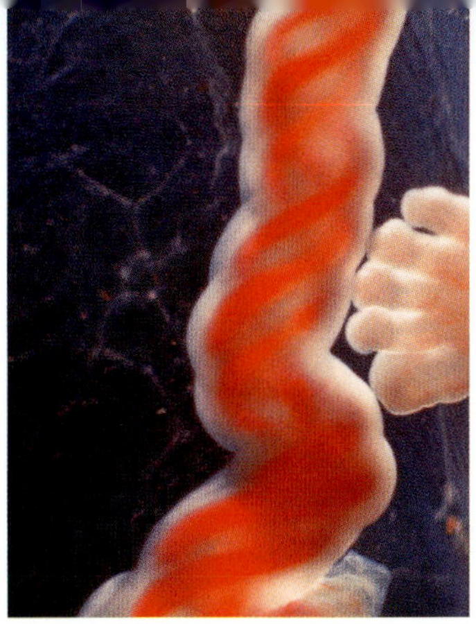

In der Nabelschnur verlaufen drei Blutbahnen. Über die dickere Vene fließt frisches, sauerstoffreiches Blut in die Blutbahnen des Babys. Über die zwei Arterien wird abtransportiert, was es nicht mehr braucht.

73. TAG

SSW 10+3 {Noch 207 Tage}

Kopfschmerzen können jetzt viele Ursachen haben

Leider ist es gerade in den ersten drei Monaten keine Seltenheit, dass ein- oder beidseitige Schmerzen an Stirn, Schläfen und Hinterkopf auftreten. Vor allem wenn Sie schon vor der Schwangerschaft anfällig für Kopfweh waren, wird es nun in der Regel eher schlimmer. Glücklicherweise klingen die Kopfschmerzen bei den meisten Frauen nach dem ersten Trimester ab und oft verschwinden sie sogar ganz.

Woran es liegt, dass der Kopf gerade dann so wehtut, wenn eine Frau ein Kind erwartet, darüber rätseln Experten bis heute. Viele vermuten, und das scheint logisch, dass Hormonflut und Kreislaufumstellung dafür verantwortlich sind. Andere Auslöser könnten das größere Blutvolumen, Nackenverspannungen, der plötzliche Verzicht auf Koffein, Erschöpfung und Müdigkeit, verstopfte Nebenhöhlen, Stress, Hunger sowie ungewohnt viel oder wenig Schlaf sein. Ein Lichtblick für Frauen, die normalerweise an Migräne leiden: Viele bleiben während der Schwangerschaft von diesen Schmerzen verschont. Das betrifft vor allem diejenigen, bei denen die Migräne mit dem Menstruationszyklus zusammenhängt.

Wie stark Sie Ihre Kopfschmerzen empfinden, hängt von vielen Faktoren ab. Der Satz, den wir in vielen Beratungsgesprächen unabhängig davon aber immer wieder hören, ist: »Wir möchten keine Medikamente nehmen!« Das ist mit Sicherheit eine gute Entscheidung, solange die Beschwerden auch mit den nachfolgend genannten Hausmitteln gelindert werden können und Sie nicht zu sehr unter den Schmerzen leiden. Um auf Nummer sicher zu gehen, beraten Sie sich mit Ihrer Frauenärztin oder Ihrer Hebamme. Sie können Ihnen eventuell weitere Empfehlungen geben, welche Maßnahmen in Ihrem persönlichen Fall helfen könnten:

- Viel trinken – über den Tag verteilt sollten es mindestens zwei Liter sein. Ausreichend Flüssigkeit beugt Schmerzen nicht nur vor, sondern hilft auch im akuten Fall.
- Bewegung an der frischen Luft.
- Entspannung, zum Beispiel mithilfe von Atemübungen oder progressiver Muskelentspannung. Oft hilft auch einfach eine Runde Schlaf.
- Yoga, am besten Schwangerschaftsyoga unter der Anleitung einer erfahrenen Lehrerin.
- Akupunktur durch eine erfahrene Therapeutin.

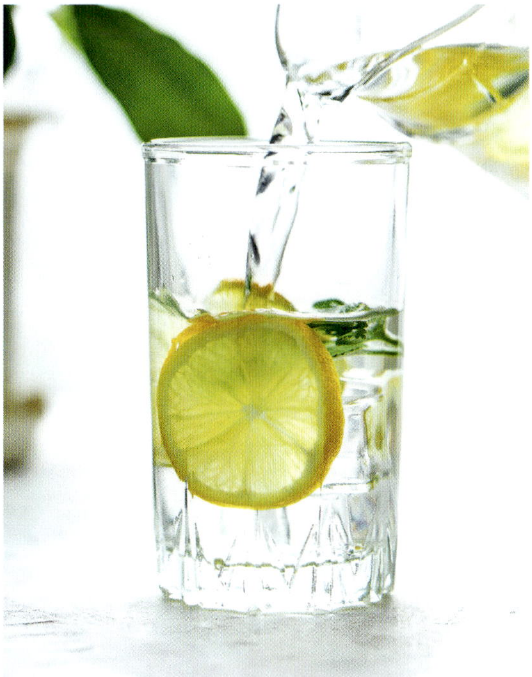

Kopfweh kann auch ein Signal des Körpers sein, dass er zu wenig Flüssigkeit bekommt. Also: viel trinken!

74. TAG

SSW 10+4 *{Noch 206 Tage}*

X- und Y-Chromosomen

Zu Beginn der Schwangerschaft zeigen Embryonen noch keine geschlechtsspezifischen Unterschiede. Männliche und weibliche Babys entwickeln zunächst identisch aussehende Geschlechtshöcker und -falten als Vorstufen der Geschlechtsorgane. Noch können sich diese Anlagen in eine weibliche oder männliche Richtung entwickeln. Für die Entwicklung zum männlichen Organismus sind dazu zusätzliche genetische Informationen notwendig. Fehlen diese Informationen, entwickelt sich der Embryo automatisch zum weiblichen Organismus.

Das »männliche«Y-Chromosom ist wesentlich kleiner als das »weibliche« X-Chromosom, das mit mehr als 1000 Genen jedoch ungleich mehr Erbinformationen trägt. Beim Y-Chromosom sind es gerade einmal ein paar Dutzend Gene.

Einige der Gene auf dem Y- und X-Chromosom gleichen sich. Zu anderen Genen auf dem Y-Chromosom gibt es keine Entsprechung auf dem X-Chromosom. Zu diesen gehört auch ein Gen, das in den 90er-Jahren des vergangenen Jahrhunderts von einem britischen Forscherteam identifiziert wurde und die Entwicklung des Embryos in Richtung männlicher Organismus lenkt. Die Wissenschaftler nannten dieses Gen »Geschlechtsbestimmende Region des Y-Chromosoms« oder kurz: SRY.

Bei XY-Embryonen wird etwa ab der siebten Schwangerschaftswoche das SRY-Gen angeschaltet. Dieses setzt eine Reihe von Prozessen in Gang. Die Hoden entwickeln sich. In ihnen wird erstmals das männlichste aller Hormone produziert: Testosteron. Ab jetzt stehen die Weichen auf Mann.

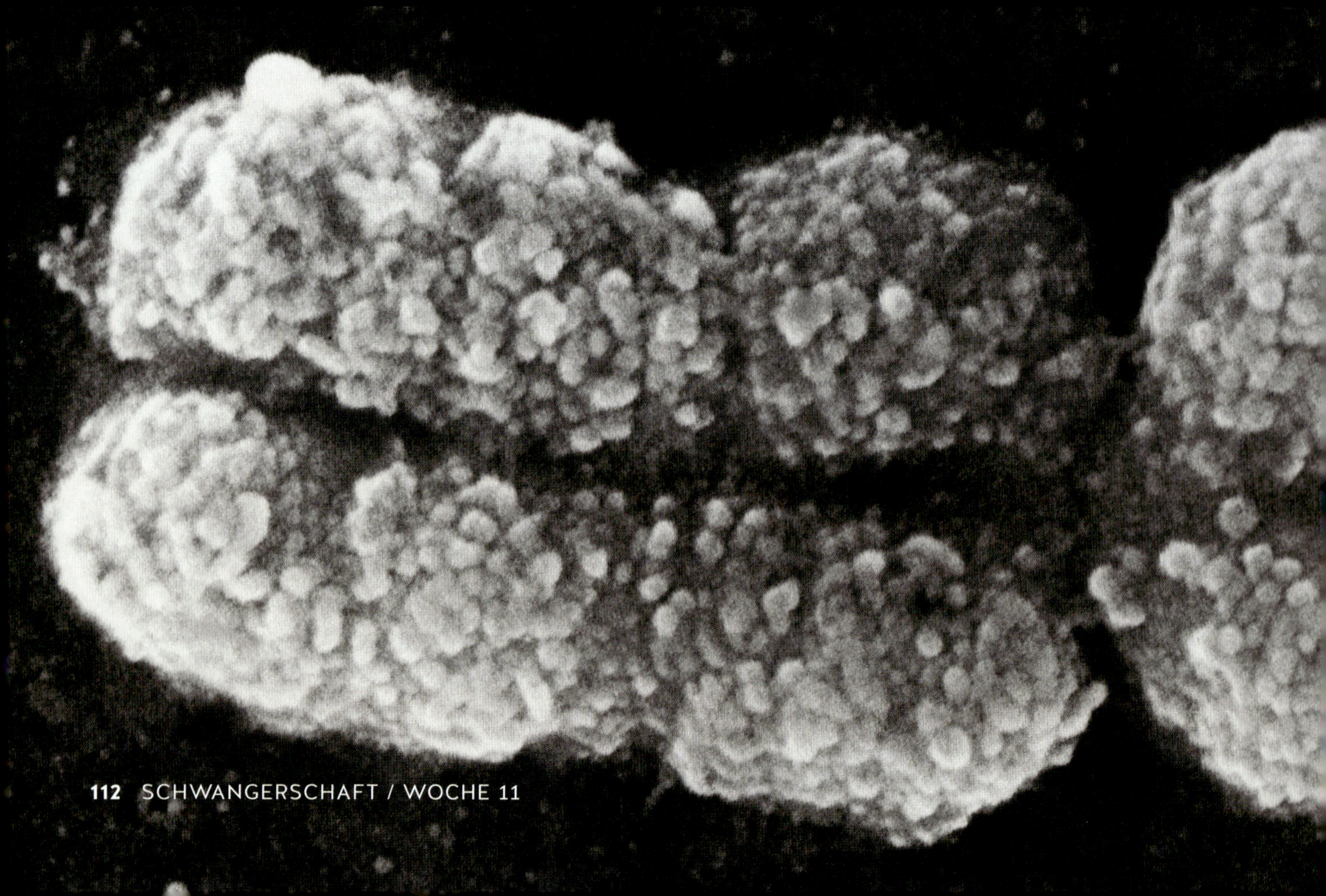

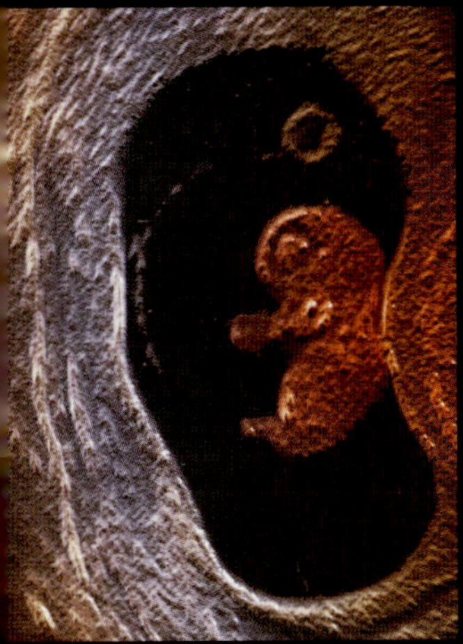

Diese farbige 2D-Ultraschallaufnahme zeigt, dass der Embryo in der Fruchtblase noch sehr viel Platz hat.

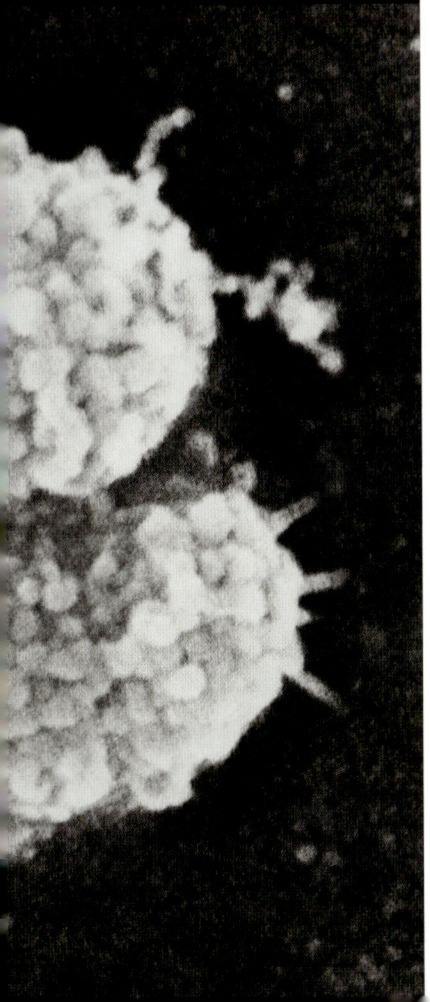

75. TAG

SSW 10+5 *{Noch 205 Tage}*

Was wird es denn nun?

Es gibt unzählige Geschichten, Theorien und mehr oder weniger fragwürdige Untersuchungen darüber, wie sich das Geschlecht eines Kindes bei der Zeugung beeinflussen ließe. Von einseitig abgebundenen Hoden und spezifischen Sexstellungen über die Häufigkeit des Sex bis zum pH-Wert in der Vagina oder den Außentemperaturen im Schlafzimmer sollen die unglaublichsten Dinge eine Rolle dabei spielen, ob man ein Mädchen oder einen Jungen zur Welt bringt. Doch selbst wenn man alle Empfehlungen und Erkenntnisse beherzigen würde, könnte man das »Wunschgeschlecht« allenfalls minimal beeinflussen. Wenn Sie ganz, ganz neugierig sind, darf Ihre Frauenärztin Ihnen frühestens nach der 14. Schwangerschaftswoche das Geschlecht Ihres Babys mitteilen. Normalerweise macht sie das, sofern von Ihnen gewünscht, erst beim zweiten Ultraschall um die 20. Woche herum.

Wer bestimmt das Geschlecht?

Wie bei allen Säugetieren steht auch beim Menschen von Anfang an fest, welches Geschlecht ein Kind haben wird. Denn Eizellen und Spermien enthalten jeweils nur ein Geschlechtschromosom.

Die weibliche Eizelle enthält immer ein X-Chromosom. Der Mann hingegen produziert zwei Arten von Spermien: Das eine enthält ein X-Chromosom, das andere ein Y-Chromosom. Dasjenige Spermium, das die Eizelle befruchtet, entscheidet darüber, welches Geschlecht das Baby haben wird. Bei einem Spermium mit X-Chromosom trägt der Embryo zwei X-Chromosomen und entwickelt sich daher zu einem weiblichen Organismus. Befruchtet dagegen ein Spermium mit einem Y-Chromosom die Eizelle, ist das Ergebnis XY und es entwickelt sich ein männlicher Organismus. Es ist somit der Vater, der das Geschlecht seines Babys bestimmt – auch wenn er darauf willentlich keinerlei Einfluss nehmen kann.

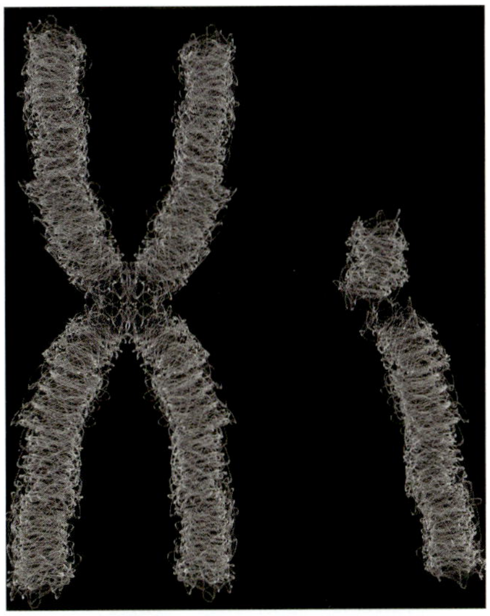

Das X-Chromosom trägt die weiblichen Erbinformationen.

76. TAG

SSW 10+6 *{Noch 204 Tage}*

Die Suche nach »Ihrer« Hebamme

Wenn Sie von einer Hebamme betreut werden wollen, sollten Sie sich früh darum zu kümmern. Hebammen nehmen, um ihre Zeit gut einteilen und die Qualität ihrer Arbeit halten zu können, immer nur eine bestimmte Anzahl von Frauen an. Planen Sie eine Hausgeburt, ist es besonders wichtig, rechtzeitig Kontakt aufzunehmen.

Grundsätzlich sind Hebammen Fachfrauen für alle Belange der Schwangerschaft, Geburt und Stillzeit. Viele haben sich jedoch auf einzelne Bereiche des Arbeitsspektrums spezialisiert. Sie begleiten »ihre« Frauen vor und nach der Geburt, unterrichten ausschließlich in Kursen oder bieten Geburtshilfe und Wochenbettbegleitung an. Informieren Sie sich deshalb frühzeitig über die Möglichkeiten und Angebote in Ihrer Umgebung. Telefonnummern finden Sie über die Hebammenlandes- und -bundesverbände und die Plattform Ammely (Serviceteil Seite 446).

Wichtig ist nicht zuletzt, dass die Hebamme gut zu Ihnen passt. Schließlich wird sie Sie bis zum Ende der Stillzeit begleiten und für solch einen langen Zeitraum muss die Chemie einfach stimmen.

Was kostet eine Hebamme?

In Deutschland kann jede Frau die Hilfe einer Hebamme in Anspruch nehmen. Die gesetzlichen Krankenkassen übernehmen dabei alle medizinisch notwendigen Kosten. Sind Sie privat versichert, sollten Sie sich mit Ihrer Krankenkasse in Verbindung setzen, um im Vorfeld zu klären, welche Leistungen übernommen werden.

Zum Leistungsspektrum der Hebammen gehören:

- Schwangerenvorsorge
- Beratungen zu den Themen Ernährung, Lebensweise in der Schwangerschaft, Partnerschaft und Sexualität, soziale Hilfen in der Schwangerschaft und nach der Geburt, Wahl des Geburtsortes und Vorbereitung auf das Kind
- Hausbesuche bei Schwangerschaftsbeschwerden und vorzeitigen Wehen
- Geburtsvorbereitung in Gruppen oder in Einzelstunden (nach Verordnung)
- Schwangerschaftsgymnastik, Babypflege, Rückbildungsgymnastik, Babymassage
- Geburtshilfe im Krankenhaus (angestellt oder als Beleghebamme), im Geburtshaus und zu Hause (dazu ganz frühzeitig anmelden!)
- Wochenbettbetreuung, Leben mit dem Baby, Beratung bei Stillbeschwerden, Beratung zur Beikosteinführung
- Betreuung in besonderen Lebenssituationen, wie zum Beispiel bei Krisen vor und nach der Geburt

Eine Hebamme ist Expertin für alle Fragen rund um Schwangerschaft, Geburt und Stillzeit.

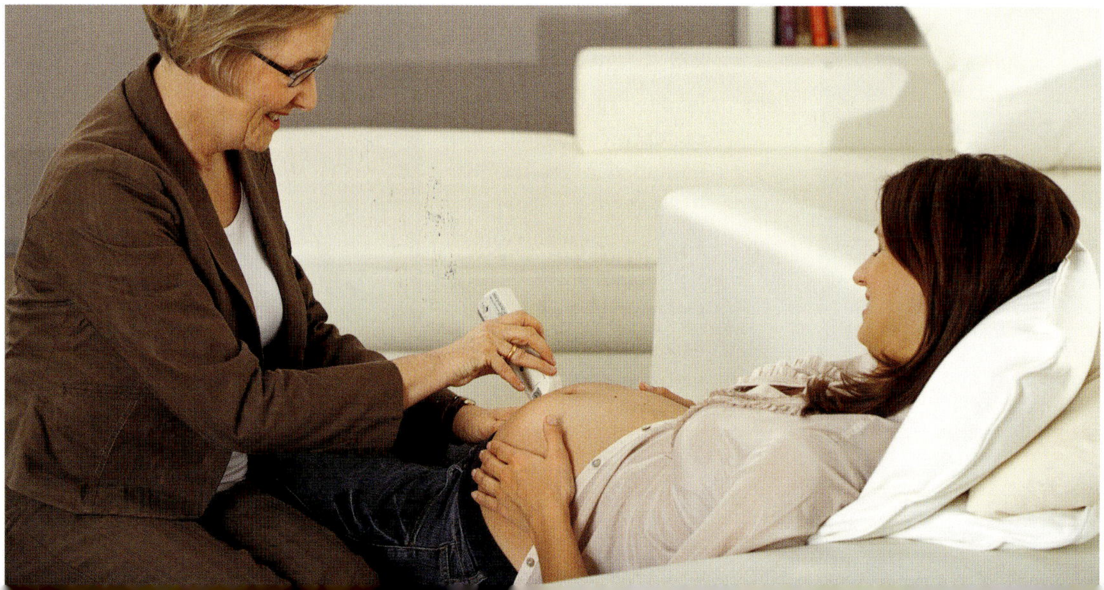

77. TAG

SSW 11+0 *{Noch 203 Tage}*

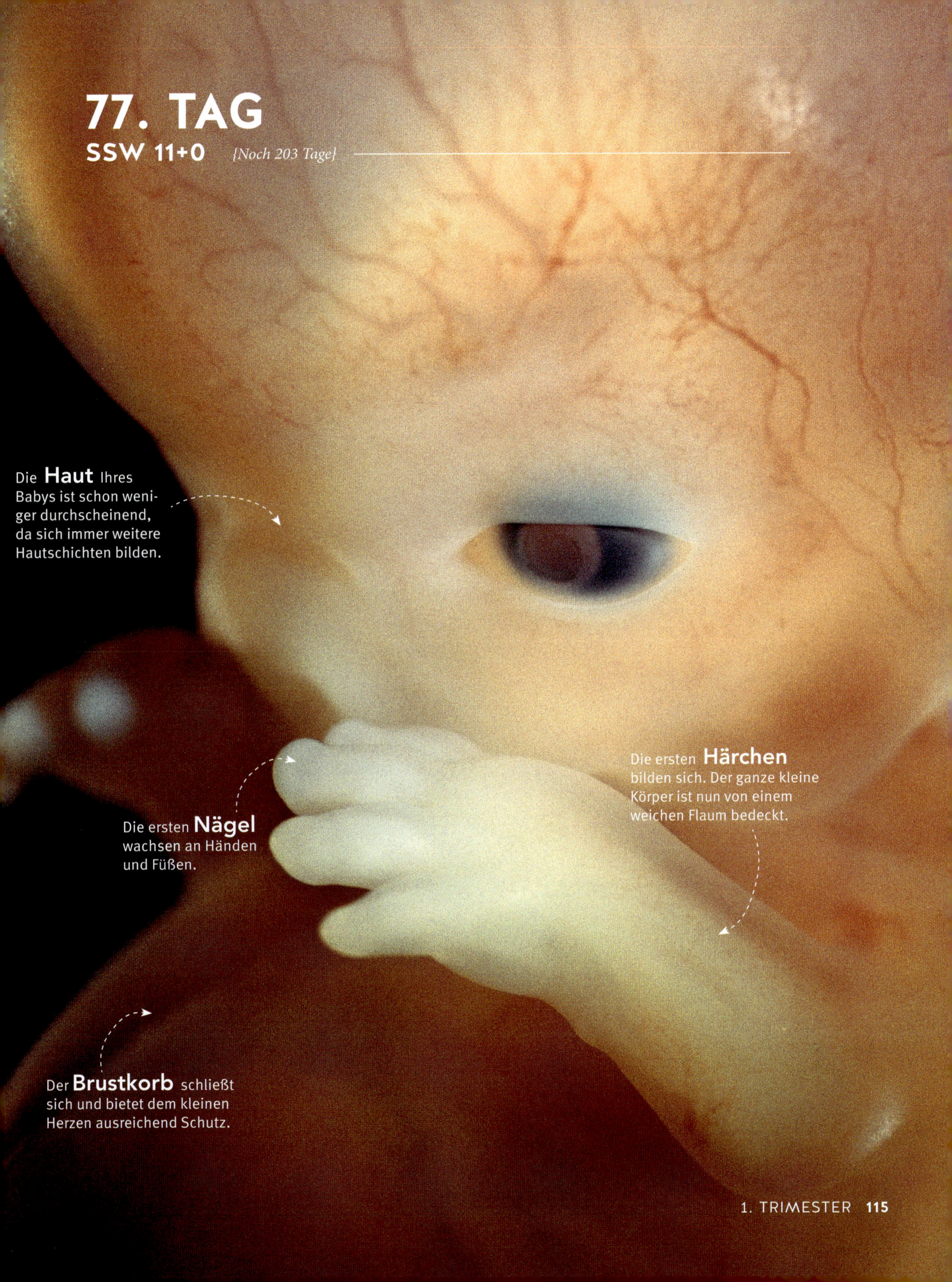

Die **Haut** Ihres Babys ist schon weniger durchscheinend, da sich immer weitere Hautschichten bilden.

Die ersten **Härchen** bilden sich. Der ganze kleine Körper ist nun von einem weichen Flaum bedeckt.

Die ersten **Nägel** wachsen an Händen und Füßen.

Der **Brustkorb** schließt sich und bietet dem kleinen Herzen ausreichend Schutz.

IMMER SCHÖN LANGSAM

Ihr Baby kann bereits gähnen, an seinen Fingern saugen, lächeln und die Stirn runzeln. Und mit ein bisschen Glück können Sie es bei der zweiten Vorsorgeuntersuchung auf dem Ultraschall sogar dabei beobachten. Bei aller Freude sollten Sie aber auch an sich selbst denken und sich vor allem am Arbeitsplatz nicht überanstrengen. Denn Ihrem Baby geht es nur dann richtig gut, wenn Sie sich selbst wohlfühlen.

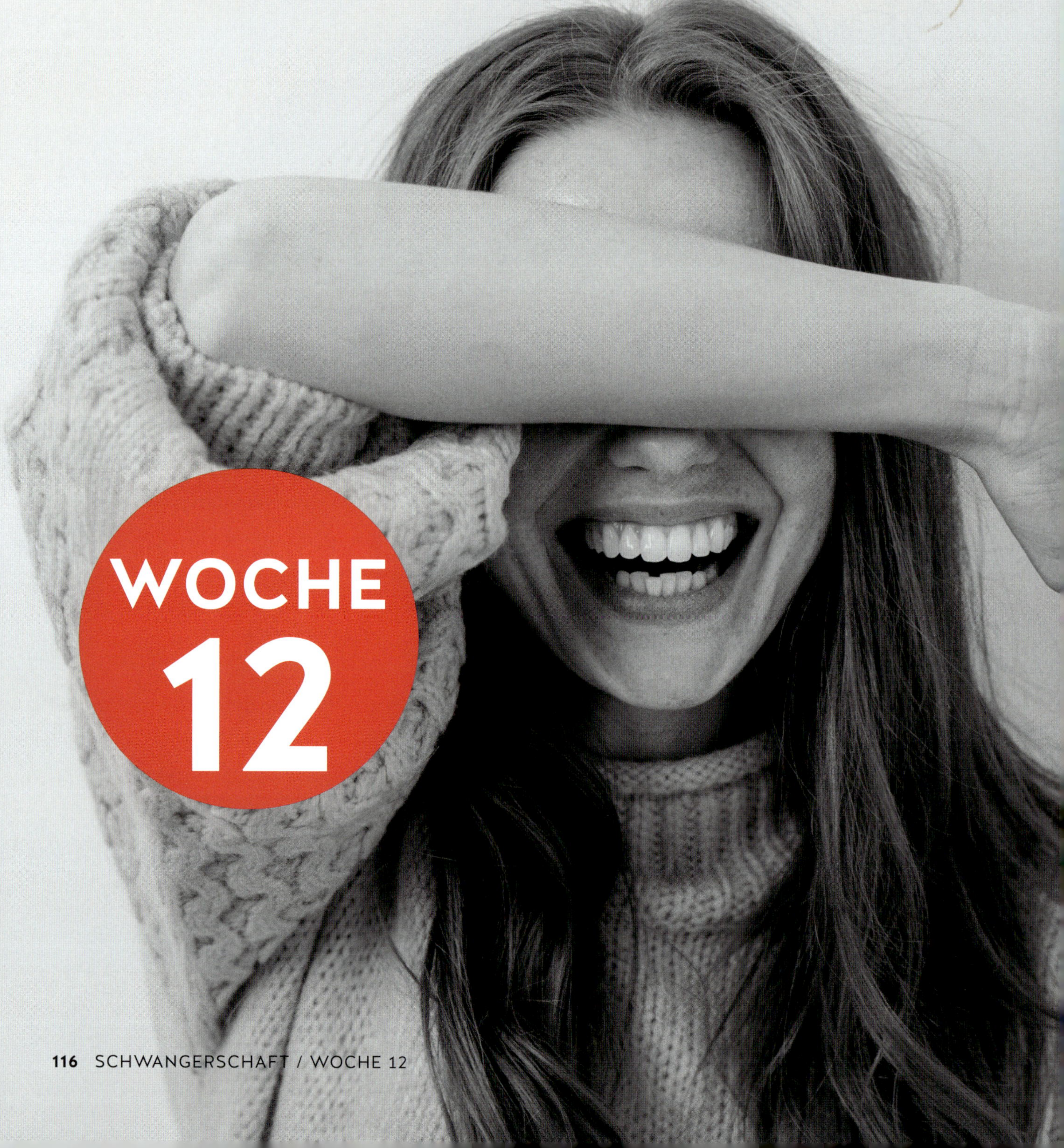

WOCHE 12

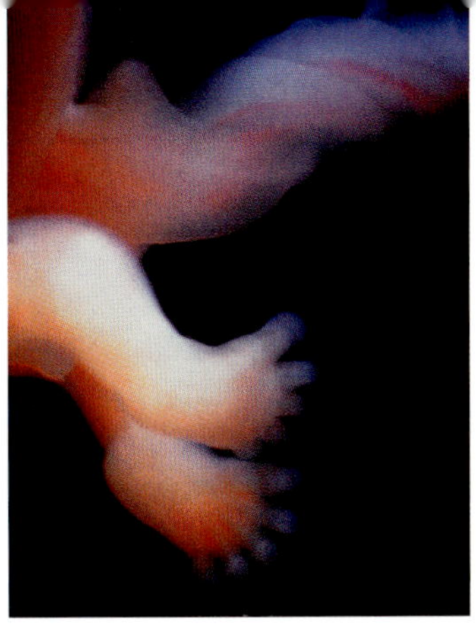

Die Bewegungen Ihres Babys sind so fließend, dass es aussieht, als führe es ein Wasserballett auf. Finger und Zehen sind nun klar voneinander getrennt. Ihr Baby misst 5 Zentimeter und wiegt etwa 16 Gramm.

78. TAG

SSW 11+1 *{Noch 202 Tage}*

Wie sich Ihr Körper verändert

Die Übelkeit wird bei den meisten Frauen nun deutlich nachlassen. Und selbst wenn es bei Ihnen nicht so weit ist, können Sie noch immer auf die 14. oder 16. Schwangerschaftswoche hoffen. Sie können jetzt direkt über dem Schambein von außen gut fühlen, dass Ihre Gebärmutter deutlich gewachsen ist. Bei einem zweiten oder bei weiteren Babys wird sich Ihr Bauch sogar schon etwas runden. Wenn Sie dagegen das erste Mal schwanger sind, dauert dies vermutlich noch ein Weilchen.

Das Neuralrohr Ihres Babys ist komplett ausgebildet. Deshalb können Sie, falls Ihre Ärztin keine Bedenken dagegen hat, am Ende dieser Schwangerschaftswoche die Folsäure-Präparate absetzen.

Hungerattacken

Sind Sie die ganze Zeit und besonders gerne spät in der Nacht hungrig? Dann wird es Sie vielleicht interessieren, dass es dafür eine physiologische Erklärung gibt. Während der Schwangerschaft braucht Ihr stetig wachsendes Baby nämlich durchgängig am Tag und in der Nacht Glukose und andere nährstoffhaltige Substanzen aus Ihrem Blut. Deshalb kann Ihr Blutzuckerspiegel zwischen den Mahlzeiten oder zur Schlafenszeit stark sinken. Das beste Gegenmittel: häufiger kleine und gesunde Zwischenmahlzeiten zu sich nehmen. »Hamsterfutter« wie Energieriegel oder Studentenfutter können helfen, die Attacken zu überstehen, wenn Sie länger unterwegs sein müssen.

GUT ZU WISSEN

TRINKEN SIE RUHIG **Leitungswasser**

Leitungswasser ist ein wunderbares Getränk. Es ist sehr günstig, gesund und immer erhältlich. In Deutschland ist die Trinkwasserverordnung sogar deutlich strenger als die entsprechende Verordnung für Mineralwasser, die zum Beispiel keine Grenzwerte für Nitrat oder Aluminium vorsieht. Zudem darf in Mineralwasser fünfmal so viel Arsen enthalten sein wie in Trinkwasser. Untersuchungen zeigen zudem immer wieder eine erhöhte Keimbelastung in Mineralwässern. Das gilt besonders für stille Mineralwässer, da Kohlensäure die Vermehrung der Bakterien beeinträchtigt, sowie für Mineralwässer in Plastikflaschen. Hiobsbotschaften wie »Schwermetalle im Leitungswasser« sind dagegen meist nur falschen Wasserrohren geschuldet. Alte Blei- oder neu verlegte Kupferrohre können das zuvor unbedenkliche Wasser verunreinigen. Um eine mögliche Belastung durch Krankheitskeime zu reduzieren, sollten Sie das Kaltwasser morgens eine Minute lang laufen lassen, ehe Sie es trinken. Wollen Sie warmes Wasser trinken, sollten Sie es nicht direkt abzapfen, sondern kaltes Wasser auf die gewünschte Temperatur erhitzen. Wenn Sie in Österreich oder in der Schweiz leben, erkundigen Sie sich bitte bei der zuständigen Wasserversorgungsanlage oder Gemeinde über die aktuelle Qualität Ihres Trinkwassers.

79. TAG

SSW 11+2 *{Noch 201 Tage}*

Zweite Vorsorgeuntersuchung

In dieser Woche findet häufig die zweite Vorsorgeuntersuchung statt. Dabei werden wie schon bei der ersten Untersuchung (und auch allen folgenden) Gewicht und Blutdruck ermittelt, der Urin untersucht, Gebärmutter und manchmal der Muttermund abgetastet, der Herzschlag und eventuell die Lage des Babys kontrolliert. Als IGel-Leistung wird bei dieser Untersuchung manchmal auch ein Toxoplasmose-Test angeboten. Falls Ihre Ärztin eine Ultraschalluntersuchung macht, sind die Knochen von Armen und Beinen, aber auch die Wirbelsäule, die Rippen und die Schädelknochen schon gut zu erkennen.

Wenn Sie sich aufgrund von unklaren oder auffälligen Befunden entschieden haben, über die übliche Schwangerschaftsvorsorge hinaus eine vorgeburtliche Diagnostik in Anspruch nehmen zu wollen, wäre jetzt der Zeitpunkt für:

- die Nackenfaltenmessung (zwischen der 11. und 14. Woche),
- den Ersttrimestertest, eventuell den Praena Test® auf Trisomien (zwischen der 11. und 14. Woche),
- die Chorionzottenentnahme (zwischen der 11. und 13. Woche) oder
- die Terminplanung für eine Fruchtwasseruntersuchung (in der Regel zwischen der 15. und 18. Schwangerschaftswoche).
- Beratungen zu in der Schwangerschaft empfohlenen Impfungen (Grippe, Keuchhusten, Covid 19) finden statt.

Mehr zu den genannten Untersuchungen können Sie auf den Seiten 96–97, 106–107 sowie unten auf dieser Seite nachlesen.

Machen Sie sich vor den Untersuchungen unbedingt gemeinsam mit Ihrem Partner Gedanken darüber, mit welchen Konsequenzen Sie nach den Tests möglicherweise konfrontiert werden und was dies für Sie bedeuten kann.

GUT ZU WISSEN

CHORIONZOTTENENTNAHME

Die Chorionzottenentnahme oder Chorionzottenbiopsie kann ab der zwölften Schwangerschaftswoche durchgeführt werden. Dabei entnimmt die Ärztin mit einer langen Hohlnadel über die Bauchdecke Gewebe aus der entstehenden Plazenta (Chorion). Bei der Punktion achtet die Ärztin mithilfe des Ultraschalls genau darauf, die Nadel nicht zu tief einzuführen, um das Baby nicht zu verletzen.

Ein erstes Ergebnis auf Basis einer vorläufigen Kurzzeitkultur gibt es schon nach 24 bis 48 Stunden. Das Ergebnis der Langzeitkultur liegt dann nach zwei bis drei Wochen vor; in 98 Prozent der Fälle bestätigt es das erste Ergebnis.

Das eingriffsbedingte Risiko für eine Fehlgeburt nach der Chorionzottenentnahme ist relativ gering. Es liegt bei 0,3 bis 1 Prozent.

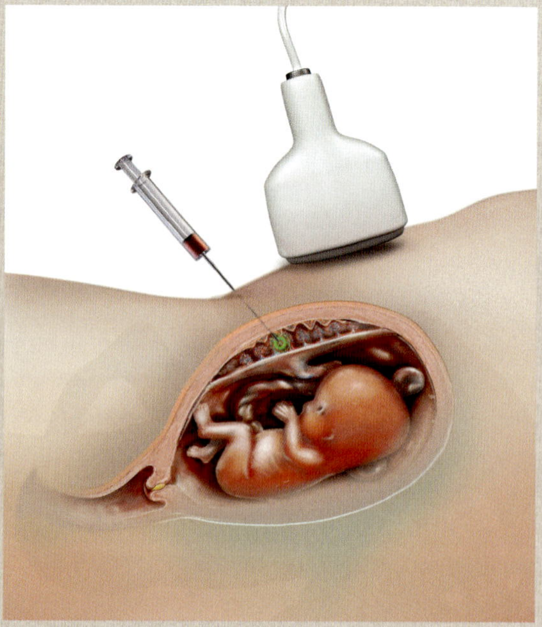

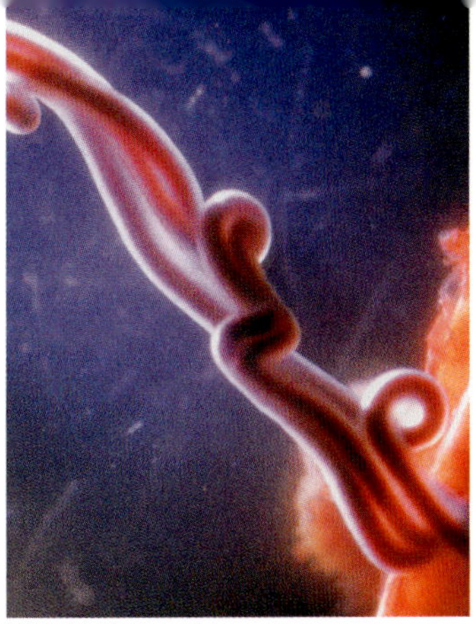

Die Nabelschnur des Babys ist von Eihaut umhüllt und von gallertartigem Bindegewebe umgeben. So ist sie flexibel und kann nicht abknicken.

80. TAG

SSW 11+3 *{Noch 200 Tage}*

Wollen Sie das Geschlecht Ihres Kindes wissen?

Zwar haben sich bis zur elften Woche die Anlagen für die äußeren Geschlechtsorgane gebildet. Beim Mädchen sind die Eierstöcke, Eileiter und der Gebärmutter-Vaginal-Kanal angelegt, bei einem Jungen sitzen die Hoden schon hinter der Bauchwand. Auch der Penis wird langsam sichtbar. Beim Ultraschall lässt sich das Geschlecht Ihres Babys trotzdem noch nicht sicher erkennen. So weit wird es erst beim zweiten Ultraschall in der 19. bis 22. Woche sein.

Für viele Paare ist es dennoch hilfreich, schon jetzt zu überlegen, ob sie überhaupt vor der Geburt wissen wollen, welches Geschlecht ihr Baby hat. Ganz wichtig, wenn Sie sich überraschen lassen wollen: Weisen Sie Ihre Ärztin vor jeder Ultraschalluntersuchung darauf hin, dass sie nichts verraten soll, auch wenn sie etwas entdecken kann.

Häufig genannte Gründe für das »Wissenwollen«:

- Es hilft uns, den richtigen Namen zu finden.
- Es ist so leichter, die großen Geschwister auf die Ankunft des Babys vorzubereiten.
- Wir empfinden es als gut, um die Beziehung zum Baby aufzubauen.

Häufig genannte Gründe dagegen:

- Wir lieben Überraschungen!
- Das Nichtwissen hilft uns, die letzten, nicht enden wollenden Wochen der Schwangerschaft besser auszuhalten.
- Wir können uns so länger ausmalen, wie es wäre, mit einer Tochter oder einem Sohn zu leben.

HERZFREQUENZ

Amerikanische Studien belegen: Weibliche Föten haben einen schnelleren Herzschlag als männliche, allerdings nur **während der Wehen**. In der Schwangerschaft selbst gibt die Herzfrequenz keinerlei Hinweise auf das Geschlecht des Kindes.

GUT ZU WISSEN

IHR Schwangerschaftstagebuch

Bei all den abenteuerlichen neuen Erfahrungen und tiefgründigen Gedanken, mit denen Sie sich in der Schwangerschaft beschäftigen, kann es Spaß machen, ein Tagebuch zu führen. Kaufen Sie sich ein schönes dafür vorgesehenes Buch oder einfach ein leeres Heft, in das Sie Ihre Gedanken und Gefühle notieren. Vielleicht erscheint es Ihnen, wenn Sie sonst am Rechner arbeiten, zunächst etwas merkwürdig, mit Stiften zu schreiben, statt wie gewohnt in die Tasten zu hauen. Aber ein persönliches Buch, vielleicht sogar mit Fotos oder Ultraschallbildern, wird Ihr Kind später sicherlich einmal sehr erfreuen. Und Sie natürlich auch! Zu schnell vergessen Sie, was Ihnen jetzt wichtig ist. Spätestens beim zweiten Baby werden Sie sich dann leichter daran erinnern können, dass auch beim ersten Baby die Schokolade in den Safe musste und Sie den ganzen Winter ohne Socken in der Wohnung herumlaufen konnten, weil Ihnen endlich einmal auch bei den kältesten Temperaturen richtig warm war.

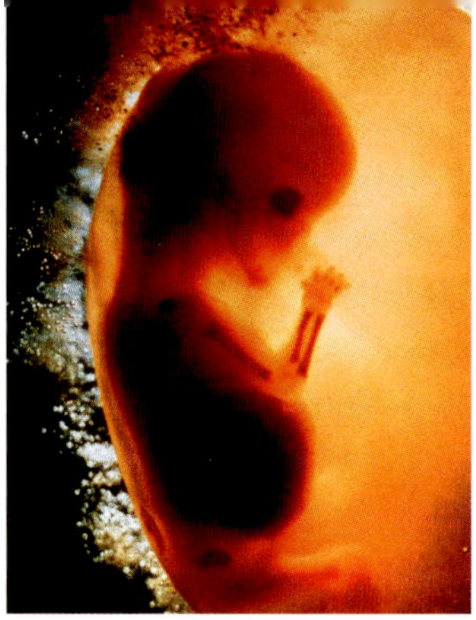

Ihr Baby kann jetzt gähnen, am Finger saugen und lächeln. Für sein kleines menschliches Gesicht ist alles an seinem Platz. Die Augen, die sich zunächst an der Seite des Kopfes gebildet haben, wachsen dichter zusammen.

81. TAG

SSW 11+4 *{Noch 199 Tage}*

Berufstätigkeit und Schwangerschaft

Wenn die Schwangerschaft unkompliziert verläuft, können Sie ohne Bedenken bis zum Beginn der Mutterschutzfrist sechs Wochen vor dem errechneten Geburtstermin weiter Ihrer Arbeit nachgehen. Sie dürfen aber auch bis zum letzten Tag vor der Geburt arbeiten, wenn Sie das möchten. Teilen Sie Ihrem Arbeitgeber trotzdem ruhig möglichst früh mit, dass Sie schwanger sind. Manche Arbeitgeber machen sogar Unterstützungsangebote in Form von Ruheräumen mit Liegemöglichkeiten.

Die Regelungen des Mutterschutzgesetzes treten in Kraft, sobald Sie Ihren Arbeitgeber informiert haben. Dazu gehören der Kündigungsschutz, die Beschäftigungsbedingungen und das Mutterschaftsgeld. In der Schwangerschaft dürfen Sie keinen infektiösen Materialien, keiner gefährlichen Strahlung und keinen für Sie schädlichen Chemikalien ausgesetzt werden und auch keine schwere körperliche Arbeit verrichten. Auch die Arbeit in Beförderungsmitteln als Fahrerin oder Kontrolleurin (etwa in Bahn, Bus, Straßenbahn oder Taxi) ist ab dem dritten Schwangerschaftsmonat verboten. Flugbegleiterinnen dürfen nach Bekanntgabe der Schwangerschaft wegen gesundheitsgefährdender Höhenstrahlung nicht mehr fliegen.

Vorstellungsgespräche

Wenn Sie auf der Suche nach einem neuen Arbeitsplatz sind, müssen Sie den potenziellen Arbeitgeber nicht in Ihre Familienplanung einweihen. Bei einem Vorstellungsgespräch ist eine Frage nach einer bestehenden oder gewünschten Schwangerschaft verboten. Dies gilt sogar dann, wenn Sie die Arbeit als Schwangere zunächst nicht ausüben dürften. In einem Urteil des Bundesarbeitsgerichts gaben die Richter einer Frau Recht, die beim Vorstellungsgespräch behauptet hatte, dass sie nicht schwanger sei (Az. 2 AZR 621/01). Eine Ausnahme ließen die Richter allerdings für Arbeitsplätze zu, die eine schwangere Frau wegen der Bestimmungen zum Mutterschutz nicht ausüben dürfe. Der Arbeitgeber hat in solchen Fällen das Recht, nach einer Schwangerschaft zu fragen.

AUS WISSENSCHAFT UND FORSCHUNG

VORSICHT, ANSTECKEND!

Erwerbstätige Frauen entscheiden sich eher dazu, schwanger zu werden, wenn zuvor bereits eine Kollegin Mutter geworden ist. Zu diesem Ergebnis kommt eine Studie des Staatsinstituts für Familienforschung an der Universität Bamberg. Sie wertete Daten von rund 42 000 Frauen in über 7500 Betrieben in Deutschland aus, die im Zeitraum zwischen 1993 und 2007 erfasst wurden. Laut der Studie verdoppelt sich im Jahr, nachdem eine Angestellte im Unternehmen ein Kind geboren hat, die Wahrscheinlichkeit, dass andere Frauen schwanger wurden. Der »Ansteckungseffekt« war am größten, wenn der Altersunterschied zwischen den Frauen höchstens zwei Jahre betrug.

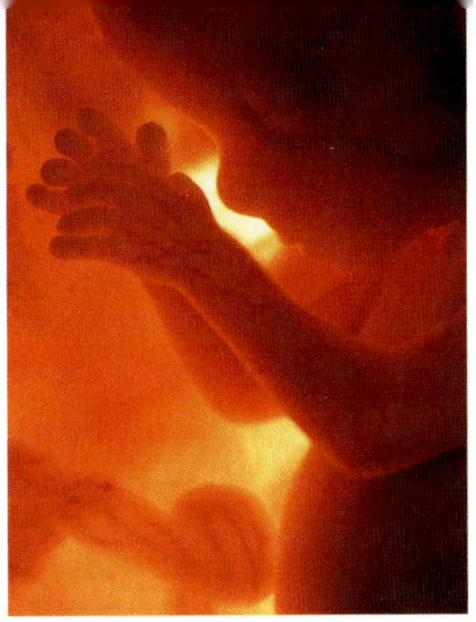

Die Windungen der Gehörgänge sind angelegt. Im Unterkiefer entwickeln sich die Zahnknospen, die Anlagen für die Zähne. An Fingern und Zehen werden Nägel sichtbar. Rippen und Wirbelsäule beginnen zu verknöchern.

82. TAG

SSW 11+5 *{Noch 198 Tage}*

Sorgen Sie für ein gutes Arbeitsklima

Auch wenn Sie in einem Umfeld arbeiten, das Sie mögen und das für Sie und Ihr Baby ganz und gar ungefährlich ist, sollten Sie in der Zeit der Schwangerschaft immer Ihre persönlichen Grenzen respektieren. Es ist wichtig, starken Stress zu vermeiden, öfter kleine Pausen einzulegen und häufiger in Ruhe kleine Mahlzeiten einzunehmen. Sie müssen außerdem für Vorsorgeuntersuchungen von der Arbeit freigestellt werden, ohne dass diese Zeit nachgearbeitet werden muss.

Hilfreich für Ihr Arbeitsleben

Diese kleinen Maßnahmen helfen Ihnen, den Arbeitsalltag ohne Probleme zu überstehen:

- Lagern Sie für eventuelle Hungerattacken immer genug gesunde Snacks wie Nüsse, Trockenobst und Müsliriegel an Ihrem Arbeitsplatz. Denken Sie auch an einen kleinen Vorrat an Wasser und Saft.
- Akzeptieren Sie Ihre Erschöpfungszustände und lassen Sie auch einmal Dinge liegen, wenn es zu viel wird. Morgen ist auch noch ein Tag!
- Wenn Sie viel stehen müssen, ist es wichtig, dass Sie sich zwischendurch einmal hinsetzen können. Ein Hocker oder ein Stuhl sollte daher immer für Sie bereitstehen.
- Falls Sie eine sitzende Tätigkeit ausüben, ist ein höhenverstellbarer Stuhl mit Armlehnen angenehm für den Rücken.
- Wenn Sie viel vor dem Bildschirm arbeiten, sind regelmäßige Pausen, während der Sie einmal in die Weite schauen dürfen, sowie gelegentliche Bewegung für die Beine wichtig.
- Wenn Sie in einer Küche, Kantine oder Dampfreinigung arbeiten, sollten Sie jede Überhitzung des Körpers vermeiden.
- Falls in Ihrem Unternehmen noch kein generelles Rauchverbot besteht, meiden Sie verqualmte Bereiche und bitten Sie um einen rauchfreien Raum.
- Nehmen Sie zu Hause (möglichst) immer die Hilfe und Unterstützung von Partner, Familie und Freunden an. Erholungsphasen sind absolut notwendig – und das vor allem dann, wenn schon kleine Kinder in der Familie leben.

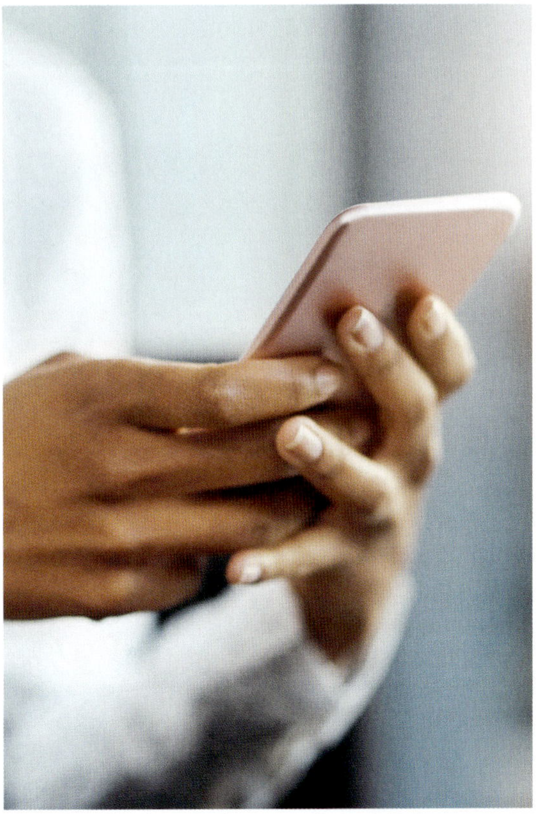

Zwischendurch aufstehen, etwa beim Telefonieren, ist gut für den Kreislauf und gegen schwere Beine.

Ihr Baby turnt rege im Fruchtwasser herum. Sein Verdauungssystem kann Zucker ins Blut aufnehmen. Das Herz schlägt 120- bis 160-mal pro Minute, doppelt so schnell wie das Ihre. Die Schilddrüse nimmt in dieser Woche ihre Funktion auf und produziert Hormone. Da auch Ihre eigene Schilddrüse in der gesamten Schwangerschaft verstärkt arbeiten muss, ist es wichtig, auf eine ausreichend hohe Jodzufuhr zu achten. Der tägliche Bedarf einer Schwangeren beträgt etwa 230 Mikrogramm. Wenn Sie unsicher sind, ob Sie in einem Jodmangelgebiet leben, besprechen Sie dies am besten mit Ihrer Frauenärztin oder Hebamme. Nach Abklärung Ihrer Schilddrüsenwerte sollten Sie dann bei Bedarf täglich 100 Mikrogramm Jod ergänzen (Seite 94).

Ihr Baby schluckt jetzt Fruchtwasser und kann den ersten Schluckauf haben. Und es gähnt. Beides sind notwendige Vorübungen für den ersten Atemzug.

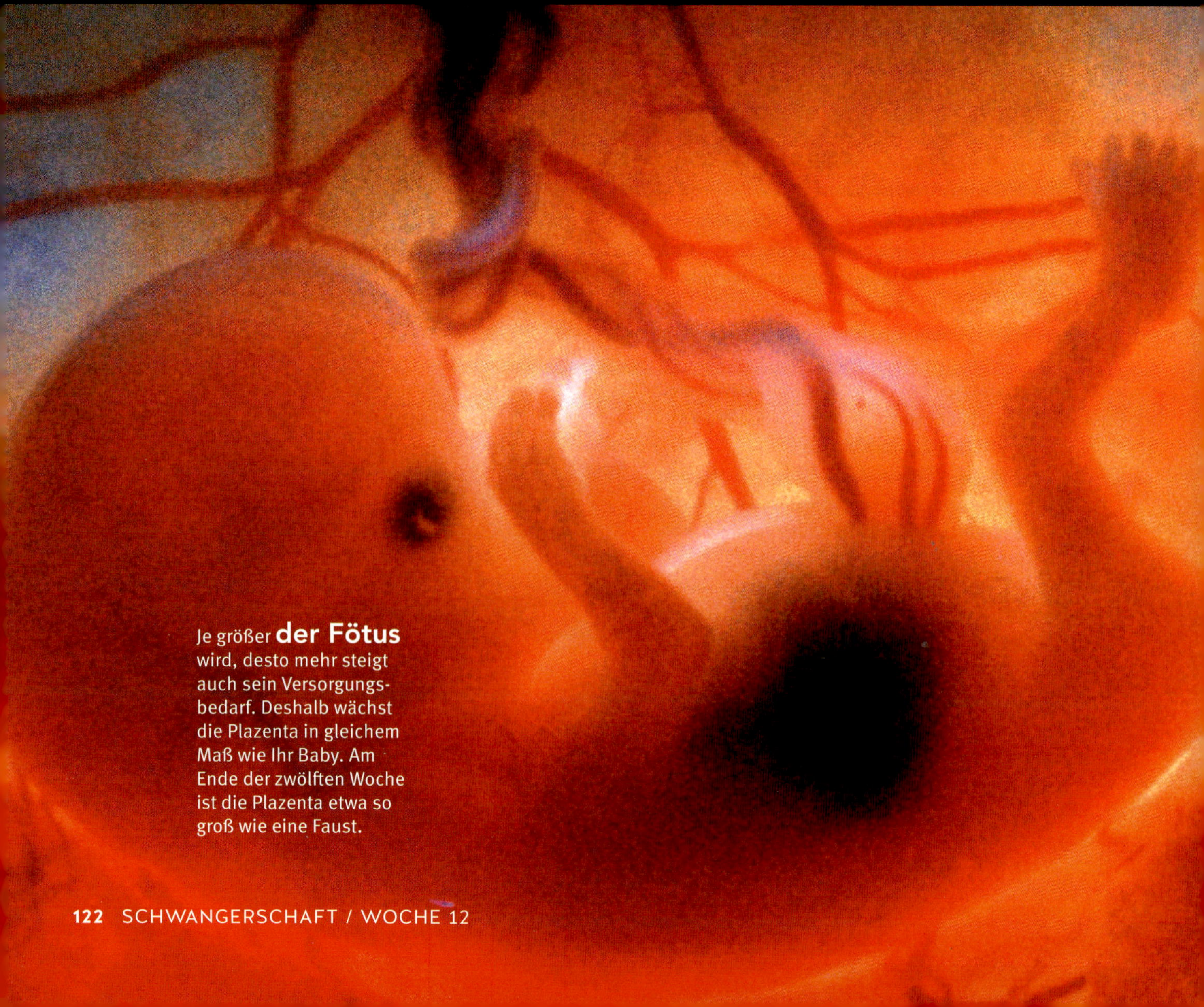

Je größer **der Fötus** wird, desto mehr steigt auch sein Versorgungsbedarf. Deshalb wächst die Plazenta in gleichem Maß wie Ihr Baby. Am Ende der zwölften Woche ist die Plazenta etwa so groß wie eine Faust.

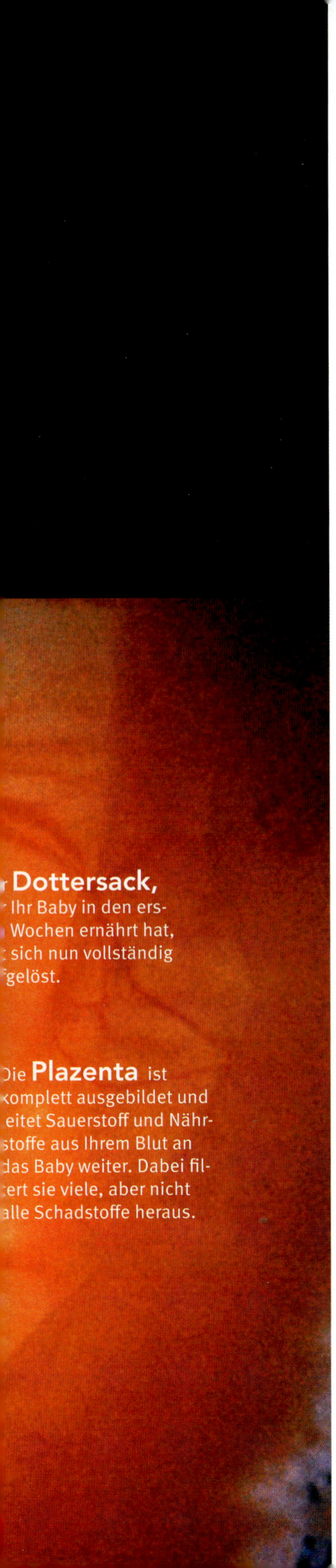
Dottersack,
Ihr Baby in den ers-
Wochen ernährt hat,
sich nun vollständig
gelöst.
Die Plazenta ist
komplett ausgebildet und
eitet Sauerstoff und Nähr-
stoffe aus Ihrem Blut an
das Baby weiter. Dabei fil-
ert sie viele, aber nicht
alle Schadstoffe heraus.

84. TAG

SSW 12+0 *{Noch 196 Tage}*

Wo soll mein Baby zur Welt kommen?

Machen Sie sich ruhig jetzt schon erste Gedanken darüber, wo Ihr Baby das Licht der Welt erblicken soll. Fühlen Sie sich bei dem Gedanken an eine Klinikgeburt wohl? Mit Sicherheit ist ein Krankenhaus der beste Ort, wenn Sie eine Vorerkrankung haben, wie zum Beispiel Diabetes. Auch ein extrem »vorwitziges« Baby oder ein komplizierter Schwangerschaftsverlauf sprechen für eine Klinikgeburt, weil Mutter und Kind dort medizinisch gut versorgt sind. Erkundigen Sie sich bei Ihrer Hebamme oder Frauenärztin, welche Kliniken eine Neugeborenen- oder Frühgeborenenabteilung im Haus haben. Aber auch viele Frauen ohne Indikation entscheiden sich für eine Klinikgeburt, weil sie sich dort angesichts der medizinischen Versorgung am sichersten aufgehoben und versorgt fühlen.

Außerklinische Geburten

Wenn die Schwangerschaft komplikationslos verläuft und Sie Ihr Kind lieber in einer intimeren Atmosphäre zur Welt bringen wollen, kann eine außerklinische Geburt in Erwägung gezogen werden, zum Beispiel in einem Geburtshaus, wo Sie Ihr Baby ambulant gebären können. Verläuft die Geburt reibungslos, gehen Sie einige Stunden später mit Ihrem Baby nach Hause, wo Sie von einer Hebamme des Geburtshauses im Wochenbett weiter betreut werden.

Die medizinische Leitung eines Geburtshauses hat eine Hebamme. Die Betreuung während der Geburt erfolgt entweder durch eine einzelne Hebamme oder ein Team von Hebammen, die Sie in der Schwangerschaft kennenlernen konnten. Geburtshäuser haben Absprachen mit Ärzten und Krankenhäusern getroffen, damit man im Notfall eine Ärztin oder einen Arzt anrufen kann und ein Klinikbett zur Aufnahme bereitsteht.

Bei einer Hausgeburt bleiben Sie in Ihrer vertrauten Umgebung, was Ihnen zwar ein hohes Maß an Selbstbestimmung für den Ablauf der Geburt ermöglicht, aber auch mehr Eigeninitiative und einen aktiven Umgang mit dem Geburtsschmerz fordert. Ihre Hebamme wird die Geburt selbstständig und in eigener Verantwortung begleiten. Bei Bedarf kann zur Geburt auch eine zweite Hebamme hinzugezogen werden, um sich sowohl ausreichend um Sie als auch um Ihr Baby kümmern zu können.

Falls Sie in einem Geburtshaus oder bei sich zu Hause gebären möchten, ist es höchste Zeit, sich nach einer Hebamme oder einem Hebammenteam umzuschauen. Das frühzeitige Kennenlernen und der Aufbau gegenseitigen Vertrauens ist ein wichtiger Teil dieses Betreuungskonzeptes.

VATER WERDEN

Wenn ein Mann erfährt, dass er Vater wird, ist es ganz normal, dass er genau wie seine Partnerin erst einmal eine Flut an Gefühlen verarbeiten muss: Freude und Stolz, Unsicherheit über das, was ihn erwartet und wie sich die Partnerschaft entwickeln wird, Angst vor der großen Verantwortung …
Ein Baby wird Ihr Leben für immer verändern. Es wird eine abenteuerliche, aber auch sehr schöne Erfahrung für Sie als Paar oder Familie sein, die Sie näher zueinander bringen kann. Dabei ist es wichtig, liebevoll miteinander umzugehen. Als Mann sollten Sie mit Ihrer Partnerin über Ihre Gedanken und Gefühle reden. Wenn Sie Ihrer Partnerin ein Gefühl der Sicherheit geben und Sie beide sich über Ihre Gefühle austauschen, haben Sie den ersten wichtigen Grundstein für eine glückliche Familie gelegt.

Die Schwangerschaft kann eine Partnerschaft enorm stärken, wenn sich beide darauf einlassen.

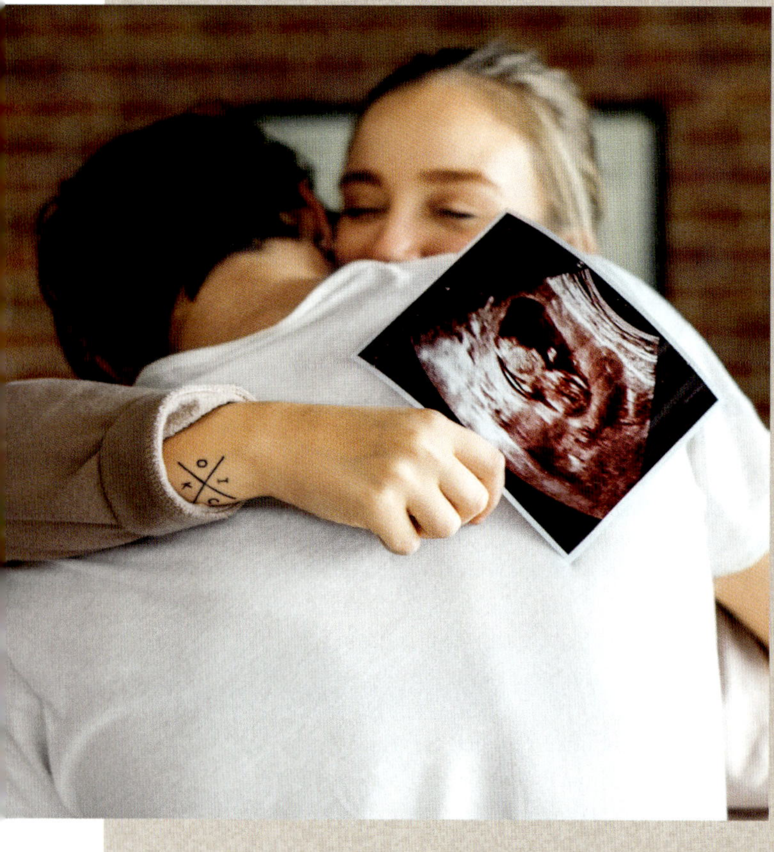

Plötzlich außen vor?

In der Schwangerschaft kann es immer wieder einmal vorkommen, dass Sie sich ausgeschlossen und allein fühlen. Das ist nicht weiter verwunderlich. Während Sie vorher füreinander die wichtigsten Menschen waren, steht nun ein anderes Wesen an erster Stelle. Sich mit dieser Realität schon jetzt auseinanderzusetzen und mit der Partnerin über die Gefühle und auch Ängste zu sprechen, die dabei in Ihnen auftauchen, ist sehr hilfreich. Denn die durchwachten Nächte mit dem Baby, die vollen, schmerzempfindlichen Brüste in der Wochenbettzeit und die körperlichen und seelischen Umstellungsprozesse sind einer Auseinandersetzung nicht zuträglich.
Wenn Sie alles interessiert, was mit der Schwangerschaft Ihrer Partnerin und der Geburt des Babys zu tun hat, werden Sie bei den vorgeburtlichen Untersuchungen, der Wahl des Geburtsortes und bei Geburtsvorbereitungskursen schnell feststellen, dass diese Welt extrem weiblich geprägt ist. Daher ist es gut, dass an einigen Kliniken und in großen Städten zunehmend Orte entstehen, an denen sich werdende Väter treffen und mit Gleichgesinnten austauschen können. Nutzen Sie solche Angebote! Sie werden sehen, das Sie mit Ihren Fragen und Sorgen nicht allein sind, sondern sie mit anderen Männern in der gleichen Situation teilen.

Die Partnerin unterstützen

Als Mann können Sie Ihre Partnerin in der Schwangerschaft und bei der Geburt wirklich unterstützen – jenseits aller Klischees vom hechelnden Ehegatten im Geburtsvorbereitungskurs. Und die allermeisten Frauen wünschen sich diese Unterstützung auch. Nehmen Sie sich zum Beispiel die Zeit, Ihre Partnerin zu den Vorsorgeuntersuchungen zu begleiten. Dort werden auch Ihre eigenen Fragen Gehör finden. Bei einer Ultraschalluntersuchung können Sie Ihr Baby sehen und ein erstes Foto in den Händen halten. Eine Hebamme kann Ihnen zeigen, wie Sie ab der 22. bis 24. Schwangerschaftswoche die Bewegungen Ihres Babys fühlen und in späteren Wochen mit etwas Glück vielleicht sogar die kleinen Händchen und Füßchen tasten können. Ungefähr ab der 30. Schwangerschaftswoche können Sie dann auch die Herztöne des Babys hören. Legen Sie dazu Ihr Ohr auf den Unterbauch Ihrer Partnerin und lauschen Sie! Reden Sie mit Ihrem Baby oder singen Sie ihm etwas vor. So wird es sich nach der Geburt beim vertrauten Klang Ihrer Stimme gleich zu Hause angekommen fühlen. All diese Dinge helfen Ihnen dabei, eine gute Beziehung zu Ihrem Kind aufzubauen.
Wenn Sie diese Dinge gern tun, wird sich Ihre Partnerin mit den kolossalen Veränderungen in ihrem Leben nicht mehr so allein fühlen. Und Sie werden sehen, dass diese Erfahrungen durch nichts zu ersetzen sein werden. Weitere positive »Nebeneffekte«: Eine Studie bestätigt nicht nur, dass Männer, die sich aktiv an der Erziehung und Betreuung ihrer Kinder beteiligen, bei Frauen beliebter sind. Die Väter sind auch selbst deutlich zufriedener als Männer, die sich stärker auf eine reine Versorgerrolle beschränken. Eine weitere Studie kam zu dem Ergebnis, dass Väter, die sich für die Familie engagieren, besonders die Entwicklung von Jungen positiv beeinflussen. Wenn das keine Motivation ist.

Kleine »Aufmerksamkeiten«

Interesse für das wachsende Leben zu zeigen ist natürlich immens wichtig. Es gibt darüber hinaus aber auch noch viele andere Möglichkeiten, wie Sie Ihre Partnerin unterstützen können:

- Als Raucher sollten Sie versuchen, Ihren Zigarettenkonsum zu reduzieren oder sogar ganz mit dem Rauchen aufzuhören. Um Ihre Partnerin und Ihr Baby nicht durch Passivrauchen zu belasten, gehen Sie zum Rauchen auf jeden Fall vor die Wohnungstür oder auf den Balkon.
- Lassen Sie Ihre Partnerin ausschlafen und bereiten Sie das Frühstück vor.
- Übernehmen Sie zusätzliche Pflichten im Haushalt, wie zum Beispiel den Einkauf.
- Gestalten Sie gemeinsam mit Ihrer Partnerin das Kinderzimmer.
- Lassen auch Sie Ihren Impfstatus und Ihre Zahngesundheit überprüfen.
- Wenn Ihre Partnerin einen gemeinsamen Geburtsvorbereitungskurs besuchen möchte, nehmen Sie sich die Zeit, sie zu begleiten.
- Versuchen Sie zum Ende der Schwangerschaft, Geschäftsreisen zu vermeiden, weil es einige Babys etwas eiliger haben und Ihre Partnerin sich dann sicherer fühlt.

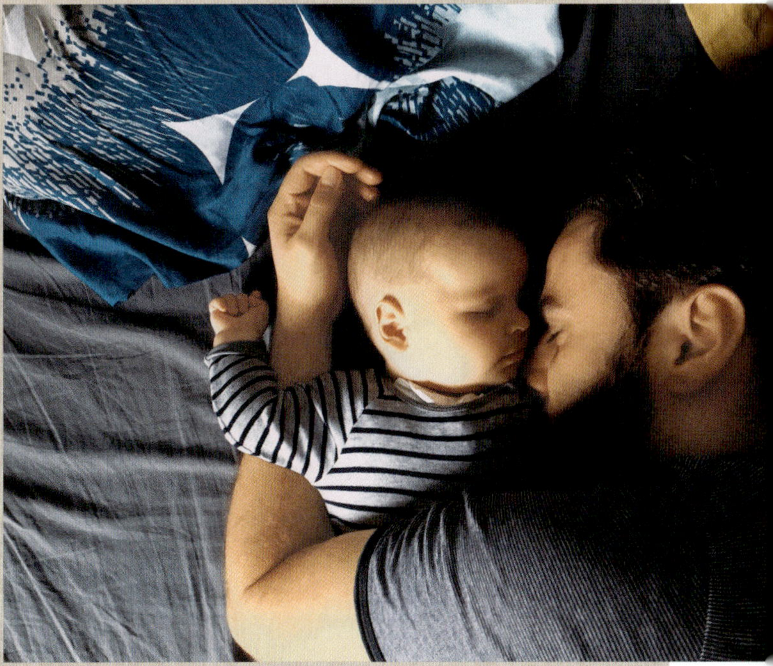

Dem Zauber eines neuen Menschleins kann sich niemand entziehen – schon gar nicht der Papa.

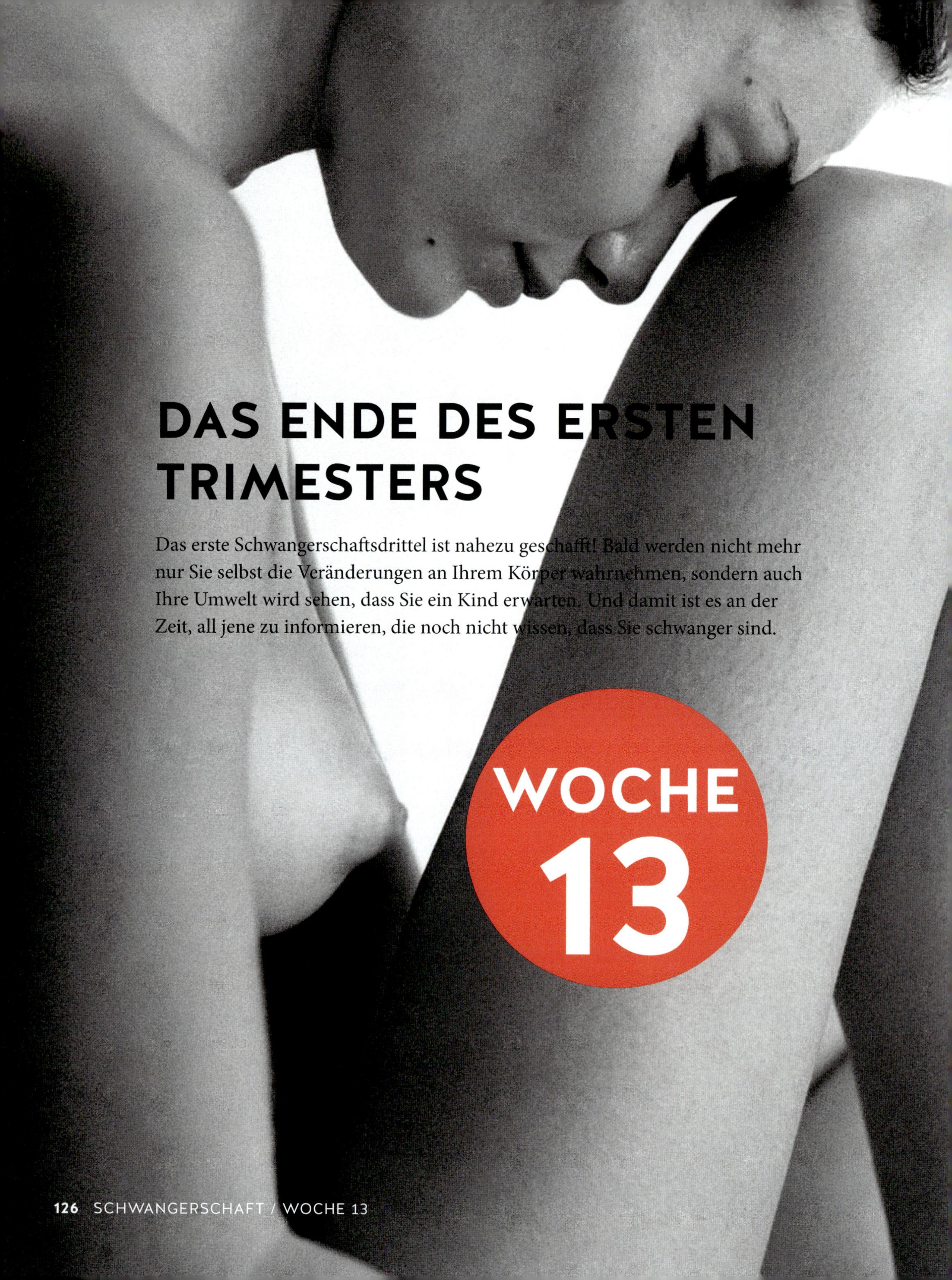

DAS ENDE DES ERSTEN TRIMESTERS

Das erste Schwangerschaftsdrittel ist nahezu geschafft! Bald werden nicht mehr nur Sie selbst die Veränderungen an Ihrem Körper wahrnehmen, sondern auch Ihre Umwelt wird sehen, dass Sie ein Kind erwarten. Und damit ist es an der Zeit, all jene zu informieren, die noch nicht wissen, dass Sie schwanger sind.

WOCHE 13

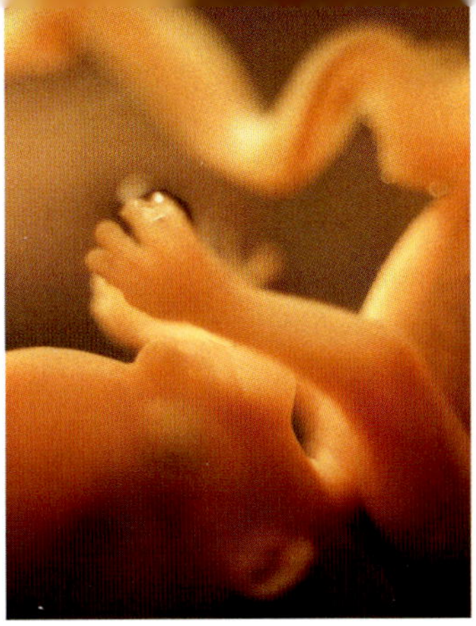

Ihr Baby misst vom Scheitel bis zum Steiß etwa 7,4 Zentimeter und wiegt circa 23 Gramm. Es wird sich bewegen, wenn Sie Ihren Unterleib leicht drücken. Für Sie ist dies leider noch nicht spürbar.

85. TAG

SSW 12+1 *{Noch 195 Tage}*

Wie sich Ihr Körper verändert

Zu Beginn der Schwangerschaft haben viele Schwangere Blähungen. Die häufigste Ursache dafür ist eine erhöhte Konzentration des Hormons Progesteron, das die Muskelspannung herabsetzt und so auch eine Darmträgheit hervorruft. Ein bis zwei Tassen Fenchel-, Pfefferminz-, Kümmel- oder Anistee können in diesem Fall helfen, die lästigen Beschwerden zu lindern. Auch eine lauwarme Wärmflasche und eventuell eine sanfte Massage des Unterbauchs empfinden viele Frauen als entlastend, genauso wie Bewegung. Getränke mit Kohlensäure, Hülsenfrüchte, Kohl- und Lauchgemüse sollten Sie dagegen meiden, wenn Sie unter Blähungen leiden.

Die Drüsen sind in der Schwangerschaft aktiver als sonst. Ihre Vagina wird stärker durchblutet und produziert mehr Flüssigkeit. Deshalb ist ein eher dünnflüssiger Ausfluss normal. Ist der Ausfluss grünlich oder gelblich verfärbt, ändert sich seine Konsistenz oder sein Geruch und/oder juckt die Vagina, deutet dies auf eine Vaginalinfektion hin. Wenden Sie sich dann an Ihre Frauenärztin.

Ein gesundes Vaginalmilieu ist mit einem pH-Wert von 4,0 leicht sauer und verhindert das Wachstum gefährlicher Keime. Benutzen Sie daher keine Vaginalspülungen oder Intimsprays, sie können den pH-Wert verändern. Tragen Sie Unterwäsche aus Baumwolle und Hosen, die im Schritt locker sitzen.

Aufgrund der stärkeren Hormonproduktion können jetzt Hautunreinheiten auftreten. Reinigen Sie Ihre Haut mit einem milden klärenden Gesichtswasser und benutzen Sie eine Ihrem Hauttyp entsprechende Creme (leicht oder eher rückfettend). Meist handelt es sich nur um eine kurzfristige Erscheinung, sodass Sie sich schon bald wieder über Ihren rosigen, frischen Teint freuen können. Den haben Sie der stärkeren Durchblutung zu verdanken.

GUT ZU WISSEN

Tattoos IN DER SCHWANGERSCHAFT

In der Schwangerschaft dürfen keine neuen Tattoos gestochen werden, da viele der herkömmlichen Farben neben den Pigmenten auch Schwermetalle enthalten, die über das Blut zum Baby gelangen können. Wenn Sie eine relativ frische Tätowierung haben, dauert es vier bis sechs Wochen, ehe Haut und Gewebe vollständig verheilt sind. Warten Sie daher am besten mit dem Kinderwunsch, denn im Idealfall sollte das Tattoo gut verheilt sein, bevor Sie schwanger werden.

Falls Sie sich vor der Schwangerschaft für ein Rücken-Tattoo im Lendenwirbelbereich entschieden haben, kann es durchaus vorkommen, dass sich eine Anästhesistin weigert, eine Periduralanästhesie (Seite 396) zu legen. Die Punktionsnadel wird bei diesem Eingriff nämlich genau in den Bereich zwischen den Lendenwirbeln geschoben. Haben Sie dort ein Tattoo, können Farbpigmente in den Körper eingeschleust werden und niemand kann abschätzen, was die Pigmente in dem Hohlraum in der Wirbelsäule anrichten können.

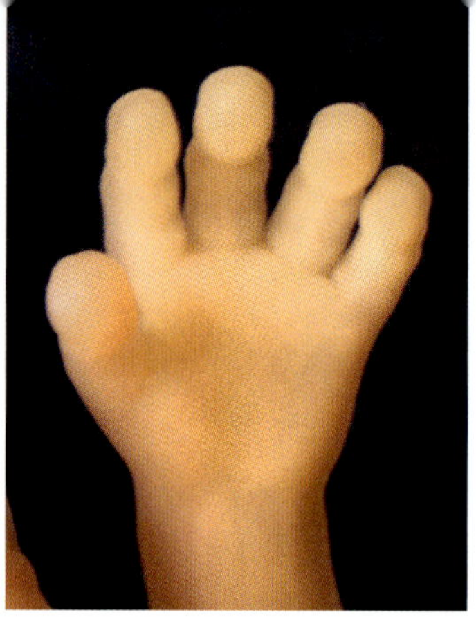

Ihr Baby zeigt die ersten Reflexe: Könnte man seine Handinnenfläche berühren, würden sich die Finger schließen, bei Berührung der Fußsohle würden sich die Zehen krümmen.

86. TAG

SSW 12+2 {Noch 194 Tage}

Die Brüste verändern sich

In den nächsten Wochen und Monaten werden Sie beobachten können, dass Brustwarzen und Warzenhof sichtbar dunkler werden. Die Fachwelt erklärt dieses Phänomen unter anderem damit, dass die Farbveränderungen beim Stillen helfen können. So weist Mutter Natur Ihrem Baby den Weg zur Brust. Ihre Brustwarzen werden aber nicht nur dunkler, sie werden auch mehr hervortreten und die kleinen Drüsen auf dem Warzenhof (Montgomery-Drüsen) werden sich vergrößern. Diese Drüsen spielen ebenfalls eine Rolle beim Stillen. Die kleinen Erhebungen produzieren eine ölige Substanz, die die Brustwarzen während der Stillzeit reinigt, befeuchtet und vor Infektionen schützt.

Noch viel bemerkenswerter als diese äußeren Anzeichen aber sind die Vorgänge innerhalb Ihrer Brust. Die meisten Schwangeren haben in den vergangenen Wochen bereits erstaunliche Veränderungen wahrgenommen. Die Brüste wurden voller und dieses Wachstum ging häufig mit einem unangenehmen, manchmal auch leicht schmerzhaften Spannungsgefühl einher. Oft lassen die Beschwerden jetzt deutlich nach. Wenn nicht, können lauwarme Lavendelumschläge und vorsichtige Massagen mit Mandelöl lindernd wirken. Auch Quarkumschläge tun gut. Verteilen Sie dazu kühlschrankkalten Quark auf einer Lage Küchenkrepp oder einer Stoffwindel, legen Sie ein zweites Stück Küchenpapier darüber beziehungsweise schlagen Sie den restlichen Stoff darüber und legen Sie das »Päckchen« für 20 Minuten auf die Brust. Eventuell vorhandene Quarkreste anschließend mit einem feuchten Waschlappen abnehmen. Meiden Sie zu kleine BHs! Sie quetschen die empfindlichen Brüste unnötig.

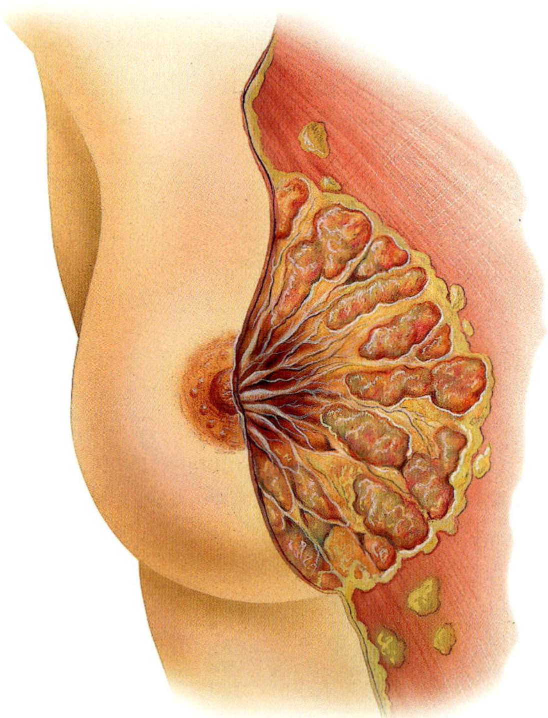

Die Milchdrüsen sind über Gänge mit der Brustwarze verbunden. Beim Saugen werden sie entleert.

Die Milchproduktion läuft an

Die Geburt ist zwar noch weit entfernt, aber Ihre Brust beginnt bereits mit der Produktion der fetthaltigen Vormilch (Kolostrum). Mit dieser äußerst nährreichen Milch werden Sie Ihr Baby nach der Geburt das erste Mal stillen. Wie groß Ihre Brust ist, spielt dabei überhaupt keine Rolle. Auch wenn Sie einen eher kleinen Busen haben, können Sie stillen. Machen Sie sich keine Sorgen!

87. TAG

SSW 12+3 *{Noch 193 Tage}*

Schwangerschaftsstreifen

Drei von fünf Frauen haben Schwangerschaftsstreifen, meistens am Bauch, an den Seiten der Brüste oder an den Hüften. Die ungeliebten Zeichen sind zunächst tief pink-rot, verblassen jedoch mehrere Monate nach der Schwangerschaft silbergrau oder weiß. Ganz verschwinden werden sie jedoch nie.

Ursache für die Schwangerschaftsstreifen ist meist ein anlagebedingt schwaches Bindegewebe und natürlich die Überdehnung der Haut und des Bindegewebes. Immerhin vergrößert sich der Bauchumfang einer Frau bei einer Einlingsschwangerschaft um ungefähr 40 Zentimeter, bei Mehrlingsschwangerschaften noch mehr.

Wenn Sie die genetische Anlage dazu haben, können Sie die Streifen nicht wirklich verhindern. Sie können mit Gymnastik, Zupfmassagen, viel Flüssigkeit (zwischen zwei und drei Liter Wasser am Tag), Schwimmen, Körperbürstungen und warm-kalten Wechselduschen (immer von der Körperperipherie zum Herzen hin) die Durchblutung Ihres Gewebes zwar verbessern. Wenn aber Ihre eigene Mutter schon Schwangerschaftsstreifen hatte, werden auch Sie trotz allem sehr wahrscheinlich welche bekommen. Dann hilft auch keine noch so teure Creme, egal was die Kosmetikfirmen dieser Welt uns weismachen wollen.

GUT ZU WISSEN

NICHTS ALS SCHWANGERSCHAFTSMYTHEN

»Bei einem hohen oder breiten Bauch wird es ein Mädchen, bei einem tiefen oder vorstehenden Bauch ein Junge.« Vergessen Sie's! Wenn Ihr Bauch sehr hoch ist, liegt das entweder daran, dass Sie das erste Mal schwanger oder unglaublich fit sind. Die Muskeln, die Ihren Uterus unterstützen, werden nämlich mit jeder Schwangerschaft lockerer, sodass Ihr Bauch mit jedem Mal entsprechend tiefer wandert. Ragt Ihr Bauch nach vorn, haben Sie vielleicht einen kurzen Oberkörper und Ihr Baby kann überhaupt nicht anders, als nach vorn seinen Platz zu suchen. Bei einem breiten Bauch wird Ihre Ärztin oder Hebamme tasten, ob Ihr Baby es sich wie in einer Hängematte bequem gemacht hat. Bis zur Geburt wird es sich vermutlich noch oft drehen.

Ob Ihr Bauch also spitz oder eher breit ist und ob er hoch oder tief liegt, verrät absolut gar nichts über das Geschlecht Ihres Babys. Rein statistisch gesehen haben selbst Träume von Schwangeren eine höhere Trefferquote.

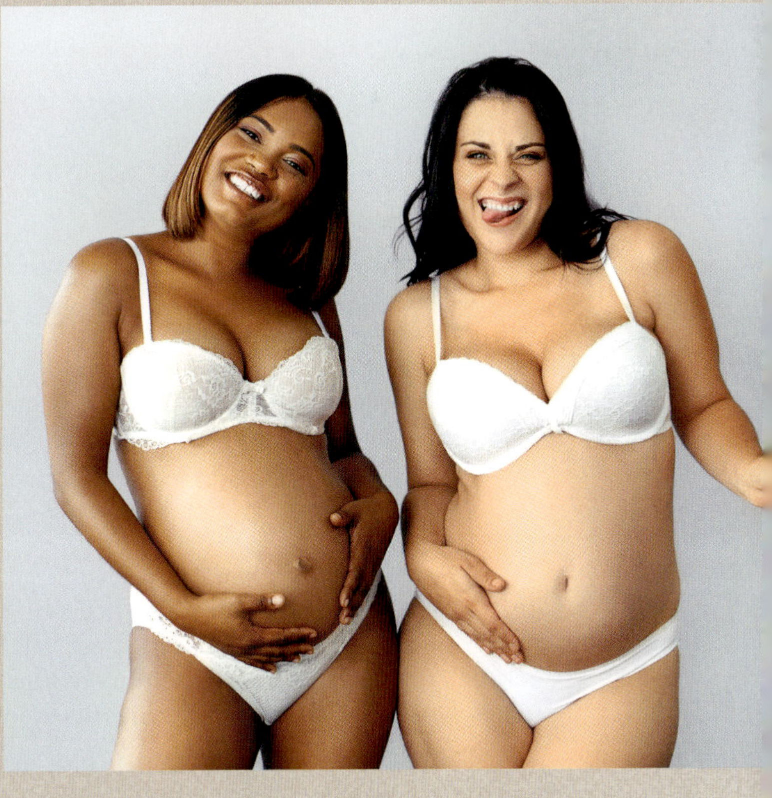

88. TAG

SSW 12+4 *{Noch 192 Tage}*

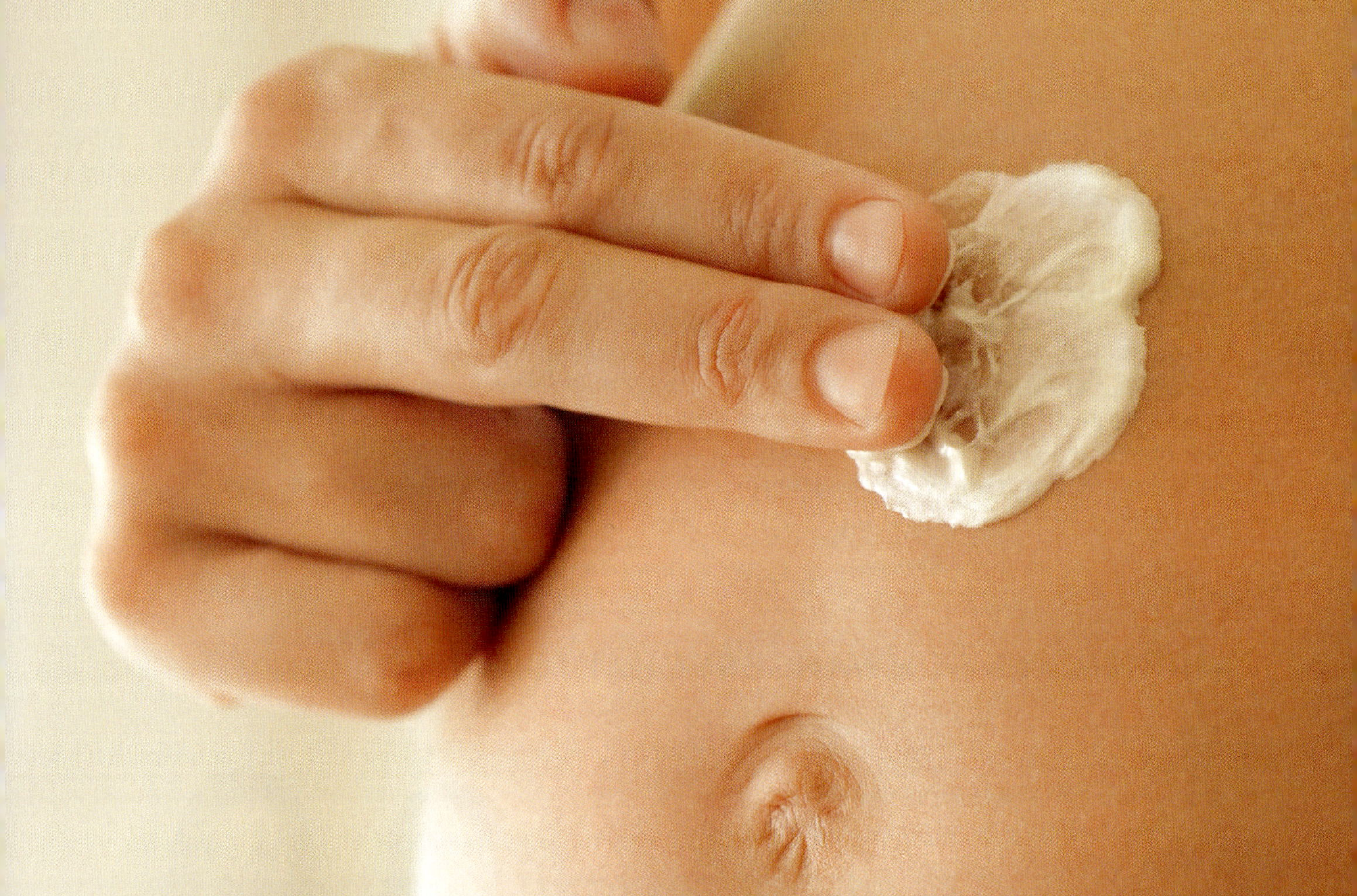

Kräftig cremen!

Zur Vorbeugung von Schwangerschaftsstreifen werden zahlreiche Lotionen, Cremes und Öle angeboten. Durch intensive Pflege wird die Haut weich und zart. Das ist natürlich sehr angenehm. Ob sich die Streifen dadurch aber tatsächlich verhindern lassen, ist bislang nicht belegt. Regelmäßiges Eincremen hat aber viele andere Vorteile.

Trockene Haut

Wenn Sie zu trockener Haut neigen, cremen Sie sich nach dem Baden oder Duschen am besten mit einer rückfettenden Lotion ein. Nehmen Sie sich dafür täglich Zeit. In hartnäckigen Fällen kann eine harnstoffhaltige (Urea-)Emulsion oder Creme verwendet werden – meistens hilft das.

Juckende Brustwarzen

Trockene Haut kann unter Umständen auch zu juckenden Brustwarzen führen. Benutzen Sie für diese Partie pH-neutrale parfümfreie Waschlotionen und milde rückfettende Cremes. Juckt die Haut am ganzen Körper, benutzen Sie am besten generell nur pH-neutrale und parfümfreie Waschlotionen. Tragen Sie leichte, lockere Baumwollkleidung.

Apfelessig und Schwarztee

Nach dem Duschen oder Baden können Sie die juckenden Bereiche mit einem in Apfelessig getränkten Waschlappen abreiben. Auch das Abtupfen der juckenden Hautpartien mit kaltem Schwarztee hat sich bewährt.

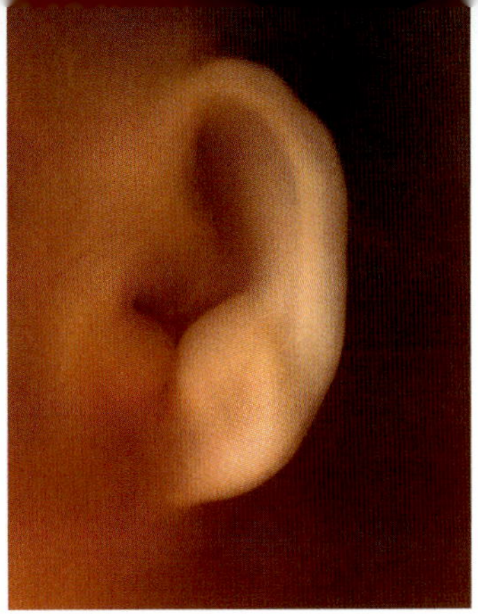

Der Kopf des Babys wächst nicht mehr so rasch wie der Rest, und die Proportionen beginnen sich zurechtzurücken. Die Ohrmuschel ist auf diesem Bild gut ausgebildet zu erkennen. Die Stimmbänder entwickeln sich.

89. TAG

SSW 12+5 *{Noch 191 Tage}*

Passt die Kleidung noch?

Die normale Alltagskleidung wird langsam zu eng. Vielleicht hat es bisher gereicht, einfach den Knopf am Hosenbund offen zu lassen oder Knopf und Knopfloch mit einem Gummi oder einem eigens dafür vorgesehenen Bauchband zu verbinden. Die meisten Frauen fühlen sich aber schnell eingeengt, zumal mit der Zeit nicht nur der Bauch wächst, sondern auch die Brüste größer werden und Wassereinlagerungen häufig für dickere Beine und geschwollene Füße sorgen.

Wenn Sie noch keine Lust haben, viel Geld für Umstandskleidung auszugeben, können Sie sich zunächst vielleicht bei den Oberteilen im Schrank des Partners bedienen oder sich etwas von einer Freundin mit einer größeren Konfektionsgröße ausleihen. Halten Sie auch nach Hosen oder Röcken mit Gummizug Ausschau. Beim Neukauf von »normaler« Kleidung ist es sinnvoll, alles eine Nummer größer zu wählen als gewohnt. Dann können Sie die Sachen auch nach der Schwangerschaft noch nutzen. Denn in der Regel dauert es eine Zeit lang, bis Sie Ihr altes Gewicht wieder erreicht haben.

Bei spezieller Schwangerschaftskleidung, die es heute in jeder Preisklasse und in vielen Designs gibt, können Sie normalerweise Ihre gewohnte Größe kaufen. Diese Stücke sind an den »Problemzonen« entsprechend geschnitten und in der Regel aus elastischem Material, das sich dem Körper bequem anpasst, sodass nichts drückt oder zwickt.

Schuhe

Nicht nur die Hosen werden eng, sondern auch die Schuhe. Weil Ihre Füße den größeren Bauch tragen müssen, sind sie nämlich oft geschwollen. Wenn Sie sich neue Schuhe kaufen sollten, empfiehlt es sich, eine halbe bis eine Nummer größer zu nehmen als gewohnt. Wählen Sie außerdem am besten Schuhe ohne oder nur mit kleinem (zwei bis vier Zentimeter), möglichst breitem Absatz. Bei höheren Absätzen verlagert sich das Körpergewicht noch ungünstiger, als es dies in der Schwangerschaft ohnehin schon tut. Und dadurch kommt es zu Rückenschmerzen und ziehenden Bändern.

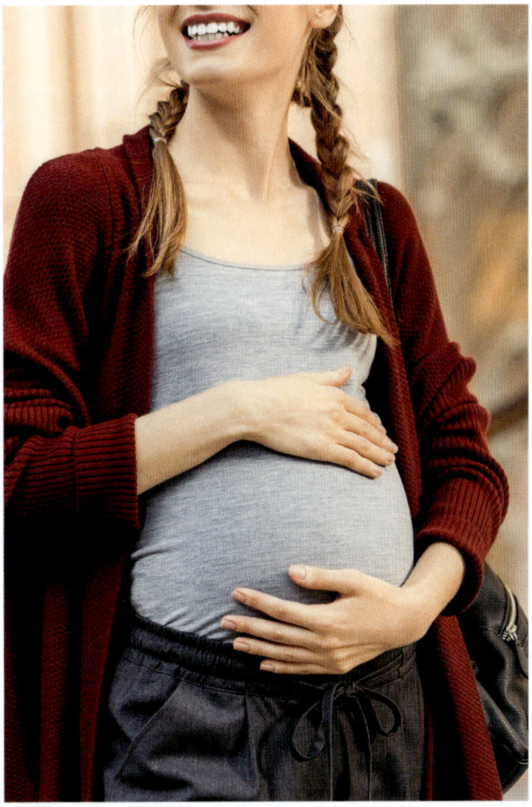

Bequem war Schwangerschaftskleidung schon immer. Zum Glück sieht sie heute auch noch gut aus.

90. TAG

SSW 12+6 *{Noch 190 Tage}*

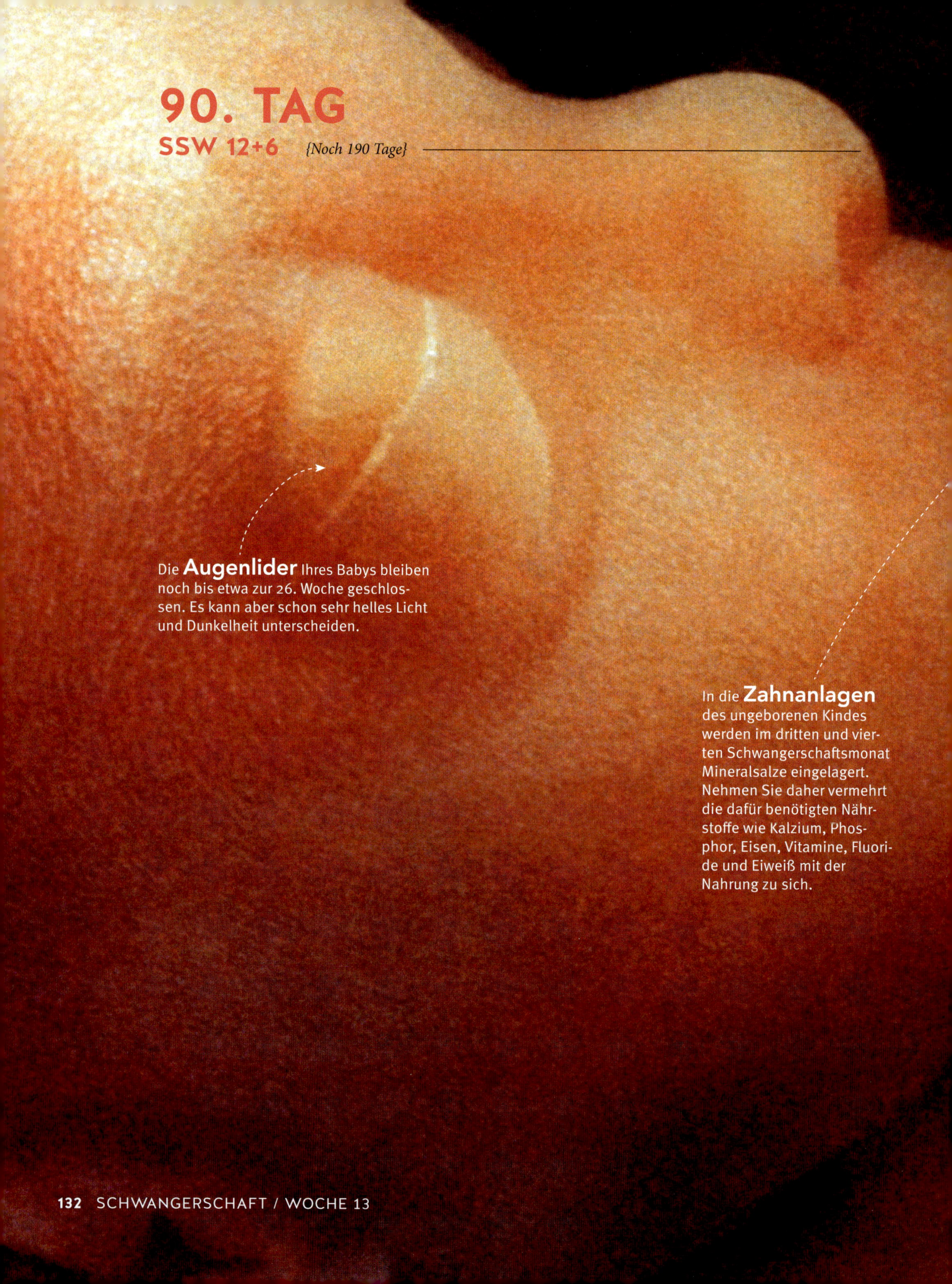

Die **Augenlider** Ihres Babys bleiben noch bis etwa zur 26. Woche geschlossen. Es kann aber schon sehr helles Licht und Dunkelheit unterscheiden.

In die **Zahnanlagen** des ungeborenen Kindes werden im dritten und vierten Schwangerschaftsmonat Mineralsalze eingelagert. Nehmen Sie daher vermehrt die dafür benötigten Nährstoffe wie Kalzium, Phosphor, Eisen, Vitamine, Fluoride und Eiweiß mit der Nahrung zu sich.

Die **Stimmbänder** beginnen sich zu bilden. Die Organe wachsen und entwickeln sich immer weiter, bis sie voll funktionstüchtig sind.

91. TAG

SSW 13+0 *{Noch 189 Tage}*

Das erste Schwangerschaftsdrittel ist beendet

In der medizinischen Welt wird die Schwangerschaft in drei Abschnitte von je circa 13 Wochen unterteilt. Das erste dieser Trimester haben Sie bereits hinter sich. Für die meisten schwangeren Frauen beginnt nun die schönste Zeit des »Brütens«. Die Schwangerschaftsbeschwerden und der ständige Druck auf die Blase lassen nach und sie sind immer noch fit genug für vielfältige Unternehmungen. Die Gebärmutter ist bei einigen Frauen mittlerweile so sehr gewachsen, dass sich ein kleiner Bauch nicht mehr verstecken lässt. Zum Glück ist er aber noch nicht so riesig, dass er die Bewegungen beeinträchtigt.

Spätestens jetzt sollten Sie Ihr Umfeld darüber informieren, dass Sie ein Kind erwarten. Ihre Ärztin oder Ihre Hebamme können eine Bescheinigung über Ihre Schwangerschaft ausstellen, die Sie an den Arbeitgeber weiterleiten sollten.

Die Wahrscheinlichkeit für eine Fehlgeburt hat sich bis jetzt rapide reduziert. Sie können also aufatmen, wenn Sie sich Sorgen gemacht haben, dass Sie Ihr Baby verlieren könnten.

Wichtig für Ihre Ernährung

Zum Glück ist den meisten Frauen im zweiten Trimester nicht mehr so schlecht und der Appetit kehrt zurück. Dadurch erwacht natürlich die Lust und die Versuchung, (zu) viel zu essen. Ab der 13. Schwangerschaftswoche steigt Ihr täglicher Kalorienbedarf zwar um etwa 250 Kilokalorien an. Eine große Extramahlzeit ist allerdings nicht nötig, um diesen zu decken. Schon zwei Stücke Obst, eine Portion Vollkornnudeln oder 350 Gramm Kartoffeln helfen Ihnen und dem Baby, die nötigen Reserven für die Geburt und die erste Zeit danach anzulegen. Versuchen Sie, den Bedarf durch möglichst gesunde Speisen zu decken!

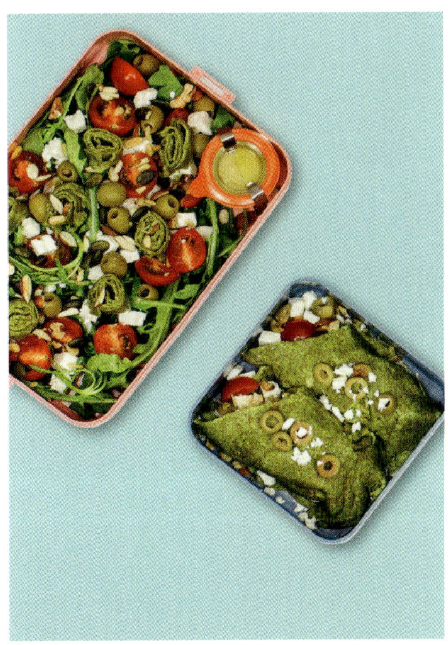

Vergessen Sie auch unterwegs nicht, gesund und abwechslungsreich zu essen.

WISSEN SPEZIAL

MEHRLINGS-SCHWANGERSCHAFT

Mehrlingsschwangerschaften sind gar nicht mehr so selten, wie sie es früher einmal waren. Laut dem Statistischen Bundesamt waren es im Jahr 2023 ein Anteil von 3,3 Prozent. Dies liegt vor allem an der zunehmenden Zahl von Kinderwunschbehandlungen mit Hormontherapien und dem Einsetzen mehrerer befruchteter Eizellen im Rahmen der In-vitro-Fertilisation.

Babys im Doppelpack bedeuten doppelte Freude, sind aber auch sehr anstrengend. Nutzen Sie jede Hilfe.

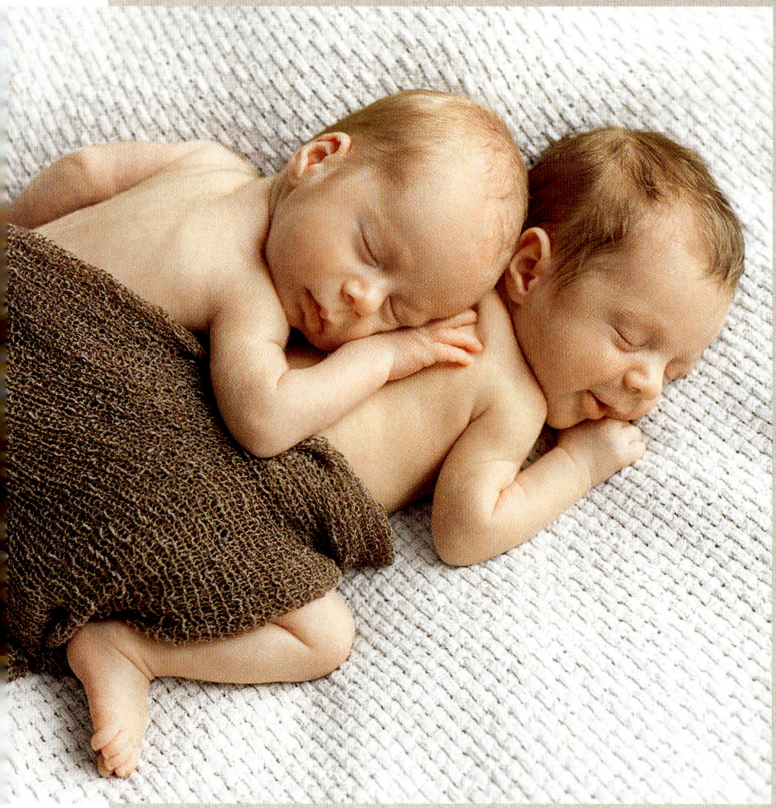

Heute erkennt die Ärztin meist schon bei der ersten Ultraschalluntersuchung, ob eine Frau ein Kind oder Mehrlinge erwartet. Ohne diese Technik ahnten die professionellen Geburtsbegleiterinnen früher erst etwas vom mehrfachen Glück der werdenden Mutter, wenn deren Bauch besonders schnell wuchs oder sehr starke Beschwerden auftraten. Und manchmal kam sogar erst bei der Geburt ans Licht, dass mehr als ein Baby im Bauch herangewachsen waren.

Eineiig oder zweieiig?

Die meisten Mehrlinge sind Zwillinge: Im Jahr 2023 gab es in Deutschland von 692989 Geburten 11.096 Zwillingsgeburten und 176 Drillingsgeburten.

Die Wahrscheinlichkeit, dass eine Frau identische Zwillinge bekommt, liegt bei 1 zu 300. Nur ungefähr ein Drittel aller Zwillinge sind somit eineiig oder monozygotisch, das heißt, die Eizelle teilt sich nach der Befruchtung nochmals und die Gene der Kinder sind absolut identisch. Ob es sich um eineiige Zwillinge mit einer gemeinsamen Fruchthöhle handelt, lässt sich am besten zwischen der achten und zwölften Schwangerschaftswoche feststellen.

Bei zwei Drittel aller Zwillinge werden zwei Eizellen von zwei Spermien befruchtet (theoretisch könnten sie sogar von zwei verschiedenen Männern befruchtet werden). Die Kinder sind also genetisch nicht identisch oder dizygotisch. Bei zweieiigen Zwillingen spielt auch die Vererbung eine Rolle. Falls es schon zweieiige Zwillinge in Ihrer Familie gab oder

gibt, sind die Chancen größer, dass auch Sie Zwillinge bekommen.
Zwillingsschwangerschaften werden besonders genau untersucht, wenn zwischen den beiden Babys eine Gefäßverbindung über die Plazenta existiert. Diese gemeinsame Verbindung kann dazu führen, dass ein Zwilling über den anderen mit Blut versorgt wird (fetofetales Transfusionssyndrom) und sich die beiden dadurch sehr unterschiedlich entwickeln.

Mehr Arbeit für den Körper

Für den Körper der Frau bedeutet es eine deutlich höhere Beanspruchung, mehrere Kinder auszutragen. Wirbelsäule, Beine und Beckenboden müssen mehr Gewicht tragen. Das Bindegewebe, die Haut und die Muskulatur müssen mit größeren Belastungen zurechtkommen. Schwangerschaftsbeschwerden wie Übelkeit, Verstopfung und Ödeme treten stärker auf. Achten Sie daher ganz besonders gut auf sich, wenn Sie Mehrlinge erwarten.
Weil die Wahrscheinlichkeit vorzeitiger Wehen bei Mehrlingsschwangerschaften höher ist als normalerweise, sollten Sie körperliche Anstrengung und Stress vor allem im letzten Drittel der Schwangerschaft vermeiden. Lassen Sie es Ihren Kindern zuliebe ruhiger angehen! Machen Sie von Beginn der Schwangerschaft an Beckenbodengymnastik, damit Ihre Muskulatur der zunehmenden Belastung gewachsen ist. Bauch, Brust und Hüften mit einem Öl zu massieren hilft, die Haut und das Bindegewebe elastisch zu halten. Auch eine nährstoffreiche Ernährung ist besonders wichtig, schließlich müssen Sie drei (oder noch mehr) Menschen ernähren. Wenn Sie unsicher sind, ob Sie alles kriegen, was Sie brauchen, fragen Sie Ihre Ärztin oder Hebamme nach der Adresse einer ausgebildeten Ernährungsberaterin.
Wenn Sie Mehrlinge erwarten, werden Sie hierzulande immer als Risikoschwangere eingestuft. Die vorgeschriebenen Vorsorgeuntersuchungen finden dann in engeren Abständen statt als bei einer Ein-Kind-Schwangerschaft. Der Mutterschutz bei Mehrlingen beginnt wie bei allen Schwangerschaften sechs Wochen vor der Geburt. Er endet aber erst zwölf anstelle von acht Wochen nach der Geburt.

Zwillings- und Drillingsgeburt

Mehrlinge kommen meist vor dem errechneten Geburtstermin zur Welt. Die mittlere Schwangerschaftsdauer beträgt bei Zwillingen 37 Wochen, bei Drillingen oft noch weniger. Auch ein geringeres Geburtsgewicht ist bei Mehrlingen normal.
Bei einer Geburt von Mehrlingen wird meist zu einer Klinikgeburt geraten, damit schnell medizinische Hilfe geleistet werden kann, sollte es zu Komplikationen kommen. Suchen Sie sich als Geburtsklinik ein Perinatalzentrum oder ein neonatologisches Zentrum für Frühgeborene.
Grundsätzlich können Zwillinge nach einer unkomplizierten Schwangerschaft auf natürlichem Weg geboren werden, wenn das zuunterst liegende Baby sich in einer Längslage befindet (am besten mit dem Köpfchen nach unten). Wenn Sie Drillinge oder mehr Babys erwarten, raten die meisten Medizinerinnen immer zu einem Kaiserschnitt.

Unterstützung für Ihre Familie

Ein reicher Kindersegen bedeutet leider auch größere finanzielle Belastungen. Informieren Sie sich über Ansprüche auf staatliche Leistungen wie Mutterschafts- und Elterngeld. Ihnen steht bei Mehrlingen auch mehr Elterngeld zu: Für das erste Kind erhalten Sie das volle Elterngeld, für jedes weitere Kind jeweils den Mehrlingszuschlag von 300 Euro. In besonderen Notlagen können Sie finanzielle Unterstützung über die »Bundesstiftung Mutter und Kind« beantragen. In Schwangerschaftsberatungsstellen erhalten Sie Informationen zu allen infrage kommenden Leistungen und anderen Formen der Unterstützung. Das Bundesministerium für Familie, Senioren, Frauen und Jugend informiert über Ansprüche auf staatliche Unterstützung sowie die Regelungen des Mutterschutzes und der Elternzeit (siehe Service ab Seite 438). In vielen Städten und im Internet gibt es darüber hinaus Selbsthilfegruppen von und für Mehrlingseltern. Hier finden Sie neben praktischen Tipps und Ratschlägen Gelegenheit zum Erfahrungsaustausch, aber auch günstige Angebote für spezielle Umstandsmode, Zwillingskinderwagen und vieles mehr, das Sie in doppelter Ausführung brauchen.

WERDEN SIE AKTIV!

Wenn die Schwangerschaft problemlos verläuft, ist gegen Sport überhaupt nichts einzuwenden. Im Gegenteil: Moderate sportliche Aktivität fördert das Wohlbefinden und die seelische Ausgeglichenheit. Mit regelmäßiger Bewegung lässt sich zudem vielen Beschwerden auf sanfte Art vorbeugen. Nicht zuletzt stärkt körperliche Fitness das Immunsystem und kann so vor Erkältungen und Infektionen während der Schwangerschaft schützen.

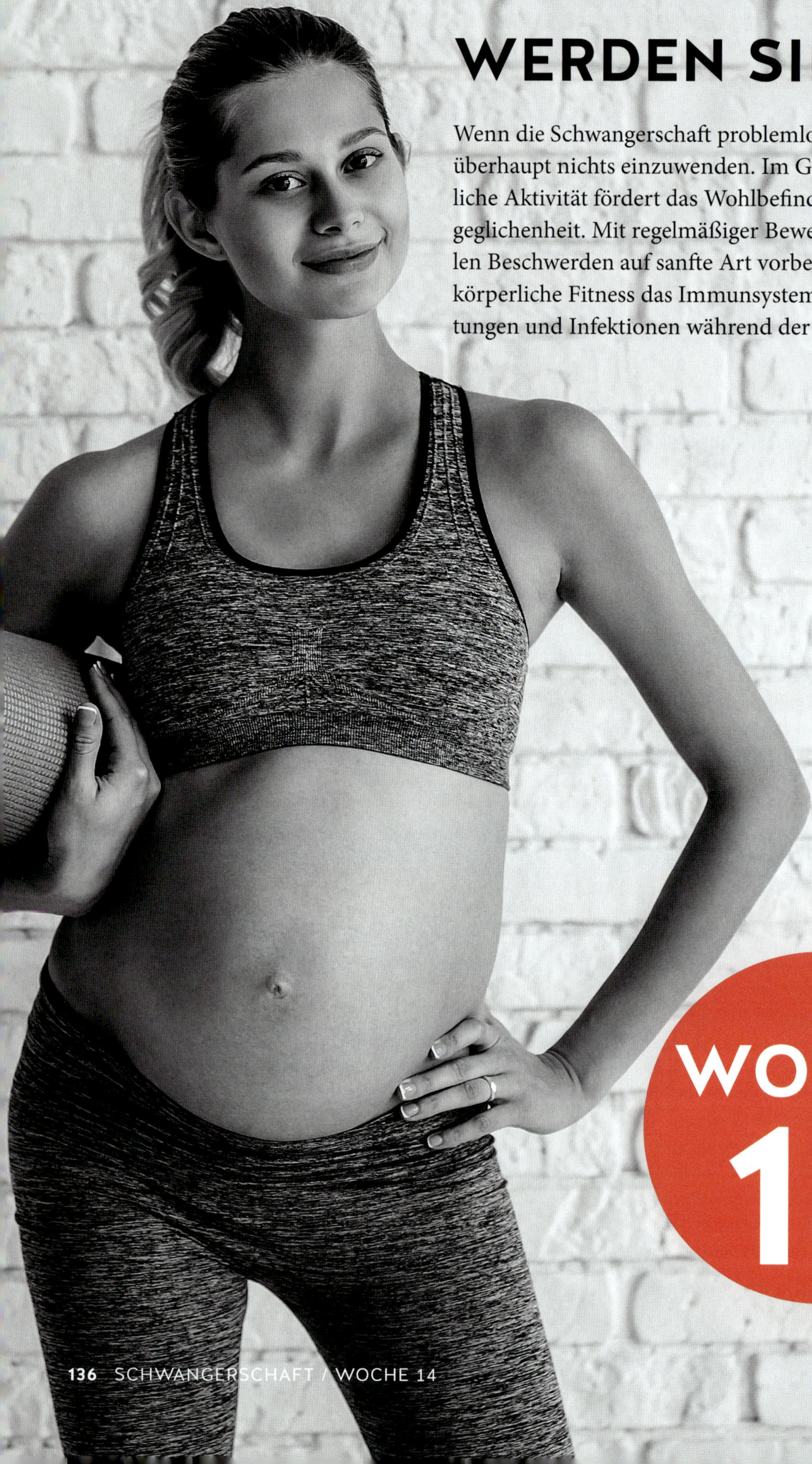

WOCHE 14

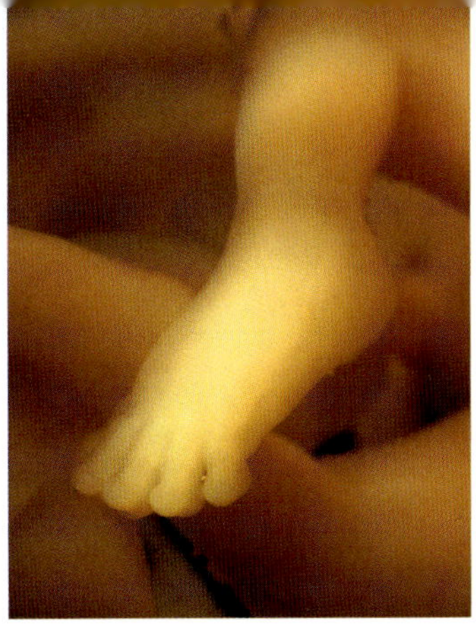

In dieser Woche misst Ihr Baby vom Scheitel bis zum Steiß ungefähr 8 Zentimeter und wiegt etwa 40 Gramm. Das Bein ist im Knie leicht gebeugt und die einzelnen Zehen sind schon gut zu entdecken.

92. TAG

SSW 13+1 *{Noch 188 Tage}*

Wie sich Ihr Körper verändert

Wenn Sie sich nackt im Spiegel betrachten, können Sie sehen, wie die Schwangerschaft Ihren Körper verändert. Die Gebärmutter wächst weiter nach oben in den Bauchraum, was sich mittlerweile auch von außen an einer sehr dezenten Rundung erkennen lässt. Ihr Organismus hat sich mittlerweile wahrscheinlich an die anderen Umstände gewöhnt und Sie fühlen sich langsam wieder etwas fitter als in den vergangenen Wochen. Hormone wie Progesteron und Östrogen sorgen dafür, dass die Muskeln sich entspannen. Diese Tiefenentspannung kann jedoch auch den Darm betreffen. Er wird dadurch träger, und das führt schnell zu Verstopfung.

Damit es gar nicht erst so weit kommt, sollten Sie sich regelmäßig bewegen und reichlich Vollkornprodukte (zum Beispiel Vollkornbrot, Vollkornnudeln und Naturreis) in Ihren Speiseplan einbauen. Essen Sie außerdem regelmäßig Obst und Gemüse. Auch sie sind reich an Ballaststoffen, die die Verdauung ankurbeln. Allerdings quellen Ballaststoffe im Darm nur dann optimal auf, wenn Sie gleichzeitig viel trinken – am besten Wasser oder ungesüßten Früchte- und Kräutertee. Auch Buttermilch ist gut für die gesunde Darmflora und eine gute Verdauung.

Im akuten Fall helfen eine sanfte Bauchmassage im Uhrzeigersinn, Joghurt mit geschroteten Leinsamen (viel Wasser dazu trinken) und Trockenfrüchte. Bananen, Schokolade und andere Süßigkeiten können Verstopfung dagegen nochmals verstärken. Finger weg heißt es auf jeden Fall auch bei Einläufen und Abführmitteln.

BEI HEISSHUNGER

Wenn Sie nur noch Süßes im Sinn haben, Heißhungerattacken aber unbedingt vermeiden wollen, sollten Sie immer ein Tütchen mit **Trockenfrüchten** und **Nüssen** dabeihaben. Das Süßwarenregal im Supermarkt ist sonst nicht vor Ihnen sicher.

GUT ZU WISSEN

TERMIN BEIM **Zahnarzt** AUSMACHEN!

- Häufiges Zahnfleischbluten und leichte Entzündungen sind während der Schwangerschaft aufgrund der stärkeren Durchblutung normal. Ein mildes und entzündungshemmendes Mundwasser kann bei entsprechenden Beschwerden Abhilfe schaffen. Bleiben die Entzündungen dagegen unbehandelt, steigt das Risiko für eine Fehlgeburt.
- Wiederholtes Erbrechen schädigt den Zahnschmelz. Mit fluoridhaltigem Speisesalz, Zahnpasta oder Fluortabletten kann dieser jedoch zum Wiederaufbau angeregt werden. Mit speziellem Fluorlack kann der Zahnarzt die Zähne außerdem vorbeugend vor Angriffen der Magensäure schützen.
- Kariöse Zähne, auch bei Ihrem Partner, sollten behandelt werden, da die Bakterien später beim Kuscheln und Schmusen durch Speichelkontakt aufs Baby übertragen werden können. Machen Sie spätestens jetzt einen Kontrolltermin beim Zahnarzt aus.

93. TAG

SSW 13+2 *{Noch 187 Tage}*

Wenn die Nase Probleme macht

Ist Ihre Nase auch ständig zugeschwollen oder haben Sie sogar öfter einmal Nasenbluten? Verantwortlich dafür sind wie so oft in der Schwangerschaft die Hormone Progesteron und Östrogen. Weil sie die Blutzirkulation ankurbeln, schwellen die Nasenschleimhäute an und das behindert die befreite Atmung.

Aber keine Sorge: Spätestens wenn Ihr Kind auf der Welt ist, verschwinden auch eine dicke Nase und die Neigung zum Nasenbluten wie die meisten Schwangerschaftsbegleiterscheinungen wieder von alleine. Bis dahin können bei sehr starken Beschwerden, die übrigens gerne mit weiteren Symptomen wie Schnarchen, Halsentzündung, Schlafstörungen, einem ständig trockenen Mund oder starkem Nasenbluten einhergehen, auch Arzneimittel helfen. Besprechen Sie dies aber unbedingt mit Ihrer Ärztin. Nehmen Sie nicht leichtfertig ein Medikament ein.

Das hilft gegen eine verstopfte Nase

Eine dauerverstopfte und noch mehr eine blutende Nase können zwar recht lästig und unangenehm sein, sind aber in den meisten Fällen nicht behandlungsbedürftig und glücklicherweise auch kein dauerhafter Zustand. Das hilft:

- Trinken Sie täglich mindestens zwei Liter.
- Luftbefeuchter sind besonders im Schlafzimmer angenehm. Stellen Sie zum Beispiel im Winter Wassergefäße auf die Heizung oder hängen Sie im Sommer feuchte Wäsche auf.
- Lagern Sie Ihren Oberkörper beim Schlafen und Ausruhen leicht erhöht.
- Gegen ein Meersalz-Nasenspray ist nichts einzuwenden. Vermeiden Sie aber möglichst abschwellende Nasentropfen und -sprays, da sie die Nasenschleimhaut zusätzlich austrocknen und die Symptome verschlimmern.
- Cremen Sie die Nasenschleimhaut zwei- bis dreimal täglich vorsichtig mit einer Nasensalbe mit heilenden Wirkstoffen ein (etwa Dexpanthenol).
- Achten Sie bei Nasenbluten auf Vitamin-C-reiche Nahrung, denn das Vitamin »dichtet« die kleinen Blutgefäße in der Nase ab.

Ein Dampfbad mit Meersalz befreit die Atemwege auf sanfte Art. Lösen Sie dazu einfach einen Esslöffel Meersalz in einer Schüssel mit kochend heißem Wasser auf und atmen Sie den warmen Dampf ein.

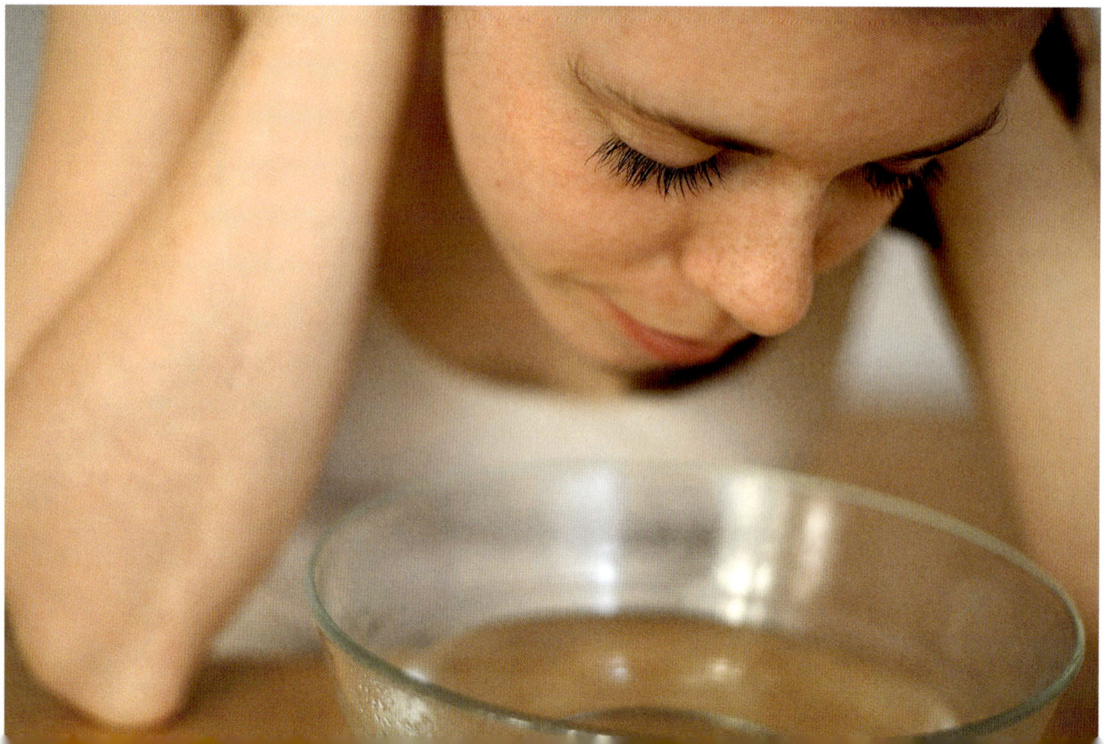

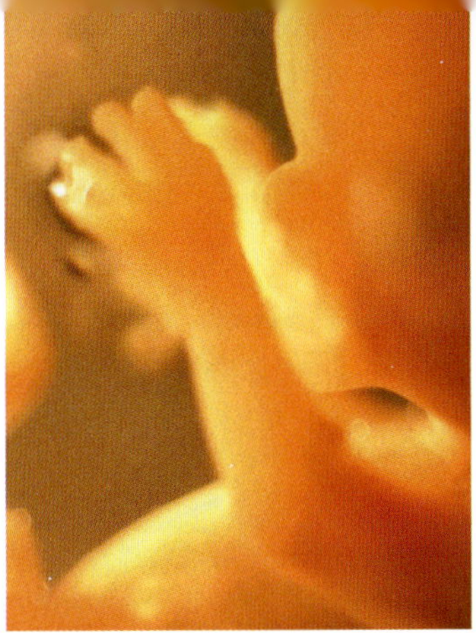

Nase, Lippen, Augen, Ohren und Kinn haben mittlerweile deutliche Konturen. Die Augenbrauen und das Kopfhaar beginnen zu wachsen. Die spätere Farbe der Haare entwickelt sich allerdings erst nach der Geburt.

94. TAG

SSW 13+3 *{Noch 186 Tage}*

Bewegung für Sie und Ihr Baby

Es gehört in den Bereich der Ammenmärchen, dass Schwangere weitgehende Schonung benötigen. Im Gegenteil: In einer gesund verlaufenden Schwangerschaft steigern Sie mit angemessener sportlicher Aktivität Ihr Wohlbefinden, Ihre seelische Ausgeglichenheit und das persönliche Körpergefühl. Durch die Freisetzung körpereigener Hormone, beispielsweise von Endorphinen, können Sie sogar einen emotionalen Aufschwung erleben. Sie halten die Gewichtszunahme in natürlichen Grenzen, verbessern Ihre Kondition und werden kräftiger – alles großartige »Zusatzqualifikationen« für die bevorstehende Geburt und die Zeit danach.

Ihr Baby profitiert ebenfalls von sportlichen Aktivitäten. Es erhält dabei nämlich einen regelrechten Sauerstoffschub, der seinen Stoffwechsel ankurbelt. Und dabei wird es auch noch so angenehm beruhigend hin und her geschaukelt. Nicht zuletzt wirken sich die Endorphine auch auf das kindliche Wohlbefinden positiv aus.

Wie oft darf ich Sport treiben?

Ärztinnen empfehlen Schwangeren, auch wenn diese noch ungeübt sind, regelmäßig sportlich aktiv zu werden, am besten dreimal pro Woche 15 bis 20 Minuten. Im Lauf des zweiten Schwangerschaftsdrittels können Sie das Training sogar auf 30 bis 40 Minuten vier- bis fünfmal pro Woche steigern.

Sind Sie daran gewöhnt, ein moderates Krafttraining auszuüben, können Sie auch weiterhin an Geräten und mit freien Gewichten arbeiten. Eine geringere Belastung mit häufigeren Wiederholungen ist eine sinnvolle Kombination. Mit Stretching, ausreichend Aufwärm- und anschließenden Ruhephasen werden sich Kraft und Beweglichkeit rasch bessern. Das macht in den nächsten Wochen, wenn das Gewicht steigt und sich der Körperschwerpunkt verändert, vieles leichter.

BEI TROCKENER HAUT

Vielleicht bemerken Sie, dass Ihre Haut an bestimmten Stellen **trocken und schuppig** ist. Essen Sie weiterhin gesund und trinken Sie viel **Wasser**, um dieses Problem möglichst zu vermeiden. Pflegen Sie sich mit einer Feuchtigkeitscreme oder -lotion.

AUS WISSENSCHAFT UND FORSCHUNG

Leichtere Geburt DURCH SPORT

Studien haben gezeigt, dass die Geburt bei Frauen, die regelmäßig auf mittelstarkem Niveau trainieren, im Durchschnitt zwei bis drei Stunden kürzer dauert als bei untrainierten Frauen. Sie erleben die Geburt zudem meist als weniger schmerzhaft. Vermutlich liegt dies daran, dass zum einen geübte Muskeln die Wehenarbeit unterstützen und der Körper sportlicher Frauen zum anderen schneller Endorphine ausschüttet, die den Wehenschmerz lindern. Vergessen Sie aber nicht, für eine ausgewogene Kombination aus Ruhe- und Bewegungsphasen zu sorgen. Es tut gut, mindestens zweimal pro Tag zu entspannen und einfach die Füße hochzulegen.

95. TAG

SSW 13+4 *{Noch 185 Tage}*

So entwickelt sich Ihr Baby

Der Körper des Fötus ist jetzt mit Käseschmiere bedeckt. Der weißliche Belag wird von den Talgdrüsen gebildet und schützt wie eine körpereigene Creme die empfindliche Haut Ihres Babys.

Die ersten Haaransätze entstehen. Sie entwickeln sich etwa um die 20. Schwangerschaftswoche herum zur sogenannten Lanugo-Behaarung, die oft noch nach der Geburt den gesamten Körper des Babys bedeckt, ehe sie nach und nach ausfällt.

Ihr Baby schwimmt momentan in etwa 100 Milliliter Fruchtwasser, das es einerseits schluckt und andererseits wieder ausscheidet. Alle drei Stunden wird das Fruchtwasser so nahezu vollständig ausgetauscht. Bis zur Geburt wird sich die Menge auf etwa einen Liter erhöhen.

Der Fötus kann nun greifen, die Stirn runzeln, blinzeln und Grimassen schneiden. Er findet seinen Daumen und lutscht daran. Mit etwas Glück können Sie das auf dem Ultraschall sehen.

Junge oder Mädchen? Auch die äußeren Geschlechtsorgane Ihres Babys lassen sich jetzt bei einer hochauflösenden Ultraschalluntersuchung erkennen.

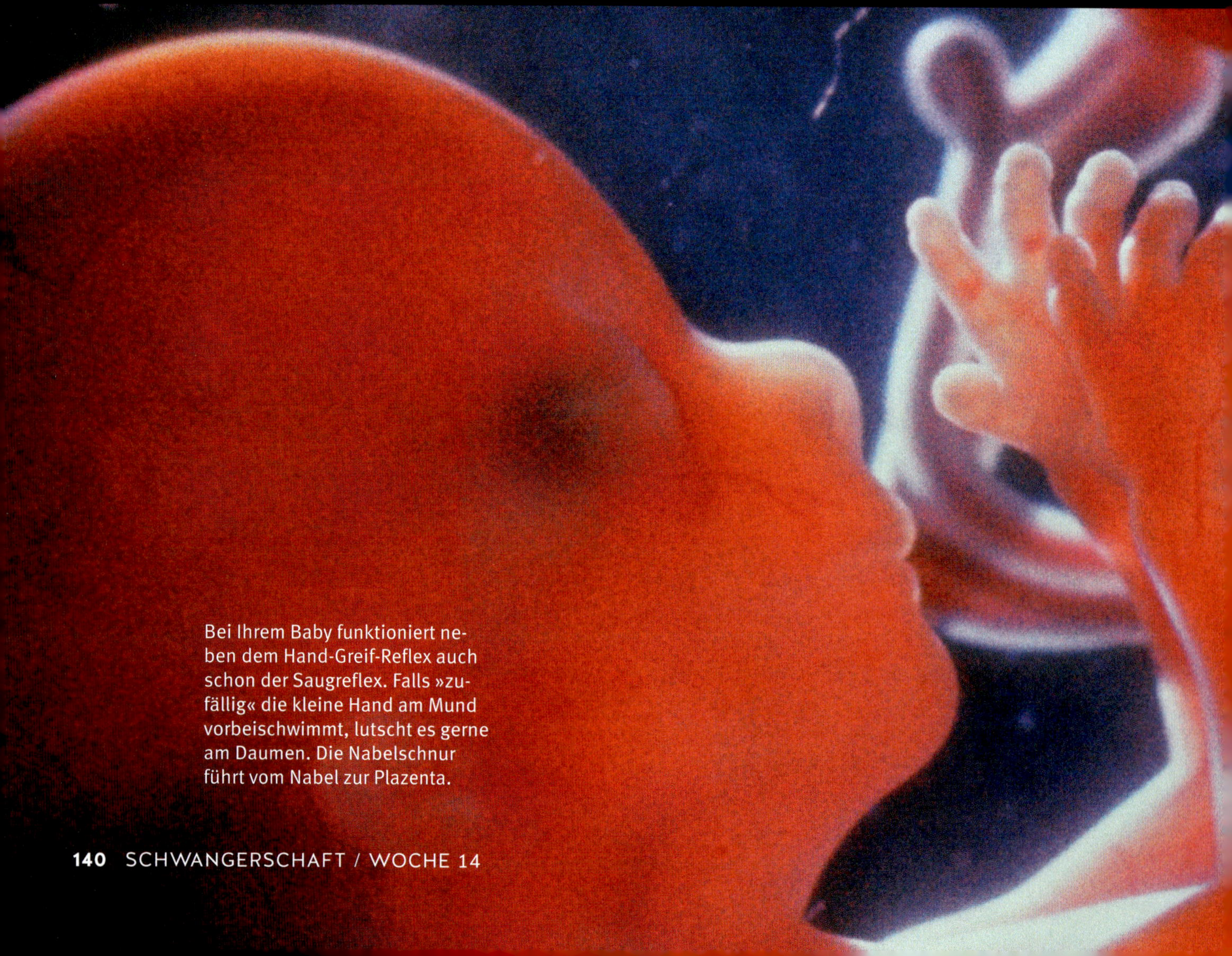

Bei Ihrem Baby funktioniert neben dem Hand-Greif-Reflex auch schon der Saugreflex. Falls »zufällig« die kleine Hand am Mund vorbeischwimmt, lutscht es gerne am Daumen. Die Nabelschnur führt vom Nabel zur Plazenta.

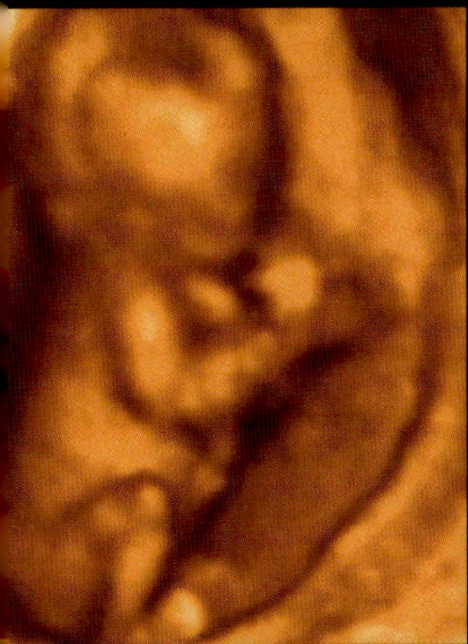

In der 14. Schwangerschaftswoche sind die oberen Extremitäten schon weiter entwickelt als die unteren.

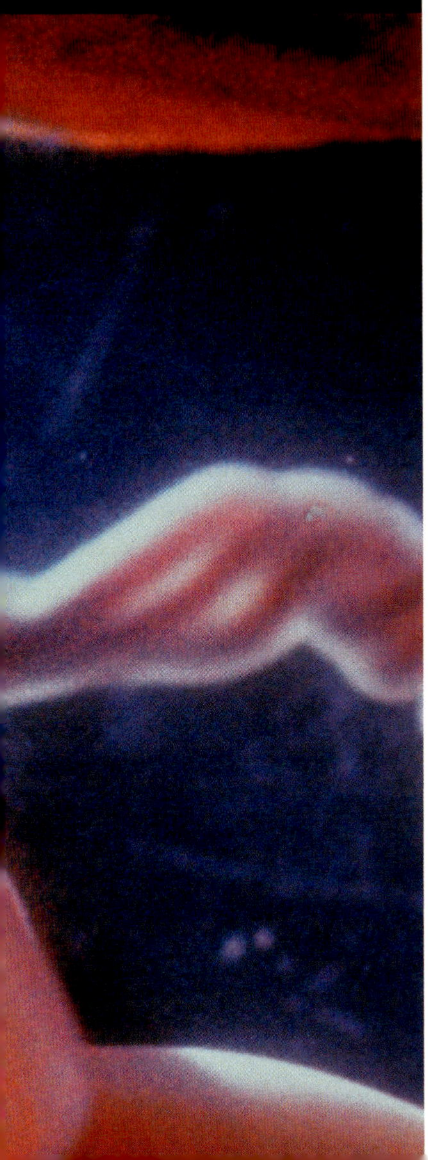

96. TAG

SSW 13+5 *{Noch 184 Tage}*

Wer darf trainieren?

Sport in der Schwangerschaft hilft Ihnen nicht nur, Energie für die Geburt zu tanken und sich fit zu halten. Sie können mit Sport sogar verschiedenen Schwangerschaftsbeschwerden vorbeugen. Klären Sie im Vorfeld jedoch mit Ihrer Hebamme oder Frauenärztin, ob Sie einfach so loslegen können. Dies gilt ganz besonders, wenn …

- Ihre Plazenta tief liegt,
- Sie Blutungen hatten oder haben,
- Sie mehr als ein Baby erwarten,
- Sie vor dieser Schwangerschaft mehr als zwei Fehlgeburten hatten,
- Sie entweder Frühgeburtsbestrebungen haben oder in vorangegangenen Schwangerschaften Frühgeburten hatten,
- Sie an Bluthochdruck oder anderen Herz-Kreislauf-Erkrankungen leiden.

Falls Ihnen statt Sport Ruhe auf der Couch verordnet wird, können entspannende Atemtechniken und Stress abbauende Massagen helfen, um mit Belastungen und Veränderungen bewusster umzugehen und ein positives Körpergefühl zu behalten. Bitten Sie Ihre Hebamme dann um Hausbesuche oder einen »Kurs« bei Ihnen zu Hause.

REZEPTIDEE

BIRCHER **Apfelmüsli**

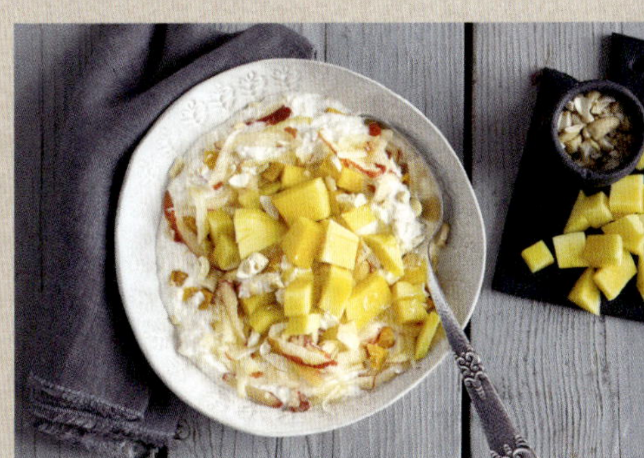

Eine Frühstücksidee für sportliche Schwangere:

- 250 ml Milch (1,5 % Fett) zum Kochen bringen und 80 g gemischte Flocken (Hafer, Gerste, Weizen, Roggen) einrühren. Kurz aufkochen lassen. Nach Lust und Laune Rosinen dazugeben, durchrühren und abkühlen lassen. Diesen Brei können Sie auch am Vorabend zubereiten und über Nacht im Kühlschrank quellen lassen.
- 10 g Haselnusskerne grob zerkleinern. ½ gewaschenen Apfel vierteln, das Kerngehäuse entfernen und das Fruchtfleisch würfeln. Mit dem Brei verrühren. 1 TL Ahornsirup und 60 g Naturjoghurt (3,5 % Fett) unterrühren. Zum Schluss frisch geschnittene Mangowürfel zugeben.

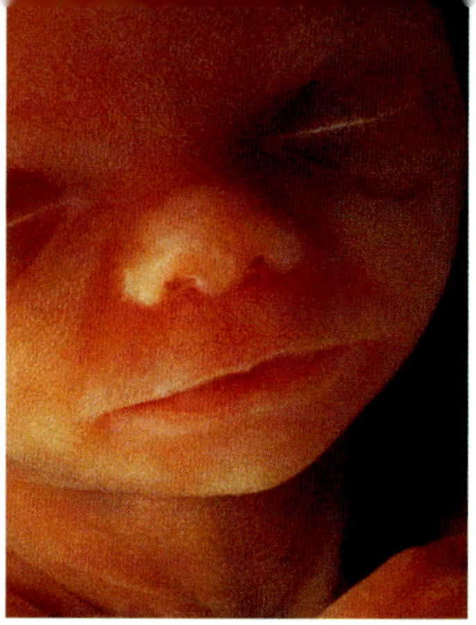

Mit der Unterstützung von Haaren, Wimpern und Augenbrauen können Sie sich ein kleines Babygesicht vorstellen, das die Stirn runzeln und Grimassen schneiden kann.

97. TAG

SSW 13+6 *{Noch 183 Tage}*

Welcher Sport ist der richtige?

Bis zu einer Herzfrequenz von 130 bis 140 Schlägen/Minute können Sie ohne Bedenken …

- Joggen, wandern und (nordisch) walken (bis zu einer Höhe von 2000 Metern)
- Rad fahren
- Gymnastik machen
- Tanzen
- Yoga üben
- Schwimmen (bei Wassertemperaturen nicht unter 20 °C und nicht über 35 °C)

Mit Einschränkungen erlaubt

Auch diese Sportarten sind in der Schwangerschaft geeignet, jedoch nur, wenn Sie deutlich unterhalb der maximalen Belastung bleiben:

- Laufen (Langstrecken)
- Rudern
- Aerobic
- Skilanglauf (nicht über 1500 Meter Höhe)
- Tennis, Squash, Badminton
- Tischtennis
- Segeln

Vorsicht, riskant

Aufgrund der Sturzgefahr sind Schlittschuh- und Rollschuhlaufen oder Inline-Skating bedingt erlaubt, etwa bis zur 16. Schwangerschaftswoche.

Ungeeignet

Nicht empfehlenswert sind verletzungsintensive Sportarten wie Reiten, Skiabfahrtslauf, Mannschafts- und Kampfsportarten (Ballsport, Judo, Fechten), Sport mit hohem Sturzrisiko (Wasserski, Surfen, Geräteturnen), körperliche Anstrengungen über 2000 bis 2500 Meter Höhe, Marathon, Triathlon, Tauchen, Fallschirmspringen oder Bungee-Jumping.

Im Wasser fühlt man sich trotz des zunehmenden Bauchumfangs leicht und beweglich. In manchen Schwimmbädern gibt es sogar Kursangebote mit spezieller Wassergymnastik für Schwangere.

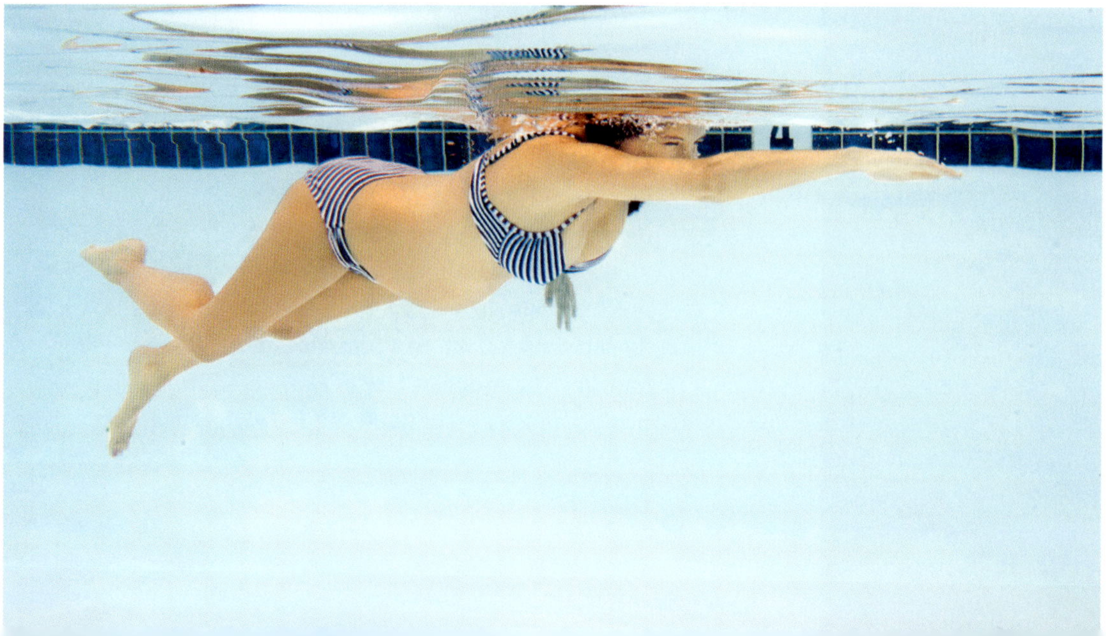

98. TAG

SSW 14+0 *{Noch 182 Tage}*

Warnsignale des Körpers beim Sport

Leichte bis moderate sportliche Betätigung sorgt dafür, dass Ihre Muskeln kräftig und flexibel bleiben. Sie sind aber selbst als geübte Sportlerin durch Ihre Schwangerschaft eingeschränkter als zuvor. Ihr Körper hat sich verändert. Sie müssen mehr Gewicht tragen, Sie werden schneller müde und Ihr Körperschwerpunkt hat sich verlagert. Aus diesem Grund sollten Sie beim Training vorsichtig sein und gut auf Ihren Körper hören. Er wird Sie sofort wissen lassen, wann Sie sich überanstrengen und wann Sie sich in der Gefahrenzone bewegen. Brechen Sie in so einem Fall sofort ab und pausieren Sie fürs Erste. Besprechen Sie bei der nächsten Untersuchung mit Ihrer Ärztin oder Hebamme, was Sie tun können.

• **Übelkeit:** Wenn die Muskeln übermäßig beansprucht werden, sammelt sich im Magen vermehrt Milchsäure an – und davon wird vielen schwangeren Frauen schlecht.

• **Atemlosigkeit:** Kann auftreten, wenn Sie sich während des Sports zu sehr verausgaben. Falls Sie nicht mehr in der Lage sind, sich mit einer anderen Person entspannt zu unterhalten, fahren Sie das Tempo besser zurück.

• **Plötzliche Veränderung der Körpertemperatur:** Feuchtkalte Hände, Hitzewallungen oder Kälteschauer sind Signale des Körpers, dass er sich mit der Temperaturregulierung schwertut. Passen Sie Tempo und Beanspruchung entsprechend an.

Rasch abklären lassen

Tritt beim oder nach dem Sport eines der folgenden Symptome auf, sollten Sie sofort Ihre Frauenärztin oder eine Geburtsklinik aufsuchen:

• Vaginale Blutungen

• Herzrhythmusstörungen

• Stechende Schmerzen in Unterleib und Brust; oft wird solch ein Schmerz durch überdehnte Bänder oder eingequetschte Nerven verursacht. Es könnte sich aber auch um Wehen handeln.

• Ohnmacht; meist steckt ein »einfaches« Problem dahinter, zum Beispiel Dehydrierung. Aber manchmal können eben auch ernsthafte Beschwerden wie zum Beispiel schwere Kreislaufstörungen die Ohnmacht auslösen. Lassen Sie sich daher auf jeden Fall untersuchen.

• Andauernde Schwindelgefühle, die von Sehstörungen, Kopfschmerzen oder Herzklopfen begleitet werden, können ein Anzeichen für eine schwere Blutarmut oder eine andere ernste Krankheit sein.

• Geschwollene Hände, Füße und Knöchel nach dem Sport sind in gewissem Rahmen durchaus normal. Ist die Schwellung stärker als sonst üblich, besteht vor allen Dingen im letzten Schwangerschaftsdrittel Verdacht auf eine Präeklampsie (Seite 439). Unbedingt zeitnah untersuchen lassen.

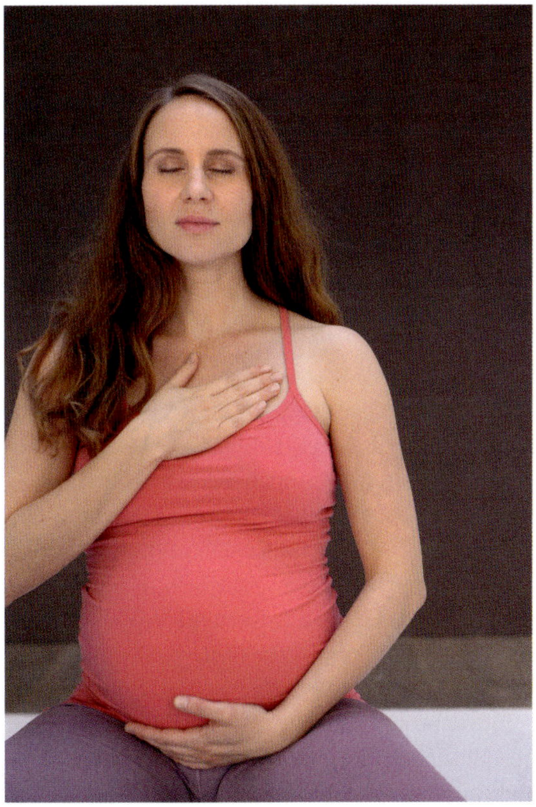

Auch beim Sport empfiehlt es sich, zwischendurch innezuhalten und in den Körper hineinzuspüren.

GLÜCKLOSE SCHWANGERSCHAFT

Leider enden nicht alle Schwangerschaften damit, dass die Mutter nach 40 Wochen ihr Baby im Arm halten kann. Menschen, die ihr Baby verlieren, egal ob durch eine Fehlgeburt oder durch einen Schwangerschaftsabbruch nach einem auffälligen Befund in der pränatalen Diagnostik, sind zuerst einmal geschockt. Sie fallen in eine große Leere, in der auch kein Platz für Gefühle ist, so als wolle man das Geschehene nicht wahrnehmen. Erst wenn alles körperlich überstanden ist, kommen Schuldgefühle auf, melden sich Träume und Gedanken darüber, was man alles falsch gemacht zu haben glaubt. Oft ist es ein langer und mühsamer Weg, das Geschehene anzunehmen. Der Verlust des Babys ist eine persönliche Erfahrung und ein wichtiger Teil der Lebens- und Familiengeschichte. Auch wenn man diese Erfahrung lieber nicht gemacht hätte, wird sie in ihrer Tiefe und Intensität das zukünftige Leben beeinflussen.

Frühe Fehlgeburten

Etwa jede fünfte Schwangere erlebt in den ersten zwölf Wochen der Schwangerschaft eine Fehlgeburt. Diese kann sich durch einsetzende Blutungen äußern oder in einer Ultraschalluntersuchung festgestellt werden, wenn sich der Embryo nicht weiterentwickelt hat. Bei der Hälfte aller Fehlgeburten im ersten Trimester wurden später beim Baby chromosomale Besonderheiten festgestellt. Aber auch Infektionen, Rauchen und verschiedene Vorerkrankungen können zu Fehlgeburten führen. Falls Sie diese Erfahrung mehrmals hintereinander machen müssen, sind weitergehende Untersuchungen und auch Behandlungen zu empfehlen.

Nach einer Fehlgeburt untersucht die Ärztin mithilfe von Ultraschall, ob die Gebärmutterhöhle vollständig leer ist. Falls ja, werden Sie noch einige Tage leichte Blutungen haben. Finden sich in der Gebärmutter noch Reste der Schwangerschaft, kann abgewartet werden, ob Ihr Körper das restliche Gewebe von allein abstößt. Dieser Prozess kann medikamentös unterstützt werden, er erfordert allerdings Geduld, da er Tage bis Wochen dauern kann. Daneben können Gewebereste auch operativ entfernt werden. Dabei wird der Gebärmutterhals unter einer kurzen Narkose etwas geöffnet, um die vorhandenen Reste vorsichtig herauszuschaben. Auch danach hat die Frau einige Tage leichte Blutungen, die aber rasch abklingen. Viele Krankenhäuser bieten Gemeinschaftsbestattungen von so genannten Sternenkindern aus »glücklosen Schwangerschaften« an.

Oft wünschen Frauen und Paare nichts mehr, als dass die Ursache für die Fehlgeburt gefunden wird. Dies ist aber leider nur selten möglich. Fehlgeburten sind in den allermeisten Fällen ein natürlicher Selektionsvorgang im Körper und haben wahrlich nichts mit Schuld oder Fehlern der Frau zu tun. Lassen Sie sich nicht entmutigen. Studienergebnisse zeigen im Gegenteil sogar, dass Paare, die nach einer Fehlgeburt gleich eine erneute Schwangerschaft anstreben, ihr Ziel tatsächlich am erfolgreichsten erreichen.

Mutterschutz

Frauen, die eine Fehlgeburt erleiden, haben künftig in deutlich mehr Fällen als bisher ein Anrecht auf Mutterschutz. Ab Juni 2025 ist eine gestaffelte Regelung vorgesehen. Bei einer Fehlgeburt ab der

13. Schwangerschaftswoche dürfen betroffene Frauen zwei Wochen lang nicht arbeiten, es sei denn, sie möchten dies ausdrücklich. Ab der 17. Schwangerschaftswoche dauert der Mutterschutz sechs Wochen, ab der 20. Schwangerschaftswoche sind es acht Wochen.

»Stille Geburt«

Zum Glück müssen nur sehr wenige Menschen (deutlich unter 1 %) die leidvolle Erfahrung machen, dass ein Baby nach der abgeschlossenen 14. Schwangerschaftswoche tot oder nicht lebensfähig geboren wird. Die natürliche Geburt ist in der Regel ein Teil des Abschiednehmens und wichtiger Bestandteil der Trauerarbeit. Genauere Informationen erhalten Sie in der Rubrik »Zum Nachschlagen« auf Seite 442.

Schwangerschaftsabbruch

Ein Schwangerschaftsabbruch nach der zwölften Schwangerschaftswoche (beziehungsweise nach der 14. Woche ausgehend von der letzten Regel) ist nur dann zulässig, wenn Ihre Ärztin unter Berücksichtigung Ihrer Lebensverhältnisse Ihre körperliche und seelische Gesundheit bedroht sieht und diese Bedrohung nicht auf andere für Sie zumutbare Weise abgewendet werden kann. Das ist die sogenannte medizinische Indikation.

Ein Abbruch nach der 16. Woche kann nicht mehr durch Ausschabung oder Absaugen unter örtlicher Betäubung oder Vollnarkose stattfinden. Ab diesem Zeitpunkt muss die Geburt Ihres Kindes mit Wehen verursachenden Medikamenten eingeleitet werden. Diese Prozedur kann manchmal mehrere Tage dauern und wird von vielen Frauen und Paaren als ein sehr schwerer Abschied empfunden.

Versuchen Sie, eine vertraute Person in die Klinik mitzunehmen, um diesen Weg nicht allein gehen zu müssen. Vielleicht hilft es Ihnen, sich schon im Vorfeld Informationen in Selbsthilfeforen im Internet zu besorgen. Auch das Gefühl, mit diesem Schicksal nicht allein zu sein, kann trösten.

Für die meisten Eltern ist der Schwangerschaftsabbruch nach einem auffälligen Befund von starken Gefühlen begleitet. Doch viele Betroffene meinen, es stünde ihnen nicht zu, ihre Trauer zu zeigen. Dafür braucht es geschützte Orte. In der Klinik kann eine Seelsorgerin Sie auf Wunsch gemeinsam mit den Ärzten, Hebammen und Pflegenden begleiten. Scheuen Sie sich nicht, um Hilfe zu bitten.

Nach der Geburt

Nach dem Abschied von ihrem Kind können die Eltern rasch nach Hause gehen. Sie sollten sich aber trotzdem genug Ruhe und Zeit lassen, um das Erlebte psychisch zu verarbeiten. Frauen haben außerdem bis zum zehnten Tag nach der Geburt Anspruch auf Hebammenhilfe. Es kann gut tun, durch tägliche Hausbesuche zu erfahren, dass sich Ihr Körper wieder gesund umstellt.

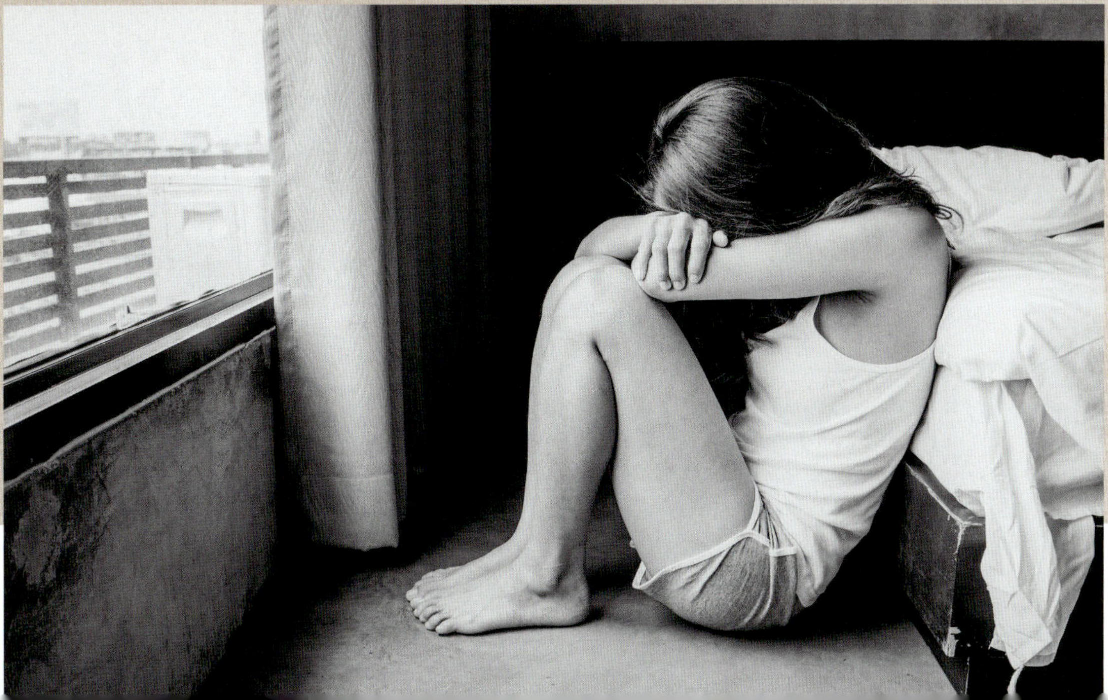

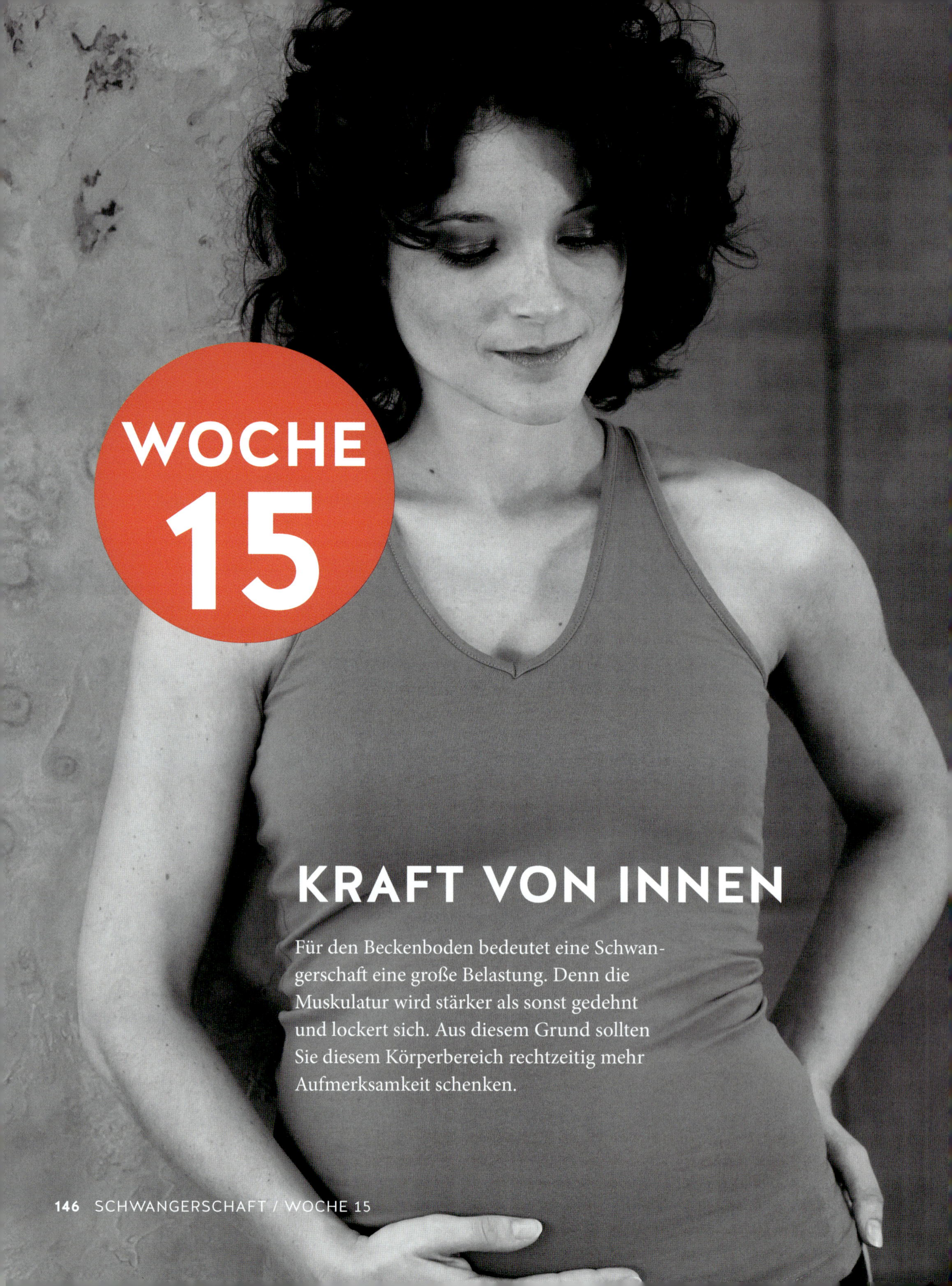

WOCHE 15

KRAFT VON INNEN

Für den Beckenboden bedeutet eine Schwangerschaft eine große Belastung. Denn die Muskulatur wird stärker als sonst gedehnt und lockert sich. Aus diesem Grund sollten Sie diesem Körperbereich rechtzeitig mehr Aufmerksamkeit schenken.

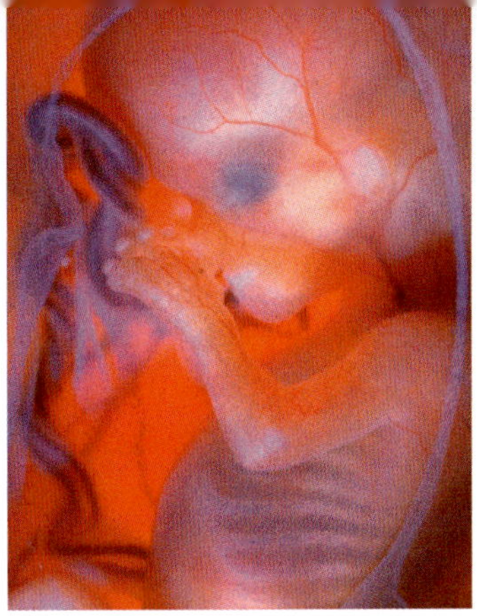

Ihr Baby misst ungefähr 10 Zentimeter von Scheitel bis Steiß und wiegt um die 70 Gramm. Ab jetzt kann es Schwingungen wahrnehmen, da die Knöchelchen des Innenohrs gebildet sind. Es spürt also, wenn Sie reden.

99. TAG

SSW 14+1 *{Noch 181 Tage}*

Wie sich Ihr Körper verändert

Die Gebärmutter ist schon bis auf ein paar Zentimeter unter den Nabel gewachsen. Das bedeutet, dass Ihre Taille ab jetzt für längere Zeit verschwinden und auch der Bauch langsam runder wird. Dass Ihr Bauch wächst, merken Sie auch an der Waage: Sie werden zwischen 2,2 und 4,5 Kilo zugenommen haben. Vermutlich passt deshalb die bisherige Kleidung nicht mehr recht.

Viele Schwangere freuen sich während der Schwangerschaft dank der hormonellen Lage über weiche Gesichtszüge und glänzendes, volles Haar. Weil sich unter der Haut Wasser einlagert, gehen kleine Falten zurück, das Gesicht wird glatt und entspannt. Leider profitieren aber nicht alle von dieser natürlichen »Schönheitskur«. Bei manchen Frauen führen die hormonellen Veränderungen nämlich zu unreiner statt samtiger Haut.

Wichtig ist in der Schwangerschaft auf jeden Fall, dass Sie Ihre Haut noch besser als sonst schon gegen UV-Strahlen schützen. Sie werden jetzt zwar schneller braun und sind stärker pigmentiert. Die Gesichts- und Körperhaut kann aber auf Sonnenlicht auch mit den schwangerschaftstypischen dunklen Flecken reagieren. Zum Glück verblassen diese nach der Geburt des Babys wieder.

An den Beinen sind nun oft Besenreiser zu entdecken: rötliche oder blaue Äderchen, die vor allem an den Oberschenkeln, den Innenseiten der Unterschenkel sowie im Bereich über der Kniebeuge durch die Haut schimmern. Besenreiser enstehen wie die Krampfadern an großen Venen (Seite 358), wenn sich das Blut in den winzigen verzweigten Venen staut und diese sich dadurch erweitern.

Rückenlage? Besser nicht

Vermeiden Sie es ab jetzt, flach auf dem Rücken zu liegen. Abgesehen davon, dass diese Position unbequem ist, kann sie auch Schwindel verursachen. Wenn Sie auf dem Rücken liegen, liegt Ihre Gebärmutter nämlich komplett auf einem wichtigen Blutgefäß: der Hohlvene (Vena cava). Dadurch wird der Blutfluss zum Gehirn und zur Gebärmutter eingeschränkt.

KNOCHENBILDUNG

Damit seine Knochen weiter härten, braucht Ihr Baby viel Kalzium. Halten Sie sich bei **Milch** und **Milchprodukten** also nicht zurück. Greifen Sie aber zu fettarmen Sorten. Auch **grünes Blattgemüse** und **Hülsenfrüchte** sind gute Kalziumquellen.

GUT ZU WISSEN

WENN DAS BABY GEMESSEN WIRD

Im Verlauf des zweiten Schwangerschaftsdrittels wird Ihre Frauenärztin bei Ultraschalluntersuchungen immer seltener die Scheitel-Steiß-Länge (Abkürzung: SSL) Ihres Babys messen. Interessanter ist nun der sogenannte Biparietale Durchmesser (BPD), bei dem der Querdurchmesser des Kopfes ermittelt wird. Er beträgt in dieser Woche ungefähr 31 Millimeter. Zusätzlich wird der Oberschenkelknochen (FL) vermessen, der jetzt etwa 17 Millimeter misst.

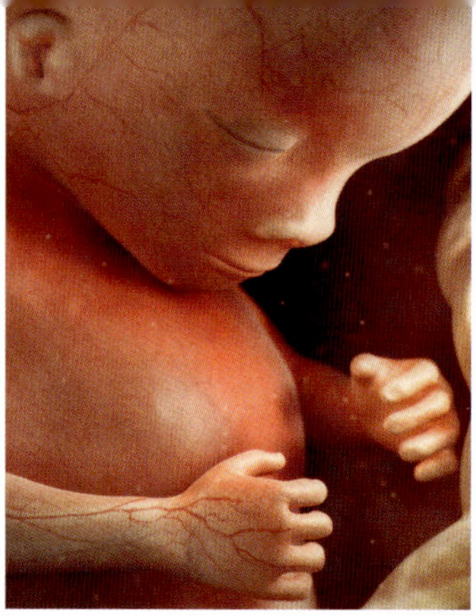

Untersuchungen zeigen, dass sich der Herzton des Babys verändert und es mehr strampelt, wenn es die Schwingungen beim Sprechen mitbekommt. Die Haut ist sehr durchsichtig, die Blutgefäße darunter sind gut sichtbar.

100. TAG

SSW 14+2 *{Noch 180 Tage}*

Die ersten kleinen Bewegungen …

… sind jetzt schon manchmal zu spüren, allerdings nur, wenn Sie bereits Ihr zweites oder drittes Baby erwarten. Denn aufgrund der Erfahrung aus der vorangegangenen Schwangerschaft erkennen Sie das leichte Zittern in der Gebärmutter, das häufig als »Schmetterlingsflügel-Flattern« beschrieben wird, eher als Kindsbewegungen als eine Erstgebärende. Trotzdem tippen auch viele »erfahrene« Frauen oft erst einmal auf einen nervösen Magen oder auf Blähungen, wenn sie spüren, dass ihr Baby im Bauch zu strampeln beginnt.

Egal ob Sie das erste Mal schwanger sind oder schon Kinder haben: Machen Sie sich keine Sorgen, wenn Sie in den nächsten Wochen kein Flattern im Bauch spüren. Einige Schwangere sind eben empfindsamer als andere. Genauso treten manche Babys heftiger als andere. Richtige und damit eindeutigere Tritte kommen erst später, wenn Ihr Baby größer geworden ist. Egal, wann es so weit ist: Der Moment, in dem Sie die ersten Bewegungen wahrnehmen, gehört sicherlich zu den aufregendsten der Schwangerschaft. Notieren Sie sich den Tag für das nächste Treffen mit Hebamme oder Frauenärztin.

DAS BABY MESSEN

Weitere Messgrößen beim Ultraschall sind neben BPD und FL (Seite 147):

- **AU:** Bauchumfang (momentan circa 90 mm).
- **FOD:** Kopfdurchmesser längs (jetzt circa 39 mm).
- **KU:** Kopfumfang (zur Zeit circa 110 mm).

KÖRPERWISSEN

IHR IMMUNSYSTEM

Ihr Immunsystem ist in der Schwangerschaft von Anpassungen nicht ausgenommen. Im Gegenteil: Diese tragen sogar entscheidend zum Gelingen einer Schwangerschaft bei. Denn eigentlich müsste das mütterliche Immunsystem den Embryo angreifen, da er ein Produkt väterlicher und mütterlicher Gene und damit zur Hälfte mit fremden Merkmalen ausgestattet ist. So steht Ihr Abwehrsystem vor einer schwierigen Aufgabe. Es darf auf der einen Seite Ihr Baby nicht »bekämpfen«, auf der anderen Seite aber darf die Abwehr nicht zu sehr gedrosselt werden, um Sie nicht allzu krankheitsanfällig zu machen. Und so schwächt die Schwangerschaft das körpereigene Immunsystem leicht. Die meisten Schwangeren haben daher häufiger Husten oder Erkältungskrankheiten als sonst. Das mag zwar ermüdend und lästig sein, Ihrem Baby aber kann ein Schnupfen nichts anhaben. Andere Krankheiten wie Ringelröteln, Windpocken oder Röteln dagegen können, je nach Schwangerschaftswoche, ernsthafte Probleme bei Ihrem Baby verursachen. Es ist aber sehr wahrscheinlich, dass Sie diese Krankheiten bereits selbst als Kind durchlebt haben oder dass Sie dagegen geimpft wurden und daher gegen ihre Erreger immun sind. Falls nicht, sollten Sie mit Ihrer Ärztin oder Hebamme darüber sprechen, wie Sie sich und Ihr Baby am besten schützen können.

101. TAG

SSW 14+3 *{Noch 179 Tage}*

Der Beckenboden in der Schwangerschaft

Der Beckenboden besteht aus drei gitterförmig übereinanderliegenden Muskelschichten. Diese Struktur macht ihn sehr stark und belastbar, sodass er alle Organe des kleinen Beckens trägt und allen inneren Organen Halt bietet. Während der Schwangerschaft kommt noch das ungewohnte Gewicht des Babys und der Gebärmutter hinzu. Daher sollten Sie ihm gerade jetzt besondere Aufmerksamkeit schenken, damit er diesen Aufgaben gewachsen ist.

Der Beckenboden hat drei Hauptfunktionen:

- **Anspannen:** Das ist wichtig zur Sicherung der Kontinenz, also der Fähigkeit, Harn und Stuhl über eine gewisse Zeit hinweg zurückzuhalten beziehungsweise den Ausscheidungsvorgang zu kontrollieren. Dabei unterstützt die Beckenbodenmuskulatur maßgeblich den unteren Teil der Harnröhre, die Schließmuskeln der Harnblase und des Anus.
- **Entspannen:** Der Beckenboden entspannt sich beim Wasserlassen und beim Stuhlgang, bei der Frau außerdem beim Geschlechtsverkehr, beim Mann bei einer Erektion. Beim Orgasmus pulsiert der Beckenboden, das heißt, Anspannung und Entspannung wechseln sich ab.
- **Reflektorisch gegenhalten:** Wenn Sie husten, niesen, lachen, hüpfen oder schwere Lasten tragen, muss der Beckenboden zurückhalten und »abdichten«; ansonsten kann es zu einem unwillkürlichen Harnverlust kommen.

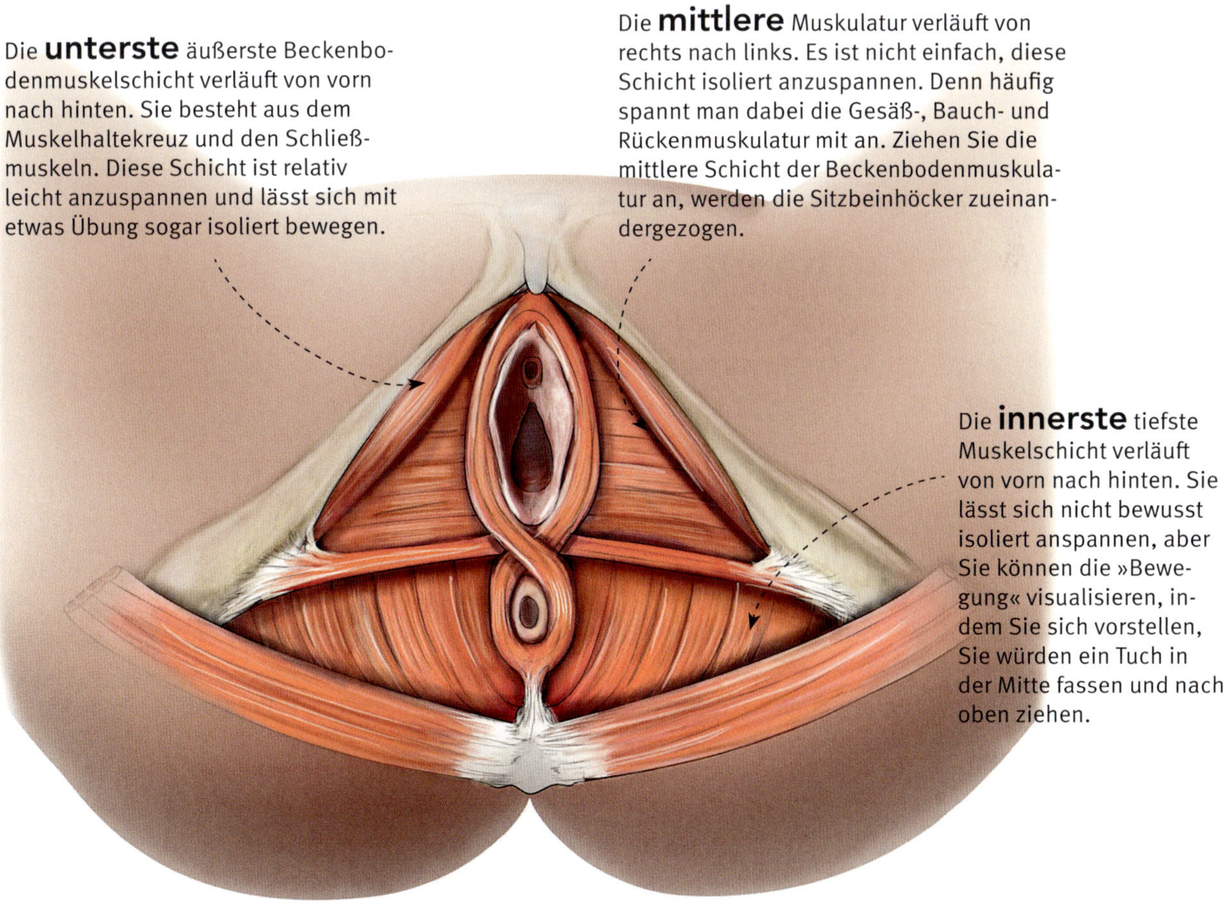

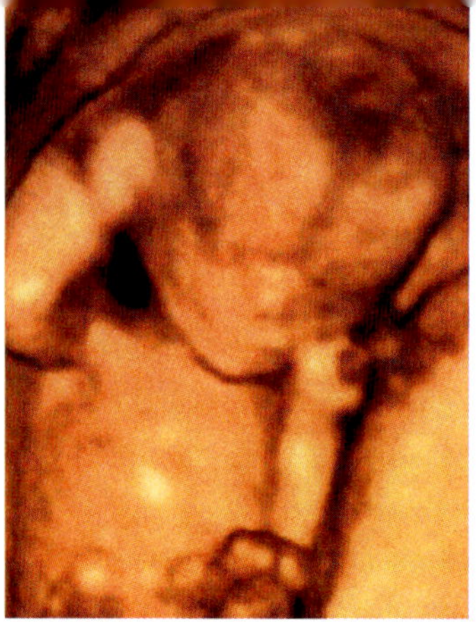

Der Nacken Ihres Babys entfaltet sich nun und der Kopf liegt nicht länger auf der Brust. Die Zunge entwickelt Geschmacksknospen. Auf dieser 3D-Ultraschallaufnahme liegen die Ärmchen neben dem Kopf.

102. TAG

SSW 14+4 *{Noch 178 Tage}*

Gefühl für den Beckenboden entwickeln

In der Schwangerschaft dehnt sich die Muskulatur des Beckenbodens und wird lockerer. Um Beschwerden und verschiedenen Krankheiten wie Inkontinenz oder einer Gebärmuttersenkung vorzubeugen, ist daher ein gezieltes Beckenbodentraining sinnvoll. Das sanfte Training empfiehlt sich auch zur Vorbereitung auf die Geburt. Sie können dann die Beckenbodenmuskulatur bewusst einsetzen, um beim Kopfdurchtritt den Beckenboden locker zu lassen und nicht gegen den Druck des Köpfchens anzuspannen. Beckenbodentraining ist einfach und kann überall und jederzeit durchgeführt werden. Am Anfang werden Sie wahrscheinlich beim Anspannen der Beckenbodenmuskulatur unbewusst auch den Atem anhalten. Wenn Sie aber Ihre Beckenbodenmuskeln nur mit angehaltenem Atem anspannen können, werden Sie beim Husten und Niesen unwillkürlich loslassen und ein paar Tröpfchen Urin landen im Slip. Daher sollten Sie das Anspannen des Beckenbodens gleichzeitig mit einer regelmäßigen Atmung üben, indem Sie anspannen und beim Halten der Spannung locker weiteratmen. Mit etwas Übung ist das kein Problem.

BEWUSSTE BECKENARBEIT

Für die Geburt sollte der Beckenboden möglichst entspannt und **elastisch** sein, damit das Baby beim **Schlüpfen** nicht durch diese Muskelpartien »gebremst« wird. Beckenbodengymnastik hilft Ihnen, **ein besseres Gefühl** für diese Partie zu entwickeln.

ÜBUNG

DEN BECKENBODEN **bewusst anspannen**

- Legen Sie eine Hand auf Ihren Bauch, die andere auf Ihre Schulter. Atmen Sie vier oder fünf Atemzüge normal weiter.
- Wenn Sie entspannt atmen, sollten Sie spüren, wie sich die Hand auf dem Bauch hebt und senkt – stärker als die Hand auf der Schulter. Ist dies nicht der Fall, versuchen Sie, die Schulterbewegung zu verhindern.
- Wenn Ihnen das gelungen ist, ziehen Sie während der Ausatmung sanft die Muskeln des Beckenbodens nach oben. Spannen Sie die Muskeln nur so stark an, wie es die Atmung zulässt. Beginnen Sie mit einer sanften Anspannung, bis Sie Atmung und Muskelbewegung vereinbaren können. Halten Sie nun die Muskelspannung einige Sekunden, während Sie weiter normal ein- und ausatmen.
- Vielleicht spüren Sie, wie die Bauchmuskulatur sich anspannt. Das ist kein Problem. Aber wenn Sie die oberen Bauchmuskeln oberhalb des Bauchnabels anspannen, verkrampfen Sie sich bei der Übung. Beginnen Sie noch einmal von vorn mit der ersten Atemübung.
- Mit ein bisschen Übung sollten Sie in der Lage sein, den Beckenboden zehn Sekunden lang anzuspannen und dabei normal weiterzuatmen. Wenn Sie die Kontrolle über den Atem verlieren, hören Sie auf und beginnen von vorn.

103. TAG

SSW 14+5 *{Noch 177 Tage}*

Beckenbodentraining

Bevor Sie mit diesen Übungen beginnen, sollten Sie in der Lage sein, Ihre Beckenbodenmuskulatur fest anzuspannen (Seite 150).

Die Bauchnabelpumpe

Diese Übung aus dem Pilates-Training stärkt die Bauch- und Beckenbodenmuskulatur. Sie können sie in jedem Stadium der Schwangerschaft durchführen.

- Begeben Sie sich in den Vierfüßlerstand und machen Sie den Rücken ganz gerade. Der Kopf bildet die Verlängerung der Wirbelsäule. Der Blick geht zum Boden.
- Atmen Sie tief ein und beginnen Sie beim Ausatmen mit dem Anspannen der Beckenbodenmuskulatur wie auf Seite 150 beschrieben. Gleichzeitig ziehen Sie abwechselnd den Bauchnabel ein und drücken ihn wieder heraus (Bauchnabel pumpen).
- Versuchen Sie, zehn Sekunden zu pumpen, ohne dabei die Luft anzuhalten und ohne den Rücken zu bewegen.
- Lassen Sie den Bauch locker und entspannen Sie die Beckenbodenmuskulatur wieder.
- Wiederholen Sie die Übung insgesamt zehnmal.

Hocke

Diese Position entlastet die Lendenwirbelsäule und das Steißbein und fördert gleichzeitig die Dehnbarkeit und die Spannkraft der Beckenbodenmuskulatur. Mehrmals am Tag geübt ist die Hocke eine wunderbare Vorbereitung auf die Geburt.

Sie können die Hocke frei auf dem Boden üben oder sich dabei an einer Wand anlehnen. Lassen Sie bei beiden Varianten immer genug Raum für Ihren Bauch, indem Sie Ihre Knie weit nach außen öffnen.

- Stellen Sie sich so hin, dass Ihre Füße schulterweit auseinander stehen, und spüren Sie in Richtung Beckenboden.
- Lassen Sie sich nun langsam und achtsam in die Hocke sinken. Wenn möglich, sollten die Fersen dabei ganz auf dem Boden aufliegen.
- Nehmen Sie unten angekommen wahr, wie der untere Rücken und der Beckenboden spürbar gedehnt werden.
- Halten Sie die Stellung fünf gleichmäßige und tiefe Atemzüge lang.
- Erheben Sie sich dann wieder langsam und spüren Sie, wie Ihr Beckenboden kleiner und fester wird.

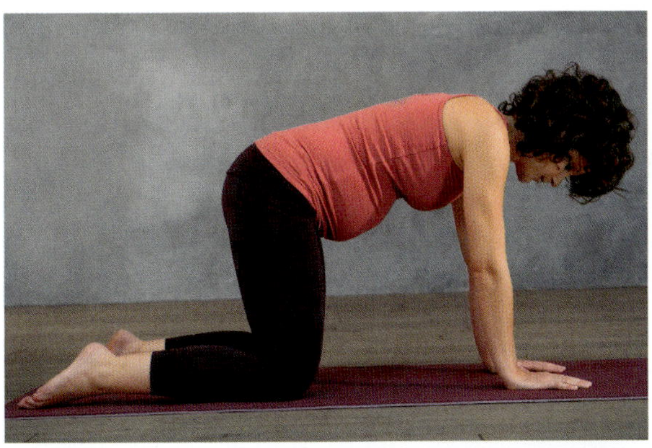

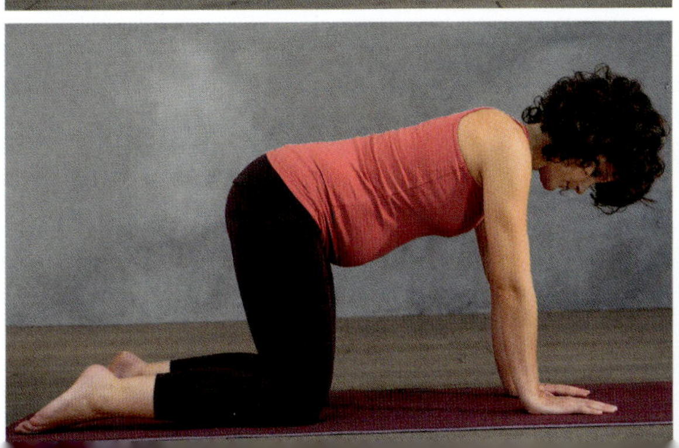

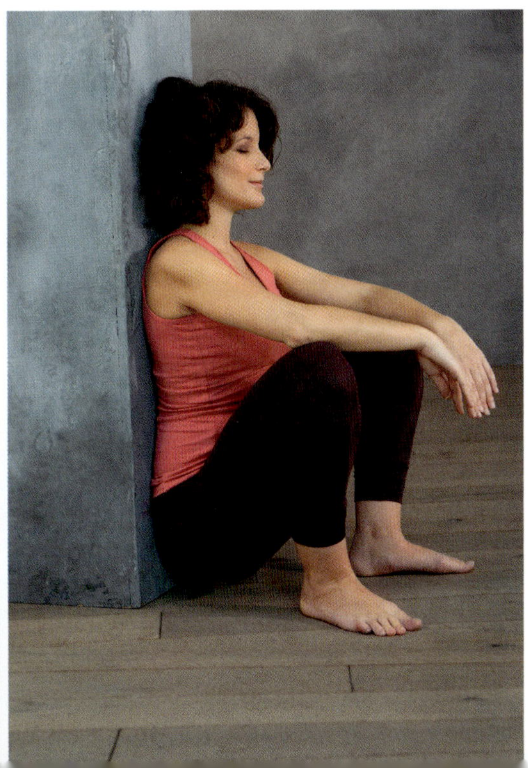

104. TAG

SSW 14+6 *{Noch 176 Tage}*

Fruchtwasseruntersuchung

Wenn Sie älter als 35 Jahre sind oder bereits ein Kind mit einer Fehlbildung oder einer chromosomalen Besonderheit (beispielsweise Down-Syndrom) zur Welt gebracht haben, bieten die Krankenkassen weitergehende Untersuchungen, wie zum Beispiel eine Fruchtwasseruntersuchung (Amniozentese) an, um das Baby auf eventuelle Chromosomen-Anomalien zu untersuchen. Die Kosten dafür übernimmt die Krankenkasse. Das heißt aber nicht, dass Sie die Untersuchung auch tatsächlich durchführen lassen müssen. Dies liegt allein in Ihrem Ermessen. Lassen Sie sich die Vorteile und Nachteile genau erklären. Das eingriffsbedingte Risiko für eine Fehlgeburt liegt bei dieser Untersuchung bei 0,3 bis 1 Prozent. Vor allem aber: Überlegen Sie sich, wie Sie mit einem eventuell auffälligen Testergebnis umgehen würden.

Ablauf der Untersuchung

Wenn Sie sich für eine Untersuchung entschieden haben, wird Sie Ihre Frauenärztin, sofern sie diese nicht selbst durchführt, an eine Praxis mit pränataldiagnostischem Schwerpunkt überweisen. Der günstigste Zeitpunkt dafür ist in der Regel die 16. Schwangerschaftswoche. Dann ist ausreichend Fruchtwasser vorhanden und man kann unter Ultraschallkontrolle mit einer Hohlnadel problemlos 15 bis 20 Milliliter davon aus der Fruchtblase entnehmen. Aus den im Fruchtwasser enthaltenen kindlichen Zellen kann anschließend eine Chromosomenanalyse durchgeführt werden, deren Ergebnis nach etwa zwei Wochen vorliegt. Ein erstes Schnellresultat bezüglich der häufigsten Chromosomenstörungen Trisomie 21, 18 und 13 liegt nach 24 bis 48 Stunden vor, wenn zusätzlich ein Schnelltest für Chromosomenabweichungen (FisH-Test) durchgeführt wird. Bei diesem ist es mithilfe moderner Medizintechnik möglich, Chromosomenstrukturen auch in unkultiviertem Zellmaterial zu beurteilen. Störungen wie Trisomien lassen sich mit dieser Methode recht sicher erkennen und werden von den Ergebnissen der Langzeitkulturen in 80 bis 90 Prozent der Fälle bestätigt. Leider muss der Schnelltest von den Eltern selbst finanziert werden. Die Kosten dafür belaufen sich aktuell etwa auf 160 Euro.

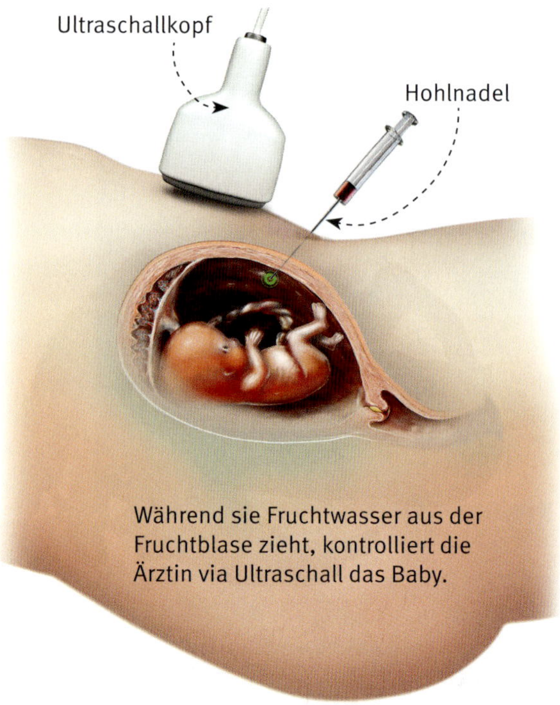

Während sie Fruchtwasser aus der Fruchtblase zieht, kontrolliert die Ärztin via Ultraschall das Baby.

Nach dem Eingriff sollten Sie unbedingt mindestens eine halbe Stunde in der Praxis liegen bleiben und sich ausruhen. Auch den Rest des Tages sowie am darauffolgenden Tag sollten Sie am besten zu Hause bleiben und überwiegend liegen sowie anstrengende körperliche Arbeit, Sport, schweres Heben und häufiges Treppensteigen vermeiden. Berufstätige lassen sich am besten von der Ärztin eine Arbeitsunfähigkeitsbescheinigung für diese beiden Tage ausstellen.

Sollten nach der Untersuchung starke Unterbauchschmerzen auftreten oder Flüssigkeit beziehungsweise Blut abgehen, müssen Sie unbedingt Ihre Frauenärztin oder eine Klinik aufsuchen. In allen anderen Fällen ist erst ein bis zwei Tage nach dem Eingriff eine Kontrolluntersuchung fällig. Treten keinerlei Komplikationen auf, so sind eine Woche nach der Amniozentese Sport, Geschlechtsverkehr und auch Flugreisen wieder unbedenklich möglich.

Das Herz Ihres Babys ist vollständig entwickelt. Noch ist zwischen den Vorhöfen eine ovale Öffnung (Foramen ovale) zu sehen, durch die das Blut vom Herzen direkt in den restlichen Körper fließt. Sie schließt sich erst bei der Geburt, bei einigen Kindern auch erst im Verlauf des ersten Lebensjahres.

Die Leber Ihres Babys produziert Gallenflüssigkeit und die Bauchspeicheldrüse nimmt langsam die Produktion des Hormons Insulin auf, das unter anderem den Blutzuckerstoffwechsel reguliert.

Hornhaut, Linse und Regenbogenhaut sind fertig entwickelt. Die Augenlider sind gewachsen und schließen sich. Bis zum siebten Monat wird Ihr Baby die Augen nicht mehr öffnen.

Das Baby gibt seine gekrümmte Haltung auf und streckt sich, um sich langsam auf den aufrechten Gang vorzubereiten. An seinen Finger- und Zehenbeeren verlaufen bereits Rillen, aus denen sich in einigen Wochen die später unverwechselbaren Fingerabdrücke entwickeln werden.

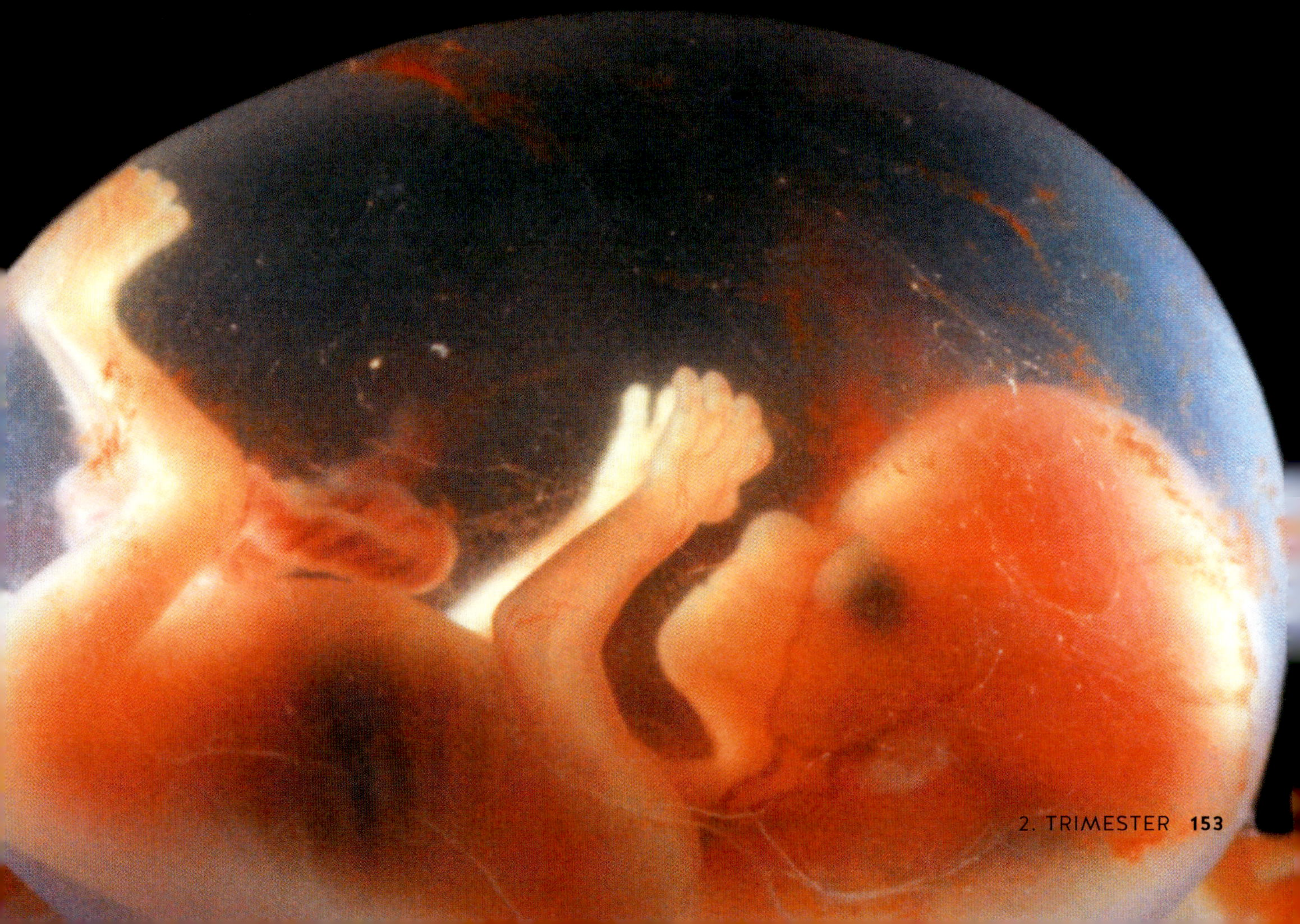

FINANZIELLE UNTERSTÜTZUNG

Für viele werdende Eltern ist der Moment, an dem die Gewissheit besteht, dass ein Baby zu ihnen kommt, mit freudigen, aber auch mit Gefühlen von Unsicherheit verbunden. Falls Sie sich in einer finanziellen Notlage befinden, wenden Sie sich an eine Schwangerenberatungsstelle. Dort weiß man, wo Sie Unterstützung finden. Die Bundesstiftung »Mutter und Kind – Schutz des ungeborenen Lebens« beispielsweise wurde genau für diese Notlagen ins Leben gerufen. Sie hilft jährlich 150 000 Frauen mit Zuschüssen für die Schwangerschaftskleidung, die Erstausstattung des Babys, die Weiterführung des Haushalts, die Wohnung und Einrichtung sowie die Betreuung des Kleinkinds. Um die Hilfe dieser Stiftung in Anspruch nehmen zu können, müssen Sie folgende Bedingungen erfüllen:

- Sie haben Ihren Wohnsitz in Deutschland und sind in Besitz eines gültigen Mutterpasses (oder eines Schwangerschaftsattests).
- Sie wenden sich noch vor der Geburt an eine Schwangerenberatungsstelle, lassen sich dort beraten und beantragen die Hilfe der Bundesstiftung.
- Sie befinden sich in einer Notlage. Dazu muss die Beratungsstelle Ihre Einkommensverhältnisse überprüfen.
- Zuschüsse der Bundesstiftung sind nur möglich, wenn andere Sozialleistungen nicht ausreichen.

Die Unterstützung wird nicht direkt bei der Bundesstiftung beantragt, sondern über eine Schwangerenberatungsstelle der Arbeiterwohlfahrt, der Caritas, des Deutschen Paritätischen Wohlfahrtsverbands, des Deutschen Roten Kreuzes, des Diakonischen Werks, des Sozialdienstes katholischer Frauen, donum vitae, Pro Familia oder die Schwangerschaftsberatungsstellen der Städte und Landkreise. Auf diese Hilfe besteht kein Rechtsanspruch.

Windeln, Kleidung, Möbel: Ein Kind kostet Geld. Zum Glück gibt es viele finanzielle Hilfsangebote.

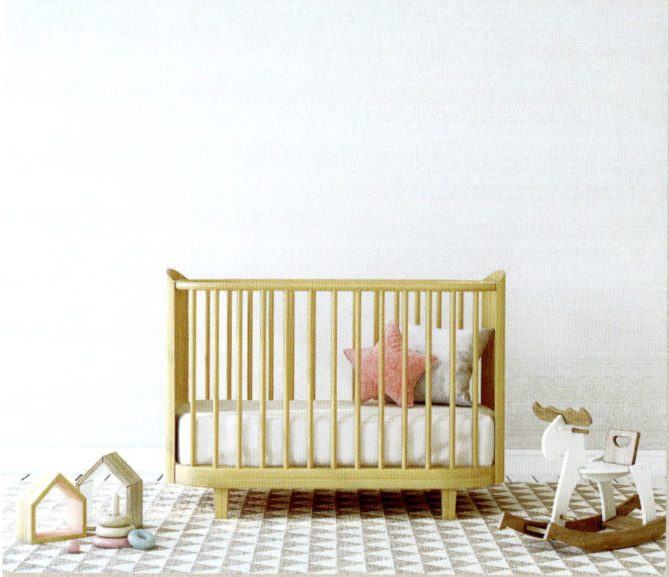

Mutterschafts- und Elterngeld(Plus)

Während der Mutterschutzfristen erhalten Arbeitnehmerinnen, die freiwillige oder pflichtversicherte Mitglieder in der gesetzlichen Krankenversicherung sind und Anspruch auf Krankengeld haben, von ihrer Krankenkasse Mutterschaftsgeld, das in den meisten Fällen vom Arbeitgeber noch aufgestockt wird (Seite 76).

Eltern, die ihr Baby in den ersten 12 bis 36 Lebensmonaten selbst betreuen wollen und deshalb nicht voll erwerbstätig sind, haben Anspruch auf Elterngeld (Plus) – egal ob sie Arbeitnehmerinnen beziehungsweise Arbeitnehmer, Beamtinnen beziehungsweise Beamte, selbstständig oder erwerbslos sind, studieren oder sich in einer Ausbildung befinden. Neben den leiblichen Eltern können auch Adoptiveltern, in Ausnahmefällen sogar Verwandte bis zum dritten Grad wie Großeltern, Tanten, Onkel und erwachsene Geschwister Elterngeld erhalten.

Anspruch auf Elterngeld haben Eltern, die

- ihre Kinder nach der Geburt selbst betreuen und erziehen,
- nicht mehr als 30 Stunden in der Woche erwerbstätig sind,
- mit ihren Kindern in einem Haushalt leben, einen Wohnsitz oder ihren gewöhnlichen Aufenthalt in Deutschland haben und deren zu versteuerndes Einkommen im Kalenderjahr vor Geburt ihres Babys weniger als 175 000 Euro betrug (gilt für Paare und Alleinerziehende).

Das Elterngeld muss schriftlich bei den Elterngeldstellen der Bundesländer beantragt werden. Dabei kann jeder Elternteil für sich einmal einen Antrag auf Unterstützung stellen. Denken Sie rechtzeitig daran, das Formular auszufüllen und abzuschicken, da rückwirkende Zahlungen nur für die letzten drei Monate vor Beginn des Monats geleistet werden, in dem der Antrag auf Elterngeld eingegangen ist.

Bei Mehrlingsgeburten werden zum Elterngeld für das erstgeborene Kind für jedes weitere Kind zusätzlich monatlich 300 Euro bezahlt. Auch wenn noch ein Kind unter drei Jahren oder zwei weitere Kinder unter sechs Jahren in der Familie leben, erhöht sich das Elterngeld um zehn Prozent, mindestens aber um 75 Euro. Die Elternzeit und somit der Anspruch auf Elterngeld endet mit dem dritten Geburtstag des letztgeborenen Kindes. Seit dem 01.01.2015 können das bisherige Basiselterngeld und/oder ElterngeldPlus sowie vier Partnerschaftsmonate je Elternteil beantragt werden. Basiselterngeld kann maximal in den ersten 14 Lebensmonaten beantragt werden, beim neuen ElterngeldPlus erhöht sich dieser Bezugszeitraum auf 28 Monate. Da ein Zuverdienst während der Elternzeit sich auf das Basiselterngeld ungünstiger auswirkt als auf das ElterngeldPlus, fördert letzteres den frühen beruflichen Wiedereinstieg. Auch eine Kombination beider Modelle ist möglich. Zusätzlich besteht die Möglichkeit, einen Partnerschaftsbonus (in Form von ElterngeldPlus) zu beantragen, wenn beide Elternteile in vier aufeinanderfolgenden Lebensmonaten in Teilzeit (mit 25 bis 30 Wochenarbeitsstunden) arbeiten.

Das Mutterschaftsgeld wird aufs Elterngeld angerechnet, in diesen Monaten kann ausschließlich Basiselterngeld bezogen werden. Lassen Sie in einer der Elterngeld-Beratungsstellen berechnen, welche Aufteilung in Ihrem Familienmodell am günstigsten ist!

Kindergeld

Damit werden in Deutschland alle Familien mit Kindern unterstützt. Es wird einkommensunabhängig gezahlt. Der Betrag für jedes Kind ist einheitlich für 2025 auf 255 € und 2026 auf 259 € festgelegt.

Kindergeld gibt es grundsätzlich für:

- alle Kinder bis zum 18. Lebensjahr,
- Kinder in Ausbildung bis zum 25. Lebensjahr,
- für arbeitslose Kinder bis zum 21. Lebensjahr.

Hilfreiche Adressen, auch die zuständiger Stellen in Österreich und der Schweiz, finden Sie ab Seite 446.

Füllen Sie, soweit es geht, Anträge auf finanzielle Unterstützung jetzt aus, damit Sie nichts vergessen.

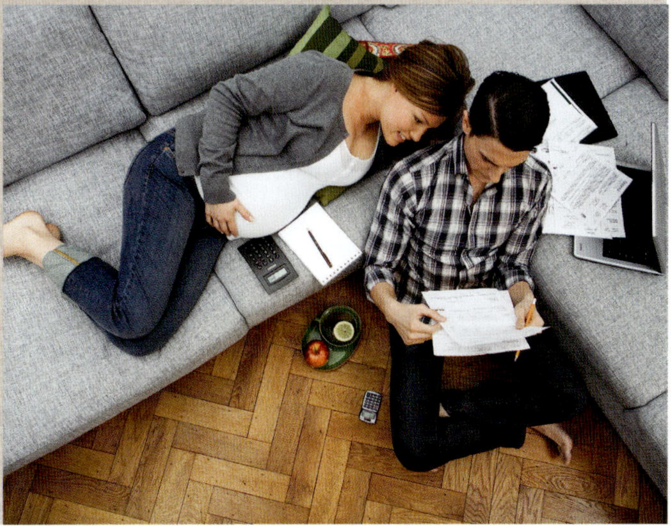

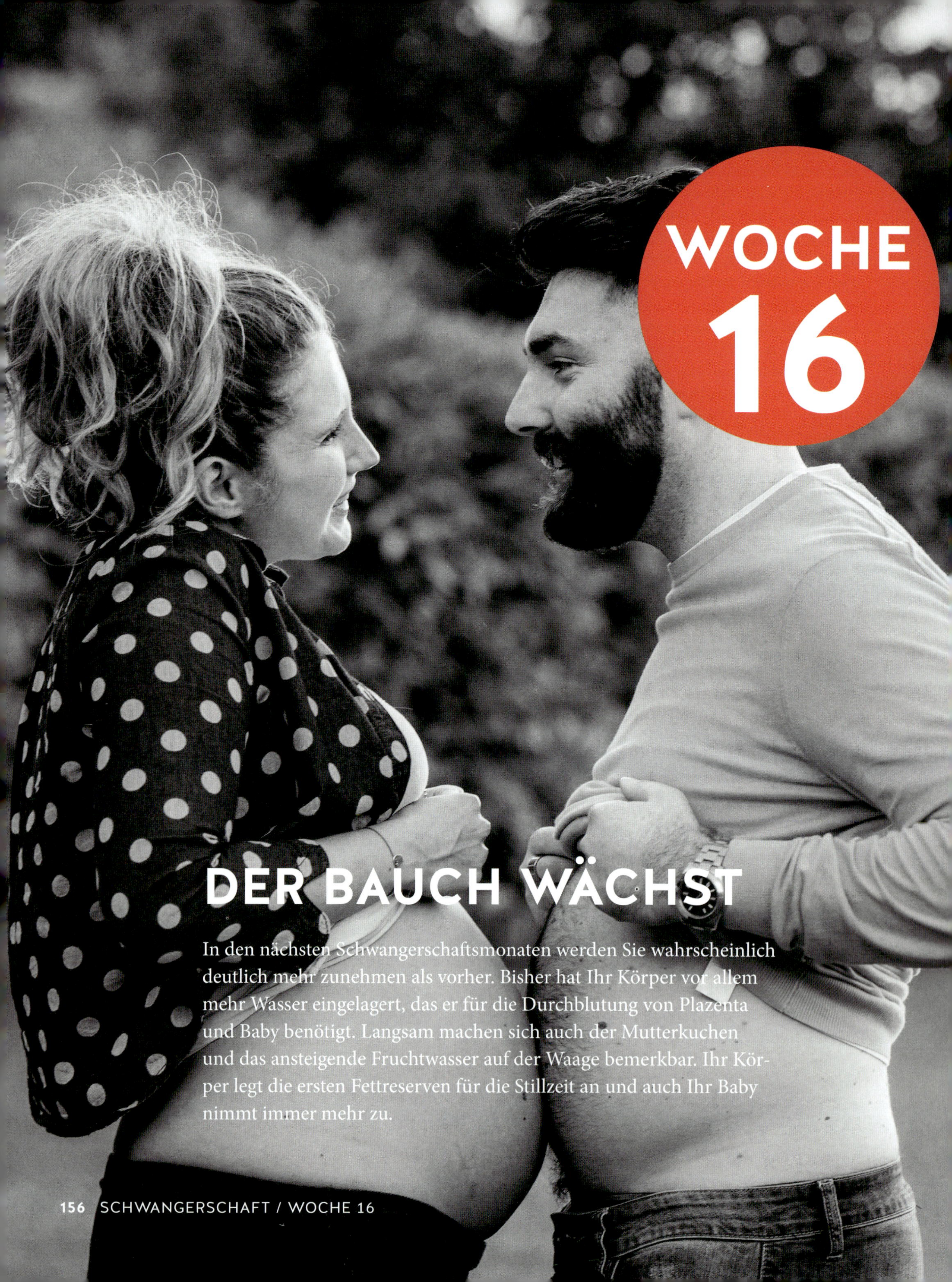

WOCHE 16

DER BAUCH WÄCHST

In den nächsten Schwangerschaftsmonaten werden Sie wahrscheinlich deutlich mehr zunehmen als vorher. Bisher hat Ihr Körper vor allem mehr Wasser eingelagert, das er für die Durchblutung von Plazenta und Baby benötigt. Langsam machen sich auch der Mutterkuchen und das ansteigende Fruchtwasser auf der Waage bemerkbar. Ihr Körper legt die ersten Fettreserven für die Stillzeit an und auch Ihr Baby nimmt immer mehr zu.

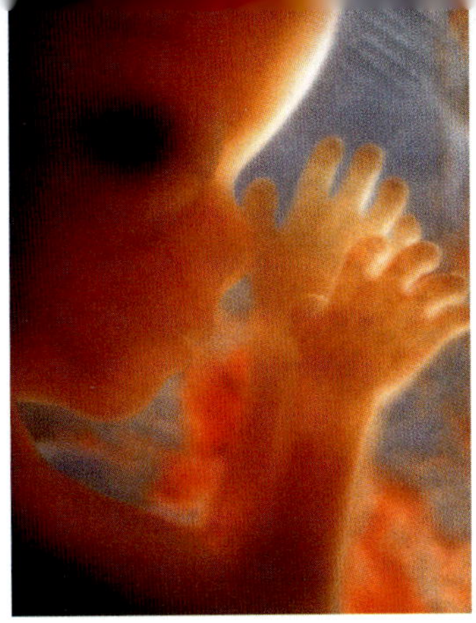

Ihr Baby misst ungefähr 11 Zentimeter vom Scheitel bis zum Steiß und wiegt circa 100 Gramm. Sein Hals ist fertig entwickelt, sodass es das Köpfchen ab jetzt heben und drehen kann.

106. TAG

SSW 15+1

{Noch 174 Tage}

Wie sich Ihr Körper verändert

Selbst bei ganz schlanken Frauen beginnt sich die Figur langsam zu verändern. Aber das ist noch gar nichts: Ihr Bauch wird noch sehr viel größer werden. Gebärmutter und Plazenta wachsen weiter und produzieren etwa 250 Milliliter Fruchtwasser, das sich immer wieder erneuert. Ihre Gebärmutter ist mittlerweile circa so groß wie eine kleine Honigmelone. Auch die Brüste wachsen. Sie produzieren schon die Vormilch (Kolostrum), die besonders nahrhaft ist und das Neugeborene in den ersten Tagen mit Nähr- und Abwehrstoffen versorgt. Die gelbliche, konzentrierte Flüssigkeit kann bereits jetzt aus den Brustdrüsen austreten, manchmal mit großem Druck. Das muss jedoch nicht in der ganzen Schwangerschaft so bleiben. Mitunter kann es helfen, die Brust mit einer weiteren Kleiderschicht, einer Stoffstilleinlage oder einem warmen Bad zu wärmen. Auch mehr Halt durch einen etwas fester sitzenden BH finden viele Schwangere angenehm.

In dieser Woche findet häufig die dritte Vorsorgeuntersuchung statt. Ihre Hebamme oder Frauenärztin nimmt sich dabei zunächst einmal Zeit für ein Eingangsgespräch, bei dem Sie die Möglichkeit haben, Fragen zu stellen und eventuelle Besonderheiten abzuklären. Mit einem Dopton, einem kleinen, tragbaren Ultraschallgerät, werden die kindlichen Herztöne abgehört und so verstärkt, dass auch Sie mithören können. Wie bei jeder Vorsorgeuntersuchung werden Sie gewogen, der Blutdruck wird gemessen und mögliche Auffälligkeiten im Urin werden bestimmt. Man fragt Sie nach Wassereinlagerungen im Gewebe und nach Krampfadern. War der Hämoglobin-Wert im Blut zuvor auffällig, wird er noch einmal kontrolliert. Alle Daten kommen in den Mutterpass.

SCHWANGERSCHAFTSMÄR

Wenn Ihre eigene Mutter bereits **graue Haare** hat, wird das Baby ein **Junge**, wenn nicht, ein **Mädchen!** Legen Sie solche Theorien getrost unter der Rubrik Schwangerschaftsmärchen ab. Die Haarfarbe der Oma sagt rein gar nichts über Ihr Baby aus.

GUT ZU WISSEN

VAGINALE UNTERSUCHUNG

Manche Hebammen und Ärztinnen führen im Anschluss an das Eingangsgespräch eine vaginale Untersuchung durch und messen dabei den pH-Wert des Vaginalmilieus. Dieses beinhaltet Bakterien, überwiegend Milchsäurebakterien (Laktobazillen), die in der Vagina Milchsäure produzieren. Diese Milchsäure wiederum stellt einen natürlichen Schutzmechanismus dar und erschwert die Ansiedlung von krankmachenden Bakterien und Pilzen. Steigt der pH-Wert in der Vagina, ist dies ein Hinweis auf eine mögliche Störung des Vaginalmilieus. Meist wird in diesem Fall ein Milchsäurepräparat zur vaginalen Anwendung verschrieben. Allerdings ist eher fraglich, ob zu jeder Vorsorgeuntersuchung eine vaginale Untersuchung sinnvoll ist, sofern keine neuen Ergebnisse zu erwarten sind. Sprechen Sie darüber mit Ihrer Ärztin.

107. TAG

SSW 15+2 *{Noch 173 Tage}*

Gewichtszunahme in der Schwangerschaft

In der Schwangerenberatung ist es für viele Frauen immer wieder ein wichtiges Thema, ob und wie viel sie zunehmen. Dabei spielt die absolute Gewichtszunahme eine deutlich kleinere Rolle als große Schwankungen im Verlauf der Schwangerschaft. Dementsprechend gibt es auch keine allgemeingültigen Angaben, die für alle Schwangeren gleichermaßen gelten. Eine kleine, sehr schlanke Frau muss unter Umständen eine ganz andere Menge zunehmen als eine Frau, die bereits vor der Schwangerschaft Übergewicht hatte und mit vollwertiger, gesunder Ernährung anfangs vielleicht sogar abnimmt.

Wie viel ist »normal«?

Als Richtwert für alle individuellen Empfehlungen gilt hier der Body Mass Index (BMI), den Sie vor der Schwangerschaft hatten. Er beschreibt das Verhältnis des Gewichts zur Körpergröße und ist heute die gängigste Methode, um festzustellen, ob jemand untergewichtig, normalgewichtig, übergewichtig oder stark übergewichtig (adipös) ist. Als normalgewichtig gilt, wer einen BMI von 18,5 bis 25 hat. Niedrigere Werte gelten als Unter-, höhere als Übergewicht (siehe Kasten). Um den persönlichen BMI zu errechnen, multiplizieren Sie Ihre Körpergröße in Metern mit sich selbst und teilen Ihr Gewicht in Kilogramm durch die errechnete Zahl.

Ein Beispiel: Sie sind 1,70 Meter groß und wiegen 65 Kilo, dann rechnen Sie 65: (1,70 x 1,70) = 22,49 (BMI). Sie haben also Normalgewicht.

Im Hinblick auf die Anzahl an zusätzlichen Kilos gelten in der Schwangerschaft folgende Richtlinien. Betrachten Sie jedoch auch diese Werte nur als ungefähre Anhaltspunkte.

- Je schlanker Sie vor der Schwangerschaft waren, desto mehr »dürfen« Sie zunehmen: Wenn Sie vor der Schwangerschaft untergewichtig waren (BMI unter 18,5), sollten es im Verlauf der Schwangerschaft zwischen 12,5 und 18 Kilo sein. Wenn Sie normalgewichtig waren (BMI zwischen 18,5 und 25), sollten Sie zwischen 11,5 und 16 Kilo zunehmen.
- Bei Frauen, die vorher schon ein paar Pfunde zu viel auf die Waage gebracht haben, sollte es weniger sein. Bei einem Ausgangs-BMI von 26 bis 29 sind zwischen 7 und 11,5 Kilo »normal«, bei einem BMI über 29 am besten nur 5 bis 9 Kilo.
- Bei einer Mehrlingsschwangerschaft muss die werdende Mutter entsprechend mehr zunehmen. Bei Zwillingen liegt die durchschnittliche Gewichtszunahme bei 16 bis 21 Kilogramm, bei Drillingen bei 20 bis 25 Kilogramm. Für schwangere Teenager gelten ebenfalls andere Empfehlungen, da sie häufig selbst noch im Wachstum sind und daher mehr zunehmen müssen als ältere Schwangere.

Wie sieht's bei Ihnen aus?

Sie selbst haben wahrscheinlich bis zu dieser Schwangerschaftswoche mindestens 2 Kilogramm zugenommen, vielleicht sind es auch schon 4,5 Kilo. Das ist normal und hängt, wie gesagt, vor allem von Ihrem Ausgangsgewicht ab.

Von Frau zu Frau verschieden ist übrigens auch die Form des Bauches. Bei manchen Schwangeren wölbt er sich nach vorn, andere tragen ihn eher über die Breite des Beckens. Einige Frauen »polstern« sich rundherum, wieder andere sehen noch in der 40. Woche von hinten nicht schwanger aus. Auch Sie werden Ihr Baby sehr individuell tragen.

AUS WISSENSCHAFT UND FORSCHUNG

DER BMI

BMI	Kategorie
bis 18,5	Untergewicht
18,5–25	Normalgewicht
25–30	Übergewicht
ab 30	Adipositas

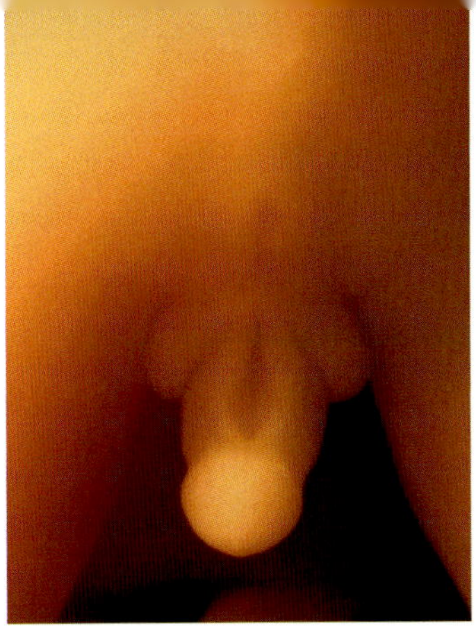

Die äußeren Geschlechtsorgane sind zu diesem Zeitpunkt genügend entwickelt, um im Ultraschall (auch mit einem weniger hochauflösenden Gerät) zu sehen, ob Sie einen Jungen oder ein Mädchen »ausbrüten«.

108. TAG

SSW 15+3 *{Noch 172 Tage}*

Ab wann beginnt das Gewicht zu steigen?

Die Gewichtszunahme beginnt etwa mit dem vierten Monat. Zu Beginn der Schwangerschaft verlieren manche Frauen aufgrund der Hormonumstellung und der häufig auftretenden Morgenübelkeit sogar ein paar Pfunde. Das ist in den meisten Fällen kein Grund zur Sorge. Wie viel Sie zunehmen, hängt neben Ihrer Ernährung von vielen weiteren Faktoren ab. Nicht nur Ihr Baby wächst, sondern auch die Gebärmutter. Gleichzeitig nehmen die Menge des Fruchtwassers sowie Ihr Blutvolumen zu.

Andere Frauen bemerken schon vor dem vierten Monat ein sich rundendes Bäuchlein. Allerdings bedeutet das nicht, dass ihr Baby besonders schnell wächst oder sie überproportional zunehmen. Fast immer ist der dickere Bauch dem neuen Hormonstatus geschuldet, der das Gewebe auflockert.

Wann klettert die Waage nach oben?

Eine langsame und stetige Gewichtszunahme innerhalb der genannten Grenzen über die gesamte Schwangerschaft hinweg ist zwar ein sehr gutes Zeichen. Die Gewichtszunahme verteilt sich oft aber ungleich auf die Schwangerschaftsdrittel. Das ist sogar nicht selten der Fall. Häufig wird dann eine stärkere Gewichtszunahme in den ersten 20 Schwangerschaftswochen später wieder ausgeglichen – oder auch umgekehrt.

Im Durchschnitt nimmt eine Frau im Laufe der 40 Schwangerschaftswochen zwar etwa 1500 Gramm im Monat zu, der Löwenanteil davon fällt allerdings ins mittlere Drittel der Schwangerschaft. Die Verteilung bei einer normalgewichtigen Frau sieht daher ungefähr folgendermaßen aus:

- 1. Schwangerschaftsdrittel: 1,5 bis 2 Kilogramm
- 2. Schwangerschaftsdrittel: 6 bis 8 Kilogramm
- 3. Schwangerschaftsdrittel: 4 bis 6 Kilogramm

Dies sind, wie gesagt, nur Richtwerte. Wenn sich auf Ihrer Waage einmal weniger oder mehr tun sollte, müssen Sie sich daher im Normalfall keine Sorgen machen. Sprechen Sie aber mit Ihrer Ärztin oder Ihrer Hebamme, wenn Sie unsicher sind, sie können Sie sicher beruhigen.

GUT ZU WISSEN

WIE GROSS WIRD DAS BABY?

Auch wenn Sie in der Schwangerschaft deutlich weniger oder mehr zugenommen haben als empfohlen, können Sie ein gesundes Baby zur Welt bringen. Denn Ihr Gewicht allein ist kein Gradmesser dafür, wie gut es Ihrem Kind gerade geht. Und auch nicht dafür, wie viel Ihr Baby selbst gerade zulegt. Denn das hängt von vielen Faktoren ab, wie zum Beispiel der Größe der Eltern. Trotz aller medizinischen Fortschritte lässt sich bis heute vor der Geburt nicht wirklich ermitteln, wie viel das Baby wiegt. Das Tasten nach der Größe der Gebärmutter oder eine Ultraschalluntersuchung können lediglich Hinweise geben, wie sich Ihr Nachwuchs entwickelt.

109. TAG

SSW 15+4 *{Noch 171 Tage}*

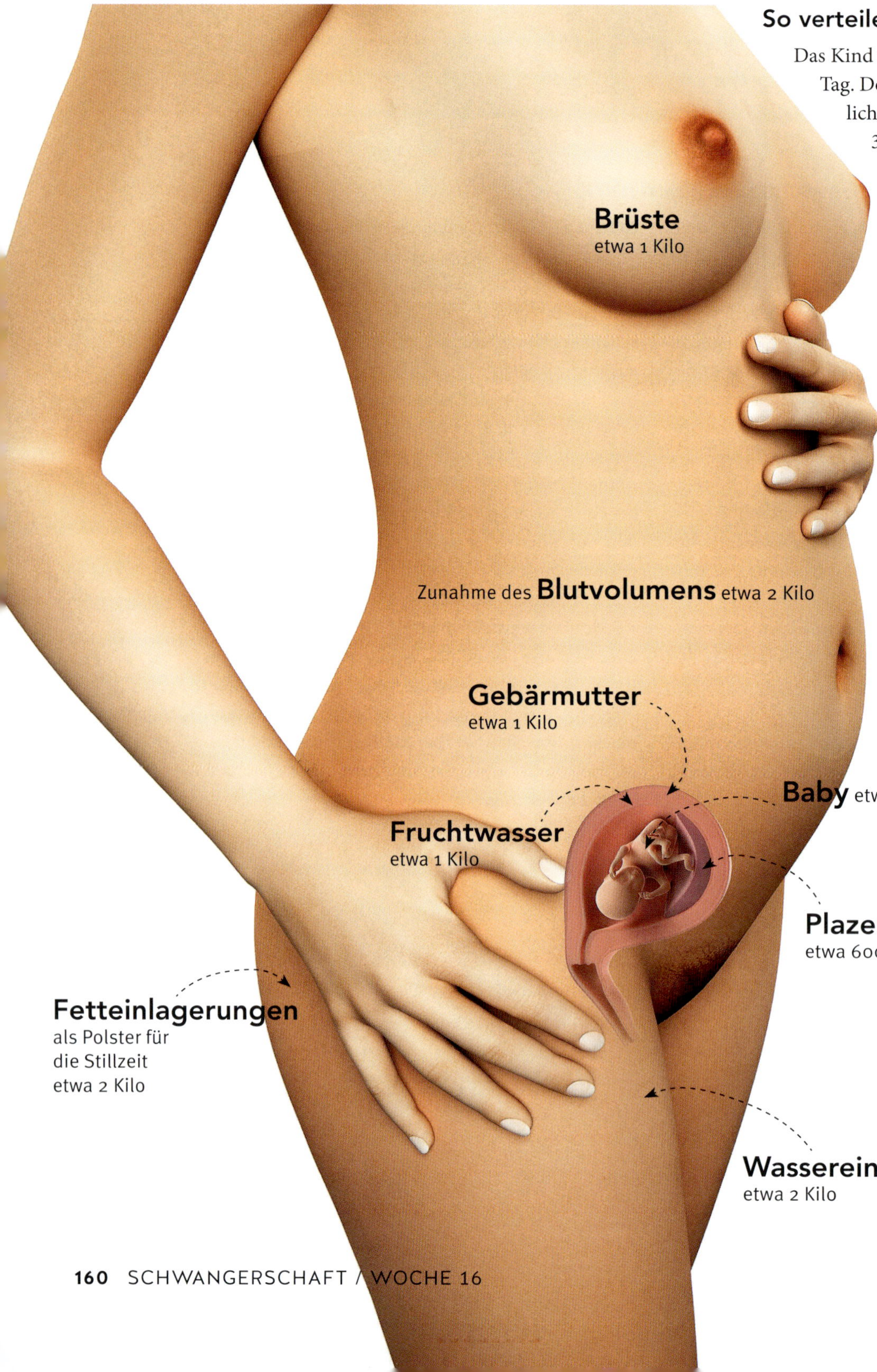

So verteilen sich die Kilos

Das Kind in Ihnen wächst von Tag zu Tag. Doch bei einem durchschnittlichen Geburtsgewicht von 3500 Gramm bleiben etliche Kilogramm »übrig«. Diese Differenz ist der Tatsache geschuldet, dass auch Ihr Körper sich verändert. Die zusätzlichen Pfunde verteilen sich auf verschiedene Stellen. Bei den Angaben auf der Abbildung handelt es sich um Durchschnittswerte. Es kann individuell zu erheblichen Schwankungen kommen.

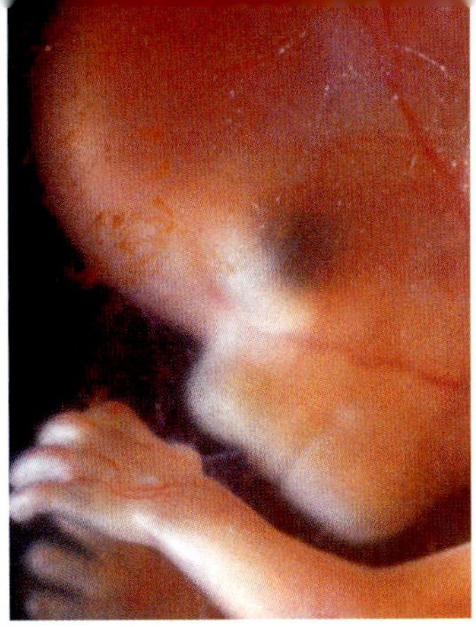

Die Augen sind weiterhin geschlossen. Sie wirken sehr groß im Vergleich zum restlichen Gesicht. Das Baby hat einen noch verhältnismäßig breiten Mund und kann das Gesicht verziehen und erste Grimassen schneiden.

110. TAG

SSW 15+5 *{Noch 170 Tage}*

Übergewicht vermeiden

Wenn Sie zu Beginn der Schwangerschaft normalgewichtig waren, begünstigt dies einen gesunden Verlauf für Sie und Ihr Kind. Aber auch wenn Sie ein paar Pfunde zu viel mit sich herumtragen oder in der Schwangerschaft etwas mehr als empfohlen zunehmen, ist das nicht gleich ein Risikofaktor. Andererseits sind ein Zuviel an Nahrung und starkes Übergewicht dem eigenen Wohlergehen und der Gesundheit des Kindes nicht förderlich. Denn stark übergewichtige Frauen haben häufiger Probleme wie zu hohen Blutdruck und Schwangerschaftsdiabetes. Auch operative Geburtsbeendigungen wie Kaiserschnitte oder Saugglocken-Geburten treten öfter auf. Studien zeigen zudem, dass sich mütterliches Übergewicht auch auf die Babys nachteilig auswirken kann. Sie tragen ihr Leben lang ein höheres Risiko, selbst krankhaftes Übergewicht, Diabetes mellitus Typ 2 oder Herz-Kreislauf-Erkrankungen zu entwickeln.

Achten Sie auf eine ausgewogene Ernährung

Setzen Sie, gerade wenn Sie ohnehin schon Probleme mit dem Gewicht haben, auf eine vielseitige gemischte Kost. Sie ist die Basis für eine gute Ernährung. Orientieren Sie sich an Ihrem Geschmack und geben Sie auch Gelüsten nach. Bedenken Sie aber, dass der Bedarf an zusätzlichen Kalorien nur sehr leicht ansteigt. Er ist selbst in den letzten Schwangerschaftswochen nur ungefähr zehn Prozent höher als vor der Schwangerschaft. Was dagegen deutlich ansteigt, ist der Bedarf an Vitaminen und Mineralstoffen. Die meisten davon sind ausreichend in vollwertigen Lebensmitteln enthalten. Eine Empfehlung gibt es nur für die Einnahme von Folsäure und von Jodid (Seite 18 und 94).

SÜSSE VORLIEBEN?

Umfragen ergaben, dass es Schwangere eher nach **salzigen oder sauren Speisen** gelüstet als nach süßen. Denn die erhöhte Konzentration des Hormons Östrogen lässt den **Speichel** süßer schmecken und bremst so das Verlangen nach Süßem.

GUT ZU WISSEN

WENN **das Gewicht** PLÖTZLICH STARK ANSTEIGT

Ein plötzlicher starker Gewichtsanstieg, insbesondere im letzten Schwangerschaftsdrittel, muss immer ernst genommen werden, denn er kann auf verschiedene Erkrankungen hinweisen. Vielleicht hat sich Flüssigkeit im Gewebe eingelagert (verstecktes Ödem). Dies kann ein Verdachtshinweis auf eine entstehende Präeklampsie sein (Seite 415). Eventuell ist der Gewichtsanstieg auch ein Signal für einen Schwangerschaftsdiabetes, also eine erstmals in der Schwangerschaft diagnostizierte Glukose-Toleranzstörung (Seite 226). Vereinbaren Sie daher, wenn die Anzeige der Waage rasant nach oben steigt, zeitnah einen Termin bei Ihrer Frauenärztin oder Hebamme, um eine mögliche gesundheitliche Gefährdung auszuschließen oder das Problem falls nötig umgehend behandeln zu lassen.

111. TAG

SSW 15+6 *{Noch 169 Tage}*

Wenn Sie mit Ihrem Gewicht hadern

Schwangerschaft bedeutet nicht, dass die Waage kontinuierlich nach oben gehen muss. Anfangs kann es bedingt durch Übelkeit und Appetitlosigkeit zu einer Gewichtsreduktion kommen. Später dann kann es sein, dass der Körper eine stärkere Gewichtszunahme in den ersten 20 Schwangerschaftswochen ausgleicht, indem Sie erst einmal nicht mehr zunehmen und das Gewicht stagniert. Beides ist ganz natürlich und stellt weder für Ihre eigene Gesundheit noch für die Ihres Babys eine Gefahr dar.

Die Schwangerschaft ist aber keine Zeit für eine gezielte Gewichtsreduktion. Es ist daher sehr wichtig, dass Sie während der Schwangerschaft keine selbst verordnete Diät beginnen und sich zum Beispiel fettarm ernähren. Sprechen Sie mit Ihrer Hebamme, Ihrer Ärztin oder mit einer Ernährungsberaterin (die häufig in Beratungsstellen der Kliniken beschäftigt sind), wenn Sie unzufrieden mit Ihrer Gewichtszunahme sind oder Ihnen die zusätzlichen Kilos Schwierigkeiten bereiten. Dort wird man Ihnen helfen können. Denn eine Unterernährung kann Ihrem Baby schaden, es in seiner Entwicklung beeinträchtigen und eine Frühgeburt oder ein zu niedriges Geburtsgewicht begünstigen.

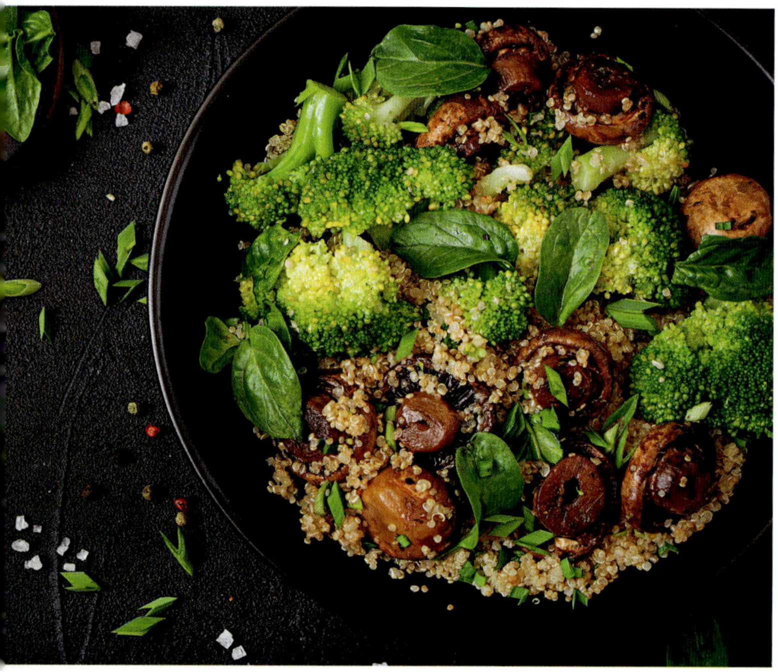

Gesunde und vollwertige Mahlzeiten sind der wichtigste Schritt zur »normalen« Gewichtsentwicklung.

Weniger Gewicht, weniger Beschwerden?

Wissenschaftler haben versucht herauszufinden, ob eine geringere Gewichtszunahme das Auftreten von Schwangerschaftsstreifen, Rückenschmerzen und anderen Problemen, die häufig in der Schwangerschaft auftreten, reduziert. Allerdings gibt es keine eindeutige Antwort auf diese Frage. Keine der unzähligen Theorien zu diesem Thema ist durch gute Forschungsergebnisse belegt. Ob Sie Dehnungsstreifen oder Rückenschmerzen bekommen, hängt nämlich nicht nur von den zusätzlichen Pfunden ab. Allenfalls sehr plötzliche und starke Gewichtsschwankungen können mehr Dehnungsstreifen verursachen. Dennoch ist unklar, ob sich Dehnungsstreifen dadurch vorbeugen lässt, dass man sein Gewicht möglichst niedrig hält.

Was hilft beim Zunehmen?

Was die einen vielleicht zu viel zunehmen, fehlt den anderen: Untergewichtige Frauen fragen sich oft, wie sie in der Schwangerschaft genug Gewicht zunehmen können, damit sich ihr Baby gut entwickelt. Es gibt aber leider keine feste Regel, was rasch dabei hilft – genauso wenig wie sich eine bestimmte Ernährungsweise als besonders effektiv dazu erwiesen hätte. Wissenschaftler haben zwar untersucht, ob spezielle Nahrungsergänzungsmittel (wie zum Beispiel proteinhaltige Produkte) untergewichtigen Frauen helfen können zuzunehmen. Sie konnten jedoch nicht feststellen, dass bestimmte Präparate zu besonders guten Ergebnissen führen. Am besten erkundigen Sie sich daher selbst in der Arztpraxis, bei der Hebamme oder bei einer qualifizierten Ernährungsberatung, wie Sie am besten zunehmen.

112. TAG

SSW 16+0 *{Noch 168 Tage}*

Ihr Baby ist noch so klein, dass es in Ihre Handfläche passen würde. Es steckt jetzt häufiger den Daumen in den Mund und saugt daran. So trainiert es den Saug- und den Greifreflex, die für die Zeit nach der Geburt wichtig sind.
Ihr Kind ist ab jetzt etwas lichtempfindlich und hat manchmal einen starken Schluckauf. Dieser ist ein Training für das spätere Atmen.

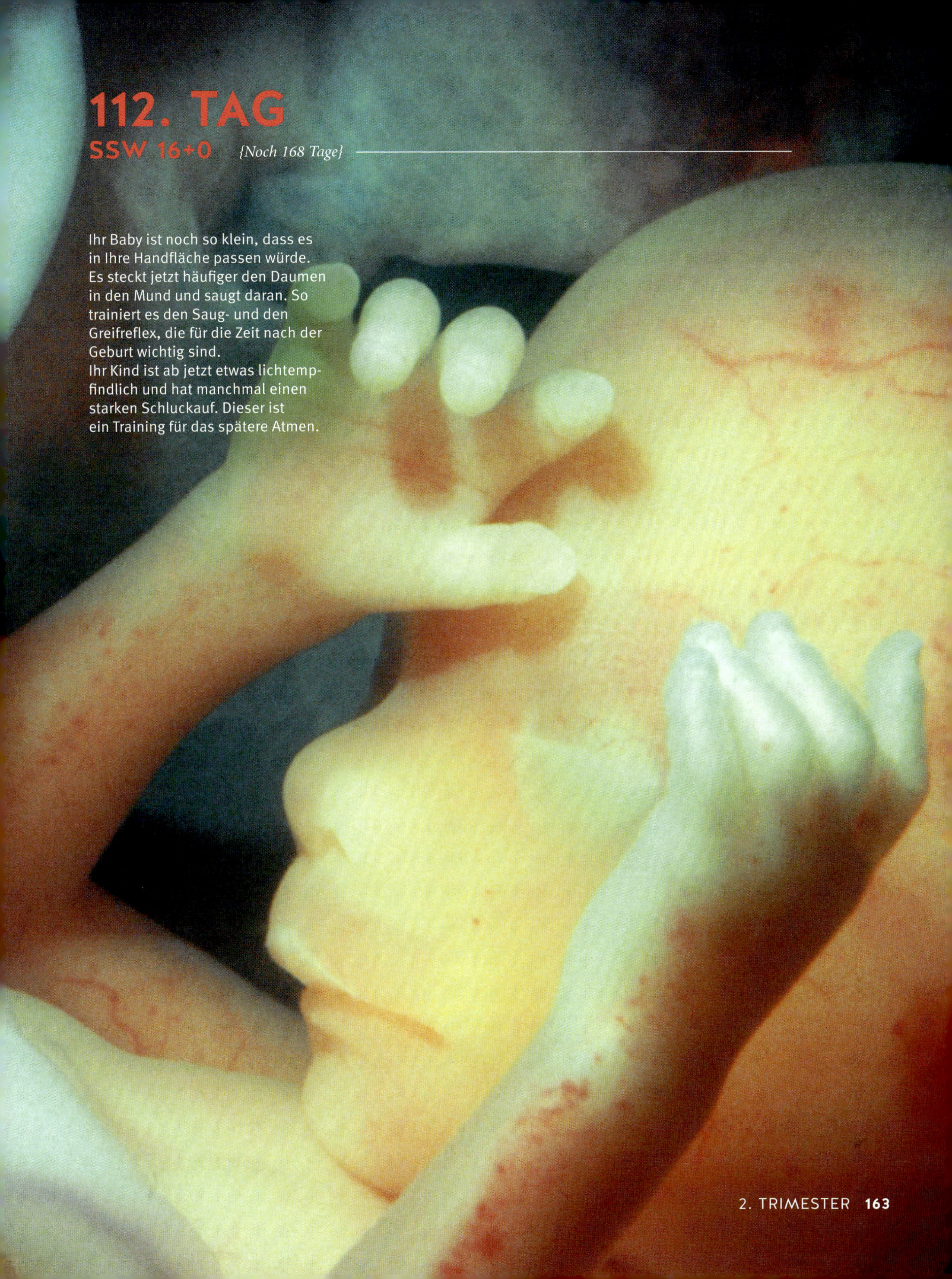

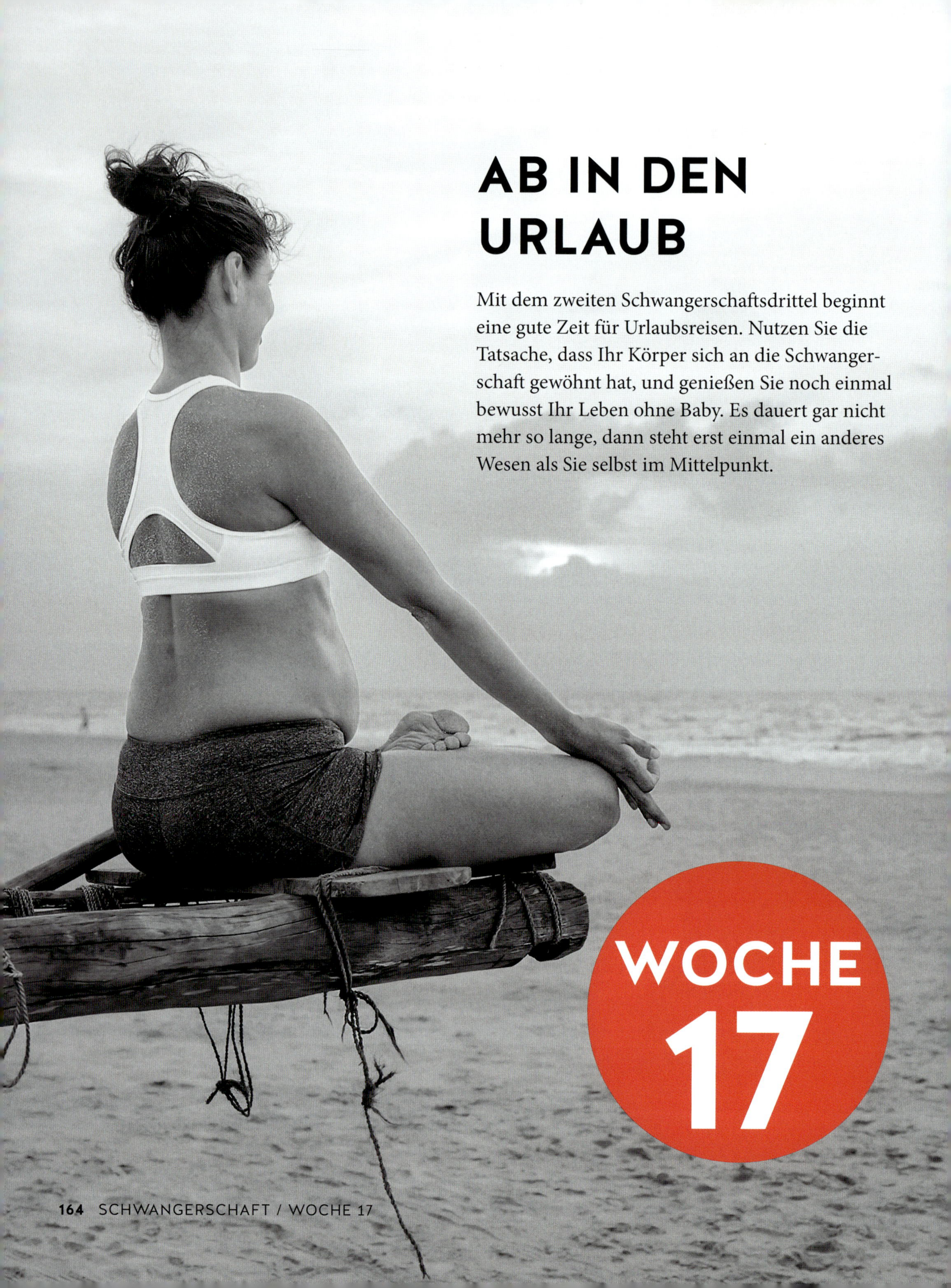

AB IN DEN URLAUB

Mit dem zweiten Schwangerschaftsdrittel beginnt eine gute Zeit für Urlaubsreisen. Nutzen Sie die Tatsache, dass Ihr Körper sich an die Schwangerschaft gewöhnt hat, und genießen Sie noch einmal bewusst Ihr Leben ohne Baby. Es dauert gar nicht mehr so lange, dann steht erst einmal ein anderes Wesen als Sie selbst im Mittelpunkt.

WOCHE 17

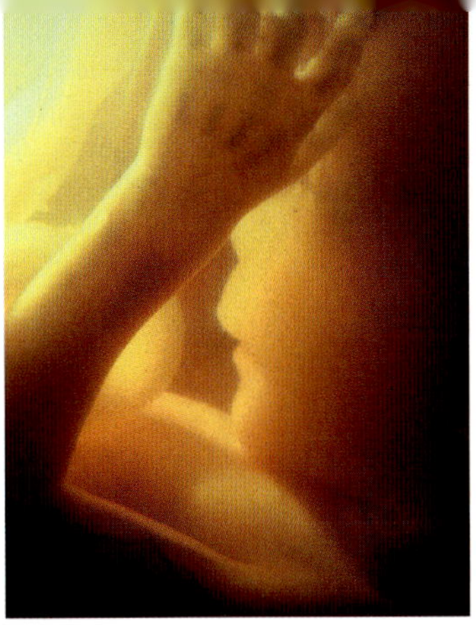

Ihr Baby misst vom Scheitel bis zum Steiß etwa 13 Zentimeter und wiegt circa 140 Gramm. Alle Gliedmaßen und Gelenke sind beweglich. Anders als am Anfang werden nun die Beine länger als die Arme.

113. TAG

SSW 16+1 *{Noch 167 Tage}*

Wie sich Ihr Körper verändert

Der Bauch wächst und bewegt dabei die anderen inneren Organe, um Platz für den Uterus zu schaffen. Dieser drückt den Darm nach oben und nach einer Seite im Bauchraum. Das obere Ende des Uterus ist nun runder und wird zunehmend länger. Im Stehen können Sie ihn ertasten. Je mehr die Gebärmutter wächst, desto stärker geraten die großen Bänder (auch Mutterbänder genannt), die sie an ihrem Platz halten, unter Spannung. Sie spüren das als leichten Zugschmerz an beiden Seiten des Nabels bis in die Leisten und auch im Rücken in Richtung Kreuzbein. Keine Sorge, dies ist völlig normal. Wenn Sie die Beschwerden jedoch ein wenig aus dem Gleichgewicht bringen, hilft es, langsamer zu gehen und flache Schuhe zu tragen, bis Sie sich wieder stabil fühlen.

Dafür müssen Sie nicht mehr so häufig Wasser lassen, weil die Gebärmutter so weit in den Bauchraum gewachsen ist, dass sie nicht mehr permanent auf die Harnblase drückt. Wunderbar, dass dadurch die Nächte etwas erholsamer werden, weil Sie nicht mehr Dauergast auf der Toilette sind.

Aufgrund des höheren Blutvolumens verstärken sich Absonderungen am ganzen Körper. Es kann auch zu verstärkter Schweißabsonderung kommen. Sollten Sie eine verstopfte Nase und verstärkte vaginale Absonderungen haben, ist dies kein Grund zur Sorge. Diese Symptome werden nach der Geburt verschwinden. Eine ausgewogene und gesunde Ernährung hilft, das Immunsystem zu stärken und Infektionen zu vermeiden. Ein hygienischer Lebensstil beugt Pilzen und bakteriellen Infektionen vor.

Genau wie Ihr Busen sind auch die Vorhöfe Ihrer Brustwarzen hormonell bedingt größer geworden. Diese Veränderung bleibt manchmal bis zu einem Jahr nach der Schwangerschaft bestehen. Und geht dann wieder von alleine zurück.

KÖRPERWISSEN

IHR EISENWERT IM BLUT

Bei jeder zweiten bis dritten Vorsorgeuntersuchung wird Ihr Blut auf den Eisenwert (Hb für Hämoglobin) untersucht. Denn das erhöhte Blutvolumen und der größere Eisenbedarf in der Schwangerschaft können in einigen Fällen zu Eisenmangel (Anämie) führen. Sie erkennen einen möglichen Eisenmangel an folgenden Symptomen:

- Starke Müdigkeit und Erschöpfung
- Sehr blasse Haut und helle Schleimhäute
- Abwehrschwäche gegen Erkrankungen
- Schwindel, Bewusstlosigkeit und Kurzatmigkeit
- Auftreten von schwarzen Punkten vor den Augen

Falls Sie eines dieser Symptome an sich feststellen, sollten Sie dies bei der nächsten Vorsorgeuntersuchung unbedingt ansprechen und Ihren Hb-Wert überprüfen lassen.

114. TAG

SSW 16+2 *{Noch 166 Tage}*

Eisenmangelanämie in der Schwangerschaft

Der Blutfarbstoff Hämoglobin in den roten Blutkörperchen ist nicht nur für die Farbe des Blutes verantwortlich. Er transportiert auch den Sauerstoff aus der Atemluft von der Lunge zu jeder Zelle des Körpers. Und weil sich der Sauerstoff an Eisenmoleküle im Hämoglobin bindet, kann ein Eisenmangel zu einer Anämie führen.

Da Ihr Körper seine Eisenspeicher bevorzugt für das wachsende Baby entleert und Sie selbst benachteiligt werden, brauchen Sie sich um Ihr Kind nicht zu sorgen. Nur bei einer anhaltend schweren Eisenmangelanämie können die Entwicklung der Plazenta und das Wachstum des Kindes negativ beeinflusst werden. Auch bei seltenen, vererbbaren Blutanomalien kann die Anämie für Sie beide zum Problem werden. Aus diesem Grund wird bei den Vorsorgeuntersuchungen der Hämoglobinwert überprüft. Eine Anämie tritt häufiger bei Frauen mit chronischen Krankheiten und einem Folsäuremangel auf. Denn dieses Vitamin spielt bei der Bildung der roten Blutkörperchen eine große Rolle (Seite 18).

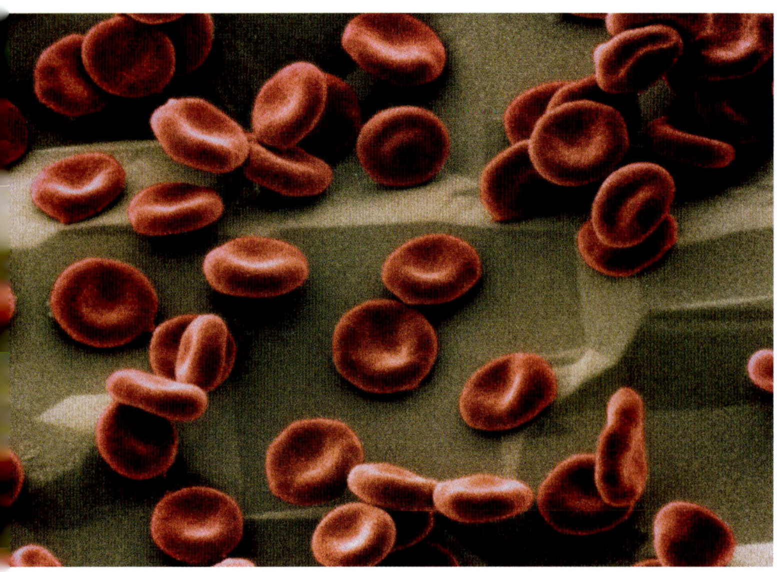

Rote Blutkörperchen transportieren Sauerstoff. Bei Eisenmangel bildet der Körper zu wenig von ihnen.

Eisenpräparate

Wer sich ausgewogen ernährt, führt dem Körper normalerweise ausreichend Eisen zu. Zu den besten natürlichen Quellen zählen unter anderem Hirse, Linsen, Weizenkeime, Haferflocken, Roggen und rotes Fleisch. Auch genug Vitamin C ist wichtig, weil es die Eisenaufnahme im Körper begünstigt.

Wenn die Eisenwerte sehr niedrig sind, reicht die Nahrung allein nicht aus, um die Depots zu füllen, und Sie müssen zusätzlich ein Eisenpräparat nehmen. Dazu gibt es folgende Hinweise:

- Idealerweise nehmen Sie Eisentabletten eine Stunde vor den Mahlzeiten ein – mit einem Glas Wasser oder noch besser mit einem Glas frisch gepresstem Orangensaft (Vitamin C fördert die Eisenaufnahme). Wenn Sie Magen-Darm-Beschwerden bekommen, schlucken Sie die Tabletten lieber zum Essen.
- Trinken Sie weder Milch noch Schwarztee oder Kaffee zu den Tabletten. Schränken Sie überhaupt Ihren Kaffee- und Teekonsum ein oder trinken Sie beides nur zwischen den Mahlzeiten. Denn Kaffee und Tee enthalten Molekülverbindungen, die die Eisenaufnahme stören. Dasselbe gilt für Kalzium. Wenn Sie also Kalziumpräparate oder ein säurebindendes Mittel gegen Sodbrennen einnehmen, das Kalzium enthält, sollten Sie dies zwischen den Mahlzeiten tun.
- Erschrecken Sie nicht, wenn der Stuhlgang schwarz wird. Diese Nebenwirkung des Eisens ist unbedenklich. Wenn Sie Verstopfung haben, trinken Sie Backpflaumensaft. Er kann helfen, dass alles normal bleibt, und ist zudem selbst eine gute Eisenquelle.
- Haben Sie das Gefühl, dass Ihnen von dem Präparat übel wird, versuchen Sie einmal, es vor dem Schlafengehen einzunehmen.
- Falls Sie Ihr Eisenpräparat nicht vertragen, obwohl Sie es zum Essen nehmen, sprechen Sie mit Ihrer Ärztin oder Hebamme. Oft hilft es, die Dosis zu verringern oder auf Tropfen oder Dragees mit sehr niedrigem Eisengehalt auszuweichen (zum Beispiel Floradix®). Sie werden in der Regel gut vertragen.

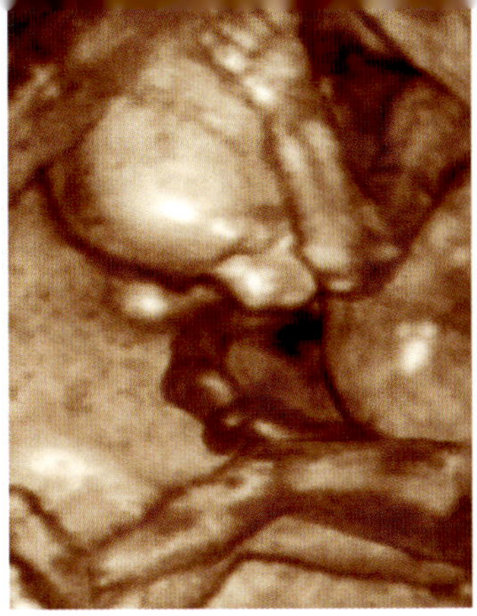

Ihr Baby nimmt Geräusche wahr, die per Knochenleitung über seine Schädelknochen übertragen werden. Die ersten Laute, die Ihr Baby vernimmt, sind daher Ihre Stimme und Ihre Herz-, Magen- und Darmgeräusche.

115. TAG

SSW 16+3 *{Noch 165 Tage}*

Seltsame Träume

Einige Schlafstörungen bleiben während der gesamten Schwangerschaft bestehen, andere kommen neu hinzu. In diesen Wochen rauben neben Waden- oder Beinkrämpfen (Seite 178) und einer häufig verstopften Nase und Schnarchen (Seite 138) nicht selten vor allem seltsame Träume die Nachtruhe.

Schwangere Frauen träumen oft sehr lebhaft, bunt und manchmal beängstigend. Denken Sie sich nichts, Sie sind damit nicht allein. Bei all dem, was bald an Veränderungen auf Sie zukommen wird, sind Träume vermutlich eine Möglichkeit Ihres Unterbewusstseins, mit Ängsten und Unsicherheiten umzugehen. Davon abgesehen können aber auch Verdauungsstörungen, Hormonschwankungen oder Schmerzen durch Schwangerschaftsbeschwerden komische Träume auslösen.

Solange Sie tagsüber ausreichend Ruhephasen einplanen können, lässt sich mit dem nächtlichen Schlafdefizit leben. Wenn Sie merken, dass es langsam eng wird, sollten Sie Körper und Geist abends helfen, zur Ruhe zu kommen. Sehr gut gelingt dies in der Regel, indem Sie zum Beispiel regelmäßig Sport treiben oder abends noch einmal einen längeren Spaziergang unternehmen.

Haben die Träume eine Bedeutung?

Die Idee, dass Träume Ausdruck des Unterbewusstseins sind, bietet natürlich eine entsprechende Bandbreite an Interpretationen. So ließe sich zum Beispiel ein Alptraum, in dem Sie Ihr Baby allein lassen, es ganz verlieren oder es nicht füttern, so deuten, dass Sie Angst haben, der neuen Aufgabe nicht gewachsen zu sein. Träume, in denen Sie fliehen, abstürzen oder eingesperrt sind, könnten Ihre Sorge widerspiegeln, mit dem Baby Ihre Freiheit zu verlieren.

Auch wenn all das nur Spekulation ist: Nehmen Sie Ihre Träume zum Anlass und reden Sie mit Ihrem Partner oder einer Freundin über diese Bilder. Finden Sie heraus, ob Sie tief in Ihrem Inneren wirklich irgendwelche Ängste oder Sorgen mit sich herumtragen. Im Gespräch stellen sich diese oft als unbegründet heraus oder es finden sich Lösungen.

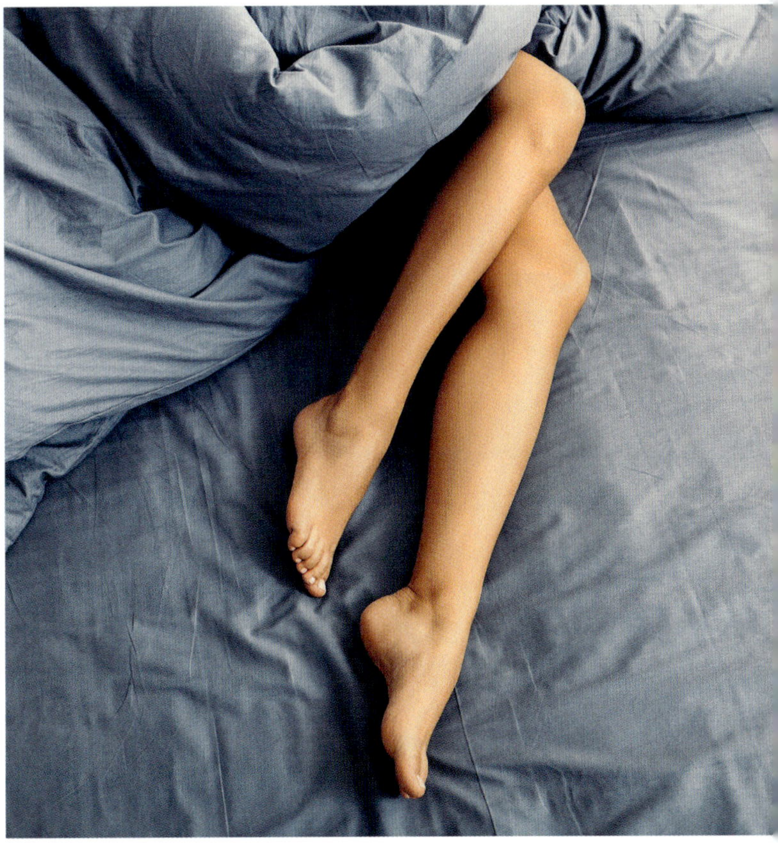

Auch seltsame Träume gehören zur Schwangerschaft. Lassen Sie sich von ihnen nicht aus der Ruhe bringen.

116. TAG

SSW 16+4 *{Noch 164 Tage}*

Sind Sie urlaubsreif?

Länder, für die bestimmte Schutzimpfungen empfohlen werden oder die zu den Zika-Ausbruchsgebieten gehören, sind für Schwangere in der Regel nicht die richtigen Reiseziele. Informationen sind über das Robert Koch-Institut zu erhalten. Genauso sind Lagen über 2000 Meter Höhe für eine »Flachländerin« tabu. Wenn Sie innerhalb Europas verreisen, müssen Sie sich weder an ein anderes Klima noch an eine besondere Ernährung anpassen. Ab dem Beginn des dritten Trimesters sollten Sie dann nur noch wohnortnahe Reisen unternehmen.
Viele Schwangere lieben Urlaub am Wasser. Denken Sie aber an einen ausreichend hohen Sonnenschutz (LSF 50+) und an eine gute Sonnenbrille. Wenn Sie unter die Wasseroberfläche möchten, sollten Sie nicht tiefer als drei Meter tauchen oder besser gleich nur schnorcheln. Falls Sie einen Wanderurlaub planen, bitte berücksichtigen Sie, dass die Luft ab 1500 Meter über dem Meeresspiegel dünner wird und Ihnen eher die Puste ausgehen wird.

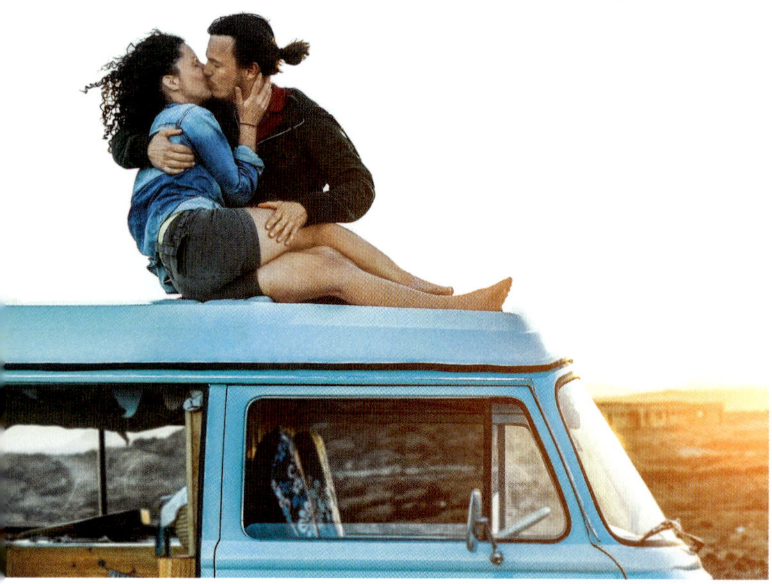

Der Zeitraum zwischen der 14. und 24. Woche ist ideal, um noch einmal ohne Baby zu verreisen.

Egal, wohin Sie fahren: Eine kleine Reiseapotheke im Gepäck vermittelt Ihnen ein beruhigendes Gefühl. Besprechen Sie mit Ihrer Hebamme oder Ärztin, was Sie für den Notfall dabeihaben sollten.
Auch wenn sich die Zeit zwischen der 14. und 24. Woche für Urlaubsreisen bewährt hat, sollten Sie eine Reiserücktrittsversicherung abschließen, falls sich an Ihrer Reiselust doch etwas ändern sollte. Auch eine Auslandsreiseversicherung ist sinnvoll. Sie schließt im Gegensatz zum Auslandskrankenschein der Krankenkassen einen medizinischen Rückhol dienst ein und kann zudem auch für außereuropäische Länder abgeschlossen werden. Lassen Sie sich vor der Abreise noch einmal gründlich untersuchen und erkundigen Sie sich vorher nach Ärztinnen und Kliniken am Urlaubsort. Ganz wichtig: den Mutterpass mitnehmen!

Wichtiges zur Urlaubsküche

Weit weg von zu Hause ist es noch wichtiger als sonst, auf die Ernährung zu achten, denn im Essen können Krankheitserreger stecken, die sich gerade bei warmer Witterung rasant vermehren:

- Essen Sie nur vollständig durchgegarte Speisen (keine Salate) und schälen Sie Obst.
- Nachspeisen, manche Saucen, Desserts oder Mayonnaise können ungekochte Eier enthalten und sind für Sie daher nicht sicher.
- Parmaschinken und anderes ungekochtes Fleisch sind nichts für schwangere Frauen. Lassen Sie sich Ihr Steak immer gut durchbraten.
- Pasteten und Terrinen könnten Listerien enthalten. Verzichten Sie daher besser darauf.
- Prinzipiell ist Fisch für Schwangere gut, aber nur, wenn er auch gekocht ist. Bestellen Sie deshalb keine Sushis und keine Austern.
- Trinken Sie nur in Flaschen abgefüllte Getränke. Lassen Sie sich in Urlaubsländern, die nicht den mitteleuropäischen Hygienestandards genügen, keine Eiswürfel in Getränke geben. Selbst das Wasser zum Zähneputzen sollte besser aus der Flasche stammen.

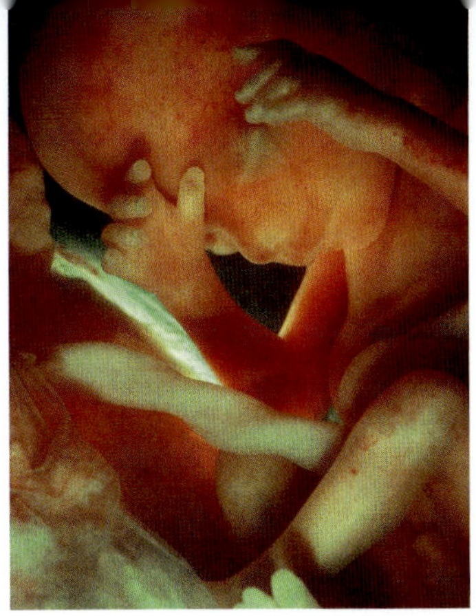

Die Haut des Babys ist noch ganz durchscheinend, weil bisher kein Unterhautfettgewebe gebildet wurde. Dieses wird später benötigt, damit das Kind seine Körpertemperatur halten kann.

117. TAG

SSW 16+5 *{Noch 163 Tage}*

Mit dem Auto verreisen

Solange Sie es nicht als zu anstrengend empfinden oder unter Stress stehen, gilt Autofahren für Schwangere als unbedenklich. Machen Sie aber, wenn Sie länger unterwegs sind, alle ein bis zwei Stunden eine Pause, um sich zu bewegen und etwas zu trinken. So kommen Sie entspannter ans Ziel und Beine und Füße werden nicht dick.

Die Anschnallpflicht gilt selbstverständlich auch in der Schwangerschaft – nicht nur auf Urlaubsfahrten. Dabei ist es wichtig, dass der Beckengurt unterhalb des Bauches und der Schultergurt zwischen den Brüsten sitzt. So ist bei heftigem Bremsen oder einem etwaigen Aufprall nicht nur Ihr Baby geschützt, sondern auch Ihre inneren Organe und die Brust. Im Handel sind auch Gurtadapter erhältlich, die mit einem speziellen Sitzkissen dafür sorgen, dass der Gurt nicht drückt und nicht verrutscht.

Stellen Sie die Rückenlehne möglichst steil und schieben Sie den Sitz wegen des Airbags so weit wie möglich nach hinten. Wenn Sie korrekt angeschnallt sind, gefährdet der Airbag das Baby so nicht, sondern schützt im Gegenteil vor einem Aufprall auf das Lenkrad. Kommt es tatsächlich zu einem Aufprallunfall, müssen Sie umgehend in einem Krankenhaus untersucht werden (möglichst mit einer geburtshilflichen Abteilung), da die Gefahr besteht, dass sich die Plazenta löst. Die gilt auch, wenn Sie nur einen leichten Schlag verspürt haben.

Wichtig: Wenn Sie sich unwohl fühlen, unsicher oder unkonzentriert sind, setzen Sie sich besser nicht selbst ans Steuer.

Reisen mit der Bahn

Liegt das Reiseziel nicht zu weit entfernt, können Sie gut die Bahn nutzen. Die Fahrt ist in der Regel stressfrei und Sie können zwischendurch herumlaufen. Die Bahn ist vor allem auch angenehm, wenn Sie mit größeren Kindern reisen.

Reservieren Sie sich rechtzeitig einen festen Sitzplatz und lassen Sie sich durch den Haus-zu-Haus-Service der Deutschen Bahn den beschwerlichen Gepäcktransport abnehmen. Gegen einen Aufpreis werden Koffer und Fahrräder bei Ihnen zu Hause abgeholt und direkt ins Feriendomizil geliefert. Dieses Angebot gibt es zur Zeit auch in Luxemburg, Österreich, Italien und in der Schweiz.

Flugreisen

Viele beliebte Urlaubsziele sind am schnellsten mit dem Flieger zu erreichen. Wenn auch Sie mit dem Flugzeug verreisen wollen, sollten Sie sich vorher von Ihrer Frauenärztin oder Hebamme im Mutterpass bestätigen lassen, dass Sie ohne Bedenken fliegen dürfen. Die meisten Fluggesellschaften verlangen eine solche Bescheinigung und befördern Sie nur bis zur 36. Woche. Damit der Flug nicht anstrengend wird …

• buchen Sie einen Platz am Gang.

• stehen Sie häufiger auf und laufen etwas herum. Anleitungen für Gymnastik finden Sie im Flugmagazin fast jeder Airline.

• nehmen Sie eine große Flasche Wasser aus dem Duty-free-Bereich mit in die Kabine. Die Luftfeuchtigkeit an Bord ist so niedrig, dass der Flüssigkeitsverlust ausgeglichen werden muss. Das Flüssigkeitsangebot ist auf kurzen Strecken für Schwangere meist unzureichend.

• trinken Sie keinen schwarzen Tee oder Kaffee, da diese Getränke Ihrem Körper Wasser entziehen und Durst nur verschlimmern.

Die Wahrnehmungen Ihres Babys

Bereits seit der siebten Schwangerschaftswoche kann Ihr Baby fühlen, wie es von Fruchtwasser umgeben ist. Es spürt Ihren Herzschlag und fühlt, wie die den Uterus umgebenden Organe arbeiten. Die Bewegungen und Vibrationen nimmt es als Erstes über seinen Mund wahr. Hier befinden sich sehr viele gut entwickelte Nervenzellen.

Sobald Ihr Baby das Fruchtwasser fühlen kann, erkennt es auch dessen Geschmack. Das Fruchtwasser ist für Ihr Baby ein Getränk mit einer Vielzahl von Aromen und Geschmäckern, die sich immer wieder ändern. Diese Aromen beeinflussen Ihr Baby auch nach der Geburt.

Ab der 16. Schwangerschaftswoche kann Ihr Baby das erste Mal seine Augen bewegen. Ob und inwieweit es schon etwas sehen kann, ist allerdings noch nicht abschließend erforscht. Voll funktionsfähig ist das Sehvermögen wohl erst im letzten Schwangerschaftsdrittel. Untersuchungen haben gezeigt, dass Babys dann auf Licht reagieren, wenn sie mithilfe einer angeknipsten Taschenlampe am Bauch der Mutter stimuliert werden.

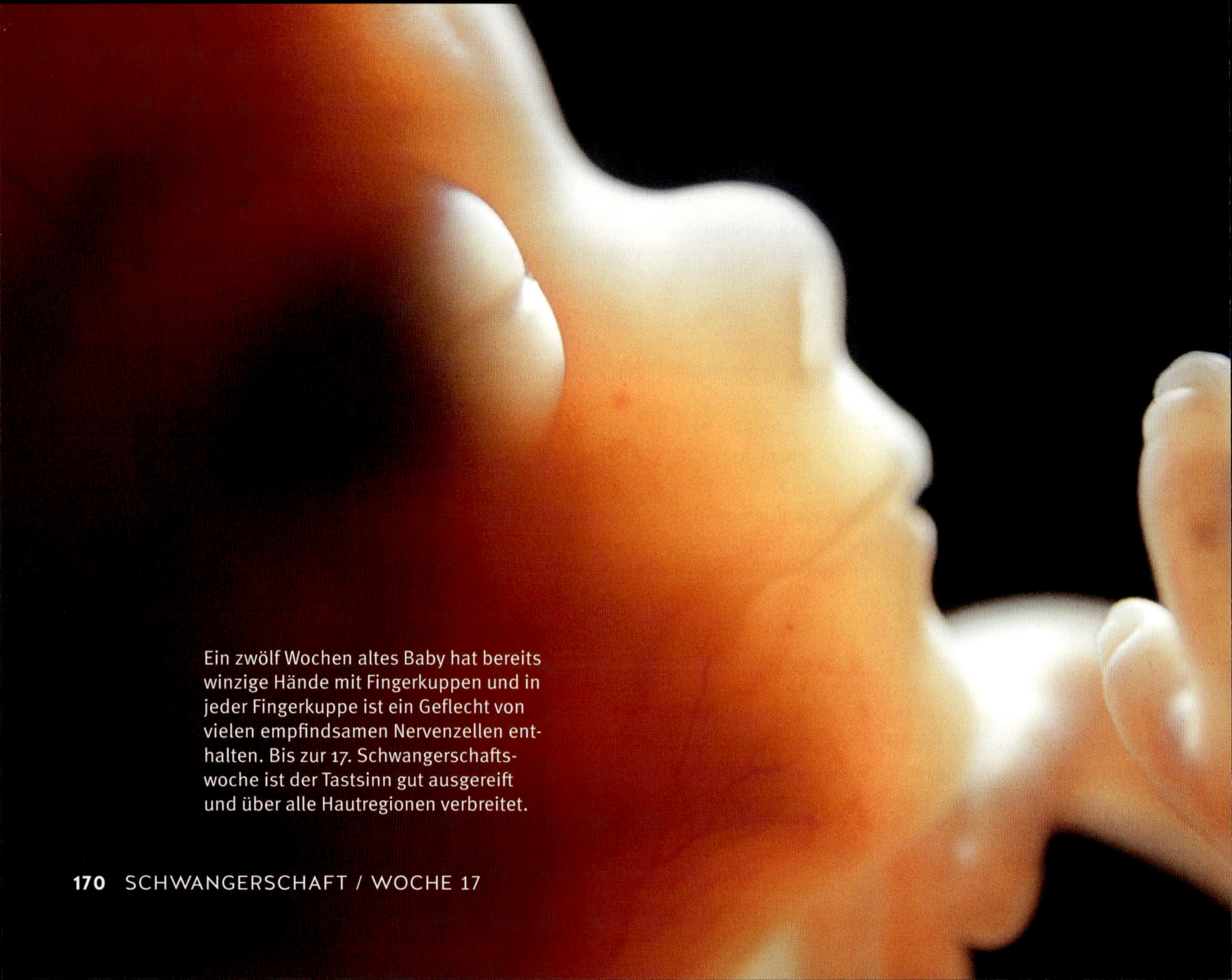

Ein zwölf Wochen altes Baby hat bereits winzige Hände mit Fingerkuppen und in jeder Fingerkuppe ist ein Geflecht von vielen empfindsamen Nervenzellen enthalten. Bis zur 17. Schwangerschaftswoche ist der Tastsinn gut ausgereift und über alle Hautregionen verbreitet.

119. TAG

SSW 17+0 *{Noch 161 Tage}*

Steuerliche Freibeträge – Überlegungen zur künftigen Finanzplanung

Sie können bei Ihrer Finanzplanung für ein Leben mit dem Baby auf steuerliche Entlastungen zählen. Die Freibeträge für Kinder dienen der verfassungsrechtlich gebotenen Steuerfreistellung des Existenzminimums eines Kindes im Alter von 0 bis 25 Jahren. Das Finanzamt prüft dazu im Rahmen der jährlichen Einkommensteuerveranlagung, ob der Kinderfreibetrag für Sie günstiger ist oder das ausbezahlte Kindergeld. Diese Prüfung erfolgt automatisch und muss nicht beantragt werden. Die Freibeträge für Kinder basieren auf dem Existenzminimum für Kinder, dem sogenannten Kinderfreibetrag, dem zu berücksichtigenden Betreuungs- und Erziehungs- oder Ausbildungsbedarf sowie dem zusätzlichen Entlastungsbeitrag bei alleinstehenden Elternteilen.
Unter »Existenzminimum« werden die Mittel zusammengefasst, mit denen der Lebensunterhalt des Kindes bestritten wird, wie Nahrung, Wohnen und Kleidung. In Deutschland beträgt der volle Freibetrag zur Sicherung des Existenzminimums für ein Kind 2025 6672 Euro im Jahr, der Freibetrag für Betreuungs- und Erziehungs- oder Ausbildungsbedarf 2928 Euro jährlich. Bei der Einkommensteuerveranlagung werden beide Freibeträge zusammengezogen. Sind Sie verheiratet und werden Sie mit Ihrem Partner veranlagt, werden Kinderfreibeträge in Höhe von insgesamt 9600 Euro im Jahr berücksichtigt, bei der getrennten Veranlagung von Ehegatten sind es bei jedem Elternteil 4800 Euro (2024).
Wundern Sie sich nicht, wenn Sie bei einem Kind auf Ihrer elektronischen Lohnsteuerbescheinigung unter Kinderfreibeträge eine 0.5 entdecken. Die Gemeinde/Stadt, in der Sie leben, trägt diesen Zähler für jedes dort gemeldete Kind ein, das die Voraussetzungen für Kindergeld/Kinderfreibetrag erfüllt – unabhängig davon, bei welchem Elternteil es angemeldet ist. Es gilt das »Halbteilungsgesetz«, nach dem jedem Elternteil die Hälfte des Kinderfreibetrags sowie die Hälfte des Freibetrags für Betreuungs-, Erziehungs- und Ausbildungsbedarf zusteht.
Alleinerziehende, zu deren Haushalt mindestens ein Kind gehört, für das ihnen Kindergeld beziehungsweise ein Freibetrag für Kinder zusteht, erhalten einen steuerlichen Entlastungsbetrag in Höhe von 4260 Euro – plus einem zusätzlichen Entlastungsbetrag von 240 Euro für jedes weitere Kind. Die Freibeträge werden bei allen Eltern beim Solidaritätszuschlag und bei der Kirchensteuer berücksichtigt. Schwangere und Eltern in Österreich und der Schweiz können sich bei den zuständigen Stellen über die jeweiligen Bestimmungen informieren. Adressen finden Sie ab Seite 446.

AUS WISSENSCHAFT UND FORSCHUNG

HOHES GEBURTSGEWICHT

Als normalgewichtig gelten Babys, die bei der Geburt zwischen 2800 und 4000 Gramm wiegen. Ein hohes Geburtsgewicht geht mit einem erhöhten Risiko für späteres Übergewicht einher. Das zeigt eine Auswertung internationaler Studien, die Wissenschaftler von der Charité-Universitätsmedizin in Berlin veröffentlicht haben. Im Klartext bedeutet dies, dass SIe schon lange vor der Geburt dazu beitragen können, dass Ihr Kind später nicht übergewichtig wird.
Die Studie zeigte, dass Babys mit einem Geburtsgewicht von mehr als 4000 Gramm eine doppelt so hohe Wahrscheinlichkeit haben, später einmal übergewichtig zu werden, wie normalgewichtige Babys. Der Zusammenhang ließ sich unabhängig von geographischer und ethnischer Herkunft, Geschlecht, sozio-ökonomischem Status und mütterlichem Gewicht nachweisen.

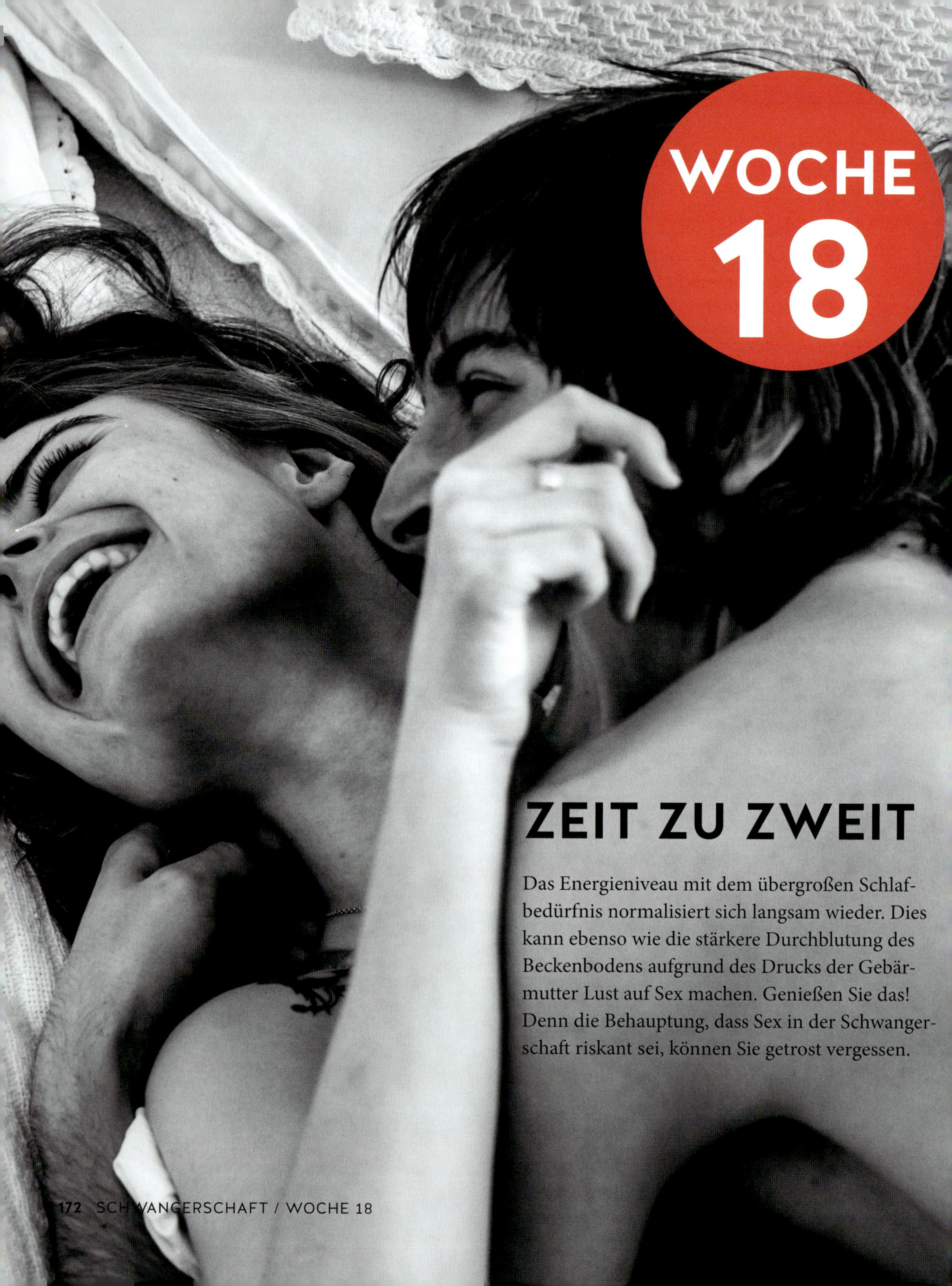

WOCHE 18

ZEIT ZU ZWEIT

Das Energieniveau mit dem übergroßen Schlafbedürfnis normalisiert sich langsam wieder. Dies kann ebenso wie die stärkere Durchblutung des Beckenbodens aufgrund des Drucks der Gebärmutter Lust auf Sex machen. Genießen Sie das! Denn die Behauptung, dass Sex in der Schwangerschaft riskant sei, können Sie getrost vergessen.

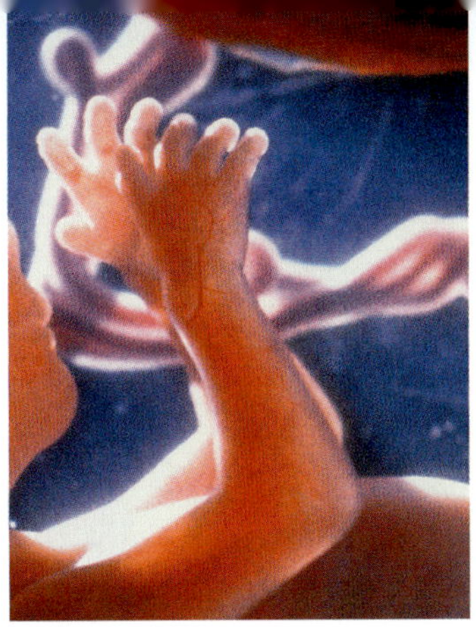

Ihr Baby spielt mit der Nabelschnur. Aber auch wenn es einmal zugreift, wird es die Schnur nicht lange genug festhalten, um sich selbst zu schaden. Eine gallertartige Masse um die Nabelschnurgefäße verhindert dies.

120. TAG

SSW 17+1 *{Noch 160 Tage}*

Wie sich Ihr Körper verändert

Ihre Gebärmutter hat in dieser Schwangerschaftswoche ungefähr die Größe einer kleinen Melone. Sie hat sich mit Ihrem Baby aufgerichtet und ist bereits über das kleine Becken hinaus Richtung Nabel gewachsen. Weil das Baby dadurch nicht mehr auf die Blase drückt, müssen Sie nachts nicht mehr so häufig zur Toilette. Eigentlich könnten Sie auch gut schlafen, wenn da nicht so typische Beschwerden wie verstopfte Nase, Sodbrennen oder Beinkrämpfe wären.
Da für die Knochen Ihres Babys viel Kalzium benötigt wird, kann es bei Ihnen zu einem leichten Mineralstoffmangel kommen. Dieser äußert sich häufig in Form von Waden- und Beinkrämpfen. Verstärkt werden diese Beschwerden noch durch den Druck der Gebärmutter auf die Gefäße des Beckens, die besonders die Beine versorgen. Auch Rückenschmerzen treten ab jetzt leider wieder häufiger auf, unter anderem wegen der Gewichtszunahme.
Bauch, Brüste und Hüften nehmen weiter an Umfang zu, daher können sich die ersten Schwangerschaftsstreifen zeigen. Es handelt sich um Risse des Bindegewebes in der Lederhaut, die durch starke Überdehnung entstehen. Wenn sie frisch auftreten, sehen die Schwangerschaftsstreifen bläulich schimmernd aus, weil die darunterliegenden Blutgefäße durchschimmern. Sie heilen später, oft in der Wochenbettzeit, zu weißlichen Narben ab. Bei vielen Frauen tauchen sie erst zum Ende der Schwangerschaft hin auf oder bleiben ganz aus. Eine dunkle Linie entsteht, die sich vom Nabel bis zum Schambein zieht, die sogenannte Linea nigra. Zumindest sie verschwindet nach der Geburt wieder.

KÖRPERWISSEN

MIR IST NUR NOCH WARM

Viele Frauen berichten von Hitzewallungen und Schweißausbrüchen, die besonders im zweiten und letzten Drittel der Schwangerschaft auftreten. Die Gründe für die Hitzewallungen sind hormoneller Natur und zusätzlich der Tatsache geschuldet, dass Ihre beschleunigten Stoffwechselvorgänge und Ihr schnellerer Blutfluss mehr Wärme im Körper erzeugen. Das kann helfen:

- Vermeiden Sie scharfe Gewürze, gegrilltes oder scharf gebratenes Fleisch, starken Kaffee und Tee.
- Tragen Sie Immer eine kleine Sprühflasche mit Wasser oder einen Ventilator bei sich, um sich bei einem Hitzeanfall unterwegs Linderung verschaffen zu können.
- Lassen Sie bei einem akuten Hitzeanfall kaltes oder lauwarmes Wasser über die Unterarme laufen.
- Luftige Kleider sind besser als eng anliegende Sachen. Baumwolle, Seide und Leinen lassen eine gute Zirkulation der Luft an Ihrer Haut zu.
- Tragen Sie mehrere Lagen Kleidung übereinander. Dann können Sie schnell etwas ausziehen.
- Trinken Sie ausreichend. Denn wenn Sie viel schwitzen, geht Ihrem Körper Flüssigkeit verloren.

121. TAG

SSW 17+2 *{Noch 159 Tage}*

Sex in der Schwangerschaft

Die Sexualität während der Schwangerschaft wird insbesondere von den körperlichen Veränderungen der Frau beeinflusst. Wahrscheinlich ist daher auch Ihre Lust an der Liebe im Verlauf der Schwangerschaft großen Schwankungen unterworfen.

Im zweiten Schwangerschaftsdrittel haben viele Frauen die meiste Freude an der Sexualität. Sie sind schneller erregbar und kommen häufiger zum Höhepunkt. Individuelle Schwankungen sind aber erheblich. Einige Paare haben einfach überhaupt keine Lust, fühlen sich »beobachtet« oder befürchten, das Kind könnte verletzt werden. Glaubt man einer Befragung Berliner Wissenschaftler, haben vor allem Männer Sorge, dass Sex der Mutter oder dem Kind schaden könnte. Bisher konnte jedoch nicht beobachtet werden, dass Sex einen nachteiligen Einfluss auf den Verlauf der Schwangerschaft, insbesondere auf einen vorzeitigen Wehenbeginn hätte. Eine aktuelle amerikanische Untersuchung scheint sogar genau das Gegenteil zu zeigen: Regelmäßiger Geschlechtsverkehr in der Schwangerschaft senkt vermutlich die Tendenz zu verfrühten Geburten.

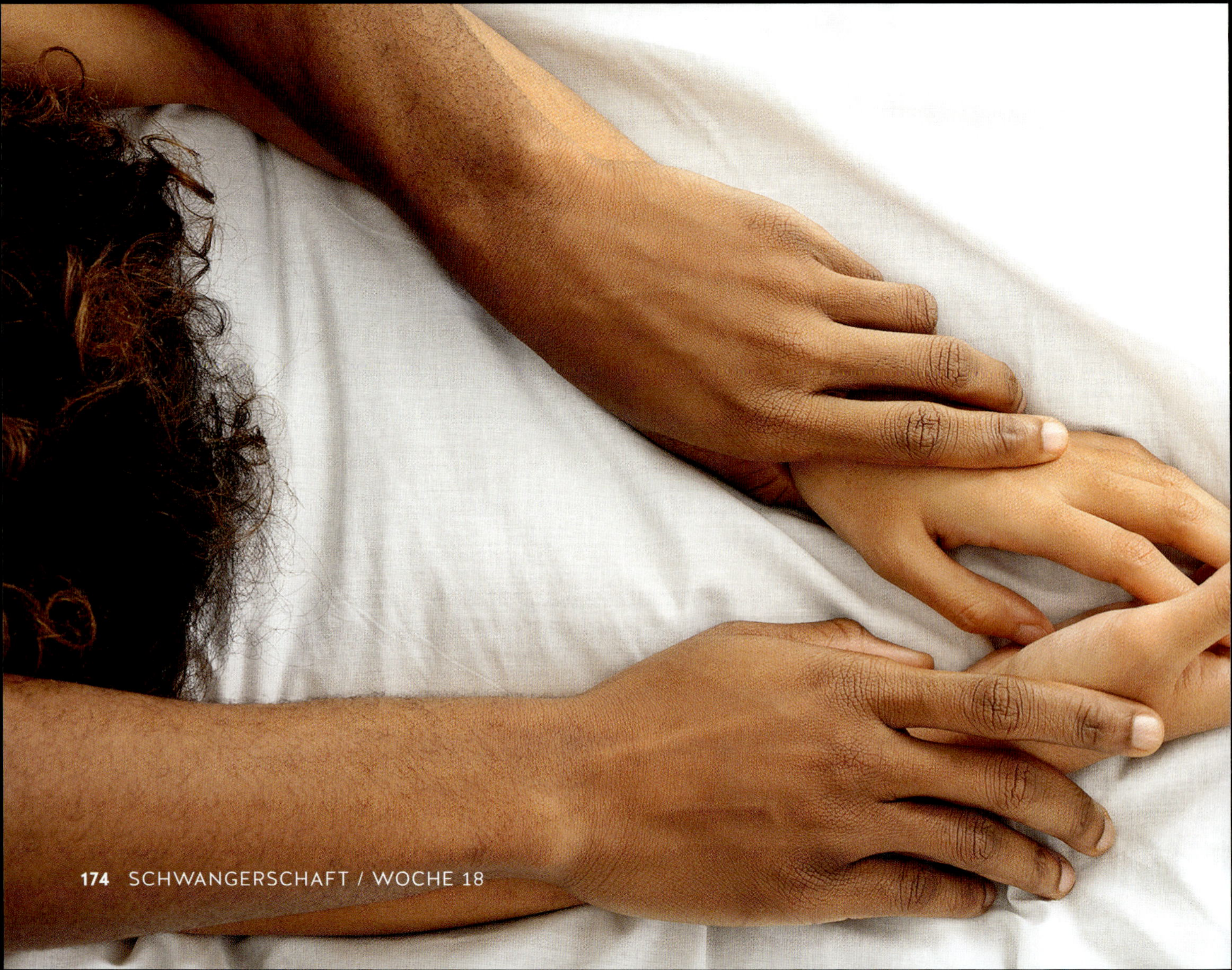

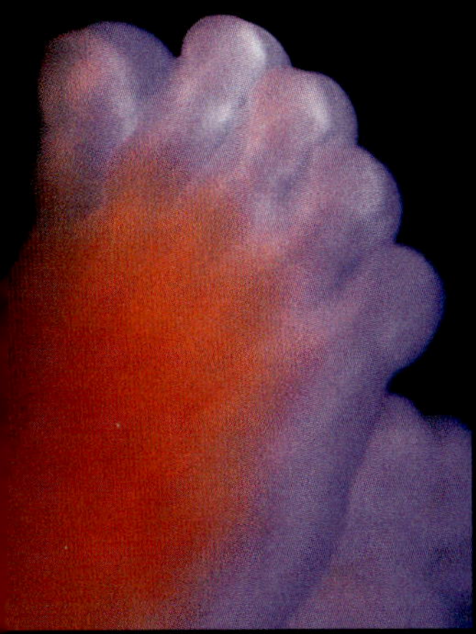

Das Skelett Ihres Babys besteht größtenteils aus gummiartigem Knorpel, der sich später verhärtet.

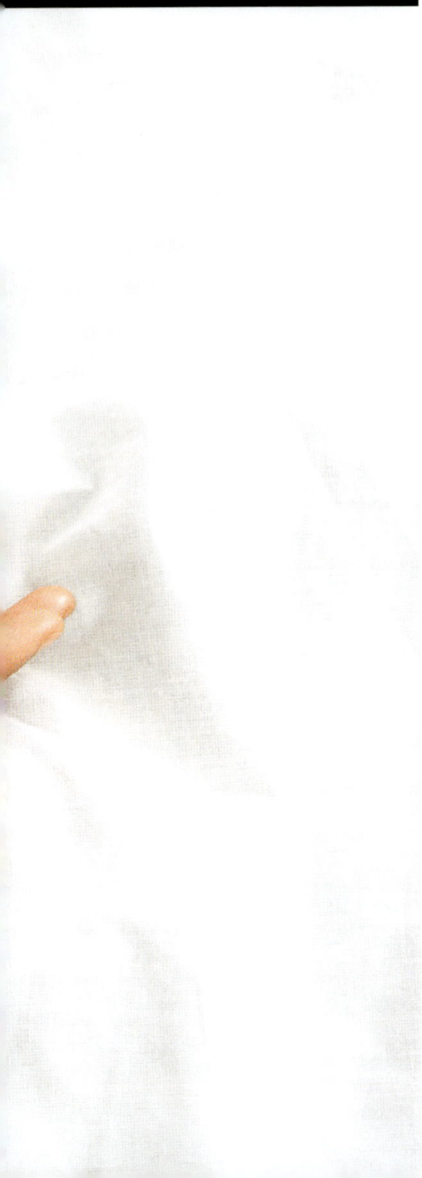

122. TAG

SSW 17+3 *{Noch 158 Tage}*

Was Sie schon immer über Sex wissen wollten …

Manche Körperteile sind beim Sex in der Schwangerschaft empfindlicher als sonst, einige Positionen werden durch den wachsenden Bauch behindert und machen nicht mehr so viel Spaß. Sie müssen deshalb aber nicht auf Sex verzichten. Es gibt einige Stellungen, die Brust und Bauch schützen und eine erfüllte Sexualität ermöglichen, selbst wenn der Bauch schon ziemlich rund ist. Dennoch sind Fragen wie »Schadet Sex in der Schwangerschaft dem Baby?«, »Werden beim Sex in der Schwangerschaft Keime in den Uterus befördert?« und »Löst ein Orgasmus etwa Wehen aus?« in der Schwangerenberatung recht häufig.

Wie ist ein Orgasmus für das Baby?

Einige Schwangere spüren, dass ihr Baby sich beim Orgasmus wild zappelnd im Bauch bewegt. Machen Sie sich keine Sorgen. Ihr Baby reagiert nur auf Ihr schneller pochendes Herz und den erhöhten Blutdruck beim Orgasmus. Ihr Orgasmus wird auf keinen Fall einen Sauerstoffmangel bei Ihrem Baby verursachen. Zwar pumpt die Plazenta kurzzeitig weniger Blut zu Ihrem Baby, aber das trainiert seinen Kreislauf schon einmal ein wenig für die Geburt.

Warum wird der Bauch beim Sex immer ganz hart?

Es kann häufig vorkommen, dass der Bauch beim Sex oder Orgasmus hart wird und kleinere Kontraktionen ausgelöst werden. Selbst wenn das manchmal unangenehm ist, brauchen Sie sich auch hier keine Sorgen zu machen. Wie beim Sex vor der Schwangerschaft ziehen sich Vagina und Gebärmutter beim Orgasmus zusammen. Das ist ganz normal. Während der Schwangerschaft kann durch eine kleine Welle von Kontraktionen nach dem Sex keine Geburt ausgelöst werden. (Ausnahmen gelten nur für Frauen mit Schwangerschaftskomplikationen, Seite 176). Hilfreich ist es dann, wie auch bei Übungswehen, die Kontraktionen für einige Minuten ruhig zu veratmen.

Kann Sperma Wehen auslösen?

Es stimmt, dass Sperma das Hormon Prostaglandin enthält, das auch in Medikamenten verwendet wird, um eine Geburt einzuleiten. Allerdings ist der Prostaglandingehalt in Sperma so gering, dass ein Ejakulat beim Sex nicht ausreichen wird, um Wehen auszulösen.
Trotzdem kann regelmäßiger Sex um den errechneten Termin herum den Geburtsbeginn fördern. Vermutlich aktiviert das männliche Sperma mit seinem sehr geringen Anteil an Prostaglandinen die Wehentätigkeit der Gebärmutter nur, wenn im mütterlichen Blut schon viel wehenauslösendes Oxytocin gebildet worden ist.

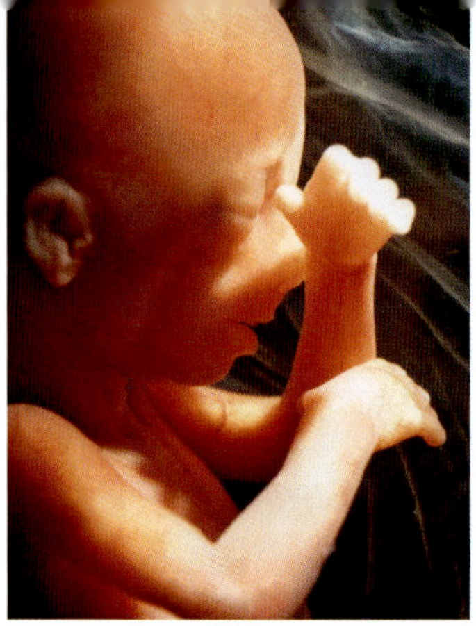

In dieser Woche entwickeln sich die Lungen weiter und Ihr Baby »atmet« Fruchtwasser ein und aus. Unter der Haut bildet sich Fettgewebe, um das Kind später vor Kälte zu schützen.

123. TAG

SSW 17+4 *{Noch 157 Tage}*

Kann Sex dem Baby schaden?

Am Anfang der Schwangerschaft kämpfen viele Frauen erst einmal mit Übelkeit, Müdigkeit und Schwindelgefühlen. Da denkt man kaum an Sex. Das ändert sich aber in der Regel im zweiten Schwangerschaftsdrittel – dann haben Frauen oft sogar mehr Lust und Spaß am Sex als normalerweise. Genießen Sie diese Lust! Es gibt keine wissenschaftlichen Hinweise darauf, dass Sexualität in der Schwangerschaft Risiken für das ungeborene Kind birgt und daher besser unterbleiben sollte.

Wenn die Schwangerschaft unkompliziert verläuft und beide Partner gesund sind, schadet Sex Ihrem Baby in der Regel nicht. Es schwimmt in seiner Fruchtblase sicher umhüllt im warmen Fruchtwasser und ist rundherum umgeben von der festen Gebärmutterwand. Selbst um Keime brauchen Sie sich nicht zu sorgen. Das saure Milieu der Vagina beugt der Vermehrung von Fremdkeimen vor und noch dazu verschließt ein Schleimpfropf sicher den Gebärmutterhals. Sex in der Schwangerschaft ist also völlig unbedenklich.

Vorsichtig sollten Sie mit Sex allerdings in folgenden Situationen sein:

- Bei Hinweisen auf eine Verkürzung des Gebärmutterhalses, vorzeitige Wehentätigkeit, Blutungen und vorzeitigen Blasensprung sollte Sex unbedingt unterbleiben. Dies gilt auch für Masturbation mit technischen Hilfsmitteln und jede Masturbation, die zum Orgasmus führt. Während der Behandlung einer möglichen Entzündung im Genitalbereich sollten Sie ebenfalls keinen Sex haben.
- Wenn Ihr Partner Lippenherpes hat, sollten Sie auf Oralsex verzichten.
- Schlafen Sie nicht ungeschützt mit Partnern, die möglicherweise weitere sexuelle Kontakte haben – dies gilt insbesondere während der Schwangerschaft. Sonst besteht die Gefahr, sich mit Krankheiten anzustecken, die für das Kind mit großen Risiken verbunden sein können.

INTIMPFLEGE

Verwenden Sie zur Intimpflege keine Desinfektionsmittel, Intimsprays oder Intimtücher. Sie greifen den Säureschutzmantel der Haut an. Wechseln Sie **Waschlappen** täglich und benutzen Sie immer ein **eigenes Handtuch** für den Intimbereich.

KÖRPERWISSEN

AUF HYGIENE ACHTEN

Genitale Infektionen in der Schwangerschaft erhöhen das Risiko für Frühgeburten. Sie sollten zum Schutz vor Infektionen daher jetzt auf besondere Hygiene achten. Verwenden Sie zum Reinigen des Intimbereichs jedoch möglichst nur klares Wasser, damit der Säureschutzmantel der Haut aufrechterhalten bleibt und Krankheitserreger somit weniger Chancen haben, sich auszubreiten. Ein zu häufiges Waschen mit pH-basischen Reinigungsmitteln wie zum Beispiel Seife kann sich ebenso negativ auf den Säureschutzmantel auswirken wie mangelnde Hygiene. Auch für Ihren Partner ist tägliche Intimpflege notwendig.

124. TAG

SSW 17+5 *{Noch 156 Tage}*

Sodbrennen kann mehr und mehr stören

Im zweiten und dritten Schwangerschaftsdrittel klagen Frauen zunehmend über Sodbrennen. Der Uterus im Bauchraum wächst nach oben und der Druck auf den Magen wird stärker. Gleichzeitig ist der sonst gut schließende Muskelring, der den Magen zur Speiseröhre abschließt, hormonbedingt schlaffer als sonst. Dadurch fließen geringe Mengen Magensäure in die Speiseröhre zurück und reizen diese stark. Dann kann das beißende, brennende Gefühl hinter dem Brustbein bis hoch zum Hals wandern und für Minuten bis Stunden andauern.

Ausgelöst wird dieser Mechanismus durch Liegen, Bücken und Pressen sowie reichliches Essen. Oft bessert sich das Sodbrennen, wenn man eine aufrechte Körperhaltung einnimmt. Wenn auch das nicht hilft und die Beschwerden sehr stark sind, können sogar Medikamente in Erwägung gezogen werden. Allerdings sollten Sie nur im Notfall zu solchen Maßnahmen greifen und die Arzneimittel nicht langfristig einnehmen. Bewährt haben sich säurebindende Wirkstoffe (Antazida) als Tabletten oder Pulver in Beutelform, die Sie jeweils eine Stunde nach den Mahlzeiten oder beim Auftreten von Beschwerden einnehmen. Besprechen Sie vor der Einnahme von Medikamenten das Thema mit Ihrer Ärztin oder Hebamme.

GUT ZU WISSEN

ERSTE HILFE BEI SODBRENNEN

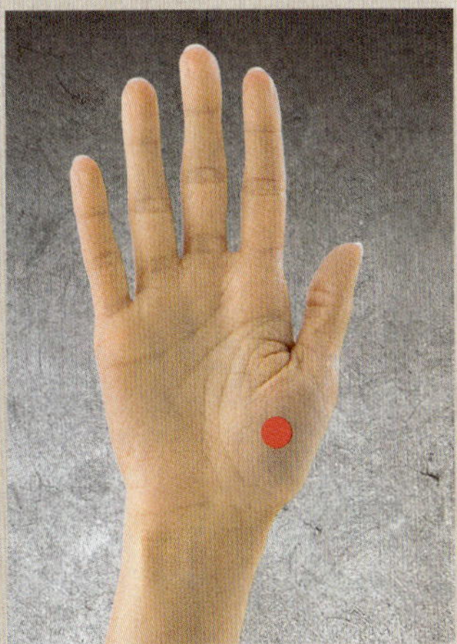

- Nehmen Sie lieber häufig kleinere Mahlzeiten zu sich als wenige große.
- Trinken Sie vor dem Essen ein paar Schlucke warmes Wasser.
- Vermeiden Sie möglichst alle fetten und scharf gewürzten Speisen.
- Verzichten Sie während des Essens auf Getränke. Trinken Sie dafür zwischen den Mahlzeiten viel.
- Meiden Sie Süßigkeiten, Kaffee, schwarzen Tee, sprudelnde Getränke, Hülsenfrüchte.
- Essen Sie kurz vor dem Zubettgehen nicht mehr zu reichhaltig, weil Sodbrennen gern genau dann auftritt, wenn Sie sich hinlegen.
- Wenn Sie vor allem nachts geplagt werden, kann es helfen, den Oberkörper etwas erhöht zu lagern.

Das hilft im akuten Fall:

- Kauen Sie langsam Haselnüsse, Mandeln oder Haferflocken.
- Trinken Sie zwischendurch ein Glas Milch oder ein Glas Wasser, in dem Sie zuvor einen Esslöffel feine Heilerde gelöst haben.
- Verzichten Sie vorübergehend auf saure Speisen und Getränke. Ihr Magen könnte dadurch zusätzlich gereizt werden.
- Lutschen Sie Emser Pastillen®.
- Probieren Sie, ob Akupressur Ihre Beschwerden lindert. Drücken Sie dazu mindestens 30 Sekunden fest auf den Magenpunkt in der Mitte des Daumenballens (Foto).

125. TAG

SSW 17+6 *{Noch 155 Tage}*

Waden- und Beinkrämpfen mit Ernährung gegensteuern

Wadenkrämpfe kommen in der Schwangerschaft sehr häufig vor. Sie können Anzeichen für einen Mangel an Magnesium, Kalzium, Kalium oder Vitamin B_{12} sein. Denn diese Vitalstoffe werden jetzt in größerer Menge benötigt, sodass es relativ leicht zu einer Unterversorgung kommt. Um das Defizit zu beheben, genügt es meistens, gezielt solche Lebensmittel zu essen, die große Mengen der benötigten Nährstoffe enthalten.

• Zu den magnesium- und kalziumhaltigen Lebensmitteln zählen unter anderem Vollkorn- und Milchprodukte, grünes Gemüse, Mandeln und Nüsse. Bananen und Schokolade enthalten ebenfalls viel Magnesium, können aber zu Verstopfungen führen.

• Kalium ist in Soja, Weizenkleie, Weizenkeimen, Vollkornprodukten, Roggen und Produkten daraus (vor allem Vollkornbrot) enthalten, in Trockenobst (hier vor allem in Aprikosen, Datteln, Feigen, Rosinen und Pflaumen) sowie in Nüssen und Samen wie zum Beispiel Walnüssen und Sonnenblumenkernen. Auch frisches Obst wie Aprikosen, Bananen, Honigmelonen, Pflaumen, Johannisbeeren, Mirabellen und Kiwis sind gute Kaliumversorger.

• Gute Vitamin-B-Lieferanten in der Nahrung sind: Hefe, Fleisch, Austernpilze, Milchprodukte, Geflügel, Eier, Vollkornprodukte, Erdnüsse, Hülsenfrüchte und Datteln.

• Verwenden Sie beim Garen wenig Wasser und zerkleinern Sie das Gemüse höchstens geringfügig. Anderenfalls würden die Mineralstoffe ausgeschwemmt und gingen beim Kochen verloren. Tipp: Fangen Sie das Kochwasser auf und verwenden Sie es für die Sauce, eine Suppe oder andere Gerichte.

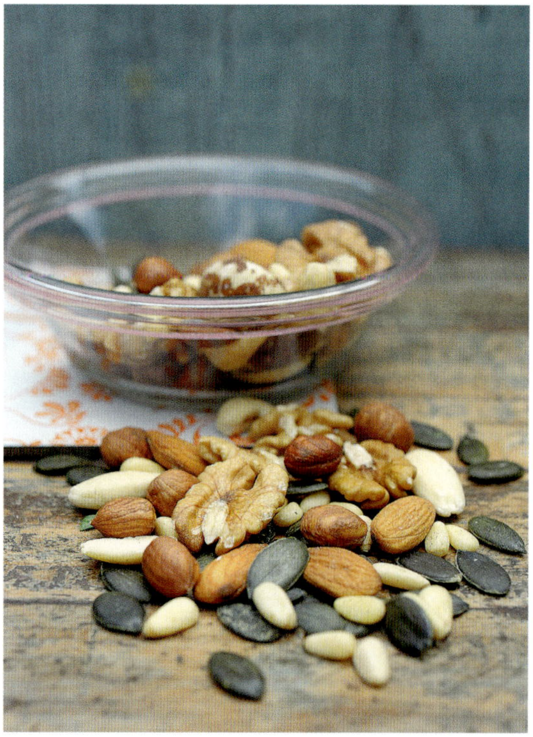

Nüsse und Samen sind reich an Kalium und somit ein gesunder Snack für zwischendurch.

Magnesiumvorräte aufstocken

Wadenkrämpfe treten vor allem nachts auf und die Zahl der Attacken nimmt zu, je weiter die Schwangerschaft fortschreitet und je größer das Baby wird. Falls Ihre eigene Mutter in der Schwangerschaft schon damit zu kämpfen hatte, ist die Wahrscheinlichkeit groß, dass auch Ihnen diese Erfahrung nicht erspart bleibt.

Halten die Krämpfe länger als eine Woche an oder werden sie sogar stärker, obwohl Sie auf die Ernährungshinweise achten, sollten Sie mit Ihrer Ärztin oder Hebamme sprechen und sich eventuell Magnesiumtabletten verschreiben lassen. Weil auch ein Kalziummangel im Blut Ursache für Waden- und Beinkrämpfe sein kann, empfiehlt Ihre Hebamme oder Ihre Ärztin eventuell auch ein Kalziumpräparat. Vermeiden Sie aber Tabletten, die Dolomit oder Knochenmehl enthalten. Darin findet sich häufig auch Blei, das über die Plazenta zum Baby gelangt und ihm schaden kann. Auch von kohlensäurehaltigen Softdrinks, Fertiggerichten und Snacks, die viel Phosphor enthalten, ist abzuraten. Denn zu viel von diesem Mineralstoff kann wieder Krämpfe fördern.

126. TAG

SSW 18+0 *{Noch 154 Tage}*

Wadenkrämpfen mit einfachen Übungen vorbeugen

Waden- und Beinkrämpfe sind zwar äußerst unangenehm. Sie sind aber auch eine der wenigen Schwangerschaftsbeschwerden, die sich gut vorbeugend vermeiden und im akuten Notfall einfach und effektiv behandeln lassen. Damit die Krämpfe erst gar nicht auftreten, können Sie zum Beispiel mehrmals am Tag folgende Übungen durchführen:

- Stellen Sie sich auf die Zehenspitzen, wippen Sie auf die Fersen, dann wieder zurück auf die Zehenspitzen – immer hin und her. Das geht auch im Sitzen und ist daher eine gute Übung, wenn Sie viel vor dem Rechner sitzen müssen.
- Strecken Sie die Wadenmuskulatur vor dem Schlafengehen mehrmals.
- Dehnen Sie die Muskeln vor dem Zubettgehen wie bei akutem Schmerz (siehe Übung/Foto unten).
- Kreisen Sie, wenn Sie länger sitzen, die Fußgelenke und »winken« Sie mit den Zehen – das geht zum Beispiel hervorragend in einer kurzen Arbeitspause, beim Essen oder beim Fernsehen.

Was sonst noch hilft

- Versuchen Sie, über den Tag verteilt viel zu trinken (stilles Wasser, ungesüßten Kräuter- und Früchtetee), und achten Sie auf genügend Kochsalz.
- Vermeiden Sie es, viel zu stehen oder mit gekreuzten Beinen zu sitzen.
- Nicht zuletzt kann der sich dehnende Uterus auf die Nerven drücken, die zu den Beinen führen, was Krämpfe begünstigt. Manchmal helfen in diesem Fall spezielle Yogaübungen (Seite 182), die Beschwerden zu lindern.

GUT ZU WISSEN

SCHNELLE HILFE

- Wenn der Krampf sich ankündigt, strecken Sie sofort den Muskel: Machen Sie vorsichtig das schmerzende Bein lang, ziehen Sie die Zehen zum Körper und streichen Sie den betroffenen Muskel vorsichtig aus (Foto).
- Massieren Sie den krampfenden Muskel für eine Weile sanft.
- Dehnen Sie das Bein, indem Sie die Ferse nach vorn schieben, und bewegen Sie dann behutsam Gelenk und Zehen. Das wird zunächst wehtun, dann aber den Schmerz beseitigen.
- Nehmen Sie ein warmes Bad oder legen Sie eine Wärmflasche beziehungsweise ein heißes Kirschkernsäckchen auf die betroffene Partie.
- Vor dem Einschlafen können eine Massage (mit Franzbranntwein) und Wärme (Wärmflasche oder warme Dusche) helfen. Manchmal tut aber auch ein kühlendes Fußbad gut. Ausprobieren!
- Bewegen Sie sich: Ein paar Minuten Gehen bewirkt oft wahre Wunder.

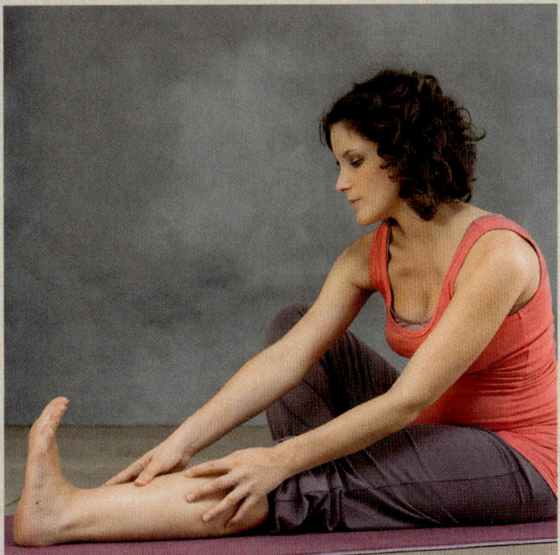

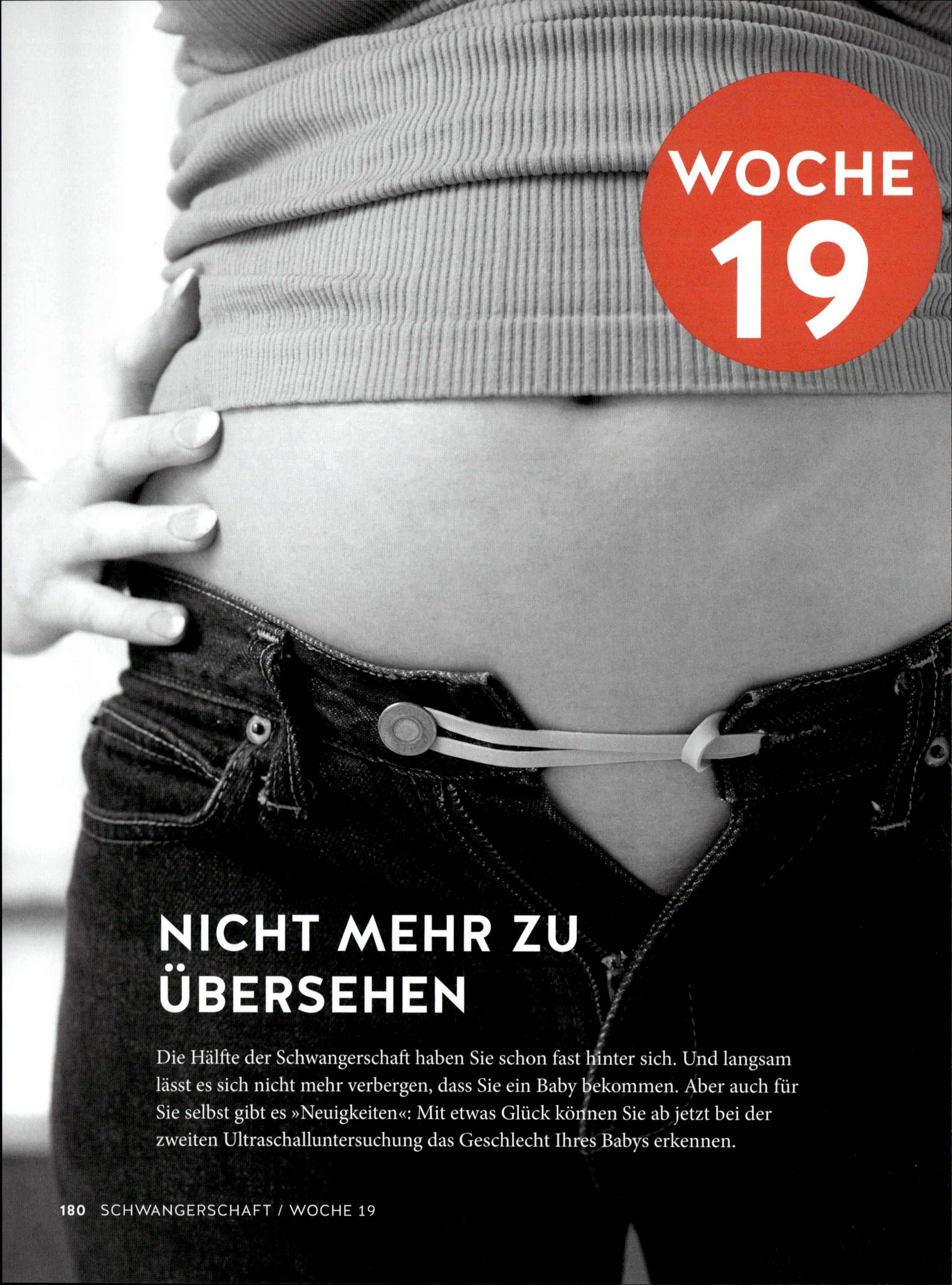

WOCHE 19

NICHT MEHR ZU ÜBERSEHEN

Die Hälfte der Schwangerschaft haben Sie schon fast hinter sich. Und langsam lässt es sich nicht mehr verbergen, dass Sie ein Baby bekommen. Aber auch für Sie selbst gibt es »Neuigkeiten«: Mit etwas Glück können Sie ab jetzt bei der zweiten Ultraschalluntersuchung das Geschlecht Ihres Babys erkennen.

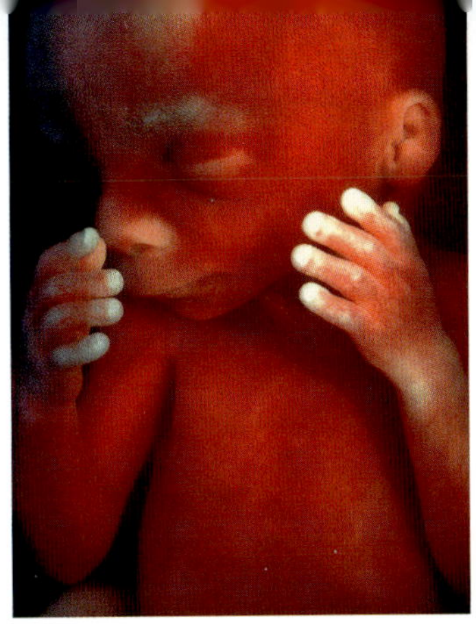

Ihr Baby misst jetzt vom Scheitel bis zum Steiß 13 bis 15 Zentimeter, bis zu den Fersen sind es etwa 24 Zentimeter. Es wiegt um die 200 Gramm und ist damit größer und schwerer als die Plazenta.

127. TAG

SSW 18+1 *{Noch 153 Tage}*

Wie sich Ihr Körper verändert

Zwischen der 18. und 24. Schwangerschaftswoche geraten die Mutterbänder mehr und mehr unter Zug. Schließlich wächst die Gebärmutter immer weiter nach oben in den Bauchraum und die sie haltenden Bänder müssen sich mitstrecken. Das kann einen stechenden oder auch dumpfen Schmerz an beiden Seiten des Unterbauchs verursachen, der in die Leistengegend und manchmal auch in Richtung Kreuzbein ausstrahlt. Das Ganze wird noch gefördert, weil das Hormon Relaxin die Bänder lockert. Und das steigende Gewicht tut das seine dazu, dass die Rückenschmerzen bei vielen Frauen stärker werden. Obwohl diese Beschwerden ziemlich unangenehm sein können, handelt es sich um völlig normale Wachstumsbegleiterscheinungen, die oft nach der 24. Woche wieder verschwinden. Auch wenn die Schmerzen in der Regel harmlos sind, sollten Sie Ihre Ärztin oder Hebamme darüber informieren. Sie wird Sie dann untersuchen, damit Sie sicher sein können, dass mit Ihnen und Ihrem Baby alles in Ordnung ist.

Ihr Stoffwechsel ist in der Schwangerschaft generell sehr stark erhöht. Tragen Sie, wenn Sie viel schwitzen, luftdurchlässige Kleidung und gehen Sie nicht in die Sonne. Trinken Sie reichlich Wasser, um nicht auszutrocknen, und verzichten Sie möglichst auf koffeinhaltige und stark gezuckerte Getränke.

Bei manchen Frauen treten jetzt Abgeschlagenheit, Kurzatmigkeit, Schwindel, Herzklopfen und Ohnmacht auf. Meistens ist der Grund dafür eine Eisen- oder Blutarmut. Lassen Sie einen Test durchführen, wenn Sie diese Beschwerden an sich beobachten. Bis dahin ist es hilfreich, sich im akuten Fall hinzusetzen, die Beine hochzulegen und dem Körper eine Pause zu gönnen. Auch die Übung von Seite 182 hilft meist schnell. Tragen Sie außerdem bevorzugt flache Schuhe. Modelle mit hohem Absatz verändern die Körperhaltung und strapazieren dadurch den ohnehin schon belasteten Rücken, was heftige Schmerzen auslösen kann. Stellen Sie beim Autofahren Ihren Sitz so ein, dass Ihr Rücken gut unterstützt wird. Um die Rückenmuskulatur generell zu stärken, haben sich Wassergymnastik, Pilates- oder Yogaübungen bewährt. Suchen Sie am besten nach einem Kurs extra für Schwangere.

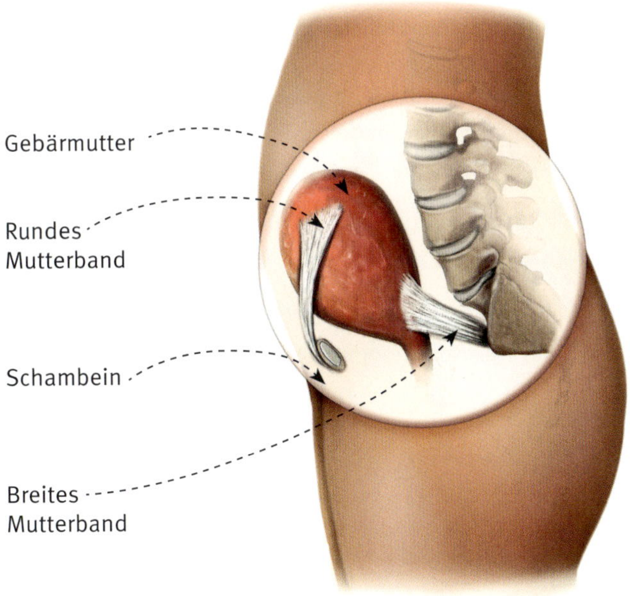

Die »Befestigung« der Mutterbänder im kleinen Becken: Das vorn liegende runde Mutterband und das nach hinten liegende breite Mutterband hängen die Gebärmutter federnd im kleinen Becken auf.

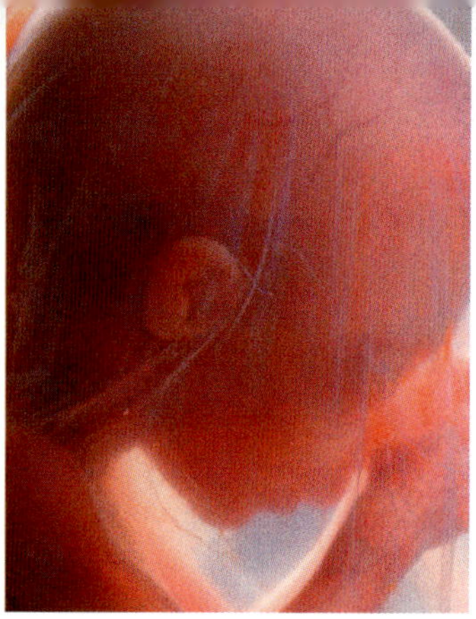

Ihr Baby hat jetzt noch so viel Platz in der Gebärmutter, dass es häufig Drehungen und Purzelbäume machen und mit der Nabelschnur, den Händen und den Füßen »spielen« kann, wenn es wach ist.

128. TAG

SSW 18+2 *{Noch 152 Tage}*

Übung »Katzenbuckel und Hängematte«

Dies ist die beste Übung bei Bänder- und Rückenschmerzen, weil sie die Becken- und Rückenmuskulatur gleichzeitig entspannt und kräftigt. Außerdem wird Ihr Baby dabei angenehm im Bauch hin und her geschaukelt. Die Übung hat sich zur Vorbeugung von Rückenbeschwerden genauso gut bewährt wie bei akuten Problemen. Optimal wäre es, wenn Sie sich täglich jeweils drei- bis fünfmal Zeit zum Üben nehmen würden. Und so geht's:

- Gehen Sie in den Vierfüßlerstand und verteilen Sie Ihr Gewicht gleichmäßig auf allen vieren. Die Hände sind unter den Schultern, die Finger zeigen nach vorn und die Ellbogen sind leicht gebeugt, damit die Handgelenke nicht zu stark belastet werden. Die Knie stehen unter den Hüftgelenken.
- Runden Sie den Rücken beim Einatmen zu einem hohen Katzenbuckel, indem Sie die Wirbelsäule vom Steißbein bis zum Hals Wirbel für Wirbel langsam nach oben drücken. Dabei geht Ihr Kopf gleichzeitig nach unten und dehnt die Halswirbelsäule.
- Beim Ausatmen bewegen Sie dann die Wirbelsäule in einer langsamen Bewegung von der Halswirbelsäule aus in die Gegenrichtung, bis eine tiefe »Hängematte« entsteht. Dabei zieht der Bauch aus dem Beckengelenk nach unten in Richtung der Unterlage, der Rücken macht ein Hohlkreuz, seine Form erinnert jetzt an eine Hängematte. Bewegen Sie zugleich Ihren Kopf wieder nach oben. Der Blick ist nun nach vorn gerichtet.
- Wiederholen Sie den Wechsel zwischen »Katzenbuckel« und »Hängematte« in langsamen, fließenden Bewegungen für zwei bis drei Minuten. Atmen Sie dabei gleichmäßig und entspannt ein und aus. Schicken Sie den Atem zu Ihrem Baby.

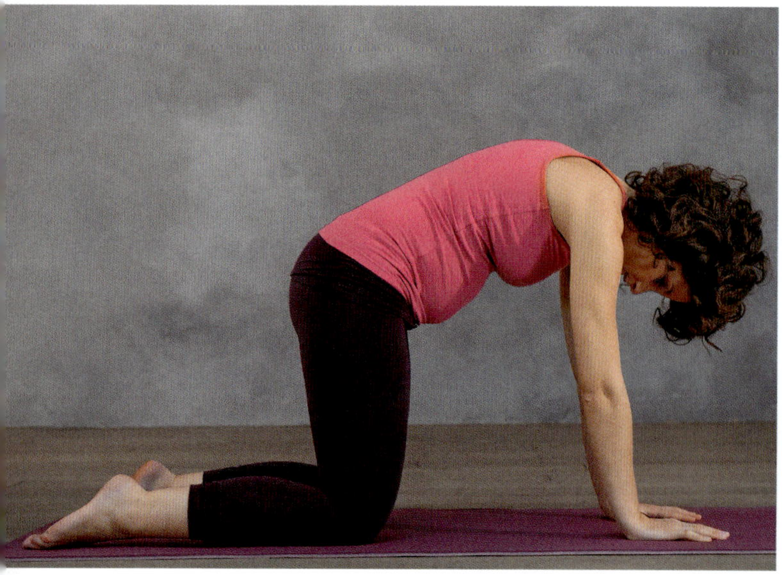

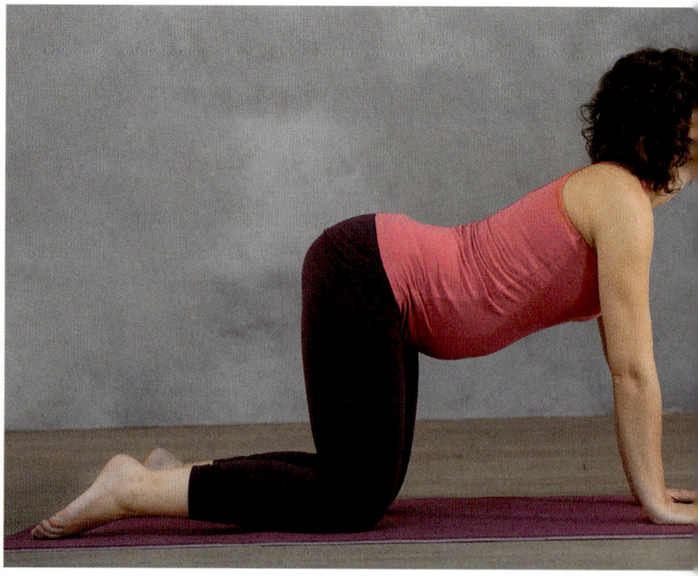

129. TAG

SSW 18+3 *{Noch 151 Tage}*

Der Symphysen-Fundus-Abstand

Um die Entwicklung der Schwangerschaft zu dokumentieren, messen Hebammen den Leibesumfang und in der späteren Schwangerschaft auch den Fundusstand oder Symphysen-Fundus-Abstand. Dieser wird bei der Tastuntersuchung während der Vorsorge ermittelt und gibt den Abstand vom Schambein zum oberen Gebärmutterrand an. Weil sich der Uterus immer weiter dehnt, entwickelt sich entsprechend auch der Fundusstand im Laufe der Schwangerschaft immer weiter und wächst bis zur 36. Woche kontinuierlich nach oben. In der 19. Schwangerschaftswoche befindet sich der obere Gebärmutterrand ungefähr zwischen Schambein und Nabel.
Der Fundusstand wird in Zentimetern angegeben und im Mutterpass mit dem Kürzel SFA abgekürzt. Das aktuelle Maß spielt dabei keine große Rolle. Falls aber von einer Untersuchung bis zur nächsten keine Veränderung im Wachstum auftritt, kann dies weitere Untersuchungen nach sich ziehen.

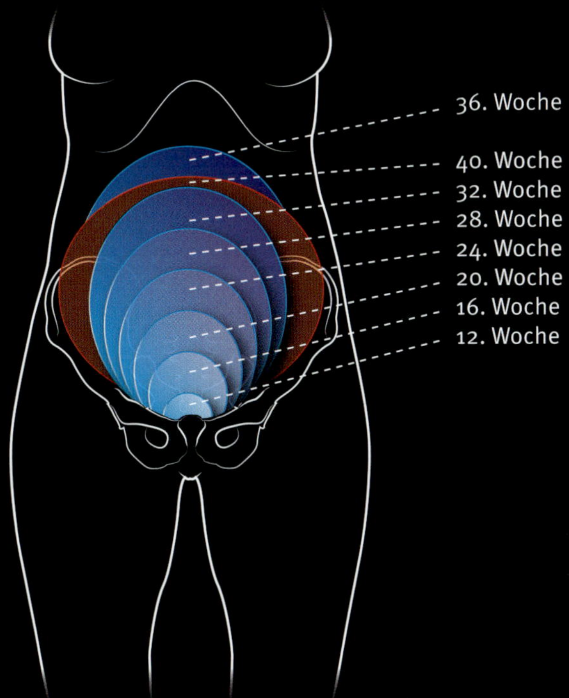

DAS GEBÄRMUTTERWACHSTUM

Das Wachstum wird im Mutterpass dokumentiert und zeigt, dass das Baby sich gut entwickelt.

Eintrag Fundusstand	Andere Schreibweise	Entspricht SSW	Bedeutung	Symphysen-Fundus-Abstand
S/0	S	12. SSW	Der Uterus ist am Schambein zu tasten	0 cm
2/S	S+2	16. SSW	Der Uterus ist 2 Querfinger überm Schambein zu tasten	6 cm
N/3	N-3	20. SSW	Der Uterus ist 3 Querfinger unter dem Nabel zu tasten	17 cm
N/0	N	24. SSW	Der Uterus ist am Nabel zu tasten	22 cm
Rb/N	N+3	28. SSW	Der Uterus ist zwischen Rippenbogen und Nabel zu tasten	26 cm
Rb/3	Rb-3	32. SSW	Der Uterus ist 3 Querfinger unter dem Rippenbogen zu tasten	29 cm
Rb/0	Rb	36. SSW	Der Uterus ist am Rippenbogen zu tasten	34 cm
Rb/2	Rb-2	40. SSW	Der Uterus ist 2 Querfinger unter dem Rippenbogen zu tasten	36 cm

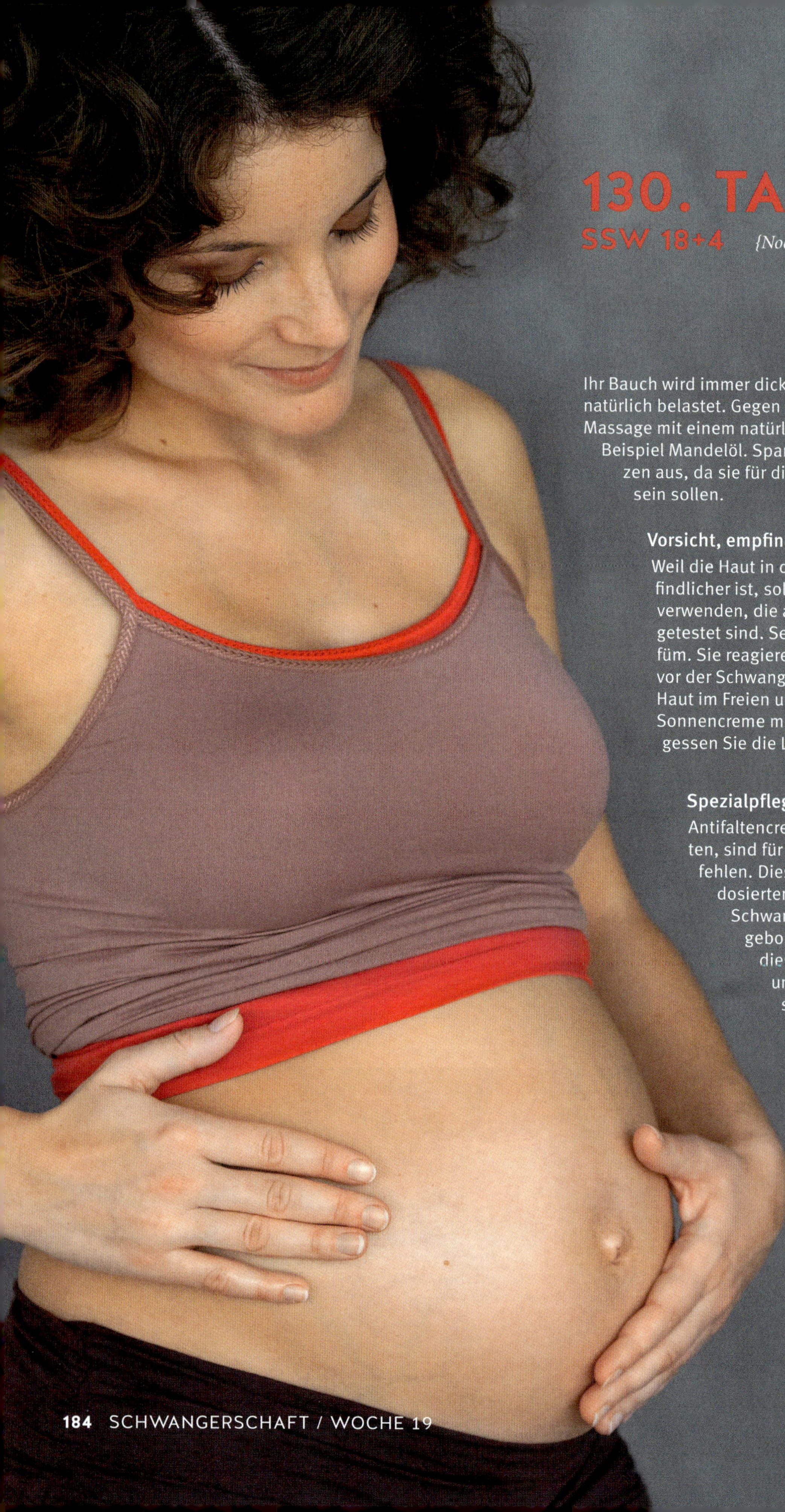

130. TAG

SSW 18+4 *{Noch 150 Tage}*

Ihr Bauch wird immer dicker, was Haut und Gewebe natürlich belastet. Gegen Jucken hilft eine leichte Massage mit einem natürlichen Öl ohne Zusätze, zum Beispiel Mandelöl. Sparen Sie aber die Brustwarzen aus, da sie für die Stillzeit nicht zu weich sein sollen.

Vorsicht, empfindlich

Weil die Haut in der Schwangerschaft empfindlicher ist, sollten Sie nur Pflegeprodukte verwenden, die auf allergische Reaktionen getestet sind. Seien Sie vorsichtig mit Parfüm. Sie reagieren jetzt anders darauf als vor der Schwangerschaft. Schützen Sie Ihre Haut im Freien und tragen Sie immer eine Sonnencreme mit mindestens LSF 15. Vergessen Sie die Lippen nicht.

Spezialpflege

Antifaltencremes, die Vitamin A enthalten, sind für Schwangere nicht zu empfehlen. Dieses Vitamin kann bei hochdosierter Anwendung im ersten Schwangerschaftsdrittel das Ungeborene schädigen. Auch wenn dies durch eine Creme eher unwahrscheinlich ist, raten selbst die Hersteller schwangeren Frauen vom Gebrauch ab, weil keine aussagekräftigen Studien vorliegen.

Waschmittel

Benutzen Sie zum Waschen Ihrer Kleidung milde Waschmittel, verzichten Sie auf Weichspüler.

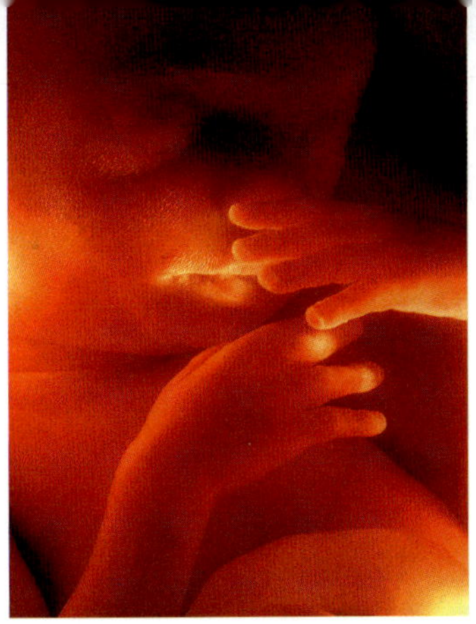

Die Nervenzellen Ihres Babys stellen die Verbindungen zu allen Sinnen her. Die Fähigkeiten zu schmecken, zu riechen, zu hören, zu sehen und zu fühlen sind nun in den speziellen Regionen des Gehirns entwickelt.

131. TAG

SSW 18+5

{Noch 149 Tage}

Umstandskleidung

Das Bedürfnis, für diese besondere Zeit auch neue Kleidung zu kaufen, ist bei vielen Schwangeren groß. Halten Sie sich aber ruhig so lange zurück, bis Sie merken, dass Ihre jetzige Kleidung endgültig zu unbequem wird. Beim ersten Baby wird das wahrscheinlich erst ab der 20. Schwangerschaftswoche so weit sein. Wenn Sie bereits ein Kind haben oder Mehrlinge erwarten, weiß Ihr Bauch schon früher, in welche Richtung es geht.

Zum Glück gibt es heute eine reichliche Auswahl an komfortablen und modisch attraktiven Outfits. Denken Sie beim Anprobieren und Einkaufen daran, dass Sie die Kleidung auch in den ersten Wochen nach der Geburt noch tragen werden. Ihr Körper braucht nämlich Zeit, um in die alte Form zurückzufinden. Im Durchschnitt dauert es drei bis neun Monate, bis Sie wieder in Ihre alten Sachen passen. Kaufen Sie trotzdem nicht zu viele Teile. Die Erfahrung zeigt, dass bei den meisten Frauen am Ende der Schwangerschaft und danach die Lust an »Riesenkleidung« deutlich schwindet.

Schwangerschafts-BH

Ihre Brüste sind nun sicher schon sehr groß und schwer. Das belastet das Bindegewebe und führt häufig zu Rückenschmerzen im Bereich der Brustwirbelsäule. Daher leisten sich viele Schwangere allmählich den ersten speziellen Schwangerschafts-BH. Dessen breitere Träger entlasten Bindegewebe und Rücken und mindestens vier Verschlussweiten sorgen dafür, dass der BH über einen längeren Zeitraum mitwächst. Alternativ können Sie auch jetzt schon einen Still-BH tragen.

BESSER KEINE PIERCINGS

Trennen Sie sich vorübergehend von Piercings. Das gilt besonders für Intim- und Bauchnabelpiercings, in der Stillzeit auch für Brustwarzenpiercings. Durch die hormonellen Veränderungen erhöhen sich **Allergiebereitschaft** und **Entzündungsgefahr**.

GUT ZU WISSEN

TIPPS ZUM KLEIDERKAUF

- Wählen Sie vor allem Kleidungsstücke aus natürlichen Stoffen wie Baumwolle oder Seide. Sie müssen darin weniger schwitzen.
- Achten Sie beim Schuhkauf auf möglichst flache, bequeme Schuhe ohne Schnürung. Zum Ende der Schwangerschaft müssen Sie beim Binden sonst immer um Hilfe bitten.
- Wählen Sie Schlafwäsche und Tops, die sich vorn öffnen lassen. Dann können Sie sie auch noch in der Stillzeit tragen.
- Vermeiden Sie alles Einengende wie Bündchen bei Kniestrümpfen und Socken sowie halterlose Strümpfe, weil sonst der Blutrückfluss behindert werden kann.
- Kaufen Sie nur BHs ohne Bügel. Wählen Sie ein Modell mit breiten Trägern und mehrfach verstellbaren Verschlüssen im Rücken.

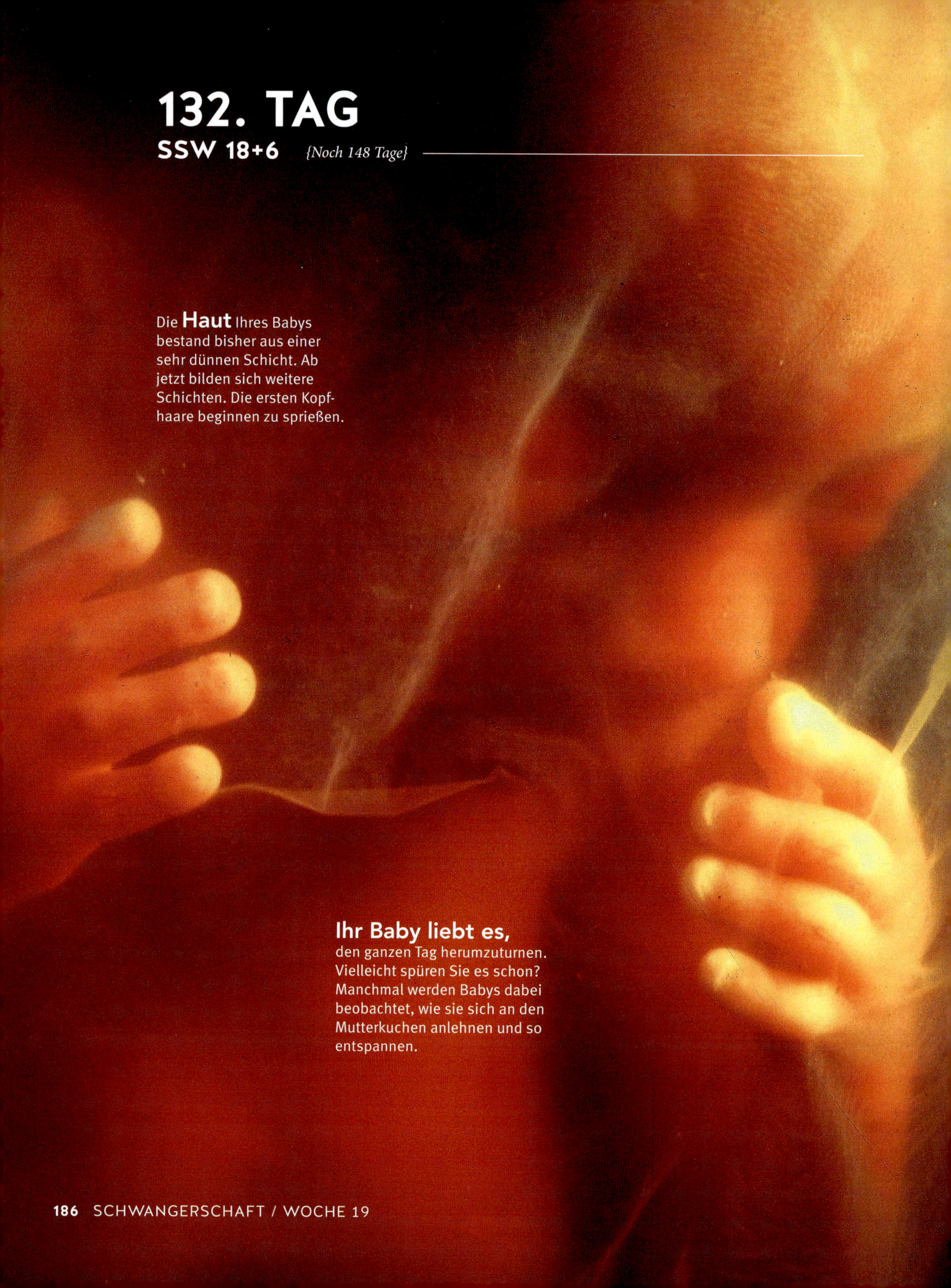

132. TAG

SSW 18+6 *{Noch 148 Tage}*

Die **Haut** Ihres Babys bestand bisher aus einer sehr dünnen Schicht. Ab jetzt bilden sich weitere Schichten. Die ersten Kopfhaare beginnen zu sprießen.

Ihr Baby liebt es, den ganzen Tag herumzuturnen. Vielleicht spüren Sie es schon? Manchmal werden Babys dabei beobachtet, wie sie sich an den Mutterkuchen anlehnen und so entspannen.

133. TAG

SSW 19+0 *{Noch 147 Tage}*

Ultraschallbilder

Zwischen der 19. und 22. Schwangerschaftswoche kann die zweite Ultraschallvorsorgeuntersuchung stattfinden. Vielleicht können Sie einen Termin vereinbaren, der auch Ihrem Partner die Chance gibt, das Baby zu bestaunen. Das bringt es ihm näher.

Überlegen Sie sich vor dem Ultraschall, ob Sie vor der Geburt das Geschlecht Ihres Babys erfahren möchten, und teilen Sie dies unbedingt Ihrer Ärztin mit – vor allem wenn Sie sich überraschen lassen wollen. Denn jetzt kann man oft schon sehen, ob es ein Junge oder ein Mädchen wird, vorausgesetzt, das Kind »erlaubt« einen Blick zwischen seine Beinchen.

Ihre Ärztin wird bei dieser Ultraschalluntersuchung prüfen, wie sich Ihr Kind seit dem letzten Mal entwickelt hat. Arbeitet das kleine Herz richtig und bewegt sich Ihr Baby? Sie sucht nach den Körperstrukturen, wie zum Beispiel dem Knochenbau. Kann Ihr Baby schlucken? Sitzen die Organe an der richtigen Stelle und arbeiten sie richtig? Die Ärztin misst anhand von Kopf, Brust und Oberschenkel auch, wie groß das Baby bereits ist. Die Anzahl der Gefäße in der Nabelschnur sowie die Gliedmaßen mit Fingerchen und Zehen sind ebenfalls von Interesse. Genauso bewertet die Ärztin Lage und Struktur der Plazenta und schätzt die Fruchtwassermenge. Sitzt die Plazenta teilweise oder vollständig vor dem Muttermund (Plazenta praevia), könnte die Geburt nur mit einem Kaiserschnitt erfolgen. Oftmals wandert aber eine tiefsitzende Plazenta mit der wachsenden Gebärmutter noch weiter nach oben.

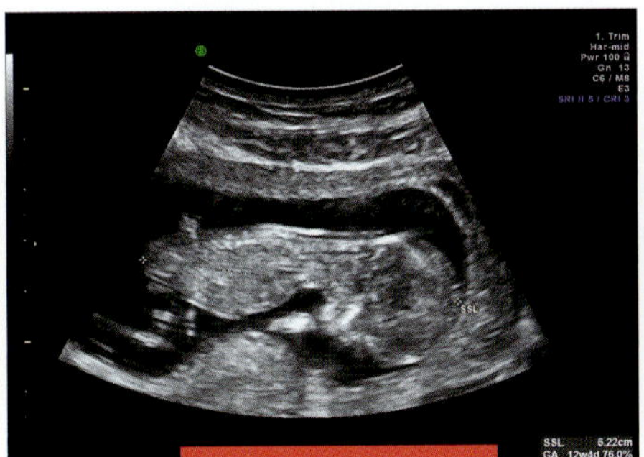

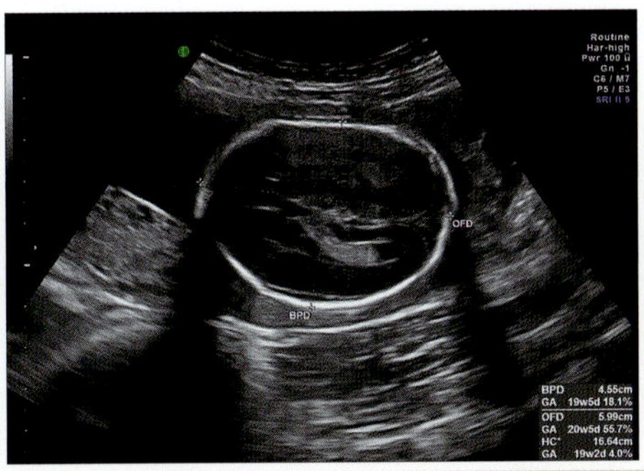

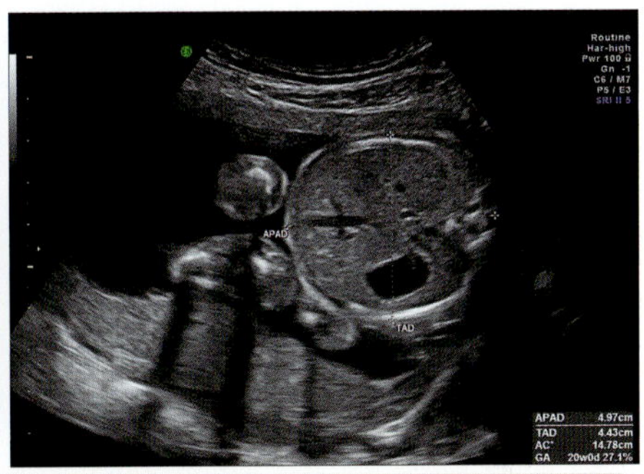

GUT ZU WISSEN

WIE MISST MAN BEI DER **Ultraschalluntersuchung?**

- Das Bild links zeigt ein Baby in der zwölften Schwangerschaftswoche. Zur genauen Bestimmung des Schwangerschaftsalters wird es im ersten Trimester vom Scheitel bis zum Steiß gemessen (SSL).
- Bei der Messung des Kopfumfangs (mittleres Bild) wird mit einem im Ultraschallgerät befindlichen Rechenprogramm anhand von Markierungen an Punkten des Köpfchens dessen Umfang bestimmt. Die Punkte BPD (biparietaler Durchmesser) dienen der Messung des Querdurchmessers und OFD der des Längsdurchmessers (frontooccipitaler Durchmesser).
- Der Bauchumfang (Bild rechts) wird anhand von Markierungspunkten des Querdurchmessers TAD (transversaler abdominaler Durchmesser) und des Längsdurchmessers APAD (als anteroposteriorer abdominaler Durchmesser) bestimmt. Sie sehen rechts die Wirbelsäule, die weißen Striche oben und unten sind die Rippen. Der Magen ist als großes schwarzes Loch unten im Bild erkennbar.

GESCHWISTER VORBEREITEN

Einen »optimalen« Altersabstand zwischen Geschwistern gibt es nicht. Manche Eltern freuen sich darüber, dass ihre in kurzem Abstand geborenen Kinder wunderbar miteinander spielen. Für andere Familien bedeutet diese Konstellation vor allem Geschwisterrivalitäten und Auseinandersetzungen. Genauso kann ein größerer Abstand zwischen den Kindern großartig sein, wenn die Kinder etwas miteinander anfangen können. Es kann aber auch sein, dass sie dann nicht mehr miteinander spielen.

Was auf jeden Fall unumstritten ist: Je schneller nacheinander Ihre Kinder zur Welt kommen, desto härter wird es für Sie während der ersten Monate und Jahre. Auf der anderen Seite haben Sie aber auch die »Windeljahre« rasch hinter sich gebracht und können sich dann freuen, dass Ihre Kinder immer selbstständiger werden. Auch bei der Kinderbetreuung kann es leichter sein, sie für zwei oder mehr Kinder gleichzeitig zu organisieren. Bei einem Altersunterschied von drei Jahren und mehr müssen Sie dagegen wieder ganz von vorn beginnen. Dafür wiederum können Sie jedem Ihrer Babys viel Aufmerksamkeit schenken. Denn wenn Ihre Großen schon in den Kindergarten oder in die Schule gehen, haben Sie viel Zeit, um mit Ihrem Baby zu kuscheln. Für Ihren Körper und Ihre Kräfte kann solch ein größerer Abstand schonender sein. Eine 2003 im British Medical Journal veröffentlichte Studie kam zu dem Schluss, dass bei Frauen, die innerhalb von sechs Monaten nach der letzten Geburt erneut schwanger werden, die Wahrscheinlichkeit für Frühgeburten sowie andere Komplikationen steigt.

Weihen Sie Ihre Kinder ein

Ein Baby bedeutet nicht nur eine enorme Veränderung in Ihrem eigenen Leben, sondern auch im Leben Ihrer Kinder. Daher ist es sehr wichtig, sie schon frühzeitig einzuweihen, auf die Ankunft des neuen Familienmitglieds vorzubereiten und sie in die Vorkehrungen einzubeziehen. Besorgen Sie außerdem ein kleines Geschenk, das Ihr Baby für die größeren Kinder »mitbringt«. Denn zur Geburt wird wahrscheinlich erst einmal das Baby beschenkt werden. Und das kann den Größeren unter Umständen ganz schön zu schaffen machen.

Kleinere Kinder

Alle Kinder nehmen die Erwartung und Veränderung in der Familie wahr und sind dankbar für Erklärungen. Das gilt auch dann, wenn Ihr Kind erst ein oder zwei Jahre alt ist. Erzählen Sie also auch den Jüngsten vom neuen Baby. Warten Sie aber umso länger mit der glücklichen Nachricht, je jünger Ihr Kind ist. Gerade die ganz Kleinen werden sehr von Ungeduld geplagt, wenn es noch so lange dauert.

Schauen Sie Bilderbücher an, die zeigen, wie ein Baby in die Familie kommt. Besuchen Sie Familien mit mehreren Kindern, damit Ihre Tochter oder Ihr Sohn erlebt, was es heißt, Geschwister zu haben. Sehen Sie gemeinsam die eigenen Babyfotos an. Wie wäre es, wenn Sie ein kleines Fotoeinsteckbuch anlegen, in das Ihr Kind Fotos von Ihrem immer runder werdenden Bauch, Babyfotos von sich selbst und Fotos mit Mama und Papa schieben kann. Ein paar Einstecklaschen bleiben für das neue Baby frei …

Kindergarten- und Schulkinder

Je älter Kinder sind, desto mehr interessieren sie sich für das Baby in Mamas Bauch. Sie wollen wissen, wie es wächst, was es schon kann und wie es auf die Welt kommt. Lassen Sie Ihre Große oder Ihren Großen am Bauch fühlen, wenn das Baby strampelt, und erzählen Sie, dass das Baby sich darüber freut, die Stimme der großen Schwester oder des großen Bruders zu hören. Besorgen Sie gemeinsam Babykleidung und machen Sie sich Gedanken, wie das neue Familienmitglied heißen könnte. Bitten Sie Ihr Kind, alte Spielsachen für das Baby auszusortieren. Es darf aber selbst entscheiden, was es hergeben mag.

Ihre Gefühle können Kinder in diesem Alter deutlicher ausdrücken als die Kleinsten. Und die sind nicht immer nur positiv. Mitunter herrscht totales Desinteresse und nicht selten wird im Alltag an allen bisher klar definierten Grenzen gerüttelt. Bleiben Sie geduldig und liebevoll. Kuscheln Sie einfach besonders viel miteinander und sagen Sie Ihrem Kind, wie lieb Sie es haben. Bestehen Sie aber weiterhin auf vertraute Regeln, weil Kinder sonst den Halt verlieren können, den sie jetzt besonders brauchen.

Vergessen Sie nicht zu besprechen, wo Ihre Tochter oder Ihr Sohn untergebracht werden könnte, wenn das Baby zur Welt kommt. Vielleicht hat Ihr Kind ja eine Idee? Lassen Sie es seinen Rucksack für diesen spannenden Ausflug ohne Mama und Papa selbst (unbedingt!) packen. Überlegen Sie auch, welche Verwandten oder Freunde da sein könnten, wenn für den Familienfrieden Entlastung in Form von Zoobesuchen oder Spielplatztoben gebraucht wird.

Teenager

Im Teenageralter ist die Ankunft eines Geschwisterchens oft besonders problematisch, wie so vieles in dieser Zeit. Wie ist es möglich, dass die Eltern trotz ihres »hohen« Alters offensichtlich noch Sex hatten? Die Themen Liebe und Sex werden in diesem Alter zwar lieber mit Freunden und Freundinnen besprochen. Trotzdem sollten Sie die Ankunft eines Geschwisterchens als Gelegenheit nutzen, auf alle möglichen Fragen einzugehen. Seien Sie tapfer und diskutieren Sie alles bis zum Ende. Auch wenn Sie manchmal vor Wut platzen könnten (wie Ihre Teenies). Ihre Großen müssen immer wieder hören, wie lieb Sie sie haben und dass auch noch Zeit für sie vorhanden sein wird. Freunde und Familie sind jetzt ganz besonders gefragt. Wenn Sie Ruhe und Erholungsphasen mit Ihrem »Frischling« brauchen, können sie Ausflüge oder Besorgungen mit den Älteren unternehmen und etwas von der turbulenten Anfangsphase ablenken.

Eifersucht

Machen Sie sich keine Illusionen. So sehr sich die größeren Geschwister auch auf den Neuankömmling freuen mögen: Eifersucht wird kommen. Sie ist normal und verständlich. Berücksichtigen Sie daher die Tipps zu intensivem Kuscheln und gemeinsamen Vorbereitungen. Und trösten Sie sich damit, dass Geschwisterbeziehungen meist die längsten Beziehungen im Leben sind – und in vielen Fällen und über lange Sicht betrachtet auch sehr glücklich sind.

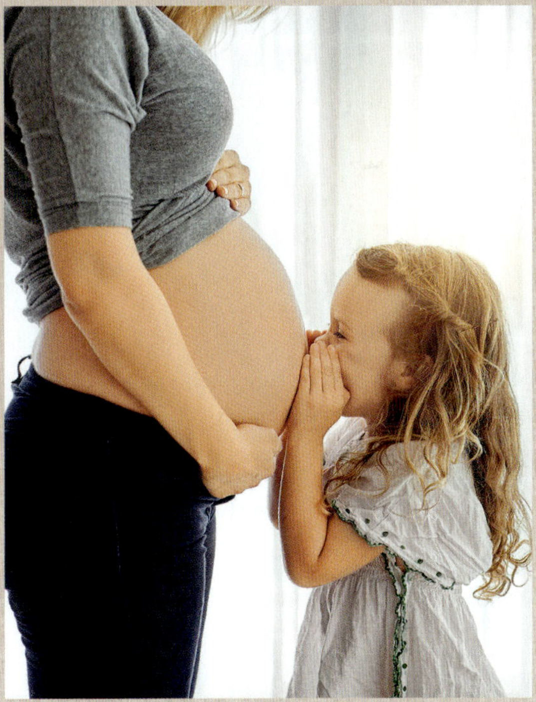

Schon kleine Kinder merken, dass sich etwas verändert. Lassen Sie sie daher an der Freude teilhaben.

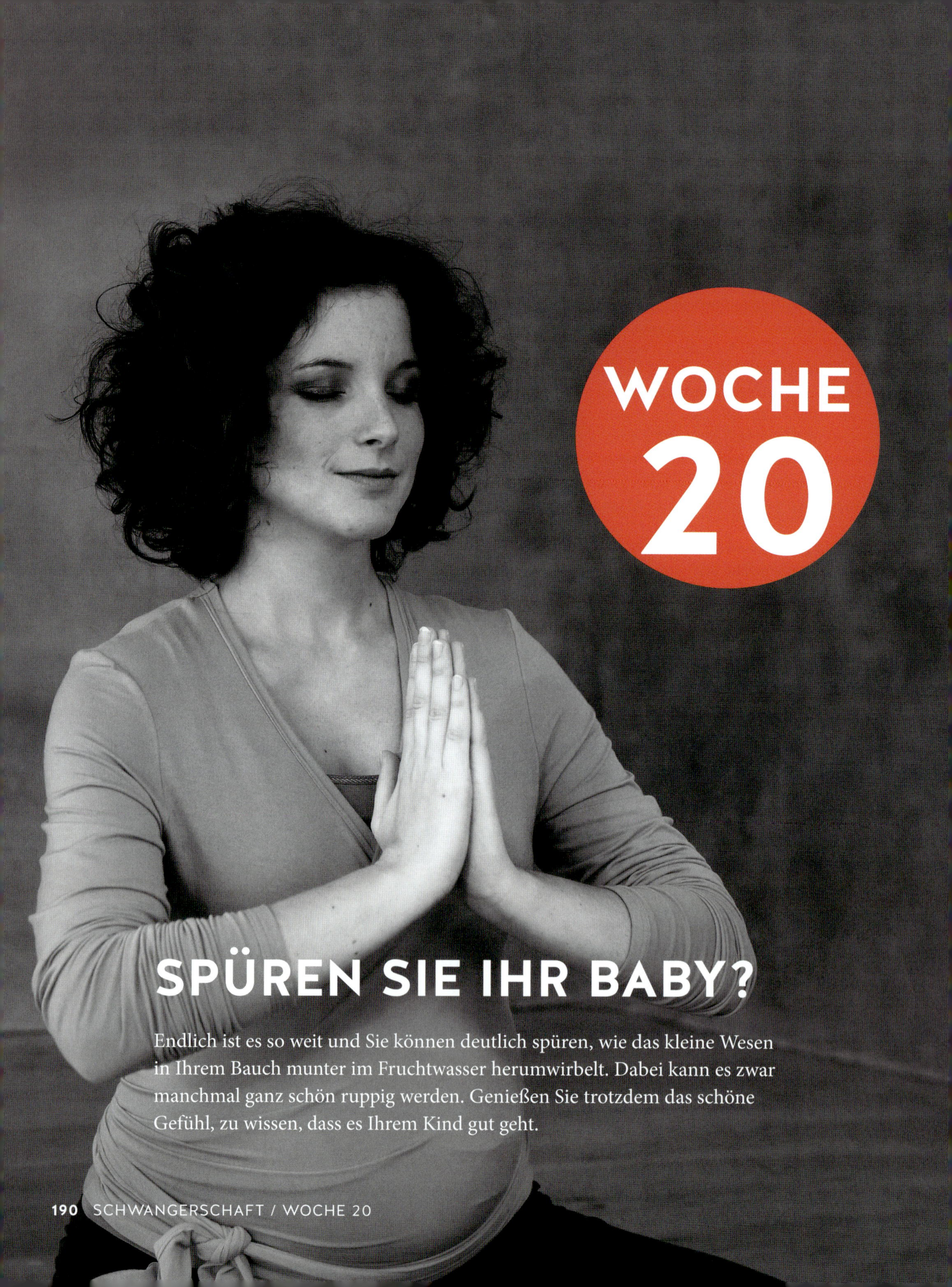

WOCHE 20

SPÜREN SIE IHR BABY?

Endlich ist es so weit und Sie können deutlich spüren, wie das kleine Wesen in Ihrem Bauch munter im Fruchtwasser herumwirbelt. Dabei kann es zwar manchmal ganz schön ruppig werden. Genießen Sie trotzdem das schöne Gefühl, zu wissen, dass es Ihrem Kind gut geht.

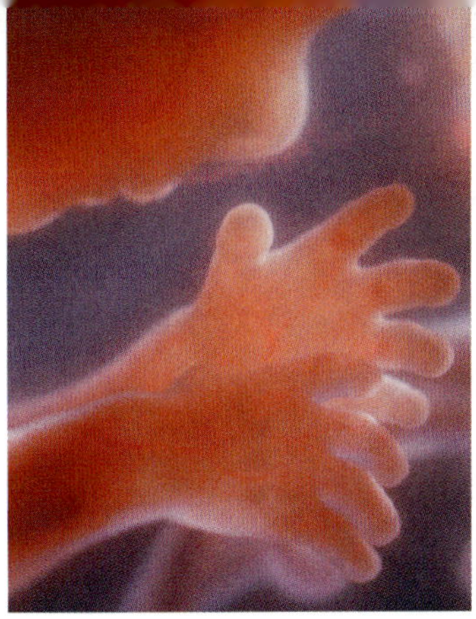

Ihr Baby misst jetzt vom Scheitel bis zur Ferse circa 25 Zentimeter und wiegt ungefähr 300 Gramm. Pro Minute bilden sich bis zu 200 000 neue Gehirnzellen, bis zur Geburt steigt die Anzahl auf über 100 Milliarden.

134. TAG

SSW 19+1 *{Noch 146 Tage}*

Wie sich Ihr Körper verändert

Die Gebärmutter hat nun bald den Nabel erreicht. Von nun an wird sie bis zur 36. Woche ungefähr einen Zentimeter pro Woche wachsen. Ihre Ärztin oder Hebamme wird bei jeder Untersuchung nach dem Stand tasten.

Die meisten werdenden Mütter spüren um diesen Zeitpunkt herum deutlich, wie sich ihr Baby bewegt, wie es tritt und Purzelbäume schlägt. Ein wunderbares Gefühl! Allerdings turnen die Kleinen zeitweise so wild herum, dass ihre Mütter nicht mehr schlafen können. Stellen Sie sich darauf ein, dass das erst einmal so bleibt. In den nächsten zehn Wochen wird Ihr Baby eine lebhafte und aktive Zeit im Uterus erleben, bis es langsam zu eng für große Bewegungen wird. Ärgern Sie sich nicht, sondern genießen Sie diese Phase, denn rückblickend ist sie nur allzu schnell vorüber. Machen Sie sich aber auch keine Sorgen, falls Sie die Bewegungen Ihres Babys noch nicht wahrnehmen. Beim ersten Baby dauert es mitunter weitere 14 Tage, bis Sie etwas bemerken – in einigen seltenen Fällen sogar noch länger. Auch wenn die Plazenta an der Vorderwand der Gebärmutter sitzt oder Arbeits- und Familienleben gerade sehr turbulent sind, kann das davon ablenken, die feinen Bewegungen wahrzunehmen. Das bedeutet aber nicht, dass es Ihrem Baby nicht gut ginge. Versuchen Sie, häufiger Ruhepausen einzulegen. Wenn Sie sich von der Stressfront zurückziehen, wird es Ihnen leichter fallen, die Verbindung zu Ihrem Baby herzustellen.

In dieser Woche klagen viele Schwangere über Schmerzen im Unterleib. Darüber müssen Sie sich in der Regel keine Gedanken machen. Ihr Bauch wächst und die Muskeln und Bänder rundum dehnen sich, um ihn zu stützen. Das kann manchmal schmerzhaft sein und nicht nur in den Rücken, sondern auch in den Bauch strahlen. Oft sorgt schon ein warmes Bad für Besserung.

GESICHTSPFLEGE

Die Haut im Gesicht ist in der Schwangerschaft häufig empfindlicher als normalerweise. Reinigen Sie sie mit einem pH-neutralen und möglichst parfümfreien **Waschgel** und klären Sie die Haut anschließend mit einem milden **Gesichtswasser.**

KÖRPERWISSEN

WENN DAS ATMEN SCHWERFÄLLT

Während Ihr Baby fröhlich wächst, kann es vorkommen, dass Sie Atemprobleme haben oder nicht mehr tief durchatmen können. Denn Ihre Lunge wird von den hochgeschobenen Organen ziemlich zusammengedrückt. Dieses Phänomen ist vor allem dann besonders ausgeprägt, wenn Sie von kleiner Statur sind. Es ist zwar kein ernsthaftes Problem, wird oftmals aber durchaus als unangenehm empfunden. In den letzten Wochen der Schwangerschaft verschwindet die Kurzatmigkeit zum Glück wieder etwas, da sich die Gebärmutter mit dem Baby in den unteren Beckenraum bewegt und so den Druck von den darüberliegenden Organen nimmt.

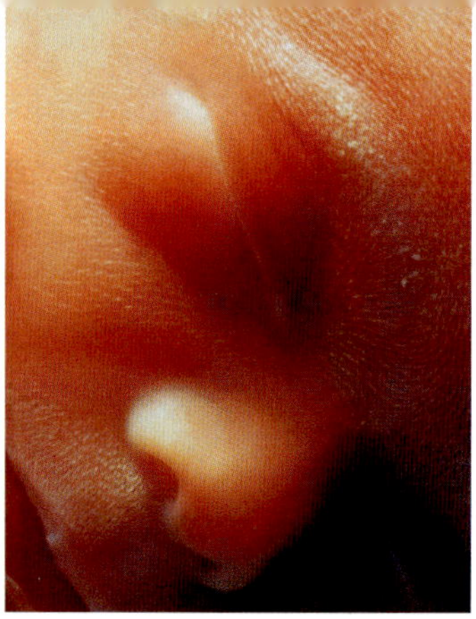

Ein Flaum aus Wollhaaren wächst am ganzen Körper des Babys. Diese schützende Lanugo-Behaarung ist aber nicht von langer Dauer; sie wird vom achten Schwangerschaftsmonat bis zur Geburt wieder abgestoßen.

135. TAG

SSW 19+2 *{Noch 145 Tage}*

Die Bewegungen Ihres Babys

Es ist ein unbeschreibliches Gefühl, wenn Sie Ihr Baby das erste Mal spüren. Aussagen wie »Es fühlt sich an, als würden Schmetterlingsflügel von innen die Gebärmutterwand berühren« oder »Ich habe die Bewegungen wie ein zartes Blubbern gespürt« können diesen aufregenden Moment daher nur annähernd beschreiben.

Notieren Sie den Tag für Ihre Ärztin und Hebamme. Denn der Zeitpunkt, an dem Sie zum ersten Mal die Bewegungen Ihres Babys gespürt haben, ist ein zusätzlicher Anhaltspunkt für die kindliche Entwicklung und den voraussichtlichen Geburtstermin.

Auch wenn Sie Ihr Baby in dieser Woche zum ersten Mal gespürt haben, heißt das noch nicht, dass Sie ab jetzt all seine Bewegungen wahrnehmen können. Noch strampelt es lediglich sehr kurz und Sie fühlen es mit großer Wahrscheinlichkeit nur, wenn es sich länger als ein paar Sekunden bewegt. Das wird mit fortschreitenden Schwangerschaftswochen aber immer häufiger der Fall sein.

Zwischen der 20. und 24. Woche wird Ihr Baby zwar zunehmend aktiver. Es ist aber kein Grund zur Besorgnis, wenn Sie Ihr Kind einmal einen Tag lang gar nicht spüren.

KÖRPERWISSEN

EIN KURZER **Blick in die Zukunft**

Die nächsten Wochen sind im wahrsten Sinne sehr bewegend. Zwischen der 24. und 28. Schwangerschaftswoche wird Ihr Baby wahrscheinlich oft einen Schluckauf haben, der dann bis zur Geburt immer wieder einmal zu spüren ist. Die Fruchtblase enthält bis dahin rund 750 Milliliter Fruchtwasser. Das erlaubt es Ihrem Baby, sich frei zu bewegen. Eventuell merken Sie, wenn Ihr Baby sich erschreckt. Denn dann zappelt es wild. Ab der 29. Schwangerschaftswoche wird es in der Gebärmutter langsam eng. Daher macht Ihr Baby kleinere Bewegungen, die Sie aber umso deutlicher spüren. In der 32. Woche dann ist Ihr Kind so aktiv wie nie, und das werden Sie auch im besten Sinn des Wortes zu spüren bekommen. Manchmal tut es richtig weh!

In den letzten Wochen der Schwangerschaft werden Sie immer weniger Bewegungen spüren. Das ist normal, schließlich ist kaum mehr Platz für große Sprünge. Um die 36. Schwangerschaftswoche herum dreht sich das Baby meist in die optimale Geburtsposition. Insbesondere wenn Sie das erste Mal schwanger sind, wird es dann von den Muskeln Ihrer Gebärmutter und Ihres Unterleibes festgehalten. Nun werden Sie vermutlich vor allem fühlen, wie es mit Händen und Füßen um sich stößt. Möglicherweise bekommen Sie schmerzhafte Tritte in die Rippen. Beim zweiten oder dritten Kind sind die Bauchmuskeln wahrscheinlich etwas weicher. Daher kann sich das Baby jederzeit drehen – manchmal noch am Tag der Geburt.

136. TAG

SSW 19+3 *{Noch 144 Tage}*

Dauerthema Rückenschmerzen

Die Hälfte aller Schwangeren leidet unter Rückenschmerzen. Der veränderte Hormonspiegel lockert auch die Bänder und den Knorpel zwischen den Ästen des Schambeins. Dadurch verlagert sich der Körperschwerpunkt, was Schmerzen im Rücken verursachen kann. Hinzu kommt: Wegen des steigenden Gewichts der Brüste nehmen viele Frauen eine Haltung ein, bei der sich die Wirbelsäule nach vorn krümmt und der Rücken rund wird. Das begünstigt leider ebenfalls Schmerzen – vor allem im Lendenwirbelbereich, oft auch im Nacken- und Schulterbereich und seltener im Bereich der Brustwirbel. Falls Sie unter einer Ischialgie leiden, strahlen die Schmerzen vom Iliosakralgelenk entlang des Ischiasnervs an der Rückseite des Beins bis in die Ferse aus. Einige Schwangere spüren auch Schmerzen im ganzen Beckenbereich, die in Richtung Hüftgelenke oder Schambein ausstrahlen.

Lästig, aber harmlos

Meistens verschlimmern sich die Schmerzen durch Belastungen wie Tragen, langes Gehen, das Heben von Kindern und Bewegungsmangel bei sitzenden Bürojobs. Auch gegen Abend werden sie tendenziell eher stärker. Manchmal treten die Schmerzen auch nur bei bestimmten Bewegungen auf, zum Beispiel beim Bücken, bei Drehungen oder beim Hinsetzen. Trotzdem sind sie in der Regel harmlos. Der Schweregrad hängt von Vorerkrankungen ab und natürlich sehr stark auch von der persönlichen Belastungssituation. Insgesamt beeinträchtigen sie jedoch bei vielen Schwangeren das Leistungsvermögen und die körperliche Aktivität. Zudem sind sie oft auch der Auslöser für Schlafprobleme.

Auch wenn Sie meinen, dass ein gewisses Maß an Rückenschmerzen während der Schwangerschaft normal sei, können Sie doch eine ganze Menge tun, um die Beschwerden zu lindern und zu verhindern, dass sie zum Dauerzustand werden. Eines der besten Mittel, Rückenschmerzen vorzubeugen: Tragen Sie bequeme Schuhe ohne hohen Absatz, um den Druck vom Rücken zu nehmen.

Wenn sich auf Dauer keine Besserung einstellt, sollten Sie einen Termin bei Ihrer Frauenärztin, einer Orthopädin oder bei der Hausärztin ausmachen, damit die Ursachen genauer untersucht werden. Massagen, Physiotherapie, Manualtherapie und eventuell entzündungshemmende oder/und schmerzlindernde Medikamente sind dann die üblichen Behandlungsmethoden.

Legen Sie sich bei Rückenschmerzen eine Decke auf die betroffene Partie. Wärme ist das Hilfsmittel Nummer 1.

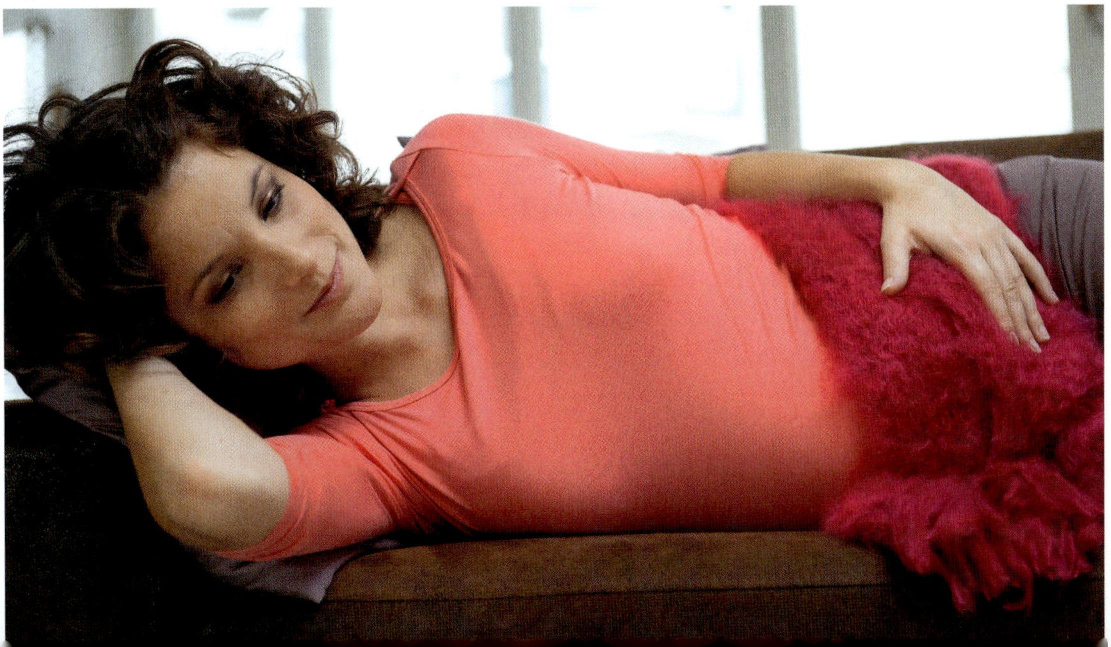

137. TAG

SSW 19+4 *{Noch 143 Tage}*

Eine gute Körperhaltung hilft, Rückenschmerzen vorzubeugen

Richtig stehen

Stellen Sie sich im Stehen vor, jemand würde Sie an einem unsichtbaren Faden am Hinterkopf wie eine Marionette leicht nach oben ziehen. Spannen Sie Bauch- und Beckenbodenmuskeln an, um den Rücken zu unterstützen und zu entlasten. Drücken Sie die Beine nicht ganz durch.

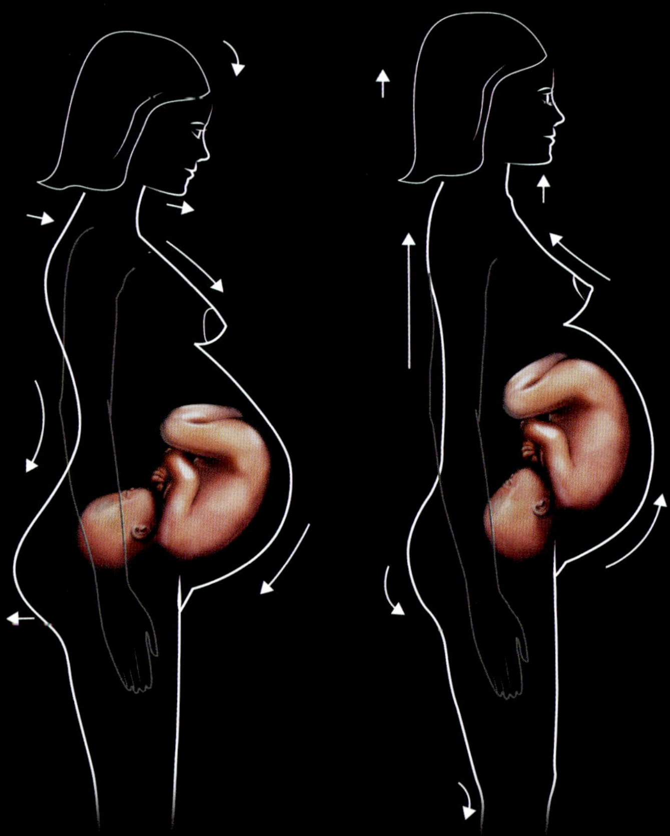

Die Lage des Kindes im Bauch bestimmt maßgeblich die Haltung. Falls der untere Rücken stark gewölbt ist, verstärken höhere Absätze die Rundung und damit auch Rückenschmerzen. Flache Schuhe wirken dagegen ausgleichend.

Bequem sitzen

Aufrechtes Sitzen auf einem Esszimmerstuhl ist für Ihren Rücken besser, als auf einem weichen Stuhl, Sessel oder Sofa herumzulümmeln. Legen Sie sich eventuell eine Handtuchrolle ins Hohlkreuz. Um Bewegung in den Rücken zu bringen, kippen Sie hin und wieder das Becken: Lassen Sie Ihren Oberkörper zusammensacken und schieben Sie dann Ihren Rücken und Ihr Becken so lange nach vorn, bis Sie gerade sitzen. Das mobilisiert und stärkt die Muskulatur. Wiederholen Sie diesen Vorgang alle 10 bis 15 Minuten fünf- bis zehnmal hintereinander. Falls Sie lange sitzen müssen, versuchen Sie, alle 20 Minuten ein bisschen herumzulaufen.

Gesund liegen

Vermeiden Sie es, auf dem Rücken zu liegen, denn das kann Schwindel verursachen und den Blutfluss in der Plazenta behindern. Am besten legen Sie sich auf die linke Seite, da so der Blutfluss in die Plazenta verbessert wird. Legen Sie sich ein oder zwei Kissen zwischen die Knie und ein weiteres unter Ihren Bauch. Falls Ihre Taille zu sehr in die Matratze einsinkt, unterstützen Sie den Körper mit einem eingerollten weichen Handtuch oder einer Stillwurst. Das Umdrehen fällt Ihnen leichter, wenn Sie nur ein Kissen neu positionieren müssen. Wenn Sie aus dem Bett oder vom Sofa aufstehen wollen, rollen Sie sich am besten mit angewinkelten Beinen auf die Seite. Lassen Sie dann Ihre Füße über die Bett- beziehungsweise Sofakante gleiten und drücken Sie sich seitlich mit Ihren Armen hoch. Wenn Sie sich hinlegen wollen, erfolgt das Ganze in umgekehrter Reihenfolge.

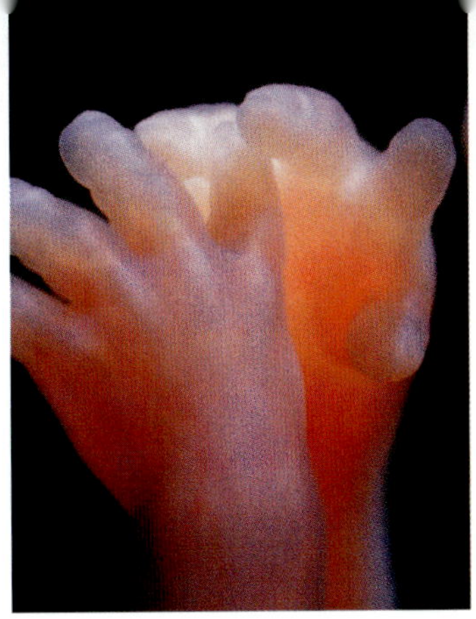

Bei Ihrem Baby entwickelt sich um diese Woche herum die Haut der Fingerbeeren, die mit ihrem individuellen Papillarleistenmuster den für jeden Menschen einzigartigen Fingerabdruck abgeben werden.

138. TAG

SSW 19+5 *{Noch 142 Tage}*

Hilfe bei akuten Rückenschmerzen

Manchmal lässt es sich einfach nicht vermeiden, dass trotz aller »Vorsichtsmaßnahmen« der Rücken wehtut. Versuchen Sie erst gar nicht, den Schmerz zu ignorieren, sondern unternehmen Sie gleich etwas. Denn dann sind die Erfolgsaussichten am größten. Das kann helfen:

- Ermuntern Sie Ihren Partner, Sie an den schmerzenden Stellen zu massieren. Das hilft vor allem dann gut, wenn es im unteren Rücken zwickt.
- Schlüpfen Sie in warme Kleidung und legen Sie eine Wärmflasche oder ein Kirschkernkissen an die betroffene Partie. Auch der warme Strahl einer Dusche wird meist als äußerst wohltuend empfunden.
- Ein warmes Wannenbad (bis 38 °C) tut immer gut. Damit die Schmerzen danach nicht gleich wieder losgehen, ist es auch wichtig, richtig aus der Wanne zu steigen: Begeben Sie sich vom Sitzen in den Kniestand, sodass Sie sich mit Ihren Händen am Wannenrand abstützen können. Stehen Sie nun auf und stützen Sie sich weiter auf den Wannenrand. Halten Sie sich gut fest, krümmen Sie den Rücken und heben Sie ein Bein nach dem anderen aus der Wanne. Benutzen Sie immer eine Fußmatte, um zu verhindern, dass Sie ausrutschen.
- Falls Sie Schmerzen über dem Steißbein haben, passen Sie auf, dass Sie beim Sitzen nicht in sich zusammensacken, und runden Sie Ihren Rücken so, dass es sich bequem anfühlt. Probieren Sie auch aus, ob es sich besser anfühlt, wenn Sie auf einem weichen Kissen sitzen.
- Eine Rückenbandage wirkt schmerzlindernd, weil sie den Bauch stützt und durch Kompression Rücken und Beckenboden entlastet. Fragen Sie Ihre Frauenärztin, ob sie Ihnen eine solche Bandage verschreiben kann, und lassen Sie sich zeigen, wie man sie korrekt anwendet.

ÜBUNG

DIE BECKENUHR

Neben einer Massage hat sich im Schmerzfall auch die »Beckenuhr«, eine Übung aus dem Feldenkrais, bewährt. Dazu legen Sie sich auf den Rücken und stellen die Füße hüftbreit auseinander auf den Boden. Stellen Sie sich vor, Sie liegen auf dem Zifferblatt einer Uhr: Die Zwölf zeigt in Richtung des Schambeins, die Sechs Richtung Lendenwirbelsäule. Rollen Sie nun das Becken langsam von der Zwölf Richtung Sechs. Dabei hebt und senkt sich der untere Rücken, die Bauchmuskeln bleiben locker. Machen Sie die Bewegung so groß, wie es noch mühelos möglich ist, und werden Sie langsam immer kleiner. Zwei bis drei Atemzüge ausruhen und der Bewegung nachspüren. Rollen Sie dann das Becken von drei Uhr nach neun Uhr. Dabei hat mal die eine, mal die andere Beckenseite Bodenkontakt. Die Bewegungen wie zuvor immer kleiner werden lassen und schließlich in der Mitte zur Ruhe kommen. Zwei bis drei Atemzüge pausieren, dann die Richtung wechseln. **Tipp:** Sie können die Übung auch im Vierfüßlerstand machen.

139. TAG

SSW 19+6 *{Noch 141 Tage}*

Yogaübungen gegen Rückenschmerzen

Rückenbeschwerden lassen sich durch Körperübungen gut lindern. Gerade im Yoga finden sich viele Haltungen und Bewegungsfolgen, die auch in der Schwangerschaft helfen können.

Drehsitz

Diese Übung stärkt den Rücken und dehnt die Muskeln und Bänder.

• Setzen Sie sich mit gestreckten Beinen auf den Boden. Beugen Sie das rechte Bein und stellen Sie den rechten Fuß außen am linken Knie auf den Boden. Die ganze Fußsohle muss Bodenkontakt haben. Ziehen Sie dann die linke Ferse ans Gesäß.

• Legen Sie den linken Arm um das rechte Knie und stützen Sie sich mit dem rechten Arm ab. Drücken Sie sich mit der Hand vom Boden ab, um die Wirbelsäule so gut wie möglich aufzurichten. Achten Sie darauf, dass die rechte Schuler nicht nach oben geht.

• Mit dem Ausatmen drehen Sie den Oberkörper nach rechts. Integrieren Sie die gesamte Wirbelsäule in diese Drehung und halten Sie den Oberschenkel möglichst eng am Bauch.

• Atmen Sie nun tief in den Bauch, damit die Bauchorgane massiert werden. Jedes Ausatmen löst die Bauchdecke und Sie können ein wenig mehr in die Drehung wachsen. Lassen Sie dabei beide Gesäßhälften fest am Boden.

• Kommen Sie achtsam in die Mitte zurück, wechseln Sie Bein und Arm und drehen Sie sich zur anderen Seite.

Unterstützte Brücke

Diese Yogaübung entlastet Ihren Rücken. Entspannen Sie sich und konzentrieren Sie sich auf Ihr Baby.

• Legen Sie sich gerade auf den Rücken und stellen Sie Ihre Füße so nah wie möglich ans Gesäß.

• Drücken Sie nun mit der Einatmung die Fußsohlen in den Boden und heben Sie Ihr Becken an. Zur Entlastung des unteren Rückens legen Sie nun ein oder mehrere feste Kissen oder einen Yogaklotz unter Ihr Kreuzbein, die das Körpergewicht tragen. Die Haltung sollte auf jeden Fall entspannend sein und sich angenehm anfühlen.

• Halten Sie die Position für drei tiefe Atemzüge.

• Um die Übung zu beenden, heben Sie das Becken etwas an und ziehen Sie den Klotz oder das Kissen heraus. Dann senken Sie das Becken langsam wieder zum Boden.

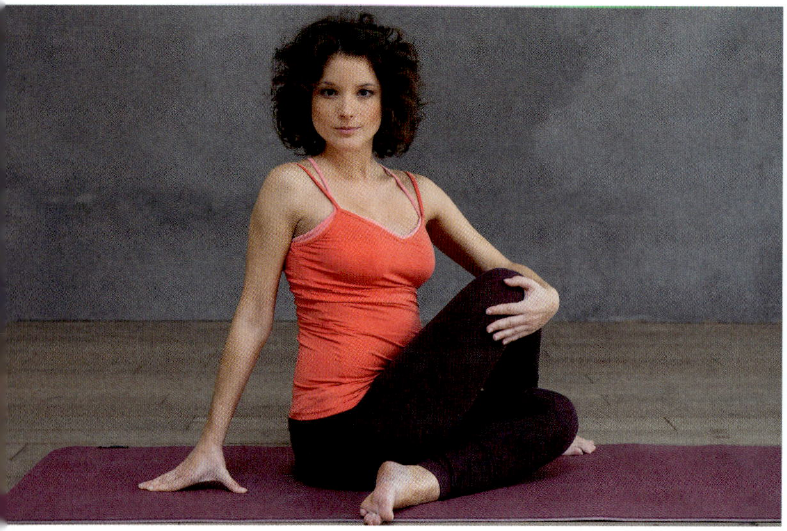

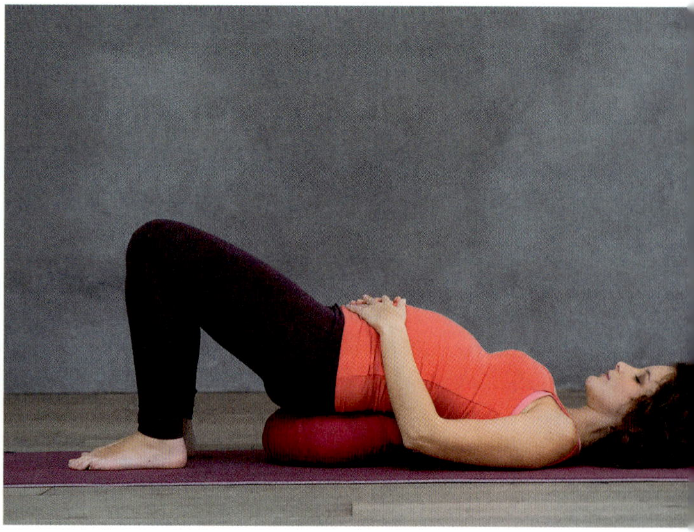

140. TAG

SSW 20+0 *{Noch 140 Tage} – Halbzeit!*

… und noch mehr Yogaübungen

Die liegende Dehnung

Diese Übung ist einfach nur entspannend.

- Legen Sie sich auf den Rücken und winkeln Sie die Beine leicht an.
- Führen Sie nun beide Knie zur Brust und umfassen Sie sie mit den Händen. Öffnen Sie eventuell die Knie etwas, bis sich die Haltung angenehm anfühlt.
- Drücken Sie den unteren Rücken fest gegen den Boden. Schließen Sie Ihre Augen und halten Sie diese Position für einige tiefe Atemzüge.

Das Krokodil

Das »Krokodil« konzentriert sich auf Wirbelsäule und Rückenmuskulatur, gleichzeitig werden die Bauchorgane besser durchblutet.

- Legen Sie sich mit leicht (!) angewinkelten Beinen und aufgestellten Füßen auf den Boden.
- Beide Arme sind zur Seite gestreckt.
- Lassen Sie die geschlossenen Knie so weit es Ihnen angenehm ist zur rechten Seite sinken. Klemmen Sie eventuell zur Entspannung ein Kissen zwischen die Knie. Je weiter Ihre Schwangerschaft fortgeschritten ist, desto dicker sollte das Kissen sein. Wenden Sie, während die Knie sinken, den Kopf nach links.
- Bleiben Sie einige tiefe Atemzüge in dieser Haltung und entspannen Sie sich.
- Kommen Sie mit den Knien wieder nach oben und drehen Sie den Kopf wieder zur Mitte.
- Lassen Sie nun die Knie nach links sinken und den Blick nach rechts wandern.
- Einige Male im Wechsel weiterüben.

Im Zweifelsfall zur Ärztin

Sollten weder die Tipps von Seite 195 noch eine der Übungen auf diesen Seiten helfen, könnte auch etwas Ernsteres hinter den Schmerzen stecken, wie zum Beispiel vorzeitige Wehen oder ein Nierenstau. Dieser macht sich meist durch einseitige anhaltende Rückenschmerzen bemerkbar. Er kann auslöst werden, wenn Ihr Baby auf einen oder beide Harnleiter drückt. Da der Harn nicht mehr richtig zur Blase abfließen kann, staut er sich hoch bis zu den Harnleitern, wodurch Fieberschübe, Rücken- und Flankenschmerzen, Müdigkeit und wiederkehrende Infektionen der Harnwege ausgelöst werden. Sprechen Sie daher mit Ihrer Hebamme oder Ihrer Frauenärztin, wenn Sie unsicher oder die Schmerzen sehr stark sind, und lassen Sie sich untersuchen.

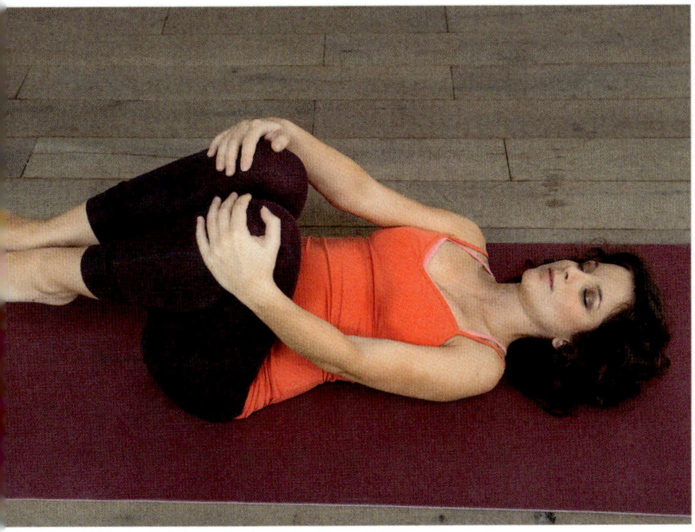

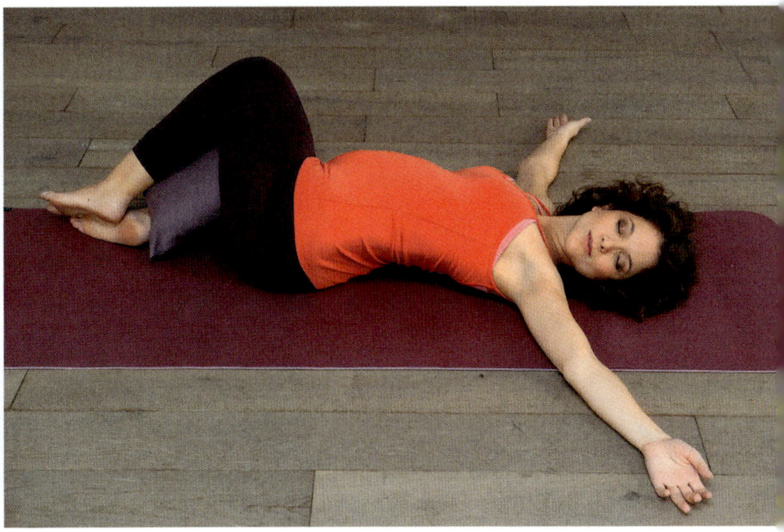

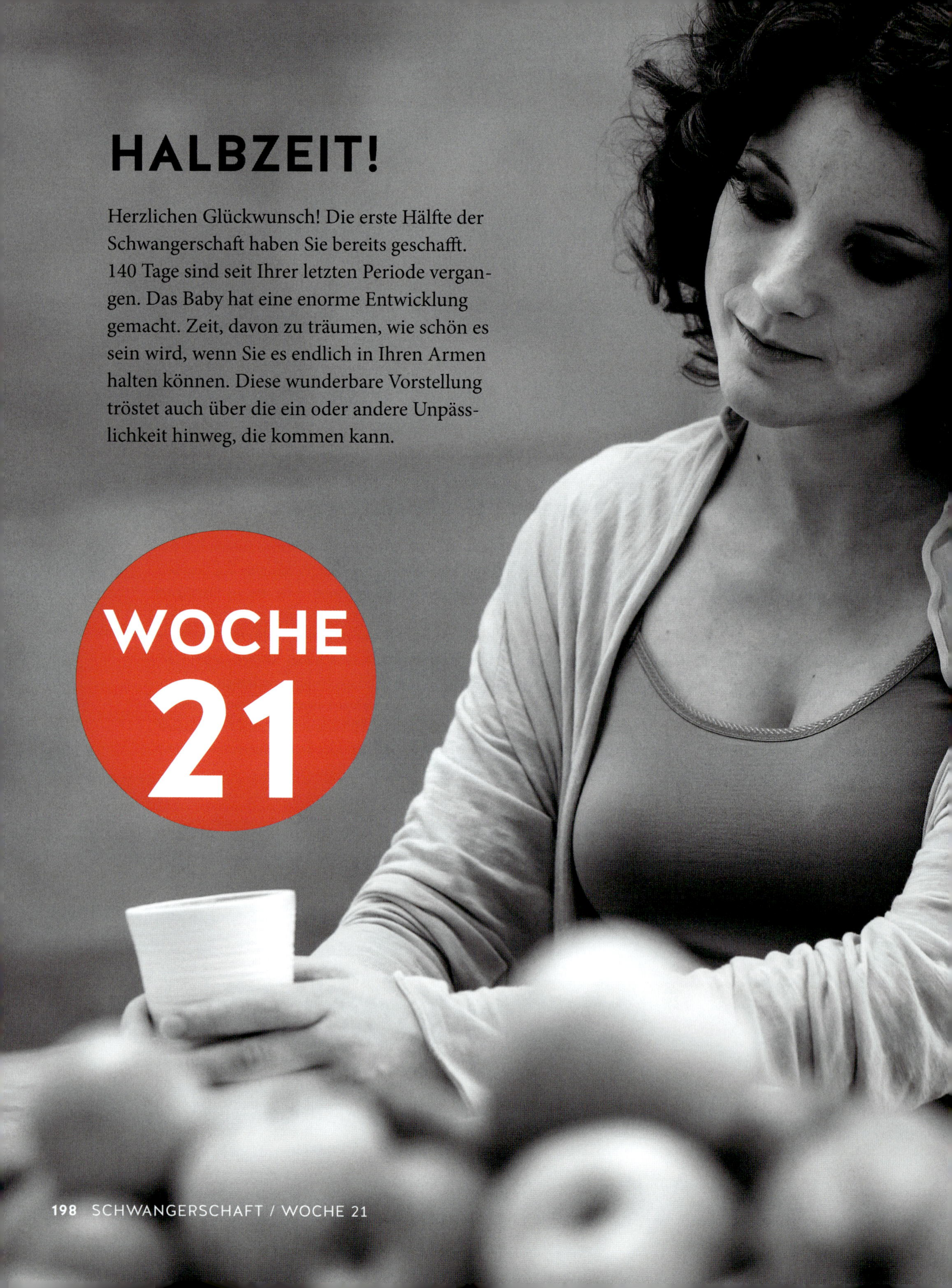

HALBZEIT!

Herzlichen Glückwunsch! Die erste Hälfte der Schwangerschaft haben Sie bereits geschafft. 140 Tage sind seit Ihrer letzten Periode vergangen. Das Baby hat eine enorme Entwicklung gemacht. Zeit, davon zu träumen, wie schön es sein wird, wenn Sie es endlich in Ihren Armen halten können. Diese wunderbare Vorstellung tröstet auch über die ein oder andere Unpässlichkeit hinweg, die kommen kann.

WOCHE 21

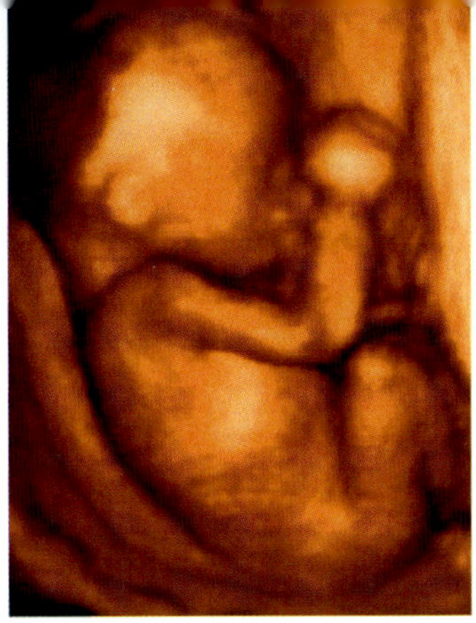

Sie spüren, wie Ihr Baby tritt und Purzelbäume schlägt. Diese Trainingseinheiten bereiten es darauf vor, nach der Geburt von Ihrem Bauch zur Brust hochzurobben und dort das erste Mal zu trinken.

141. TAG

SSW 20+1 *{Noch 139 Tage}*

Wie sich Ihr Körper verändert

Sie können Ihre Gebärmutter etwa einen Zentimeter unter Ihrem Nabel ertasten und auch fremde Menschen werden jetzt zweifelsfrei erkennen, dass Sie schwanger sind. Dank der Bewegungsfreude Ihres Babys können Sie sich wahrscheinlich schon gut vorstellen, es bald im Arm zu halten. Es strampelt jetzt sogar so stark, dass es auch andere von außen fühlen können, wenn sie die Hand auf Ihren Bauch legen. Dadurch können Ihr Partner und größere Geschwister besser an Ihrer Schwangerschaft teilhaben.

Ihr Appetit wird nun etwas zunehmen, schließlich benötigen Sie etwa 500 Kalorien mehr pro Tag, um Ihren Stoffwechsel aufrechtzuerhalten. Vermeiden Sie aber fettreiche Speisen, gezuckerte Getränke und vorgefertigtes Essen. Gemüse, Obst, Milch- und Vollkornprodukte sind nach wie vor die beste Wahl.

Wie beinahe jede Phase der Schwangerschaft bringt auch diese typische Beschwerden mit sich. Viele Frauen schwitzen verstärkt und haben vermehrt Ausfluss. Solange dieser nicht von Juckreiz begleitet wird und/oder gelb-grünlich verfärbt ist und sich der Geruch nicht verändert, brauchen Sie sich darüber keine Gedanken zu machen. Im Zweifelsfall sollten Sie jedoch immer Ihre Ärztin oder Hebamme fragen. Verwenden Sie atmungsaktive Binden oder Slipeinlagen, keine Tampons. So vermeiden Sie eine Scheiden- oder Harnwegsinfektion.

Das wachsende Gewicht belastet zunehmend Rücken und Beckenboden. Spätestens von nun an sollten Sie darauf verzichten, schwere Dinge über fünf Kilo zu heben. Das lässt sich natürlich nicht ganz vermeiden, wenn Sie zum Beispiel schon ein größeres Kind haben, das auf Mamas Arm möchte. Aber Sie können Ihr »Großes« bitten, sich auf einen Hocker oder einen Stuhl zu stellen, damit Sie es von dort aus leichter hochheben und sich nicht zu ihm bücken müssen.

BAUCHTANZ

Eine tolle Lockerungsübung für zwischendurch, die mit Musik doppelt Spaß macht: Lassen Sie in aufrechter Haltung Ihr **Becken** erst in kleinen, später in ausgreifenderen Bewegungen **kreisen – erst in die eine Richtung, dann in die andere.**

GUT ZU WISSEN

SIND SIE SCHON VORBEREITET?

Wenn Sie es nicht ohnehin schon getan haben, sehen Sie sich jetzt nach einem Geburtsvorbereitungskurs um. Die Kurse beginnen in der Regel ab der 25./26. Schwangerschaftswoche und helfen, sich optimal auf die Wehen und die Geburt vorzubereiten. Perfektes Timing wäre es, wenn Sie bis Woche 37 mit dem Kurs durch sind. Dann sind Sie auch super vorbereitet, wenn Ihr Kind es ein bisschen eiliger hat und die Geburt früher beginnt als erwartet.

Ein Geburtsvorbereitungskurs lohnt sich übrigens nicht nur für Erstlingsmütter, sondern auch, wenn Sie schon ein Kind haben. Erstens frischen Sie Ihr Wissen noch einmal auf. Zweitens bekommen Sie im Kurs eine kleine Extraeinheit Zeit nur für sich und Ihr Baby.

142. TAG

SSW 20+2 *{Noch 138 Tage}*

Wenn es im Intimbereich juckt

Die Hormonumstellung in der Schwangerschaft bringt oftmals auch eine Störung der Vaginalflora mit sich. Die Milchsäurebakterien verringern sich, das gesunde Gleichgewicht kommt ins Wanken und krankmachende Keime können die Oberhand gewinnen. Daher sollten Sie jetzt ganz besonders darauf achten, die Vaginalflora gesund zu halten und einer Infektion durch entsprechende Hygiene vorzubeugen – noch bevor erste Anzeichen wie Brennen oder Jucken im Intimbereich auf ein gestörtes Bakterienmilieu in der Vagina hindeuten. Das gilt besonders für Frauen, die oft schwimmen gehen, gern saunieren oder schon vor der Schwangerschaft häufig an Vaginalinfektionen litten.

Pilzinfektionen

Hefepilze (Candida) finden sich immer im Vaginalmilieu. Normalerweise werden sie aber von den »guten« Milchsäurebakterien in Schach gehalten. Durch ein geschwächtes Immunsystem, übertriebene Körperhygiene, Antibiotika oder eben hormonelle Einflüsse wie in der Schwangerschaft kann die Zahl der Milchsäurebakterien abnehmen, die Hefepilze vermehren sich. Typische Symptome für eine Vaginalpilzerkrankung sind vor allem ein weißlich-bröckeliger Ausfluss sowie ein starker Juckreiz in der Vagina und an den Schamlippen. Außerdem können betroffene Frauen Schmerzen beim Sex und beim Wasserlassen haben. Um die Diagnose zu sichern, macht Ihre Ärztin Abstriche, die anschließend unter dem Mikroskop untersucht werden. Im Labor erfolgt eventuell zudem eine Anzucht der Erreger.

Der für Vaginalpilz verantwortliche Erreger kann auf verschiedenen Wegen übertragen werden. Die häufigste Infektionsquelle ist Geschlechtsverkehr. Die Pilze können aber auch über eine durch falsche Toilettenhygiene verursachte Schmierinfektion vom Enddarm in die Vagina gelangen oder werden übertragen, wenn mehrere Menschen gemeinsam Badeanzüge, Unterwäsche oder Handtücher benutzen.

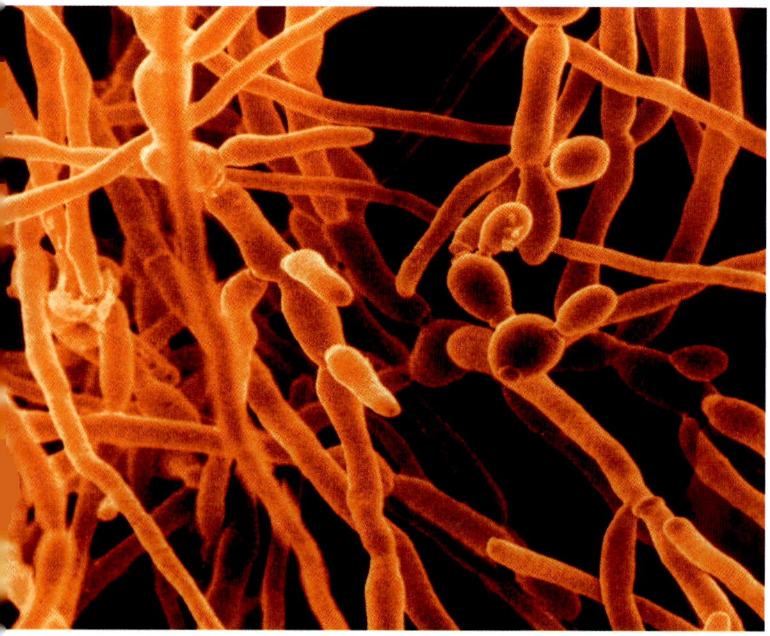

Candidapilze unter dem Mikroskop. Drei von vier Schwangeren erkranken mindestens einmal daran.

Die Behandlung

Wenn das lästige Brennen und Jucken zum ersten Mal auftritt oder Sie unsicher sind, ob es wirklich ein Pilz ist, sollten Sie zur Frauenärztin gehen. Sie verschreibt Ihnen bei Bedarf ein entsprechendes Mittel (Antimykotikum). Im ersten Drittel der Schwangerschaft werden dabei eher Nystatin-Präparate empfohlen, im zweiten und dritten Drittel solche mit Clotrimazol. Eine entsprechende Behandlung ist auf jeden Fall wichtig, auch wenn Sie nicht unter körperlichen Beschwerden leiden – zumal die Zäpfchen und Salben keine negativen Auswirkungen auf das Baby haben. Wird der bestehende Vaginalpilz dagegen nicht therapiert, kann er sich bei der Geburt im Geburtskanal auf das Kind übertragen und zum Beispiel Mundsoor verursachen, bei dem sich die Candidapilze auf der Mundschleimhaut des Kindes ansiedeln. Denn Neugeborene haben noch keine ausreichende Eigenabwehr.

143. TAG

SSW 20+3 *{Noch 137 Tage}*

Wie Sie gegen eine Pilzinfektion vorbeugen

Vorbeugend oder begleitend zur Behandlung mit Antimykotika haben sich verschiedene Maßnahmen bewährt, um das empfindliche Scheidenmilieu zu stabilisieren. Sie wirken vor allem prophylaktisch und helfen so dabei, das Scheidenmilieu gesund zu halten, damit Pilze sich gar nicht erst ansiedeln.

- Verwenden Sie für die Intimpflege nur lauwarmes Wasser und milde, pH-neutrale Seifenlotion.
- Im feuchtwarmen Milieu fühlen sich Pilze besonders wohl. Daher ist es wichtig, den Körper nach dem Waschen sorgfältig abzutrocknen.
- Tragen Sie Baumwollslips und atmungsaktive Binden oder Slipeinlagen. Verzichten Sie auf Slipeinlagen mit Plastikfolie.
- Wechseln Sie Ihre Unterwäsche zweimal täglich und waschen Sie sie bei 95 °C.
- Durch eine Rasur der Schamhaare können Sie das Abklingen der Pilzinfektion begünstigen.
- Reinigen Sie sich nach dem Stuhlgang immer von vorn nach hinten, nicht umgekehrt.

Die Vaginalflora stärken

Wenn Sie generell zu Vaginalpilzinfektionen neigen und die Beschwerden in regelmäßigen Abständen immer wieder auftreten, sollten Sie Maßnahmen für den Erhalt des natürlichen Schutzmechanismus der Vagina ergreifen: Setzen Sie zur Vorbeugung Mittel ein, die Milchsäurebakterien enthalten. Sie sind als Zäpfchen frei verkäuflich in Apotheken erhältlich. Sie können auch einen Tampon in Naturjoghurt tränken und für zwei Stunden in der Vagina lassen. Die Milchsäurebakterien besiedeln die Schleimhaut der Vagina und verdrängen krankheitserregende Pilze. Zusätzlich senken sie den pH-Wert der Vaginalschleimhaut und tragen so zum Erhalt der gesunden Vaginalflora bei.

Weil sich Hefepilze von Zucker ernähren, ist es zudem hilfreich, die Ernährung entsprechend umzustellen und auf Süßes beziehungsweise Kohlenhydrate und Stärke weitgehend zu verzichten. Dies ist auch bei einer akuten Infektion ratsam.

GUT ZU WISSEN

DIE CERCLAGE

Ist der Muttermund bereits etwas geöffnet und liegt zugleich eine Verkürzung des Gebärmutterhalses vor, steigt das Risiko für eine Frühgeburt. Bis zur 28. Schwangerschaftswoche kann der Muttermund dann mit einer Fadenschlinge mechanisch verschlossen werden (sogenannte Cerclage). Die Schlinge wird ein paar Wochen vor dem errechneten Geburtstermin oder, falls das Baby sehr viel früher kommt, bei der Geburt wieder geöffnet.

Der Eingriff wird etwa ab der 14. Schwangerschaftswoche durchgeführt – allerdings sehr selten und nur wenn das Risiko für eine extreme Frühgeburt sehr hoch ist.

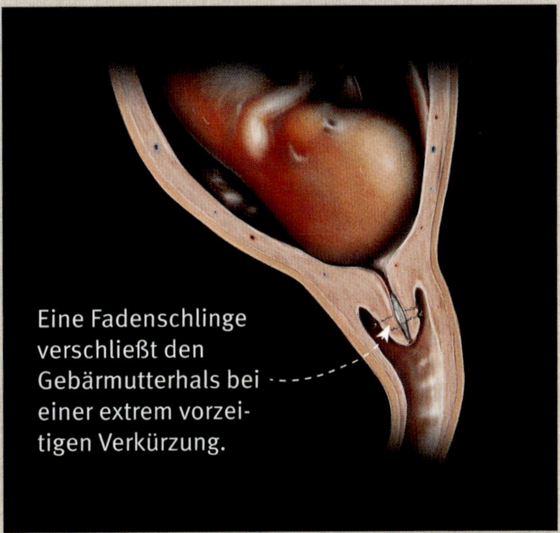

144. TAG

SSW 20+4 *{Noch 136 Tage}*

Herpes genitalis

Herpes bezeichnet eine bläschenbildende Entzündung auf der Haut und der Schleimhaut. Die Herpesviren setzen sich bei der Erstinfektion an Nervenknotenpunkten fest und verweilen dort lebenslang im Ruhezustand. Sie können durch Krankheit, Stress oder wenn das Immunsystem geschwächt ist reaktiviert werden und Beschwerden verursachen.

Es gibt zwei Formen des Herpes-simplex-Virus: Der Typ 1 verursacht vor allem Lippenbläschen, Typ 2 führt in den meisten Fällen zu Genitalherpes, bei Frauen also zu schmerzhaften Bläschen im Innen- und Außenbereich der Vagina. Sie treten wie die Lippenbläschen meist in Grüppchen auf, platzen nach einiger Zeit auf und verheilen anschließend, ohne Narben zu hinterlassen.

Mit Lippenherpes stecken sich die meisten Menschen bereits im Kindesalter an. Die Übertragung erfolgt in der Regel über eine Schmierinfektion durch Speichel. Typ 2 dagegen wird über Geschlechtssekrete übertragen. Über kleinste Verletzungen der Haut oder Schleimhaut gelangt das Virus in den Körper. Jucken, Kribbeln und Brennen an den äußeren Geschlechtsorganen können auf eine Infektion hinweisen. Fieber und Gliederschmerzen sowie eine Vergrößerung der Lymphknoten in den Leisten sind im Zusammenhang mit den anderen Anzeichen ebenfalls Symptome, die auf eine Infektion mit dem Herpesvirus hinweisen können.

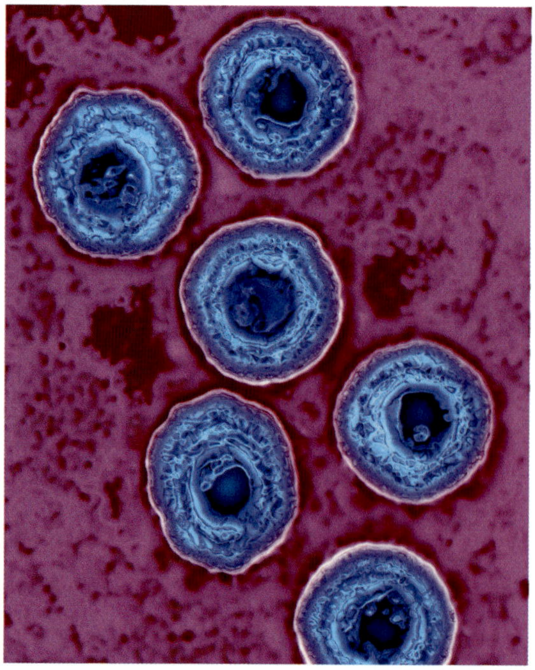

Obwohl das Herpes-simplex-Virus vergleichsweise groß ist, wird es nur unter dem Mikroskop sichtbar.

Vorsicht, ansteckend!

Eine Herpesinfektion des Neugeborenen kann lebensbedrohliche Erkrankungen wie eine Hirnhautentzündung (Meningitis) auslösen. Meist erfolgt die Infektion bei Kontakt mit Bläscheninhalt auf dem Weg durch den Geburtskanal, seltener beim späteren Kontakt mit der Mutter. Eine Ansteckung in der Schwangerschaft (über die Plazenta) ist hingegen selten, da Herpesviren nicht dazu neigen, sich im gesamten Körper auszubreiten.

Bei einer von ca. 7500 Geburten kommt es zu einer Ansteckung, wobei bei einer frischen Erstinfektion der Mutter zum Zeitpunkt der Geburt die Wahrscheinlichkeit einer Übertragung auf das Baby bei 30 bis 50 % liegt. Handelt es sich um eine reaktivierte Erkrankung, ist die Wahrscheinlichkeit der Übertragung auf das Baby mit vier bis fünf Prozent erheblich geringer, da zu einem früheren Zeitpunkt bereits schützende Antikörper über die Plazenta auf das Ungeborene übertragen wurden.

Um einer Reaktivierung zum Zeitpunkt der Geburt vorzubeugen, wird ab der 36+0 SSW bis zur Geburt die tägliche Einnahme einer Prophylaxe mit Aciclovir (in Tablettenform) empfohlen.

Sollte vor der Geburt eine frische Herpesinfektion im Genitalbereich auftreten, muss diese sofort behandelt werden. Bei Erstinfektion wird ein Kaiserschnitt empfohlen. Bei einer reaktivierten Herpesinfektion spricht nichts gegen eine vaginale Geburt, insofern nach der Behandlung kein bläschenförmiger Ausschlag mehr zu erkennen ist.

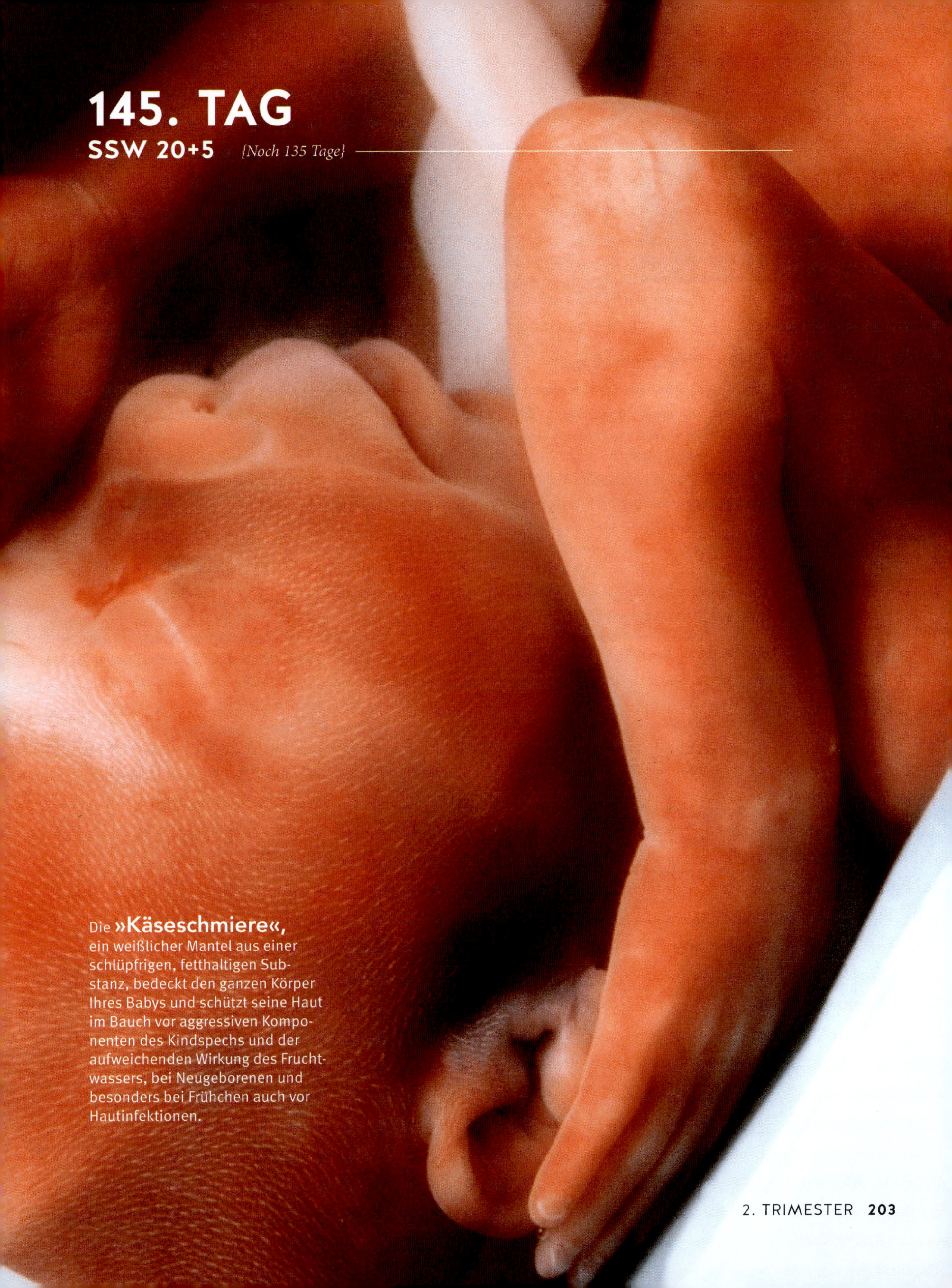

145. TAG

SSW 20+5 *{Noch 135 Tage}*

Die **»Käseschmiere«,** ein weißlicher Mantel aus einer schlüpfrigen, fetthaltigen Substanz, bedeckt den ganzen Körper Ihres Babys und schützt seine Haut im Bauch vor aggressiven Komponenten des Kindspechs und der aufweichenden Wirkung des Fruchtwassers, bei Neugeborenen und besonders bei Frühchen auch vor Hautinfektionen.

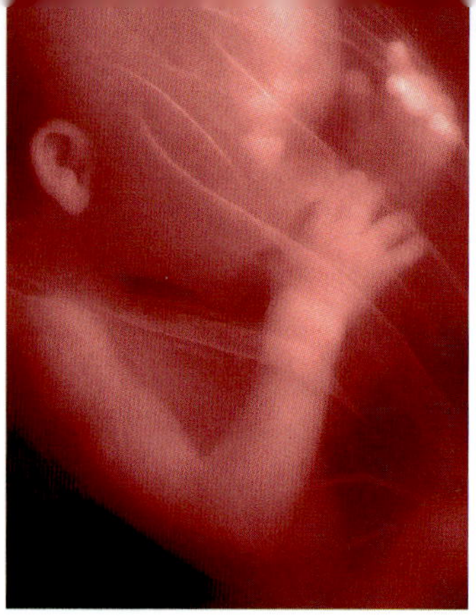

Die Nieren des Kindes übernehmen in dieser Zeit die Produktion des Fruchtwassers. Das geschluckte Fruchtwasser wird über die Harnwege als wenig konzentrierter Urin wieder ausgeschieden.

146. TAG

SSW 20+6 *{Noch 134 Tage}*

Depressive Verstimmungen

Als Schwangere schweben Sie keineswegs ohne Unterbrechung mit einem glückseligen Gesichtsausdruck auf Wolke sieben, auch wenn das so auf Fotos in Broschüren und Büchern manchmal vermittelt wird. Stimmungstiefs können die Vorfreude auf Ihr Baby und den neuen Lebensabschnitt zeitweise kräftig trüben. Doch dagegen lässt sich etwas unternehmen. Eine niedergeschlagene Stimmung wird oft mit hormonellen Veränderungen begründet. Wir beobachten dagegen sehr häufig, dass vor allem andauernde Überlastung eine große Rolle spielt, wenn schwangere Frauen niedergeschlagen sind. Sie muten sich zu viel zu, vor allem wenn sie bereits Kinder haben oder im Beruf stark eingebunden sind. Die beste Hilfe ist in diesem Fall, rechtzeitig auf ausreichende Ruhepausen zu achten und sich mehr Zeit für sich und das Baby zu nehmen. Dann geht es den Frauen meist schon bald wieder besser.

»Echte« Depressionen

Selten treten in der Schwangerschaft auch »echte« Depressionen auf, die unbedingt behandelt werden müssen. Anzeichen, dass es sich um mehr als nur depressive Verstimmungen handelt, können sein:

- große Antriebslosigkeit,
- Unfähigkeit zur Freude,
- häufiges Weinen,
- starke Müdigkeit,
- Suizidgedanken.

Wenn Sie oder andere Menschen diese Anzeichen bei sich entdecken, sprechen Sie bitte frühzeitig mit Ihrer Frauenärztin oder Hebamme darüber. Dort erhalten Sie gegebenenfalls Adressen von psychotherapeutisch arbeitenden Begleitern. Dies ist auch deshalb wichtig, weil massive negative Gefühle nicht nur für die werdende Mutter schädlich sind, sondern auch dem Baby nicht gut tun.

AUS WISSENSCHAFT UND FORSCHUNG

Mögliche Ursachen FÜR DEPRESSIONEN

- 2013 untersuchten Wissenschaftler in einer Studie an über 14 000 schwangeren Frauen das Risiko für Depressionen. Mit erschreckendem Ergebnis: Immerhin 9,1 Prozent der Studienteilnehmerinnen waren in der 32. Schwangerschaftswoche davon betroffen.
- Bislang ist unklar, ob die Schwangerschaft selbst eine Depression auslöst oder ob die Verstimmung bereits vorher vorhanden war.
- Die Wahrscheinlichkeit scheint besonders groß, wenn in Ihrer Familie oder bei Ihnen selbst bereits depressive Erkrankungen aufgetreten sind. Auch wenn es für Sie mit vielen Schwierigkeiten verbunden war, schwanger zu werden, oder Sie schon einmal eine Fehlgeburt hatten, werden Sie sich vermutlich sehr viele Gedanken über die Sicherheit dieser Schwangerschaft machen.
- Die besonderen Beanspruchungen während einer Schwangerschaft, besonders dann, wenn Sie schon Kinder haben, können Sie ebenso anfälliger für eine Depression machen.

147. TAG

SSW 21+0 *{Noch 133 Tage}*

Mehr Achtsamkeit im Alltag

Falls Sie bemerken, dass Sie ab und zu traurig sind und Trübsal blasen, können Achtsamkeitsübungen helfen, sich selbst kleine Auszeiten im Alltag zu schaffen und neue Lebensfreude zu gewinnen.

Im Büro

Machen Sie für zwei Minuten eine Pause, in der Sie sich ganz bewusst an Ihrem Arbeitsplatz umschauen:

- Beschauen Sie jedes Detail um sich herum.
- Benennen Sie in Ihrem Kopf alles, was Sie um sich herum sehen.
- Wichtig ist dabei: Denken Sie nicht weiter darüber nach, sondern gehen Sie im Kopf gemächlich weiter zum nächsten Gegenstand.
- Berühren Sie die Gegenstände einzeln und fühlen Sie die Oberfläche Ihrer Tastatur, die Rundung Ihres Kugelschreibers, das kühle Metall des Brieföffners an der Fingerspitze …

Dieses kurze Abstandnehmen beruhigt das Gedankenkarussell im Kopf, fährt den Stress herunter und schützt vor Überlastung. Denn das Geheimnis von Abstandnehmen und Achtsamkeit ist: wahrnehmen und loslassen.

Im Badezimmer

Sinnieren Sie unter der Dusche nicht schon über die Tagesplanung, sondern nutzen Sie Ihre Sinne und achten Sie auf jedes noch so kleine Detail:

- Wie fühlt sich der Wasserhahn an? Was für ein Geräusch macht er beim Aufdrehen?
- Lauschen Sie dem Plätschern des Wassers. Versuchen Sie, die unterschiedlichen Klänge der Tropfen zu hören: auf Ihrem Körper, an der Duschwand, auf dem Boden …
- Beobachten Sie, wie das Wasser auf Ihrer Haut abperlt, wie sich das Duschgel in eine weiche, schaumige Masse verwandelt und einzelne Schaumblasen zerplatzen … Dabei ist es das Wichtigste, dass Sie mit Ihren Gedanken wirklich unter der Dusche bleiben. Driften Sie doch für einen Moment zu anstehenden Terminen oder vergangenen Streitigkeiten ab, nehmen Sie auch das wahr und kehren Sie dann sanft wieder zurück in den Moment. Das kann bei jeder Achtsamkeitsübung passieren.

Bei der Frauenärztin/Hebamme

Nehmen Sie in der Praxis Ihrer Frauenärztin oder Hebamme sich und die Räumlichkeiten ganz bewusst wahr. Achten Sie dabei auch auf unangenehme Gerüche, schrille Geräusche, negative Gefühle und Gedanken und lassen Sie diese wie eine Wolke an sich vorbeiziehen.

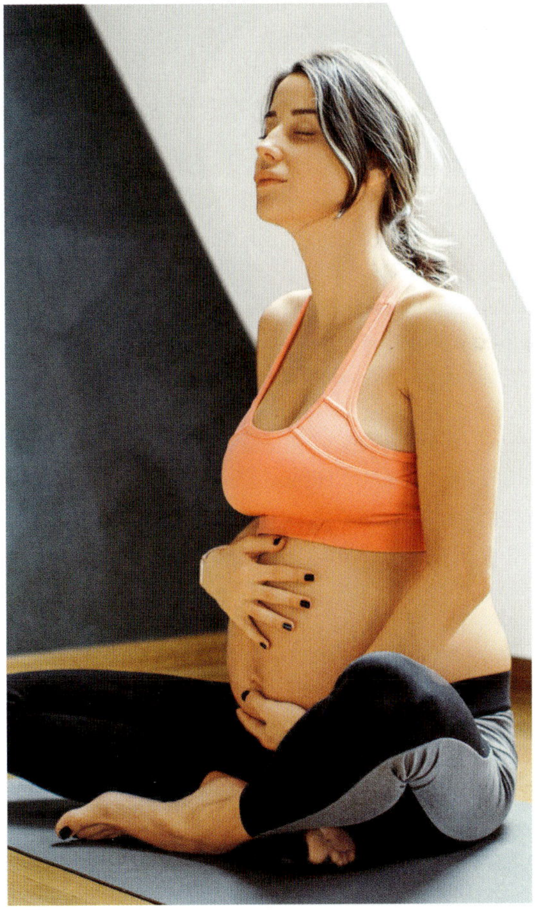

Bewusste Auszeiten machen es leichter, sich selbst gegenüber mehr Achtsamkeit zu entwickeln.

FAMILIEN-MODELLE

Die Lebensrealität von Familien hat sich in den letzten Jahrzehnten stark verändert. Vater, Mutter, Kind? Das war einmal. Eine zeitgerechte Definition von »Familie« bezeichnet sehr viel mehr Formen des Zusammenlebens von Erwachsenen mit Kindern. Die Kleinen können bei Mama und Papa oder nur bei einem Elternteil aufwachsen, ihre Eltern können lesbisch oder schwul sein, sie können in einer Patchwork-Familie groß werden oder mit mehreren Generationen unter einem Dach leben.

Alleinerziehend

In den großen Städten leben hierzulande fast die Hälfte aller Kinder bei nur einem Elternteil. Und auch außerhalb der Großstädte gibt es immer mehr Alleinerziehende: In beinahe jeder fünften Familie lebt das Kind bei nur einem Elternteil.
Als Alleinerziehende stehen Sie im Alltag vor besonderen Herausforderungen. Aber allein zu erziehen, muss nicht heißen, auch mit allen Problemen allein dazustehen. Es gibt Hilfsangebote. Dennoch schwanken schon in der Schwangerschaft viele alleinerziehende Frauen zwischen Freude und Panik hin und her. Dabei kann oft bereits der Austausch mit werdenden Müttern in ähnlicher Situation helfen. Für alle anderen Fälle können Sie sich an eine Familienberatungsstelle in Ihrer Nähe wenden. Dort erhalten Sie professionelle, kostenlose Beratung. Der Verein für alleinerziehende Mütter und Väter bietet neben vielfältiger Unterstützung auch regionale Treffen an, aus denen je nach Nachfrage Schwangerengruppen entstehen können. Denken Sie zudem daran, sich frühzeitig ein Netzwerk aus Verwandten, Freundinnen und Freunden aufzubauen, die im Notfall zur Verfügung stehen. Und auch bei der Geburt sollten Sie nicht allein sein. Wenn Sie einen Geburtsvorbereitungskurs besuchen, ist es sinnvoll, dass die Person, die Sie zur Geburt begleitet, den Kurs gemeinsam mit Ihnen absolviert. Sollte sich niemand finden, den Sie bei der Geburt Ihres Kindes dabeihaben wollen, ist eine Beleghebamme eine gute Lösung. Von ihr werden Sie dann während der gesamten Geburt individuell betreut.
Wenn Sie nach der Geburt Ihres Kindes bald wieder ins Berufsleben einsteigen wollen oder müssen, ist es wichtig, den Alltag mit Kind und Beruf gut geregelt zu wissen. Verschaffen Sie sich schon in der Schwangerschaft einen Überblick über Möglichkeiten der Kinderbetreuung. Da Sie als Alleinerziehende vor besonderen Anforderungen stehen, wenn Sie Kindererziehung, Organisation des Alltags und Erwerbstätigkeit miteinander verbinden müssen, wurden staatliche Leistungen wie das Elterngeld, der Unterhaltsvorschuss oder steuerliche Regelungen (Seite 154 und Seite 171) entsprechend ausgestaltet. Auch zu zusätzlichen Regelungen und Hilfen bei Ausbildung, Studium oder beruflichem Wiedereinstieg für Alleinerziehende können Sie sich bei der Bundesagentur für Arbeit beraten lassen. In Österreich und in der Schweiz können Sie sich bei den zuständigen Stellen über die jeweiligen Bestimmungen informieren (Adressen im Serviceteil ab Seite 446).

Gleichgeschlechtliche Eltern

Mittlerweile wachsen in Deutschland nach Schätzungen rund 16000 bis 19000 Kinder in gleichgeschlechtlichen Beziehungen auf, die meisten davon mit Frauenpaaren als Eltern. Für Babys und Kinder ist es gleich, in welches Familienmodell sie hineingeboren werden. Die Qualität einer Beziehung hängt von Faktoren wie Bindung zu den Eltern, liebevoller Zuwendung und Familienklima sowie Umgang mit Konflikten ab, nicht vom Geschlecht der Eltern. Babys haben keine eigenen Vorstellungen, wie Familie auszusehen hat. Sie werden ihre Eltern als Eltern lieben. Ihre Familie, egal ob zwei Mamas, Papas oder Transmenschen, ist für Kinder eine natürliche Tatsache.

Wir erleben in diesem Teil der Welt eine zunehmende Akzeptanz gegenüber der Vielfalt sexueller Orientierungen. Aber auch die wachsende Zahl gleichgeschlechtlicher Paare mit Kinderwunsch ändert nichts an der Tatsache, dass die Realisierung dieses Elternwunsches vor allem durch gesellschaftliche Vorurteile und Informationsmangel immer noch schwierig ist. Seit dem 1. Oktober 2017 sind homosexuelle Partnerschaften der Ehe zwischen Frau und Mann völlig gleichgestellt, einschließlich der Adoption von Kindern. Eine gesellschaftlich nicht mehr extra zu erwähnende Selbstverständlichkeit ist hoffentlich die Zukunft.

Wenn Sie sich als gleichgeschlechtliches Paar ein Kind wünschen, ist Beratung zum Thema Mit-Mutterschaft und Mit-Vaterschaft beim Lesben- und Schwulenverband in Deutschland (LSVD), Regenbogenfamilien.at in Österreich und Regenbogenfamilien.ch in der Schweiz unter anderem zu rechtlichen Fragen empfehlenswert.

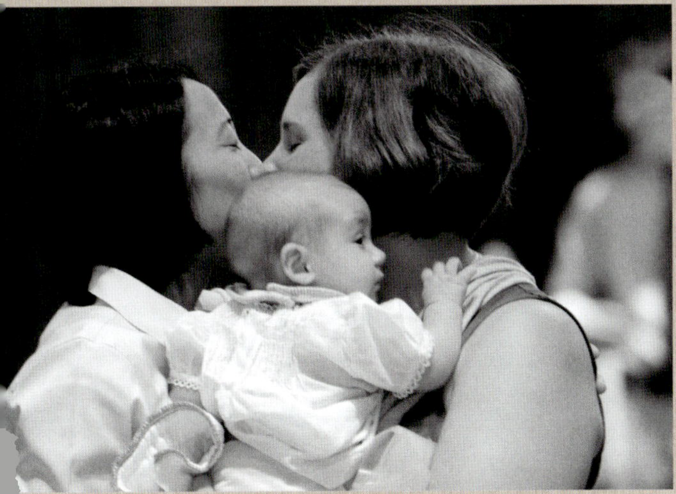

Jedes Familienmodell hat seine eigenen Probleme zu überwinden, unabhängig vom Geschlecht der Eltern.

Patchwork-Familien

Das Bundesministerium für Familie, Senioren, Frauen und Jugend ging schon 2010 davon aus, dass in Deutschland in 13,6 Prozent aller Haushalte Kinder in Patchwork-Familien leben. Und es ist statistisch zu erwarten, dass immer mehr Kinder in mehreren Familien aufwachsen werden.

Die Gemeinsamkeit aller Patchwork-Familien besteht darin, dass zum leiblichen Elternteil ein neues hinzutritt. Haben beide Partner Kinder, entstehen manchmal wahre Großfamilien – und damit oft auch zahlreiche Konflikte. Vater oder Mutter wird man durch die Geburt eines Babys. Stiefvater oder -mutter zu werden ist ein weniger klarer Prozess. Anders als leibliche Eltern haben Stiefeltern mitunter nicht viel Zeit, um sich auf Kinder einzustellen. Durch die neue Rolle verändert sich das Leben auf einen Schlag.

Mehrgenerationenfamilien

Eine steigende Zahl von Familien entscheidet sich heute, miteinander zu leben und füreinander da zu sein. Bei diesen Formen des Zusammenlebens kann das Baby theoretisch von allen Familienangehörigen betreut werden. Das klingt für viele Eltern erst einmal verlockend. Aber denken Sie an für beide Seiten verbindliche Absprachen. Denn auch Großeltern, Tante und Onkel haben ein Privatleben. Wichtig ist außerdem, dass Sie den Verwandten, denen Sie Ihr Baby anvertrauen wollen, einen Spielraum im Umgang mit ihm zugestehen. Nicht jeder erzieht gleich. Gut zu wissen: Betreuungskosten der Kinder durch Familienmitglieder sind für die Eltern steuerlich absetzbar. Zudem haben auch Großeltern in Deutschland unter bestimmten Bedingungen Anspruch auf Elternzeit. Über die jeweiligen Regelungen in Österreich und der Schweiz informieren Sie sich bitte bei den zuständigen Stellen. Entsprechende Adressen finden Sie im Serviceteil ab Seite 446.

EINFACH MAL LOSLASSEN

Um Rückenschmerzen zu lindern, Verspannungen zu lösen oder um es sich einfach einmal gut gehen zu lassen, gibt es nichts Besseres als eine Massage. Vielleicht schenkt Ihr Partner oder eine Freundin Ihnen hin und wieder Zeit für eine Verwöhneinheit?

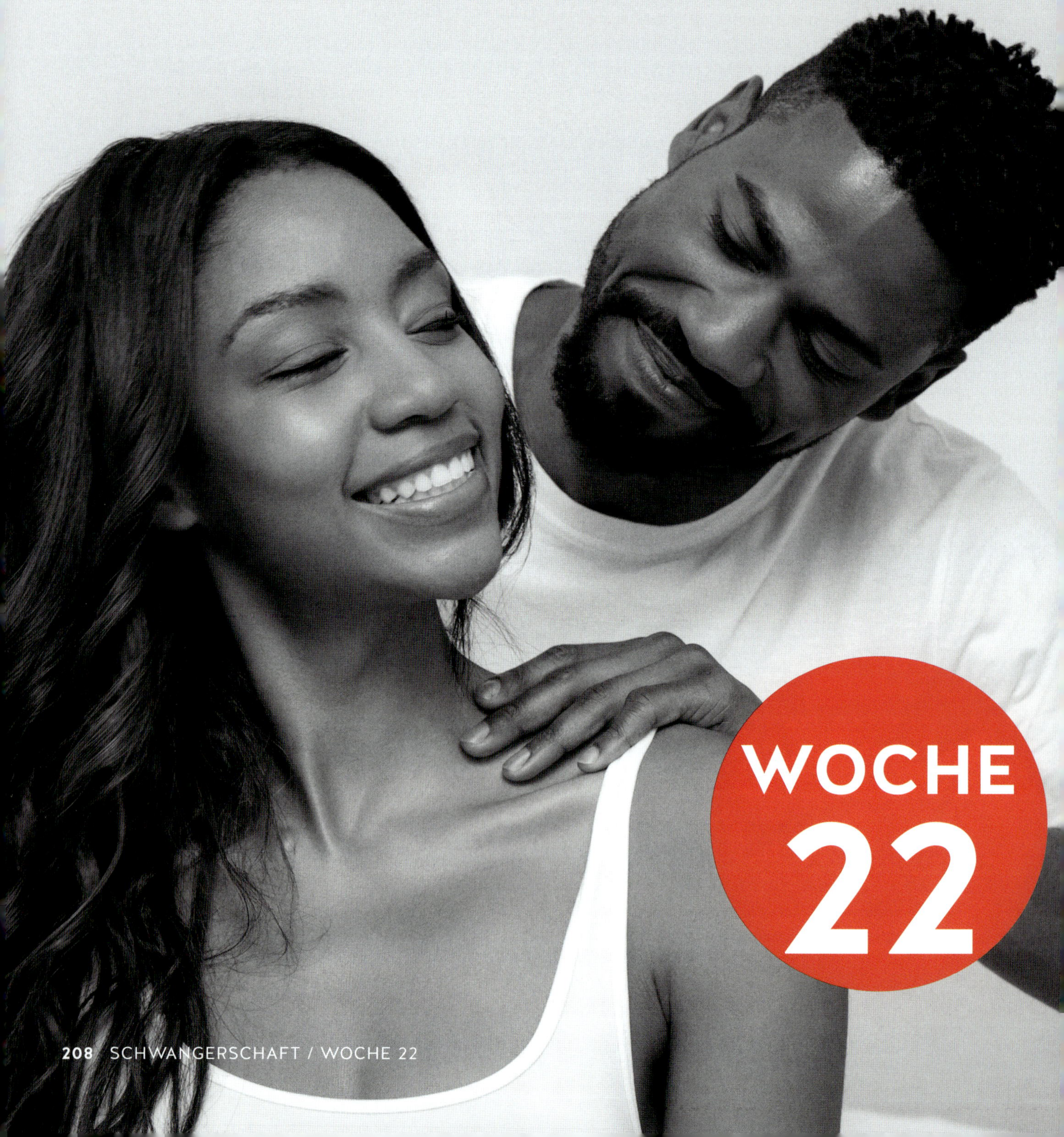

WOCHE 22

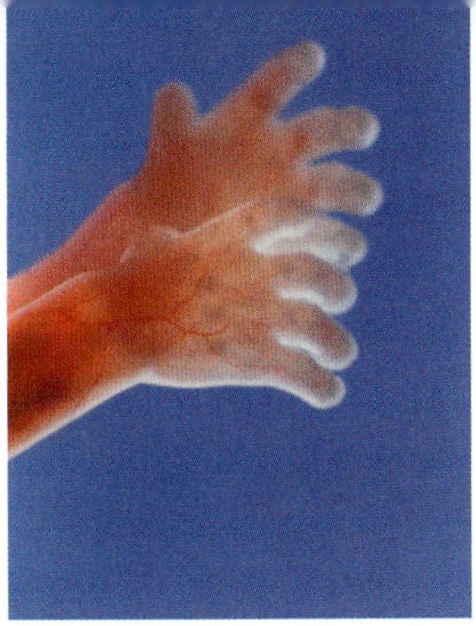

Ihr Baby wiegt um die 400 Gramm und misst von Kopf bis Fuß etwa 27 Zentimeter. Skelett, Finger- und Zehennägel festigen sich immer mehr, aber es kann sich nicht kratzen, da die Nägelchen noch sehr weich sind.

148. TAG

SSW 21+1 *{Noch 132 Tage}*

Wie sich Ihr Körper verändert

Ihre Brüste bereiten sich langsam auf ihren großen Einsatz vor: Die kleinen Drüsen um die Brustwarze (Montgomery-Drüsen) werden deutlich als Erhebungen sichtbar und sondern verstärkt Feuchtigkeit ab. Das hilft, die Warzen für die Stillzeit elastisch zu halten, und beugt zugleich auf natürliche Weise späteren Rissen oder Verletzungen vor.

Weil Ihr Baby immer noch wächst und aufgrund des erhöhten Stoffwechsels steigt der Magnesiumbedarf weiter an. Bei unzureichender Versorgung mit dem Mineralstoff mehren sich Krämpfe in den Füßen oder Waden, besonders nachts. Umso mehr sollten Sie öfter einmal die Beine hochlegen und Maßnahmen ergreifen, damit es gar nicht erst so weit kommt oder der Krampf schnell vorübergeht (Seite 178).

Ihr Blutvolumen ist nun erhöht. Der Unterkörper wird stärker mit Blut versorgt, was weiterhin zu mehr vaginalem Ausfluss führt. Sie müssen auch wieder häufiger auf die Toilette. Manche Frauen klagen zudem über Hämorrhoiden (Seite 356). Auch Krampfadern, die vorher nur dezent sichtbar waren, machen sich ab der 22. Schwangerschaftswoche verstärkt bemerkbar. In diesem Fall ist es wichtig, sich viel zu bewegen und sich von der Hebamme gezielte Übungen für die Beine zeigen zu lassen.

Ihre Haare sind vermutlich dick und glänzend, aber als Nebeneffekt bemerken Sie vielleicht auch eine stärkere Körper- und Gesichtsbehaarung. Die meisten Schwangeren haben bis jetzt zwischen 5,5 und 7 Kilo zugenommen.

KÖRPERWISSEN

SOS AUS **Magen und Darm**

Magen-Darm-Infekte treten in der Schwangerschaft wie im »normalen« Leben auch plötzlich und unvermittelt auf. Sie verschwinden jedoch normalerweise nach ein bis zwei Tagen und stellen in der Regel keine Gefahr für Ihr Baby dar.

- Trinken Sie viel und ruhen Sie sich aus, das hilft am besten.
- Da Essen anfangs zu weiteren heftigen Reaktionen Ihres Körpers führen kann, sollten Sie mit leicht verdaulichen Nahrungsmitteln wie Salzstangen (gegen den Salzverlust), geriebenen Äpfeln und Bananen beginnen.
- Als krankhaft gelten Magen- und Darmbeschwerden, wenn sie sich nach zwei bis drei Tagen nicht deutlich bessern oder gemeinsam mit Fieber, Erbrechen, Kopf- und Gliederschmerzen und Schüttelfrost auftreten. In diesem Fall könnte eine Lebensmittelvergiftung oder eine schwerere Infektion dahinterstecken, die auf jeden Fall ärztlich behandelt werden muss.
- Bei anhaltendem Durchfall verliert der Körper Wasser und Salze, die rasch ersetzt werden müssen.
- Auch bei Blut im Stuhl, bei hohem Fieber, bei starken Oberbauchschmerzen oder Austrocknung sollten Sie dringend medizinische Hilfe in Anspruch nehmen.

Massagen in der Schwangerschaft

Eine Massage kann wahre Wunder wirken, denn sie löst Verspannungen und stärkt das Wohlbefinden. Sie lockert nicht nur die Muskulatur, sondern regt den Körper an, Endorphine auszuschütten – körpereigene Glückshormone, die die Schmerzen lindern und stimmungsaufhellend wirken und die zum Beispiel auch beim Sport und beim gemeinsamen Lachen produziert werden. Weitere positive Effekte einer Massage: Die Blutzirkulation wird angeregt, sodass die Zellen gut mit Nährstoffen und Sauerstoff versorgt werden. Dadurch verbessert sich auch der Nährstoffaustausch in der Plazenta. Die Anregung des Lymphsystems führt zu einer Stimulation des Immunsystems. Die erhöhte Durchblutung wirkt sich positiv auf die Hauterneuerung und die Aktivität der Schweiß- und Talgdrüsen aus. Zu guter Letzt wirkt sich eine Massage auch auf die Selbstheilungskräfte des Körpers aus, senkt den Stresshormonspiegel und lindert Depressionen.

Die Rückenlage kann, wenn Sie keine Beschwerden dabei haben, für eine Fußmassage angenehm sein. Ansonsten ist die Seitenlage ideal. Manche Frauen bevorzugen aber auch den Vierfüßlerstand oder eine abgestützte Position auf dem Gymnastikball.

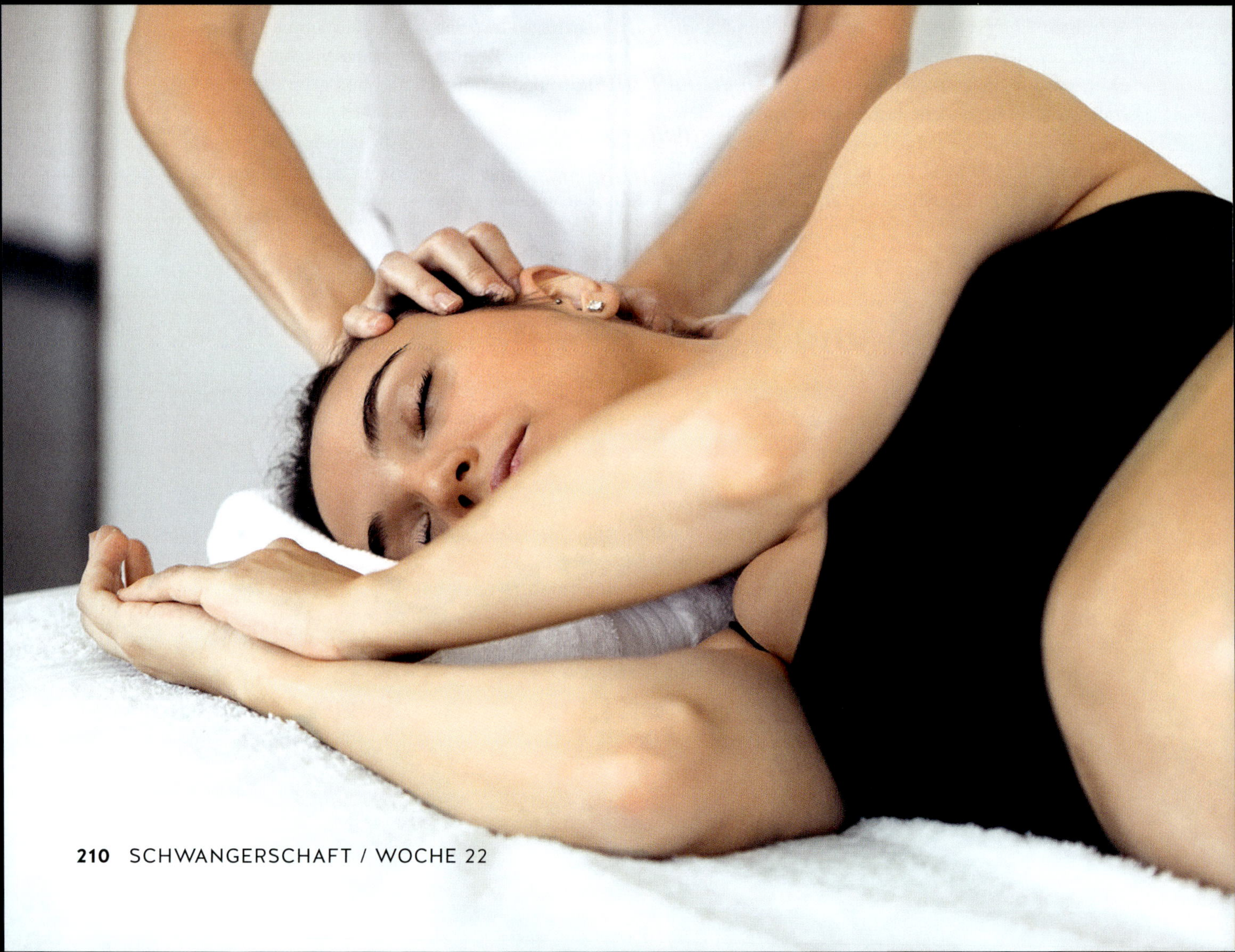

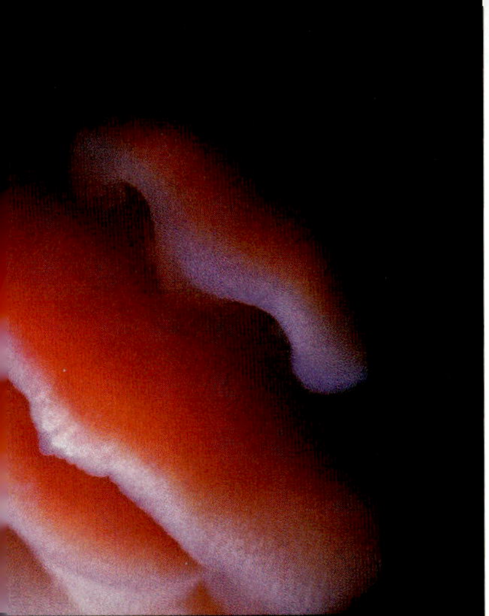

Ihr Baby schluckt jetzt deutlich mehr Fruchtwasser – eine gute Übung für seinen Verdauungsapparat.

150. TAG

SSW 21+3 *{Noch 130 Tage}*

Was Ihnen jetzt gut tut

Einfache Massagetechniken wie die Kreuzbein- oder Fußmassage, die Sie im Geburtsvorbereitungskurs erlernen, dürfen jederzeit angewandt und können auch vom Partner oder einer Freundin ausgeführt werden. Die Massagegriffe sollten grundsätzlich mit wenig Druck erfolgen, da das Bindegewebe momentan lockerer ist.

Einige Stellen und spezielle Punkte des Körpers sollten jedoch in der Schwangerschaft besser nicht stimuliert werden. Bestimmte Akupressurpunkte an den Füßen, den Händen oder dem Rücken beispielsweise können hormonell wirksam sein. Fragen Sie am besten Ihre Hebamme oder Ihre Ärztin, wenn Sie wissen möchten, von welchen Körperstellen Sie beim Massieren besser die Finger lassen.

Für Schwangere geeignet sind folgende Massagen:

- Rückenmassagen, besonders im Bereich der Lendenwirbelsäule
- Sanfte Bauchmassagen (nicht bei vorzeitigen Wehen)
- Massage von Füßen und Beinen
- Sanfte Gesichtsmassagen
- Brustmassagen zur Vorbereitung auf das Stillen und zur Aktivierung des Milchflusses
- In den letzten Schwangerschaftswochen kann eine Dammmassage (Seite 342) die Elastizität dieser empfindlichen Partie erhöhen und so die Wahrscheinlichkeit für einen Dammriss bei der Geburt senken.

Ganz wichtig: Planen Sie nach der Massage eine ausreichend lange Ruhephase ein. Körper und Seele sollen sich ausruhen dürfen.

AUS WISSENSCHAFT UND FORSCHUNG

MASSAGEN BEI DER GEBURT

Eine Studie bestätigt, dass Frauen, die während der Geburt massiert werden, weniger Angst haben und Schmerzen weniger intensiv empfinden als Frauen, die nicht massiert werden. Darüber hinaus verläuft die Geburt bei ihnen schneller und sie leiden seltener unter einer postnatalen Depression. Ein kleine »Warnung« an alle werdenden Väter, die alles tun wollen, um ihre Partnerin zu unterstützen, gibt es aber dennoch: Die wenigsten Frauen empfinden Massagen während der Wehen als angenehm. Dagegen kann in den Wehenpausen ein kurzes Ausstreichen eine angenehme, entspannende Wirkung haben.

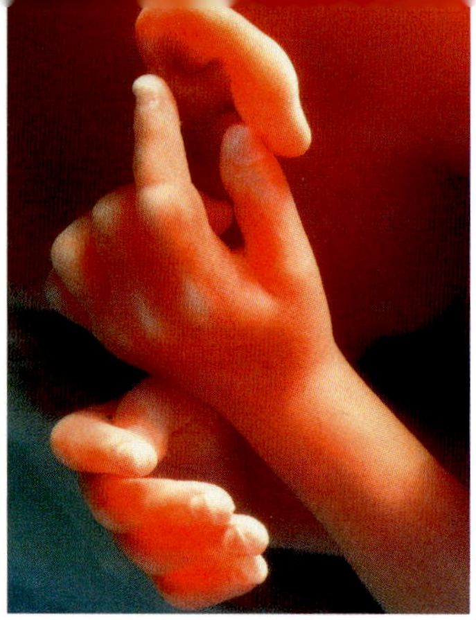

Ihr Baby kann Temperatur, Druck, Schmerz und auch Licht trotz der geschlossenen Augenlider wahrnehmen. Seine erste Sinneswahrnehmung, das Hören, können Sie mit Singen und direkter Ansprache fördern.

151. TAG

SSW 21+4 *{Noch 129 Tage}*

Massagetechniken

Es gibt verschiedene Massagetechniken, die unterschiedliche Funktionen erfüllen. Egal, welche davon Sie sich zunutze machen wollen: Achten Sie darauf, dass nicht nur Sie selbst bequem liegen oder sitzen, sondern auch die Person, die sich Ihrer Muskulatur widmet. Nur wenn sie sich ebenfalls wohlfühlt, kann die Massage beiden Spaß machen.

Kneten

Das sanfte Kneten von Haut und Bindegewebe mit allen Fingern – meist von unten nach oben – ist gut geeignet, Ermüdungen und Verspannungen in der Muskulatur aufzulösen. Wenn Sie die Muskeln in Längsrichtung kneten, dient dies der Dehnung.

Kreisen

Mit kleinen, kreisförmigen Bewegungen der locker geschlossenen Hand lassen sich lokale Verspannungen effektiv lösen.

Zittern

Vibrierende Zitterbewegungen der flachen Hand bewirken eine muskuläre Entspannung. Mit lockeren Schüttelbewegungen der Gliedmaßen, des Rumpfes oder einzelner Muskelgruppen können Krämpfe gelöst werden, die Muskeln entspannen sich.

Ausstreichen

Großflächige Streichbewegungen (meist kreisförmig oder von der Körpermitte zu den Seiten hin) entstauen das Venen- und Lymphsystem. Sie werden auch im Lendenwirbelsäulenbereich oft als sehr wohltuend empfunden.

Reiben

Flache oder tiefere Reibebewegungen erwärmen Haut und Gewebe und sorgen dafür, dass die massierte Partie besser durchblutet wird. Dadurch werden Muskelverspannungen und Gewebeverklebungen gelöst.

Klopfen

Auch durch kurze, sehr leichte Schlagbewegungen mit der Handkante, den Fingern oder der Hohlhand wird die Durchblutung gesteigert. Diese Methode eignet sich gut für den Schulter- und Nackenbereich.

GUT ZU WISSEN

MASSAGEÖLE

Öle erleichtern das Massieren und machen die Massage noch angenehmer. Verwenden Sie ein neutrales Öl in Bioqualität, zum Beispiel aus süßen Mandeln (nicht bei Nussallergie!) oder Traubenkernen, das Sie auch für Salate verwenden können. Selbst Olivenöl, das von der Haut schnell aufgenommen wird, ist gut geeignet. Vorsicht: Manche Massageöle enthalten Substanzen, die in der Schwangerschaft vermieden werden sollten. Verzichten Sie auf Zusätze wie ätherische Öle aus Salbei, Kiefer, Myrrhe, Wacholder, Rosmarin, Thymian oder Lorbeer.

152. TAG

SSW 21+5 *{Noch 128 Tage}*

Einfache Rückenmassage

So eine Massage könnte man eigentlich jeden Tag brauchen! In der Bauchlage ist sie in diesen Schwangerschaftswochen allerdings nicht mehr zu empfehlen. Legen Sie sich stattdessen bequem mit Kissen gepolstert auf die Seite oder lassen Sie sich im Sitzen massieren. Achten Sie außerdem darauf, dass Sie nicht frieren. Dann kann es losgehen!

Das Öl verteilen

Zimmerwarmes Massageöl in den Händen verteilen und dabei leicht anwärmen. Das Öl mit beiden Händen großflächig und in kräftigen Streichbewegungen über Rücken und Nacken verteilen (Foto oben).

Die Wirbelsäule lockern

Nun kann Ihr Partner mit den Daumen beidseitig parallel zur Wirbelsäule leichten Druck ausüben – von der unteren Rückenpartie bis nach oben zum Nacken (Foto Mitte). Drei- bis viermal wiederholen.

Schultern und Nacken entspannen

Um die Schulter- und Nackenmuskulatur zu entspannen, anschließend die Muskulatur und das Bindegewebe mit den Fingern kneten und mit dem Handballen leicht massieren.

Den unteren Rücken massieren

Die mittlere und untere Rückenpartie wird mit der gleichen Technik behandelt, wobei man an verspannten Stellen ruhig intensiver kneten darf. Angenehm ist es, wenn die Partie vorher erwärmt wird, indem man mit der Hand mehrmals darüberstreicht und -reibt. Auch Wärme löst Spannungen.

Abschließende Klopfmassage

Zum Abschluss empfiehlt es sich, den Rücken von der Lendenwirbelsäule aus bis hinauf zu den Schultern leicht mit den Handkanten und Handflächen abzuklopfen (Foto unten). Dann wird die gesamte Massagefläche mit den Handinnenflächen von oben nach unten mit leichtem Druck ausgestrichen.

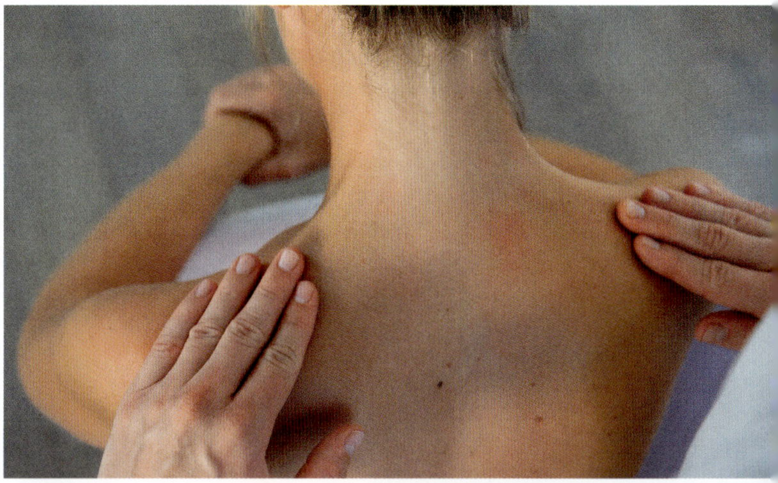

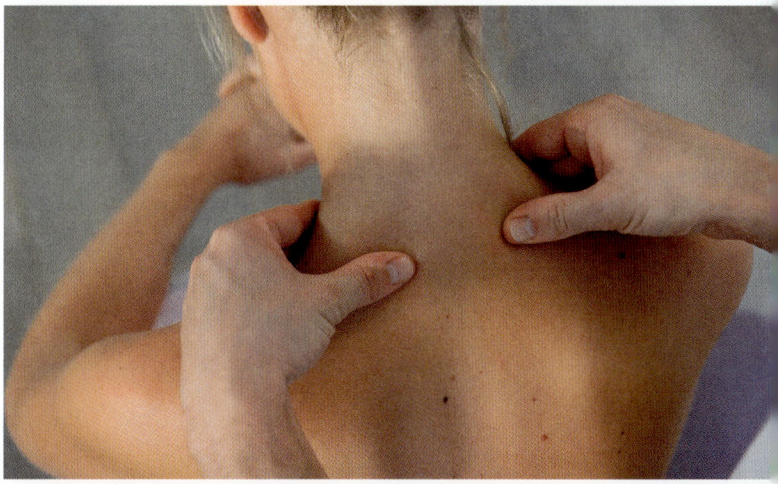

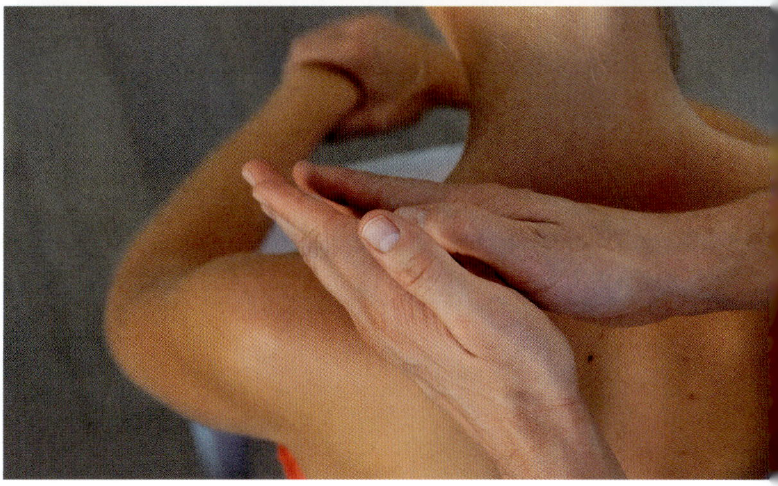

153. TAG

SSW 21+6 *{Noch 127 Tage}*

Bauchmassage

Eine sanfte Bauchmassage wirkt lindernd bei Blähungen und Spannungsgefühlen. Sie sollte jedoch nicht bei vorzeitigen Wehen angewandt werden, denn eine Massage der Gebärmutter könnte diese noch zusätzlich anregen. Damit die große Hohlvene (Vena cava) nicht abgedrückt wird, darf die Massage generell nicht zu kräftig sein. Massieren Sie außerdem nicht in Rückenlage.

- Erwärmen Sie das Massageöl in den Händen und verteilen Sie es mit sanften Streichbewegungen von beiden Seiten der Taille zum Nabel über den Bauch.
- Massieren Sie leicht die Partie rund um den Nabel mit kreisförmigen Bewegungen.
- Drücken Sie zum Abschluss leicht den Punkt, an dem das Brustbein aufhört (Solarplexus). Das soll beruhigend wirken.

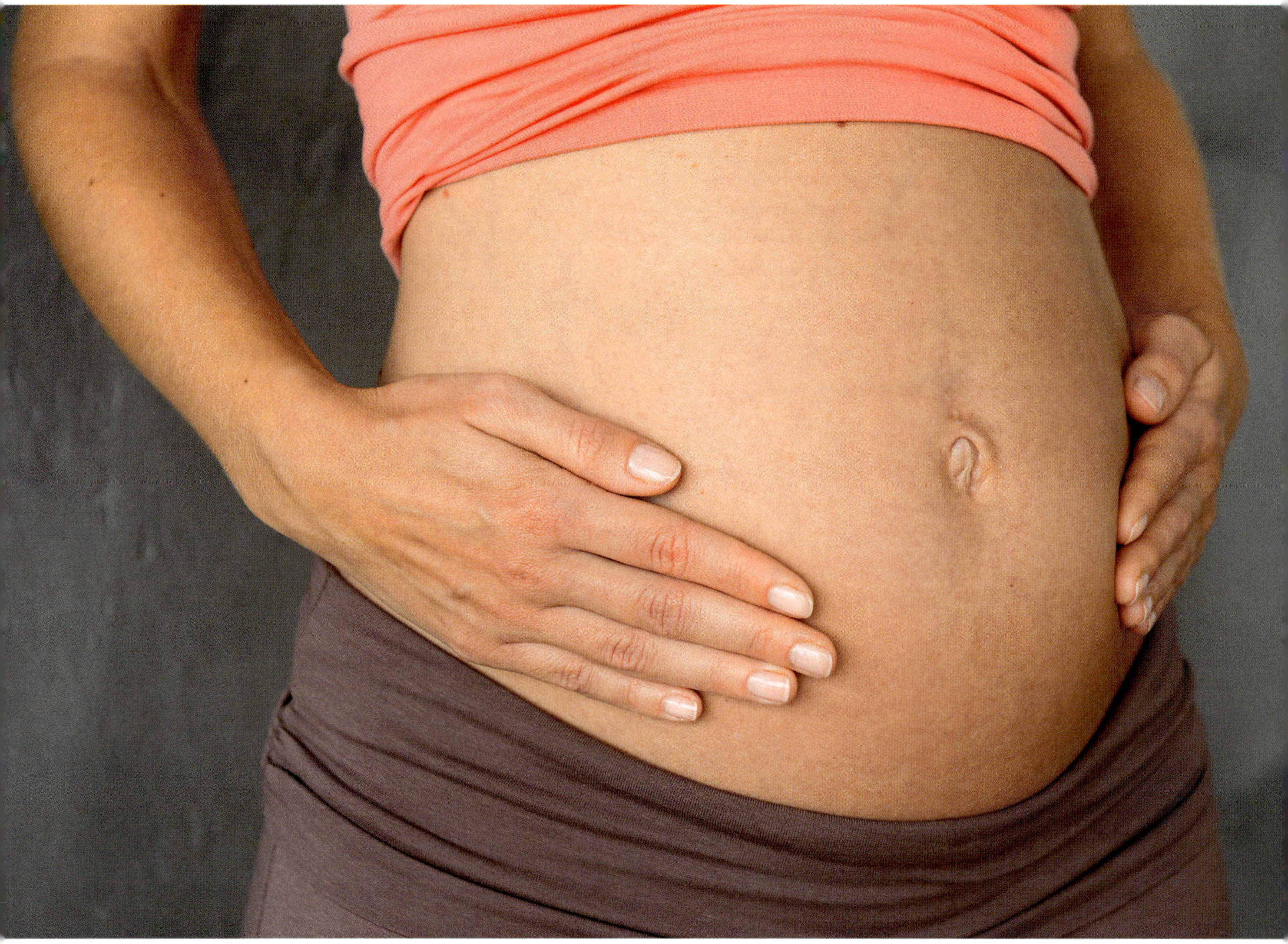

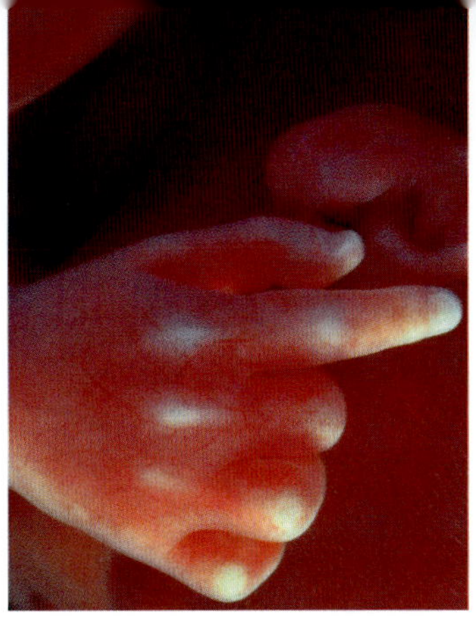

Ihr Baby entwickelt in dieser Woche seinen Tastsinn deutlich weiter. Es kann schon zugreifen und möchte das fleißig üben, indem es mit seiner Nabelschnur spielt.

154. TAG

SSW 22+0 *{Noch 126 Tage}*

Kleine Entspannungsgriffe

Leider steht nicht immer jemand zur Verfügung, um Sie mit einer Massage zu verwöhnen. Zum Glück können Sie sich kleine »Streicheleinheiten« zwischendurch gut auch selbst schenken und so Ihr Wohlbefinden steigern. Am besten planen Sie sie jeden Tag in Ihr Pflegeprogramm ein?

Gesichtsmassage

Eine Gesichtsmassage dient der Entspannung, kann aber auch bei leichten Kopfschmerzen und Verspannungen im Nackenbereich angewandt werden. Auch hier greifen Sie am besten zu einem nicht aromatisierten Öl. Bei sensibler Gesichtshaut eignet sich auch eine leichte Lotion.

Beginnen Sie an Stirn oder Nacken und massieren Sie die Partie mit sanften, kreisenden Bewegungen der Fingerspitzen. Beide Gesichtshälften sollten dabei parallel massiert werden. Danach werden nacheinander Schläfenregion, Wangen, Nase und Mundregion mit streichenden Bewegungen massiert.

Beinmassage

Zur Entspannung bei schweren Beinen, Wadenkrämpfen und Schwellungen eignen sich Streichbewegungen und sanftes Kneten mit beiden Händen. Beginnen Sie immer am Fußgelenk und arbeiten Sie sich über die Wade und das Knie bis zum Oberschenkel vor. Solange Ihr Bauch noch nicht zu groß ist, können Sie diese Massage selbst ausüben, am besten im Sitzen.

Brustmassage

Die Brustmassage lindert das Spannungsgefühl in den Brüsten und regt in Vorbereitung auf das Stillen am Ende der Schwangerschaft den Milchfluss an. Massieren Sie mit angewärmtem Öl die Brust mit den Fingern von außen nach innen in kreisenden Bewegungen leicht und streichen sie zur Brustwarze hin aus. Die Brustwarzen selbst nur ganz sanft ohne Öl massieren.

Auch während des Stillens kann so eine Brustmassage den Milchfluss regulieren und einem Milchstau und verstopften Milchgängen vorbeugen.

Halsentspannung

Um Verspannungen im Nacken- und Halsbereich zu lösen, haben sich leichte Dehnübungen bewährt. Setzen Sie sich dazu gerade und mit aufgerichtetem Becken auf einen Stuhl. Atmen Sie bei dieser Übung tief ein und aus und schließen Sie Ihre Augen.

- Greifen Sie zunächst mit der rechten Hand über Ihren Kopf, bis die Fingerspitzen das linke Ohr berühren. Ziehen Sie nun sanft den Kopf nach rechts. Um die Dehnung zu verstärken, können Sie gleichzeitig den linken Arm samt Schulter bewusst und langsam nach unten ziehen. Halten Sie die Dehnung für vier bis sechs Sekunden und führen Sie die Übung anschließend auf der anderen Seite durch.
- Als Nächstes strecken Sie Ihren Hals. Stellen Sie sich vor, eine unsichtbare Hand würde Sie wie eine Marionette an einem dünnen Faden nach oben ziehen. Nun beugen Sie Ihren Kopf langsam nach vorn und lassen Ihr Kinn auf die Brust sinken. Nach circa drei Sekunden in dieser Position rollen Sie Ihren Kopf nach links in Richtung linker Schulter und lassen diese Dehnung wieder für drei Sekunden zu. Anschließend rollen Sie den Kopf über die Mitte zur anderen Seite und verweilen auch dort für drei Sekunden. Zum Schluss bewegen Sie Ihren Kopf wieder zur Mitte und richten ihn langsam auf.

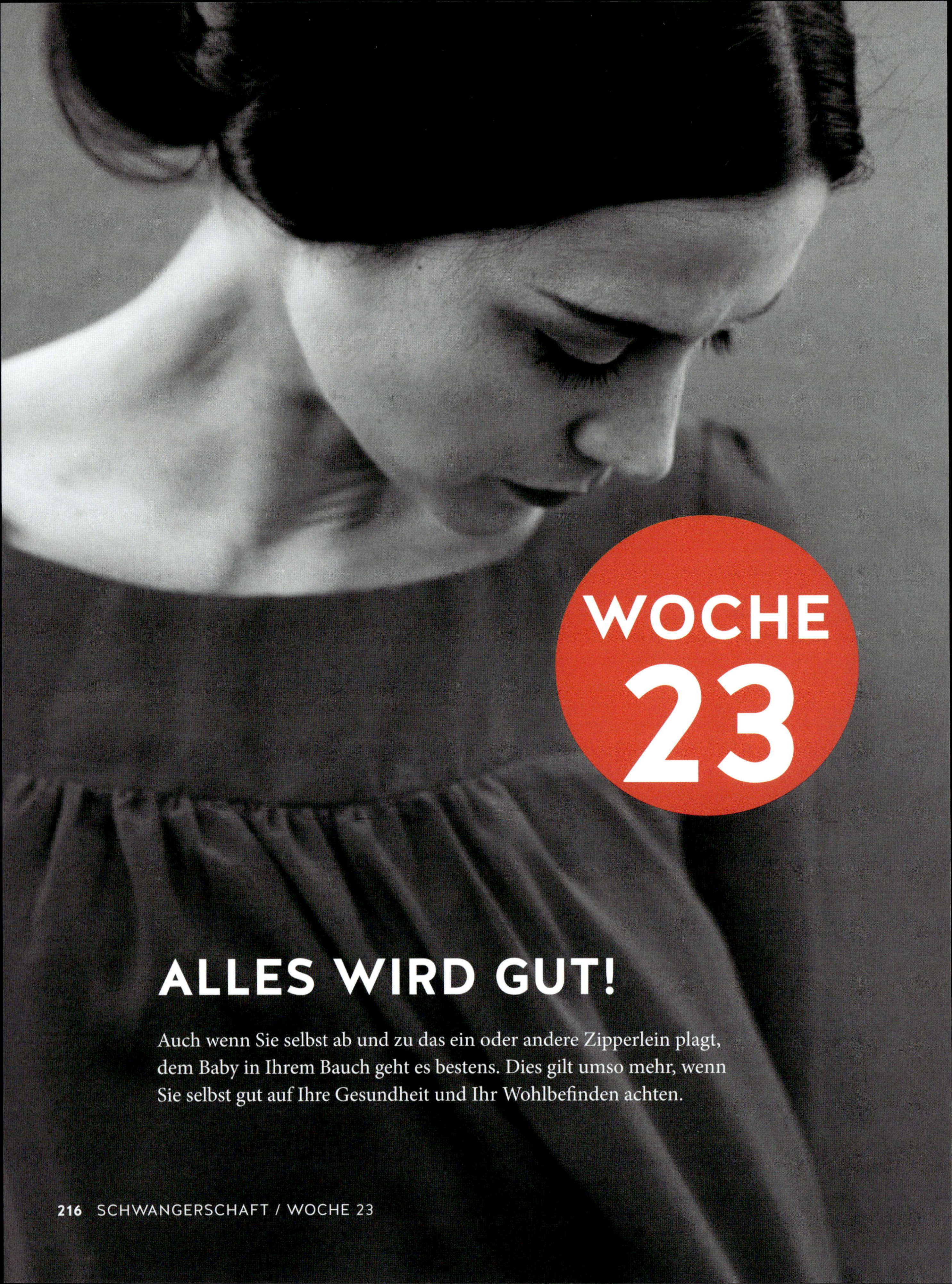

WOCHE 23

ALLES WIRD GUT!

Auch wenn Sie selbst ab und zu das ein oder andere Zipperlein plagt, dem Baby in Ihrem Bauch geht es bestens. Dies gilt umso mehr, wenn Sie selbst gut auf Ihre Gesundheit und Ihr Wohlbefinden achten.

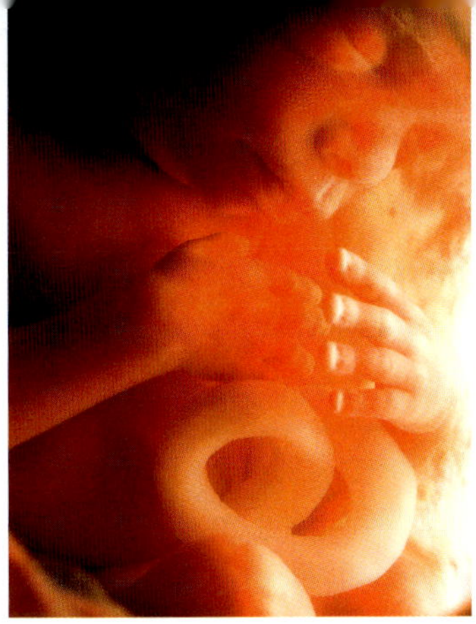

Das Baby entwickelt seinen eigenen regelmäßigen Schlaf- und Wachrhythmus. Sie können es aber inzwischen mit heftigen Bewegungen auch aufwecken. Es wiegt circa 490 Gramm und misst um die 28,8 Zentimeter.

155. TAG

SSW 22+1 *{Noch 125 Tage}*

Wie sich Ihr Körper verändert

Spätestens ab dieser Schwangerschaftswoche fällt es schwer, sich noch grazil und elegant zu bewegen. Der Körperschwerpunkt hat sich durch die wachsende Gebärmutter verlagert und die Bänder in den Hand- und Fußgelenken lockern sich aufgrund der Schwangerschaftshormone. Falls Sie schon einen Schwangerenkurs besuchen, werden Sie sehen, dass Sie damit nicht allein sind. Spätestens dort werden Sie auch sehen, dass dicker Bauch nicht gleich dicker Bauch ist, sondern alle Bäuche etwas anders aussehen.

Etwa von dieser Woche an werden Sie alle sieben Tage ungefähr 225 Gramm zunehmen. Auch wenn es ein bisschen mehr Gewicht sein sollte, brauchen Sie sich keine Sorgen machen, besonders wenn Sie vor der Schwangerschaft sehr schlank waren. Solange Sie sich in Ihrem Körper wohlfühlen, sind die zusätzlichen Kilos kein Problem. Alle Diätpläne sollten bis zum Abstillen tabu sein. Ihr Körper wird in den ersten Monaten nach der Schwangerschaft und Geburt alle Nährstoffe brauchen, die er bekommen kann, denn die Depots sind dann leer.

Der Nabel tritt hervor

Zum immer runder werdenden Bauch gesellt sich ein neues Phänomen: Ihr Bauchnabel wird von innen nach außen geschoben und steht nun hervor. Wie stark, hängt von der Beschaffenheit des Gewebes ab. Frauen mit schwachem Bindegewebe haben eher einen umgestülpten Bauchnabel als Frauen mit festem Gewebe und starken Bauchmuskeln. Nicht erschrecken, bald nach der Geburt hat der Nabel wieder seine ursprüngliche Form.

Viele Schwangere sind nun sehr lichtempfindlich und leiden unter extrem trockenen Augen. Durch die hormonellen Veränderungen ändert sich nämlich die Zusammensetzung des Tränenfilms und die Menge der Tränenflüssigkeit kann sich verringern. Bei entsprechenden Lichtverhältnissen ist daher eine gute Sonnenbrille Pflicht, um die Augen zu schützen.

WO WILL ICH GEBÄREN?

Nun ist es langsam an der Zeit, sich allein oder gemeinsam mit dem Partner mögliche **Geburtsorte** für Ihr Kind anzuschauen. Die Informationsveranstaltungen der Kliniken und Geburtshäuser helfen Ihnen, die für Sie richtige **Entscheidung** zu treffen.

GUT ZU WISSEN

HEISSE FÜSSE

Im Sommer wachen einige Schwangere nachts mit brennend heißen Füßen auf. Falls auch Sie davon betroffen sind, hilft es, sich einen Eimer mit lauwarmem Wasser neben das Bett zu stellen und die Füße bei Bedarf hineinzutauchen. Falls das Wasser in den frühen Morgenstunden zu kühl geworden ist, stellen Sie eine Thermoskanne/-flasche mit heißem Wasser griffbereit ans Bett, um das Fußbad angenehm zu temperieren. Wenn Sie danach noch ein paar Schritte umherlaufen, sind Ihre Füße meist so weit abgekühlt, dass Sie wieder in den Schlaf finden können.

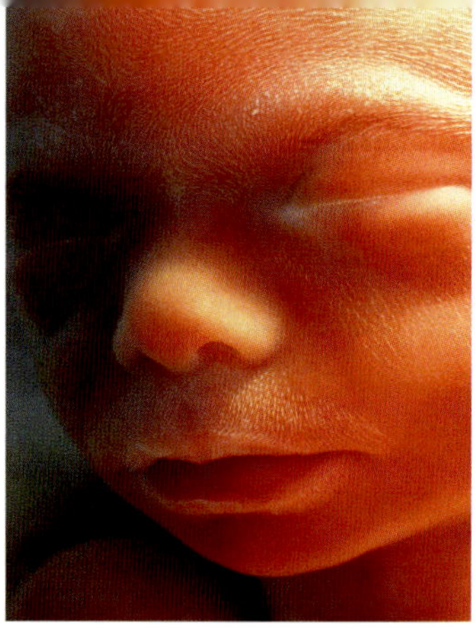

Sie können mithilfe eines Stethoskops versuchen, die Herztöne Ihres Babys zu hören. Die Herzfrequenz ist doppelt so schnell wie bei Erwachsenen und liegt bei 120 bis 150 Schlägen pro Minute.

156. TAG

SSW 22+2 *{Noch 124 Tage}*

Verstopfung vorbeugen

Unter dem Einfluss der Hormone entspannen sich in der Schwangerschaft die Darmwände. Damit mehr Nährstoffe und Wasser in den Körper gelangen, wird der Darminhalt langsamer vorangeschoben. Das kann Probleme mit der Verdauung mit sich bringen. Der Stuhl ist hart und trocken und lässt sich nur schwer ausscheiden. Dieses Phänomen kann durch die Einnahme von Eisenpräparaten noch gesteigert werden, da einige dieser Mittel die Verstopfung zusätzlich verschlimmern.

Einfach zu einem herkömmlichen Abführmittel zu greifen, wäre in Ihrem momentanen Zustand aber nicht das Richtige, wenn Sie vorher nicht mit Ihrer Frauenärztin oder Hebamme über das Problem gesprochen haben. Dies gilt umso mehr, wenn Sie vorzeitige Wehen haben. Denn Abführmittel regen die Darmperistaltik stark an – und die Bewegungen des Darms aktivieren wiederum die Gebärmutter. Bei einer erhöhten Wehenbereitschaft in dieser Schwangerschaftswoche ist das verständlicherweise mehr als unerwünscht!

Gehen Sie kein Risiko ein und versuchen Sie lieber so zu leben, dass die Verdauung erst gar nicht ins Stocken gerät. Im Alltag hat sich dazu bei vielen Frauen zum Beispiel Folgendes gut bewährt:

- Wenn Sie generell zu Verstopfung neigen, sollten Sie möglichst viele Ballaststoffe zu sich nehmen, zum Beispiel in Form von Obst, Gemüse, Vollkornbrot und Müsli. Auch Haferflocken, brauner Reis, Bohnen, Feigen, Pflaumen und getrocknete Aprikosen sowie Salat helfen Ihrer Verdauung auf die Sprünge.
- Trinken Sie täglich mindestens acht bis zehn große Gläser Wasser.
- Vermeiden Sie Nahrungsmittel aus Weißmehl und reduzieren Sie den Genuss von Kaffee, Fleisch und Softdrinks.
- Unternehmen Sie täglich einen flotten Spaziergang. Alle zwei Tage 30 Minuten Walking, Fahrradfahren oder Schwimmen helfen, den Darm auf natürlichem Weg anzuregen.
- Nehmen Sie sich morgens genügend Zeit, um auf die Toilette zu gehen.

KÖRPERWISSEN

DAS VENA-CAVA-SYNDROM

Wenn Uterus und Baby im letzten Schwangerschaftsdrittel auf große Gefäße im Bauchraum drücken und damit den Rückfluss des Blutes zu Ihrem Herz behindern, kann das sogenannte Vena-cava-Syndrom auftreten. Die große Hohlvene (Vena cava) verläuft rechts neben der Wirbelsäule und transportiert das Blut aus dem Körper zurück zum Herzen. Liegen Sie auf dem Rücken, kann Ihr Baby auf die untere Hohlvene (Vena cava inferior) drücken. Dadurch fällt Ihr Blutdruck, was wiederum Übelkeit, Herzklopfen und Schwindel nach sich ziehen kann. Um den Druck des Babys in der Gebärmutter auf den venösen Rückfluss zu vermeiden, wird empfohlen, in der späten Schwangerschaft auf der Seite zu liegen, vorzugsweise auf der linken.

157. TAG

SSW 22+3 *{Noch 123 Tage}*

Erste Hilfe bei Verstopfung

Wenn Sie es einmal nicht geschafft haben, ballaststoffreich zu essen oder sich ausreichend zu bewegen, und die Verdauung dadurch ins Stocken geraten ist, helfen verschiedene Hausmittel, bis die Verdauung wieder normal ist:

- Trinken Sie gleich nach dem Aufstehen ein Glas warmes Wasser auf nüchternen Magen, je nach Geschmack mit etwas Zitronensaft verfeinert.
- Trinken Sie täglich eine Tasse Löwenzahntee (aus der Apotheke) oder ein Glas Pflaumensaft. Alternativ können Sie auch ein paar Backpflaumen über Nacht in Wasser einweichen und über den Tag verteilt essen.
- Nehmen Sie ein bis (maximal!) drei Teelöffel Flohsamen oder Flohsamenschalen-Pulver (etwa Mucofalk®) zu sich – entweder pur oder mit Flüssigkeit beziehungsweise Joghurt vermischt. Auf jeden Fall wichtig: Dazu und danach viel trinken!
- Mischen Sie geschroteten Leinsamen mit Joghurt und Obst und trinken Sie dazu möglichst viel Wasser oder ungesüßten Kräutertee.
- Helfen kann auch Lactulose, ein synthetischer Milchzucker, der nicht vom Körper verwertet wird. Als Sirup, Pulver oder Granulat eingenommen, wirkt er anregend auf die Darmbewegung. Vergessen Sie nicht, dazu viel zu trinken.
- Verwenden Sie kurzfristig Glycerinzäpfchen. Sie erleichtern unmittelbar die Stuhlentleerung, weil sie stuhlerweichend wirken und den Entleerungsreflex auslösen. Um Nebenwirkungen zu vermeiden, sollten Sie die Häufigkeit der Verabreichung mit Ihrer Ärztin oder Hebamme abklären. Meiden Sie in jedem Fall übliche Abführmittel! Viele sind nicht zugelassen für die Schwangerschaft und eine zu heftige abführende Reaktion kann Wehen auslösen.
- Versuchen Sie es mit einer sanften Bauchmassage im Uhrzeigersinn zwei- bis dreimal täglich für fünf Minuten. Das regt die Darmperistaltik an.
- Wenn Ihre Ärztin Ihnen ein Eisenpräparat verordnet hat, nehmen Sie dieses am besten nach den Mahlzeiten und mit viel Flüssigkeit ein, um einer Verstopfung entgegenzuwirken.

GUT ZU WISSEN

WOHLTUENDE SITZBÄDER

Durch die Verstopfung werden Sie beim Stuhlgang stärker pressen müssen, wodurch Hämorrhoiden entstehen können (Seite 356). Wenn diese Beschwerden bereiten, haben sich als Erste Hilfe Sitzbäder mit Kamille, Eichenrinde oder Hamamelis bewährt.

Lassen Sie drei Esslöffel Kamillenblüten oder Hamamelis zehn Minuten in einem Liter Wasser köcheln und geben Sie den Aufguss durch ein Sieb ins lauwarme Badewasser. Fünf bis zehn Minuten darin sitzen bleiben. Bei einem Eichenrindenbad genügen für den Sud zwei Esslöffel Rinde auf einen Liter Wasser.

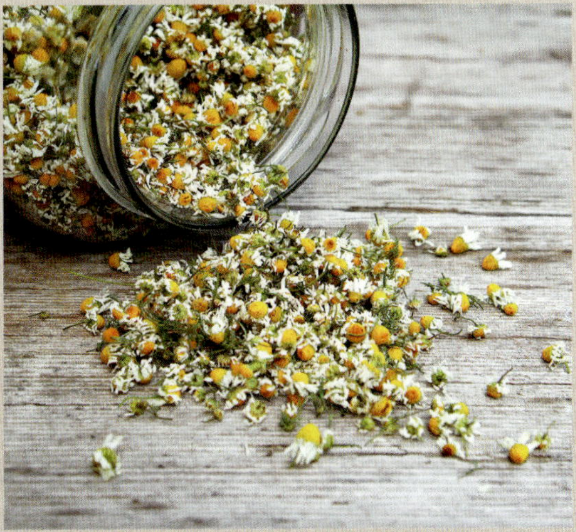

158. TAG

SSW 22+4 *{Noch 122 Tage}*

Zähne und Zahnfleisch gut pflegen

Während der Schwangerschaft ist Mundhygiene noch wichtiger für Ihre Gesundheit als ohnehin schon. Es hat sich zwar nicht bewahrheitet, dass Zähne in der Schwangerschaft Kalzium verlieren. Und noch viel weniger stimmt das Gerücht, dass jede Schwangerschaft einen Zahn kosten würde – vorausgesetzt, Sie achten auf eine entsprechende Zahnpflege. Denn die hormonellen Veränderungen beeinflussen auch das Gewebe im Mundraum. Zahnfleisch und Mundschleimhaut werden stärker durchblutet und lockern sich auf. Es kommt leichter zu Zahnfleischbluten und Zähne können zu wackeln beginnen. Der Säuregehalt und die Menge des Speichels erhöhen sich. Das wiederum begünstigt die Kariesentwicklung. Wenn Sie daher kariöse Schäden in die Schwangerschaft verschleppen, erfolgt ihre Ausbreitung sehr rasch. Ein kariesfreier Mund bleibt hingegen auch in der Schwangerschaft meist kariesfrei.

Empfindliche Mundschleimhaut

In der zweiten Hälfte der Schwangerschaft beklagen einige Schwangere eine Mundschleimhautentzündung, die neben gerötetem Zahnfleisch zu Wassereinlagerungen, Mundgeruch und vor allem zu Schmerzen führt. Nach dem dritten Schwangerschaftsmonat beginnt dann manchmal, bedingt durch Hormone und lokale Reize wie Zahnstein oder Kronenränder, das Zahnfleisch zu wuchern. Das kann recht schmerzhaft sein und zu verstärktem Zahnfleischbluten führen.

Den Zahnarztbesuch nicht vergessen

Eine amerikanische Studie hat gezeigt, dass chronische Zahnfleischentzündungen das Risiko für eine Frühgeburt um das Siebenfache erhöhen. Vernachlässigen Sie daher nicht Ihre Zahnhygiene und suchen Sie bei Anzeichen einer Zahnfleischentzündung Ihre Zahnärztin auf. Informieren Sie sie ausdrücklich darüber, dass Sie schwanger sind. Dann kann sie, falls eine Behandlung nötig sein sollte, ein Betäubungsmittel auswählen, das in der Schwangerschaft zugelassen ist.

Röntgenaufnahmen sind nicht angeraten. Dasselbe gilt für die Entfernung oder das Einsetzen von Amalgamfüllungen, da dabei schädliches Quecksilber in den Blutkreislauf freigesetzt wird und über die Plazenta Ihr Baby erreichen kann. Inwieweit sich Bleaching-Behandlungen in der Schwangerschaft auf die Entwicklung des Babys auswirken, ist nicht untersucht. Gehen Sie auf Nummer sicher und verzichten Sie besser darauf.

ZAHNSCHMELZ

Putzen Sie sich nach dem Erbrechen nicht unmittelbar die Zähne, da der Zahnschmelz durch die Säure angegriffen ist. Spülen Sie stattdessen Ihren Mund mit warmem **Wasser** oder **Milch** aus. Mit einer sanften (Kinder-)Zahnpasta **nachbürsten.**

GUT ZU WISSEN

OPTIMALE ZAHNPFLEGE

- Putzen Sie zweimal täglich Ihre Zähne, noch besser ist es, wenn Sie nach jeder Mahlzeit zur Bürste greifen.
- Wenn Ihr Zahnfleisch beim Zähneputzen blutet, massieren Sie es sanft mit einer elektrischen oder weichen Zahnbürste. Wenn das unangenehm ist, massieren Sie es nur leicht mit der Fingerspitze, um die Durchblutung anzuregen.
- Benutzen Sie täglich Zahnseide oder ein Interdentalbürstchen, um die Zahnzwischenräume zu reinigen, die Sie mit der normalen Zahnbürste nicht erreichen.
- Ihr Zahnarzt kann eine Mundspülung empfehlen, die mit wenigen Zusatzstoffen auskommt.

159. TAG

SSW 22+5 *{Noch 121 Tage}*

Den Rücken stärken

Vielleicht sind Sie bisher von Rückenschmerzen verschont geblieben. Dann sollten Sie alles dafür tun, dass dies möglichst lange so bleibt, und Ihren Rücken kräftigen. Studien zeigen, dass Sie Rückenschmerzen bereits verhindern können, wenn Sie nur zweimal pro Woche Rückenübungen machen.

Übung mit Gymnastikball

Lockert die Rückenmuskulatur.

- Stellen Sie sich mit dem Rücken an eine Wand und klemmen Sie den Gymnastikball zwischen Ihr Kreuzbein und die Wand.
- Bewegen Sie nun den Körper fünfmal langsam auf und ab, indem Sie die Knie beugen und strecken. Der Ball rollt dabei an der Wand hoch und runter.
- Anschließend knien Sie sich vor den Ball und legen Oberkörper, Kopf und Arme entspannt auf ihm ab. Rollen Sie den Ball nach vorn, bis Arme und Rücken gestreckt sind, dann wieder zurück. Fünfmal.

Beckenschaukel

Mit dieser einfachen Übung können Sie Ihren Rücken entlasten, wenn Sie einmal länger stehen müssen. Die Beckenschaukel funktioniert am besten, wenn Sie sie regelmäßig machen – und das möglichst schon, bevor sich die ersten Anzeichen von Schmerz bemerkbar machen.

- Stellen Sie sich mit dem Rücken an eine Wand. Die Füße sind ein paar Zentimeter von der Wand entfernt, die Knie ganz leicht gebeugt.
- Schieben Sie Ihre Hände in Ihr Hohlkreuz und neigen Sie Ihr Becken nach hinten, sodass Ihr Rücken die Hand »einklemmt« (Foto links).
- Jetzt neigen Sie das Becken in die entgegengesetzte Richtung, bis Sie spüren, wie der Druck auf Ihrer Hand nachlässt (Foto rechts).
- Fahren Sie fort, indem Sie Ihr Becken mehrmals rhythmisch nach vorn und hinten neigen. Atmen Sie dabei gleichmäßig ein und aus.

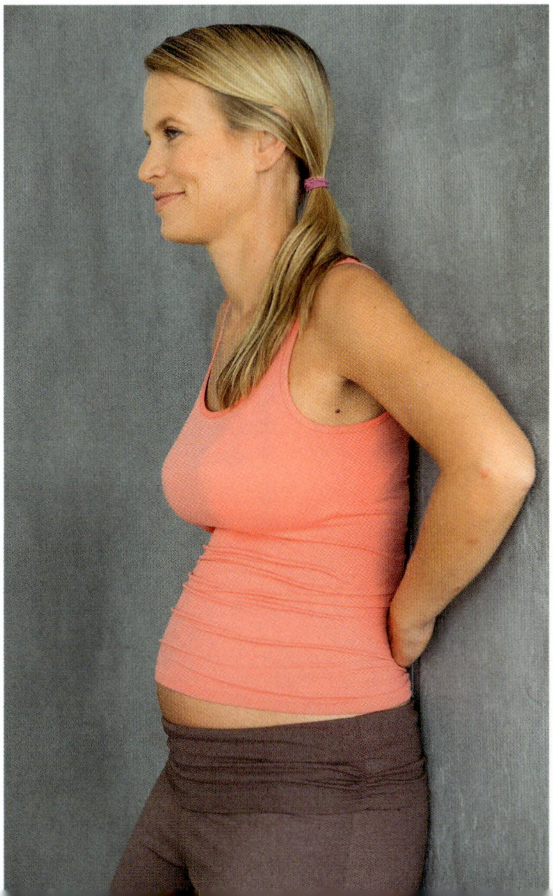

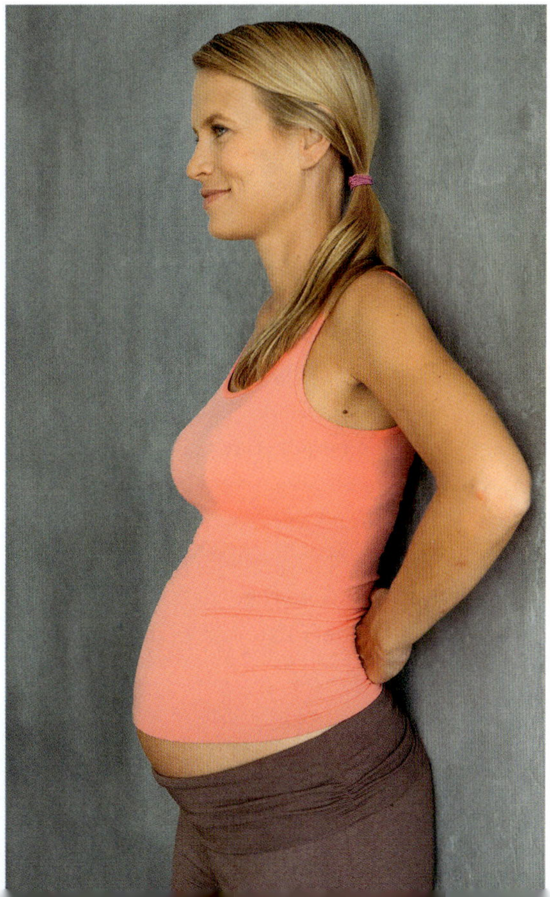

160. TAG

SSW 22+6 *{Noch 120 Tage}*

Sehstörungen

Einige Frauen beunruhigt, dass sie in der Schwangerschaft plötzlich Sehstörungen haben. Sie nehmen zum Beispiel schwarze Punkte wahr, die sich langsam im Sichtfeld bewegen. Auch weiße Funken oder Lichtblitze im Sichtfeld können auftreten. Selbst wenn die meisten dieser Sehstörungen kreislaufbedingt sind, ist es wichtig, sie unbedingt bei Ihrer Ärztin anzusprechen und abklären zu lassen. Denn in wenigen Fällen können die Beschwerden auf ernsthafte Probleme hinweisen. Dazu gehören eine Netzhautablösung oder eine Präeklampsie (Seite 439).

Verminderte Sehschärfe

Mitunter haben Schwangere beim Lesen oder bei der Weitsicht (beispielsweise beim Autofahren) Probleme. Diese Verschlechterung der Sehschärfe kann bis zu einem halben Jahr nach der Geburt anhalten. Auch wenn sie dann häufig wieder verschwindet: Machen Sie jetzt sicherheitshalber einen Besuch bei Ihrer Augenärztin aus, um sich eine Brille verschreiben oder die bisherige Sehhilfe anpassen zu lassen.

Wenn Sie bisher Kontaktlinsen getragen haben, kann es sein, dass Sie diese plötzlich nicht mehr vertragen. Verantwortlich dafür ist die verminderte Bildung von Tränenflüssigkeit während der Schwangerschaft. Die Folge: Die Augen sind trockener als normal und deshalb »reiben« die Kontaktlinsen. Auch Juckreiz, Brennen und verschwommene Sicht können auftreten. Erhöhen Sie die Luftfeuchtigkeit in den Wohnräumen (ideal sind 55 bis 65 Prozent) und gehen Sie viel an der frischen Luft spazieren. Meiden Sie Klimaanlagen und stark beheizte Räume; auch Zigarettenrauch reizt die Bindehäute und verschlechtert trockene Augen.

Augentropfen

Manche Frauen benutzen in der Schwangerschaft Augentropfen, um die Beschwerden zu lindern, die die verminderte Tränendrüsenproduktion mit sich bringt. Die erste Wahl bei trockenen Augen sind benetzende Augentropfen, die einen künstlichen Tränenfilm bilden. Wenn Sie ein rezeptfrei in der Apotheke erhältliches Mittel anwenden wollen, sollten Sie sich für eines ohne Konservierungsstoffe entscheiden. Achten Sie beim Tropfen darauf, dass Sie die Spitze des Fläschchens weder mit den Fingern berühren noch dass sie mit dem Auge in Kontakt kommt, da sonst Keime übertragen werden.

GUT ZU WISSEN

HALLO BABY!

Als werdender Vater können Sie schon im Bauch mit Ihrem Baby sprechen. Es erkennt Ihre Stimme und hört sie nach der Geburt selbst unter vielen anderen Stimmen heraus. Das gelingt ihm aber nur, wenn es Ihre Stimme oft genug durch die Bauchdecke hindurch vernommen hat. Es ist immer wieder wunderbar zu sehen, wenn ein Vater sein Baby nach der Geburt auf den Arm nimmt und es sich sofort beruhigt, weil es die vertraute Stimme hört.

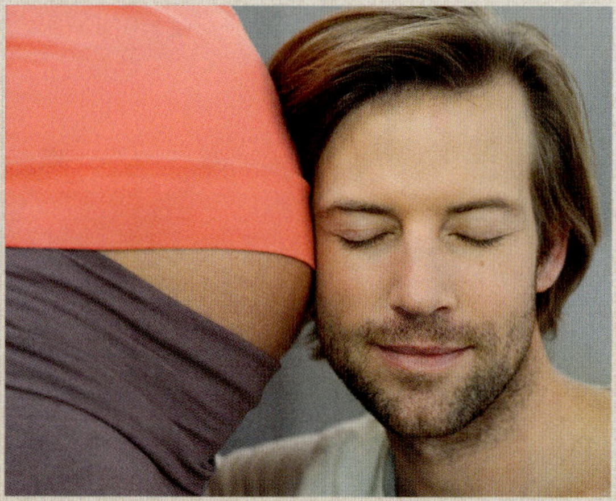

161. TAG

SSW 23+0 *{Noch 119 Tage}*

Geht es dem Baby gut?

Jedes Baby hat seinen ganz eigenen Schlaf-Wach-Rhythmus, ist mal wilder, mal ruhiger. Selbst wenn Sie einige Zeit keine Bewegung gefühlt haben, müssen Sie sich keine Sorgen machen. Vielleicht waren Sie mit anderen Dingen beschäftigt und haben nur nicht bemerkt, dass Ihr Baby aktiv war. Vielleicht ist es auch einfach einmal ein bisschen fauler. Um sich sicher zu fühlen, können Sie Ihr Baby ermuntern sich zu bewegen, zum Beispiel auf diese Weise:

- Legen Sie sich mit abgestütztem Bauch auf die Seite und warten Sie eine Weile.
- Wenn kein Babysignal kommt, schieben Sie Ihren Bauch sanft hin und her.
- Legen Sie Ihre Füße hoch und entspannen Sie sich. Spielen Sie Ihrem Baby Musik vor oder singen Sie ihm ein Liedchen.
- Lässt sich Ihr Kind nicht wachrütteln, sollten die Ärztin oder Hebamme prüfen, wie es ihm geht.

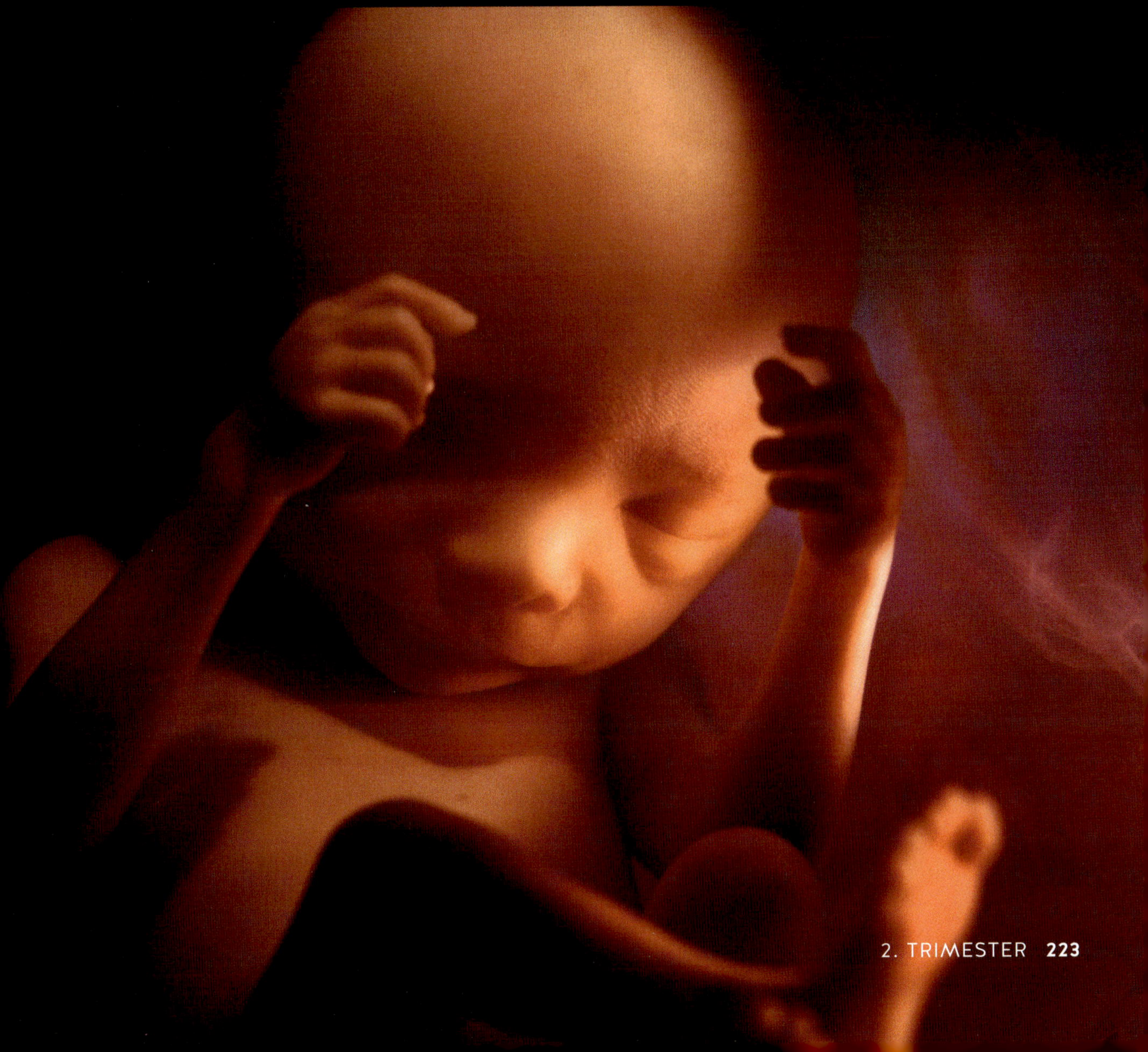

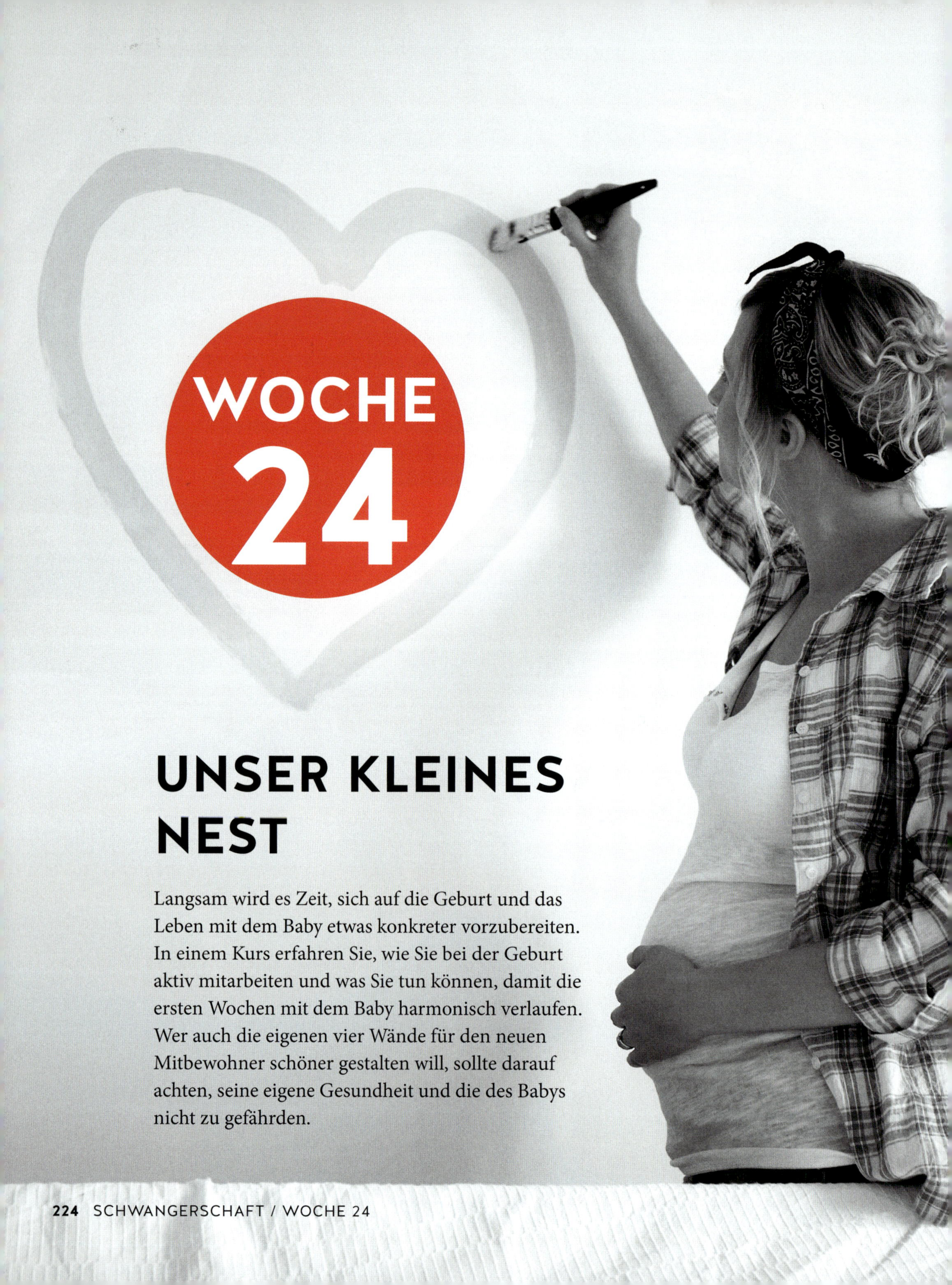

WOCHE 24

UNSER KLEINES NEST

Langsam wird es Zeit, sich auf die Geburt und das Leben mit dem Baby etwas konkreter vorzubereiten. In einem Kurs erfahren Sie, wie Sie bei der Geburt aktiv mitarbeiten und was Sie tun können, damit die ersten Wochen mit dem Baby harmonisch verlaufen. Wer auch die eigenen vier Wände für den neuen Mitbewohner schöner gestalten will, sollte darauf achten, seine eigene Gesundheit und die des Babys nicht zu gefährden.

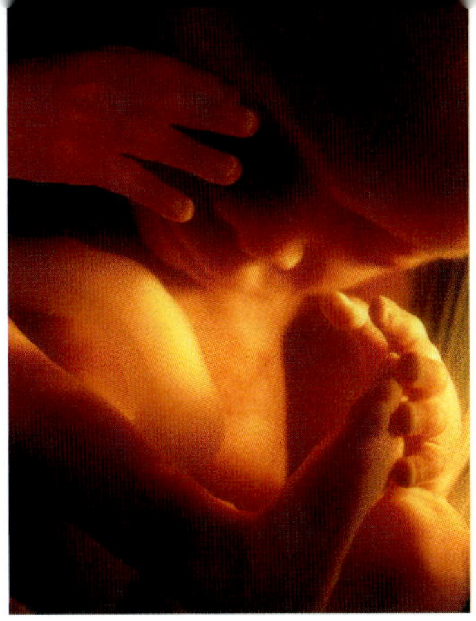

Ihr Baby besitzt nun einen Greifreflex. Wenn die Handfläche etwas berührt, schließen sich die Fingerchen. Es übt auch schon gezielt, am Daumen zu lutschen.

162. TAG

SSW 23+1 *{Noch 118 Tage}*

Wie sich Ihr Körper verändert

Ihre Gebärmutter hat mittlerweile die Ausmaße eines Handballs erreicht. Ihr oberer Rand liegt etwa auf gleicher Höhe mit dem Bauchnabel. Aufgrund ihrer Größe und ihres Gewichts wird immer mehr Zug auf die Mutterbänder ausgeübt, was sich durch ein starkes Ziehen äußert, das bei vielen Schwangeren bis zur Geburt bestehen bleibt. Wenn es zu unangenehm wird, sollten Sie sich kurz hinlegen.

Die Haut auf Ihrem Bauch und den Brüsten dehnt sich weiter aus und ist wahrscheinlich trocken und juckt. Benutzen Sie am besten eine Feuchtigkeitscreme, um Abhilfe zu schaffen. Viele von Ihnen werden nun auch rote oder bräunliche Schwangerschaftsstreifen an Bauch, Brust und Hüften entdecken, die nach der Geburt zu hellen Streifen verblassen. Keine Creme und kein Öl können verhindern, dass sie auftreten, auch wenn Sie Ihre Haut bisher noch so eifrig gepflegt haben.

Bei einigen Frauen macht sich schon jetzt der Nestbautrieb bemerkbar. Doch auch wenn Sie sich fit fühlen, sollten Sie lieber Familie und Freunde »anheuern«. Ohne Frage braucht eine sich vergrößernde Familie auch mehr Platz oder die Wohnung muss zumindest umgeräumt werden. Trotzdem sollten Sie es sich gut überlegen, bevor Sie selbst umfangreiche Renovierungsarbeiten in Angriff nehmen. Wenn Sie nicht die gesamte Arbeit an andere delegieren können, überlassen Sie zumindest das Lackieren und das Verlegen neuer Teppiche Dritten, um sich nicht den oft erheblichen Schadstoffbelastungen auszusetzen. Alles fertig? Am besten wäre es, Sie würden nun eine Weile verreisen, bis alle neuen Gerüche verflogen sind.

ERSTE WEHEN

Die **Gebärmutter** kann sich jeweils bis zu 60 Sekunden **zusammenziehen** – und das mehrfach am Tag. Besonders schmerzhaft ist das aber nicht. Viele Frauen nehmen diese ersten Wehen daher zumindest anfangs gar nicht bewusst wahr.

KÖRPERWISSEN

BRAXTON-HICKS-KONTRAKTIONEN

Ihr Körper bereitet sich schon lange vor dem Geburtstermin auf den großen Tag vor. Daher können Sie vielleicht schon ab dieser Schwangerschaftswoche erste Übungswehen wahrnehmen. Die unregelmäßigen Kontraktionen der Gebärmutter bezeichnet man auch als Braxton-Hicks-Kontraktionen – benannt nach dem englischen Gynäkologen John Braxton Hicks (1823–1897), der sie erstmals beschrieb. In den letzten Wochen der Schwangerschaft melden sich die Übungswehen abends oft für zwei bis drei Stunden in unregelmäßigen Abständen. Sie spüren dann, dass Ihr Bauch rund und hart wird, was von einem leichten Ziehen im Unterbauch begleitet werden kann. Übungswehen dienen hauptsächlich dem Training der Gebärmutter für die spätere Geburt. Allerdings können Stress und Anstrengungen das Spannungsgefühl und Schmerzempfinden verstärken. Wenn die Wehen für Sie unangenehm sind, kann es gut tun, sich zu schonen.

163. TAG

SSW 23+2 *{Noch 117 Tage}*

Antikörper- und Zuckertest

Bei der nächsten Vorsorgeuntersuchung finden die üblichen Standarduntersuchungen statt, wie zum Beispiel die Kontrolle von Gewicht, Blutdruck und Urin, das Abhören der kindlichen Herztöne und das Tasten nach Größe der Gebärmutter und Lage des Babys. Zusätzlich sind aber noch zwei weitere Tests mit Blutentnahmen vorgesehen:

Antikörpertest

Zwischen der 24. und 27. Schwangerschaftswoche wird ein zweiter Antikörper-Suchtest durchgeführt, um eine Rhesusunverträglichkeit auszuschließen. Denn wenn eine Rhesus-negative Mutter und ihr Kind verschiedene Blutgruppen haben, könnte sich eine Unverträglichkeit entwickeln, wenn es während der Geburt zu einem Blutkontakt käme. Bei diesem Kind bliebe das ohne Folgen. Wollen Sie aber noch einmal schwanger werden, kann Ihr Abwehrsystem auf bestimmte Blutgruppenmerkmale des kindlichen Bluts, die sogenannten Rhesusfaktoren, reagieren und die kindlichen roten Blutkörperchen zerstören. Um dies zu vermeiden, wird Ihnen bei Bedarf in den nächsten Wochen sowie noch einmal nach der Geburt bei einem Rhesus-positiven Baby eine Rhesusprophylaxe verabreicht.

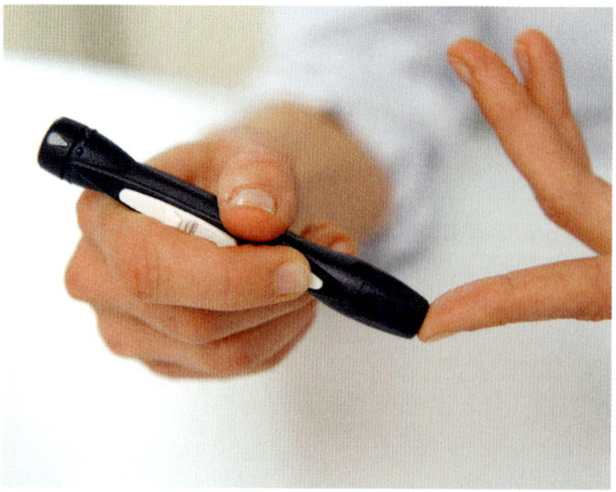

Wurde ein Schwangerschaftsdiabetes diagnostiziert, müssen Sie unter Umständen täglich Ihr Blut testen.

Zuckertest

Etwa 3,7 Prozent der werdenden Mütter entwickeln während der Schwangerschaft einen Diabetes (Gestationsdiabetes), weil die Plazenta große Hormonmengen produziert, die zu einer Insulin-Resistenz führen können. Ohne Test ist die Störung des Zuckerstoffwechsels kaum zu entdecken. Denn sie verursacht nur selten Beschwerden. Allenfalls können Symptome wie Abgeschlagenheit, Übelkeit, häufiges Urinieren und ungewöhnlich starker Durst auf die Erkrankung hindeuten. Vermutlich werden Ihre Ärztin oder Hebamme Ihnen daher bei der Untersuchung anraten, einen Test auf Schwangerschaftsdiabetes durchführen zu lassen. Die Krankenkassen zahlen diese Untersuchung inzwischen bei allen Frauen. Sie gehört zum empfohlenen Umfang der Vorsorgeuntersuchungen. Schließlich kann ein unbehandelter Diabetes ernste Folgen haben.

Sie müssen für diesen Test eine 50 Gramm Traubenzuckerlösung trinken. Nach einer Stunde wird dann Blut abgenommen und der Blutzuckerwert bestimmt. Ein Wert über (oder gleich) 135 mg/dl deutet auf einen möglichen Schwangerschaftsdiabetes hin. Die endgültige Klärung bringt ein Zuckerbelastungstest mit 75 Gramm Traubenzucker. Hierbei wird zunächst der Nüchtern-Blutzucker ermittelt, ehe Sie erneut eine Traubenzuckerlösung trinken. Im Abstand von 60 und 120 Minuten wird dann nochmals etwas Blut abgenommen und auf den enthaltenen Blutzucker kontrolliert. Der Test sollte morgens auf nüchternen Magen erfolgen, nach einer Essens- und Trinkpause von mindestens acht Stunden. Sie können und sollten in den Tagen davor wie gewohnt essen und trinken. Wenn Sie sich mithilfe einer bewusst zucker- oder kalorienarmen Kost auf den Test vorbereiten, könnte dies das Ergebnis verfälschen.

Liegt tatsächlich ein Schwangerschaftsdiabetes vor, reicht häufig bereits eine entsprechende Ernährungsumstellung, um ihn zu beheben. Bessert sich die Situation dadurch nicht, muss bis zur Geburt Insulin verabreicht werden.

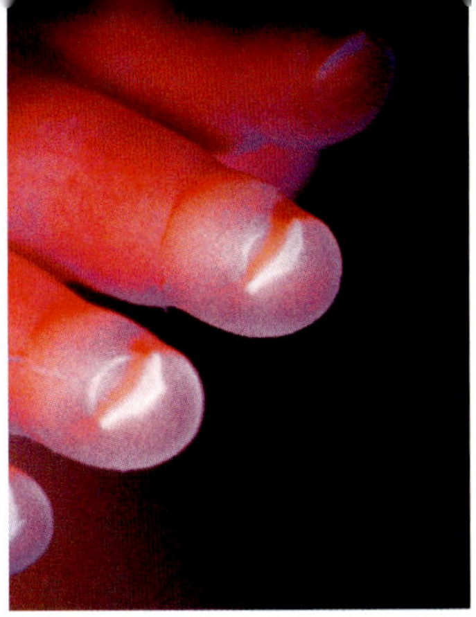

Die Bewegungen des Babys werden immer koordinierter und gezielter. Seine Nägelchen sind schon recht lang. Sich zu kratzen ist noch nicht möglich, da die Haut mit Käseschmiere bedeckt ist und die Nägel weich sind.

164. TAG

SSW 23+3 *{Noch 116 Tage}*

IGeL – Wahlleistungen

In der Schwangerenvorsorge werden bei einer gesunden werdenden Mutter 120 Tests vorgenommen. Darüber hinaus können bis zu 50 zusätzliche Untersuchungsangebote hinzukommen. Denn häufig bieten Frauenärztinnen weitere Diagnose- und Behandlungsmethoden an, die nicht zum Leistungsspektrum der gesetzlichen Krankenkassen gehören. Ein wesentliches Merkmal ist, dass diese Wahlleistungen, auch Individuelle Gesundheitsleistungen oder kurz IGeL genannt, aus eigener Tasche bezahlt werden müssen.

Hinter den Wahlleistungen verbergen sich eine Vielzahl unterschiedlicher Diagnose- und Behandlungsmethoden sowie eine Reihe vermeintlich gesundheitsfördernder Maßnahmen. Manche dieser Angebote sind wissenschaftlich kaum erforscht oder sogar von unabhängigen Instituten als nicht sinnvoll beurteilt worden.

Entscheiden Sie für sich, ob die dargebotenen Leistungen sinnvoll sind. Zusätzliche ärztliche Leistungen sorgen nicht automatisch für mehr Sicherheit und führen auch nicht unbedingt zum erwünschten Heilungserfolg. Auf der anderen Seite sind die Maßstäbe, an denen die Finanzierung der gesetzlichen Leistungen bemessen wird, sehr eng gesteckt und so können bestimmte Untersuchungen im Einzelfall durchaus sinnvoll sein, auch wenn sie (noch) keine Kassenleistung sind.

GUT ZU WISSEN

Entscheidungskriterien FÜR IGEL-LEISTUNGEN

Falls Wahlleistungen angeboten werden, sollten Sie darauf achten, dass ...

- man Ihnen den Nutzen, die Wirksamkeit und das Risiko der empfohlenen Leistung sachlich erklärt.
- man keinen Druck auf Sie ausübt und Ihnen zwischen Beratungs- und Behandlungstermin eine Bedenkzeit einräumt. Sie ist wichtig, um weitere Informationen einzuholen. Lassen Sie sich zu nichts drängen! Ärzte dürfen nur mit Ihrer Zustimmung tätig werden.
- ein Kostenvoranschlag erstellt wird, in dem alle Leistungen aufgeschlüsselt werden, damit Sie einschätzen können, was Sie finanziell erwartet. Die Kosten richten sich üblicherweise nach der privatärztlichen Gebührenordnung (GOÄ). Informieren Sie sich bei Ihrer Ärztin, der Kassenärztlichen Vereinigung oder im Internet. Höhere Sätze sind nicht gerechtfertigt.
- man einen Vertrag mit Ihnen abschließt, in dem alle aufgeschlüsselten Kosten für die vereinbarten Leistungen festgelegt sind.
- nach Abschluss der Untersuchung eine Rechnung ausgestellt wird, die die einzelnen Leistungen aufführt. Bitten Sie um eine Quittung, falls Sie eine Rechnung bar bezahlen. Denn die Kosten können als außergewöhnliche Belastung bei der Steuererklärung abgesetzt werden.

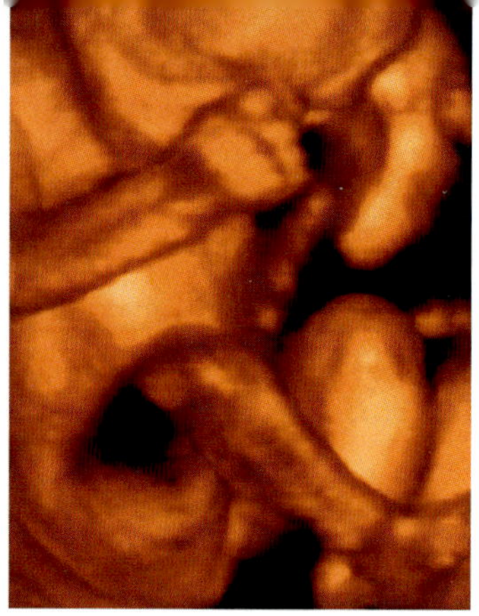

Ihr Baby hat voll ausgebildete Geschmacksknospen und lernt den Geschmack des Fruchtwassers kennen. Anfangs war das Fruchtwasser klar, mittlerweile enthält es abgestorbene Zellen, Haare und Käseschmiere.

165. TAG

SSW 23+4 *{Noch 115 Tage}*

Geburtsvorbereitungskurse

Untersuchungen haben gezeigt, dass Schwangere, die einen Geburtsvorbereitungskurs besucht haben, im Durchschnitt leichtere und interventionsärmere Geburten erleben als andere Frauen. Die Wehenarbeit ist kürzer, es werden weniger Medikamente gebraucht und die Babys werden häufiger gestillt. Kliniken, Familienbildungsstätten, Geburtshäuser und viele Hebammenpraxen bieten daher Geburtsvorbereitungskurse an. Meist können Sie aus einem großen Angebot wählen: Es gibt Kurse für Paare, Kurse nur für Frauen und Kurse, bei denen der Partner nur bei zwei oder drei Terminen dabei ist. Häufig werden auch Extraseminare für mehrfache Mütter und Eltern angeboten. Manche Kurse finden über Wochen hinweg statt. Andere absolvieren das ganze Programm an einem Wochenende. Melden Sie sich frühzeitig ab der 24. Woche an, damit Sie zwischen der 28. bis 30. Woche mit dem Kurs beginnen können. Dann sind Sie wahrscheinlich vor der Geburt auf dem neuesten Wissensstand.

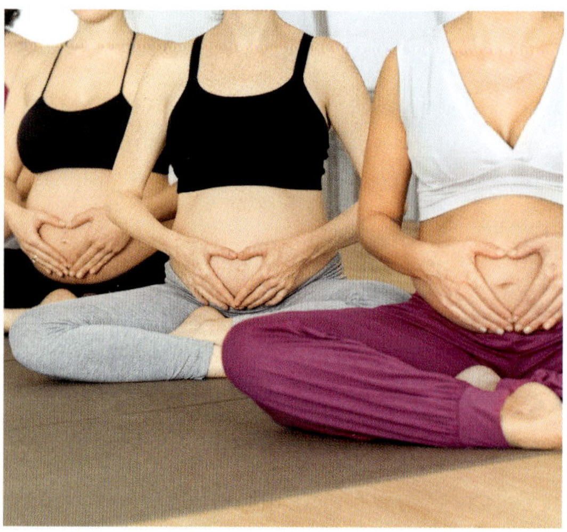

Ein Kurs bietet die Möglichkeit, sich auf die außergewöhnliche Erfahrung der Geburt vorzubereiten.

Geburtsvorbereitungskurse werden meist von Hebammen geleitet. In diesem Fall können Sie 14 Termine über Ihre Krankenkasse abrechnen. Kurse bei Physiotherapeutinnen und Geburtsvorbereiterinnen müssen dagegen privat bezahlt werden. Erkundigen Sie sich im Vorfeld. Neben den klassischen Geburtsvorbereitungskursen gibt es Angebote wie Schwangerschaftsgymnastik, Schwimmen, Yoga, Meditation und Bauchtanz für Schwangere. Diese Angebote werden nicht von allen Kassen finanziert.

Darum geht es im Geburtsvorbereitungskurs

Inhalte und Konzepte der Kurse variieren und hängen oft von der jeweiligen Gruppe ab. Sie sollten sich aber immer mit diesen Hauptthemen befassen:

- Wie verläuft die Schwangerschaft? Was hilft bei spezifischen Beschwerden?
- Wie lässt sich das Körperbewusstsein stärken und mit dem Atem arbeiten? Wie kann die Begleitperson Sie während der Wehenarbeit unterstützen?
- Wie verläuft die Geburt? Welche Wehentypen gibt es? Welche Körperhaltungen können die Geburt unterstützen? Wie kann der Atem helfen? Wie kann man zwischen den Wehen entspannen?
- Wie läuft eine Geburt in der Klinik und in einer außerklinischen Einrichtung ab?
- Wie kann man mit Schmerzen und schwierigen Situationen, operativen Geburten und Anästhesien umgehen?
- Anregungen zum Leben mit dem Neugeborenen.
- Bei Kursen für Mehrgebärende geht es daneben oft um die Verarbeitung des Erlebten.

166. TAG

SSW 23+5 *{Noch 114 Tage}*

Renovieren fürs Baby

Natürlich wünschen sich die meisten Eltern ein schönes Heim, in dem sich ihr Baby geborgen und sicher fühlt. Und so ist es nicht unüblich, dass Hebammen bei Hausbesuchen in der Schwangerschaft regelmäßig über Umzugskisten steigen. Ohne Frage braucht eine größere Familie auch mehr Platz. Trotzdem sollten Sie es sich gut überlegen, bevor Sie umziehen oder umfangreiche Renovierungsarbeiten in Angriff nehmen. Denn dabei sind Sie oft erheblichen Schadstoffbelastungen ausgesetzt. Viele flüchtige organische Chemikalien wie Styrol aus Teppichklebern, Terpene aus biologisch gewachsten Massivholzmöbeln und Alkane aus Lacken sind für Sie und Ihr Baby nicht unbedenklich und sollten möglichst vermieden werden.

Eine Studie des Leipziger Umweltforschungszentrums belegt, dass Renovierungsarbeiten während der Schwangerschaft und in den ersten Lebensjahren auch für Kinder riskant sind. Bis vier Jahre nach der Geburt ist ihr Risiko, an Bronchitis zu erkranken, erhöht. Am besten wäre es daher, wenn Sie alle gesundheitsgefährdenden Arbeiten an andere delegieren könnten. Trauen Sie sich ruhig, um Unterstützung zu bitten. Viele Verwandte und Freunde freuen sich, wenn sie helfen können.

Weitere Hinweise zur Renovierung

Wenn Sie ein paar Dinge berücksichtigen, können Sie die Belastung beim Umbauen und Renovieren gut in den Griff bekommen.

- Nutzen Sie eine Plastikplane als Barriere zwischen Renovierungs- und Wohnbereich. Die Plane verhindert bei größeren Arbeiten, dass sich Dreck und Schadstoffe in der ganzen Wohnung verteilen. Sollte trotzdem Schmutz außerhalb des Renovierungsraums anfallen, wischen Sie ihn feucht auf.
- Verwahren Sie alle Renovierungsmaterialien wie zum Beispiel Farb- und Lackreste sicher und gut verschlossen auf – nach Möglichkeit im Keller oder in der Garage, auf jeden Fall aber weit weg von Ihren Wohnräumen.
- Frisch renovierte Räume müssen so lange gelüftet werden, bis kein Geruch von Lösungsmitteln aus Anstrichen, Spanholzprodukten oder Teppichbodenklebern mehr wahrzunehmen ist.
- Vermeiden Sie Vlies- und Vinyl-Tapeten. Sie bestehen aus aufgeschäumtem PVC. Auch bei Tapeten finden Sie neben solchen aus Papier hochwertige Produkte aus chlor- und weichmacherfreien Materialien (Polyethylen, Polypropylen).
- Verwenden Sie beim Verlegen von Böden und Teppichen generell Klebstoffe auf Wasserbasis ohne oder nur mit wenigen Lösungsmitteln. Mehr zum Thema Bodenbelag erfahren Sie auf Seite 230.
- Falls Sie selbst streichen wollen oder müssen, verwenden Sie möglichst nur Farben und Lacke auf Wasserbasis mit niedrigen Emissionen, vorzugsweise mit einem Ökolabel. Tragen Sie bei der Arbeit Schutzhandschuhe und eine Atemmaske.

Das EU-Ecolabel ist ein in allen Mitgliedstaaten der Europäischen Union, aber auch von Norwegen, Liechtenstein und Island anerkanntes EU-Umweltzeichen für geprüfte Produkte, die sich durch Umweltverträglichkeit und relativ geringe Gesundheitsbelastung auszeichnen. Neben anderen Produktarten können Farben und Lacke, Bodenbeläge, Matratzen und Möbel das Zeichen tragen.

167. TAG

SSW 23+6 *{Noch 113 Tage}*

Der richtige Bodenbelag

Ihr Baby wird, wenn es auf der Welt ist, viel intensiver mit dem Boden in Ihrer Wohnung in Kontakt kommen als Sie selbst. Wenn es einige Monate alt ist, wird es auf der Krabbeldecke liegen, später dann herumkrabbeln und auf dem Boden spielen. Gleichzeitig ist der Bodenbelag ein wahrer Fleckenmagnet. Schon allein deshalb ist gute Qualität wichtig.

Gerade bei der Wahl des Kinderzimmerbodens empfiehlt es sich, eine möglichst schadstoffarme, pflegeleichte und robuste Variante auszuwählen. Siegel wie der »Blaue Engel« und das »EU-Ecolabel« helfen Ihnen zu erkennen, ob ein Material auf Umweltfreundlichkeit untersucht wurde.

• Die Wahl des Bodenbelags hat große Bedeutung für die Qualität Ihrer Raumluft. Grundsätzlich gilt: In Räumen mit glattem Boden ist die Luft doppelt so stark mit Feinstaub belastet wie in Räumen, in denen Teppichböden den Staub binden. Doch viele Wollteppiche sind gegen Motten mit Bioziden behandelt. Sie können Pyrethroide enthalten, ein Nervengift, das die Haut reizt, zu Kopfschmerzen führt und hormonartig wirken kann. Dies kann zu Entwicklungsstörungen der Organe und Veränderungen des Hormonsystems führen. Auch Teppichrücken und Kleber können Schadstoffe emittieren. Bevorzugen Sie Teppiche mit kurzflorigen Fasern, die weniger Biozide enthalten als langflorige, und fixieren Sie sie nur mit doppelseitigem Klebeband. Achten Sie bei losen Teppichen darauf, dass sie sich leicht entfernen, waschen oder reinigen lassen.

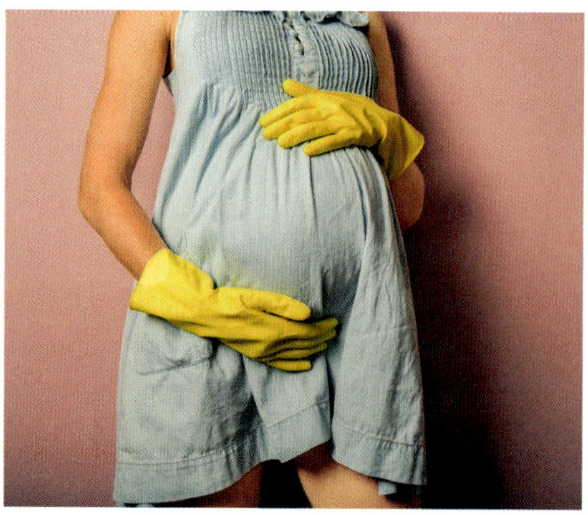

Nicht nur das Renovieren, auch das Saubermachen danach ist anstrengend. Denken Sie an Pausen!

Die besten Böden fürs Kinderzimmer sind:

• Holzböden. Verwenden Sie für die Behandlung niedrig emittierende Öl- und Wachs- oder Wasseremulsionen und behandeln Sie das Holz nicht mit Chemikalien gegen Schädlinge (Biozide).

• Korkböden, vorzugsweise mit einem Ökolabel, die Sie mit einem Wasserlack versiegeln können, damit sie schmutzunempfindlich sind.

• Laminatböden aus schadstoffarmem Material. Achten Sie auch auf eine strapazierfähige Nutzungsklasse und reinigen Sie den Boden nur mit Wasser (ohne zusätzliche Mittel).

Fürs Kinderzimmer weniger geeignet sind:

• PVC-Bodenbeläge, weil sie Weichmacher enthalten, die für Kinder ungesund sind.

• Teppiche aus synthetischen Chemiefasern, weil sie Flammschutzmittel enthalten.

• Laminat ohne Umweltauszeichnung (»Blauer Engel«, »FSC-Siegel«), weil es Formaldehyd ausdünstet.

• Fliesen und Naturstein, die zwar allergiefreundlich, aber zu kalt sind. In der Babyzeit am besten mit einem Teppich bedecken.

168. TAG

SSW 24+0 *{Noch 112 Tage}*

Zu früh geborene Babys

In Deutschland kommen pro Jahr rund 60 000 Kinder zu früh auf die Welt. Der Großteil davon, 60 bis 70 Prozent, zählt zu der Gruppe der späten Frühgeborenen. Das heißt, die Babys erblicken in der 34. bis 37. Woche das Licht der Welt.

Schwangerenbetreuung und Neugeborenenintensivmedizin haben in den letzten Jahren große Fortschritte gemacht und die Überlebenschancen für frühgeborene Babys haben sich erheblich verbessert. Dennoch gelten Geburten vor der 24. Schwangerschaftswoche auch weiterhin als besonders kritisch. Denn zu diesem frühen Zeitpunkt sind lebenswichtige Organe und Körperfunktionen noch nicht ausreichend entwickelt. Das gilt besonders für die Lunge, den Magen-Darm-Trakt und die Augen.

Weltweit sind auch nur wenige Kinder dokumentiert, die vor der 24. Schwangerschaftswoche geboren wurden und die ersten Wochen überlebt haben. Darunter war auch die im Oktober 2011 geborene Paulina aus Neubrandenburg, die in der 22. Woche mit 490 Gramm zur Welt kam. Sie hat sich inzwischen zu einem gesunden Kind entwickelt.

Wichtig sind die ersten Lebenstage – nicht nur für das Überleben, sondern auch für die spätere Entwicklung des Babys. Im Idealfall kommt das Kind in einem speziellen Perinatalzentrum des Levels 1 auf die Welt, wo es sofort von einem Fachteam umgeben ist (siehe unten). Doch das allein reicht nicht. Langfristig mitentscheidend für die Entwicklung des Babys sind auch Faktoren wie das Einbeziehen der Eltern in die Pflege und die Versorgung, um den emotionalen Zugang und die Bindung zwischen Eltern und Baby trotz der ungünstigen Startbedingungen zu erleichtern. Zwar lässt sich nie genau vorhersagen, in welchem Tempo sich ein Kind entwickelt. Aber anhand von Entwicklungsskalen, die mit Spielräumen arbeiten, lässt es sich messen. Das Gleiche gilt für Frühchen, bei denen man vor allem in den ersten drei Lebensjahren das sogenannte korrigierte Lebensalter heranzieht. Dabei wird die Zeit, die das Kind eigentlich noch im Mutterleib verbracht hätte, vom tatsächlichen Alter abgezogen. Nur so ist gewährleistet, dass nichts vom Kind verlangt wird, das es weder leisten kann noch leisten können muss.

GUT ZU WISSEN

LEVEL-1-PERINATAL-ZENTREN

Level-1-Zentren werden von anerkannten Neugeborenenmedizinern und ärztlichen Geburtshelfern geleitet. In ihnen sind Geburtsstation, Operationssaal und Neugeborenen-Intensivstation mit mindestens sechs Plätzen miteinander verbunden. Sie verfügen über ständige Arztbereitschaft und einen Neugeborenen-Notarzt für die umliegenden Krankenhäuser ohne Spezialabteilungen. Level-1-Zentren sind für Schwangerschaften vorgesehen, bei denen das Risiko für die Babys als sehr hoch eingeschätzt wird, wie zum Beispiel bei Drillingsschwangerschaften.

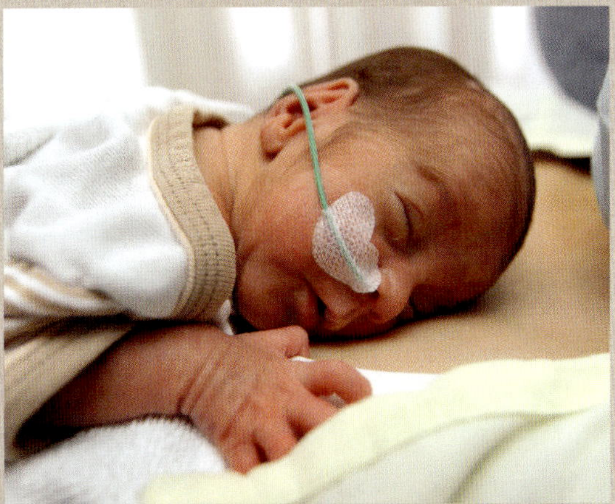

WISSEN SPEZIAL

FRÜHGEBURTSRISIKO UND FRÜHCHEN

Statistisch betrachtet kommen Kinder heute nicht weniger gesund als noch vor 20 Jahren zur Welt. Doch werden immer mehr Kinder viel zu früh geboren. Mögliche Gründe für eine Frühgeburt sind:

- eine Infektion mit hohem Fieber
- Neigung zu Frühgeburt
- eine Gebärmutterinfektion
- zu viel Fruchtwasser
- eine Mehrlingsschwangerschaft

Unter den Begriff »Frühgeburt« werden alle Babys gerechnet, die vor der 37. Schwangerschaftswoche geboren werden, zwischen 500 Gramm und weniger als 2500 Gramm wiegen und bei der Geburt Lebenszeichen zeigen. Ungefähr zehn Prozent der Babys kommen vor der 37. Schwangerschaftswoche zur Welt, der Großteil von ihnen (60 bis 70 Prozent) zwischen der 34. und 37. Woche.

Frühgeborene Babys haben heute glücklicherweise sehr viel bessere Überlebenschancen als noch vor zehn Jahren. Wenn eine drohende Frühgeburt rechtzeitig erkannt wird, kann sie zudem häufig verhindert oder wenigstens hinausgezögert werden. Für das Baby zählt schließlich jeder Tag im Uterus. Je reifer es bei der Geburt ist, desto besser kann es sich gesund entwickeln.

Drohende Frühgeburt

Deutlichstes Zeichen für eine Frühgeburt sind vorzeitige Wehen und schmerzhaftes Ziehen im Unterbauch. Wenn es dort oder im unteren Rücken wehtut, sollten Sie Ihre Hand auf die Gebärmutter legen und fühlen, ob sie gleichzeitig mit dem Ziehen hart wird. Trinken Sie ein Glas Wasser, legen Sie sich hin und beobachten Sie, ob das Ziehen abklingt. Ist dies nicht der Fall und werden die Abstände zwischen dem Ziehen sogar kürzer, sollten Sie sofort in eine nahegelegene Klinik fahren – wenn Sie noch nicht in der 37. Woche sind, am besten direkt in eine Klinik mit einer Frühgeborenenabteilung.

Falls die Wehen noch nicht so stark sind, wird man im Krankenhaus versuchen, den Geburtsprozess aufzuhalten. Manchmal hilft Bettruhe oder die Gabe von wehenhemmenden Medikamenten. Gleichzeitig kann die Lungenreife des Babys durch Medikamente gefördert werden. Haben die Geburtswehen jedoch tatsächlich eingesetzt, kann sie nichts mehr wirklich bremsen. Das Baby kommt.

Bei kleinen Anzeichen von Frühgeburtsbestrebungen, wie dem Weicherwerden des Gebärmutterhalses vor der 28. Schwangerschaftswoche, kann auch eine häusliche Betreuung empfohlen werden. Der Körper braucht jetzt alle Kraft für die Schwangerschaft und das Baby, weshalb körperliche und seelische Belastungen weitmöglich vermieden werden sollten und die Frau viel ruhen sollte. Wenn Sie für längere Zeit liegen müssen, kann Ihnen Ihre Hebamme bei Hausbesuchen Entspannungsübungen, Massagen und Geburtsvorbereitungsübungen zeigen.

Haben Sie schon ein Kind (oder mehrere), kann eine Haushaltshilfe das Einkaufen, Putzen, Waschen, Kochen und die Kinderbetreuung übernehmen. Das ist eine große Erleichterung. Sprechen Sie unbedingt mit Ihrer Ärztin oder Hebamme darüber. Denn wenn sie die Haushaltshilfe verordnet, können Sie den Antrag bei der Krankenkasse einreichen. Wird er bewilligt, übernimmt sie die Kosten für die Hilfe.

Eine Extremsituation

Durch die Fortschritte in der Neugeborenen-Intensivmedizin verbessern sich die Behandlungsmöglichkeiten auch von extrem früh geborenen Kindern immer weiter. Doch der massive Einsatz medizinischer Technik löst bei den Eltern auch Ängste aus. Das Baby braucht noch eine ganze Zeit klinische Unterstützung, bevor es sich alleine kräftig und gesund entwickeln kann. Die Kinderkrankenschwestern zeigen den Eltern gerne, wie sie ihrem Kind bis dahin helfen können.

Für Eltern ist die Geburt eines Frühchens eine Extremsituation, die selbst stabile Beziehungen ins Wanken bringen oder sogar zerbrechen lassen kann. Sie müssen lernen, die Situation als Paar zu meistern. Dabei helfen Unterstützung durch Familie und Freunde, um sich auch weiter als Paar zu sehen und sich auch mit einem Baby im »Brutkasten« die Zeit zu nehmen, gemeinsam essen zu gehen oder einen Spaziergang im Park zu machen.

Geschwisterkinder

Wenn zum Frühchen auch noch die Betreuung größerer Kinder dazukommt, bedeutet das für Sie als Eltern eine riesige Herausforderung, die kaum auszuhalten ist, weil man sich immer zerrissen fühlen wird. Egal wie alt die Großen sind: Es ist nicht leicht zu verstehen, warum Mama und Papa nicht da sind, und wenn sie da sind, weinen und traurig sind. Und dieser Zustand kann über Monate andauern, wenn das Baby extrem früh zur Welt gekommen ist. Spannen Sie daher gute Freunde, Nachbarn und die Großeltern ein, um Kinder vom Kindergarten oder der Schule abzuholen, Essen zu kochen, Wäsche zu waschen, um zu putzen oder bei den Hausaufgaben zu helfen. Bei Kindern ab drei Jahren können Sie erklären, was passiert ist – auch wenn sie nicht wissen, wie sie mit dieser Situation umgehen können, dass Mama und Papa immer bei dem anderen Kind sind und nicht bei ihnen. Bei Schulkindern werden Sie auf mehr Verständnis stoßen. Aber natürlich fehlen Sie auch dort!

Wenn die großen Geschwister absolut gesund sind, sollte man sie auch auf die Frühgeborenenstation mitnehmen. Es ist sehr wichtig für sie, das Baby zu sehen und zu begrüßen – egal wie »verkabelt« es ist. Lassen Sie kleine Kinder ein Bild malen oder einen Teddy für das Baby mitgeben. Fotografieren Sie das Baby im Brutkasten, damit die Großen begreifen, dass sie ein Geschwisterchen haben und dass Mama und Papa jetzt bei diesem Winzling sein müssen, damit er groß und stark wird.

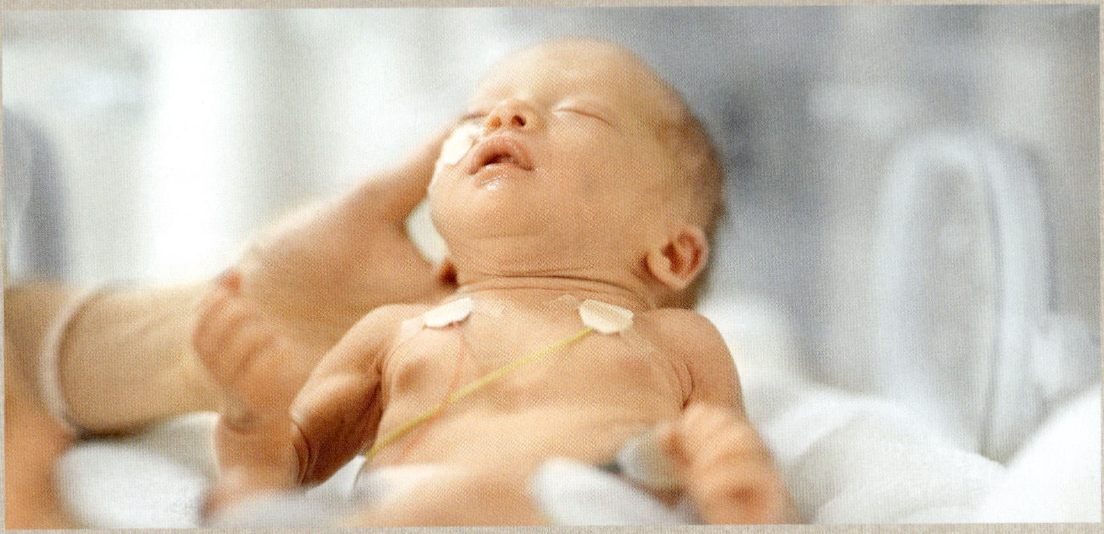

Trotz oder gerade wegen der modernen Apparatemedizin brauchen Frühchen viel Körperkontakt.

HAUSMITTEL FÜR FAST ALLES

Wenn die Nase läuft oder der Hals wehtut, die Beine schwer und die Finger dick sind, ist das zwar unangenehm, aber in der Regel nicht weiter gefährlich. Allerdings sollten Sie auch nicht einfach zu irgendeinem Medikament greifen, denn die meisten sind in der Schwangerschaft nicht erprobt. Zum Glück gibt es zahlreiche sanfte Hausmittel, die über die Beschwerden hinweghelfen und Ihrem Baby keinesfalls schaden.

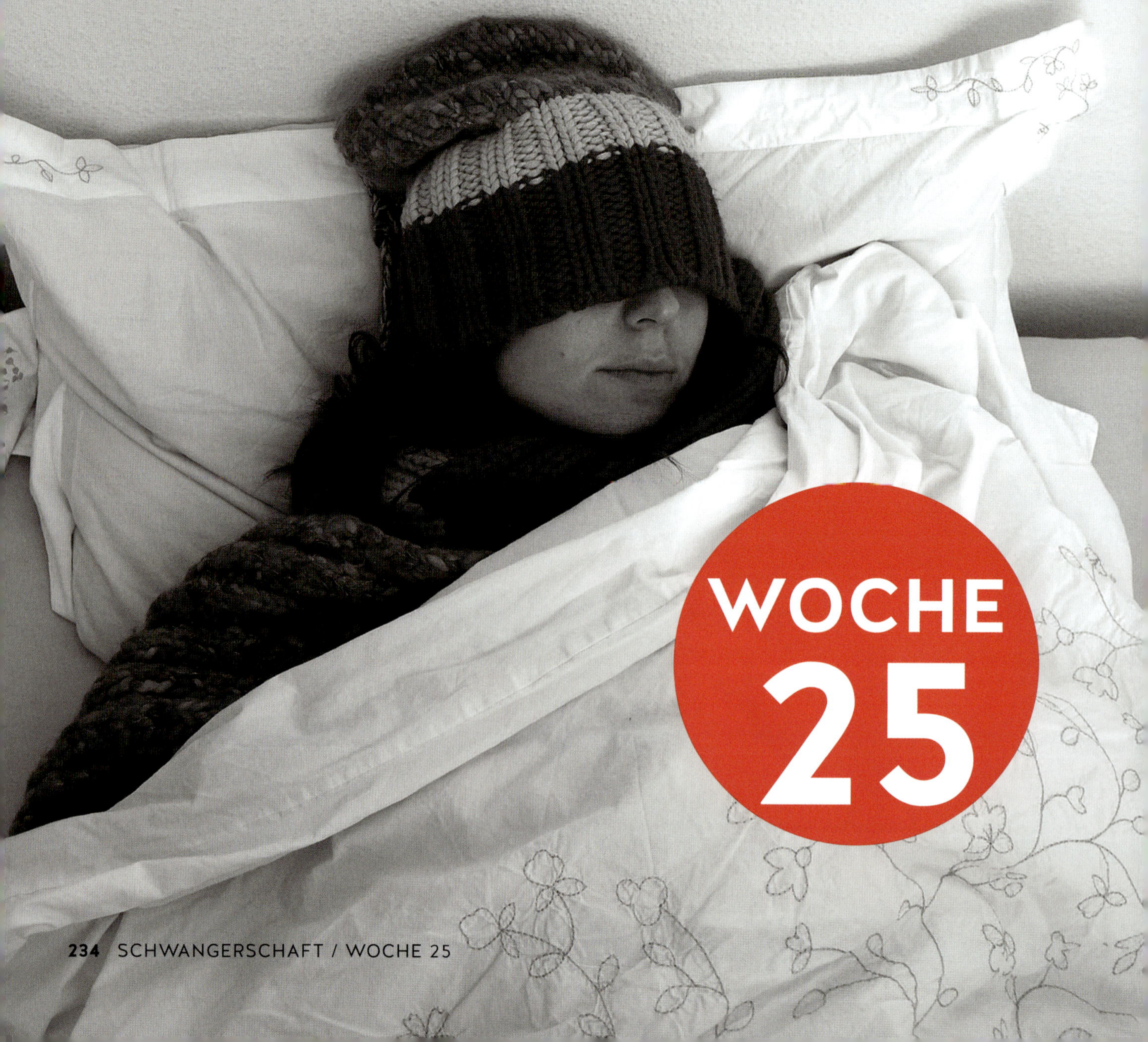

WOCHE 25

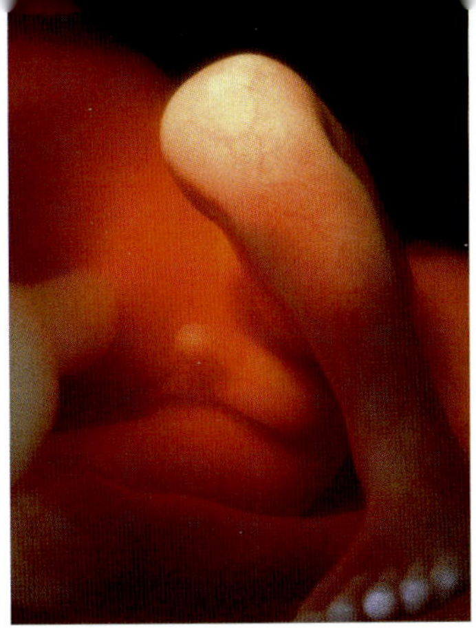

Ihr Baby wiegt ungefähr 650 Gramm und ist etwa 34 Zentimeter lang. Es beginnt mit der Produktion von weißen Blutkörperchen, die für die Ausbildung des Immunsystems benötigt werden.

169. TAG

SSW 24+1 *{Noch 111 Tage}*

Wie sich Ihr Körper verändert

Wenn Sie es gewohnt sind, sich immer mal schnell irgendwo vorbeizudrücken, kann Ihnen Ihr wachsender Bauch langsam ganz schön im Weg sein. Ein richtiges Gefühl für Ihre Ausmaße haben Sie wahrscheinlich noch nicht entwickelt und so werden Sie manchmal unfreiwillig irgendwo anstoßen. Machen Sie sich aber keine Sorgen um Ihr Baby. Es liegt gut von Gebärmuttermuskel und Fruchtwasser gepolstert in Ihrem Bauch. Der wächst jetzt schneller, weil sich nicht nur Ihr Baby »polstert«, sondern weil auch mehr Fruchtwasser gebildet wird. Und auch Ihr eigener Körper legt das eine oder andere Pölsterchen an, indem er »Stillspeck« einlagert, der als Reserve für die energiefordernde Stillzeit benötigt wird.

Der oberste Teil der Gebärmutter steht inzwischen ein bis zwei Querfinger über dem Nabel und schiebt entsprechend alle Organe nach oben. Vermehrtes Sodbrennen und Kurzatmigkeit sind die Folge davon. Versuchen Sie, ein Hohlkreuz zu vermeiden, um Rückenschmerzen zu verhindern, und gönnen Sie sich viel Ruhe.

Unterdessen übt Ihre Gebärmutter schon munter für die Geburt. Sie zieht sich immer wieder einmal zusammen und hält so die Muskulatur aktiv und elastisch – auch um für Ihr immer größer werdendes Baby genügend Platz zu schaffen.

Ihre Blutgefäße treten manchmal deutlicher unter der Haut hervor, besonders an Händen und Füßen. Hände, Finger und Handgelenke können schmerzen und sich taub anfühlen. Wenn Sie so etwas spüren, ist wahrscheinlich der Handwurzelkanal in den Handgelenken geschwollen (Karpaltunnelsyndrom). Die Nerven, die durch diesen Kanal laufen, werden gequetscht und dieser Druck äußert sich in einem plötzlichen oder brennenden Schmerz. Die Beschwerden werden in der Nacht deutlich schlimmer und nehmen am Tag nach Bewegung ab. In der Regel vergeht dieses Problem aber ein bis zwei Wochen nach der Geburt von allein. Behelfen können Sie sich bis dahin mit kalten oder lauwarmen Wassergüssen. Halten Sie außerdem Finger und Handgelenke beweglich, indem Sie sie zum Beispiel kreisen, schütteln und massieren. Fragen Sie Ihre Ärztin, ob sie Ihnen eine Bandage verordnen kann. Selten und nur in extremen Fällen wird in der Schwangerschaft eine Operation notwendig.

GUT ZU WISSEN

MEHR **Abwechslung**

- Wenn Sie beruflich viel stehen müssen, merken Sie spätestens jetzt, wie beschwerlich dies ist. Stellen Sie einen Stuhl oder Hocker in die Nähe Ihres Arbeitsplatzes, damit Sie sich zwischendurch hinsetzen können.
- Achten Sie darauf, sich mindestens alle zwei Stunden für 30 Minuten im Sitzen auszuruhen. Die meisten von Ihnen werden auch auf einem Stuhl oder Hocker weiterarbeiten können.
- Falls Sie eine überwiegend sitzende Tätigkeit ausüben, ist es umgekehrt gut, wenn Sie zwischendurch immer wieder einmal aufstehen und umherlaufen, um Ihren Kreislauf anzuregen.

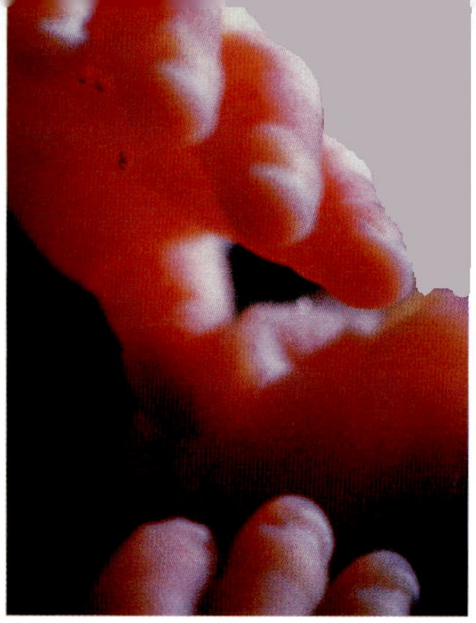

Ihr Baby trinkt zwischen 200 und 760 Milliliter Fruchtwasser am Tag. Dadurch bildet sich der Schluckreflex aus, den es nach der Geburt vollständig beherrschen wird.

170. TAG

SSW 24+2 *{Noch 110 Tage}*

Wassereinlagerungen

Drei Viertel aller Schwangeren klagen gegen Ende der Schwangerschaft über Wassereinlagerungen im Gewebe, die sich hauptsächlich in geschwollenen Füßen, Fußgelenken, Händen und Fingern äußern. Diese Ödeme sind normal, weil unser Körper Flüssigkeit ansammelt. Ursache dafür ist die gewebeauflockernde Wirkung des Progesterons. Nach der Schwangerschaft verschwinden die Ödeme wieder.

An sehr heißen Tagen oder wenn Sie lange stehen müssen, können die Beschwerden jedoch so stark zunehmen, dass sie ein Kribbeln und später ein Taubheitsgefühl in den Fingern, Beinen und Zehen verursachen. In einigen Fällen kommen dazu noch Schmerzen in den Unterarmen. Auch diese Symptome sind auf normale Wassereinlagerungen zurückzuführen und für sich genommen kein Alarmsignal. Ödeme, die sich bei heißem Wetter oder im Laufe des Tages bilden, sind nicht behandlungsbedürftig. Wenn Sie allerdings schon mit geschwollenen Füßen oder Händen aufwachen, kann dies ein Hinweis auf eine ernstere Erkrankung sein, zum Beispiel auf eine Präeklampsie (Seite 439).

Das hilft gegen Schwellungen

- Stehen Sie nicht zu lange. Machen Sie regelmäßige Pausen, setzen Sie sich hin und legen Sie die Füße hoch. Das entlastet geschwollene Beine.
- Tragen Sie Stützstrümpfe oder lassen Sie sich von Ihrer Ärztin Kompressionsstrümpfe verschreiben (Seite 248).
- Tragen Sie keine engen Kleider oder Schuhe.
- Wenn Ihre Hände geschwollen sind, halten Sie sie über Herzhöhe.
- Legen Sie Ringe ab, bevor sie so einschneiden, dass Sie sie nicht mehr abbekommen.
- Sorgen Sie für regelmäßige Bewegung. Sie stärkt Venen und Kreislauf und lindert Beschwerden.
- Trinken Sie genug, um überschüssige Flüssigkeit auszuschwemmen.
- 30 Minuten in der warmen Wanne helfen, den Blutdruck zu senken und die Urinproduktion anzuregen. Dies mindert Wassereinlagerungen.
- Schränken Sie Ihre Eiweiß- und Salzzufuhr nicht ein, da diese Nährstoffe Wasser im Kreislauf halten oder binden.

KÖRPERWISSEN

DEN **Augen** RUHE GÖNNEN

Im Alltag (und besonders im Büroalltag) werden Ihre Augen und Ihr Gehirn mit unzähligen visuellen Reizen überflutet. Um den Augen eine Pause zu verschaffen, können Sie sie auch am Tage hin und wieder für eine kurze Weile schließen. Am besten setzen Sie sich dazu auf einen bequemen Stuhl und lehnen sich zurück. Schließen Sie Ihre Augen und legen Sie die geöffneten Handflächen leicht auf die geschlossenen Lider, um den entspannenden Effekt zu verstärken. Bleiben Sie einige Minuten so sitzen, genießen Sie die Dunkelheit und die Wärme Ihrer Hände. Atmen Sie dabei langsam und gleichmäßig ruhig und tief in den Bauch.

171. TAG

SSW 24+3 *{Noch 109 Tage}*

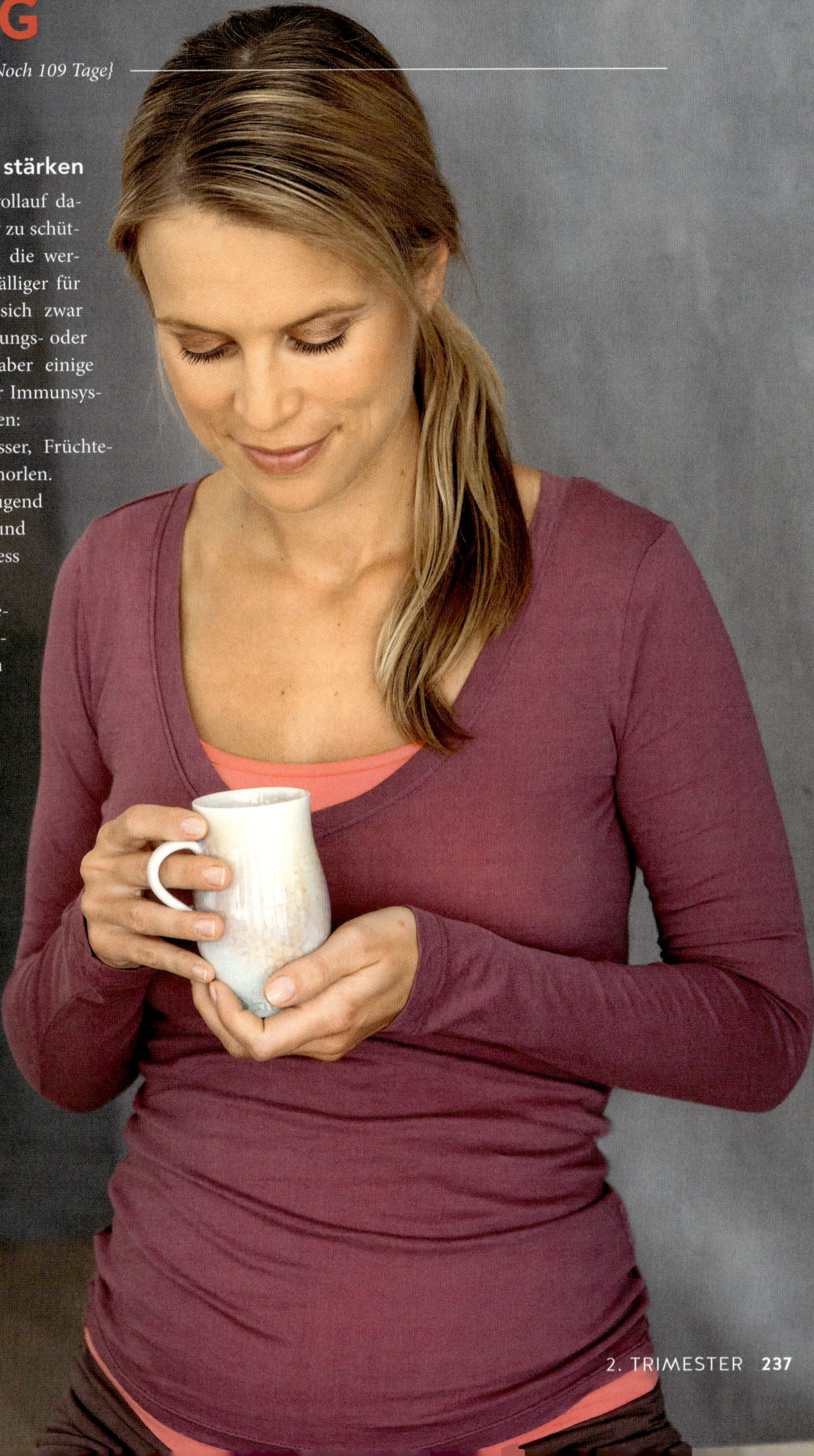

Das Immunsystem stärken

Das Immunsystem ist vollauf damit beschäftigt, das Baby zu schützen. Das bedeutet, dass die werdende Mutter selbst anfälliger für Viren ist. Sie können sich zwar nicht wirklich vor Erkältungs- oder Grippeviren schützen, aber einige Maßnahmen können Ihr Immunsystem durchaus unterstützen:

- Trinken Sie viel: Wasser, Früchte- und Kräutertees oder Schorlen.
- Sorgen Sie für genügend Ruhepausen im Alltag und versuchen Sie, den Stress zu minimieren.
- Ernähren Sie sich gesund und abwechslungsreich mit viel frischem Obst, Gemüse und Vollkornprodukten.
- Treiben Sie Sport, das hilft dem Kreislauf auf die Sprünge und kurbelt das Immunsystem an.
- Die Ständige Impfkommission am Robert-Koch-Institut mit Sitz in Berlin empfiehlt schwangeren Frauen, sich vor oder während einer Grippewelle impfen zu lassen – vorzugsweise ab dem zweiten Trimester der Schwangerschaft.

172. TAG

SSW 24+4 *{Noch 108 Tage}*

Bei Erkältung: abwarten und Tee trinken …

Wundern Sie sich nicht, wenn eine Erkältung jetzt länger anhält, als Sie es für gewöhnlich kennen. Gönnen Sie sich die Ruhe, die Ihr Körper dringend braucht. Sehr viel mehr können Sie sowieso nicht tun. Wenn Sie bereits ein Kind haben, bitten Sie Freunde und Verwandte um Hilfe, damit Sie sich richtig auskurieren können.

Sanfte Hausmittel

Typische Symptome einer Erkältung sind Kopfschmerzen, Halsschmerzen, eine verstopfte Nase, Schnupfen, Husten und häufig auch leichtes Fieber. Das können Sie tun, um die verschiedenen Symptome auf sanfte Art zu lindern:

- Trinken Sie viel Wasser, um die Schleimhäute feucht zu halten. Viren können leichter über ausgetrocknete Schleimhäute in den Körper eindringen. Zudem verlieren Sie viel Flüssigkeit, wenn Sie erhöhte Temperatur haben und schwitzen.
- Bei einer verstopften Nase und Schnupfen hilft eine Dampfinhalation. Geben Sie einen gestrichenen Teelöffel Kochsalz in einen halben Liter Wasser und kochen Sie es in einem Topf auf. Dann inhalieren Sie den aufsteigenden Dampf unter einem Handtuch etwa zehn Minuten. Ebenfalls lindernd sind Dampfbäder mit Pfefferminz- oder Kamillentee. Hartnäckiger Schnupfen bessert sich meist erst durch Bestrahlung mit Rotlicht.
- Wenn das Salzwasser kalt ist, können Sie es mit einer Pipette aus der Apotheke als Nasentropfen verwenden. Einfach einträufeln und tief einatmen. Um Ihre Nase nachts frei zu bekommen, können Sie auch einige Tropfen ätherisches Thymianöl auf ein Taschentuch geben und daran riechen.
- Gegen Halsschmerzen oder Husten mischen Sie sich ein Getränk aus Honig und Zitrone in heißem Wasser. Oder besorgen Sie sich Lutschpastillen im Drogeriemarkt oder in der Apotheke.
- Gegen Kopfschmerzen und Fieber hilft Paracetamol. Beachten Sie aber unbedingt die Packungsbeilage und nehmen Sie es nur für kurze Zeit nach Rücksprache mit Ihrer Ärztin oder Hebamme ein.

GUT ZU WISSEN

Empfohlene Impfungen IN DER SCHWANGERSCHAFT

IMPFUNGEN SIND SICHER!

Schwangere Frauen, ungeborene Kinder und Babys sind besonders gefährdet in den ersten Lebensmonaten an Infektionskrankheiten zu erkranken. Impfungen vor oder während der Schwangerschaft können dieses Risiko reduzieren.

Im zweiten Drittel der Schwangerschaft empfiehlt die STIKO die Influenza-Impfung und eine Impfung gegen COVID-19 (mRNA). Im dritten Teil der Schwangerschaft dann die Impfung gegen Keuchhusten (Pertussis) mit einem Kombinationsimpfstoff. Der Hintergrund dieser Impfempfehlungen ist es, dass schwangere Frauen vor Infektionskrankheiten geschützt werden sollen, die das Risiko für Fehl- und Frühgeburten erhöhen. Zudem vermittelt die mütterliche Immunisierung dem Baby auf sicherem Weg einen passiven Impfschutz vor diesen Infektionen. So erhält es in den ersten Wochen bis Monaten eine Leihimmunität, auch Nestschutz genannt. Das gleiche Prinzip könnte auch bei einer Impfung gegen das RS-Virus genutzt werden. Diese Impfung ist jedoch (Stand 2/2025) noch nicht durch die STIKO empfohlen. Lediglich Impfungen mit Lebendimpfstoffen (Masern-Mumps-Röteln oder Windpocken) sind nicht angeraten.

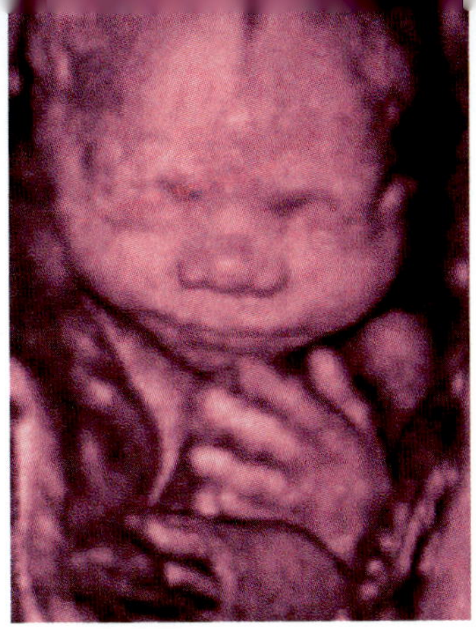

Immer wenn Ihr Baby fühlt, dass sich die Gebärmutter um es herum zusammenzieht, wird sein Kreislauf angeregt. Das nimmt es vergleichbar einem kräftigen Rubbeln der Haut oder einer Massage wahr.

173. TAG

SSW 24+5 *{Noch 107 Tage}*

Grippe

Die echte Grippe ist im Gegensatz zur »harmlosen« Erkältung eine schwere Krankheit mit möglicherweise gefährlichen Komplikationen und Folgeerkrankungen. Ihre Symptome treten ganz plötzlich, innerhalb von Stunden auf. Es beginnt schlagartig mit schweren Muskel- und Gelenkschmerzen, Frösteln, Fiebrigkeit und Schweißausbruch sowie bohrenden Kopfschmerzen. Kurz darauf setzen meist hohes Fieber bis 40 °C und Atembeschwerden sowie ein quälender trockener Husten und Halsschmerzen ein. Der ganze Körper fühlt sich krank an; es sind mindestens vier bis fünf Tage Bettruhe erforderlich.
Sorgen Sie sich nicht um Ihr Baby. Es ist in der Regel durch Sie gut vor Viren geschützt. Kontaktieren Sie Ihre Ärztin, wenn das Fieber länger als 24 Stunden anhält. Gehen Sie außerdem auf jeden Fall zum Arzt, wenn Sie sich nach einigen Tagen noch nicht besser fühlen oder schwer Luft bekommen. Dann haben Sie vielleicht eine zusätzliche Infektion, die behandelt werden muss.

Möglichst wenig Medikamente einnehmen

Wenn Sie sich elend fühlen, ist die Versuchung, viele Erkältungsmedikamente zu sich zu nehmen, natürlich besonders groß. Aber auch hier gilt: Viel hilft nicht unbedingt viel. Sprechen Sie vor der Einnahme jeglicher Medikamente unbedingt mit Ihrer Haus- oder Frauenärztin. Denn einige Medikamente, die Sie sonst völlig unbedenklich einnehmen können, sind während der Schwangerschaft nicht sicher.
So können Sie Ihre Grippesymptome lindern:

- Trinken Sie viel. Vor allem wenn Sie Fieber haben, sollten Sie darauf achten, nicht auszutrocknen. Fruchtsäfte mit Vitamin C helfen dabei, die Infektion zu bekämpfen.
- Sie können Paracetamol einnehmen, da hohes Fieber schädlich für das Baby sein kann und ab einer Temperatur von 39,5 °C gesenkt werden sollte. Bei anderen Medikamenten gilt: Greifen Sie möglichst nur zu gut untersuchten Mitteln, die nur eine Wirksubstanz enthalten (Monotherapie). Wählen Sie die Dosierung so niedrig wie möglich und so hoch wie nötig. Klären Sie aber unbedingt mit Ihrer Ärztin, wie hoch die Tagesdosis maximal sein darf.
- Bleiben Sie im Bett, wenn Sie sich nicht wohlfühlen. Achten Sie aber darauf, dass es Ihnen unter der Decke nicht zu heiß wird. Sie sollten in der Schwangerschaft nie überhitzen.
- Zur Schlafenszeit ist kühle Luft im Zimmer gut.
- Abreibungen und Waschungen mit lauwarmem Wasser können die Körpertemperatur etwas senken.
- Auch wenn Ihnen nicht nach Essen zumute ist: Nehmen Sie kleine Mengen zu sich, etwa einen Smoothie, Obst, Vollkornbrot oder warme Milch.

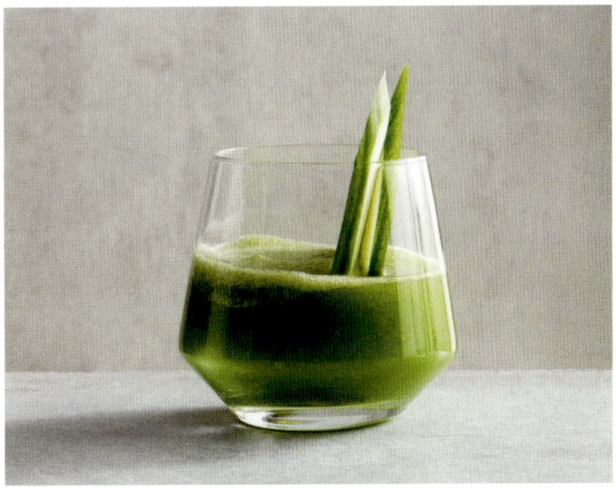

Frisch gepresste Säfte und Smoothies schmecken – auch wenn Sie sonst gerade nichts essen mögen.

für gibt es viele Gründe. Zu den immer wiederkehrenden Gedanken über das zukünftige Leben mit einem Baby kommen jetzt auch schon die ersten, manchmal sorgenvollen Vorstellungen, wie die Geburt wohl ablaufen wird. »Wird alles gut gehen?«, »Werde ich mit den Schmerzen umgehen können?«, »Ist mit dem Baby alles in Ordnung?«: Das sind die häufigsten Fragen, die wir in der Vorsorge von schwangeren Frauen hören.

manchmal recht schwierig gestalten, eine bequeme Schlafposition zu finden. Und auch der Bauch ist im Bett im Weg.

Für die meisten Frauen ist es jetzt am bequemsten, sich zum Schlafen auf die Seite zu legen, ein Knie anzuziehen und das andere Bein auszustrecken. Zusammengerollte Kopfkissen, eine Stillwurst oder Stützkissen können helfen, eine angenehme Schlafposition zu finden.

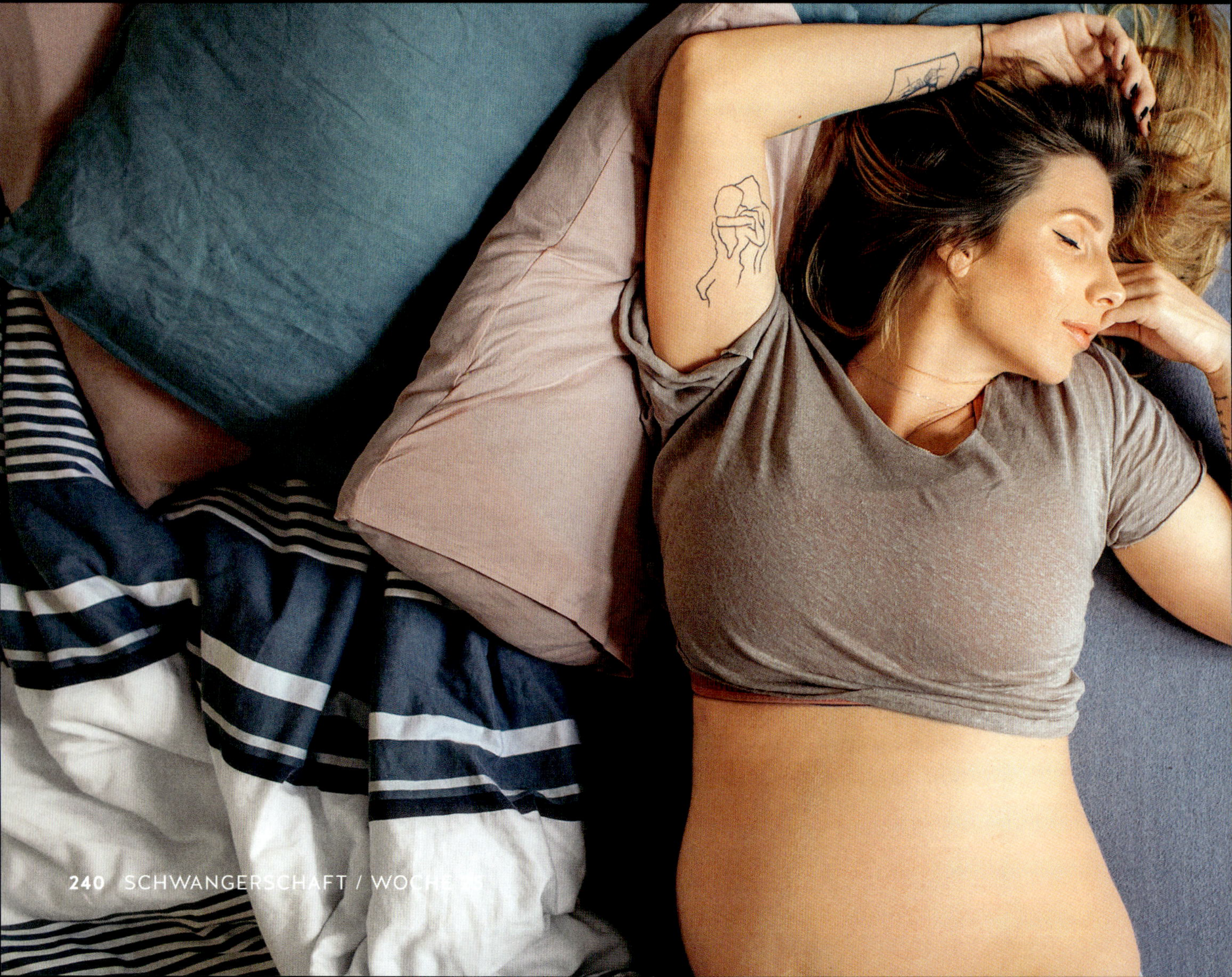

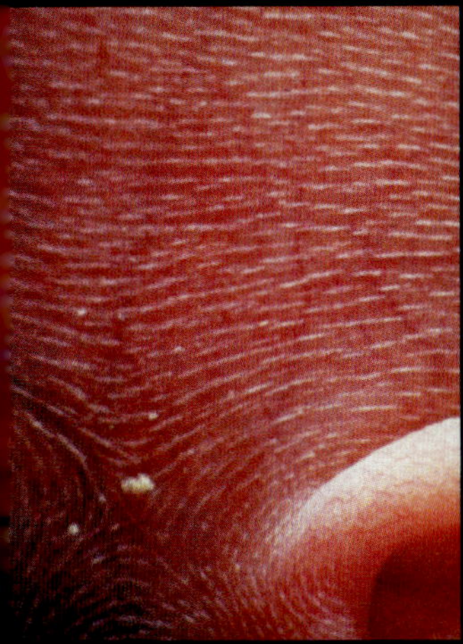

Die Babyhaut ist empfindlich und dünn. Sie hat eine rötliche Farbe und sieht runzelig aus.

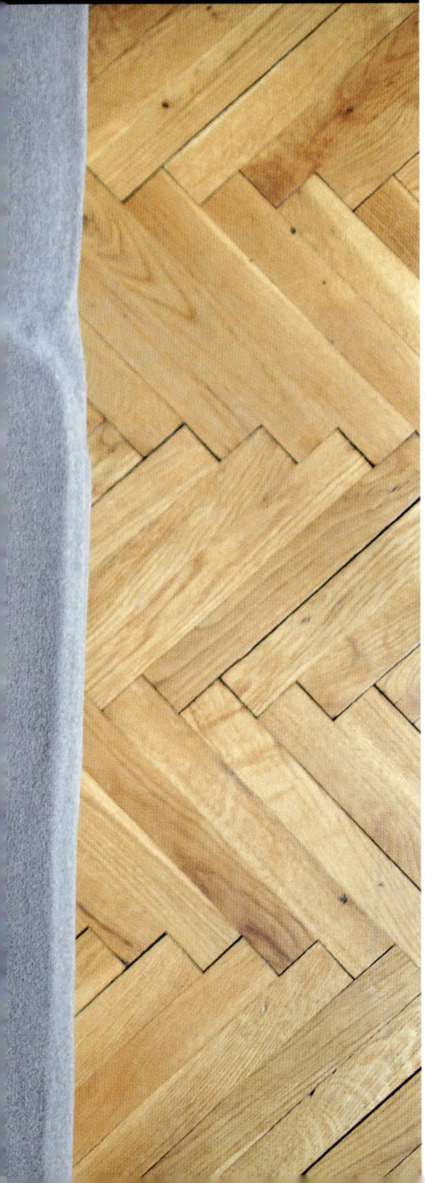

175. TAG

SSW 25+0 *{Noch 105 Tage}*

Hilfe bei Schlafstörungen

Ehe Sie sich im Bett herumwälzen und nicht zur Ruhe finden, versuchen Sie es mit einem dieser Tipps:

- Trinken Sie abends ein Glas warme Milch. Sie enthält Tryptophan, einen Eiweißbaustein, der Sie schläfrig werden lässt.
- Nehmen Sie abends ein warmes, entspannendes Wannenbad, bevor Sie ins Bett gehen.
- Vermeiden Sie abends schwere Mahlzeiten. Essen Sie möglichst früh eine größere Mahlzeit und greifen Sie, wenn Sie später noch einmal Hunger haben, zu einem leichten Snack, zum Beispiel frischem Obst oder Naturjoghurt.
- Öffnen Sie das Fenster, sodass Sie nicht in einer stickigen Umgebung schlafen müssen.
- Versuchen Sie, sich regelmäßig körperlich zu betätigen. Es reicht schon, abends eine halbe Stunde spazierenzugehen.

GUT ZU WISSEN

ENTSPANNENDE **Handmassage**

Unsere Hände reagieren sensibel auf Druck und Streicheleinheiten und so kann eine Handmassage mit einer Handcreme, einer Lotion oder etwas Mandelöl, dem Sie auch einige Tropfen duftendes ätherisches Öl zugeben können, körperlichen Stress abbauen, Ihren Geist entspannen und das Einschlafen erleichtern.

- Reiben Sie mit einem Daumen in kreisförmigen Bewegungen über den Daumenballen der anderen Hand. Gehen Sie nach einer Weile auf die gesamte Handfläche über.
- Reiben Sie mit Daumen und Zeigefinger kreisend die Haut zwischen den Fingern. Massieren Sie eine Hand nach der anderen und beginnen Sie wieder von vorn, sodass die Hände jeweils dreimal bearbeitet werden.
- Wieder mit Daumen und Zeigefinger massieren Sie nun jeden Finger an den Seiten vom Ansatz bis zur Spitze. Wenn Sie an der Spitze angelangt sind, ziehen Sie kurz am Finger und schnipsen ihn so weg, als würden Sie abrutschen.
- Reiben Sie zum Abschluss beide Hände wie beim Händewaschen kräftig ineinander und beenden Sie Ihre Massage mit einer Bewegung, als wollten Sie Wasser abschütteln.

HER MIT DER CREME!

Die Schwangerschaft geht auch an unserem größten Organ nicht spurlos vorbei: der Haut. Doch während sich die einen über einen rosigen Teint freuen, haben die anderen mit Pickeln und Juckreiz zu kämpfen. Da scheint es nur gerecht, dass Pigmentveränderungen beinahe alle Schwangeren betreffen …

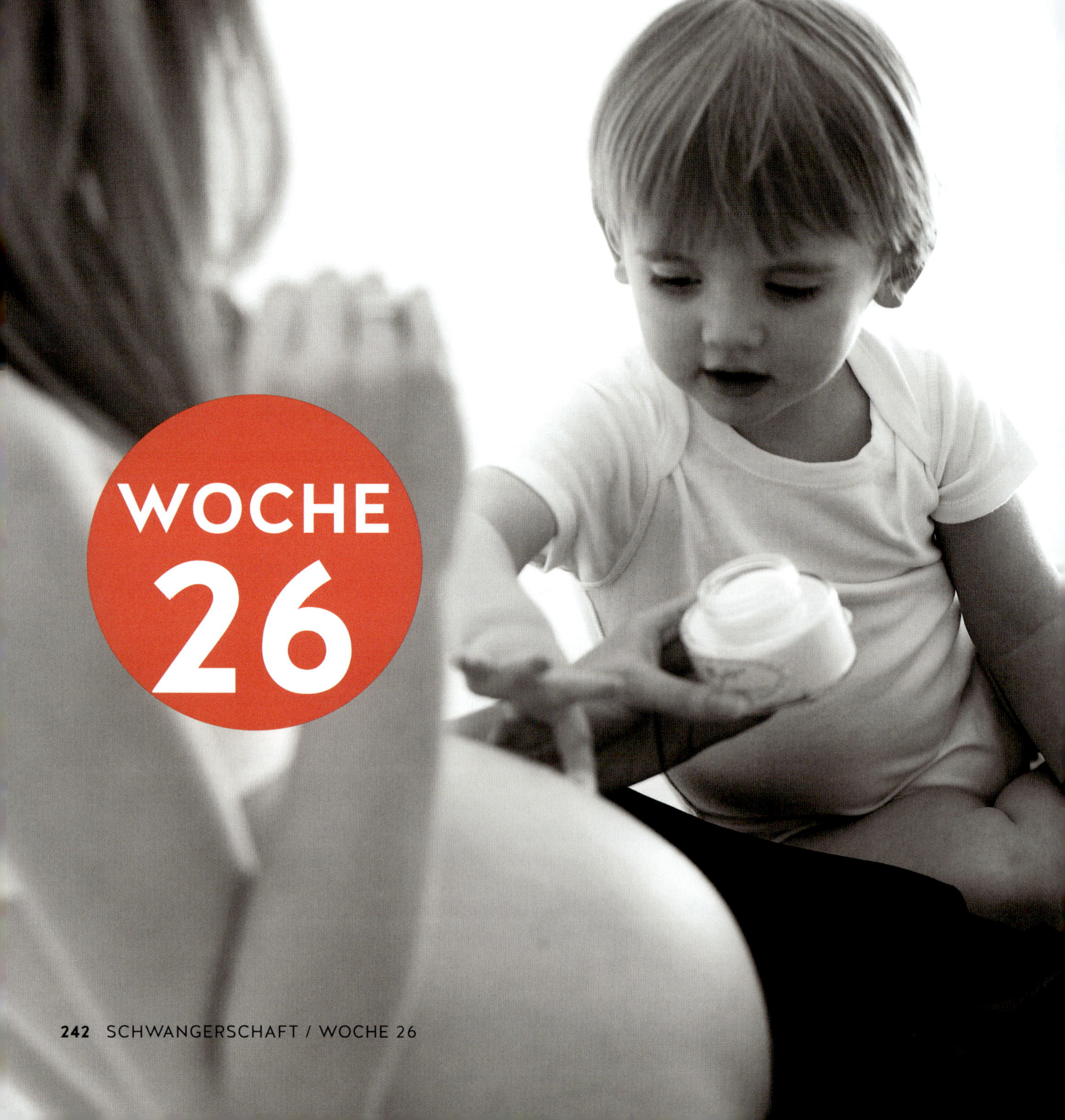

WOCHE 26

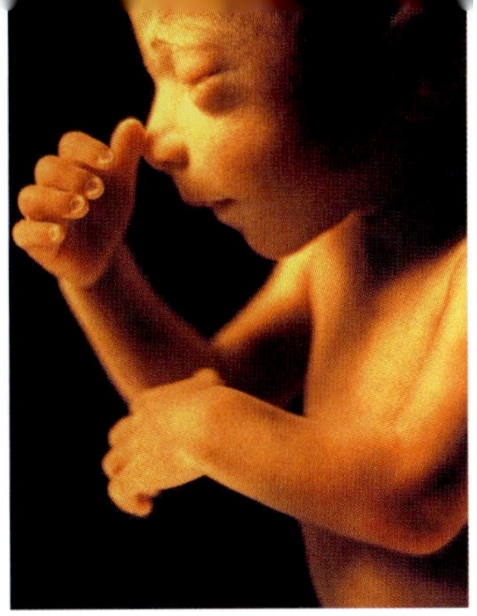

Ihr Baby wiegt ungefähr 750 Gramm und ist circa 35 Zentimeter lang. Von außen können Sie seine Bewegungen immer besser spüren und manchmal auch schon ein Füßchen oder Ärmchen ertasten.

176. TAG

SSW 25+1 *{Noch 104 Tage}*

Wie sich Ihr Körper verändert

Da Ihr Baby jetzt sehr schnell wächst und sich sein Gehirn in diesem Stadium stark entwickelt, ist es immer noch und gerade jetzt wichtig, abwechslungs- und nährstoffreich zu essen. Viel Getreide und Gemüse sind gesund und helfen zugleich, Verstopfung vorzubeugen, weil sie äußerst ballaststoffreich sind.

Ihr Baby verdrängt Ihre Organe mehr und mehr aus ihrer normalen Lage. Den Organen selbst macht das meistens nichts aus, sie sind recht flexibel und auf eine Schwangerschaft eingestellt und rutschen nach der Geburt einfach wieder an ihren Platz zurück. Bis es so weit ist, ist Ihr Wohlbefinden jedoch zuweilen deutlich eingeschränkt und Sie werden vermehrt unter Blähungen, Verstopfung oder auch Atemnot leiden. Während die Gebärmutter wächst, übt sie mehr und mehr Druck auf den Brustkorb aus und hindert die Lungen an der vollen Ausdehnung. Doch auch das vergeht nach der Geburt.

Die Beine werden immer schwerer und müder. Bei manchen Frauen bilden sich erste Krampfadern (Seite 358). Damit es möglichst erst gar nicht so weit kommt, haben sich Kompressionsstrümpfe bewährt, die Venen und Lymphsystem entlasten.

Mittlerweile spüren Sie schon viele Bewegungen des Babys. Viele Frauen empfinden dies als sehr angenehm, da sie es als positives Zeichen bezüglich der Gesundheit ihres Babys wahrnehmen. Sollten Sie keine Bewegungen spüren, bedeutet dies aber nicht notwendigerweise etwas Negatives. Es kann ganz einfach auch an einer dicken Muskel- oder Fettschicht liegen. War das Baby allerdings schon einmal aktiv und scheint es jetzt weniger »herumzuturnen«, sollten Sie Ihre Ärztin oder Hebamme konsultieren. Sie werden nach den Herztönen horchen und Sie in den allermeisten Fällen rasch beruhigen können.

Das Fruchtwasser

Innerhalb der Fruchtblase findet ein ständiger Flüssigkeitswechsel statt und auch die Menge des Fruchtwassers ist schwangerschaftsbedingten Veränderungen unterworfen. In der 36. Woche werden es durchschnittlich 1,2 Liter sein, bis zum Geburtstermin sinkt das Volumen wieder ab.

Das Fruchtwasser wird alle drei Stunden vollständig erneuert, wobei das Baby am Ende der Schwangerschaft ungefähr die Hälfte davon trinkt. Dieser Anteil wird großteils von seinem Darm aufgenommen, zum Teil über den Plazenta-Kreislauf in die mütterliche Blutbahn abgegeben. Da die meisten Abfallprodukte über die Plazenta entsorgt werden, ist der Urin des Babys nur wenig konzentriert. Für die kindliche Entwicklung ist er dennoch von entscheidender Bedeutung, da er mengenmäßig den größten Anteil an der Produktion des Fruchtwassers hat.

In dieser Woche steigt die Fruchtwassermenge bis auf einen halben Liter an.

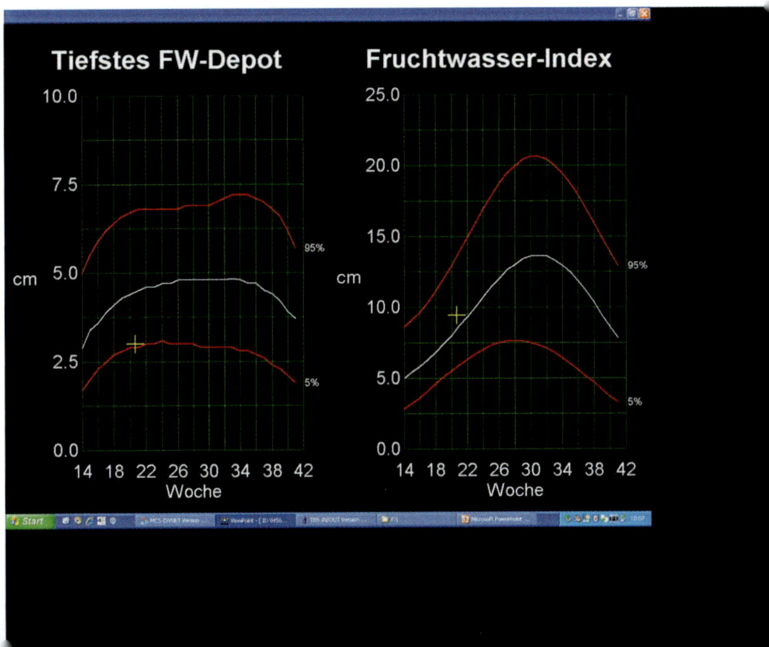

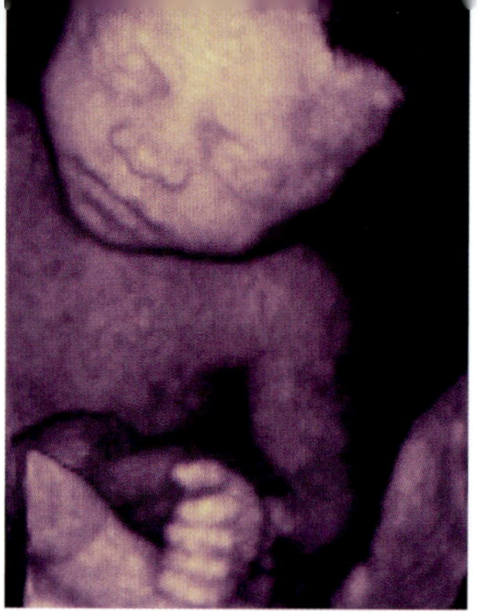

Die Wirbelsäule und alle Knochen werden kräftiger, um später das zusätzliche Gewicht halten zu können. Das Baby nimmt Berührungen durch die Bauchdecke besser wahr und manchmal reagiert es auch darauf.

177. TAG

SSW 25+2 *{Noch 103 Tage}*

Die Haut verändert sich

Während der Schwangerschaft verändert sich die Haut, worüber sich die meisten Frauen erst einmal freuen können. Denn insgesamt wird die Haut weicher, weil sie mehr Feuchtigkeit speichern kann. Die vermehrte Wassereinlagerung wirkt straffend und gleicht eventuelle Fältchen aus.

Die erhöhte Produktion von Melanin verstärkt die Hautpigmentierung der Brustwarzen, des Genital- und Analbereichs sowie der Achselhöhlen. Im Gesicht können schmetterlingsförmige »Mutterflecken« auftreten. Auch eventuell vorhandene Muttermale werden dunkler. Die Bildung der sogenannten Linea nigra, einer dunklen Linie zwischen Bauchnabel und Schambein, lässt sich ebenfalls auf die Melaninproduktion zurückführen. Im Gegensatz zu den Schwangerschaftsstreifen (Seite 129), die über die Schwangerschaft hinaus als helle eingezogene Streifen bestehen bleiben, verschwinden die meisten dieser Hautveränderungen in den ersten sechs Monaten nach der Geburt. So lange aber können sie sich durch direkte Sonnenbestrahlung noch verstärken. Verwenden Sie daher bei entsprechender Witterung im Freien unbedingt eine Sonnenschutzcreme.

Wenn Sie bisher keine Pickel hatten, können diese jetzt vermehrt auftreten oder es kann sich sogar eine Akne entwickeln. Verwenden Sie eine geeignete Pflegecreme (mit der Hautärztin besprechen), probieren Sie Pflegemasken mit Heilerde aus und bewegen Sie sich regelmäßig (möglichst draußen), um den Stoffwechsel anzuregen.

Wenn die Haut juckt

Etwa 18 Prozent aller schwangeren Frauen leiden an einem mehr oder minder starken Hautjucken. Vor allem wenn Sie schon vor der Schwangerschaft trockene Haut hatten, neigen Sie wahrscheinlich zu dieser schwangerschaftsspezifischen Erscheinung. Manchmal werden sogar die Handflächen und Fußsohlen rot und beginnen zu jucken, sehr oft bilden sich auch Schweißbläschen. Besonders oft aber juckt die Haut über den Schwangerschaftsstreifen und am Bauch. Solange dazu keine weiteren Symptome wie Fieber oder Ausschlag kommen, können Sie davon ausgehen, dass es sich um ein einfaches Spannungsjucken handelt, das nicht weiter behandlungsbedürftig ist. Sprechen Sie trotzdem auf alle Fälle mit Ihrer Frauenärztin oder Ihrer Hebamme darüber. Falls das Jucken hartnäckig anhält, können nämlich weitere Untersuchungen notwendig werden. Es sollte dann zum Beispiel ausgeschlossen werden, dass Sie zu dem einen Prozent der Schwangeren gehören, die eine schwangerschaftsbedingte Lebererkrankung entwickeln. Möglicherweise haben Juckreiz und Hautveränderungen aber auch gar nicht direkt mit der Schwangerschaft zu tun. Auch das kann nur Ihre Ärztin, vielleicht mithilfe einer Blutuntersuchung, beurteilen.

Was hilft gegen vermehrtes Schwitzen?

Durch den Einfluss der Schwangerschaftshormone schwitzen viele Frauen jetzt mehr als sonst. Deotücher und erfrischende Bodysprays sorgen dafür, dass Sie sich trotzdem immer frisch fühlen. Denken Sie auch daran, viel zu trinken (mindestens 2,5 Liter), und kühlen Sie sich mit lauwarmen Duschen ab. Tagsüber hilft es, zwischendurch die Handgelenke unter fließend kaltes Wasser zu halten und brennende Füße in einem kalten Fußbad zu erfrischen. Lust auf Bewegung? Schwimmen Sie ein paar Runden, das kühlt immer ab.

178. TAG

SSW 25+3

{Noch 102 Tage}

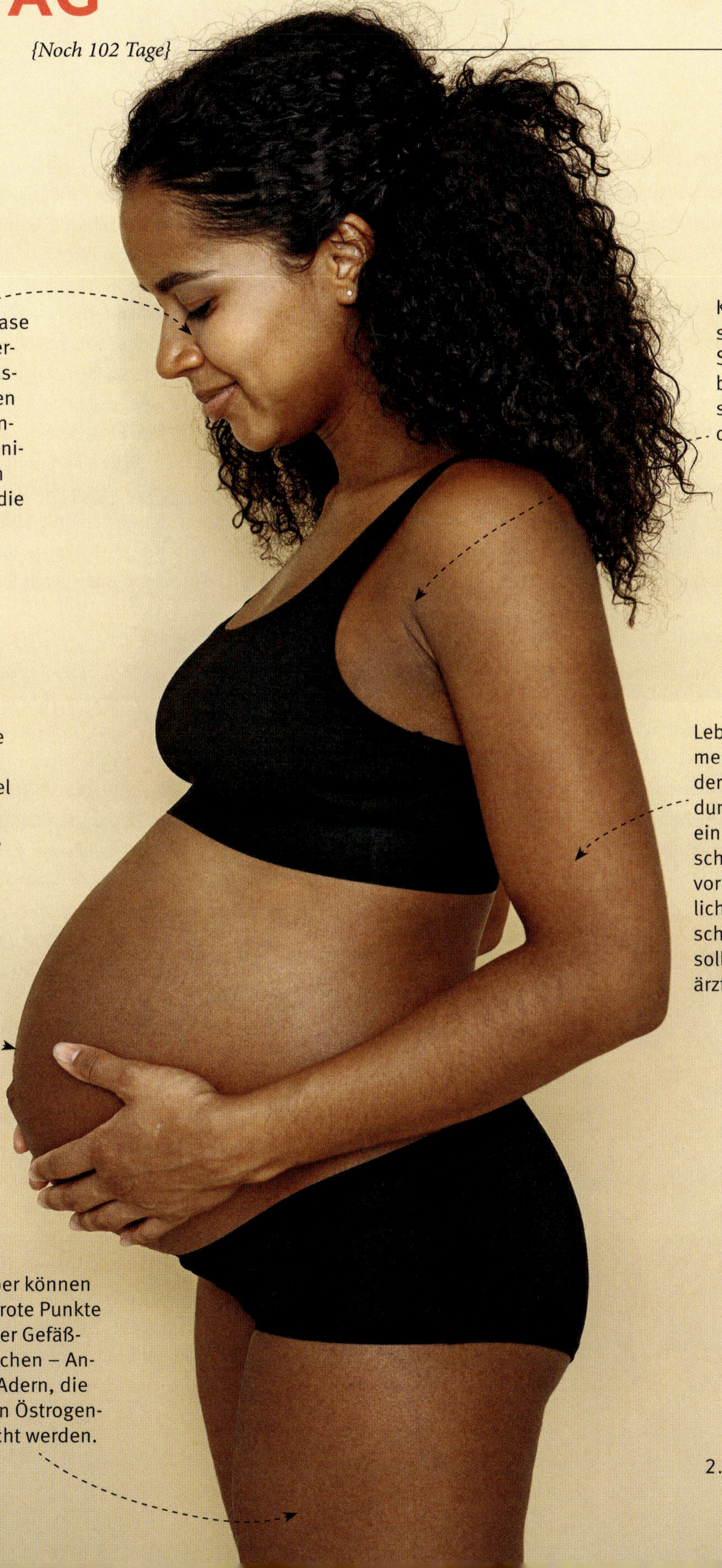

Die Haut um die Wangen, Nase und Augen kann dunkler werden (»Schwangerschaftsmaske«). Bei hellhäutigen Frauen erscheint sie besonders dunkel, bei dunkelhäutigen weniger. Vor allem wenn Sie sich der Sonne aussetzen, wird die Veränderung deutlich.

Kleine Hautanhängsel treten häufig an Stellen mit hoher Reibung auf. Sie bilden sich nach der Geburt oft wieder zurück.

Die dunkle Linie, die vom Schambein bis zu Ihrem Bauchnabel und manchmal bis zum Brustbein geht, ist die Linea nigra.

Leberflecken und Sommersprossen können in der Schwangerschaft dunkler werden. Wenn ein neuer Leberfleck erscheint oder ein bereits vorhandener sich merklich in Größe und Erscheinung verändert, sollten Sie Ihre Hautärztin besuchen.

Am ganzen Körper können plötzlich kleine rote Punkte (Spidernaevi oder Gefäßspinnen) auftauchen – Anhäufungen von Adern, die durch den hohen Östrogenspiegel verursacht werden.

179. TAG

SSW 25+4 *{Noch 101 Tage}*

So pflegen Sie Ihre Haut

In der Schwangerschaft braucht Ihre Haut mehr Aufmerksamkeit als sonst, da sich die Ihnen bisher vertraute Beschaffenheit sehr ändern kann. Wichtig ist deshalb, dass Sie Ihre Pflegeprodukte dem neuen Hauttyp anpassen. Ihre alten Cremes und Lotions brauchen Sie aber auf keinen Fall wegzuwerfen. Denn schon kurze Zeit nach der Geburt normalisiert sich Ihre Haut wieder.

Damit aufgrund der stärkeren Hormonproduktion keine Hautunreinheiten auftreten, reinigen Sie Ihre Haut mit einer milden Lotion und danach mit einem milden, klärenden Gesichtswasser und verwenden eine auf Ihren Hauttyp abgestimmte Creme (leicht oder eher rückfettend).

Trockene Haut

Wenn Sie zu trockener Haut neigen, cremen Sie sich nach dem Baden oder Duschen am besten mit einer rückfettenden Lotion ein. Nehmen Sie sich dafür täglich Zeit. In hartnäckigen Fällen empfiehlt sich eine harnstoffhaltige (Urea-)Emulsion oder Creme. Meistens hilft das. Im Gesicht kann eine Quarkmaske sehr angenehm sein. Dazu mischen Sie drei Esslöffel Sahnequark mit einem Esslöffel weichem Honig und einem Esslöffel Öl (zum Beispiel Olivenöl). Tragen Sie diese Feuchtigkeitsmaske auf das Gesicht auf und lassen Sie sie 15 bis 20 Minuten wirken. Danach mit lauwarmem Wasser abspülen und die Hautpflegeprodukte wie gewohnt verwenden.

Wenn es am ganzen Körper juckt, benutzen Sie am besten nur pH-neutrale und parfümfreie Waschlotionen. Nach dem Duschen oder Baden können Sie die betroffenen Stellen auch mit einem in Apfelessig getränkten Waschlappen abreiben. Das Abtupfen der juckenden Hautpartien mit kaltem Schwarztee hat sich ebenfalls bewährt. Tragen Sie außerdem am besten leichte, lockere Baumwollkleidung.

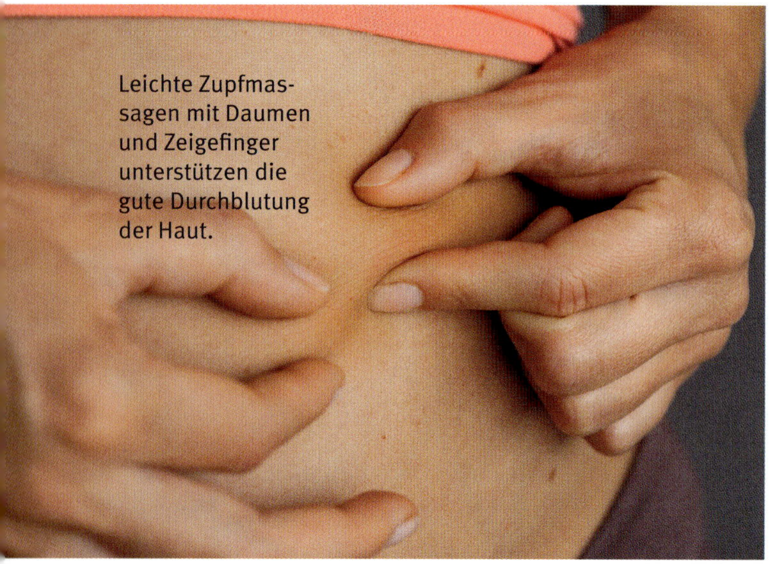

Leichte Zupfmassagen mit Daumen und Zeigefinger unterstützen die gute Durchblutung der Haut.

Trockene Haare

Falls Sie während der Schwangerschaft sehr trockene Haare haben, können Sie Ihre widerborstige Mähne vielleicht mit kleinen Tricks besänftigen: Zur Kopfhautdurchblutung und Anregung der Talgdrüsen haben sich kräftige Bürstenstriche bewährt. Dadurch verteilt sich der Talg in den Längen und Spitzen und Sie können sich über gesund glänzendes Haar freuen. Pflegen Sie Ihr Haar zusätzlich wöchentlich mit einer Pflanzenölkur. Dazu massieren Sie zwei bis drei Esslöffel Olivenöl in die Haare und wickeln anschließend ein vorgewärmtes Handtuch darum. Lassen Sie die Ölkur ein bis zwei Stunden einwirken und waschen Sie sie dann mit einem milden Shampoo möglichst zweimal aus.

Vorbeugen gegen Schwangerschaftsstreifen?

Zur Vorbeugung von Schwangerschaftsstreifen werden im Handel zahlreiche Lotionen, Cremes und Öle angeboten. Durch die intensive Pflege wird die Haut weich und zart, was natürlich sehr angenehm ist. Ob sich die Streifen durch die enthaltenen Wirkstoffe jedoch tatsächlich verhindern lassen, ließ sich bislang nicht erhärten. Eine Abmilderung der Streifen lässt sich eher durch eine langsame Gewichtszunahme, viel Gymnastik und reichliches Trinken erreichen.

180. TAG

SSW 25+5 *{Noch 100 Tage}*

Schmerzen im Steißbein

Im Sitzen oder beim Aufstehen verspüren manche Frauen brennende, stechende Schmerzen im Bereich des Steißbeins. Manchmal sind die Beschwerden sogar so stark, dass sie bis in den Lenden-, Anal-, und Hüftbereich ausstrahlen. Oft verringern sich die Schmerzen, wenn sie stehen oder umherlaufen.

Die Ursachen für den Schmerz, der auf einer Reizung der Knochenhaut des Steißbeins beruht, können vielfältiger Natur sein. Es kann zum Beispiel eine Verstopfung dahinterstecken, aber auch eine vorausgegangene Verletzung nach einem Sturz aufs Steißbein, Nervenschmerzen im Bereich des Steiß- und Kreuzbeins oder Schmerzen in den umgebenden Muskeln und Sehnen, die durch das Gewicht des Babys und der Gebärmutter ausgelöst werden.

Hilfreich sind Keilkissen und Behandlungen mit Rotlicht. Auch progressive Muskelentspannung (Seite 71) kann unterstützen, weil sie die Muskulatur lockert. Vielleicht kann Ihre Hebamme Ihnen für diese Beschwerde auch Akupunktur anbieten.

Sind die Schmerzen extrem, werden Sie verständlicherweise trotz Ihrer Umstände auch über Medikamente nachdenken. Paracetamol hat keine Auswirkung auf den kindlichen Kreislauf und kann bei Bedarf und nach ärztlicher Absprache auch nach Woche 27 in der üblich empfohlenen Dosis eingenommen werden. Dagegen können andere normalerweise häufig angewendete Schmerzmittel wie zum Beispiel Ibuprofen oder Aspirin ab der 27./28. Schwangerschaftswoche eine vorzeitige Umstellung des fetalen Kreislaufs bewirken oder eine verstärkte Blutungsbereitschaft bei der Mutter hervorrufen. Sie sind daher im letzten Schwangerschaftsdrittel nur bei ganz strenger Indikation und unter Nutzen-Risiko-Abwägung anzuwenden. Sprechen Sie sich unbedingt mit Ihrer Ärztin oder Hebamme ab.

GUT ZU WISSEN

STREICHELMASSAGE

- Eine Streichmassage der Kreuzbeinregion ist besonders bei starken Rückenschmerzen im unteren Bereich geeignet, um Schmerzen zu lindern und die Nervenbahnen zu beruhigen. Sie hat sich zudem bei der Geburt in den Wehenpausen gut bewährt. Einige Frauen empfinden diese Massage auch während einer Wehe als entlastend.
- Ihr Partner oder die Hebamme massiert die Kreuzbeinregion vom Steißbein bis zu den Beckenkämmen – entweder mit festen kreisenden Bewegungen mit der ganzen Handfläche oder nur mit dem Daumen.
- Geben Sie unbedingt »Regieanweisungen« zur Intensität des Drucks, abhängig vom individuellen Wohlgefühl.

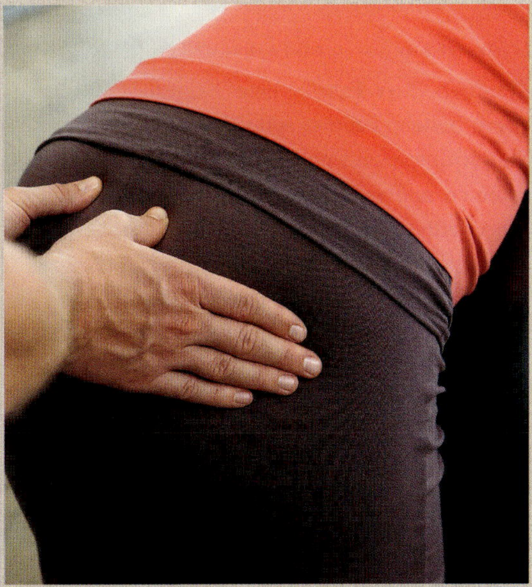

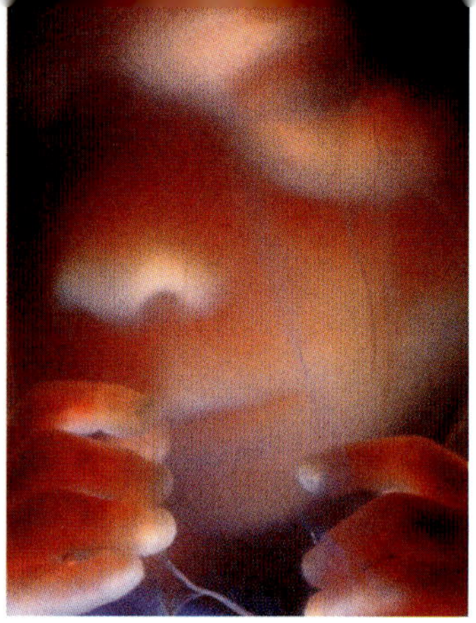

Wenn Ihr Baby wach ist, öffnet es jetzt die Augen und schaut sich um. Die Wimpern sind gewachsen, um die Augen nach der Geburt zu schützen. Das Nuckeln am Daumen wird fleißig trainiert.

181. TAG

SSW 25+6 *{Noch 99 Tage}*

Schwere und müde Beine

Während der Schwangerschaft lockert sich Ihr Bindegewebe, die Venen erweitern sich und das Gewicht des Babys drückt nach unten. Daher sind geschwollene, hervorstehende Venen, die meistens an den Beinen, seltener auch an den Schamlippen sichtbar werden, eine typische Begleiterscheinung in der Schwangerschaft.

Die in den Venen befindlichen Klappen, die verhindern sollen, dass das Blut auf dem Weg zum Herzen wieder zurückfließt, sind durch den Druck so stark geweitet, dass sie sich nicht mehr richtig schließen können. Dadurch kann das Blut aufgrund der Schwerkraft wieder zurück in die Füße fließen, anstatt zum Herzen transportiert zu werden. Die Folge sind dicke, geschwollene Füße und Beine. An denjenigen Stellen, an denen die Venen durch den Blutstau dauerhaft geweitet werden, können sich Krampfadern entwickeln (Seite 358).

Stützstrumpfhosen und Stützstrümpfe

Wenn in Ihrer Familie eine Neigung zu Krampfadern besteht, kann es sinnvoll sein, spätestens nun Stützstrümpfe zu tragen. Sie pressen die Venen zusammen und verengen so deren Durchmesser. Das sorgt dafür, dass die Klappen wieder schließen können und das Blut in Richtung Herz befördert wird. Dadurch werden Stauungen verhindert und die Venenwände vor einer Dehnung geschützt. Durch den verbesserten Blutfluss sinkt auch die Wahrscheinlichkeit von Blutgerinnseln oder Thrombosen, wie sie nach langem Sitzen im Büro, auf langen Autofahrten oder im Flugzeug auftreten können.

Ganz vermeiden können Kompressionsstrümpfe sich bildende Krampfadern zwar leider nicht, denn die Neigung dazu ist vererbbar. Aber zumindest können sie ihre Anzahl und Größe sowie die Symptome lindern. Wichtig ist, dass Sie die Strümpfe gleich am Morgen, noch bevor Sie aufstehen, anziehen, damit sie vom ersten Schritt an die Venen unterstützen können. Außerdem ist es so leichter, weil die Beine noch nicht so angeschwollen sind. So geht's:

- Am besten legen Sie sich auf den Rücken oder setzen sich hin, lassen die Beine aber auf dem Bett.
- Stülpen Sie die Strümpfe oder die Strumpfhose von innen nach außen und rollen Sie sie langsam an den Zehen beginnend das Bein hoch.
- Um die Strumpfhose oder den Strumpf nicht mit den Nägeln zu beschädigen und um einen besseren Halt zu haben, ziehen Sie Gummihandschuhe über.

Im Fachhandel werden neben Strumpfhosen, die auch den Bauch etwas stützen, Strümpfe angeboten, die mit einem Gummiband hinter der Spitzenbordüre am Oberschenkel haften.

Ihre Ärztin kann Ihnen zudem ein Paar Zweizug-Kompressionsstrümpfe der Klasse 1 verschreiben. Die Kosten dafür übernimmt die gesetzliche Krankenversicherung. Ein zweites Paar wird sie lediglich aus hygienischen Gründen oder bei besonderer Beanspruchung verordnen. Da nur ein perfekt eng sitzender Strumpf auch seinen Zweck erfüllt, steht auf dem Rezept, ob ein Serienstrumpf ausreicht oder ob eine Maßanfertigung notwendig ist. Fachgeschäfte verfügen über spezielle Messgeräte, die Umfang und Länge ihrer Beine berührungslos messen, sodass der perfekt passende Strumpf hergestellt werden kann, falls Sie eine Maßanfertigung brauchen.

Damit sie lange halten, waschen Sie die Strumpfhose oder die Strümpfe nach dem Tragen mit einem Feinwaschmittel von Hand oder in der Maschine im Schonwaschgang bis 30 °C.

182. TAG

SSW 26+0 *{Noch 98 Tage}*

Medizinische Notfälle

Auch wenn es zum Glück sehr selten passiert, können bei allen schwangeren Frauen unerwartet schwere akute Komplikationen vorkommen. Wenn Sie plötzlich auftretende Veränderungen oder Ängste an sich wahrnehmen, warten Sie also nicht lange ab, sondern suchen Sie umgehend Ihre Ärztin beziehungsweise eine Klinik mit geburtshilflicher Abteilung auf oder bitten Sie Ihre Hebamme um einen schnellen Hausbesuch außer der Reihe.

Die Erfahrung zeigt, dass insbesondere folgende Symptome auf schwere akute Komplikationen hinweisen, die einer sofortigen ärztlichen Untersuchung bedürfen – möglichst in einer Klinik, weil zur genaueren Klärung recht häufig Ultraschalluntersuchungen durchgeführt werden müssen. Wenn tatsächlich eine Komplikation vorliegt, ist außerdem eine Aufnahme in die Klinik unausweichlich:

- Vaginale Blutungen zu diesem Zeitpunkt der Schwangerschaft können auftreten bei einer vor dem Muttermund liegenden Plazenta, wenn Kontraktionen die Öffnung des Muttermundes bewirken. Sie können Anzeichen einer Frühgeburt sein und auf eine Plazentalösung hindeuten (siehe unten).
- Eine dauerhaft fest gespannte Gebärmutter in Verbindung mit plötzlichen oder andauernden Schmerzen im Bauchraum können auf eine Plazentalösung oder ein Reißen der Gebärmutterwand hinweisen.
- Krampfanfälle sind möglicherweise Zeichen für eine Eklampsie, eine plötzliche, schwere Erkrankung, die vor allem im letzten Schwangerschaftsdrittel auftritt (Seite 439). Die Eklampsie kann auch noch kurz nach der Geburt oder im Wochenbett auftreten. 80 Prozent aller Eklampsiefälle betreffen Erstgebärende; bei Mehrlingsschwangerschaften ist die Erkrankung sechsmal häufiger als bei Einlingen. Ein Schwangerschaftsdiabetes und vor allem Fettleibigkeit sind weitere Risikofaktoren für eine Eklampsie.
- Erhöhter Blutdruck, ≥140/90 mmHg, tritt bei Erstgebärenden erstmals in etwa 25 Prozent aller Schwangerschaften auf. Bei etwa 15 Prozent der betroffenen Mütter bildet sich nach der Schwangerschaft ein chronischer Bluthochdruck aus. Dieser ist eine der häufigsten Schwangerschaftskomplikationen und kann gemeinsam mit vermehrter Ausscheidung von Eiweiß im Urin und starken Wassereinlagerungen ein Zeichen einer Präeklampsie (Vorstufe der Eklampsie) sein.
- Sind keine Herztöne und Bewegungen des Babys wahrzunehmen, sollten Sie sich ebenfalls sofort untersuchen lassen, um sicherzustellen, dass es Ihrem Kind gut geht.

NACH EINEM UNFALL

Schlag-Druck-Einwirkungen gelten ebenfalls als **Risiko**. Verlangen Sie daher nach einem Sturz, einem Autounfall oder einem starken Stoß in Ihren Unterleib umgehend nach einer Untersuchung – auch mithilfe eines **Ultraschallgeräts**.

KÖRPERWISSEN

VORZEITIGE **Plazentalösung**

Zu den sich oft nicht deutlich ankündigenden schweren Komplikationen zählt die seltene vorzeitige Plazentalösung, die zur schnellen Unterversorgung des Kindes und zu Blutungen in Uterus oder Fruchtwasser führt. Als Anzeichen gelten starke Schmerzen im Bauchraum, eine vaginale Blutung, Ängste der Schwangeren, stärkere Blässe sowie ein schockähnlicher Zustand. Bei einem entsprechenden Verdacht muss die Schwangere sofort auf schnellstem Weg in eine Klinik, um dort per Ultraschall untersucht und überwacht zu werden und um im Notfall einen Notkaiserschnitt durchführen zu können.

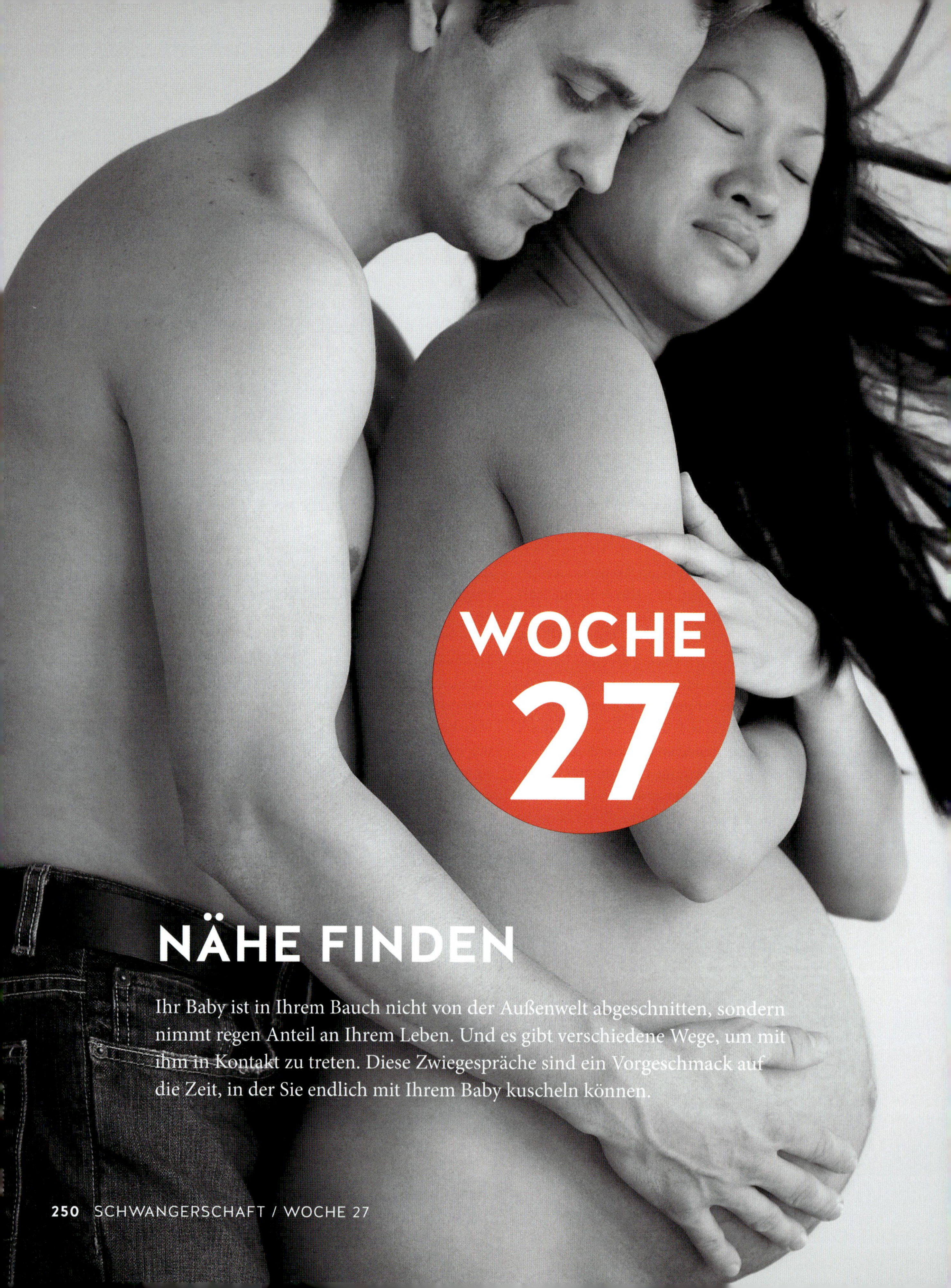

WOCHE 27

NÄHE FINDEN

Ihr Baby ist in Ihrem Bauch nicht von der Außenwelt abgeschnitten, sondern nimmt regen Anteil an Ihrem Leben. Und es gibt verschiedene Wege, um mit ihm in Kontakt zu treten. Diese Zwiegespräche sind ein Vorgeschmack auf die Zeit, in der Sie endlich mit Ihrem Baby kuscheln können.

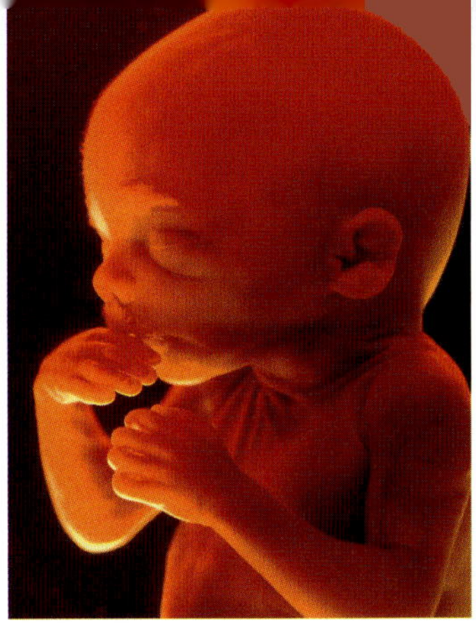

Ihr Baby misst etwa 36,3 Zentimeter bei ungefähr 900 Gramm. Die Größe des Bauches hat im Vergleich zu der des Kopfes aufgeholt. Im Uterus wird es enger, weil das Baby rasch wächst; die Fruchtwassermenge sinkt.

183. TAG

SSW 26+1 *{Noch 97 Tage}*

Wie sich Ihr Körper verändert

Immer öfter sind Sie jetzt wahrscheinlich kurzatmig, denn Ihre Gebärmutter steht schon zwischen Nabel und Rippenbogen. Auch mit den bisherigen Beschwerden wie Bein- und Wadenkrämpfen, Hämorrhoiden, Krampfadern und Juckreiz am Bauch werden Sie sich wohl oder übel noch weitere drei Monate arrangieren müssen.

Das Zentrum Ihrer Schwerkraft verändert sich mit dem wachsenden Bauch immer weiter. Sollten Sie sich unsicher in Ihren Bewegungen fühlen oder einen extremen »Watschelgang« entwickeln, können Ihnen die Übungen aus einem Yoga- oder Gymnastikkurs für Schwangere helfen, ein besseres Körpergefühl zu entwickeln.

In diesen Tagen kann Ihr Blutdruck etwas höher sein als sonst. Solange er nicht über Werte von ≥140/90 mmHg gelangt, ist das erst einmal völlig normal. Nur wenn Sie mit Ihren erhöhten Werten plötzlich auch extrem viel an Gewicht zunehmen, Ihre Sicht getrübt oder unscharf wird oder/und Ihre Hände und Füße sehr schnell anschwellen, könnte es sein, dass Sie an einer Präeklampsie (Seite 439) leiden. Informieren Sie daher sofort Ihre Ärztin oder Ihre Hebamme, wenn Sie diese Symptome an sich feststellen.

Sollten Sie plötzlich rhythmische Bewegungen im Bauch wahrnehmen, hat das einen ganz einfachen Grund: Ihr Baby hat Schluckauf. Sein Zwerchfell zieht sich dabei kurz und ruckartig zusammen, dann streckt das Baby die Gliedmaßen – und das oft mehrmals rasch hintereinander.

So wie Sie immer öfter Ihr Kind spüren, bekommt es selbst immer mehr mit. Es spürt Ihre Zuwendung, und das begünstigt seine körperliche, seelische und geistige Entwicklung. Je mehr es sich auf Ihre Nähe und Zuwendung verlassen kann, desto sicherer fühlt es sich in der Beziehung zu Ihnen und zur Welt.

AUS WISSENSCHAFT UND FORSCHUNG

DAS BINDUNGSHORMON **Prolaktin**

Ein wichtiges Hormon für die Mutter-Kind-Bindung ist Prolaktin. Wissenschaftliche Studien zeigen, dass das Hormon, das in großen Mengen in der Stillzeit im Körper nachweisbar ist, starke Muttergefühle auslöst. Ein Mangel an Prolaktin und Oxytocin kann unter Umständen dazu führen, dass die Mutter mit ihrem Kind zunächst nicht viel anfangen kann.

Das Bindungshormon Prolaktin und das Liebeshormon Oxytocin sind gemeinsam mit den glücklich machenden Endorphinen auch für das »seelische Löschprogramm« sofort nach der Geburt verantwortlich. Die Evolution hat die Geburt mit Schmerzen verbunden, diese aber mit einem geradezu verklärenden Gedächtnisverlust und einem starken Glücksgefühl gekoppelt. Während bei spontan Gebärenden die anstrengende Geburt schnell in Vergessenheit gerät und Freude und Stolz überwiegen, erinnern sich Kaiserschnittfrauen häufiger an die ungemütliche Atmosphäre im OP-Saal.

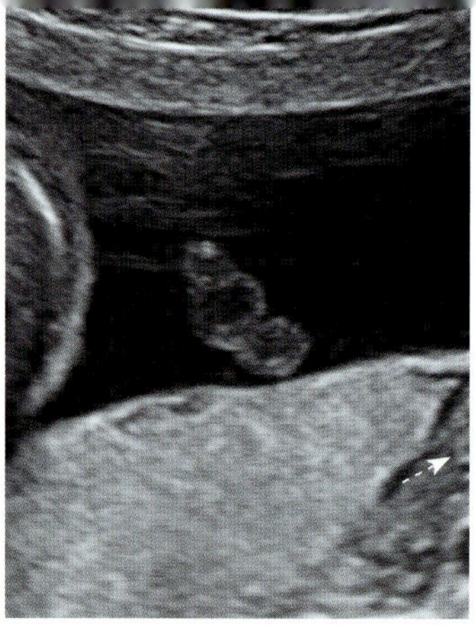

Die Nabelschnur hat in der Regel drei Gefäße: zwei Nabelarterien, die kohlendioxidreiches und nährstoffarmes Blut vom Kind zur Plazenta leiten, und eine Nabelvene, die Blut von der Plazenta zum Kind führt.

184. TAG

SSW 26+2 *{Noch 96 Tage}*

Wie fühlt sich Ihr Baby?

Sie können davon ausgehen, dass Ihr Baby sich wohlfühlt, wenn es Ihnen gut geht. Es lernt bereits viel von Ihnen und Ihrer Familie und wird so früher als vielleicht gedacht zu einem sozialen Wesen geschult. Ihr Gefühlsleben hat einen direkten Einfluss auf Ihr Baby. Allerdings handelt es sich hierbei wohl weniger um eine seelische Verbindung als um eine biochemische. Ihre Emotionen werden von Botenstoffen übermittelt, die Ihr Körper ins Blut ausschüttet, wenn sich Ihre Stimmung stark ändert. Über die Nabelschnur gelangen diese Informationen bis zum Baby. In Studien konnte zum Beispiel gezeigt werden, dass Babys, deren Mütter unter emotionalem oder körperlichem Stress stehen, deutlich mehr Aktivitätsphasen haben als Babys emotional ausgeglichener Mütter.

Stress lässt sich natürlich nicht immer vermeiden, auch nicht in der Schwangerschaft. Daher bleibt nur der Rat, in Phasen starker psychischer oder körperlicher Belastung für ausreichend Ausgleich zu sorgen. Wie wäre es zum Beispiel mit einem warmen Entspannungsbad bei schöner Musik und Kerzenlicht? Auch eine Entspannungsübung kann helfen, heftige Emotionen zu beruhigen und sich selbst – und damit auch dem Baby – wieder zu Ruhe und Gelassenheit zu verhelfen. Als Partner können Sie mit einer wohltuenden Massage ebenfalls etwas Gutes tun.

Baby »hört zu«

Wir wissen längst noch nicht alles. Aber wir sollten uns klar machen, dass die kleinen Wesen weitaus mehr von der Welt um sich herum mitbekommen, als man lange Zeit angenommen hat. Sprechen Sie daher so oft wie möglich mit Ihrem Baby im Bauch, nicht nur gedanklich, sondern ganz real. Sie werden sehen: Die Gespräche mit Ihrem Ungeborenen können durchaus unterhaltsam und bereichernd für Sie sein und Sie Ihrem Kind vielleicht sogar noch ein Stück näher bringen. Das gilt übrigens nicht nur für werdende Mütter, sondern auch für Väter, die ansonsten in der Schwangerschaft weniger Möglichkeiten haben, Kontakt zum Nachwuchs aufzunehmen.

AUS WISSENSCHAFT UND FORSCHUNG

Geborgenheit SIEGT ÜBER STRESS

In der Schwangerschaft sollten Sie Stress möglichst vermeiden, er tut weder Ihnen noch dem Kind in Ihrem Bauch gut. Schuld daran ist das Stresshormon Cortisol, das – im Übermaß ausgeschüttet – bis weit nach der Geburt Einfluss auf die gesunde Entwicklung des Kindes nehmen kann. Trotzdem brauchen Sie nichts zu befürchten, wenn es Ihnen einmal nicht gelingt, rechtzeitig einen Gang zurückzuschalten. Untersuchungen haben gezeigt, dass Mütter, die nach der Geburt eine sehr intensive Beziehung zu ihrem Baby aufbauen, die negativen Auswirkungen mehr als wieder wettmachen. Das innige Miteinander und die Geborgenheit scheinen ein hervorragender Ausgleich zu den vorangegangenen Stresssituationen zu sein.

185. TAG

SSW 26+3 *{Noch 95 Tage}*

Kontakt zum Baby aufnehmen

Die Internationale Studiengemeinschaft für Pränatale und Perinatale Psychologie und Medizin beschreibt in der Charta der »Rechte des Kindes« viele Grundlagen der emotionalen und körperlichen Bedürfnisse, die erfüllt sein müssen, damit sich ein Kind gesund entwickeln kann. Die Zeiten vor, während und nach der Geburt werden dabei als Einheit betrachtet, bei der unterschiedliche Entwicklungs- und Lernprozesse eng miteinander verwoben, voneinander abhängig und aufeinander bezogen sind. Das Fundament der grundlegenden Gefühle wie Sicherheit und Vertrauen eines Kindes werden in dieser vergleichsweise kurzen Phase von wenigen Monaten gelegt. Sie können Ihrem Baby schon jetzt die ersten emotionalen Bindungserfahrungen ermöglichen, die es für ein ganzes Leben stützen.

Frühe Bindung

Die erste Umgebung Ihres Babys ist Ihre Gebärmutter. Seine Beziehung zu Ihnen ist durch die Nahrungsversorgung, den Schutz und Ihre Gefühle ihm gegenüber gekennzeichnet. Ihr Baby nimmt an Ihrem Leben teil und kann selbst wiederum durch Bewegungen, die durch Berührungsimpulse ausgelöst werden, Signale senden. Dies ist möglich, da Bewegung und Gefühle untrennbar miteinander verbunden sind. Auch über Laute und Schwingungen vermittelt sich die vorgeburtliche Bindung. Ihr Baby nimmt Ihren Herzrhythmus und die Körpergeräusche wahr und ab der 24. Schwangerschaftswoche natürlich auch Ihre Stimme und andere Geräusche, die durch die Bauchdecke zu ihm dringen.

Wenn Sie sich immer wieder einmal in Ruhe Zeit nehmen, sich bewusst mit Ihrem Baby zu »verbinden«, indem Sie Ihre Hände auf den Bauch legen und in sich hineinhorchen, werden Sie durch Signale in Form von Bewegungen wahrnehmen, dass vielleicht so etwas wie ein Dialog entsteht. Genießen Sie diese kostbaren Momente. So können Sie Ihrem Baby schon früh mitteilen, wie sehr Sie sich voller Liebe auf seine Ankunft freuen.

Die Entwicklung fördern

Das Gehirn eines Babys entwickelt sich besser, wenn das Kind statt Stress, Hektik und Angst Liebe und Geborgenheit spürt – auch schon im Mutterleib.

Falls Sie während der Schwangerschaft, der Geburt und der Wochenbettzeit viel Stress, Hektik und Angst erleben müssen und Familie und Freunde Sie nicht in ausreichendem Maße unterstützen können, helfen Gespräche mit Ihrer Ärztin, Ihrer Hebamme oder therapeutisch geschulten Fachkräften, Sorgen und Ängste abzubauen und eine ungestörte Beziehung zu Ihrem Baby zu entwickeln.

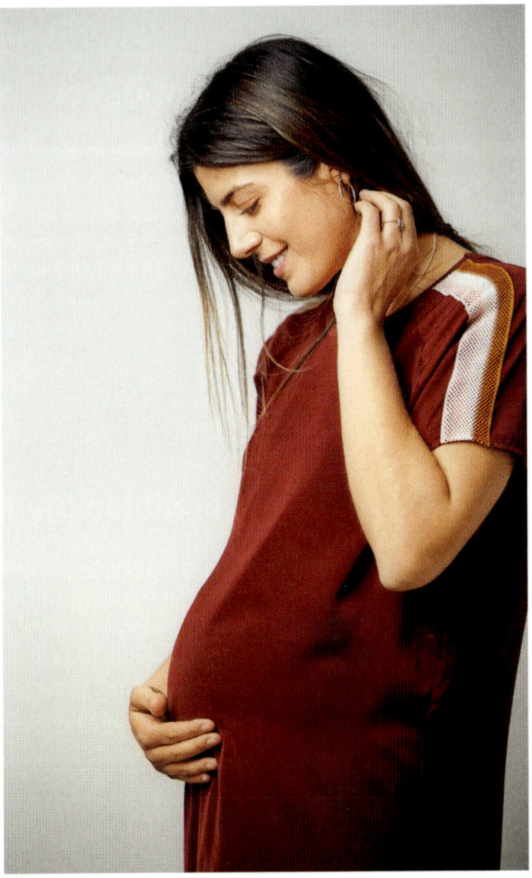

Ein Baby spürt Zuwendung schon im Mutterleib. Das begünstigt seine Entwicklung.

Ins »Gespräch« kommen

Untersuchungen am Gehirn von Babys ergaben, dass sie bereits in dieser Schwangerschaftswoche auf Berührungen reagieren. Wenn Sie mit Ihrem Baby Kontakt aufnehmen möchten, reden Sie mit ihm und streicheln Sie es dabei durch die Bauchdecke. Boxt es daraufhin leicht und wird aktiv, loben Sie es. So wird es vielleicht bei den nächsten Malen wieder reagieren, wenn es nicht gerade schläft. Und singen Sie Ihrem Baby ruhig auch abends ein Schlaflied. Das ist eine gute Vorbereitung für später.

Bitten Sie Ihren Partner, ebenfalls mit dem Kind Kontakt aufzunehmen. Oft berichten uns Schwangere, dass die Babys auf die Stimme des Partners mit anderen Bewegungen reagieren als auf ihre eigene.

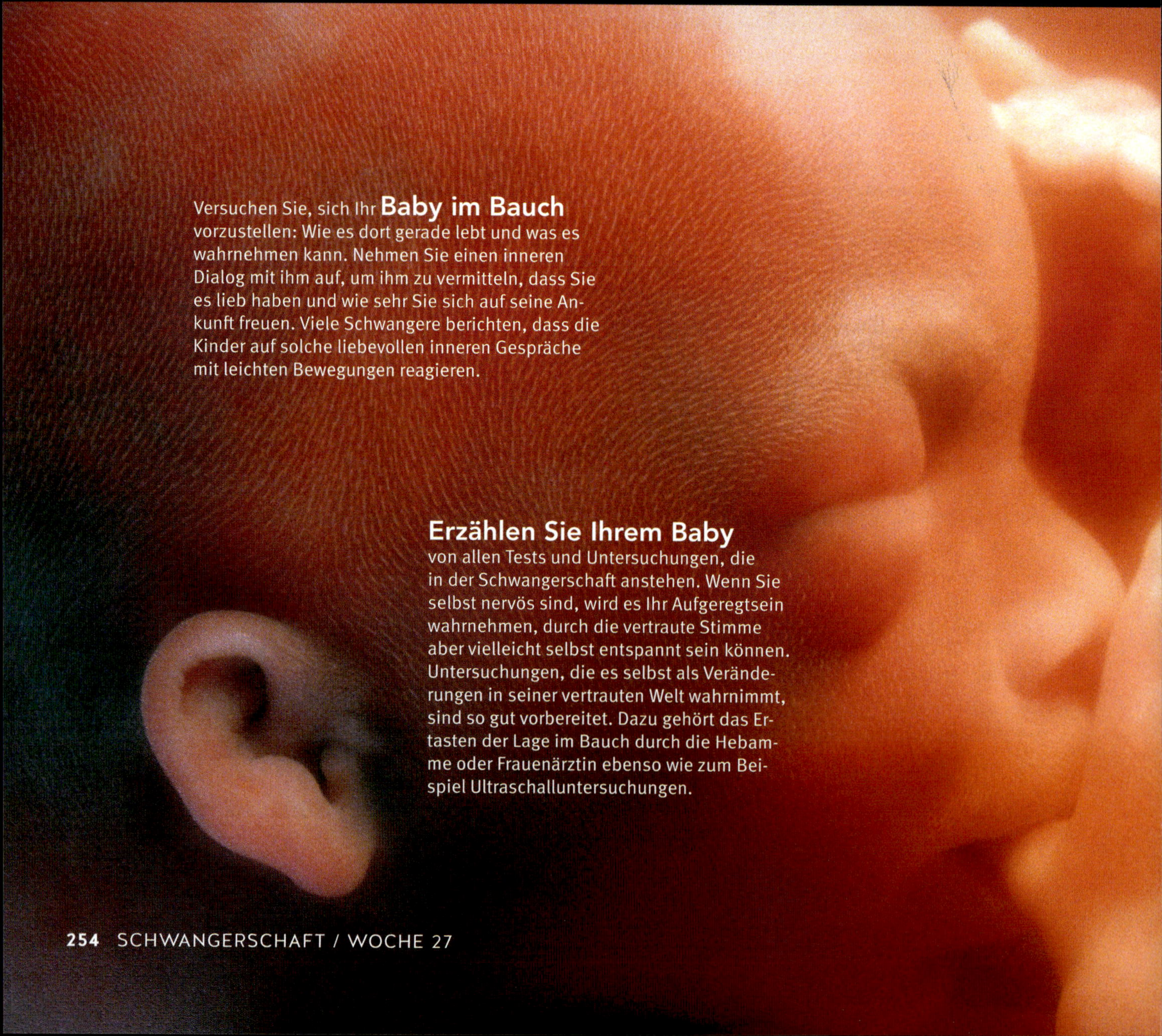

Versuchen Sie, sich Ihr **Baby im Bauch** vorzustellen: Wie es dort gerade lebt und was es wahrnehmen kann. Nehmen Sie einen inneren Dialog mit ihm auf, um ihm zu vermitteln, dass Sie es lieb haben und wie sehr Sie sich auf seine Ankunft freuen. Viele Schwangere berichten, dass die Kinder auf solche liebevollen inneren Gespräche mit leichten Bewegungen reagieren.

Erzählen Sie Ihrem Baby von allen Tests und Untersuchungen, die in der Schwangerschaft anstehen. Wenn Sie selbst nervös sind, wird es Ihr Aufgeregtsein wahrnehmen, durch die vertraute Stimme aber vielleicht selbst entspannt sein können. Untersuchungen, die es selbst als Veränderungen in seiner vertrauten Welt wahrnimmt, sind so gut vorbereitet. Dazu gehört das Ertasten der Lage im Bauch durch die Hebamme oder Frauenärztin ebenso wie zum Beispiel Ultraschalluntersuchungen.

187. TAG

SSW 26+5 *{Noch 93 Tage}*

Die Sinne Ihres Babys

Bis vor etwa 40 Jahren ging man davon aus, dass sich Babys im Mutterleib wie in einer Traumwasserwelt entwickeln. Das Gegenteil ist der Fall: Man hat längst nachgewiesen, dass sich die Sinne des Babys schon sehr früh in der Schwangerschaft entwickeln und auch von der Außenwelt beeinflusst werden.

Der Tastsinn

Als Erstes entwickelt sich der Tastsinn. Die Lippen reagieren bereits zwischen der siebten und achten Woche auf Berührungen, kurz danach auch die Wangen und das ganze Gesicht. Ab der elften Woche sind die Fingerspitzen und ab der 14. Woche der ganze Körper berührungsempfindlich – schon ein bisschen wie bei Neugeborenen. Das Baby kann sich selbst fühlen, seine Umgebung ertasten und mit der Nabelschnur spielen. Es lernt, an den Fingern zu saugen. Zwillinge lernen so schon früh, aufeinander zu reagieren.

Geruchs- und Geschmackssinn

Wenn Ihr Baby zwölf Wochen im Bauch gewachsen ist, beginnt es, das Fruchtwasser zu trinken. Weil dieses den Geruch und Geschmack Ihrer Nahrung annimmt, lernt Ihr Kind schon früh Ihre persönlichen Essensvorlieben kennen. Auch über das Blut werden Informationen über die »Speisekarte« weitergegeben und so können Babys nach ihrer Geburt ganz klar zwischen verschiedenen Geschmacksrichtungen und verschiedenen Gerüchen unterscheiden. Da die Muttermilch ähnliche Geschmacks- und Geruchsinformationen enthält wie das Fruchtwasser, fühlt sich Ihr Baby gleich zu Hause.

Der Hörsinn

Das Hören beginnt um die 24. Woche. Der Schlag Ihres Herzens, das Rauschen des Blutes in den Adern, das Gurgeln und Poltern in Magen und Darm bilden für Monate die Geräuschkulisse der Babywelt. Am vertrautesten wird aber immer Ihre Stimme sein, die das Baby nicht nur über das Gehör, sondern auch über innere Vibrationen wiedererkennt. Es beruhigt sich, wenn es sie hört.

Der Sehsinn

Die Augen sind bis zur 26. Woche geschlossen, erst dann öffnen sie sich langsam. Ab der 33. Woche können die Pupillen auf Licht reagieren. Aber richtig hell wird es drinnen natürlich nicht sein, selbst wenn Sie den nackten Bauch in die Sonne strecken. Daher kann das Sehen in differenzierter Form erst nach der Geburt erlernt werden.

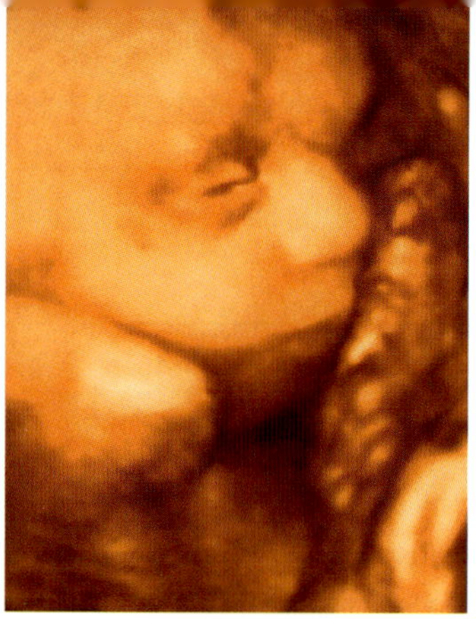

Ihr Baby kann die Augen öffnen und in alle Richtungen gucken. Da die Nervenbahnen der Augen mit der Großhirnrinde verbunden sind, kann es jetzt Umrisse sehen sowie Formen und Farben unterscheiden.

188. TAG

SSW 26+6 *{Noch 92 Tage}*

Förderprogramme für Babys

Angesichts der unglaublichen Fähigkeiten von ungeborenen Babys kommen immer mehr Eltern auf die Idee, ihr Kind bereits im Mutterleib zu »fördern«. In den USA gibt es sogar eine richtige »Ungeborenen-Universität«. Ehrgeizige Eltern erfahren dort, wie sie ihr Baby ab dem fünften Monat zu regelmäßigen Zeiten zum Strampeln anregen können. Wenn das klappt, steht die Vermittlung von Wörtern auf dem Programm, die von fühlbaren Reizen begleitet werden, wie Klopfen oder Drücken. Auf diese Weise soll das Baby lernen, Wörter, die Tonleiter und sogar Zahlen zu erkennen.

Die Meinung von Wissenschaftlern bezüglich dieser sogenannten Frühförderung ist nach aktuellem Forschungsstand sehr eindeutig. Egal ob es sich um Fremdsprachen-intrauterin-Lernprogramme, Klassische-Musik-Entspannungsprogramme oder spezielle Lichtreiz-Programme handelt, lautet ihr einhelliges Fazit: Das Baby wird dadurch nicht intelligenter, musikalischer oder entspannter als ein Kind, das dieses Förderpensum nicht absolviert.

Babys lernen immer

Babys lernen auch ohne derartige Hilfestellungen im Bauch ihrer Mütter all das, was sie auf das Leben nach der Geburt vorbereitet. Für keines der uns bekannten Frühförderungsprogramme liegen ausreichende Untersuchungen vor, die eine Wirksamkeit belegen könnten. Im Gegenteil: Durch all diese Methoden wecken Sie Ihr Baby nur unnötig oft auf und stören es gerade dadurch beim Lernen. Denn Ihr Kind verbringt viel Zeit im REM-Schlaf. Dieser recht oberflächliche Schlaf, bei dem es sich viel bewegt, wird auch als Entwicklungsschlaf bezeichnet. Ihr Baby träumt in dieser Schlafphase, und das gilt immer auch als Gehirntraining.

GUT ZU WISSEN

DIE POSITIVE WIRKUNG VON **Musik**

Frühgeborene Babys, denen im Brutkasten (Inkubator) Musikstücke und – vor allem von der Mutter gesungene – Lieder vorgespielt werden, die sie bereits während der Schwangerschaft gehört haben, nehmen viel schneller zu und können die Frühchenstation weitaus eher verlassen als Babys ohne eine entsprechende musikalische Unterstützung. Wenn ein Baby nämlich während der Schwangerschaft regelmäßig ruhige, melodische Musik hört, kann es diese nicht nur nach der Geburt wiedererkennen, es wird sie auch als beruhigend erleben.

Überlegen Sie daher genau, was Sie die nächsten Wochen und Monate gern hören wollen. Bedenken Sie bei der Musikauswahl auch, dass Babys melodische Musik oder Klassik gegenüber harten Beats zu bevorzugen scheinen. Wenn Sie »Ihre« Musik gefunden haben, ist es eine schöne musikalische »Früherziehung«, wenn Sie sie dem Baby etwa zweimal in der Woche vorspielen oder vorsingen.

189. TAG

SSW 27+0 *{Noch 91 Tage}*

Was für eine Familie wollen wir sein?

Die Gedanken an eine Familie fallen deutlich leichter, wenn Sie in einer sicheren, glücklichen und liebevollen Paarbeziehung leben, selbst eine frohe Kindheit erlebt haben, nur gute Erlebnisse mit Babys hatten, die Schwangerschaft geplant war und Sie einen Job mit gutem Verdienst haben. Dann werden Sie sicher mit positiven Gefühlen in die Zukunft und auf diesen neuen Lebensabschnitt blicken. Falls aber nicht alles so verläuft oder verlaufen ist, sind Zweifel und Unsicherheiten normal. Sie sollten sie sich daher gestatten. Reden Sie offen mit Ihrem Partner über Ihre Gedanken und erleben Sie gemeinsam, wie Sie sich in der Zeit der Erwartung entwickeln. Ein Baby wird Ihr Leben für immer verändern, und das wird eine abenteuerliche, aber auch sehr schöne Erfahrung für Sie beide sein und Sie näher zueinanderbringen, wenn Sie pfleglich miteinander umgehen.

Was wünschen Sie sich?

Am Anfang der Schwangerschaft wissen Sie vielleicht noch gar nicht, womit Sie bei Ihrer neuen Verantwortung beginnen sollen. Was ist das Wichtigste? Die Arbeit an Ihrer Beziehung, ein Säuglingspflegekurs, eine eventuelle Hochzeit oder eine neue Wohnung? Werden Sie überhaupt noch Zeit füreinander haben, wenn Ihr Baby auf der Welt ist?
Denken Sie über alle Themen erst einmal für sich nach und beginnen Sie dann, sich auszutauschen. Auch ein Gespräch mit Freunden, die bereits ein Baby oder mehrere Kinder haben, kann hilfreich sein. Typische Fragen sind zum Beispiel: Welcher Typ Mutter oder Vater möchte ich sein? Möchten wir so sein wie unsere Eltern? Wenn nein, warum nicht? Wünschen wir uns mehr als ein Kind? Wie wollen wir unseren Alltag organisieren? Wer nimmt wie lange Elternzeit? Kommt eventuell für uns beide eine Teilzeitarbeit in Frage? Wie geht es uns mit der Vorstellung, dass einer/eine für eine gewisse Zeit Alleinverdiener/in sein soll? Was bedeutet dies für die Karriere und spätere Rentenzahlung? Wie werden wir finanziell klarkommen? Wer wird unser Baby betreuen können, wenn wir arbeiten? Die Auseinandersetzung mit all diesen Fragen, das Reflektieren Ihrer Lebenssituation und vielleicht auch Ihre widerstreitenden Gefühle sind ein riesiger Meilenstein zur Elternschaft. Sie beschäftigen sich offen mit dem Leben mit Kind oder Kindern und denken darüber nach, wie dieses glücken könnte. Sprechen Sie offen über Ihre Wünsche für Ihr Baby, Ihre Beziehung und ein gemeinsames Leben. Das stärkt das gegenseitige Vertrauen in Ihre Partnerschaft. Sie werden Ihren persönlichen Weg finden. Wenn Sie dabei gut zu sich selbst sind und immer wieder Ruhe miteinander finden, fällt der Weg leichter.

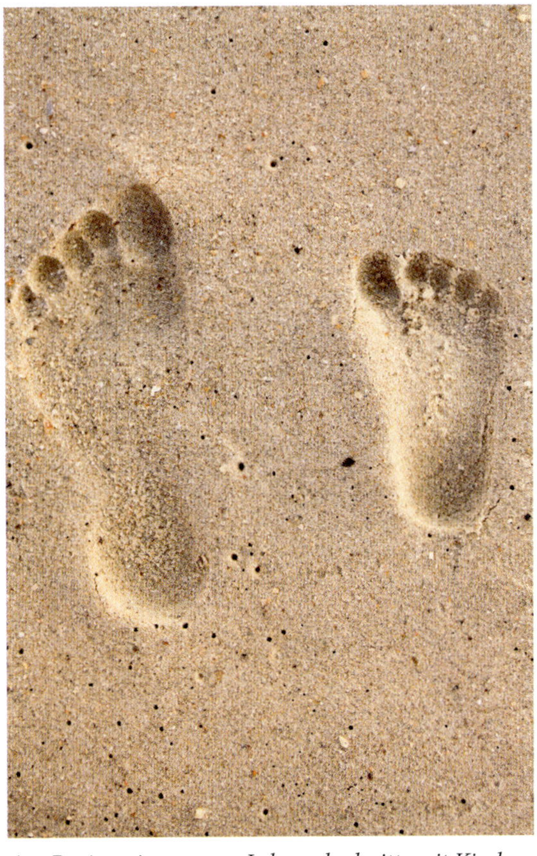

Am Beginn eines neuen Lebensabschnitts mit Kind: Welche Richtung wollen Sie einschlagen?

WOCHE 28

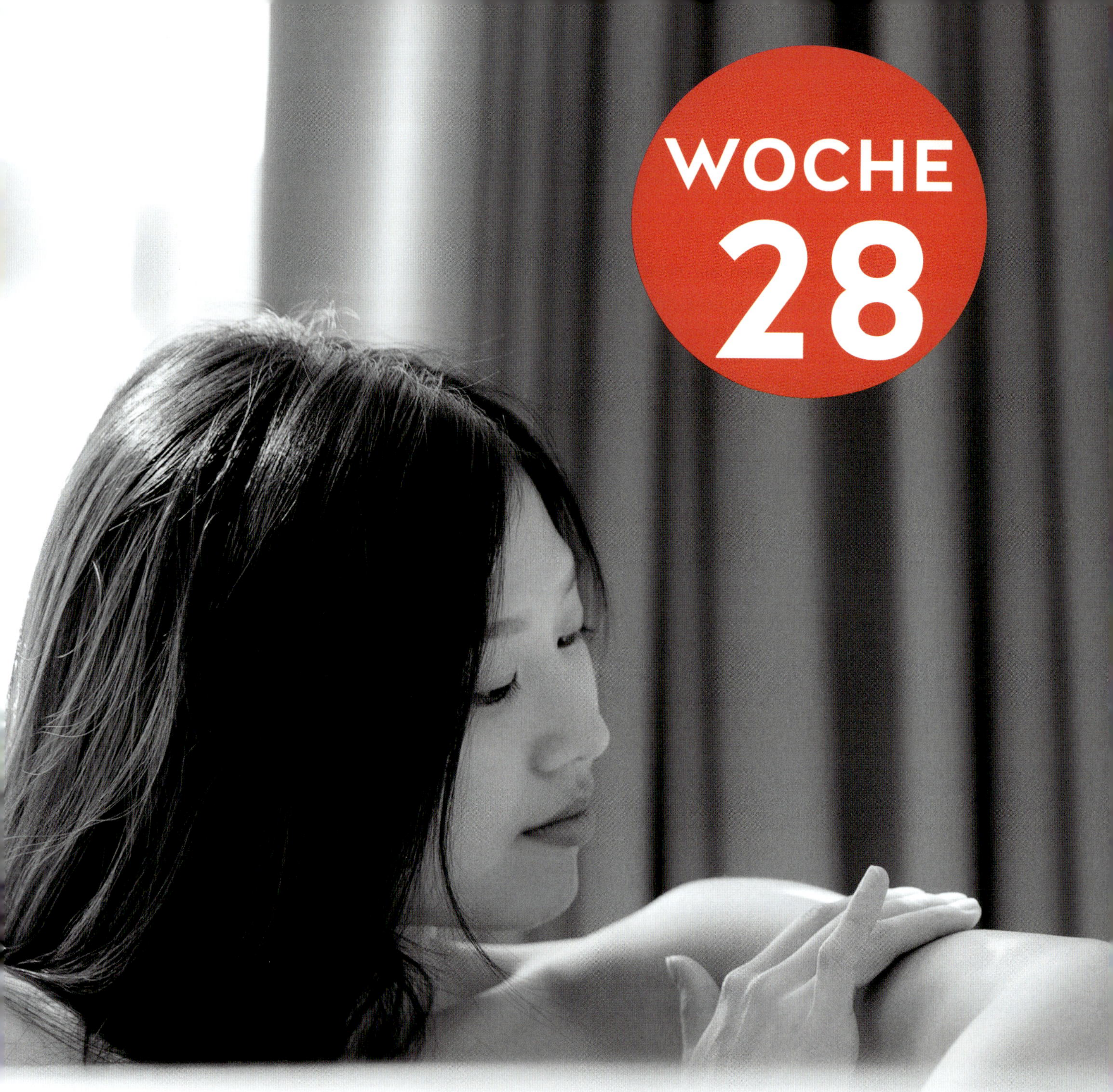

NUR NOCH DREI MONATE

Das letzte Trimester beginnt. Viele Frauen haben langsam genug von der Schwangerschaft und wollen ihr Baby endlich in den Armen halten. Doch genießen Sie bei aller Ungeduld die verbleibenden Wochen bis zur Geburt und nehmen Sie sich noch einmal viel Zeit für sich selbst. Danach wird erst einmal eine Weile der kleine Mensch im Mittelpunkt stehen.

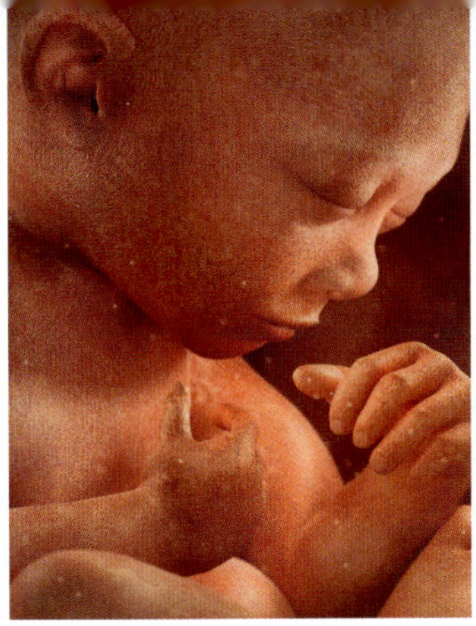

Ihr Baby wiegt ungefähr ein Kilogramm und ist etwa 37,5 Zentimeter lang. Es hat nun einen Schlaf-Wach-Rhythmus entwickelt, der dem seines Lebens nach der Geburt bereits recht ähnlich ist.

190. TAG

SSW 27+1 *{Noch 90 Tage}*

Wie sich Ihr Körper verändert

Ihre Gebärmutter, die fleißig weiter gewachsen ist, befindet sich in dieser Woche drei Querfinger über dem Nabel. Der obere Teil entwickelt eine dickere Wand, während der untere, zur Vagina führende Teil der Gebärmutter sich etwas in die Länge zieht und dadurch dünner wird. Das erleichtert es Ihrem Baby, die richtige Geburtsposition mit dem Kopf nach unten einzunehmen. Von außen wirkt es, als würde Ihr Bauch immer runder werden.

Im letzten Schwangerschaftsdrittel stehen Schwindel und Ohnmacht oft im Zusammenhang mit dem Vena-cava-Syndrom (Seite 218). Aber auch die Neigung zu schwangerschaftsbedingten Kreislaufproblemen, ein Schlafdefizit aufgrund von wieder stärker auftretenden Schlafstörungen und eine erhöhte Atem- und Pulsfrequenz können die Beschwerden verursachen. Besprechen Sie alle Probleme bei der nächsten Vorsorgeuntersuchung, die ja in Kürze bevorsteht, mit Ihrer Frauenärztin oder Hebamme. Vereinbaren Sie einen Termin für diese Untersuchung, die auch die letzte der drei vorgesehenen Ultraschallkontrollen beinhaltet.

Höchste Zeit, noch einmal darüber nachzudenken, was alles vor der Geburt erledigt werden sollte:

- Haben Sie Ihre Nachsorgehebamme schon getroffen? Sie kann Sie beraten, welche Vorbereitungen fürs Wochenbett getroffen werden sollen und welche Anschaffungen sinnvoll sind.
- Falls Sie nicht verheiratet sind: Haben Sie mit Ihrem Partner schon einen gemeinsamen Termin zur Anerkennung der Vaterschaft beim Jugendamt oder Standesamt vereinbart?
- Wissen Sie schon, wie Ihr Kind heißen soll?
- Haben Sie sich schon für einen Ort zur Geburt des Babys entschieden und sich dort angemeldet?
- Haben Sie sich bereits Gedanken gemacht, wen Sie unterrichten möchten, wenn Ihr Baby geboren ist? Vielleicht überlegen Sie sich ja auch schon, wie Sie die Neuigkeit verbreiten wollen – mit einer Anzeige, einem Bilderalbum im Internet, per SMS oder WhatsApp?

KALTE GÜSSE

Wenn Sie unter geschwollenen Beinen und Füßen leiden, können **Kneipp-Güsse** die Beschwerden lindern. Lassen Sie **(eis)kaltes Wasser** erst über Ihre Füße laufen und arbeiten Sie sich dann langsam bis zu den Oberschenkeln hoch.

GUT ZU WISSEN

VATERSCHAFTSURLAUB

Hat Ihr Partner inzwischen seinen Vaterschaftsurlaub organisiert? Wenn nicht, sollte er jetzt versuchen herauszufinden, ob sein Vertrag beziehungsweise die Firmenpolitik ihm bei der Geburt eines Kindes Sonderurlaub gewährt. Einige Unternehmen bieten ihren MItarbeitern dafür Extra-Urlaubstage an. Wenn der werdende Vater für die Geburt und die ersten Tage danach regulären Urlaub nehmen möchte, ist es sinnvoll, wenn er seinen Chef und die Kollegen rechtzeitig vorwarnt, wann Sie ungefähr mit der Ankunft des Babys rechnen.

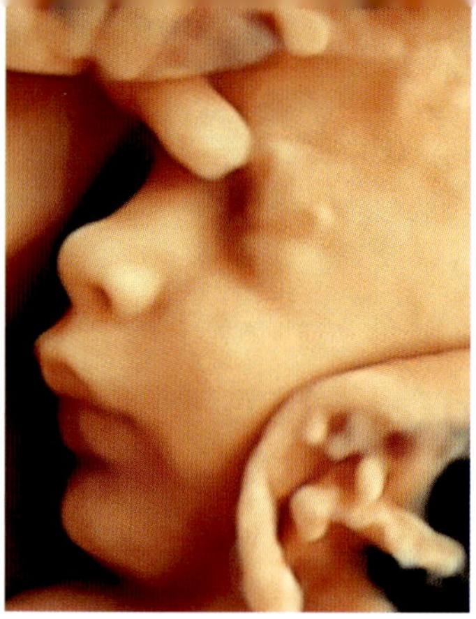

Obwohl der Platz im Uterus durch Ihr Baby schon ausgefüllt ist, kann es sich noch gut bewegen und liebt es weiterhin, Purzelbäume zu schlagen.

191. TAG

SSW 27+2 *{Noch 89 Tage}*

Wellness in der Schwangerschaft

Geschwollene Beine, ein schmerzender Rücken, Blähungen und Verstopfung: Werdende Mütter haben es wirklich nicht leicht. Gönnen Sie sich daher jeden Tag etwas Zeit, um sich zu verwöhnen. Körper und Seele tun Aufmerksamkeit und Zuwendung jetzt ganz besonders gut. Erkundigen Sie sich, welche Angebote es in Ihrer Gegend für schwangere Frauen gibt. Das Wichtigste dabei ist, dass Sie sich während der Behandlung und vor allen Dingen auch danach wohlfühlen. Im Idealfall können Sie aber nicht nur relaxen, sondern Sie profitieren auch, weil …

- Ihre Körperwahrnehmung besser wird und Sie spüren, dass Sie auch mit Bauch beweglich sind.
- Ihr Selbstvertrauen an kleinen Herausforderungen langsam wachsen kann.
- Sie mit anderen Schwangeren in Kontakt kommen.
- Sie Bewegung, Atmung und Aufmerksamkeit in Einklang bringen.
- Sie Ihren Körper besser kennenlernen und dadurch das Vertrauen in Ihre Gebärfähigkeit wächst.
- Sie Übungen erlernen, die im Alltag den überlasteten Rücken schonen und den Beckenboden spürbar werden lassen.

Solarium? Besser nicht

Auch wenn Sie es unter normalen Umständen als ungemein angenehm empfinden, unter der Sonnenbank zu liegen: In der Schwangerschaft sollten Sie lieber nicht ins Solarium gehen. Durch die hormonellen Veränderungen ist Ihre Haut anders pigmentiert, was sich häufig durch einzelne dunklere Flecken oder flächige dunklere Hautpartien bemerkbar macht. Ein Besuch im Sonnenstudio würde diesen Effekt deutlich verstärken. Ganz abgesehen davon ist es nicht ganz unumstritten, ob das künstliche Sonnenlicht für das Baby schädlich ist.

GUT ZU WISSEN

EINFACH MAL FAUL SEIN

Versuchen Sie, das Leben etwas leichter zu nehmen. Dadurch sparen Sie Energie, die Sie brauchen, um sich auf die Geburt vorzubereiten. Genießen Sie einfach, dass Sie sich jetzt noch so gut ausruhen können. Wenn das Baby in ein paar Wochen da ist, werden Sie dazu erst einmal wenig Gelegenheiten haben.

- Kaufen Sie sich ein schönes Kochbuch mit leckeren (und gesunden) Rezepten und probieren Sie aus, worauf Sie Lust haben.
- Lassen Sie sich Zeitschriften und Zeitungen nach Hause liefern, an die Sie sonst nie kommen und für die Sie sonst keine Zeit haben.
- »Bestechen« Sie Ihren Liebsten, damit er Ihnen das Frühstück ans Bett bringt.
- Verbringen Sie den Vormittag bequem im Schlafanzug (spätestens wenn Sie in Mutterschutz gehen, dürfen Sie sich das »erlauben«).

192. TAG

SSW 27+3 *{Noch 88 Tage}*

Schwanger in die Sauna?

Amerikanische Ärzteverbände warnen zwar vor der Benutzung von heißen Bädern, Whirlpool und Sauna im ersten Schwangerschaftsdrittel, weil ab einer Körpertemperatur von 38,9 °C das Risiko für einen offenen Rücken (Spina bifida) steigt. Nach den ersten zwölf Wochen müssen Sie sich von entspannenden Dampfbad- und Saunagängen aber nicht mehr abhalten lassen. Voraussetzung: Sie bleiben weniger als zehn Minuten in der Kabine und fühlen sich dabei pudelwohl. Dann profitieren Sie sogar davon. Denn durch das Wechselspiel von Wärme und Kälte werden die Gefäße trainiert und Wasseransammlungen im Gewebe schneller ausgeschwemmt. Beides beugt Schwangerschaftsödemen vor. Studien aus Finnland, wo fast 90 Prozent der Schwangeren bis kurz vor der Geburt oft und gerne in die Sauna gehen, zeigen zudem, dass regelmäßiges Saunieren zu einer leichteren und kürzeren Geburt verhelfen kann.

Saunaregeln

Wenn Sie diese Hinweise beherzigen, können Sie ein Saunabad bedenkenlos genießen:

• Ein warmes Fußbad vor dem Saunagang bereitet Ihren Körper auf die bevorstehende Erwärmung vor und regt die Durchblutung an.

• Bleiben Sie nicht länger als zehn Minuten in der Sauna oder im Dampfbad. Auch mehr als drei Durchgänge sollten es nicht sein.

• Verzichten Sie auf Aufgüsse mit ätherischen Ölen. Der starke und sehr heiße Feuchtigkeitsanstieg könnte den Kreislauf extrem belasten und die ätherischen Öle könnten zu starker Übelkeit führen.

• Bleiben Sie am besten auf den unteren Bänken, dort wird es nicht zu heiß.

• Tragen Sie zum Schutz vor Pilzinfektionen Badeschuhe und legen Sie immer ein Baumwollhandtuch unter. Dieses fängt den eigenen Schweiß auf und ermöglicht eine einigermaßen saubere Sitzfläche.

• Gönnen Sie sich für die Abkühlungsphase etwas mehr Zeit als sonst. Laufen Sie herum, damit sich das Blut weniger in den Beinen staut.

• Verzichten Sie nach dem Saunagang auf den Sprung ins kalte Becken, weil das den Kreislauf zu sehr belastet. Das gilt besonders gegen Ende der Schwangerschaft. Besser ist es, wenn Sie sich mit einem Wasserguss abkühlen – zuerst die Beine und Arme, danach Rücken und Bauch abduschen.

• Wenn Sie in der Sauna kräftig geschwitzt haben, muss der Flüssigkeitsverlust möglichst rasch wieder ausgeglichen werden. Gut geeignet sind dazu Mineralwasser und Fruchtschorle. Trinken Sie aber nicht zu Kaltes, da dies den Kreislauf ebenfalls belastet.

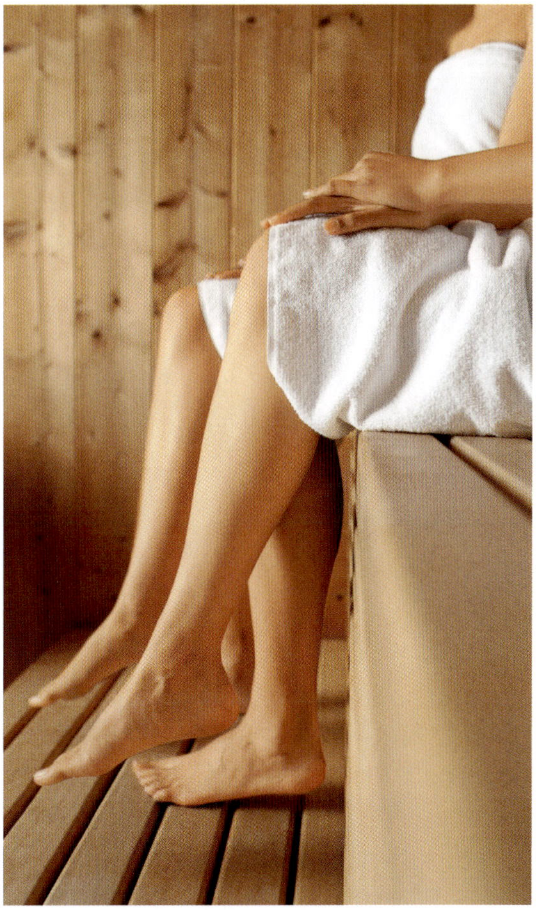

Nicht zu heiß und nicht zu lang: Wer dies beherzigt, braucht nun auf die Sauna nicht mehr zu verzichten.

Ab in die Wanne

Es gibt wohl kaum etwas Entspannenderes als ein warmes Wannenbad. Deshalb spricht auch nichts dagegen, es sich noch bis kurz vor der Geburt im heimischen Badezimmer bequem zu machen. Allerdings sollte das Badewasser nicht heißer als 37 °C sein und Sie sollten auch nicht länger als 20 Minuten in der Wanne bleiben. Eine höhere Wassertemperatur und längere Badezeiten belasten den Kreislauf unnötig und trocknen die Haut aus, die jetzt ohnehin eher trocken ist und juckt.

Verwenden Sie nur Badeessenzen auf rein pflanzlicher Basis, die frei von künstlichen Farb- und Duftstoffen sind. Einige synthetische Öle sind stark allergieauslösend, wenn sie über die Haut ins Bindegewebe, die Blutbahn und Muskulatur gelangen. Ganz wichtig: Gönnen Sie sich nach dem Bad mindestens eine halbe Stunde Ruhe.

Die anschließende Hautpflege gehört mit zur Wannen-Wellness-Zeit. Wenn Sie ein Öl verwenden möchten, wählen Sie als Basisöl am besten Jojoba- oder Sonnenblumenöl. Sie sind für jeden Hauttyp geeignet und gut hautverträglich. Wer Lust auf Duft hat, kann pro Teelöffel neutralen Öls einen Tropfen natürliches ätherisches Aromaöl beimischen. Nur als Allergikerin sollten Sie mit der Zumischung von ätherischen Ölen vorsichtig sein, da einige leicht Allergien auslösen können. Als allgemein verträglich gelten die ätherischen Öle von Lavendel und Kamille, die eher beruhigend und entspannend wirken.

Wichtig: Folgende Öle sollten Sie während der Schwangerschaft meiden, weil sie wehenfördernd wirken oder teilweise giftig sind: Eisenkraut, Ingwer, Lorbeer, Majoran, Muskat, Nelke, Rosmarin, Thymian, Wacholder, Zedernholz und Zimt.

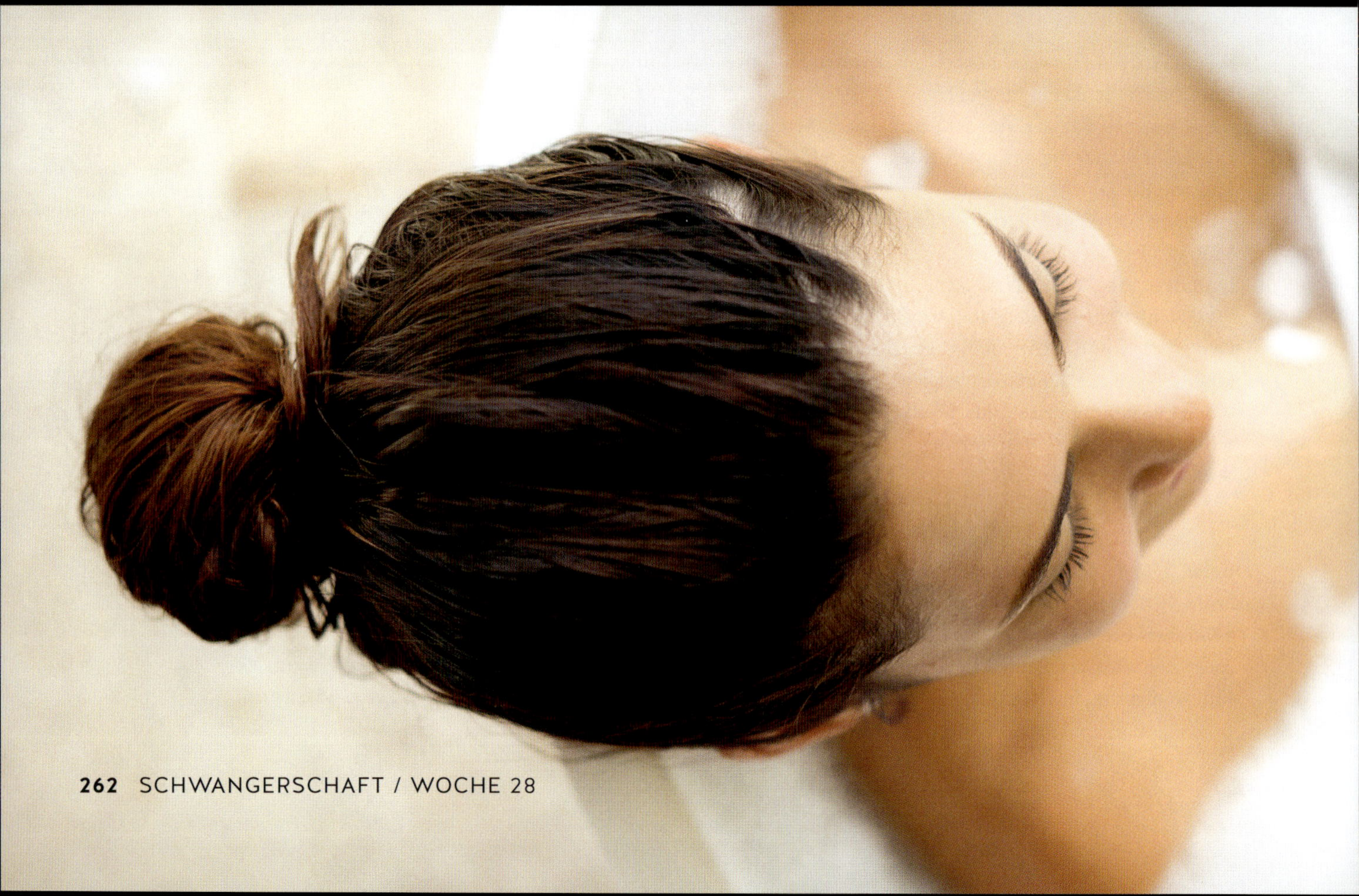

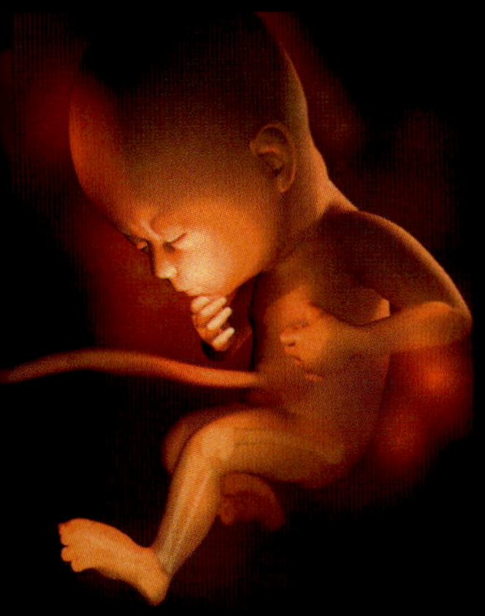

Die bisher etwas schrumpelige Haut Ihres Babys wird glatter, weil sich darunter mehr Fettgewebe entwickelt. Dieses Gewebe schützt das Kind vor Kälte und liefert ihm Energie in den ersten Tagen nach der Geburt.

194. TAG

SSW 27+5 *{Noch 86 Tage}*

Schwimmen und Aqua-Gymnastik tun gut

»Beim Schwimmen gehen Probleme baden«: Diesen schönen Werbeslogan eines großen Heilbads werden viele schwangere Frauen aus tiefstem Herzen bestätigen können. Was werdende Mütter im Wasser besonders genießen, ist das entlastende Gefühl der Schwerelosigkeit. Die Auftriebskraft schont Rücken und Gelenke, gleichzeitig stärken die Bewegungen gegen den Wasserwiderstand die Muskulatur. Schwimmen und Aqua-Gymnastik tun daher jeder Schwangeren gut! Probieren Sie ruhig die unterschiedlichen Wasserbassins aus – ideal sind jetzt Temperaturen zwischen 28 und 32 °C. Lassen Sie sich einfach treiben und erfreuen Sie sich an dem Gefühl, genau wie Ihr ungeborenes Kind vom Wasser umschlossen und geborgen zu sein.
Vorteile der Aqua-Fitness sind insbesondere:

- Das Training schont Rücken und Gelenke.
- Der Wasserdruck verhindert, dass Sie sich überanstrengen, sorgt für eine verbesserte Durchblutung und vermindert schwangerschaftsbedingte Wasseransammlungen im Gewebe.
- Sie bekommen keinen (oder nur ganz wenig) Muskelkater.
- Sie sind trotz Anstrengung nicht verschwitzt.
- Die Übungen im Wasser verbessern die Koordination, die Beweglichkeit und die Körperhaltung. Sie straffen das Bindegewebe und trainieren das Herz-Kreislauf-System.

GUT ZU WISSEN

INFEKTIONEN VORBEUGEN

Leider klagen Schwangere nach einem Schwimmbadbesuch hin und wieder über Beschwerden wie Juckreiz im Intimbereich. Um zu verhindern, dass Wasser und damit Krankheitserreger in die Vagina eindringen, empfehlen sich für öffentliche Badeanstalten spezielle Schwimmtampons aus der Apotheke. Sie entsprechen in der Größe herkömmlichen Tampons der Größe »normal« und sind mit reinem Vaselineöl getränkt, das eine wasserabweisende Wirkung hat und dadurch das Eindringen von Wasser in die Vagina erschwert. Entfernen Sie die Tampons direkt nach dem Badespaß wieder. Verzichten Sie auf einen Aufenthalt im Whirlpool, da sich dort Keime besonders gern verbreiten. Außerdem ist das Wasser darin meist zu heiß.

195. TAG

SSW 27+6 *{Noch 85 Tage}*

Fußmassage

Eine Massage belebt Ihre Füße, die jetzt so schwer zu tragen haben. Am Ende der Massage werden Sie ein angenehm warmes Gefühl in den Füßen spüren. Besonders schön ist es natürlich, wenn Ihr Partner oder eine Freundin sich Ihren Füßen widmet. Aber Sie können auch gut selbst Hand anlegen:

- Setzen Sie sich bequem hin. Legen Sie einen Fuß so auf das Knie oder den Oberschenkel des anderen Beins, dass Sie ihn bequem mit beiden Händen greifen können.
- Halten Sie nun zunächst den Fuß mit beiden Hän den und ziehen Sie langsam die Daumen über die Mitte der Fußsohlen von den Zehen bis zur Ferse. Bewegen Sie die Daumen Stück für Stück in einer fließenden, streichenden Art von oben nach unten (Foto links).
- Danach reiben Sie den fleischigen Teil jeder Zehe und drücken diese für jeweils etwa 20 Sekunden.
- Halten Sie die Zehen am Ansatz zum Fuß mit Daumen und Zeigefinger fest und ziehen Sie sanft daran.
- Drücken Sie anschließend die »Schwimmhäute« zwischen den Zehen.
- Bearbeiten Sie nun mit beiden Händen die Sohlenmitte, indem Sie sie lang und gleichmäßig ausstreichen, mit den Daumen kleine Kreise beschreiben oder leichte Klopfbewegungen ausführen.
- Machen Sie das Gleiche nun am Ballen und an der Ferse. Wenn Sie mit den Daumen arbeiten, reiben Sie damit sanft über diese Flächen.
- Danach beugen, strecken und kreisen Sie den Fuß einige Male, um ihn zu lockern.
- Reiben Sie mit der flachen Hand einige Male unter dem Fußgelenkknöchel entlang.
- Dann ziehen die Daumen sanft über den Fußrücken – von den Zehen bis zum Knöchel (Foto rechts).
- Beenden Sie die Massage, indem Sie vom Fußgelenkknöchel bis zum Knie sanft an der Wade entlangstreichen.
- Spüren Sie einen Moment der entspannenden Wirkung nach. Dann kommt der andere Fuß dran.

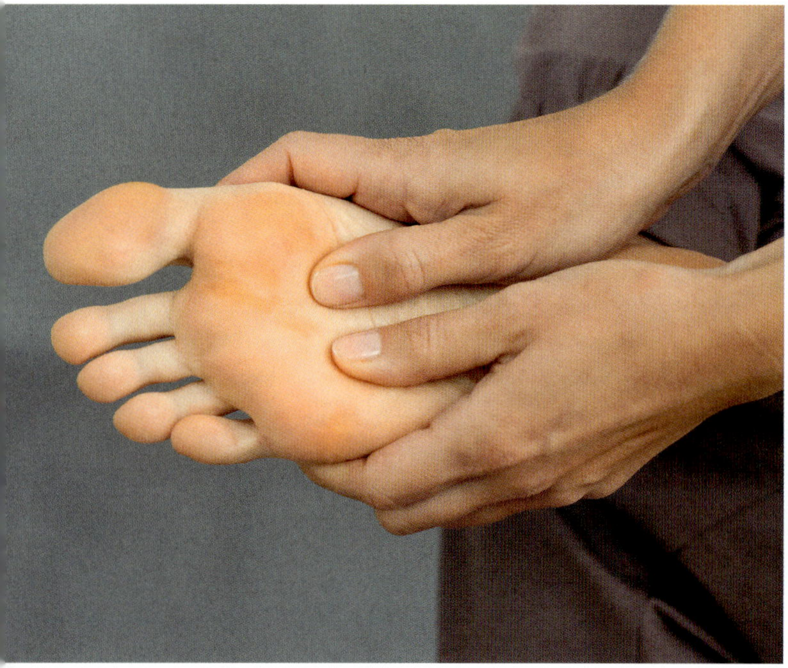

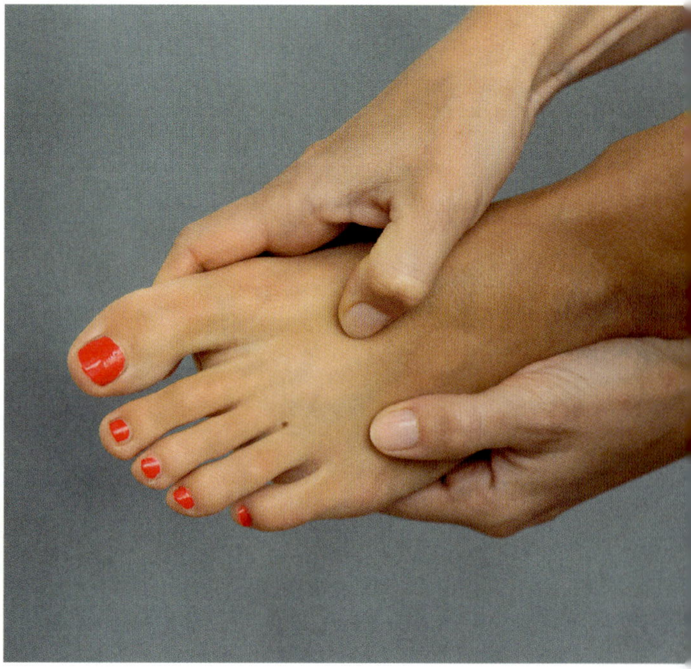

Bewegungen des Babys

In den letzten Wochen der Schwangerschaft werden die Bewegungen Ihres Babys ein wenig langsamer. Das ist ganz normal, schließlich ist Ihr Kind schon ziemlich groß und hat einfach nicht mehr so viel Platz. Dazu kommt, dass Sie, solange Sie selbst aktiv und unterwegs sind, die Bewegungen Ihres Babys generell nicht so stark wahrnehmen wie im Sitzen oder in Ruhephasen.

Wenn Ihre Bauchwand sehr dünn ist, können Sie manchmal den Fußabdruck Ihres Babys sehen und sein Füßchen eventuell sogar vorsichtig halten. Das ist natürlich ein ganz besonderer Moment!

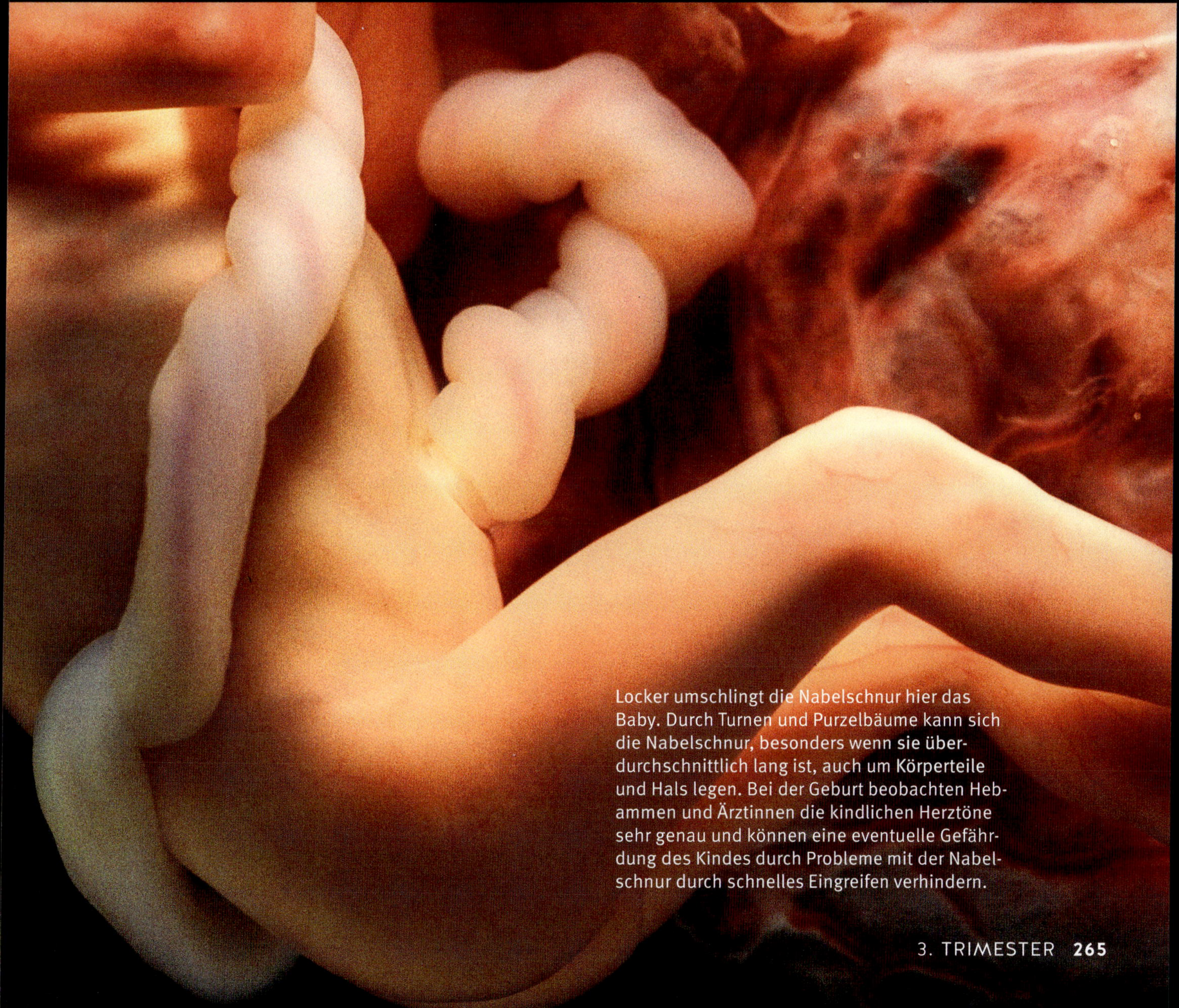

Locker umschlingt die Nabelschnur hier das Baby. Durch Turnen und Purzelbäume kann sich die Nabelschnur, besonders wenn sie überdurchschnittlich lang ist, auch um Körperteile und Hals legen. Bei der Geburt beobachten Hebammen und Ärztinnen die kindlichen Herztöne sehr genau und können eine eventuelle Gefährdung des Kindes durch Probleme mit der Nabelschnur durch schnelles Eingreifen verhindern.

ERSTE HINWEISE AUF DIE GEBURT

Ihr Körper beginnt mehr und mehr, sich auf das anstehende Ereignis der Geburt vorzubereiten. Deutliche Zeichen dafür sind die Übungswehen, die Sie ab jetzt öfter einmal wahrnehmen werden. Achten Sie aber auch auf andere Signale, denn mitunter strebt das Baby früher aus dem Bauch, als es gut wäre.

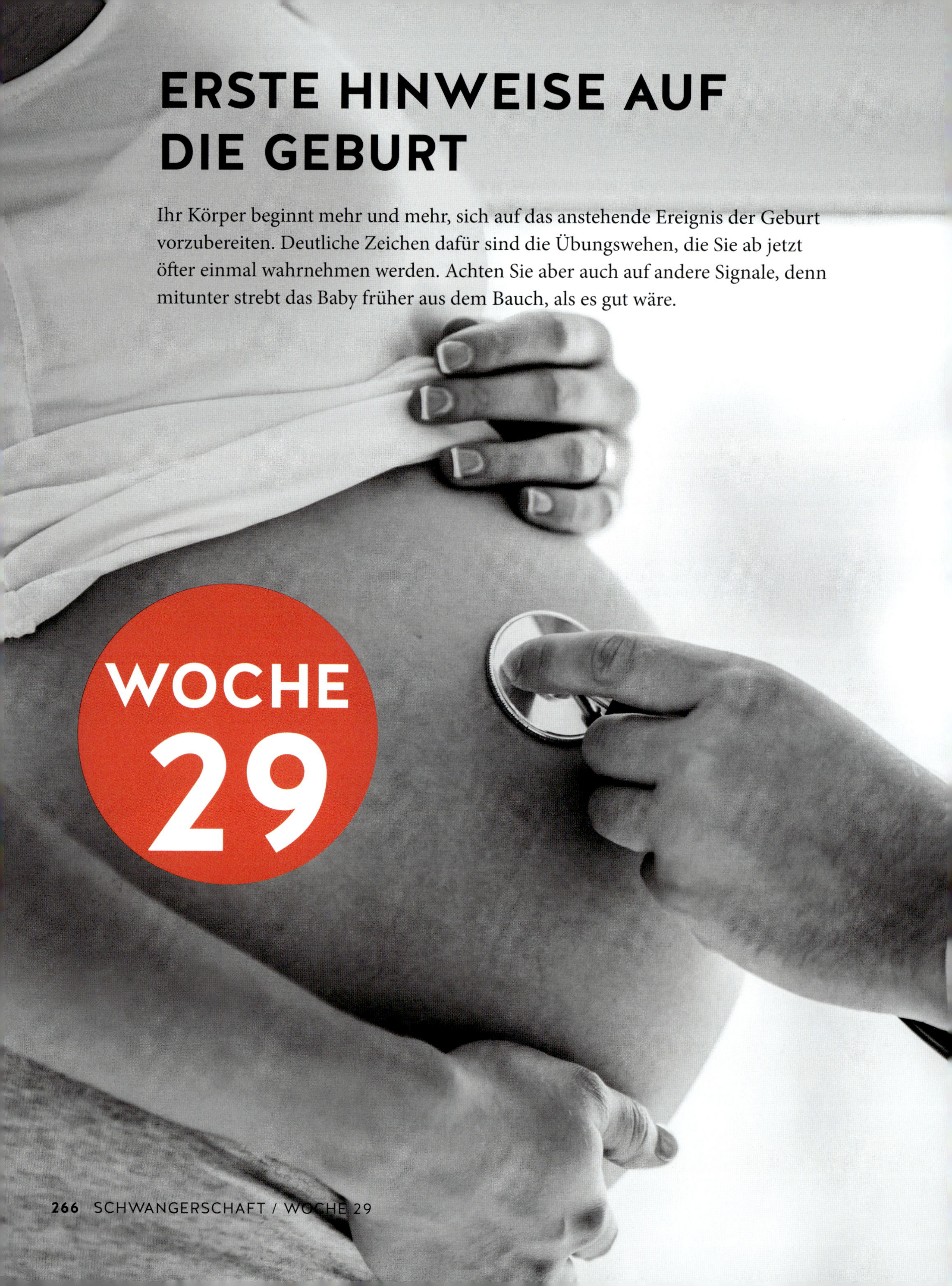

WOCHE 29

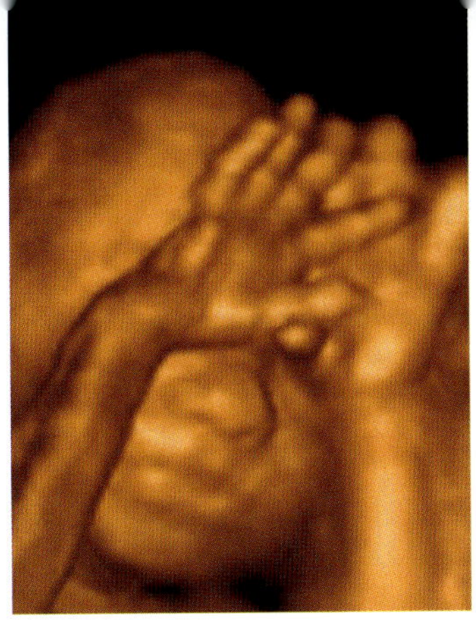

Dieses Baby hält sich die Augen zu. Es wird auch nach der Geburt zuerst recht verschwommen sehen, da die Sehschärfe noch nicht voll ausgeprägt ist. Ihr Baby wiegt etwa 1150 Gramm und ist rund 38 Zentimeter lang.

197. TAG

SSW 28+1 *{Noch 83 Tage}*

Wie sich Ihr Körper verändert

500 Gramm pro Woche mehr auf der Waage sind jetzt keine Seltenheit, schließlich nehmen die meisten Frauen allein im letzten Schwangerschaftsdrittel durchschnittlich fünf Kilo zu. Spätestens nun ist es sinnvoll, kürzerzutreten und übermäßige Anstrengungen zu vermeiden. Wer Lust auf Bewegung hat, sollte ausgedehnte Spaziergänge machen. Schwimmen, Schwangerschaftsgymnastik oder Yoga sind ebenfalls Möglichkeiten, aktiv zu werden.

Bakterielle Vaginosen (krankhafte Veränderung des Vaginalmilieus) und Pilzinfektionen können in dieser Phase gehäuft auftreten und manchmal eine Frühgeburt begünstigen. Tragen Sie locker sitzende Kleidung und wenden Sie sich bei Beschwerden rasch an Ihre Frauenärztin.

Vermeiden Sie es, auf dem Rücken zu schlafen, und bevorzugen Sie stattdessen das Liegen auf der linken Seite. Ihre Blutzirkulation ist dann besser.

Sie spüren nun eventuell häufiger Übungswehen: Die Gebärmutter zieht sich immer wieder zusammen und die Bauchdecke wird eine Zeit lang hart. Diese Übungswehen treten in unregelmäßigen Abständen mehrfach am Tag auf, maximal dreimal pro Stunde. Sie sind ganz normal und unbedenklich und werden Sie von jetzt an bis zur Geburt begleiten. Die Gebärmutter bereitet sich so auf die Geburt vor. Im Gegensatz zu echten Wehen bleibt bei den Übungswehen der Muttermund geschlossen. Sie kommen auch nicht regelmäßig und bereiten keine großen Schmerzen. Ein Druck oder Schmerzgefühl im Unterbauch oder Rücken dürfen in Zusammenhang mit Übungswehen nicht auftreten, genauso wenig wie ein blutiger Ausfluss.

GEBURTSVORBEREITUNG

Wann geht Ihr Geburtsvorbereitungskurs los? Falls Ihr Baby früher »schlüpft«, wäre es gut, wenn Sie den oft **sechs- bis siebenwöchigen Kurs** abgeschlossen haben. Wenn Sie sich noch nicht angemeldet haben, wird es daher **höchste Zeit.**

GUT ZU WISSEN

JETZT WIRD GEMESSEN

Zwischen der 29. und 32. Schwangerschaftswoche ist die dritte und letzte Ultraschalluntersuchung vorgesehen. Sie dient vor allem der Wachstumskontrolle des Babys. Die Ärztin misst Durchmesser und Umfang des kindlichen Kopfes und Bauches. Mithilfe weiterer Parameter wird dann am Computer das Gewicht berechnet und mit Normkurven verglichen.

Bei Verdacht auf ein verlangsamtes Wachstum oder bei großer Abweichung nach oben wird die Untersuchung zwei Wochen später wiederholt, um zu schauen, wie sich das Kind entwickelt. Die Herzfunktion wird beurteilt, ebenso der Sitz der Plazenta, deren Lage sich zu diesem Zeitpunkt nicht mehr verändert. Die Ärztin überprüft auch, wie das Baby liegt, und bestimmt die Fruchtwassermenge in der Gebärmutter. Die ermittelten Werte werden mit denen der vorhergegangenen zweiten Ultraschalluntersuchung verglichen.

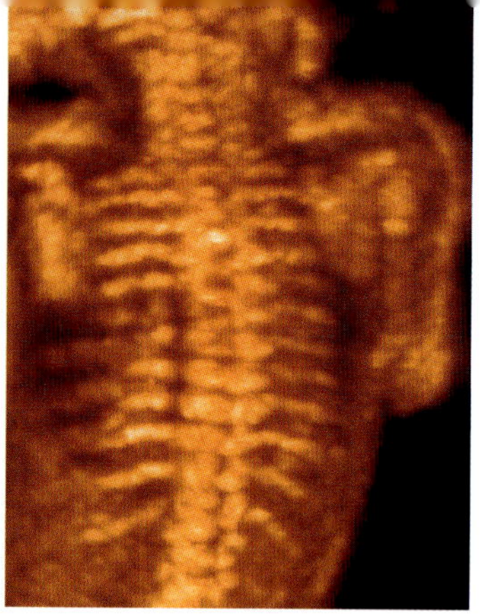

Wirbelsäule, Rippen und Oberarmknochen des Kindes sind auf diesem Bild sehr gut zu erkennen. Wenn Ihr Baby sich streckt und die Füße gegen Ihren Bauch stemmt, können Sie sie durch die Bauchdecke wahrnehmen.

198. TAG

SSW 28+2 *{Noch 82 Tage}*

Der Körper bereitet sich langsam vor

Die Muskulatur Ihrer Gebärmutter zieht sich im gesamten Verlauf der Schwangerschaft immer wieder zusammen. Diese Kontraktionen (Braxton-Hicks-Kontraktionen, Seite 225) dienen in der Regel als »Training« und sind ganz normal und harmlos. Sie öffnen den Muttermund nicht, sondern bewirken sogar genau das Gegenteil. Er verkrampft und schließt sich fester. Und in den meisten Fällen spüren Sie davon überhaupt nichts.
Erst um die 29. Woche herum bemerken die meisten Frauen häufiger, wie die Gebärmutter »übt«. Ihr Bauch wird dann hart und fest wie eine Kugel und dieser Zustand kann bis zu einer Minute anhalten. Die Übungswehen sind dabei eher unregelmäßig und auch weiterhin wenig schmerzhaft. Sie helfen Ihrem Baby, sich ins Becken zu senken und in die richtige Position für die Geburt zu kommen. Im späteren Schwangerschaftsverlauf, kurz vor der Geburt, bereiten sie dann den schützenden Muttermund auf die Eröffnung bei der Geburt vor.

Frühgeburtsbestrebungen

In Ausnahmefällen kann sich mit den vermeintlichen Übungswehen jedoch auch eine Frühgeburt ankündigen. Wenn Sie ein schmerzhaftes Ziehen im Unterbauch oder im unteren Rücken spüren, sollten Sie daher Ihre Hand auf die Gebärmutter legen und fühlen, ob diese gleichzeitig mit dem Ziehen hart wird. Als erste Maßnahme können Sie dann überprüfen, ob das Ziehen abklingt, wenn Sie sich hinlegen und ein Glas Wasser trinken. In jedem Fall sollten Sie aber Ihre Frauenärztin oder Ihre Hebamme informieren.
Fahren Sie sofort in eine Klinik, wenn sich die Abstände zwischen dem Ziehen verkürzen. Wenn der Verdacht auf vorzeitige Wehentätigkeit und Frühgeburtsbestrebungen besteht und Sie Ihr Baby weniger als 36 Wochen in sich tragen, sollten Sie sich dabei für eine Klinik mit einer Frühgeborenenabteilung entscheiden – sofern das im Umkreis Ihres Wohnortes möglich ist.

GUT ZU WISSEN

BABYS PERSÖNLICHER RHYTHMUS

Manchmal schläft Ihr Baby, dann wieder wird es aktiv. Oft ist das ausgerechnet abends der Fall, wenn Sie im Bett liegen und selbst versuchen einzuschlafen. Diesen Rhythmus wird Ihr Baby vermutlich in den ersten Wochen und Monaten nach der Geburt beibehalten, bis es gelernt hat, Tag und Nacht zu unterscheiden. Bis zum dritten Lebensmonat werden Schlaf- und Wachphasen langsam so umverteilt, dass sich nachts eine längere Schlafperiode von sechs und manchmal mehr Stunden entwickelt. Die Ausbildung eines regelmäßigen Schlaf-Wach-Zyklus und somit auch die von vielen Eltern herbeigesehnten durchschlafenen Nächte sind, wie viele andere Entwicklungsschritte Ihres Babys, von einem Reifungsprozess des Gehirns abhängig. Der Babyschlaf kann in den ersten Lebensjahren daher ein wichtiges Thema in Ihrer Familie werden.

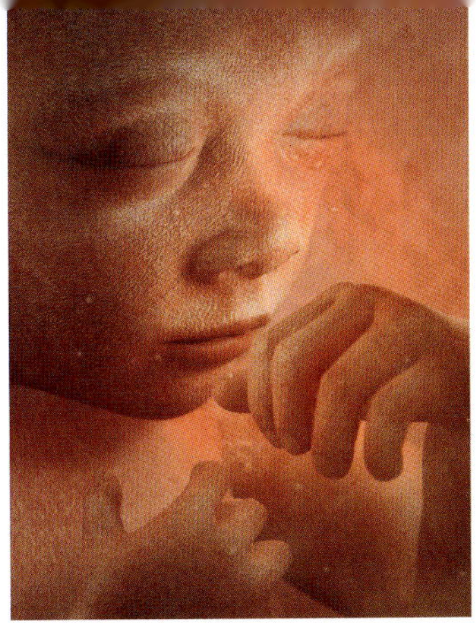

Wenn ein Baby jetzt zu früh geboren wird, hat es mit intensiver medizinischer Betreuung eine gute Chance zu leben. Die statistischen Überlebenschancen liegen in dieser Woche bei über 90 Prozent.

199. TAG

SSW 28+3 *{Noch 81 Tage}*

Mögliche Auslöser für eine Frühgeburt

In Deutschland kommen pro Jahr rund 60 000 Babys zu früh zur Welt – vor der 37. Woche. Das entspricht einem Anteil von etwa neun Prozent aller Geburten, wobei Schwangere unter 16 und über 40 Jahren ein höheres Frühgeburtsrisiko haben.

Die Ursachen für eine Frühgeburt sind vielfältig: Bei über 50 Prozent der betroffenen Frauen sind psychosoziale Gründe dafür verantwortlich, wie zum Beispiel Stress, Überforderung und Zukunftsängste. Bei Frauen, die bereits mehrere (mehr als zwei) Frühgeburten, Fehlgeburten oder Schwangerschaftsabbrüche hatten, kann der Gebärmutterhalskanal lockerer sein. Manchmal lässt die Haltefunktion dann zu früh nach und die Gebärmutter antwortet auf den sich öffnenden Muttermund mit Wehen. Auch wenn bei Mehrlingsschwangerschaften mehr als ein Baby im Bauch wächst, muss sich die Gebärmutter früher dehnen. Die Muskelrezeptoren melden dann eine weiter fortgeschrittene Schwangerschaft und der Körper reagiert mit dem »Wehenmittel« Oxytocin.

Folgende Faktoren erhöhen das Risiko ebenfalls:

- Chronische Erkrankungen der Mutter wie Diabetes mellitus oder Nierenerkrankungen
- Schwangerschaftsbedingte Erkrankungen, die mit hohem Blutdruck einhergehen, wie zum Beispiel eine Präeklampsie (Seite 439)
- Vorzeitige Ablösung oder eine ungünstige Lage der Plazenta (Plazentainsuffizienz)
- Fehlbildungen des Uterus, wie zum Beispiel eine Scheidewand in der Gebärmutter, die dem Baby zu wenig Platz lässt. Gleiches gilt für gutartige Tumore (Myome)
- Eröffnung und Erweichung des Muttermunds bei gleichzeitiger Verkürzung des Gebärmutterhalses (Zervixinsuffizienz, Seite 271)
- Krankheitserreger, die von der Vagina bis in die Fruchtblase aufsteigen und dort Substanzen freisetzen, die Wehen auslösen
- Gesundheitsschädigende Lebensgewohnheiten wie der Konsum von Nikotin, Alkohol oder Drogen
- Schlechter Zahnstatus zu Schwangerschaftsbeginn
- Komplikationen von Seiten des Kindes wie zum Beispiel Infektionen, Fehlbildungen, Chromosomenanomalien oder eine verzögerte Entwicklung

Doch auch wenn die Wissenschaft immer mehr mögliche Risikofaktoren für eine Frühgeburt ausmacht, kann in etwa 40 Prozent der Fälle nicht eindeutig geklärt werden, aus welchem Grund ein Baby zu früh zur Welt kommt.

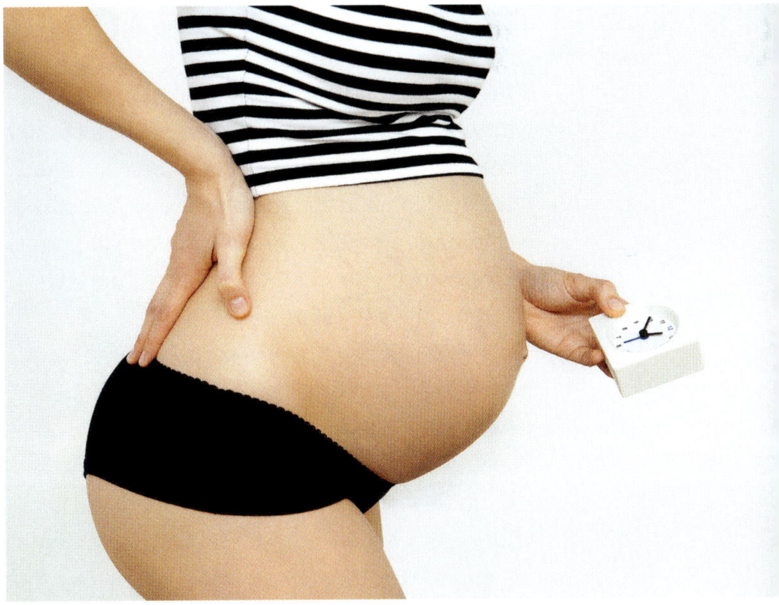

Regelmäßige Wehen weit vor dem errechneten Termin sind deutliche Zeichen für Frühgeburtsbestrebungen.

200. TAG

SSW 28+4 *{Noch 80 Tage}*

Übungs- oder echte Wehen?

Vorzeitige Wehen und Übungswehen können sich sehr ähnlich anfühlen. Das bedeutet, dass Sie nicht immer selbst erkennen, um welche Sorte Wehen es sich handelt. Folgende Kriterien geben hier einen ersten Hinweis, wenn auch leider nicht mehr (siehe auch Kapitel »Geburt« ab Seite 374).

• Halten Ihre spürbaren oder sogar schmerzhaften Wehen länger als 30 Sekunden an und kehren sie in regelmäßigen Abständen in derselben Stärke wieder, deutet dies auf echte Wehentätigkeit hin, die den Muttermund öffnen und die Geburt einleiten kann.

• Im unteren Teil des Rückens kann außerdem ein Ziehen zu spüren sein und das Gewicht des Kindes kann nach unten drücken.

• Beobachten Sie in diesem Fall Ihre Wehentätigkeit über eine Stunde ganz genau. Bleiben die Wehen länger als eine Stunde, dauern sie jeweils 30 Sekunden und mehr und kommen sie im Abstand von fünf bis zehn Minuten, sollten Sie Ihre Hebamme oder Ihre Ärztin verständigen und – wenn beide nicht sofort erreichbar sind – eine Klinik aufsuchen. Sie müssen damit rechnen, dass sich der Muttermund öffnet.

• Leichte Blutungen deuten ebenfalls auf eine mögliche Öffnung des Muttermundes hin.

• In etwa 30 Prozent der Fälle platzt die Fruchtblase. In diesem Fall ist klar, was geschehen muss; Sie müssen auf dem schnellsten Weg, falls der Kopf nicht fest im Beckeneingang sitzt, liegend, in eine Klinik mit Frühgeborenenintensivabteilung fahren.

Auch wenn Warnzeichen darauf hindeuten, dass eine vorzeitige Wehentätigkeit eingetreten ist, muss das nicht zwingend heißen, dass es jetzt tatsächlich losgeht. Eine rasche Klärung ist aber bis zur vollendeten 36. Woche empfehlenswert, damit Ihr Baby und Sie die optimalen Startbedingungen bekommen, wenn es wirklich so weit ist.

GUT ZU WISSEN

BETREUUNG ZU HAUSE

• Bei Anzeichen von Frühgeburtsbestrebungen, wie zum Beispiel dem Weicherwerden des Gebärmutterhalses vor der 29. Schwangerschaftswoche, kann Ihnen die Frauenärztin eine häusliche Betreuung verordnen. Sie bekommen dann Unterstützung im Haushalt und bei der Kinderbetreuung, falls Sie schon Mutter sind.

• Die gesetzlichen Krankenkassen übernehmen bei entsprechender Voraussetzung die Kosten für die Haushaltshilfe. Private Kassen tun dies in der Regel nicht.

• Informieren Sie sich am besten schon im Vorfeld, welche Kriterien erfüllt sein müssen, damit ein entsprechender Antrag Erfolg hat. Haben Sie bereits Anspruch auf Unterstützung, wenn Sie sich »lediglich« schonen sollen, oder nur, wenn Sie das Bett hüten müssen? Wie viele Stunden stehen Ihnen bei welchen Komplikationen zu?

• Auch wenn Sie Mehrlinge erwarten, stehen die Aussichten gut, dass man Ihnen eine Haushaltshilfe gewährt.

• Wichtig ist bei einer entsprechenden Diagnose immer, dass Sie Ihr Leben wirklich umstellen. Sie werden »arbeitsunfähig« geschrieben oder erhalten bei anhaltender Frühgeburtsgefahr ein Beschäftigungsverbot; dieses wird ausgesprochen, wenn Leben oder Gesundheit von Mutter oder Kind durch die weitere Beschäftigung gefährdet sein könnte. In dieser Zeit wird Mutterschutzlohn in Höhe von mindestens dem Durchschnittsverdienst der 13 Wochen vor Beginn der Schwangerschaft gezahlt (ab Seite 76).

201. TAG

SSW 28+5 *{Noch 79 Tage}*

Was tun bei vorzeitigen Wehen?

Nur bei sehr wenigen Babys wird die Geburt deutlich vor dem errechneten Termin eingeleitet, weil es der Mutter oder dem Baby nicht gut geht. Der größte Teil der Frühgeburten ist nicht geplant und kündigt sich durch vorzeitige Wehen, einen vorzeitigen Blasensprung oder eine zu frühe Öffnung des Muttermunds an. Wenn Sie also unsicher sind, ob es sich bei dem Ziehen im Bauch tatsächlich nur um Übungswehen handelt, sollten Sie sich unbedingt von Ihrer Ärztin oder Hebamme untersuchen lassen. Beide können prüfen, ob der Muttermund bereits geöffnet oder noch geschlossen ist. Dies kann auf eine Zervixinsuffizienz hinweisen, also die Eröffnung und Erweichung des Muttermunds bei gleichzeitiger Verkürzung des Gebärmutterhalses.

Was passiert in der Klinik?

Wenn solch ein Befund erhoben wird, waren die Wehen so wirksam, dass der weitere Verlauf beobachtet werden muss. Mithilfe einer Ultraschalluntersuchung werden die Lage Ihres Babys, die Fruchtwassermenge und der Sitz der Plazenta kontrolliert. Zudem gibt die Untersuchung Aufschluss über Größe und Gewicht Ihres Babys. Bei der Diagnose ist die Messung der Länge des Gebärmutterhalses per Ultraschall und eine eventuelle Trichterbildung durch Eröffnung des inneren Muttermunds wichtig. Sind Blutungen aufgetreten, lässt sich deren Ursache im Ultraschall meist feststellen. Mithilfe des CTG-Gerätes (Kardiotokographie) werden die Häufigkeit der Wehen sowie die Herztöne des Babys kontrolliert. Anhand der gesammelten Daten entscheidet die Ärztin dann, was zu tun ist (Seite 272). Kann sie Entwarnung geben, können Sie erst einmal beruhigt nach Hause gehen.

Fibronektin-Test

Zunehmende Bedeutung bekommt in großen Kliniken der sogenannte Fibronektin-Abstrich, der überwiegend in Universitätskliniken und Perinatalzentren durchgeführt wird.

Fibronektin ist ein Eiweißstoff, der in den Eihäuten vorkommt und dazu dient, die Fruchtblase mit der obersten Gebärmutterschicht zu verkleben. Sobald sich der Körper einer Schwangeren auf die Geburt vorbereitet, gelangt vermehrt Fibronektin in die Vagina. Eine erhöhte Konzentration zwischen der 22. und 35. Woche ist daher ein Hinweis auf ein stark erhöhtes Frühgeburtsrisiko, insbesondere bei gleichzeitig bestehender Wehentätigkeit oder einer Verkürzung des Gebärmutterhalses.

Ein positives Testergebnis allein, ohne Wehen, hat allerdings wenig Relevanz, da die Geburt bald oder erst in einigen Wochen eintreten kann. Untersuchungen ergaben aber, dass ein negativer Test äußerst zuverlässig voraussagt, dass eine schwangere Frau mit bis zu 99-prozentiger Wahrscheinlichkeit ihr Baby in den nächsten 14 Tagen nicht zur Welt bringen wird.

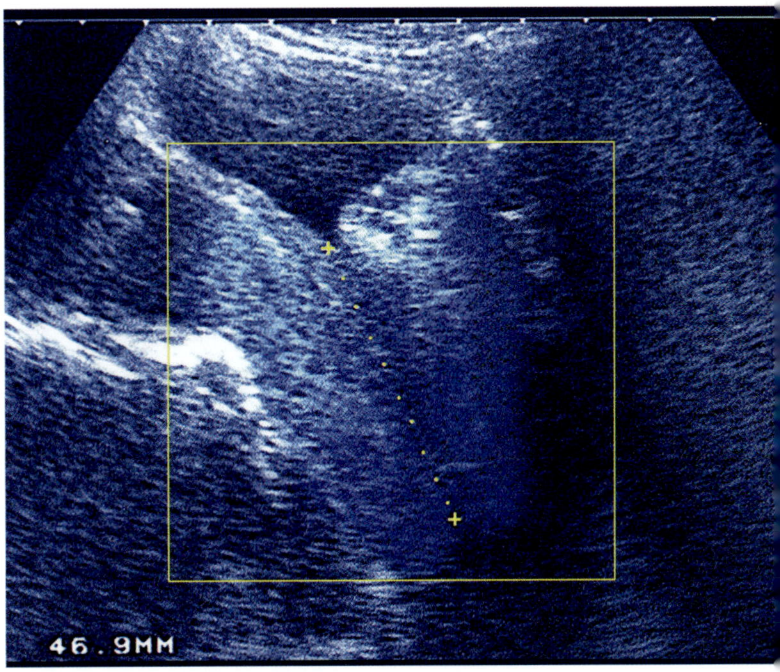

Mittels vaginalem Ultraschall lässt sich die Länge des Gebärmutterhalses leicht abmessen.

202. TAG

SSW 28+6 *{Noch 78 Tage}*

Medizinische Hilfe und Unterstützung bei vorzeitigen Wehen

Das weitere Vorgehen bei einer drohenden Frühgeburt hängt vom Schwangerschaftsalter sowie dem gesundheitlichen Zustand von Mutter und Kind ab. Ist das Baby bereits so weit entwickelt, dass es gute Überlebenschancen hat, kann die Geburt zugelassen werden. Auch eine Einleitung der Geburt ist unter bestimmten Umständen möglich, etwa bei schwerer Präeklampsie, vorzeitigem Blasensprung oder einem bereits weit geöffneten Muttermund.

Wenn die Schwangerschaft noch erhalten werden soll, empfiehlt sich oft ein Klinikaufenthalt in einer Klinik mit Frühgeborenen-Intensivstation. Dort lassen sich Mutter und Kind bestmöglich betreuen, die für das Baby belastenden Transporte vom Geburtsort zur Frühgeborenen-Intensivstation können vermieden und so die besten Voraussetzungen für den Start ins Leben geschaffen werden.

Liegt eine vaginale Infektion vor, wird diese je nach Ursache mit Medikamenten behandelt. Oft werden zudem Wehenhemmer, Magnesium oder in der frühen Schwangerschaft Progesteron verabreicht, um die Gebärmuttermuskulatur zu entspannen. Bei Frauen, die in einer vorangegangenen Schwangerschaft bereits eine Frühgeburt hatten und bei denen der Gebärmutterhals erneut frühzeitig verkürzt ist, wurden in Studien Progesteron-Zäpfchen auch bis ins letzte Schwangerschaftsdrittel hinein als gut wirksam beschrieben.

Die Möglichkeiten der modernen Medizin bringen im Durchschnitt neun Tage mehr im Mutterleib. Diese Zeit wird genutzt, um die Lungenreife beim Baby voranzutreiben. Dazu wird bis zur 34. Schwangerschaftswoche ein Cortison-Präparat verabreicht.

Kann die Schwangere mit einer Arbeitsunfähigkeitsbescheinigung, einem Beschäftigungsverbot oder einer Verordnung für eine Haushaltshilfe entlassen werden, ist keine vollständige Bettruhe nötig. Diese bis vor kurzem durchaus übliche Empfehlung senkt nach aktuellen Studienergebnissen die Frühgeburtenrate nämlich nicht, erhöht aber deutlich das Thromboserisiko. Von Geschlechtsverkehr wird bis zur abgeschlossenen 37. Woche abgeraten.

Ab der 35. Schwangerschaftswoche versucht man in der Regel nicht mehr, die Schwangerschaft zu erhalten, da das Baby nun weit genug entwickelt ist, um zur Welt zu kommen.

AUS WISSENSCHAFT UND FORSCHUNG

Hypnose HILFT TATSÄCHLICH

- Der Einsatz von Hypnose während der Schwangerschaft und zur Geburtsvorbereitung hat sich in den letzten Jahren nach den USA auch bei uns etabliert. Die Methode zielt darauf, die Geburt erst gar nicht mit Schmerzen zu verbinden oder wenigstens Schmerz nicht negativ zu bewerten. Das erlernte Wissen kann dann bei der Geburt mittels Selbsthypnose angewendet werden.
- Die Uni Tübingen und das Westfälische Institut für Hypnose und Hypnosetherapie konnten in einer Studie feststellen, dass die Geburt bei Erstgebärenden, die sich mit Hypnose auf die Geburt vorbereitet hatten, durchschnittlich zwei Stunden kürzer war als bei der Vergleichsgruppe. Dabei beschrieben rund 80 Prozent der Frauen der Kontrollgruppe, dass sie »fürchterlich starke Schmerzen« gehabt hätten, während dies bei der Hypnosegruppe nur 50 Prozent angaben.
- Sie finden Ärzte und Psychologen mit Hypnoseausbildung unter www.hypnose-dgh.de. Die Kurse umfassen meistens vier bis fünf mehrstündige Sitzungen und kosten 300 bis 500 Euro.

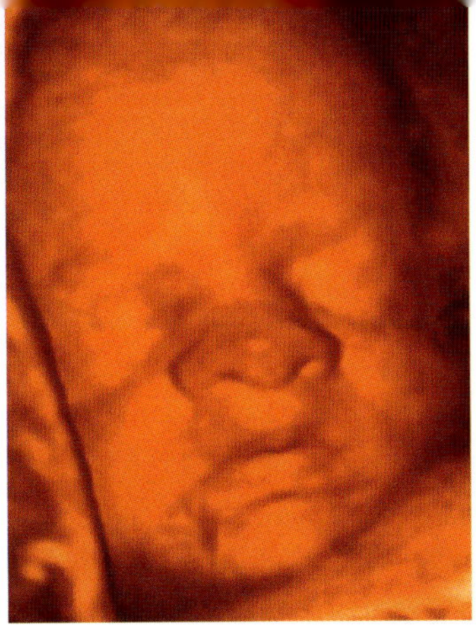

Im Körper des Babys entsteht ein Netz, das für die Reizleitung der Nerven benötigt wird. Jeder Strang dieses Netzes wird zur Übertragung der Reize mit einer Schutzhülle isoliert.

203. TAG

SSW 29+0 *{Noch 77 Tage}*

Was Sie bei Frühgeburtsbestrebungen tun können

Vorzeitige Wehen sind deutliche Alarmsignale. Lassen Sie sich daher nicht nur schnellstmöglich untersuchen, sondern halten Sie auch selbst inne.

Wenn Sie vorzeitige Wehen spüren, können Sie nicht länger einfach »nebenbei« schwanger sein und so funktionieren wie bisher. Nun wird es ernst für die ganze Familie. Ihr kleines Baby macht auf sich aufmerksam. Jeder einzelne Tag, der es wohlbehütet in Ihrem Bauch näher an »seinen« Termin heranbringt, zählt, weil er die Wahrscheinlichkeit für einen gesunden Lebensanfang Ihres Babys erhöht. Das Wichtigste, was Sie dazu beitragen können, ist strikte Schonung. Falls dies bei Ihnen zu Hause nicht möglich ist, weil zum Beispiel ein älteres Kind sein Recht fordert und Betreuung braucht, sollten Sie darüber nachdenken, wie Sie sich entlasten könnten: Reicht die Unterstützung einer Haushaltshilfe oder wäre es besser, Sie ließen sich im Krankenhaus aufnehmen? Versuchen Sie, schwelenden Konfliktherden sowie körperlicher oder seelischer Überlastung aus dem Weg zu gehen. Trauen Sie sich, Schonung einzufordern. Bitten Sie Ihre Hebamme und Ärztin um Unterstützung durch entlastende Gespräche, Tipps zu Entspannungskursen in Ihrer Nähe und um die Verordnung einer Haushaltshilfe, wenn »nebenher« ein Haushalt mit Kindern organisiert werden muss.

Entspannung gegen Stress

Damit Ruhe in den Bauch kommt, ist auch regelmäßige, tiefe Entspannung wichtig. Durch sie verringert sich die vegetative Erregbarkeit und gleichzeitig nützt sie dem Baby, weil durch die vermehrte Durchblutung die Versorgung des kleinen Lebewesens verbessert wird. Gut bewährt haben sich zum Beispiel folgende Entspannungsmethoden:

- **Meditation:** Durch die gezielt herbeigeführte Bewusstseinsänderung mit dem Ziel der inneren Sammlung versinkt die Schwangere in sich selbst. Die Bewusstseinslage geht dadurch von einem aktiven Modus in passive Konzentration und Reizausblendung über.
- **Yoga:** Verschiedene Körper-, Atem- und Konzentrationsübungen befreien von Blockaden und Verspannungen, sodass die Lebensenergie wieder frei fließen kann. Während bei vielen anderen körperlichen Übungen die Muskeln stark trainiert werden, geht es im Yoga darum, heftige Muskelanstrengungen zu vermeiden. Alle Bewegungen werden langsam und stufenweise ausgeführt, stets begleitet von tiefer, angemessener Atmung und gefolgt von Entspannung. Schwangere, die eher sanfte, in sich ruhende Übungen mögen, empfinden dies ebenso wie die Meditation als wunderbar entlastend.
- **Progressive Muskelrelaxation:** Mithilfe dieser Entspannungsmethode, bei der Sie abwechselnd den Spannungszustand der Muskulatur erst aktiv erhöhen und anschließend die Muskeln wieder loslassen (Seite 71), können Sie Spannung und Entspannung selbstständig steuern. So lassen sich mit etwas Übung muskuläre Verspannungen aufspüren und lockern. Positiver Nebeneffekt: Wenn der Körper sich entspannt, entspannt sich auch die Psyche.
- **Autogenes Training:** Diese Selbstentspannungsmethode soll ebenfalls helfen, ohne fremde Hilfe Körper und Geist allein durch die bewusste Körperwahrnehmung und Autosuggestion von einem Zustand der Anspannung in einen Zustand der Erholung umzustellen. Statt Stress, Angst und Konzentrationsschwierigkeiten kehren dadurch Ruhe, Gelassenheit und Ausgeglichenheit ein.

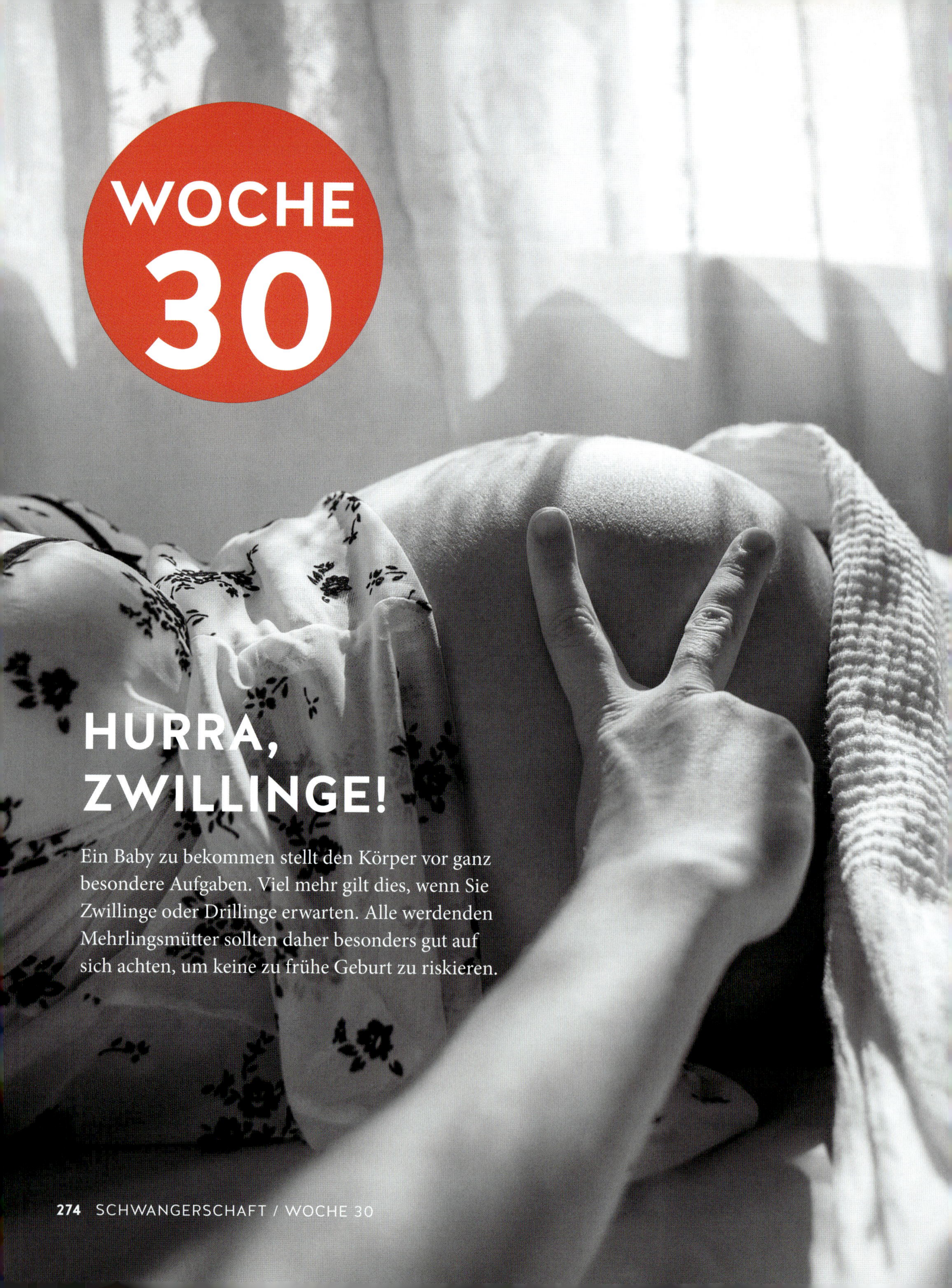

WOCHE 30

HURRA, ZWILLINGE!

Ein Baby zu bekommen stellt den Körper vor ganz besondere Aufgaben. Viel mehr gilt dies, wenn Sie Zwillinge oder Drillinge erwarten. Alle werdenden Mehrlingsmütter sollten daher besonders gut auf sich achten, um keine zu frühe Geburt zu riskieren.

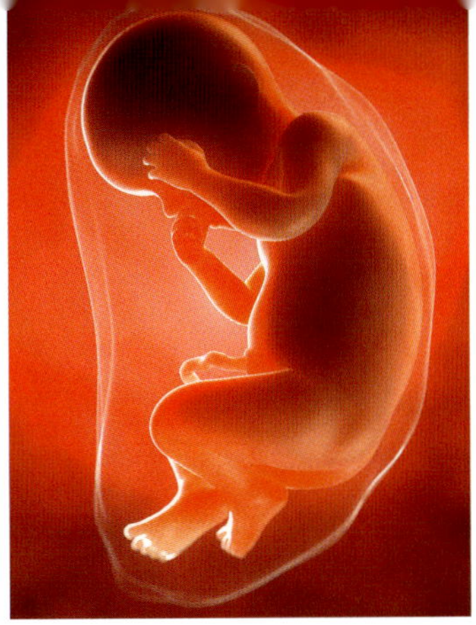

Ihr Baby wiegt ungefähr 1350 Gramm und ist circa 40 Zentimeter lang. Es kann nun die Augen leicht öffnen und dreht seinen Kopf, wenn es von außen einen andauernden, hellen Lichtstrahl bemerkt.

204. TAG

SSW 29+1 *{Noch 76 Tage}*

Wie sich Ihr Körper verändert

Da das Knochengerüst des Babys härter wird und sein Gehirn, seine Muskeln und seine Lungen reifen, benötigt es viele Proteine sowie reichlich Kalzium, Folsäure und Eisen. Helfen Sie Ihrem Kind bei diesem Wachstumsprozess, indem Sie gezielt Nahrungsmittel zu sich nehmen, die reich an den benötigten Vitalstoffen sind. Dazu gehören zum Beispiel Milch, Joghurt, Haferflocken, Weizenkeime, Hülsenfrüchte, frisches Beerenobst (oder Säfte daraus), Spargel, Orangensaft sowie mageres Fleisch oder magerer Fisch.

Vorsorge bei Mehrlingsschwangerschaft

Eine Mehrlingsschwangerschaft belastet den Körper im Vergleich zu einer Schwangerschaft mit einem Baby deutlich mehr. Bindegewebe, Muskeln, Beckenboden und Rücken müssen ein Vielfaches an Gewicht aushalten und die Haut muss sich stärker dehnen. Eine Mehrlingsschwangerschaft wird zudem unter medizinischen Gesichtspunkten stets als eine Risikoschwangerschaft eingestuft. Daher sind für Frauen, die Zwillinge oder Drillinge erwarten, häufigere Vorsorgeuntersuchungen vorgesehen als bei einer Schwangerschaft mit einem Baby. Die aktuellen Empfehlungen raten, dass bis zur 28. Woche alle zwei Wochen eine Untersuchung stattfinden sollte, danach jede Woche. Im Gegensatz zu Schwangerschaften mit einem Baby werden bei den Vorsorgen auch häufiger eine vaginale Untersuchung und Ultraschalluntersuchungen durchgeführt, um frühzeitig erkennen zu können, ob der Gebärmutterhals verkürzt ist, sich der Muttermund schon gelockert oder geöffnet hat beziehungsweise ob sich das Wachstum der Babys verzögert.

Die meisten Mehrlinge kommen vor dem errechneten Termin zur Welt. Bei Zwillingen beträgt die durchschnittliche Schwangerschaftsdauer 37 Wochen, bei Drillingen oft sogar noch weniger. Häufig haben die Kinder auch ein deutlich geringeres Geburtsgewicht als Einlinge. Es ist daher günstig, wenn die von Ihnen gewählte Klinik an ein Perinatal- oder neonatologisches Zentrum für Frühgeborene angeschlossen ist.

GEFAHR DURCH STRESS

Dauerstress kann **vorzeitige Wehen** begünstigen. Denn Stresshormone vermindern die Durchblutung und beeinflussen das vegetative Nervensystem. Dadurch haben **Infektionen** leichteres Spiel, die dann wiederum eine Frühgeburt provozieren können.

GUT ZU WISSEN

SELTENE MEHRLINGSGEBURTEN

Das Statistische Bundesamt hat in Deutschland in den Jahren zwischen 1950 und 2007 33 Fünflingsgeburten und 5 Sechslingsgeburten gezählt. Sechslinge kamen im Oktober 2008 in Berlin im sechsten Monat zur Welt. In der Uni-Klinik Leipzig erblickten im Januar 2012 eineiige Vierlinge das Licht der Welt. Die Wahrscheinlichkeit so einer Geburt wurde von Statistikern mit 1:13 Millionen angegeben.

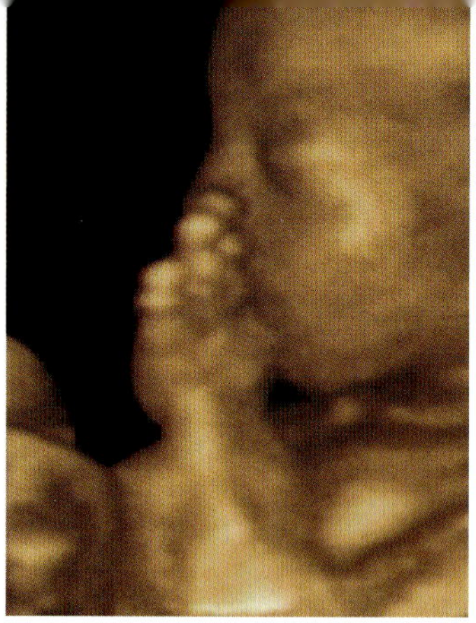

Über die Plazenta erhält Ihr Baby von dieser Schwangerschaftswoche an bis zu seiner Geburt wichtige Abwehrstoffe, die es vor verschiedenen Infektionskrankheiten schützen.

205. TAG

SSW 29+2 *{Noch 75 Tage}*

Das CTG im Rahmen der Schwangerenvorsorge

Bei fast allen Frauenärztinnen, aber auch in einigen Hebammenpraxen, wird ab der 30. Woche, bei Mehrlingen ab der 28. Woche, bei jeder Untersuchung die Kardiotokographie (kurz: CTG) eingesetzt, um die Herztöne des Babys und die Wehentätigkeit der Mutter zu überprüfen. Sie sitzen bei dieser Untersuchung auf einem bequemen Sessel oder liegen in Seitenlage auf einer Liege. Mithilfe einer elastischen Bauchbinde werden ein mit Gel bestrichener Schallkopf und ein Druckabnehmer an Ihrem Bauch befestigt, die durch Kabel mit einem Monitor verbunden sind. Der Schallkopf nimmt über Ultraschallwellen die Herztöne Ihres Babys auf. Der Druckabnehmer reagiert auf Druckveränderungen im Bauch und zeichnet so die Bewegungen des Babys und eventuelle Kontraktionen der Gebärmutter auf.

Wie sinnvoll ist ein CTG?

Die Methode der CTG-Überwachung neigt zu Überempfindlichkeit. Von 100 auffälligen CTGs zeigen 88 falsche Probleme an. Viele Experten halten daher eine routinemäßige CTG-Überwachung bei unauffälligem Schwangerschaftsverlauf für nicht angemessen, da sie den Zustand der Babys nach der Geburt nicht nachweislich verbessert. Bei einer Terminüberschreitung ist das CTG dagegen durchaus sinnvoll, um Anzeichen einer beginnenden Minderversorgung rechtzeitig entdecken zu können.

AUS WISSENSCHAFT UND FORSCHUNG

SINNVOLLER EINSATZ DES CTGS

Entgegen der üblichen Routine in Arztpraxen sehen die Mutterschaftsrichtlinien CTG-Untersuchungen nicht als Routineuntersuchungen vor. Sie sollten nur gezielt eingesetzt werden bei:

- drohender Frühgeburt ab der 25. Schwangerschaftswoche,
- Verdacht auf vorzeitige Wehentätigkeit,
- Veränderungen der kindlichen Herztöne (zu schnell, zu langsam),
- Mehrlingsschwangerschaften,
- intrauterinem Fruchttod bei einer vorausgegangenen Schwangerschaft,
- Verdacht auf Plazentainsuffizienz (das heißt, Ihr Kind wird nicht ausreichend über die Plazenta versorgt) beziehungsweise Mangelentwicklung des Kindes,
- Terminüberschreitung und Verdacht auf Übertragung,
- Blutungen,
- allen schwangerschaftsbedingten und allgemeinen Erkrankungen und Notfällen in der Schwangerschaft sowie
- zur Verlaufskontrolle bei medikamentöser Wehenhemmung.

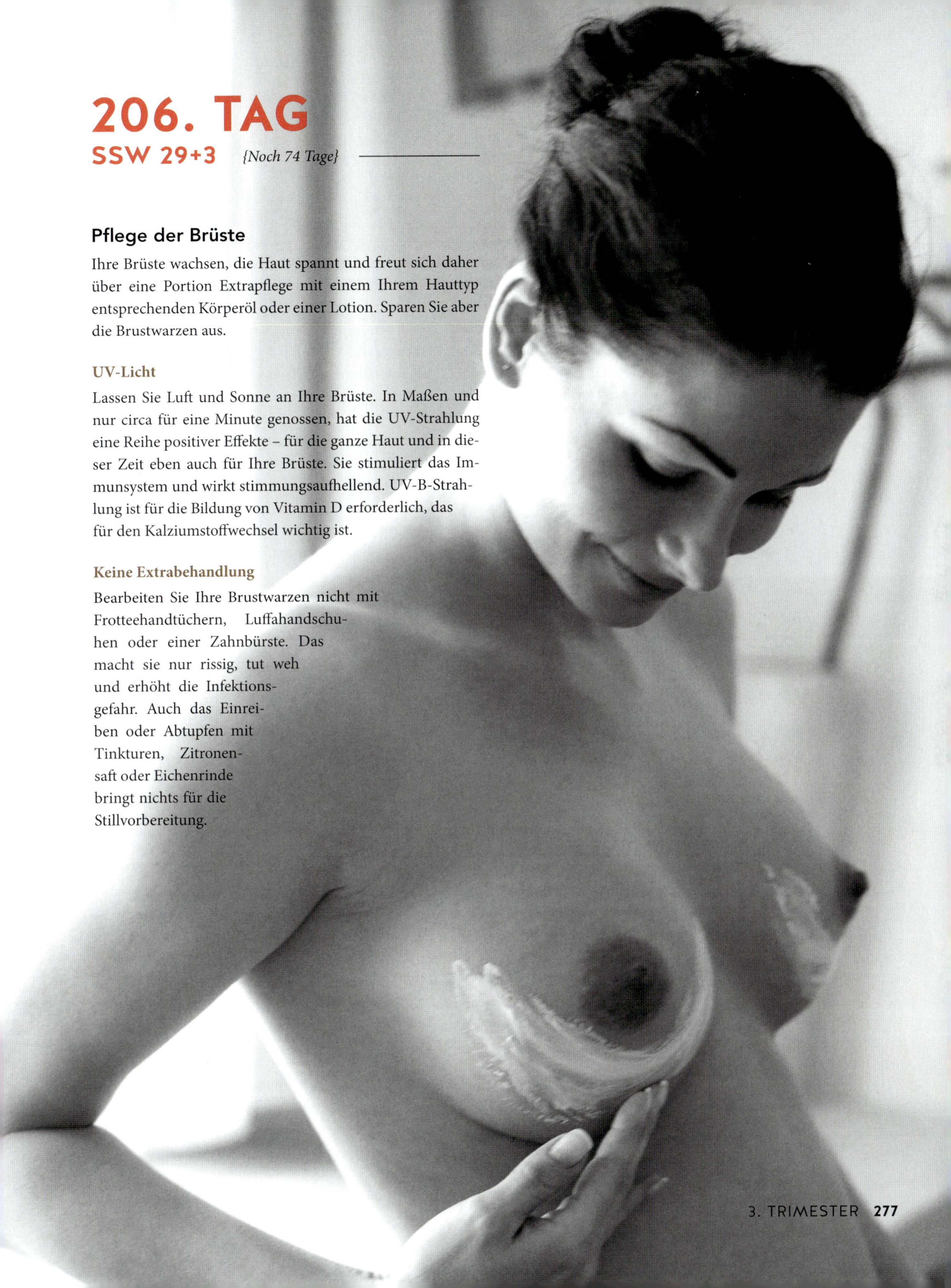

206. TAG

SSW 29+3 *{Noch 74 Tage}*

Pflege der Brüste

Ihre Brüste wachsen, die Haut spannt und freut sich daher über eine Portion Extrapflege mit einem Ihrem Hauttyp entsprechenden Körperöl oder einer Lotion. Sparen Sie aber die Brustwarzen aus.

UV-Licht

Lassen Sie Luft und Sonne an Ihre Brüste. In Maßen und nur circa für eine Minute genossen, hat die UV-Strahlung eine Reihe positiver Effekte – für die ganze Haut und in dieser Zeit eben auch für Ihre Brüste. Sie stimuliert das Immunsystem und wirkt stimmungsaufhellend. UV-B-Strahlung ist für die Bildung von Vitamin D erforderlich, das für den Kalziumstoffwechsel wichtig ist.

Keine Extrabehandlung

Bearbeiten Sie Ihre Brustwarzen nicht mit Frotteehandtüchern, Luffahandschuhen oder einer Zahnbürste. Das macht sie nur rissig, tut weh und erhöht die Infektionsgefahr. Auch das Einreiben oder Abtupfen mit Tinkturen, Zitronensaft oder Eichenrinde bringt nichts für die Stillvorbereitung.

207. TAG

SSW 29+4 *{Noch 73 Tage}*

Mehr als ein Baby im Bauch

Frauen, die mehr als nur ein Baby erwarten, sollten jetzt besonders auf sich achten. Durch das erhöhte Körpergewicht mit Mehrlingen besteht sowohl für die Beine als auch für die Wirbelsäule, die Muskulatur und das Bindegewebe eine deutlich erhöhte Belastung. Es treten dadurch schon in den ersten Monaten vermehrt Schwangerschaftsbeschwerden auf wie zum Beispiel:

- Rückenschmerzen
- Verstopfungen
- Blutarmut (Anämie)
- Blutstauung in den Beinen und vermehrte Bildung von Krampfadern
- Bluthochdruck
- Zwerchfellhochstand, was zu Herzbeschwerden und Atemnot führen kann
- Stärkere Belastung des Kreislaufs
- Schlaflosigkeit

Im aktuellen letzten Schwangerschaftsdrittel macht den Mehrlingsmüttern vor allem die Tatsache zu schaffen, dass ihre verhältnismäßig große Gebärmutter extrem auf die Lunge drückt und ihnen daher schneller die Luft ausgeht. Dazu kommt, dass die vielen zusätzlichen Kilos die ohnehin schon oft übliche Kurzatmigkeit noch verstärken. Gut zu wissen: In einer halb sitzenden Position bekommt man jetzt besser Luft als im Liegen.

Weil gleich zwei Kinder auf den Magen drücken, haben Mehrlingsmütter häufiger Sodbrennen. In ihrem Fall ist es daher besonders wichtig, nur noch viele kleine Portionen zu essen. Und was schon Einlingsmüttern zu schaffen macht, gilt hier erst recht: Die Nächte werden immer unruhiger, weil der dicke Bauch das Liegen schwer macht. Versuchen Sie, sich auch tagsüber viel auszuruhen. Schieben Sie beim Schlafen auf der Seite ein Kissen hinten an den Rücken und legen Sie ein zweites zwischen Ihre Beine. Das zusätzliche Gewicht belastet Ihren Rücken und die Bänder enorm. Daher ist es wichtig, dass Sie frühzeitig Ihre Rückenmuskulatur mit Gymnastik oder Yoga stärken und auch weiterhin noch entsprechende Übungen machen.

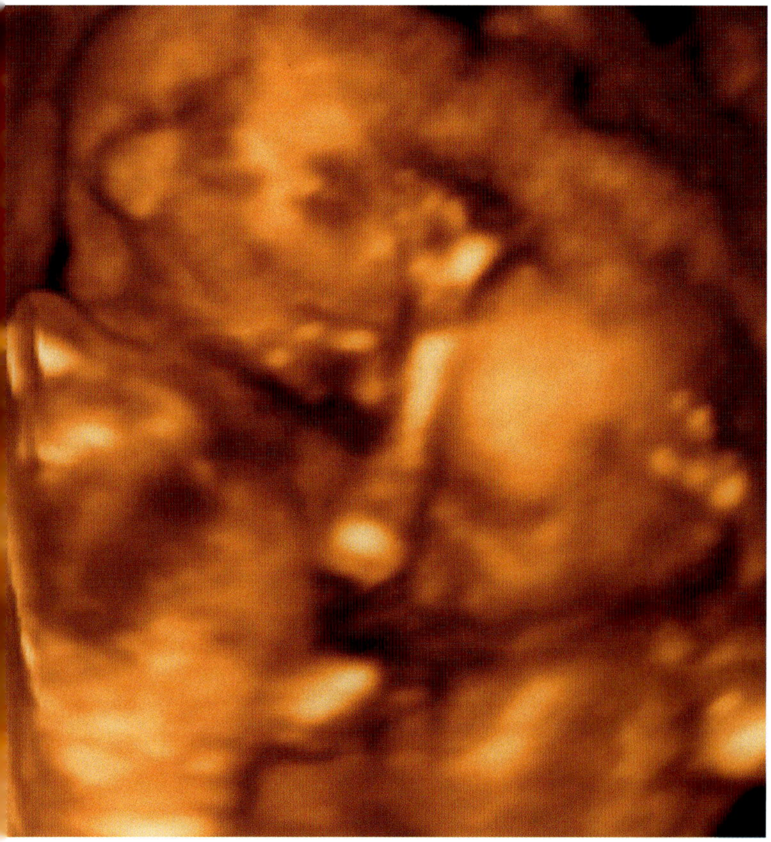

Diese Zwillinge haben es sich bequem gemacht und liegen wie in einer Hängematte in der Gebärmutter.

Ausreichend »Schonzeit«

Bei Mehrlingsschwangerschaften gilt für das letzte Trimester, körperliche Überanstrengungen und Stress zu vermeiden, da diese vorzeitige Wehen begünstigen könnten. Viele Frauen können daher ab der 28. Woche nicht mehr arbeiten. Und so wird ab diesem Zeitpunkt häufig ein Beschäftigungsverbot oder eine Arbeitsunfähigkeitsbescheinigung ausgestellt. Der Mutterschutz beginnt allerdings genauso wie bei Einlingsschwangerschaften erst sechs Wochen vor dem errechneten Termin der Kinder.

208. TAG

SSW 29+5 *{Noch 72 Tage}*

Mögliche Probleme bei Mehrlingsschwangerschaften

Unter medizinischen Gesichtspunkten ist eine wichtige Frage, ob die Babys von einer gemeinsamen Plazenta versorgt werden (monochorial) oder ob jedes Kind eine eigene Plazenta hat (dichorial). Ist nur eine Plazenta vorhanden, muss die Schwangerschaft genauer überwacht werden als sonst, da es vorkommen kann, dass ein Kind schlechter mit Nährstoffen versorgt wird als das andere.

Unabhängig davon müssen weitere Risiken im Auge behalten werden. Ein leicht erhöhter Blutdruck in der Schwangerschaft ist zwar normal. Bei Mehrlingen überwacht Ihre Ärztin oder Hebamme den Blutdruck jedoch genau. Denn bei Mehrlingsschwangeren tritt doppelt so häufig Bluthochdruck auf wie bei Schwangerschaften mit einem Baby. Steigt der Blutdruck ≥140/90 mmHg und ist er mit Wassereinlagerungen und erhöhten Eiweißausscheidungen verbunden, besteht der Verdacht auf eine Präeklampsie (Seite 439). Bei Mehrlingsschwangerschaften ist die statistische Wahrscheinlichkeit dieser Erkrankung leider doppelt so hoch wie normal.

Die häufigste Komplikation, wenn eine Frau mehrere Babys erwartet, ist jedoch eine Frühgeburt vor der 37. Schwangerschaftswoche. Etwa die Hälfte aller Zwillingsgeburten findet vor dieser Woche statt. Drillinge kommen oft vor der 34. Woche.

GUT ZU WISSEN

LEICHTGEWICHTE

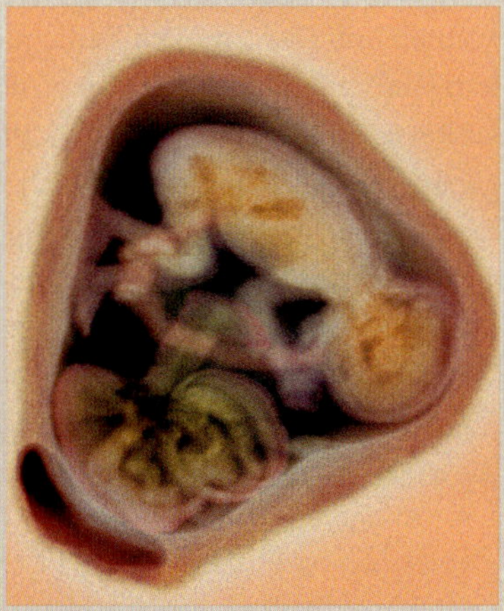

Da Zwillinge und Mehrlinge meist früher zur Welt kommen als Einlinge, sind sie oft entsprechend kleiner und haben ein niedrigeres Geburtsgewicht. Wenn die Babys vor der 36. Schwangerschaftswoche zur Welt kommen, werden sie immer in der Neonatologie betreut, der Abteilung einer Kinderklinik für Frühgeborene. Sie werden dort mit einer Windel bekleidet in einen Brutkasten (Inkubator) gelegt und erhalten je nach Alter verschiedene Hilfen:

- **Beatmung:** Sehr oft sind die Lungen der Babys noch nicht ausgereift. Diese kommen dann an eine Beatmungsmaschine, die die Lungen auch beim Ausatmen offen hält, damit sie nicht verkleben. Oder die Babys erhalten einfach zusätzlich Sauerstoff.
- **Temperaturausgleich:** Da die Babys sich noch nicht selbstständig warm halten können, bleiben Temperatur und Luftfeuchtigkeit im Brutkasten konstant hoch.
- **Regelmäßige Untersuchungen:** In der Neonatologie werden die Babys regelmäßig von Kinderärztinnen untersucht. Dazu gehören Ultraschall- und Röntgenuntersuchungen, zu denen die Babys nicht aus dem Brutkasten genommen werden müssen. Ab und zu wird auch das Blut untersucht.
- **Ernährung:** Muttermilch ist in aller Regel die beste Ernährung, vor allem da ihre Zusammensetzung sich auf die Bedürfnisse der Frühgeborenen einstellt. Sie kann auch über eine Magensonde gegeben werden. Um selbstständig zu trinken, müssen die Babys den komplizierten Saug-Schluck-Vorgang bewältigen. Das können manche früher, andere später.

209. TAG

SSW 29+6 *{Noch 71 Tage}*

Die Geburt von Mehrlingen

Wenn eine Frau Mehrlinge erwartet, sollte sie sich ein bisschen früher auf die Geburt vorbereiten. Denn die Babys kommen in der Regel zeitiger auf die Welt als Einlinge. Mit ein Grund dafür: Schon ab der 24. Woche wird es für die zwei Babys sehr eng im Bauch. Ab der 28. Woche werden Mehrlingsschwangere daher noch engmaschiger untersucht als ohnehin schon und sie werden bei Komplikationen im Krankenhaus aufgenommen.

Im Durchschnitt kommen Zwillinge in der 37. Woche zur Welt. Und selbst wenn sie bis dahin noch im Bauch bleiben, rät ein großer Teil der frauenärztlichen Fachwelt bei Zwillingen zu einer Einleitung ab der 38. Woche.

Eine Frage der Lage

Wachsen drei oder mehr Babys im Bauch heran, werden sie mit einem Kaiserschnitt und meist deutlich früher auf die Welt geholt. Zwillinge dagegen können unter bestimmten Bedingungen auf normalem Weg geboren werden, sofern sich keine Komplikationen ergeben. Bei fast der Hälfte aller Zwillingsgeburten liegen beide Kinder in Schädellage. In diesem Fall ist die Chance groß, dass eine vaginale Geburt angestrebt wird. Das erste Baby bahnt sich den Weg und das zweite rutscht hinterher. Zwischen der Geburt von beiden Kindern sollten dabei nicht mehr als 15 bis 20 Minuten vergehen, sonst besteht die Gefahr, dass sich die Gebärmutter verkleinert und sich die Plazenta vorzeitig löst. Da dies mit Risiken für das Zweitgeborene verbunden ist, greift das Geburtsteam notfalls ein, um die Geburt zu beschleunigen. Jede Ärztin wird Ihnen daher zu einer Klinikgeburt raten.

Wenn kein Kaiserschnitt nötig ist, unterscheidet sich die Geburt des ersten Zwillings nicht von der Geburt eines einzelnen Kindes. Wegen der Überdehnung der Gebärmuttermuskulatur tritt aber häufig nach der Geburt des ersten Babys eine Wehenschwäche auf. In diesem Fall kann die Wehentätigkeit durch Medikamente wieder angeregt werden.

Liegt das erste Baby in einer Querlage oder anders ungünstig, sind die Kinder besonders klein oder unterentwickelt oder im Gegenteil besonders groß, wird häufig ein geplanter Kaiserschnitt empfohlen.

Sicher ist sicher

Wenn Sie Zwillinge erwarten, ist es sinnvoll, eine Geburtsklinik zu wählen, der eine Kinderklinik angeschlossen ist. Dort kann man schnell eingreifen, falls es zu Komplikationen kommen sollte, die sofortige medizinische Hilfe nötig machen. Um die größtmögliche Sicherheit für Mutter und Kinder zu gewährleisten, müssen bei Mehrlingsgeburten pro Baby mindestens eine erfahrene Frauenärztin, eine Expertin für Neugeborenenmedizin (Neonatologin), eine Hebamme und eine Kinderkrankenschwester im Kreißsaal anwesend sein.

GUT ZU WISSEN

FINANZIELLE UNTERSTÜTZUNG

Erkundigen Sie sich in der Schwangerschaft mit Zwillingen oder Drillingen nach gesonderter Unterstützung durch das zuständige Bundesland oder die Kommune. In einigen gibt es darüber hinaus ein zusätzliches Begrüßungsgeld, wenn Sie drei oder mehr Babys bekommen. Familien in besonderen Notlagen können finanzielle Unterstützung über die »Bundesstiftung Mutter und Kind« beantragen. Informationen zu allen infrage kommenden Leistungen und anderen Formen der Unterstützung erhalten werdende Eltern in Schwangerschaftsberatungsstellen. Die Beratungen sind kostenfrei.

210. TAG

SSW 30+0 *{Noch 70 Tage}*

Geburtspositionen bei Zwillingen

Hier sehen Sie vier der möglichen Varianten, wie zwei Babys zum Geburtstermin in der Gebärmutter liegen können. Es kann sich aber auch ein Zwilling oder beide quer legen oder ein Baby quer und das andere schräg oder sogar längs und so weiter.

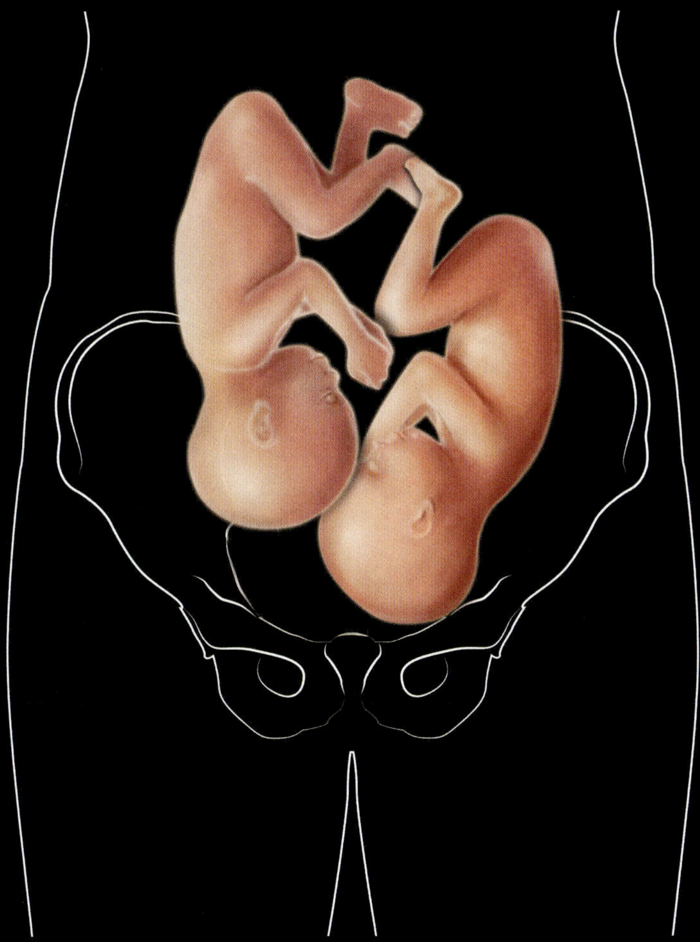

Ideale Startposition für eine vaginale Geburt, auch bei Zwillingen: Beide Babys liegen mit dem Köpfchen nach unten.

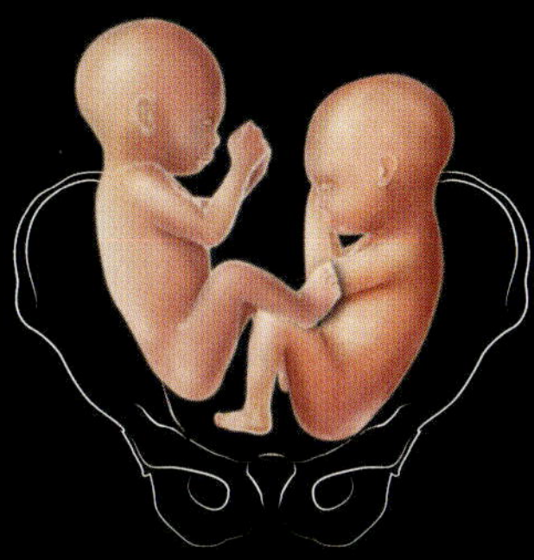

Wenn beide Babys ihren Po und die Beinchen nach unten ins Becken gelegt haben, wird eine Kaiserschnittgeburt empfohlen.

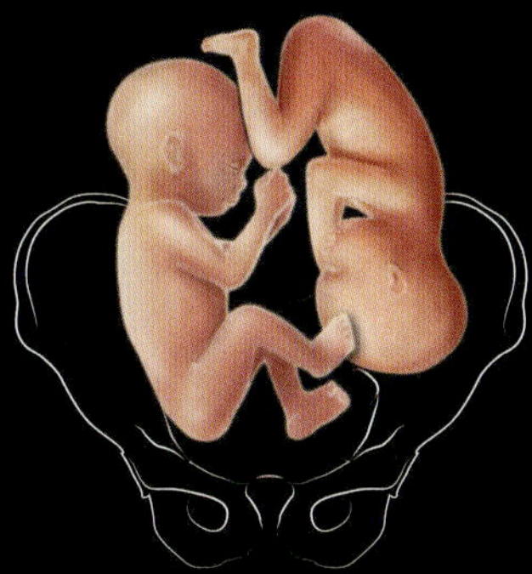

Das erste Baby liegt mit dem Po nach unten und kann nicht genug Platz für Nummer zwei bereiten. Auch hier lautet die Empfehlung: Kaiserschnitt.

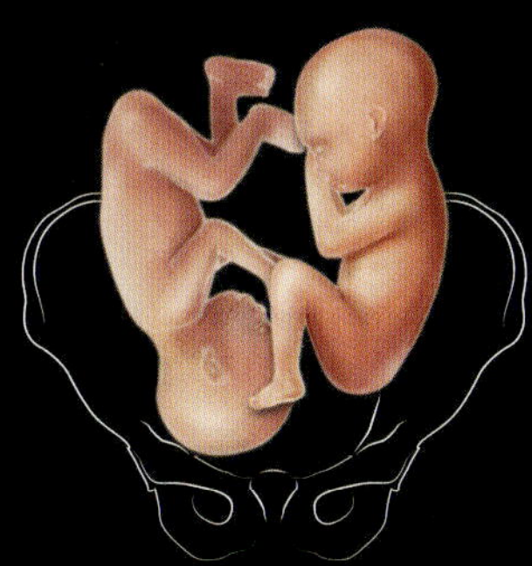

Hier kann das erste Baby mit dem Köpfchen Platz für Nummer zwei machen. Eine vaginale Geburt wäre möglich.

VORBEREITUNG AUFS STILLEN

Die Natur hat es so eingerichtet, dass eine Frau ihr Kind in den ersten Lebensmonaten selbst ernähren kann. Bereits in der Schwangerschaft wächst daher das Drüsengewebe der Brust. Milchgänge und Milchbläschen entwickeln sich und die Brustwarzen verändern sich, um die Versorgung zu sichern. Wenn Ihr Baby zur Welt kommt, hat das Drüsengewebe den größten Teil der Fettzellen ersetzt und Sie haben größere Brüste als jemals zuvor. Jede einzelne Brust kann über ein halbes Kilo mehr wiegen.

Die Milchproduktion

In den ersten 24 bis 48 Stunden nach der Geburt wird die Milchproduktion dann richtig in Gang gesetzt. Sobald die Plazenta ausgestoßen wird, fällt plötzlich der Östrogen- und der Progesteronspiegel im Körper. Gleichzeitig steigt die Menge des Hormons Prolaktin an. Dieses Hormon wird in der Hirnanhangdrüse (Hypophyse) produziert und signalisiert dem Körper, dass er nun viel Milch produzieren muss, damit das Baby ernährt werden kann.

Die Zusammensetzung Ihrer Muttermilch ändert sich im Lauf der Zeit und passt sich so den Bedürfnissen des Babys an: In den ersten Tagen des Stillens genießt Ihr Baby eine cremige, eiweißhaltige, fettarme Vormilch, auch Kolostrum genannt. Vielleicht entdecken Sie während der letzten Schwangerschaftswochen bereits einige Tropfen dieser dicken, weißen oder orangefarbenen Flüssigkeit in Ihrem BH. Die gehaltvolle, leicht verdauliche Flüssigkeit ist voller krankheitsbekämpfender Antikörper und kräftigt das Immunsystem Ihres Babys.

Die Übergangsmilch bekommt Ihr Baby ungefähr ab der ersten bis zum Ende der zweiten Lebenswoche. Sie bildet den Übergang von der Vormilch zur reifen Frauenmilch. Ihre Konsistenz ist milchig bis rahmig. Farblich variiert sie von weißlich bis leicht gelblich orange. Die Übergangsmilch ist im Gegensatz zum Kolostrum schon etwas fett- und kohlenhydratreicher und enthält weniger Eiweiß.

Die reife Frauenmilch wird etwa ab der dritten Lebenswoche gebildet. Sie weist einen hohen Fett-, dafür aber einen niedrigen Eiweißanteil auf. Auf der Farbskala ist sie zwischen weißlich bis leicht weißbläulich angesiedelt. Ihre Konsistenz kann sich je nach Ernährungsweise und Tageszeit leicht ändern. Die reife Frauenmilch ist die einzige Nahrungs- und Flüssigkeitsquelle, die ein Baby in den ersten Lebensmonaten braucht.

Vorteile der Muttermilch

In den ersten sechs Lebensmonaten gibt es für ein Baby keine bessere Nahrung als Muttermilch. Sie …

- ist immer verfügbar – in der richtigen Temperatur, frisch und zudem noch kostenlos.
- liefert alle Nährstoffe, die das Baby braucht, in der richtigen Zusammensetzung.
- enthält die von Ihnen gebildeten Antikörper und andere schützende Faktoren, die Ihr Baby vor Infektionen bewahren oder bei der Auseinandersetzung mit Krankheiten helfen können. Bei gestillten Babys treten viele Krankheiten, wie Magen-Darm- oder Atemwegserkrankungen, Mittelohrentzündungen, Autoimmunerkrankungen und Diabetes, aber auch

Risiken wie Fettleibigkeit und plötzlicher Kindstod deutlich seltener auf.

• ist leicht verdaulich. Im Vergleich zu Babys, die mit künstlicher Nahrung ernährt werden, gibt es weniger Magenbeschwerden, Durchfall und Verstopfung. Stillen unterstützt zudem die Rückbildung der Gebärmutter im Wochenbett und führt zu einer effektiveren Gewichtsabnahme durch den erhöhten Kalorienverbrauch. Darüber hinaus sinkt bei Frauen, die ihr Baby bis ins erste Lebensjahr hinein stillen, das Risiko für eine Brustkrebserkrankung.

Trotz der genannten Vorteile kann es gute Gründe geben, dass eine Frau sich gegen das Stillen entscheidet. Das Wichtigste ist, dass es Ihnen und Ihrem Baby gut geht und Sie sich gesund und glücklich fühlen. Sie sind keine schlechte Mutter, wenn Sie nicht stillen. Vertrauen Sie darauf, dass Sie und Ihr Baby schon den richtigen Weg zueinander finden werden. Ab Seite 420 können Sie nachlesen, worauf Sie bei Muttermilchersatznahrung achten müssen.

Was beim Stillen im Körper passiert

Saugt Ihr Baby an der Brustwarze, werden dadurch in der Hypophyse die Hormone Oxytocin und Prolaktin freigesetzt. Über den Blutkreislauf gelangen sie in die Brust, wo das Oxytocin die kleinen Muskeln um die Milchbläschen dazu veranlasst, sich zusammenzuziehen und die Milch fließen zu lassen.

• Wenn Ihr Baby an der Brustwarze saugt, spüren Sie in den ersten Tagen vielleicht Kontraktionen im Unterleib. Dieses leicht unangenehme Gefühl ist ein deutliches Zeichen dafür, dass Oxytocin im Körper unterwegs ist, das dabei hilft, den Uterus auf seine alte Größe »zurückzuschrumpfen«.

• Wenn Ihr Baby an der Brust saugt, wird die Muttermilch in die Milchspeicher und Milchgänge gepresst. Der Mechanismus, der hinter diesem Vorgang steckt, wird als Milchspendereflex oder »let down reflex« bezeichnet und steuert, in welcher Geschwindigkeit und in welcher Intensität die Milch einschießt. Viele Mütter bemerken den Milchspendereflex überhaupt nicht, andere spüren mit zunehmendem Milchfluss ein Kribbeln, Stechen, Brennen oder Kitzeln in der Brust.

• Oft reicht schon ein winziger Ton des Babys aus, um den Milchspendereflex zu aktivieren. Genauso wenig sollten Sie sich wundern, wenn der Geruch Ihres Babys oder eine sanfte Berührung dazu führen, dass der Reflex ausgelöst wird. Manche Frauen berichten davon, dass ihre Milch noch während der Loslösung des Babys von der Brust tröpfelt oder sogar fließt. Und manche Mütter reagieren sogar auf das Schreien fremder Babys …

Viele Frauen haben Sorge, dass eine lange Stillzeit die Elastizität des Brustgewebes negativ beeinflussen könnte. Das ist zum Glück nicht der Fall. Nach dem Ende der Stillzeit findet die Brust schnell zurück zu ihrer ursprünglichen Form. Wahr ist aber leider, dass die hormonellen Veränderungen zu Beginn der Schwangerschaft das Brustgewebe auf eine harte Probe stellen.

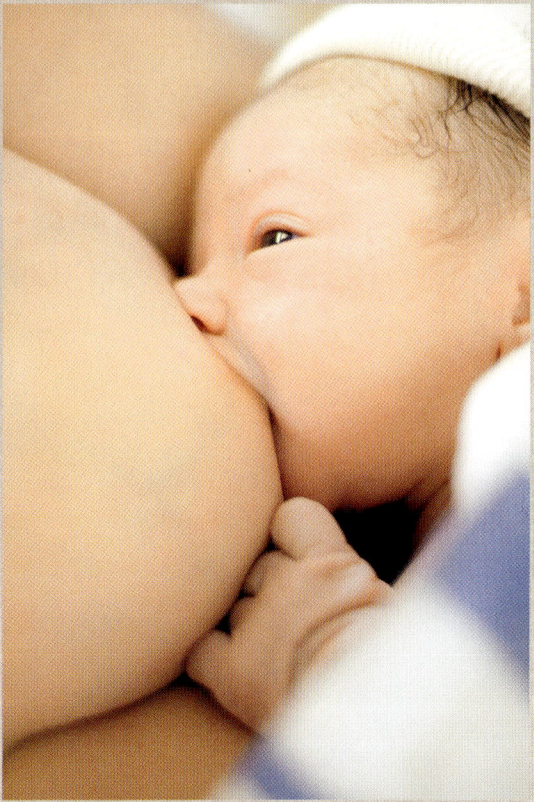

Beim Stillen erhält das Baby nicht nur Nahrung, sondern zugleich auch jede Menge Körperkontakt.

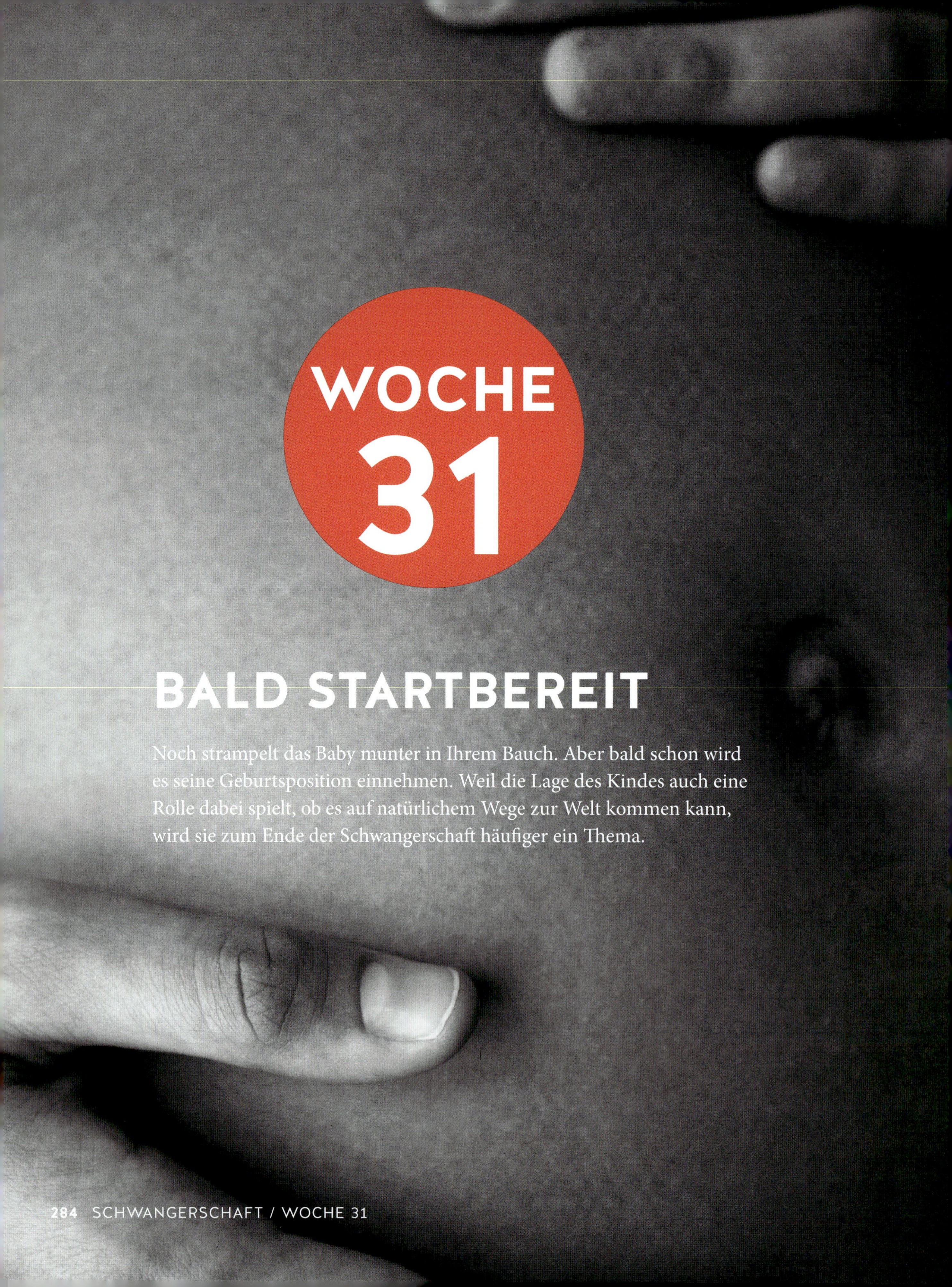

WOCHE 31

BALD STARTBEREIT

Noch strampelt das Baby munter in Ihrem Bauch. Aber bald schon wird es seine Geburtsposition einnehmen. Weil die Lage des Kindes auch eine Rolle dabei spielt, ob es auf natürlichem Wege zur Welt kommen kann, wird sie zum Ende der Schwangerschaft häufiger ein Thema.

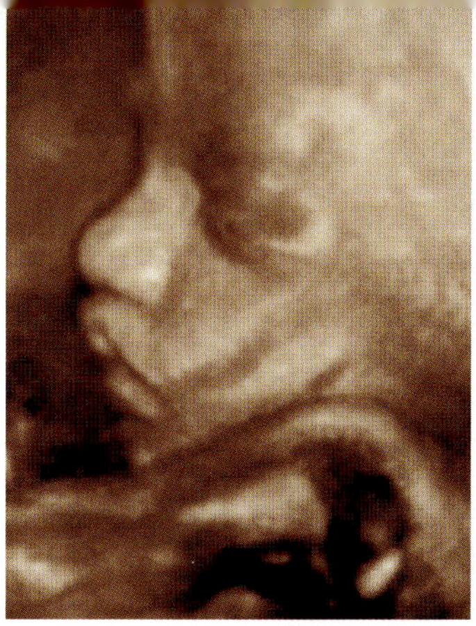

Ihr Baby wiegt nun ungefähr 1500 Gramm und ist circa 41 Zentimeter lang. Es wendet sich gern den helleren Bereichen in der Gebärmutter zu und versucht manchmal sogar, nach der Helligkeit zu greifen.

211. TAG

SSW 30+1 *{Noch 69 Tage}*

Wie sich Ihr Körper verändert

Sie haben allein im letzten Monat etwa 1,5 bis 2 Kilogramm an Gewicht zugelegt. Daher sind geschwollene Füße und Knöchel vor allem in Sommermonaten nicht ungewöhnlich. Tragen Sie bequeme Schuhe mit einer Absatzhöhe zwischen zwei und vier Zentimetern, um Ihre Knöchel, Füße und Ihren Rücken zu entlasten. Müden Füßen können Sie je nach Jahreszeit mit wärmenden oder lauwarmen Fußbädern und einer Fußmassage Gutes tun. Auch kleine Pausen, in denen Sie die Füße hochlegen und Ihren Rücken entlasten, werden immer wichtiger. Versuchen Sie, zu langes Sitzen, Gehen oder Stehen und einseitige Belastungen zu vermeiden.

Die hormonelle Veränderung während der Schwangerschaft wirkt sich vermehrt auf den gesamten Beckenbereich aus. Der Körper bereitet sich auf die Geburt vor und lockert sich allmählich. Das kann bei ausgedehnten Spaziergängen durch die Schwere von Gebärmutter und Baby als dumpfes Druckgefühl in Richtung Vagina spürbar sein.

Jede Luftansammlung im Darm kann jetzt schmerzhaft sein, weil sich das Verdauungsorgan wegen des fehlenden Platzes nicht mehr ausdehnen kann. Vermeiden Sie lieber blähende Speisen wie Kohl oder Hülsenfrüchte und Süßes, um diesen Beschwerden vorzubeugen. Regelmäßige Bewegung sowie gründliches Kauen können ebenfalls Erleichterung bringen. Im akuten Fall sorgt eine sanfte Bauchmassage mit einem angenehm duftenden Öl für Entlastung bei Blähungen und Völlegefühl.

Ab dieser Woche können Bakterien und Viren die Plazentaschranke passieren, deren Zottenwand dünner geworden ist, damit größere Mengen von Nährstoffen passieren können. Kontaktieren Sie Ihre Frauenärztin, wenn Sie sich eine Infektionskrankheit eingefangen haben, vor allem, wenn Sie Fieber, Kopfschmerzen oder Halsschmerzen bekommen beziehungsweise Schwellungen im Gesicht entdecken. Das Gleiche gilt, wenn Sie unter einer Blasenentzündung oder vaginalen Infektion leiden.

KÖRPERWISSEN

Der Nabel – BIS ZUM ÄUSSERSTEN GEDEHNT

Je runder der Bauch wird, umso mehr tritt der Nabel vor, bis er zum Ende der Schwangerschaft schließlich ganz flach ist. Leider führt dies häufig zu Nabelschmerzen, in manchen Fällen kann es durch den Druck und/oder Bindegewebsschwäche sogar zu einem Nabelbruch (Nabelhernie) kommen. Die Haut um den Nabel herum ist dann deutlich vorgewölbt, wobei dies nicht mit Schmerzen verbunden ist. Kleinere Brüche schließen sich in der Regel von alleine wieder. Nur die sehr seltenen großen Nabelbrüche müssen nach der Geburt operiert werden.

Haben Sie Schmerzen oder kommt es um den Nabel herum zu Verfärbungen durch hervorgeschobene Blutgefäße oder Darmschlingen, sollten Sie sich untersuchen lassen. Die Ärztin muss dann sicherstellen, dass kein Darmgewebe eingeklemmt wurde.

212. TAG

SSW 30+2 *{Noch 68 Tage}*

Wie liegt das Baby?

Sicher haben Sie schon in der frühen Schwangerschaft öfter einmal in sich hineingespürt, um ein Gefühl dafür zu entwickeln, wie Ihr Baby in Ihrem Bauch liegt und wie es sich darin bewegt. Seit der 28. Woche, vielleicht auch schon etwas länger, können Sie die Lage des Kindes sogar ertasten. Je näher die Geburt rückt, desto mehr wird zum Thema, wie das Baby im Bauch liegt. Schließlich hofft jede Mutter, dass ihr Kind die richtige Startposition einnimmt und sich mit dem Kopf nach unten dreht. Auch bei den letzten Vorsorgeuntersuchungen wird immer die Lage des Babys in der Gebärmutter ertastet. Der Befund wird als Abkürzung in den Mutterpass eingetragen. Dabei steht …

- SL für Schädellage
- BEL für Beckenendlage oder Steißlage
- QL für Querlage

Oft findet sich vor dem Kürzel SL noch eine römische I oder II. I SL bedeutet, dass Ihr Baby den Rücken nach links gedreht hat, II SL, dass es mit dem Rücken nach rechts liegt.

Die optimale Startposition

Liegt das Baby nicht mit dem Kopf, sondern mit dem Po oder den Füßen zuerst im Becken, bezeichnet man dies als Beckenendlage oder auch als Steißlage beziehungsweise Steiß-Fuß-Lage. In der Mitte der Schwangerschaft liegt jedes zweite Baby so, in der 28. Woche immerhin noch jedes fünfte. Zum errechneten Termin sind es dann aber nur noch vier Prozent. Die meisten Babys entscheiden sich nämlich nach der ausgiebigen Turnerei in den vorhergegangenen Wochen um die 31. Schwangerschaftswoche herum für eine Lage mit dem Kopf nach unten. Immerhin 95 Prozent nehmen diese sogenannte Schädellage ein – und sind damit für die vaginale Geburt gut gerüstet. Der Kopf Ihres Babys ist in der Regel sein größter Körperteil und am besten geeignet, den Geburtskanal aufzudehnen. Ist er erst einmal geboren, rutscht der Rest des kleinen Körpers mit der nächsten Wehe meist problemlos hinterher.

Wenn Sie Ihr erstes Baby erwarten, tritt um die 36. Schwangerschaftswoche das Köpfchen oft auch schon tiefer ins Becken ein und der Bauch senkt sich. Haben Sie bereits ein Kind oder mehrere Kinder geboren, bleibt das Baby häufig bis zum Einsetzen der Wehen beweglich über dem Beckeneingang.

Kleine Hilfestellungen

Verzagen Sie keinesfalls, sollte Ihr Kind etwas eigenwilliger sein und sich bis zum Geburtstermin partout nicht in die Schädellage begeben wollen. Es gibt durchaus ein paar Tricks, mit deren Hilfe es vielleicht doch noch »umgestimmt« werden kann, sich mit dem Kopf nach unten zu drehen (Seite 288–289 und Seite 340–341).

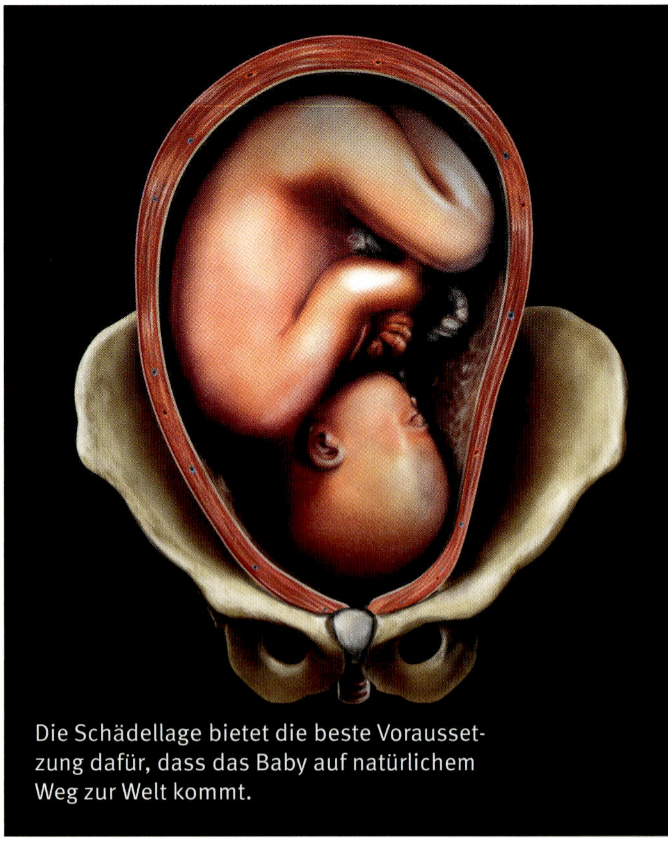

Die Schädellage bietet die beste Voraussetzung dafür, dass das Baby auf natürlichem Weg zur Welt kommt.

213. TAG

SSW 30+3 *{Noch 67 Tage}*

Kopf hoch?!

Bei einer Geburt aus der Beckenendlage werden zunächst Po, Beine, Bauch und der Oberköper mit den Armen geboren. Der größte Körperteil, der Kopf, verlässt als letzter den Geburtskanal.

Wenn nach Po, Beinchen, Bauch und Nabelschnur der Rest nicht herausschlüpft, besteht die Gefahr, dass das Baby nicht mehr ausreichend mit Sauerstoff versorgt wird, weil die Nabelschnur abgedrückt wird. Die Geburtshelferinnen wenden in der Situation Spezialgriffe an. Zudem steht bei Beckenendlagengeburten zur Sicherheit ein OP-Team bereit. Im Ernstfall kann die Mutter in eine Vollnarkose versetzt und das Baby aus seiner kritischen Lage befreit werden.

Ob trotz Beckenendlage eine vaginale Geburt möglich ist, hängt von Faktoren ab wie der Größe des Babys, dem zu erwartenden Kopfumfang und der exakten Lage. Optimal ist die reine Steißlage, bei der die Beine nach oben ausgestreckt sind, oder die vollständige Steiß-Fuß-Lage mit angehockten Beinen.

Querlage

Liegt das Baby am Ende der Schwangerschaft quer im Becken, ist eine normale Geburt nicht möglich. Beim ersten Baby wird immer ein Kaiserschnitt empfohlen. Hat eine Frau bereits eines oder mehrere Kinder vaginal zur Welt gebracht, kann mit Beginn der Geburtswehen noch versucht werden, das Baby mithilfe einer äußeren Wendung (Seite 340) in eine Längslage zu drehen. Gelingt dies nicht, ist ebenfalls ein Kaiserschnitt nötig.

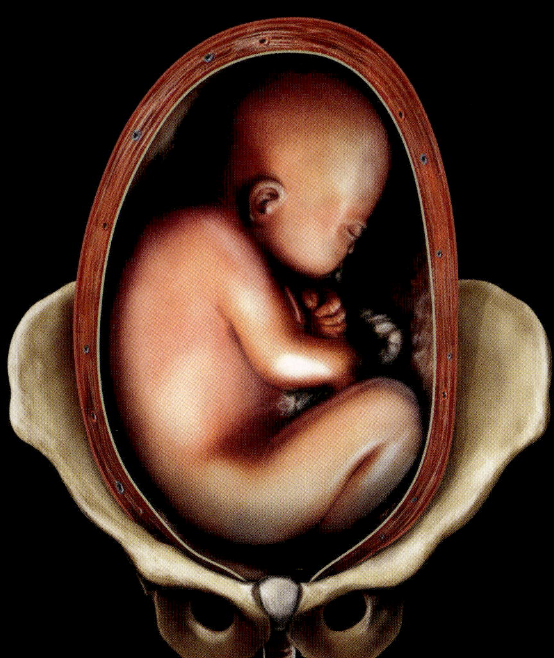

Treten keine Komplikationen auf, kann ein Kind auch aus der Steiß-Fuß-Lage vaginal geboren werden.

Liegt das Baby wie in einer Hängematte und dreht es sich nicht mehr, ist ein Kaiserschnitt nötig.

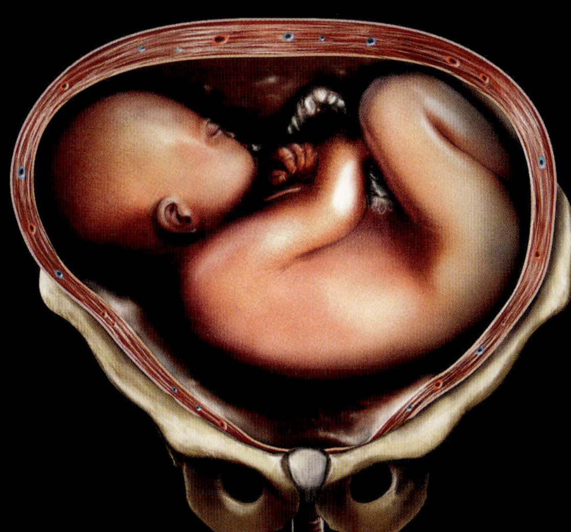

214. TAG

SSW 30+4 *{Noch 66 Tage}*

Indische Brücke und Knie-Ellbogen-Lage

Wenn das Baby in der Beckenendlage liegt und keinerlei Anstalten macht, sich von alleine zu drehen, können Sie versuchen, es dazu zu animieren und so Eingriffe wie die äußere Wendung oder den Kaiserschnitt zu vermeiden. Leider gibt es aber keine Garantie auf Erfolg, weil manche Babys scheinbar einfach mit dem Po voran zur Welt kommen wollen.

Die indische Brücke ist eine Übung, die Sie täglich ein- bis zweimal für 15 bis 20 Minuten durchführen können – allein oder noch besser mit Ihrem Partner. Sie lagern dazu das Becken hoch, indem Sie die Knie über die Schultern Ihres vor Ihnen knienden Partners oder, wenn Sie allein sind, über einen mit Kissen erhöhten Sessel oder Stuhl legen. Versuchen Sie in dieser Position, so gut es geht, zu entspannen und ruhig zu atmen.

Die Knie-Ellbogen-Lage unterstützt ebenfalls die »Drehfreudigkeit« des Babys. Sie wird von vielen Frauen als sehr viel angenehmer empfunden als die indische Brücke. Gehen Sie zunächst in den Vierfüßlerstand. Die Arme liegen angewinkelt nach vorn gerichtet auf dem Boden. Strecken Sie dann den Po nach oben und lassen Sie den Bauch nach unten hängen. Verweilen Sie täglich für 15 Minuten in dieser Position. Nutzen Sie die Zeit, um mit Ihrem Baby zu reden und ihm Ihre Wünsche mitzuteilen.

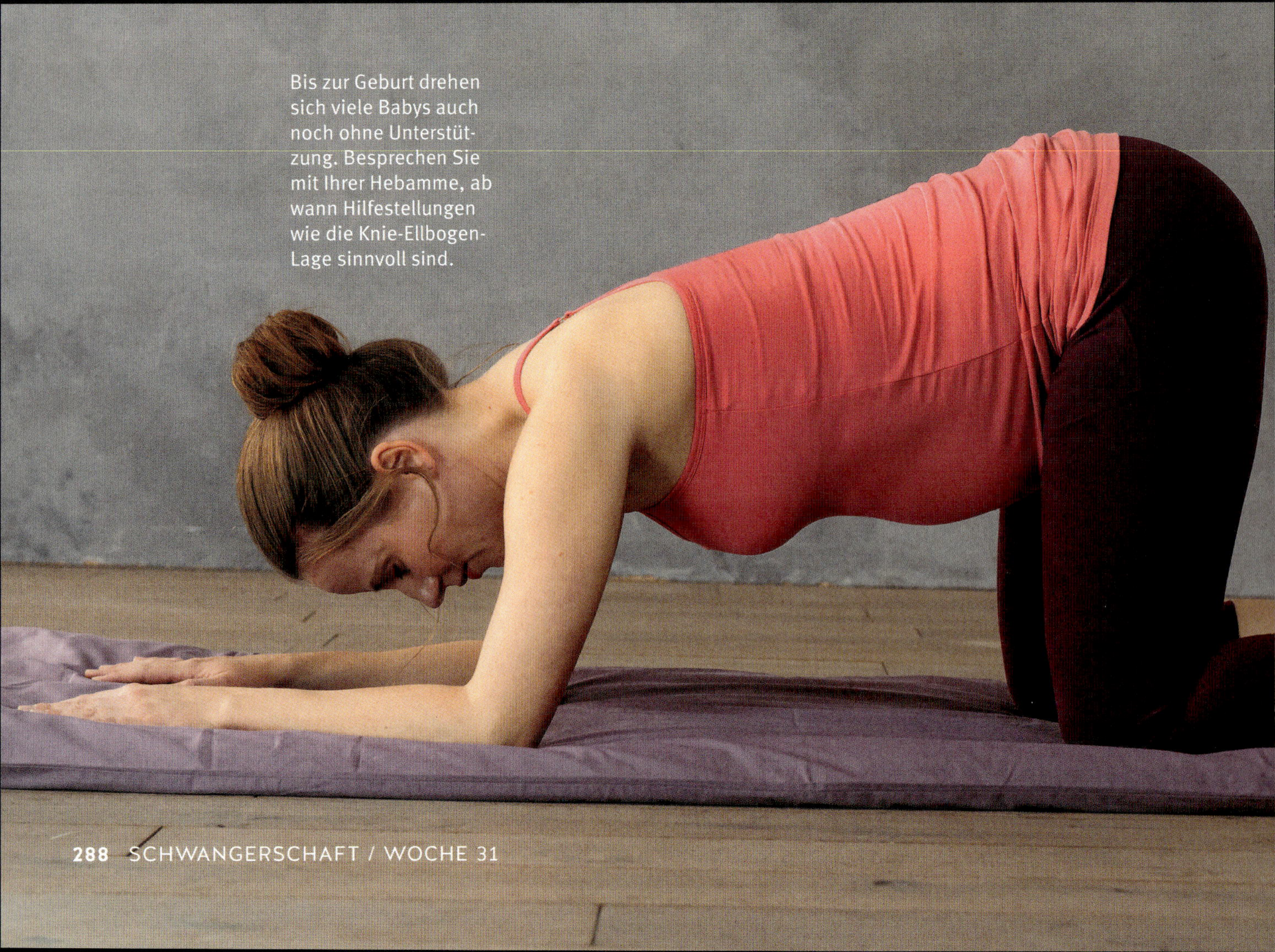

Bis zur Geburt drehen sich viele Babys auch noch ohne Unterstützung. Besprechen Sie mit Ihrer Hebamme, ab wann Hilfestellungen wie die Knie-Ellbogen-Lage sinnvoll sind.

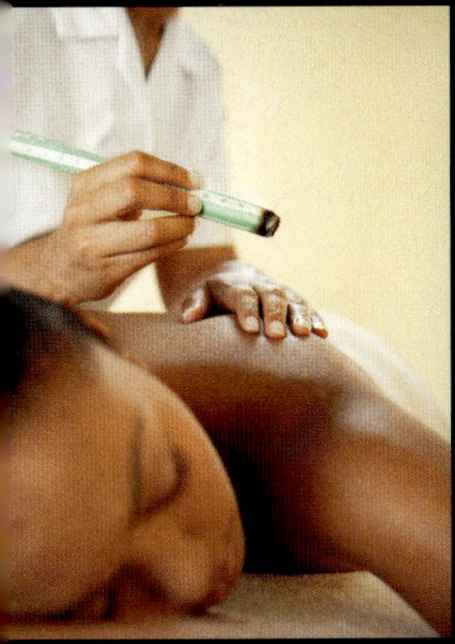

Moxazigarren und -hütchen sollen wie Akupunkturnadeln den Energiefluss anregen.

215. TAG

SSW 30+5 *{Noch 65 Tage}*

Hilfe aus Fernost

Die Traditionelle Chinesische Medizin (TCM) hat auch in die Geburtsvorbereitung Einzug gehalten und kann bei der Drehung des Babys aus einer Beckenendlage in die Schädellage unterstützend wirken. Die klassische Akupunktur mit einer individuellen Punktkombination kann und sollte immer nur durch erfahrene Behandlerinnen durchgeführt werden. Fragen Sie Ihre Hebamme oder Ärztin, ob sie Akupunktur anbietet oder Ihnen jemanden empfehlen kann.

Moxibustion

Das am häufigsten eingesetzte Mittel zur Unterstützung der spontanen Wendung in der TCM ist die Moxibustion, auch Wärmeakupunktur genannt, bei der mithilfe einer glimmenden Beifuß-Zigarre ein Punkt an den Außenseiten der kleinen Zehen stimuliert wird. Die Behandlung erfolgt ab der 34. bis 36. Schwangerschaftswoche in vier Sitzungen, die im Abstand von zwei bis sieben Tagen erfolgen.
Meist spürt die Schwangere schon während der Moxibustion vermehrte Kindsbewegungen, die bis zu 24 Stunden anhalten können. In dieser Phase dreht sich das Kind häufig spontan in die Schädellage. Der Erfolg solcher Behandlungen ist sogar wissenschaftlich nachgewiesen: Nach einer Studie der Frauenklinik Mannheim erhöht sich durch Moxibustion die Rate der Spontandrehungen bei Erstgebärenden von 25 auf über 50 Prozent, ohne dass Komplikationen beobachtet wurden, etwa ein vorzeitiger Blasensprung.

GUT ZU WISSEN

DIE DREHUNG VISUALISIEREN

Bei dieser Methode setzen Sie sich zweimal am Tag für zehn Minuten und möglichst mit leerem Magen an einen ruhigen Platz. Wenn Sie eine bequeme Position gefunden haben, konzentrieren Sie sich mit geschlossenen Augen und langsamen Atemzügen darauf, dass sich Ihr Bauch entspannt. Geben Sie mit jedem Ausatmen Spannung ab. Wenn sich Ihr Bauch weich anfühlt, stellen Sie sich vor, wie sich Ihr Baby über eine Rolle vorwärts oder rückwärts darin dreht. Nachdem Sie diesen Purzelbaum intensiv visualisiert haben, lösen Sie sich von dem Bild, atmen noch einmal tief in den Bauch hinein und öffnen die Augen.

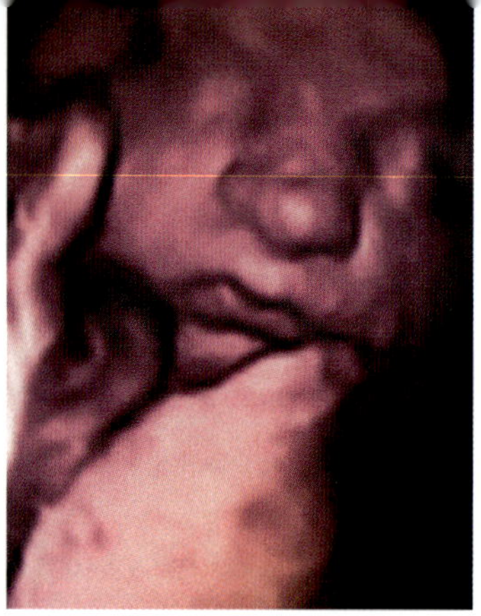

Alle Sinnesorgane sind funktionsfähig: Ihr Baby kann tasten, riechen, schmecken, sehen und hören. Sein Gewicht wird sich von nun an bis zur (termingerechten) Geburt ungefähr verdoppeln.

216. TAG

SSW 30+6 *{Noch 64 Tage}*

Was tun, falls das Baby sich nicht dreht?

Will sich das Baby partout nicht in die Schädellage drehen, versucht man in der Frauenarztpraxis oder in der Klinik gemeinsam mit Ihnen, zu einer für Sie richtigen Entscheidung zur Art der Geburt zu gelangen. Gerade bei einem überdurchschnittlich großen oder unterdurchschnittlich kleinen Baby müssen Sie überlegen und abwägen, welcher Geburtsmodus der richtige sein kann.

Sehr viele Geburtsmedizinerinnen raten bei einer Beckenendlage noch immer generell zum Kaiserschnitt, besonders beim ersten Baby. Diese Empfehlung wird aber aufgrund von Studienergebnissen zu den Folgen von Kaiserschnittgeburten mehr und mehr infrage gestellt. Beim zweiten oder einem weiteren Baby wird der Wunsch nach einer vaginalen Geburt bei Beckenendlage eher akzeptiert. Immer vorausgesetzt, Sie haben schon einmal vaginal ein Baby zur Welt gebracht. Die negative Haltung vieler Ärztinnen gegenüber einer vaginalen Geburt hängt zum großen Teil mit fehlender Erfahrung bei der Leitung einer Beckenendlagen-Geburt zusammen. Denn diese »Kunst« ist leider in vielen Kliniken durch die in der Regel praktizierten Kaiserschnitte zum großen Teil verloren gegangen. Dabei ist die Geburt bei einem Kaiserschnitt ebenfalls stets mit größeren Risiken für Mutter und Baby behaftet als eine normale Geburt.

Falls Sie eine vaginale Beckenendlagen-Geburt wünschen, sollten Sie sich daher bei Ihrer Ärztin oder Hebamme nach Geburtskliniken erkundigen, in denen die Begleitung solcher Geburten zum Alltag und zum Erfahrungsschatz gehört.

Es gibt jedoch Ausnahmefälle, die es unmöglich machen, dass ein Kind in Beckenendlage normal zur Welt kommen kann. Dazu zählt etwa eine vor dem Muttermund liegende Plazenta oder eine Erkrankung des Babys. Dann gibt es keine Alternative zur Operation und das Kind muss mit Kaiserschnitt geboren werden.

LÖST SEX WEHEN AUS?

Entgegen der häufigen Befürchtung kann Sex keine vorzeitigen Wehen auslösen. Hat eine Frau aber bereits Wehen, raten Ärzte vom Geschlechtsverkehr ab, weil bestimmte **Botenstoffe im Sperma** die Wehentätigkeit **verstärken** können.

GUT ZU WISSEN

CHANCEN FÜR EINE **vaginale Geburt**

Auch wenn Ihr Baby hartnäckig in der Beckenendlage bleibt, können Sie es in vielen Fällen normal zur Welt bringen, wenn:

- Ihr Baby in der Gebärmutter nicht unterversorgt war
- Ihr Baby nicht überdurchschnittlich schwer ist
- der Kopf Ihres Babys im Vergleich zu Ihrem Becken nicht zu groß ist
- der Bauchumfang Ihres Babys nicht viel geringer ist als der seines Kopfes
- die Geburtshelferinnen regelmäßig Geburten aus Beckenendlagen betreuen
- Sie sich eine vaginale Geburt Ihres Babys aus einer Beckenendlage zutrauen

217. TAG

SSW 31+0 *{Noch 63 Tage}*

Wenn Rücken, Schambein und Ischias wehtun

Das wachsende Kind und der veränderte Hormonspiegel lockern die Bänder und den Knorpel zwischen den Ästen des Schambeins. Dadurch verlagert sich der Körperschwerpunkt, und das kann Schmerzen verursachen. Bei einem plötzlichen scharfen Schmerz, der seitlich ins Bein ausstrahlt, kann es sich um Ischiasbeschwerden handeln. Denn das wachsende Baby führt nicht nur zu starken Verschiebungen im Becken, sondern drückt auch auf den Ischiasnerv. Diese Beschwerden sind recht unangenehm, denn die Schmerzen strahlen vom unteren Rücken meist über das Gesäß bis in die Beine aus. Die Ursache der Ischiasbeschwerden liegt oft im strapazierten Gesäßmuskel. Dieser muss während der Schwangerschaft besonders viel arbeiten, um dem immer größer werdenden Bauch entgegenzuwirken.

Schonung ist in diesem Fall nicht das Richtige, denn Bewegung ist immer noch die beste Medizin. Zwar möchte man sich vermutlich lieber ausruhen, doch dadurch verspannt die Muskulatur nur noch mehr, was neue Schmerzen hervorruft. Neben Wassergymnastik hat sich bei vielen Schwangeren die Knie-Ellbogen-Lage bewährt, weil sie den Rücken gut entlastet (Seite 288). Fragen Sie Ihre Hebamme nach weiteren Übungen, sie kann Ihnen sicher weiterhelfen. Ein warmes Bad und eine nicht zu weiche Matratze können ebenfalls Entlastung bringen.

Hilfe bei Rückenschmerzen

Diese Maßnahmen haben sich bewährt:

- Leichtes Yoga oder Schwangerschaftsgymnastik enthalten immer auch rückenstärkende Übungen.
- Ein Stützkissen beim Schlafen hat sich bei vielen Schwangeren als hilfreich gegen Rückenschmerzen erwiesen. Legen Sie sich auf die Seite und schieben Sie ein keilförmiges Stützkissen mit der schmalen Seite unter den Bauch.
- Bitten Sie Ihren Partner oder eine Freundin um eine Massage. Gerade am unteren Rücken hilft das oftmals gegen müde, schmerzende Muskeln. Versuchen Sie, sich vornüber auf eine Stuhllehne zu stützen, oder legen Sie sich auf die Seite. So kann der Massierende behutsam die Muskeln seitlich der Wirbelsäule massieren oder sich auf den unteren Teil des Rückens konzentrieren.
- Auch Akupunktur und Taping können helfen. Die Verbindung der beiden, das sogenannte Aku-Taping, ist ein in Europa noch relativ neues Therapieverfahren, bei dem besondere, dehnbare und gleichzeitig stabilisierende Spezialtapes entsprechend der diagnostischen und therapeutischen Prinzipien von Akupunktur und Chinesischer Medizin eingesetzt werden. Anders als die bisher bekannten Tapeverbände, die zur Ruhigstellung von Gelenken verwendet werden, sind diese Tapes flexibel und (!) stabilisierend. Die Aku-Taping-Methode ist schmerzlos und gewährleistet eine ungehinderte Bewegung.

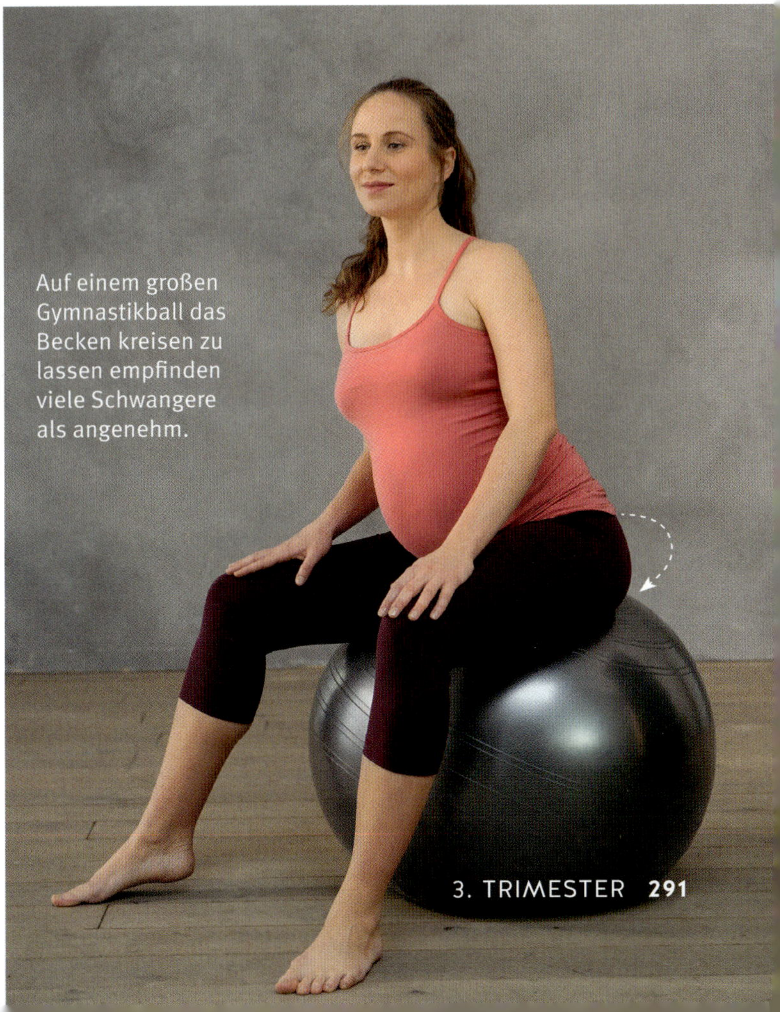

Auf einem großen Gymnastikball das Becken kreisen zu lassen empfinden viele Schwangere als angenehm.

WISSEN SPEZIAL

DIE ERNÄHRUNG IN DEN LETZTEN WOCHEN

Essen für zwei? Das war einmal. Heute weiß man, dass der Energiebedarf im Verlauf der Schwangerschaft nur leicht ansteigt. Ihr Körper arbeitet in der Schwangerschaft dafür effizienter und macht einfach mehr aus der Energie, die Sie ihm mit der Nahrung zuführen, als normalerweise. Aus diesem Grund brauchen Sie in den ersten sechs Monaten überhaupt keine zusätzlichen Kalorien. In den ersten Wochen Ihrer Schwangerschaft hatten Sie vielleicht wenig Appetit und fühlten sich gar nicht danach, ganze Mahlzeiten zu sich zu nehmen, besonders dann, wenn Sie unter Übelkeit litten. In der Mitte der Schwangerschaft glich Ihr Appetit dann vermutlich dem vor der Schwangerschaft, vielleicht war er auch ein kleines bisschen größer. Erst in den letzten Monaten der Schwangerschaft ist Ihr Energiebedarf etwa 10 Prozent höher als zuvor. Dann, und wirklich erst dann brauchen Sie etwa 200 Kalorien mehr am Tag. Sie können dieses Mehr an Energie zum Beispiel mit folgenden Speisen decken:

- mit einer Scheibe Vollkornbrot (ohne Butter oder Margarine) plus einer Scheibe Schnittkäse (45 % Fett i. Tr.) und einer Tomate,
- mit einem Becher fettarmem Joghurt (1,5 % Fett) mit einer Handvoll Erdbeeren, Himbeeren oder Johannisbeeren und drei Esslöffeln Müsli,
- mit einem Teller heißer Gemüsesuppe mit Nudeln (40 Gramm Trockengewicht),
- mit einem Stück Pflaumenkuchen mit Mürbeteig (100 Gramm) ohne Sahne, wenn Sie feiern mögen.

Wenn Sie auf Ihren Körper hören, werden Sie spüren, wie viel Sie essen müssen. Dabei ist es normal, dass Ihr Appetit nicht immer gleich groß ist.

Je näher nun der Geburtstermin rückt, desto mehr wächst bei vielen Schwangeren die Lust am Essen. Das ist in Ordnung. Essen Sie auf jeden Fall immer dann, wenn Sie Hunger haben – falls Sie nach dem Essen unter Sodbrennen oder Völlegefühl leiden, lieber häufige, kleinere Mahlzeiten. Ist die Nahrung ausgewogen und abwechslungsreich, werden Sie langsam und stetig zunehmen, was ein gutes Zeichen dafür ist, dass Ihr Baby sich gesund entwickelt.

Im Verhältnis zum tatsächlichen Energiebedarf steigt der Bedarf an einzelnen Vitaminen, Mineralstoffen und Spurenelementen in der Schwangerschaft dagegen erheblich. Deshalb sollten Sie von Anfang an bis zur Geburt besonders auf die Qualität Ihrer Ernährung achten.

Besser als jede kalorienhaltige Süßigkeit: Frisches Obst wie hier Himbeeren und Orangen.

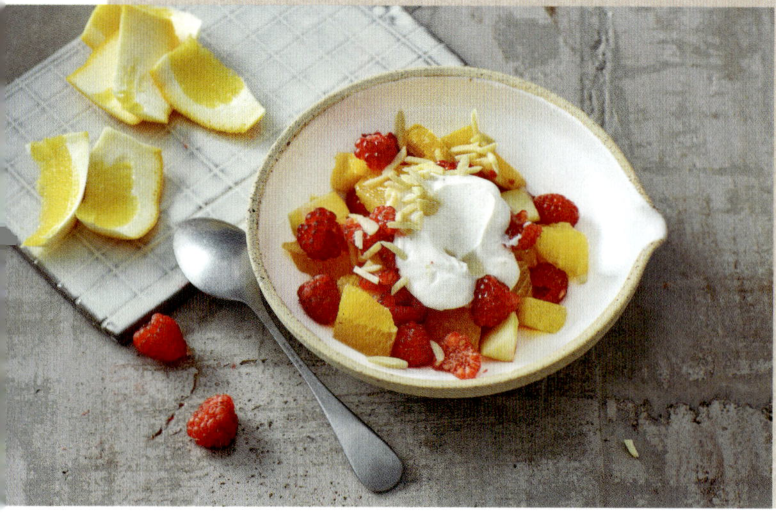

Von Anfang an aufs Gewicht achten

Die Schwangerschaft ist nicht der richtige Zeitpunkt, um abzunehmen. Wenn Sie Ihr »Soll« schon erreicht haben, sollten Sie daher versuchen, dieses Gewicht konstant zu halten. Ihre Hebamme, Ihre Frauenärztin oder eine Fachkraft für Ernährungsberatung kann Ihren Tagesspeiseplan mit Ihnen besprechen und Ihnen nützliche Hinweise geben. Ihr Baby muss mit allen lebensnotwendigen Nährstoffen versorgt werden. Deshalb sollten Sie sich ausgewogen und fettbewusst ernähren. Am besten wehren Sie den Anfängen, indem Sie …

- drei Haupt- und zwei Zwischenmahlzeiten zu sich nehmen und zwischendurch nicht naschen.
- für ausreichende Bewegung sorgen. Spazierengehen, Schwimmen, Fahrradfahren und Treppensteigen mehrmals am Tag fördern den gesunden Stoffwechsel. Das ist für Sie und das Baby gut und sorgt gemeinsam mit einer ausgewogenen Ernährung für eine gesunde Gewichtsentwicklung.
- ballaststoff- und kohlenhydratreiche Lebensmittel wie Gemüse, Obst, Salat und Vollkornprodukte mit eiweißhaltigen Lebensmitteln wie fettarmen Milchprodukten, magerem Fisch oder Fleisch kombinieren. Das lässt den Blutzuckerspiegel nur langsam steigen und Sie fühlen sich lange gesättigt.
- selten Kekse und Kuchen essen.
- Fette nur dosiert einsetzen und in der Küche gezielt Pflanzenöle mit wertvollen ungesättigten Fettsäuren auswählen, zum Beispiel Raps- oder Olivenöl.
- auf zuckerreiche Getränke wie Fruchtsäfte und Limonaden sowie auf Süßigkeiten verzichten.
- zum Durstlöschen kalorienfreie Getränke wie Trink- und Mineralwasser oder ungezuckerte Kräuter- und Früchtetees trinken.

Wenn Sie zu wenig zunehmen

Eine zu geringe Gewichtszunahme ist auch nicht gesund, gerade wenn Sie vor der Schwangerschaft schon extrem schlank waren. Falls das bei Ihnen der Fall sein sollte, helfen folgende Tipps:

- Essen Sie bei Appetitlosigkeit fünf- bis sechsmal am Tag kleinere Portionen, die Sie mit leckeren Kräutern und Gewürzen zubereiten.
- Greifen Sie zu Milch und Milchprodukten mit normalem Fettgehalt.
- Naschen Sie zwischendurch energiereiche Snacks, beispielsweise Nüsse, Vollkornkekse, Fruchtschnitten, Sahnejoghurts oder Käsewürfel.
- Reichern Sie Suppen, Gemüse und Saucen mit Pflanzenölen, etwas Sahne oder Crème fraîche an.
- Essen Sie zweimal pro Woche fettreiche Seefische wie Lachs und Hering. Sie liefern viel Energie und außerdem Omega-3-Fettsäuren.
- Trinken Sie außer kalorienfreiem Wasser auch einmal Obstsaft, eine Tasse warme Milch mit Honig oder ein Glas alkoholfreies Malzbier.

Lassen Sie Snacks wie Süßigkeiten, Chips, Pommes oder Sahnetorten die Ausnahme bleiben. Sie liefern außer Kalorien kaum lebensnotwendige Nährstoffe.

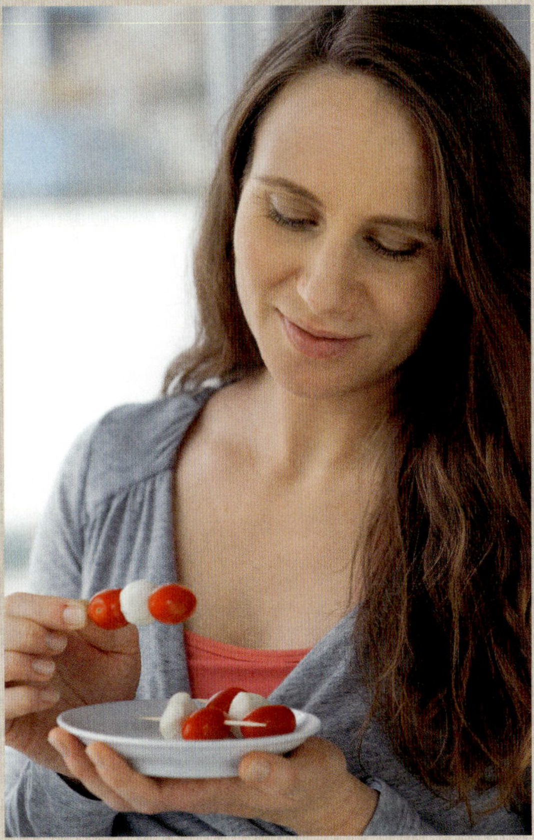

Snacks wie Tomaten-Mozzarella-Spießchen machen auf gesunde Art satt und belasten den Körper nicht.

WAS BABYS BRAUCHEN

Die ersten Tage nach der Geburt werden Sie sicher mit dem Baby im Bett verkuscheln. Irgendwann aber wollen Sie auch spazieren gehen oder müssen Erledigungen machen. Mit der richtigen Ausstattung kann das Baby immer dabei sein.

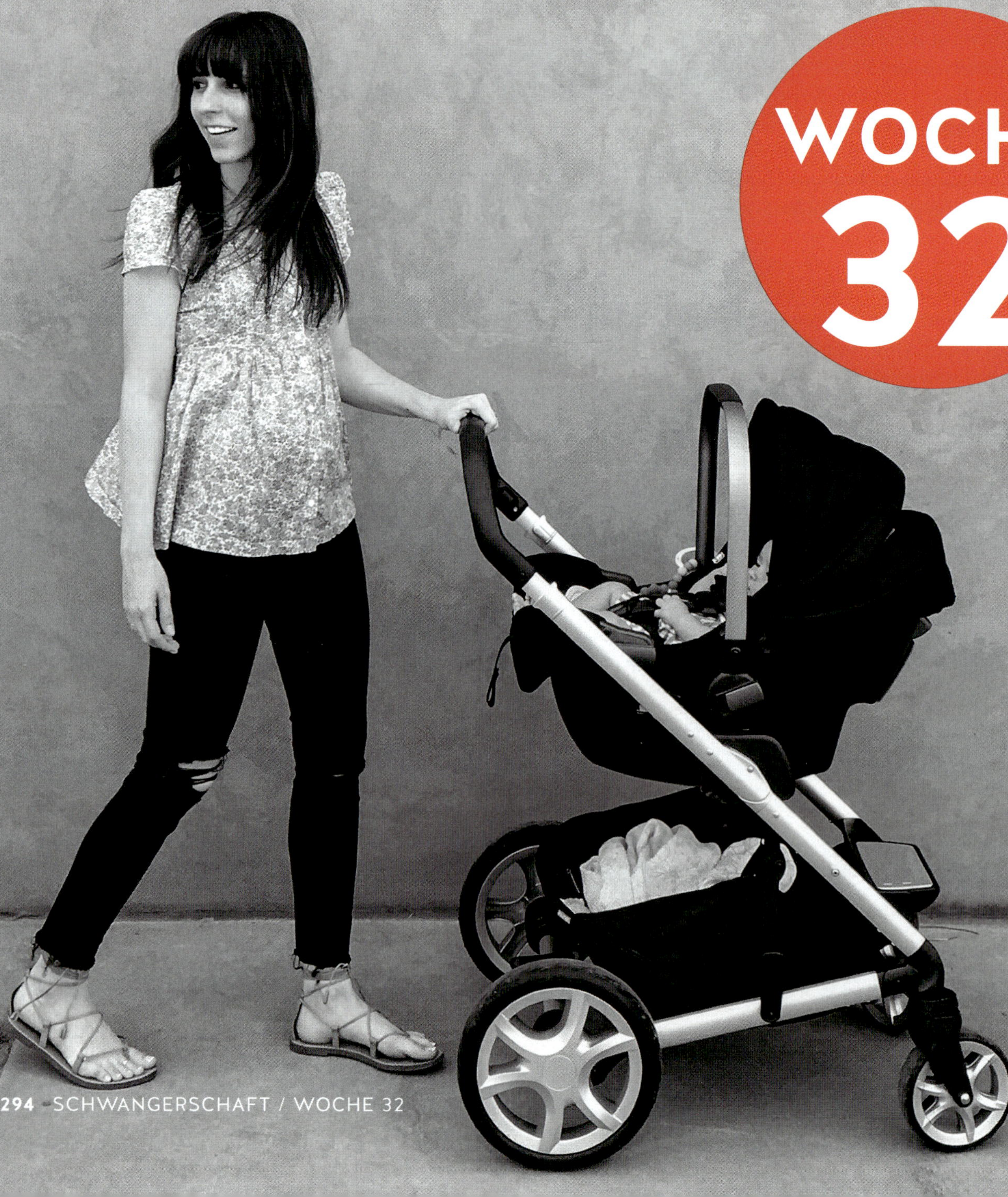

WOCHE 32

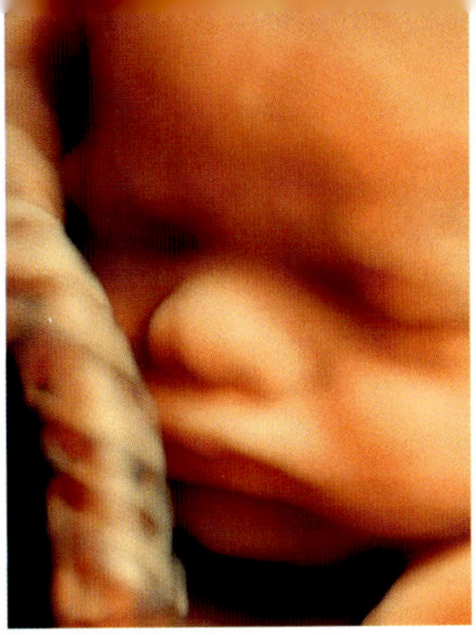

Ihr Baby wiegt circa 1700 Gramm und ist etwa 42 Zentimeter lang. Es schläft zu diesem Zeitpunkt der Schwangerschaft 15 bis 20 Stunden am Tag. Im Schlaf bewegt es sich merklich weniger, als wenn es wach ist.

218. TAG

SSW 31+1 *{Noch 62 Tage}*

Wie sich Ihr Körper verändert

Die Gebärmutter ist bis ungefähr zwölf Zentimeter über den Nabel gewachsen und dehnt die Haut am Bauchnabel. Und auch die Brüste können jetzt noch einmal deutlich an Größe und Gewicht zulegen. Ein gut sitzender BH ist Gold wert.

Die Tritte des Babys nehmen der Schwangeren jetzt häufig die Luft und verstärken die bereits bestehende Atemnot. Herzklopfen kann ebenso wie Herzrasen eine Folge der veränderten Kreislaufsituation durch die Belastung im Bauchbereich sein. Daher sollten Sie jetzt öfter Ruhepausen einlegen.

Vor der Geburt legt Ihr Baby noch einmal einen Wachstumsschub hin. Mindestens 1000 Gramm nimmt es in den letzten Wochen in der Regel noch zu. Genauso klettert bei Ihnen selbst die Waage in die Höhe: Pro Woche etwa ein halbes Kilo zusätzlich ist normal.

Leider treten spätestens jetzt bei vielen Schwangeren Schlafprobleme auf, weil sie nicht mehr wissen, wie sie sich bequem hinlegen können. Ein ruhiger Spaziergang am Abend, eine Tasse Melissen- und Baldriantee oder Entspannungsübungen können helfen, besser zur Ruhe zu finden.

Spätestens diese Woche sollte die letzte der drei vorgesehenen großen Ultraschalluntersuchungen stattfinden. Ihre Frauenärztin wird dabei sicherstellen, dass Ihr Baby weiterhin gut wächst und sich normal entwickelt. Sie schätzt die Menge des Fruchtwassers und untersucht die Funktion der Plazenta. Und selbstverständlich schaut sie auch, wie Ihr Baby im Uterus liegt.

VORSORGE

Nur noch wenige Wochen bis zur Geburt liegen vor Ihnen. Die **Intervalle** zwischen den Vorsorgeuntersuchungen verkürzen sich, diese erfolgen von nun an bis zum errechneten Termin alle **zwei Wochen**. Bei Mehrlingen wird wöchentlich kontrolliert.

KÖRPERWISSEN

HAUTREAKTIONEN

Manche Schwangere entdeckt jetzt einen flächigen, roten Ausschlag auf dem Bauch, der heftig juckt. Das liegt zum einen daran, dass die Haut durch die hormonellen Veränderungen generell deutlich trockener wird. Gleichzeitig bildet sich in den Hautfalten unter den Brüsten, in der Leistenfalte und unter dem gewölbten Bauch vermehrt Schweiß. Und auch die starke Dehnung der Haut kann zu Ausschlag und Juckreiz führen. Er verschwindet aber nach der Geburt wieder. Gegen die Beschwerden helfen pH-neutrale, parfümfreie Waschlotionen, harnstoffhaltige, feuchtigkeitsspendende Cremes, ein Wannenbad mit Meersalz- oder Ölzusatz sowie das Abtupfen der betroffenen Partien mit gekühltem schwarzem Tee. Halten starker Juckreiz oder Ausschlag lang an, informieren Sie unbedingt Ihre Hebamme oder Ärztin. In dem Fall ist eine Blutentnahme zum Ausschluss einer Lebererkrankung sinnvoll.

219. TAG

SSW 31+2 *{Noch 61 Tage}*

Wenn das Becken wehtut

Die beiden Hälften des Beckens sind an der Vorderseite durch ein knorpeliges Gelenk miteinander verbunden, das von eng miteinander verflochtenen Bändern verstärkt wird. Außerhalb der Schwangerschaft findet in diesem Bereich nur sehr wenig Bewegung statt. Wächst jedoch ein Baby heran, produziert der Körper das Hormon Relaxin, das die Bänder im Becken flexibler und weicher macht. Sinn und Zweck des Ganzen ist, dem Baby bei der Geburt den Weg durchs Becken so leicht wie möglich zu machen.

Leider führt die Tatsache, dass sich die Bänder während und kurz nach der Schwangerschaft mehr bewegen als sonst, zu einer gewissen Instabilität und dadurch häufig auch zu Schmerzen im Schambeinbereich und in der Leistengegend. Manche schwangeren Frauen leiden unter Rücken-, Becken- oder Hüftschmerzen oder spüren ein Reiben oder Knirschen in der Schamgegend. Die Schmerzen können bis in die Innenseiten der Oberschenkel oder zwischen die Beine wandern und sind verstärkt zu spüren, wenn man die Beine spreizt, Treppen steigt, läuft oder sich im Bett bewegt. Weil sich die Beschwerden gerade in der Nacht gerne deutlich verschlimmern, können sie vom Schlafen abhalten, wo der dicke Bauch eine angenehme Nachtruhe ohnehin schon deutlich erschwert.

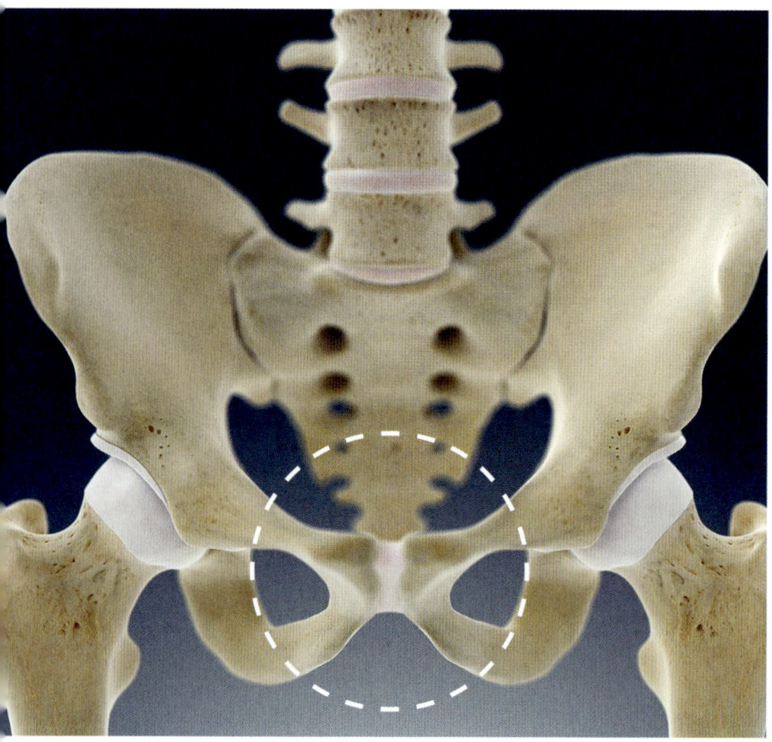

Mit der Schambeinfuge sind rechte und linke Beckenhälfte vorn verbunden.

Ihre Frauenärztin oder Hebamme wird bei entsprechenden Beschwerden mit Tests die Stabilität und Beweglichkeit Ihrer Beckengelenke untersuchen und Sie die Schmerzen beschreiben lassen, um eine sichere Diagnose zu stellen. Üblicherweise überweist sie Sie anschließend zu einer erfahrenen Physiotherapeutin oder verordnet Ihnen einen orthopädischen Stützgürtel. Weitere Möglichkeiten der Unterstützung sind:

- Beratung, wie Sie die Schmerzen bei täglichen Aktivitäten vermeiden können,
- Mobilisation der Hüften, des Rückens und des Beckens, um eine grundlegende Bewegungsstörung zu korrigieren (dies gelingt am besten mithilfe der Hinweise einer Physiotherapeutin),
- Wasseranwendungen,
- Akupunktur, Osteopathie oder Chiropraktik durch eine schwangerschaftserfahrene Therapeutin.

Symphysenlockerung

Die äußerst schmerzhafte Symphysenlockerung kann zu jeder Zeit der Schwangerschaft oder nach der Geburt auftreten und betrifft etwa eine von 600 schwangeren Frauen. Dabei lockert sich diejenige Stelle, die die beiden Schambeinknochen des Beckens vorn miteinander verbindet: die Schambeinfuge oder Symphyse. Die beiden Beckenhälften sind mit einem Faserknorpel verbunden.

Bei Schmerzen im Schambein helfen nur zwei Dinge wirklich: Schonung und das Vermeiden von schmerzhaften Bewegungen.

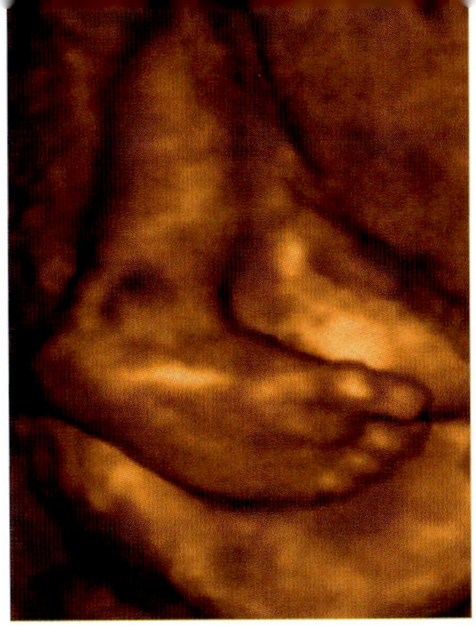

Das Baby liegt und strampelt in einem Liter Fruchtwasser. Diese Menge verringert sich allerdings im Laufe der Schwangerschaft, wenn es noch größer wird und mehr Platz im Uterus braucht.

220. TAG

SSW 31+3 *{Noch 60 Tage}*

Was Sie bei Bänderbeschwerden tun können

Die Beschwerden bei lockeren Bändern im Beckenbereich und bei einer Symphysenlockerung fühlen sich ähnlich an. Was Sie in beiden Fällen selbst probieren können:

• Setzen Sie sich, wenn Sie Ihre Unterwäsche oder eine Hose anziehen.

• Spreizen Sie Ihre Beine nicht, wenn der Rücken entspannt ist oder Sie sich hinlegen.

• Versuchen Sie, im Sitzen Ihren Bauch nach vorn zu wölben und die Brust nach vorn zu strecken, bevor Sie Ihre Beine spreizen oder bewegen.

• Steigen Sie im Auto vorsichtig ein und aus. Seien Sie genauso vorsichtig, wenn Sie sich ins Bett oder in die Badewanne legen. Ziehen Sie beim Hinlegen die Knie so hoch Sie können. Dann bewegt sich Ihr Becken nicht und es wird Ihnen leichterfallen, Ihre Beine zu spreizen.

• Nehmen Sie beim Treppensteigen eine Stufe nach der anderen. Steigen Sie zunächst mit Ihrem kräftigeren Bein auf die Stufe und ziehen Sie dann das andere auf dieselbe Stufe nach.

• Vermeiden Sie schweres Heben oder Schieben, zum Beispiel von Einkaufswagen. Beides kann die Schmerzen verschlimmern.

• Gönnen Sie sich regelmäßige Pausen auf einem Gymnastikball.

• Gehen Sie in den Vierfüßlerstand. Dies nimmt das Gewicht des Babys vom Becken und hält dieses in einer stabilen Position.

• Vermeiden Sie Brustschwimmen. Häufig fühlt es sich zwar zunächst so an, als würden die Beschwerdabei nachlassen. Sie können jedoch noch schlimmer werden, sobald Sie aus dem Wasser steigen.

Bei vielen Frauen lassen die Beschwerden schnell nach, wenn sie diese Tipps befolgen. Setzen Sie Ihre Physiotherapie nach der Geburt fort und lassen Sie sich in den ersten Wochen nach der Geburt durch eine verordnete Haushaltshilfe unterstützen.

ÜBUNG

DEN BECKENBODEN ANSPANNEN

Diese Übung hilft Ihnen, die Verbindung von Beckenboden- und unterer Bauchmuskulatur zu spüren und zu stärken. Sie entlastet außerdem die Bänder.

• Gehen Sie in den Vierfüßlerstand und halten Sie den Rücken so, dass er fast gerade ist. Atmen Sie zunächst dreimal ruhig ein und wieder aus.

• Spannen Sie mit dem nächsten Einatmen Ihre Beckenbodenmuskeln an und ziehen Sie gleichzeitig den Bauchnabel Richtung Wirbelsäule. Bleiben Sie fünf bis zehn Sekunden in dieser Stellung. Vergessen Sie nicht zu atmen und bewegen Sie Ihren Rücken nicht.

• Mit einem Ausatmen nach dieser Zeit entspannen Sie dann die Muskeln langsam wieder und lassen den Bauch wieder locker.

• Wiederholen Sie die Übung dreimal.

221. TAG

SSW 31+4 *{Noch 59 Tage}*

Der Kinderwagen

Es gibt unglaublich viele Modelle – von Multifunktionswagen, die sich später in Sportwagen umbauen lassen, über Joggingmodelle bis hin zu Tandemkinderwagen, in denen zwei Kinder (auch unterschiedlicher Altersstufen) transportiert werden können. Bei der Auswahl eines Kinderwagens spielen die speziellen Lebensumstände der Familie eine wichtige Rolle – und natürlich auch das zur Verfügung stehende Geld. Jede Familie braucht eine auf sie zugeschnittene Lösung.

Am Anfang sind Sie mit einem Wagen, der folgende Ausstattung bietet, gut unterwegs:

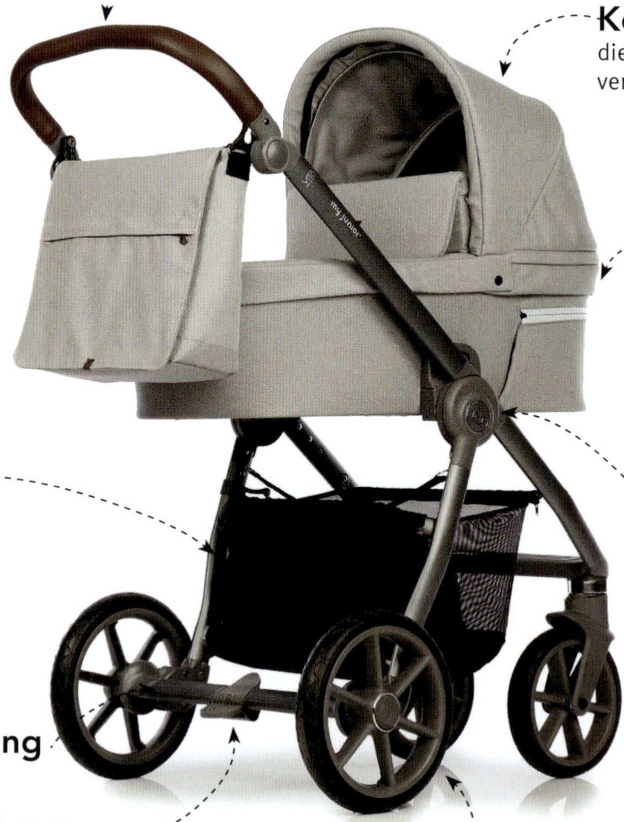

Lenkstange beziehungsweise Griffe, höhenverstellbar oder kippbar, wenn Sie und Ihr Partner unterschiedlich groß sind
Keine Kleinteile, die sich lösen und vom Baby verschluckt werden können
Korb, der groß genug ist, dass Ihr Baby darin auf einer nicht zu weichen Matratze schlafen und sicher liegen kann, bis es nach frühestens sechs bis sieben Monaten allein sitzt
Ausreichend **Stauraum** für Einkäufe
Gestell mit **Sicherung,** die verhindert, dass der Wagen plötzlich zusammenklappen kann
Gute **Federung**
Stabile **Feststellbremse,** die mindestens auf zwei Räder wirken muss
Möglichst großer **Radabstand,** damit der Wagen nicht so leicht kippt

222. TAG

SSW 31+5 *{Noch 58 Tage}*

Die Wickeltasche

Ihr Baby wird nicht nur zu Hause in die Windeln machen und so wird es immer wieder vorkommen, dass Sie es unterwegs wickeln müssen. Daher brauchen Sie eine Wickeltasche, in der Sie alle benötigten Dinge schnell zur Hand haben.

Wichtig: Auch wenn vor Ort eine Wickelunterlage vorhanden ist, sollten Sie aus hygienischen Gründen immer Ihr eigenes Handtuch verwenden und dieses zu Hause waschen.
Das gehört in die Wickeltasche rein:

Zwei bis drei **Wegwerfwindeln**

Ein **feuchter Waschlappen**
– alternativ, falls Ihr Baby darauf nicht mit Hautreizungen reagiert, auch eine kleine Packung Feuchttücher in Mitnahmegröße

Ein **Wechsel-T-Shirt**
für Sie sowie eine Kleidungsgarnitur für ein nasses Baby

Zwei **Spucktücher**

Etwas **Pflanzenöl**
in einer kleinen Plastikflasche, zusätzlich weiches Toilettenpapier oder Papiertaschentücher

Eine **Plastiktüte**
zur Windelentsorgung, falls kein Mülleimer in der Nähe ist

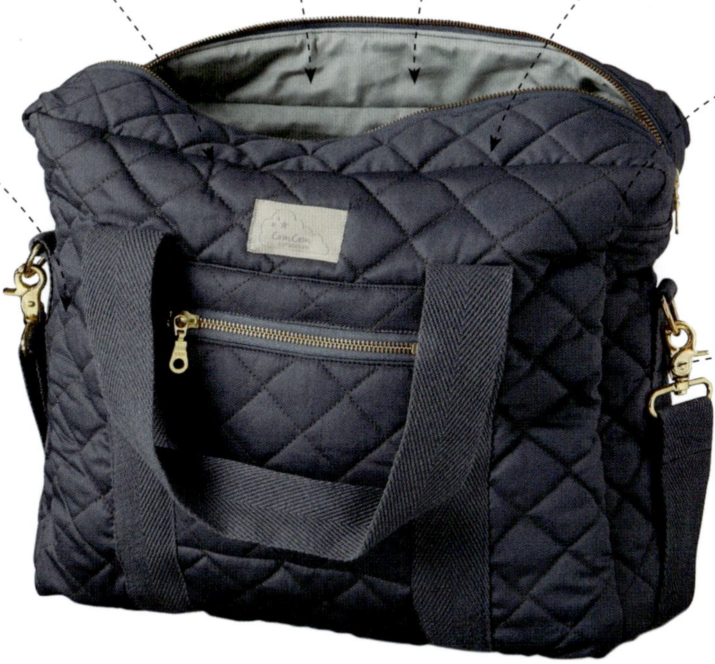

Ein **Handtuch**
als Unterlage

223. TAG

SSW 31+6 *{Noch 57 Tage}*

Tragehilfen und Tragetücher

Die meisten Babys werden sehr gerne getragen, manche von ihnen am liebsten die ganze Zeit. Denn es befriedigt ihre Grundbedürfnisse nach Körperkontakt, Kommunikation und Bewegung. Zugleich werden durch das Tragen Tast- und Gleichgewichtssinn, zwei Sinne, die sich bereits sehr früh gebildet haben, angesprochen und gefördert. Getragene Babys müssen weniger weinen, weil Nähe und Bewegung beruhigend wirken. Und auch Sie als Eltern profitieren davon, dass Sie Ihr Kind tragen: Sie können sich über eine enge Bindung freuen und über die Gewissheit, dass Sie Ihr Baby und seine Bedürfnisse besser kennen als jeder andere. Doch so schön es auch ist, sein Baby auf dem Arm zu halten: Manchmal braucht man auch die Hände frei, zum Einkaufen, Kochen, Telefonieren oder um ein größeres Geschwisterkind an die Hand zu nehmen … Für all diese Fälle sind Tragehilfen und -tücher die perfekte Lösung.

Auf die Haltung kommt es an

Je kleiner das Baby ist, umso wichtiger ist es, dass es mit angehockten, gespreizten Beinchen und unterstütztem Rücken getragen wird. Fertige Tragesäcke gewährleisten zwar oft das Abspreizen der angehockten Beinchen, können aber durch zuweilen unzureichende Verstellmöglichkeiten den Rücken nicht immer physiologisch unterstützen. Er muss gestützt, aber nicht gedrückt, sondern eher leicht gerundet sein. Das Köpfchen muss ebenfalls gut gestützt werden. Bei der Auswahl der Tragehilfe orientieren Sie sich am besten in aktuellen Testzeitschriften zum Thema »Babyzubehör«. Probieren Sie auf jeden Fall alle in Fachläden empfohlenen Modelle auf ihre Praktikabilität aus, um zu sehen, was für Sie passt.

Tragetücher lassen sich vielfältig binden und gut anpassen. Die meisten Eltern kommen mit Tüchern von einer Länge zwischen 4,60 und 5,20 Metern gut zurecht, je nach Körpergröße. Mit einem Tragetuch können Sie Ihr kleines Baby zum Beispiel in der Kreuztrage aufrecht umhertragen. Größere Kinder können Sie später auch auf dem Rücken oder seitlich auf der Hüfte tragen. Die verschiedenen Bindeanleitungen werden von den Herstellern mitgeliefert. Sie können sie sich aber auch von Ihrer Hebamme bei den Wochenbettbesuchen zeigen lassen oder einen speziellen Kurs besuchen.

Blickrichtung
Das Baby sollte zumindest in den ersten sechs Lebensmonaten nicht nach vorn schauen, sondern sich an die Brust kuscheln können.

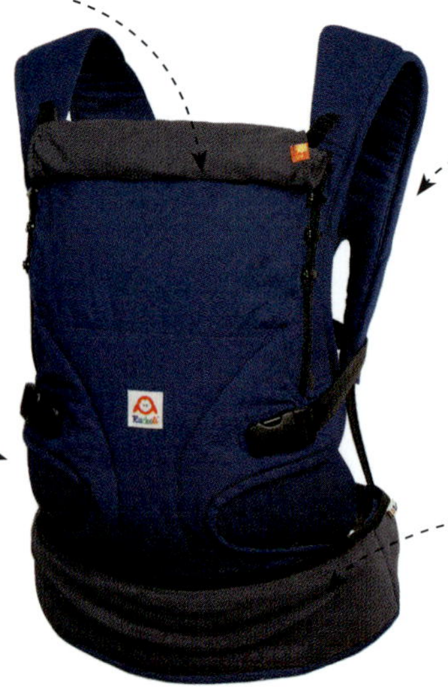

Variabel
Je vielfältiger sich die Tragehilfe verstellen lässt, desto besser passt sie sich an den Körper an und desto besser wird das Baby gestützt.

Material
Die Tragehilfe sollte eine Wäsche in der Maschine problemlos überstehen.

Hüftgurt
Schont den Rücken, weil er das Gewicht ableitet.

224. TAG

SSW 32+0 *{Noch 56 Tage}*

Babyschale fürs Auto

Von der ersten Autofahrt an, und das ist meist schon der Rückweg von der Klinik oder dem Geburtshaus nach Hause, brauchen Sie eine Babyschale. Denn Kindersitze sind in Deutschland, Österreich und der Schweiz Pflicht.

Babyschalen sind für ein Gewicht von 0 bis 13 Kilogramm konzipiert und reichen daher meist genau für das erste Lebensjahr. Sie können auf der Rückbank oder auf dem Beifahrersitz angebracht werden; das Baby schaut dabei immer gegen die Fahrtrichtung zur Lehne. **Wichtig:** Wenn Sie die Schale auf dem Beifahrersitz montieren, muss unbedingt der Beifahrerairbag deaktiviert werden. Würde er sich bei einem Unfall öffnen, könnte das Baby schwer verletzt werden.

Probieren Sie den Sitz vor dem Kauf unbedingt in Ihrem eigenen Auto aus, denn nicht alle Modelle und Systeme passen in jedes Fahrzeug. Der Sicherheitsgurt sollte den Sitz so halten, dass dieser fest steht und sich nicht hin und her bewegen lässt.

Geprüft
Aktuell sind drei Kindersitz-Normen zugelassen: i-Size (UN ECE Reg. 129), UN ECE Reg. 44/04 und 44/03. Achten Sie auf die am Kindersitz angebrachten Prüfsiegel.

Fahrtrichtung
Die neue Zulassungs-Norm i-Size schreibt vor, dass Kinder bis zu einem Alter von 15 Monaten im Auto in einem rückwärts gerichteten Kindersitz transportiert werden. Tests beweisen zudem, dass Kleinkinder auch darüber hinaus so sicherer unterwegs sind.

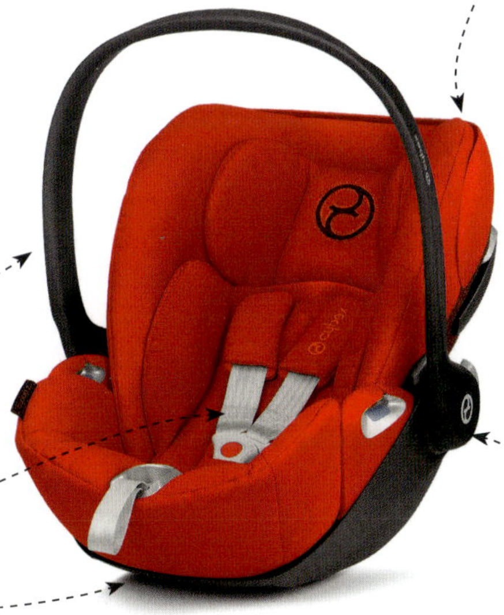

Ganz sicher
Das Kind wird in der Schale angeschnallt und diese wird anschließend im Auto fixiert.

Haltung
Die durch die Wölbung der Schale festgelegte Haltung ist für Wirbelsäule, Beinchen und Füße ziemlich belastend. Wenn Sie am Ziel angelangt sind, sollten Sie Ihr Baby möglichst bald aus der Autoschale herausnehmen und flach hinlegen.

WISSEN SPEZIAL

EIN ZIMMER FÜR DAS BABY

Um (s)einen Platz in Ihrer Familie zu finden, braucht Ihr Kind im ersten Lebensjahr noch kein eigenes Zimmer. Dennoch stellen wir in Gesprächen mit Schwangeren und jungen Eltern immer wieder fest, dass ein Zimmer für den Familienzuwachs oft ganz besonders viel Aufmerksamkeit erhält. Wenn auch Sie sich Gedanken zum »idealen« Babyzimmer machen, sind folgende Hinweise nützlich:

- Das Baby braucht nicht das größte Zimmer in der Wohnung, aber es sollte genügend Platz vorhanden sein, dass Sie miteinander am Boden spielen können.
- Ein lichtes Zimmer, vielleicht sogar nach Süden, wäre natürlich schön. Ebenso sollte der Raum möglichst ruhig sein und sich zu jeder Tageszeit problemlos lüften lassen. Liegt das Zimmer zu einer befahrenen Straße, lüften Sie während verkehrsarmer Zeiten. Schalldichte Fenster sind dann hilfreich.
- Für Sie ist es angenehm, wenn das Kinderzimmer nah bei Ihrem Schlafzimmer liegt. Dann sind die Wege nachts nicht so lang.
- Ein direkter Zugang zum Balkon ist nicht ratsam, und wenn doch ein Balkon vorhanden ist, sollte die Tür stets gesichert sein. Im Baumarkt gibt es abschließbare Griffe, die sich gut nachrüsten lassen.
- Falls die Zimmertür aus Glas besteht, achten Sie auf dessen Bruchsicherheit.
- Statten Sie das Babyzimmer mit einem »gesunden« Bodenbelag aus, der sich problemlos reinigen lässt (Seite 230). Babys spielen auf dem Boden und atmen Staub und auch eventuelle Ausdünstungen des Bodenbelags ein.
- Wenn Sie die Wände, Türen und Fenster streichen, achten Sie auf schadstoffarme Produkte, zum Beispiel solche, die mit dem blauen Umweltengel oder dem EU-Ecolabel ausgezeichnet sind. Lüften Sie das Babyzimmer nach Renovierungsmaßnahmen ausgiebig, am besten zwei bis drei Wochen.
- Vergessen Sie nicht, rechtzeitig vor dem Krabbelalter alle Steckdosen zu sichern – nicht nur im Kinderzimmer, sondern in der ganzen Wohnung. Das nötige Zubehör erhalten Sie in jedem Drogeriemarkt.

Möbel für Ihr Baby

Ein neuer Erdenbürger benötigt nicht viele Möbel. Am Anfang reichen ein Bett und eine Wickelkommode mit Ablagefläche und Wickelauflage, ein Windeleimer sowie ein Möbelstück für die Kleidung völlig aus. Etwas später, wenn das Baby selbstständig sitzen kann, kommt dann noch ein Kinderhochstuhl für den Esstisch dazu.

Möbel im Kinderzimmer haben es nicht leicht. Wenn Ihr Kind größer ist, müssen sie verschiedene Funktionen erfüllen: Sie sind dann mal Höhle, mal Burg, mal Trampolin und manchmal sogar eine Rakete, mit der Ihre Tochter oder Ihr Sohn zum Mars fliegen. Achten Sie daher nicht nur auf Schönheit, sondern auch auf Stabilität und Strapazierfähigkeit. Abgerundete Ecken und ein sicherer Stand sind wichtig, um das Verletzungsrisiko beim Spielen und Toben gering zu halten. Die Schubladen an Kindermöbeln sollten aus diesem Grund gegen ein komplettes Herausziehen gesichert sein. Vergessen Sie bei alldem nicht, dass auch Sie selbst sich in dem Raum und mit den Möbeln wohlfühlen sollen. Sie werden schließlich in den ersten Lebensjahren Ihres Kindes viel Zeit dort verbringen.

Packen Sie neue Möbel, Matratzen, Kinderwagen, Krabbeldecken und Tragehilfen schnell aus und lassen Sie sie etwa zwei Wochen vor Gebrauch im Freien, zum Beispiel auf dem Balkon, oder in einem gut belüfteten, möglichst unbenutzten Raum ausdünsten, damit sich Schadstoffe verflüchtigen. Denn leider finden sich bei entsprechenden Tests in ungeöffneten Verpackungen immer wieder Stoffe mit Krebs erzeugender und das Immunsystem schädigender Wirkung, wie zum Beispiel polyzyklische aromatische Kohlenwasserstoffe (PAK) und zinnorganische Verbindungen.
Möbel, die einen starken Geruch ausdünsten, geben auch Schadstoffe ab, die den menschlichen Organismus belasten können. Vertrauen Sie daher gleich beim Kauf auf Ihre Nase. Stellen Sie erst zu Hause eine Geruchsbelastung fest, können Sie die Möbel und auch Matratzen innerhalb von sechs Monaten nach Kauf zurückgeben.
Um neben den Versprechen der Hersteller auch verbraucherorientierte Informationen zu erhalten, kann es bei allen Neuanschaffungen hilfreich sein, die neuesten Testberichte der Stiftung Warentest und von Ökotest zu studieren. Die Testergebnisse werden auch online veröffentlicht.

Bettchen und Wickelplatz

Die wichtigste Anschaffung wird erst einmal das Bettchen sein, das während des ganzen ersten Lebensjahres nicht im Babyzimmer stehen sollte, sondern im Schlafzimmer der Eltern oder eines älteren Geschwisterkindes. Die ersten vier bis sechs Monate können Babys auch in einer Wiege oder einem Stubenwagen schlafen. Weil sie aber schon bald zu groß dafür sind, ist eine solche Anschaffung verhältnismäßig kostspielig. Ein Babybett kann »mitwachsen«, weil sich zumindest bei den neueren Modellen der Lattenrost verstellen lässt.
Bei Hausbesuchen erleben wir immer wieder, wie Frauen Ihre Babys auf dem Boden oder dem Bett wickeln. Das ist natürlich zwischendrin kein Problem. Wenn es jedoch zur Regel wird, sind Rückenschmerzen bei den Eltern vorprogrammiert. Sie werden immerhin bis ins dritte Lebensjahr hinein wickeln. Die Anschaffung einer Wickelkommode ist also kein Luxus, zumal in ihr auch die Babykleidung gut aufgehoben ist. Wenn Sie sich für einen Wickeltisch entscheiden, müssen Sie einen anderen Platz für Strampler und Co. finden.
Noch mehr Infos zu Bettchen und Wickelkommode erhalten Sie auf den Seiten 350 und 353.

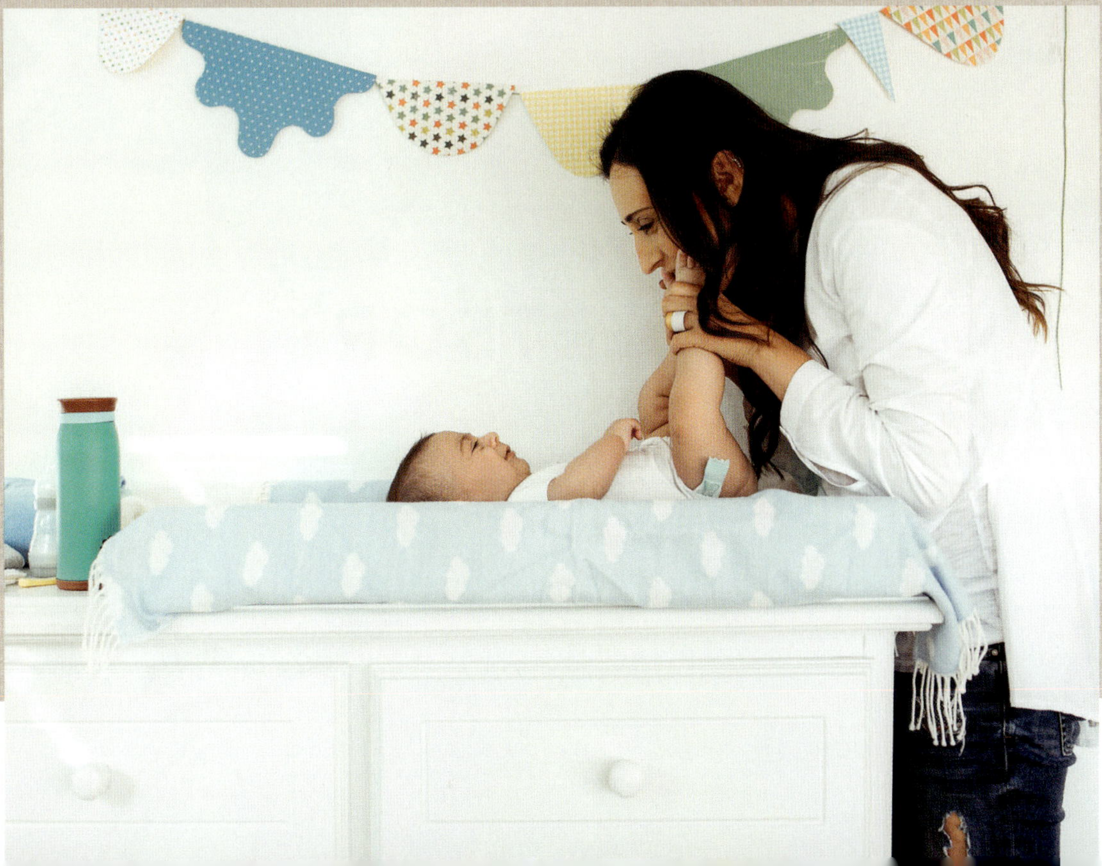

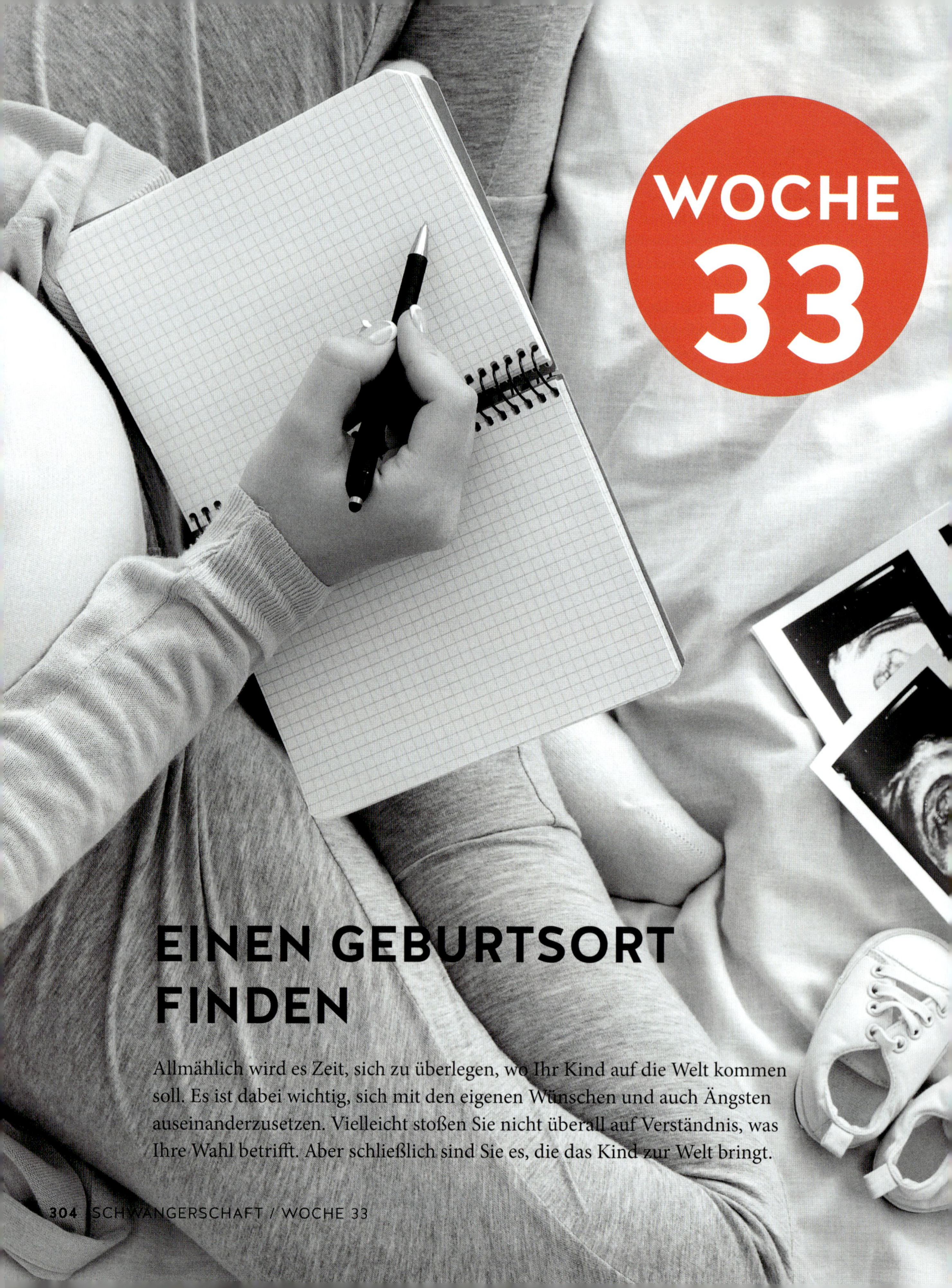

WOCHE 33

EINEN GEBURTSORT FINDEN

Allmählich wird es Zeit, sich zu überlegen, wo Ihr Kind auf die Welt kommen soll. Es ist dabei wichtig, sich mit den eigenen Wünschen und auch Ängsten auseinanderzusetzen. Vielleicht stoßen Sie nicht überall auf Verständnis, was Ihre Wahl betrifft. Aber schließlich sind Sie es, die das Kind zur Welt bringt.

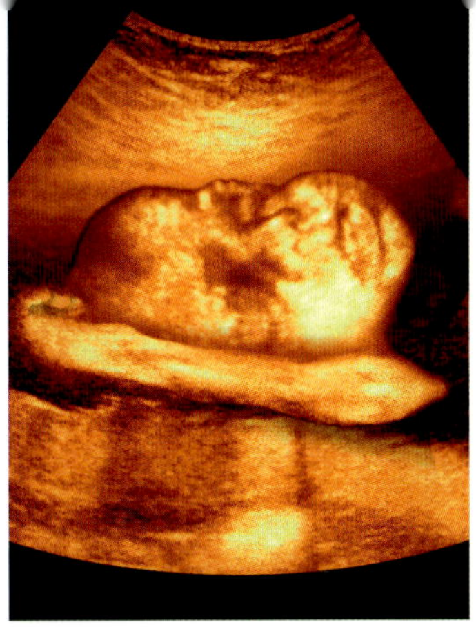

Ihr Baby wiegt nun ungefähr 1900 Gramm und ist circa 43 Zentimeter lang. Babys reagieren beim Ultraschall oft auf die Berührung des Bauches durch den Schallkopf. Hier bevorzugt das Kind seinen Erholungsschlaf.

225. TAG

SSW 32+1 *{Noch 55 Tage}*

Wie sich Ihr Körper verändert

Gegen Ende der Schwangerschaft lagert sich bei vielen Frauen Wasser im Gewebe ein, es bilden sich vermehrt Ödeme (Seite 236). Trinken Sie mehr, da Wassermangel diesen Zustand verschlimmern kann. In den letzten Wochen der Schwangerschaft ist es zudem wichtig, die Verdauung anzuregen, indem Sie sich ballaststoffreich ernähren.

Die geringste Anstrengung kann Sie nun außer Atem bringen. Je größer Ihr Bauch wird, desto kurzatmiger werden Sie. Kein Wunder, das große Baby drückt gewaltig gegen das Zwerchfell, ein Muskel am Rippenbogen, der die Atmung unterstützt. Machen Sie trotzdem weiter Sport, allerdings ohne sich zu verausgaben. Schwangerschaftsyoga, Walken, Spazierengehen und Schwimmen sind für die letzten Wochen ideal. Trainieren Sie vor allem weiterhin Ihren Beckenboden (ab Seite 150). Denn während der Schwangerschaft wird dieser immer weicher.

Suchen Sie das Gespräch mit Ihrem Partner, Ihrer Familie und Ihren Freunden, um über die Zeit nach der Geburt zu reden. Äußern Sie Ihre Sorgen und Wünsche. Sie werden sehen, dass man Ihnen viel Unterstützung anbieten wird.

Kleine Wucherungen im Zahnfleisch

Im letzten Drittel der Schwangerschaft treten manchmal hormonell bedingt blutgefäßreiche Gewebewucherungen im Zahnfleisch zwischen den Zähnen auf (Schwangerschaftsepuliden). Sie müssen zahnärztlich behandelt werden.

Auch auf dem Zahnfleisch können kleine Bläschen oder Knoten auftreten. Sie bemerken dann, dass es beim Zähneputzen blutet und die Partie schmerzt. Diese sogenannten Aphthen oder Granulome sind harmlos und nach der Geburt verschwinden sie wieder. Zum momentanen Zeitpunkt aber können sie durchaus unangenehm sein. Massieren Sie Ihr Zahnfleisch mit Mundbalsam® oder spülen Sie mit einer Ratanhia-Myrrhen-Tinktur®. Verwenden Sie außerdem Solezahnpasta® für die Zahnpflege. Spezielle Bürsten zur täglichen Reinigung der Zunge reduzieren nach Studien die Keimbesiedelung im Mundraum. Wirklich wichtig ist die Sanierung der Mundflora vor der Geburt Ihres Kindes (und das bei beiden Elternteilen), um die Übertragung von Karies erzeugenden Bakterien durch Speichel auf Ihr Baby zu vermeiden.

AUS WISSENSCHAFT UND FORSCHUNG

WIE VERGESSLICH SIND SCHWANGERE?

Es ist ein reines Klischee, dass Schwangere vergesslicher sind als andere Frauen. Eine australische Untersuchung räumt mit dem Vorurteil auf. Die Wissenschaftler hatten Frauen nicht nur während der Schwangerschaft, sondern auch in den Lebensphasen davor und danach beobachtet. Und sie konnten keinerlei kognitive Unterschiede feststellen. Was allerdings stimmt: Frauen ändern während der Schwangerschaft häufig ihren Fokus und widmen ihrer Arbeit weniger Aufmerksamkeit, schreiben die Forscher. Ein geistiges Defizit bedeute dies aber nicht.

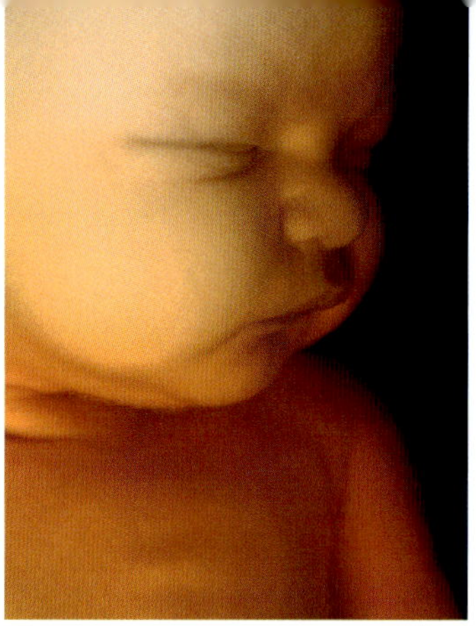

Der Schlaf des Babys besteht zur Hälfte aus Tiefschlaf und einige Zeit aus REM-(Rapid-Eye-Movement-)Phasen, in denen Wissenschaftler sehr hohe Gehirnaktivität nachweisen konnten.

226. TAG

SSW 32+2 *{Noch 54 Tage}*

Guter Schlaf macht sich rar

Gegen Ende der Schwangerschaft klagen Frauen wieder vermehrt über Schlafstörungen. Es ist also nicht ungewöhnlich, wenn Sie wieder mit einem aufregenden »Kopfkino« wach im Bett liegen. Auch Ihr Baby kann die Ursache dafür sein, dass Sie nicht schlafen können. Es hat zum einen viel kürzere Wach- und Schlafphasen als Sie, zum anderen wachen Babys generell oftmals dann auf, wenn ihre Mama gerade schlafen will. Anstatt sich darüber zu ärgern, sollten Sie diese Beschwerden lieber als »Training« für das Leben mit dem Baby betrachten. Ihr Kind wird auch nachts nach Ihrer Brust oder einer Flasche verlangen, eine neue Windel brauchen und ein bisschen herumgetragen werden wollen.

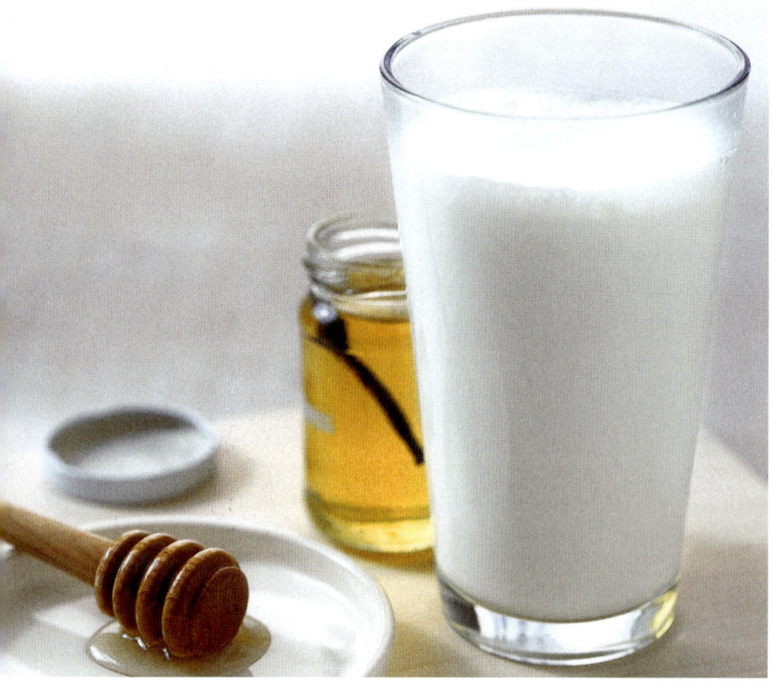

Trinken Sie abends warme Milch mit Honig – aber nur ein Glas, sonst meldet sich nachts die Harnblase.

Trotzdem gibt es ein paar Tipps, die helfen können, die Nachtruhe wiederzufinden:

- Falls Sie Magnesium oder ein Kalzium-Magnesium-Präparat gegen Wadenkrämpe einnehmen, schlucken Sie dieses am besten gegen Abend. Denn die Mineralstoffe wirken entspannend.
- Nehmen Sie bei Schlafstörungen abends ein warmes Entspannungsbad.
- Verzichten Sie abends auf schwarzen Tee, Kaffee, Cola oder sonstige koffeinhaltige Getränke.
- Befolgen Sie ein für Sie angenehmes Zubettgehritual. Routinen sind nicht nur für kleine Kinder gut!
- Essen Sie nicht zu schwer, die Speisen würden Ihnen nachts nur im Magen liegen.
- Gehen Sie abends noch einmal an die frische Luft. Gönnen Sie sich auch tagsüber ausreichend Bewegung, dann ist Ihr Körper abends eher müde.
- Machen Sie regelmäßig Yoga- und/oder Entspannungsübungen.
- Sorgen Sie für frische Luft im Schlafzimmer (Stoßlüften vor dem Schlafengehen).
- Versuchen Sie mithilfe mehrerer Kissen oder eines Stillkissens, eine bequeme Seitenlage zu finden, die Ihnen das Einschlafen erleichert.
- Bitten Sie Ihren Partner, Ihnen Rücken, Füße und Schultern zu massieren.
- Nehmen Sie keine Schlafmittel, sondern trinken Sie abends zur Entspannung eine Tasse Kräutertee. Schauen Sie aber immer genau auf die Inhaltsstoffe. Bewährt und unbedenklich sind Himbeerblätter, Kamille, Melissenblätter und Pfefferminze.

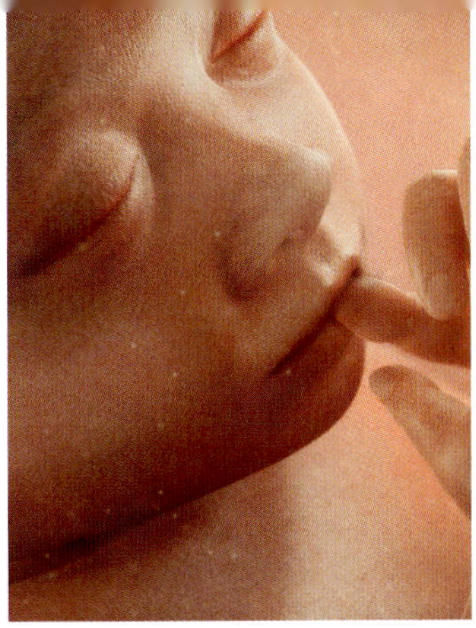

Die Haut Ihres Babys ist weniger gerötet und glättet sich, weil etwas mehr Fettgewebe unter der Haut eingelagert wird. Das lässt seine Körpertemperatur um bis zu ein Grad höher steigen als die seiner Mutter.

227. TAG

SSW 32+3 *{Noch 53 Tage}*

Wo soll mein Kind zur Welt kommen?

Die meisten Eltern wünschen sich für ihr Kind eine rasche, komplikationslose und natürliche Geburt. Sehr viele Frauen können ihre Kinder tatsächlich auf diese Weise zur Welt bringen. Es gibt aber Umstände oder Erkrankungen, die eine unterstützte Geburt zwingend erforderlich machen. Darüber hinaus stellt sich immer auch die Frage, welche Bedeutung Sicherheit und eine entspannende Atmosphäre für Sie haben. Manche Frauen können sich nicht vorstellen, ihr Kind außerhalb ihrer vertrauten Umgebung zu gebären. Andere empfinden ein Perinatalzentrum, in dem alle medizinischen Techniken zur Verfügung stehen und eine Neugeborenenintensivstation angeschlossen ist, als beruhigend.

Wenn Sie selbst (noch) keine Vorstellung davon haben, wo Ihr Kind zur Welt kommen soll, werden Ärztinnen und Hebammen Sie gerne dazu beraten. Schließlich kennen sie die verschiedenen Angebote und Möglichkeiten in Ihrer Umgebung am besten. Vertrauen Sie bei der Wahl von Geburtsort und Geburtsart auch dem Urteil Ihrer medizinischen Helfer.

Das spricht für eine Klinikgeburt

Sie sollten auf jeden Fall zur Geburt in eine Klinik gehen, wenn in Ihrer Vorgeschichte folgende Probleme aufgetreten sind:

- Vorzeitige Plazentalösung
- Hoher Blutverlust nach der Geburt
- Kaiserschnitt ohne vaginale Geburt bei vorangegangenen Schwangerschaften
- Gebärmutterkomplikationen (wie zum Beispiel Myom-Operationen)
- Schwere Geburtsverletzungen

Genauso sind Sie in der Klinik richtig aufgehoben, wenn während der Schwangerschaft und kurz vor oder während der Geburt folgende Komplikationen auftraten oder auftreten, wie:

- Erkrankungen wie Blutgerinnungsstörungen, behandlungsbedürftiger Diabetes, akute Infektionen
- Plazentainsuffizienz mit Mangelentwicklung des Babys
- Mehrlinge
- Schwangerschaftsspezifische Erkrankungen wie schwangerschaftsbedingter Bluthochdruck, Präeklampsie oder HELLP-Syndrom
- Drogenabhängigkeit
- Das Baby liegt in Steiß- oder Querlage
- Blasensprung ohne Wehentätigkeit mit Farbwechsel des Fruchtwassers (grün oder rot)
- Vorzeitiger Blasensprung über zwölf Stunden ohne Geburtsbeginn
- Geburt vor der 37. Schwangerschaftswoche
- Blutungen in der Eröffnungsphase
- Verdacht oder Anzeichen einer Infektion der Eihäute
- Extrem langsamer Geburtsverlauf
- Sauerstoffunterversorgung des Babys
- Vorzeitige Plazentalösung
- Starke wehenunabhängige Schmerzen, wie zum Beispiel bei einer Uterusruptur
- Sehr starke Kreislaufprobleme

Außerklinische Geburt

In den letzten 30 Jahren wurden eine Reihe von Einrichtungen aufgebaut, die Geburten in einer persönlichen, nicht-klinischen Atmosphäre begleiten, aber dennoch eine gute Infrastruktur bieten. Hierzu gehören in erster Linie die von Hebammen geleiteten Geburtshäuser, die es mittlerweile in jeder größeren Stadt gibt. Mehr dazu erfahren Sie auf Seite 309.

228. TAG

SSW 32+4 *{Noch 52 Tage}*

Die Geburtsklinik

Die meisten Kinder in Deutschland (2017 waren es über 98,4 Prozent) kommen in einer Klinik zur Welt. Werdende Eltern wünschen sich eine Umgebung, die ihnen Sicherheit bietet. Gleichzeitig ist die Mehrheit der Meinung, eine Geburt stelle das größte Risiko im Leben dar. Wo sonst als in einer Klinik könnte man besser damit umgehen? Nur eine verhältnismäßig kleine Gruppe von Eltern sieht in der Ankunft eines Babys einen natürlichen Vorgang, bei dem jeder Eingriff von außen eher schadet als nutzt. Wie Sie es auch sehen mögen, es ist wirklich wunderbar, dass wir in diesem Teil der Welt leben. Sie können wählen und alle Geburtsorte arbeiten nach Qualitätskriterien, die Sie auf dem Weg in eine glückliche Elternschaft begleiten wollen.

Die Geburtsräume

In manchen Kliniken findet man noch den klassischen klinischen Kreißsaal der 50er-Jahre des letzten Jahrhunderts – steril, ungemütlich und bis zur Decke gekachelt. Doch in den letzten Jahren versuchen Hebammen und Ärztinnen immer mehr, auch im Krankenhaus eine individuelle Geburtssituation zu ermöglichen und die klinische Atmosphäre abzumildern. Was sich nicht geändert hat: In Kliniken arbeiten viele Hebammen im Schichtdienst. Will das Baby nicht allzu schnell auf die Welt, hat man es also unter Umständen mit verschiedenen Begleiterinnen zu tun. In manche Krankenhäuser können Sie aber auch Ihre persönlich ausgewählte Hebamme mitbringen, die dann als sogenannte Beleghebamme die Geburt von Anfang bis zum Ende begleitet. In der Regel arbeitet eine Beleghebamme freiberuflich und kann sich bereits in der Schwangerschaft und in den meisten Fällen auch im Wochenbett um Sie und Ihr Baby kümmern.
Mittlerweile ist es praktisch überall selbstverständlich, dass Mutter und Kind nach der Geburt gemeinsam untergebracht werden (Rooming-in). Allerdings ist die Organisation auf Wochenbettstationen ganz unterschiedlich geregelt.

Die medizinische Betreuung

In einer Klinik sind Eingriffe unter ärztlicher Leitung jederzeit und unmittelbar möglich. Das kann im unwahrscheinlichen Fall einer Notfallsituation günstig sein. Allerdings erfolgen Interventionen in einigen Kliniken zu häufig, wie viele Kritiker in Studien der letzten Jahre festgestellt haben.
Auch in puncto Schmerzbekämpfung hat sich in den letzten Jahren einiges getan: Inzwischen bieten viele Krankenhäuser außer den konventionellen Methoden zur Geburtserleichterung wie der Periduralanästhesie (Seite 396) auch Alternativen an, wie zum Beispiel Akupunktur.

Haus mit angeschlossener Kinderklinik

Viele vorübergehende Probleme der Babys nach der Geburt, wie zum Beispiel eine Neugeborenengelbsucht oder Blutzuckerschwankungen, können bei einer »normalen« Klinikgeburt meist vor Ort behandelt werden. Nur bei ernsthaften Erkrankungen oder anhaltenden Beschwerden muss das Kind in eine Kinderklinik verlegt werden. Wenn Sie von vornherein mit solchen Komplikationen rechnen, empfiehlt es sich daher, sofern möglich in einer Klinik mit angeschlossener Kinderklinik zu gebären. Dadurch ist Hilfe schneller möglich und Mutter und Kind sind zumindest im selben Haus untergebracht.
Aber auch Schwangere, deren Kinder erst einmal kein erkennbares Risiko tragen, fühlen sich in diesen Einrichtungen oftmals besonders sicher. Ihnen hilft die Gewissheit, dass alle technischen Möglichkeiten vorhanden sind, um gegebenenfalls helfend in den Geburtsverlauf einzugreifen, und dass das Kind in der Kinderklinik versorgt oder behandelt werden kann, wenn es sein muss.
Ein Wermutstropfen: Entsprechende Häuser finden sich vor allem in großen Städten. Für Schwangere vom Land oder aus einer Kleinstadt sind sie meist zu weit entfernt, sodass diese Frauen dort meist nur dann Kinder zur Welt bringen, wenn sie noch in der Schwangerschaft eingewiesen wurden.

229. TAG

SSW 32+5 *{Noch 51 Tage}*

Das Geburtshaus

Wenn Sie zur Geburt des Babys nicht in eine Klinik gehen möchten, sich aber auch keine Hausgeburt vorstellen können, dann bleibt die wunderbare Alternative der Geburtshäuser. Diese Einrichtungen werden von Hebammen geleitet und sind in der Regel mit allen üblichen Notfallapparaturen und Diagnosegeräten ausgestattet, die für eine normale Geburt benötigt werden. Manchmal gehören auch Ärztinnen zum Team. Die Sicherheit, das zeigen Auswertungen von Statistiken der letzten zehn Jahre, ist etwa gleich hoch wie in einer Klinik.

Im Geburtshaus wird viel Wert auf eine persönliche Betreuung und einen so weit wie möglich natürlichen Geburtsablauf gelegt. Zu den Aufnahmekriterien gehört zudem, dass weder Schwangere mit 40 noch Frauen mit vorzeitigen Wehen automatisch als »Risikopersonen« angesehen werden. Im gemeinsamen Gespräch finden werdende Eltern und Hebammen heraus, ob eine außerklinische Geburt die richtige Wahl ist. Jede Frau wird dabei ganz individuell in ihrer Situation beurteilt. Kaiserschnitt, Saugglocken- oder Zangenentbindungen können im Geburtshaus nicht durchgeführt werden. Sollte es zu ernsten Problemen kommen, wird die Gebärende in ein Krankenhaus verlegt.

Es gibt auch Praxen und Geburtshäuser, in denen Hebammen und Ärzte zusammenarbeiten, wie zum Beispiel auf einem Klinikgelände mit geburtshilflicher Abteilung. Eine 1:1-Betreuung ist dort jedoch nicht in allen Fällen gewährleistet, obwohl die Schwangeren schon vor der Geburt alle Hebammen der meist kleinen Teams kennenlernen. Dafür sind in solchen Kliniken und ärztlichen Praxen oft auch Notfalleingriffe unter ärztlicher Leitung möglich. Da Geburtshäuser oft früh ausgebucht sind, ist eine Anmeldung in der Frühschwangerschaft sinnvoll.

GUT ZU WISSEN

AMBULANTE GEBURT

Bei einer ambulanten Geburt nehmen Sie die medizinische Versorgung während der Geburt in einer Geburtsklinik oder einem Geburtshaus in Anspruch und gehen drei bis fünf Stunden danach mit Ihrem Baby nach Hause. Der große Vorteil dabei ist, dass Sie sich ungestört von Krankenhausroutinen in vertrauter Umgebung erholen können. Sie brauchen dann aber für die Wochenbettzeit eine Hebamme, die Sie täglich besucht, und eine Kinderärztin, die die zweite Vorsorgeuntersuchung des Babys zwischen dem dritten und zehnten Lebenstag durchführt, vielleicht sogar bei Ihnen zu Hause. 36 bis 72 Stunden nach der Geburt sollte zudem eine Screening-Untersuchung auf Stoffwechselerkrankungen erfolgen. Dafür wird dem Baby etwas Blut aus der Ferse entnommen. Dies geschieht entweder im Rahmen der zweiten Vorsorgeuntersuchung oder Ihre Hebamme übernimmt die Blutentnahme.

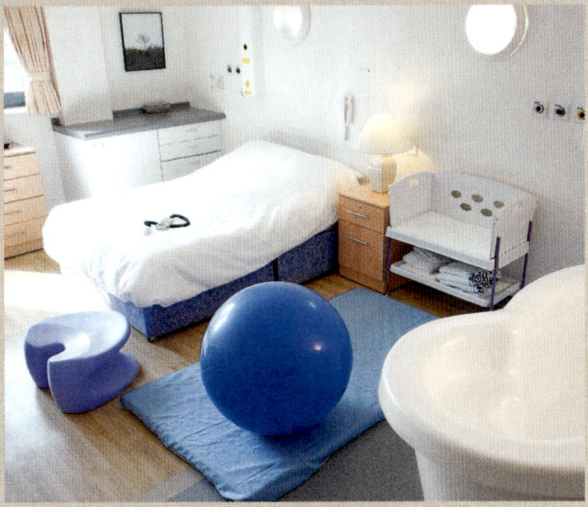

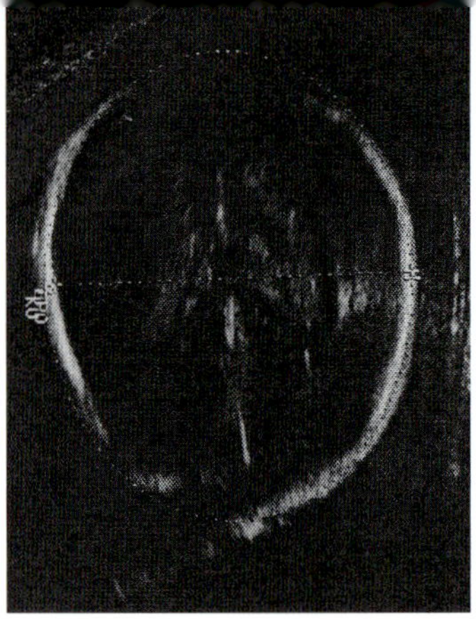

Umfang und Querdurchmesser des Köpfchens werden bei zwei der drei empfohlenen Ultraschalluntersuchungen ermittelt, um festzustellen, ob das Baby sich gut entwickelt hat.

230. TAG

SSW 32+6 *{Noch 50 Tage}*

Der Hebammenkreißsaal

Den hebammengeleiteten Kreißsaal, der von der Anmeldung bis zur Versorgung im Wochenbett von Hebammen organisiert wird, gibt es in Deutschland seit 2003. Allerdings gab es 2025 trotz wachsender Tendenz erst 61 solcher Einrichtungen in Geburtskliniken. Dabei liegen die Vorteile auf der Hand: Die Hebammen wollen ihren Frauen eine selbstbestimmte Geburt in einer ruhigen und entspannten Atmosphäre ermöglichen. Zugleich ist alles vor Ort, wenn aus medizinischen Gründen entsprechende Maßnahmen notwendig sein sollten, die nur in einer gut ausgestatteten Klinik erfolgen können.

Am King's College in London wurden insgesamt 13 Studien mit mehr als 16 200 Schwangeren aus Australien, Kanada, Großbritannien und Irland genauer unter die Lupe genommen. Geprüft wurde, welche Auswirkungen eine kontinuierliche Betreuung durch eine Hebamme im Vergleich zu anderen Formen der Betreuung auf Mutter und Kind hat. Der Studie zufolge profitieren Frauen und Kinder in mehreren Punkten deutlich von der ausschließlichen Betreuung durch Hebammen. So war zum Beispiel signifikant seltener eine Epidural- oder Spinalanästhesie erforderlich. Zudem reduziert sich das Risiko für Frühgeburten vor der 37. Woche um 23 Prozent, wenn die Schwangeren kontinuierlich von Hebammen versorgt werden. Nach bisherigen Studienergebnissen wird im hebammengeleiteten Kreißsaal deutlich seltener mit medizinischen Mitteln (wie Wehenmittel, Dammschnitt oder Saugglocke) eingegriffen als in ärztlich geleiteten Abteilungen. Und sollten doch Komplikationen auftreten, ist sofort eine Ärztin zur Stelle.

WIE LIEGT DAS BABY?

Falls Sie (noch) Schwierigkeiten haben, von außen einzelne **Körperteile** wie kleine Füße, Hände oder Ellbogen zu **erkennen** oder zu fühlen, wird Ihre Hebamme Ihnen gern dabei helfen zu **ertasten,** wie Ihr Baby im Bauch liegt.

GUT ZU WISSEN

DEN WEG ZUM GEBURTSORT ÜBEN

Falls Sie Ihr Baby nicht zu Hause zur Welt bringen, sollten Sie den Weg zum Geburtsort gemeinsam mit Ihrem Partner mindestens einmal gefahren sein, damit Sie wissen, ...

- wie lange Sie dorthin brauchen,
- wo Sie parken können und
- wo sich die Geburtsräume befinden.

Nutzen Sie dabei gleich die Gelegenheit, Kontakt zu den dort arbeitenden Menschen aufzunehmen und eventuell Informationsblätter mitzunehmen. Es ist besser, sich diese jetzt in aller Ruhe durchzulesen, als während der Wehenarbeit. Sicher haben Sie auch die Möglichkeit, noch Fragen zum üblichen Geburtsablauf zu stellen. Krankenhäuser und Geburtshäuser bieten zudem Informationsabende an, die einen Einblick in die Leistungen und die Atmosphäre des Geburtsorts geben.

231. TAG

SSW 33+0 *{Noch 49 Tage}*

Die Hausgeburt

Heute gibt es in Deutschland nur noch sehr wenige Hausgeburten oder überhaupt außerklinische Geburten (unter zwei Prozent), obwohl bei einer unkompliziert verlaufenden Schwangerschaft, wenn Mutter und Kind wohlauf sind, die Hausgeburt durchaus eine Alternative zum Krankenhausaufenthalt darstellt. Einige Studien zeigen, dass Haus- und Klinikgeburten bei gesunden Frauen gleich sicher sind. In den Niederlanden etwa sind auch heutzutage noch 20 bis 30 Prozent aller Geburten Hausgeburten. Zu den klaren Vorteilen der Hausgeburt gehört zum einen die direkte und persönliche Beziehung zwischen der Hebamme und der schwangeren Frau, zum anderen die familiäre Atmosphäre während der Geburt. Durch eine enge Betreuung und regelmäßigen Kontakt kann über Monate zwischen der Hebamme, der Schwangeren und deren Familie ein vertrauensvolles Klima und für Sie das Gefühl der Geborgenheit entstehen. Dies kann sich positiv auf den Verlauf der Geburt auswirken, was wiederum die Wahrscheinlichkeit für Komplikationen während der Geburt verringert. Ihre Hebamme wird mit Ihnen gemeinsam auch sorgfältig prüfen, ob es körperliche, seelische oder medizinische Gründe gibt, die gegen eine Hausgeburt sprechen könnten. Sie ist sieben Tage in der Woche 24 Stunden in Rufbereitschaft und wird zur Geburt medizinische Geräte zur Überwachung der Herztöne des Babys und zur eventuellen Sauerstoffversorgung des Neugeborenen nach der Geburt mitbringen.

Selbstvertrauen und gute Begleitung

Mit die wichtigste Voraussetzung für die Geburt zu Hause ist ein sicheres Vertrauen in den eigenen Körper und die eigenen Kräfte. Wenn Sie eine Hausgeburt planen, ist es zudem besonders wichtig, sich sehr früh um eine Hebamme zu bemühen. Wünschenswert ist dann auch die Begleitung einer Ärztin in der Schwangerschaft, die nicht nur mit negativer Sicht auf Ihr Vorhaben schaut, sondern Sie unterstützen kann, wenn aus medizinischen Gründen nichts dagegen spricht, dass Sie Ihr Kind in den eigenen vier Wänden zur Welt bringen.

Hausgeburtshebammen kennen ihre Grenzen, sind vorsichtig und reagieren sehr verantwortlich auf Gefahrenzeichen, so dass eine erhöhte Sterblichkeit insbesondere in Deutschland nicht beobachtet wurde. Bei unerwarteten schweren Komplikationen während der Geburt ist jedoch eine Verlegung in eine Klinik notwendig. Genauso müssen Neugeborene mit Problemen sofort in eine Kinderklinik transportiert werden. In der Regel kann die Mutter sich dann mit dort aufnehmen lassen.

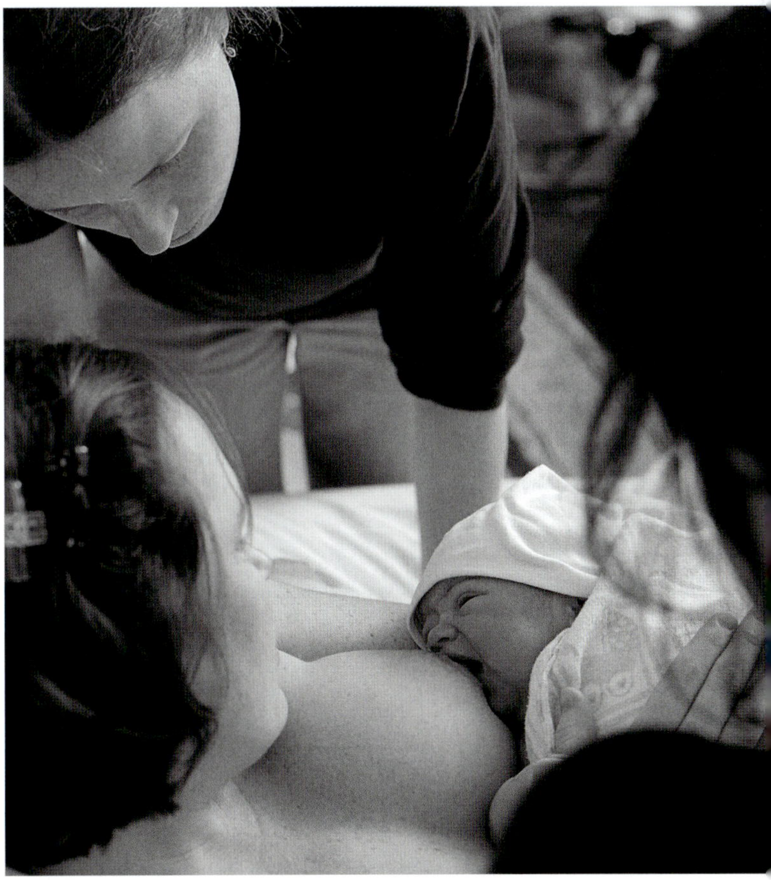

Zu Hause fällt es leicht, eine intime Atmosphäre zu schaffen, in der das Kind in Ruhe ankommen kann.

WISSEN SPEZIAL

DIE ERSTAUSSTATTUNG FÜRS BABY

Eigentlich brauchen Babys gar keine große Ausstattung. Trotzdem scheint gerade das Angebot für die jüngsten Erdenbürger schier unüberschaubar. Viele werdende Mütter (und auch Väter, Großeltern sowie Freunde der Schwangeren) sind erst einmal entzückt über die vielen »Kleinigkeiten«. Was man aber tatsächlich braucht, hält sich im Rahmen. Falls Sie sich noch in der Ausbildung befinden, studieren, Arbeitslosengeld II bekommen oder Sozialgelder empfangen, sollten Sie mit der Anschaffung von Babysachen noch warten. Sie haben eventuell Anspruch auf sogenannte »Einmalige Beihilfen«, eine einmalige Leistung für Babyausstattung, Kinderbett, -wagen und Schwangerschaftskleidung. Sie können dieses Geld über die Schwangerenberatungsstellen beantragen.

Wählen Sie Babykleidung aus einem Material, das sich gut waschen lässt und schnell trocknet (nicht aus Polyester). Das ist einfach und praktisch, wenn einmal etwas ausläuft. **Ganz wichtig:** Waschen Sie alles Neugekaufte vor dem Tragen mindestens zweimal mit Waschmittel, aber ohne Weichspülmittel, weil die vielen chemischen Inhaltsstoffe die empfindliche Haut Ihres Babys reizen oder sogar Allergien hervorrufen können.

So süß die winzigen Treter auch aussehen mögen: Babys brauchen keine Schuhe. Die sind erst nötig, wenn Ihr Kind laufen kann. Die Knochen Ihres Kindes sind noch weich; muss es zu früh Schuhe tragen, könnten die Füße Schaden nehmen und sich verformen. Allerdings können bei Winterbabys gefütterte »Pantoffeln« aus weichem Leder oder dickem Vliesstoff die Füße schön warm halten.

Frühlings- und Sommerbabys

- 4 Baumwollbodys mit kurzem Arm, seitlich zu binden und im Schritt zu knöpfen, damit sie nicht über den Kopf gezogen werden müssen
- 2 Baumwollbodys mit langem Arm (wie Kurzarm)
- Falls Sie mit Stoffwindeln wickeln: 6 Hemdchen und entsprechend Ihrem Windelsystem 2 bis 6 Hosen, die das Windelpaket zusammenhalten
- 6 dünne Strampler, möglichst mit Füßen, weil die sonst benötigten Socken am Bein einschneiden
- 4 Jäckchen oder leicht zu öffnende langärmelige Pullis aus Baumwolle oder ähnlichem Material
- 2 Jäckchen oder leicht zu öffnende Pullis mit kurzem Arm (Material wie Langarm)
- 2 Paar warme Söckchen (für Babys mit geringem Gewicht und kleine »Frostbeulen«)
- 1 Ausgehjacke aus etwas dickerem Material
- 2 dünne Baumwollmützen
- 1 Sonnenhut
- 1 dünnere Decke zum Einschlagen, wenn Sie Ihr Baby aus dem Bett genommen haben

Herbst- und Winterbabys

- 6 Baumwollbodys mit langem Arm, seitlich zu binden und im Schritt zu knöpfen, damit sie nicht über den Kopf gezogen werden müssen
- Falls Sie mit Stoffwindeln wickeln: 6 Hemdchen und entsprechend Ihrem Windelsystem 2 bis 6 Hosen, die das Windelpaket zusammenhalten
- 6 dickere Strampler, möglichst mit Füßen, weil die sonst benötigten Socken am Bein einschneiden
- 2 Paar warme Söckchen

• 6 Jäckchen oder leicht zu öffnende Pullis mit langem Arm aus dickerer Baumwolle oder anderem wärmenden Material
• 1 Ausgehjacke aus etwas dickerem Material
• 1 Winteranzug (Overall)
• 2 dünne Baumwollmützen
• 2 warme Mützen
• 1 Schal oder Halstuch
• 2 Paar Handschuhe (ein Paar verlieren alle!)
• 1 dickere Decke zum Einschlagen, wenn Sie Ihr Baby aus dem Bett genommen haben
• Fußsack für den Kinderwagen

Alles für die Babypflege

Für die tägliche Pflege des neuen Familienmitglieds braucht man im Prinzip nur wenige Dinge:
• Windeln in der passenden Größe, entweder Wegwerfwindeln oder 23 bis 30 Stoffwindeln
• Waschschüssel und Waschlappen; lauwarmes Wasser reizt die Haut nicht so sehr wie Feuchttücher, deren Inhaltsstoffe zu Rötungen und Entzündungen führen können und die zudem am Babypo immer kalt sind, was die Kleinen gar nicht mögen.
• Babyöl für die Babymassage; bevorzugt Öle ohne eine lange Liste von Zusatzstoffen
• Wundschutzcreme für wunde Pos; bewährt haben sich Zinksalben aus der Apotheke, die Sie bei Bedarf ganz dünn auftragen sollten, damit die Haut noch atmen kann.
• 2 große Handtücher fürs Baden
• 1 Badethermometer
• 1 Fieberthermometer
• Eventuell eine Babybadewanne oder einen Badeeimer; am schönsten wird es Ihr Baby aber finden, wenn es gemeinsam mit Mama oder Papa in der großen Wanne baden darf.

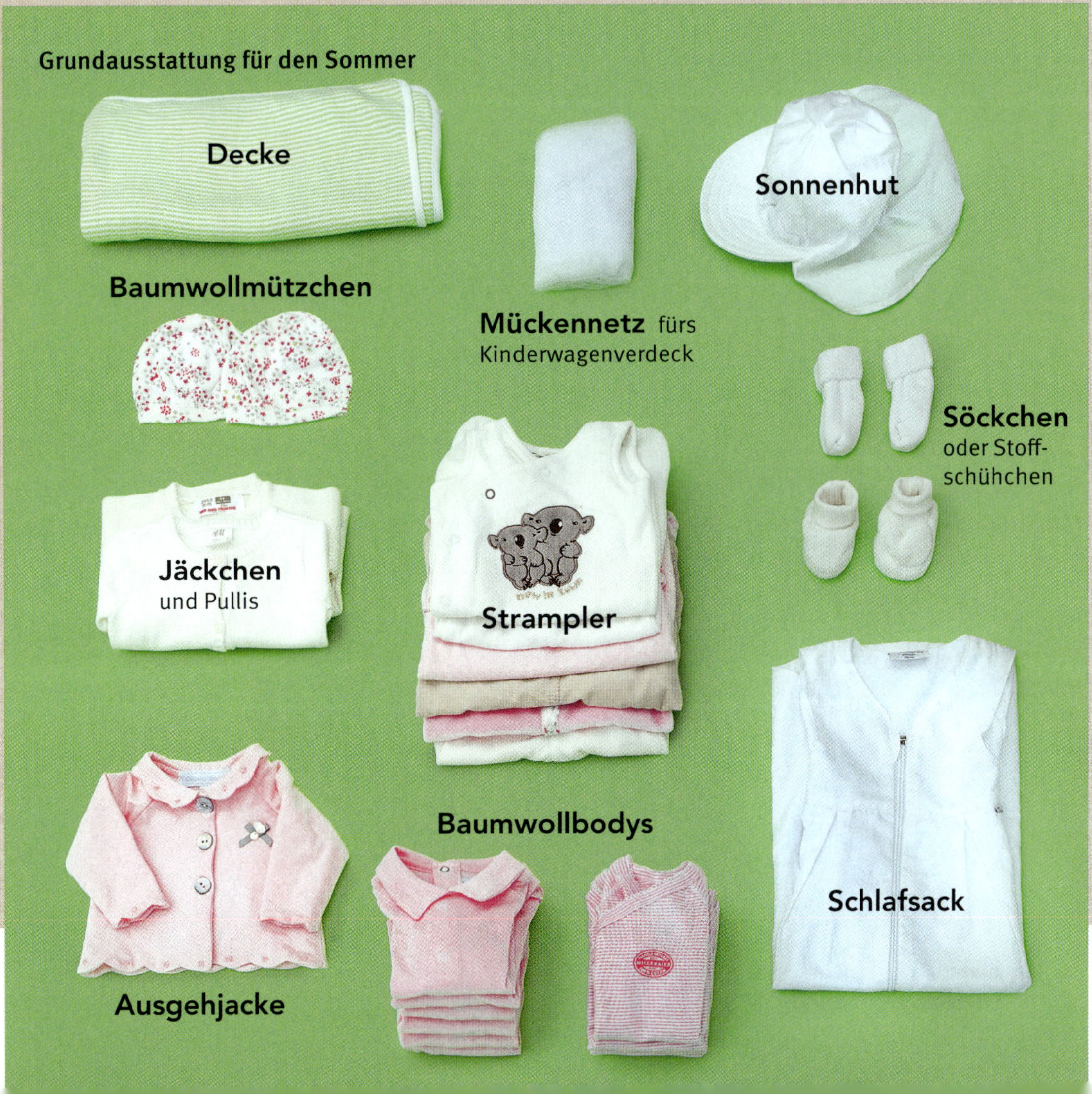
Grundausstattung für den Sommer
Decke
Sonnenhut
Baumwollmützchen
Mückennetz fürs Kinderwagenverdeck
Söckchen oder Stoffschühchen
Jäckchen und Pullis
Strampler
Baumwollbodys
Schlafsack
Ausgehjacke

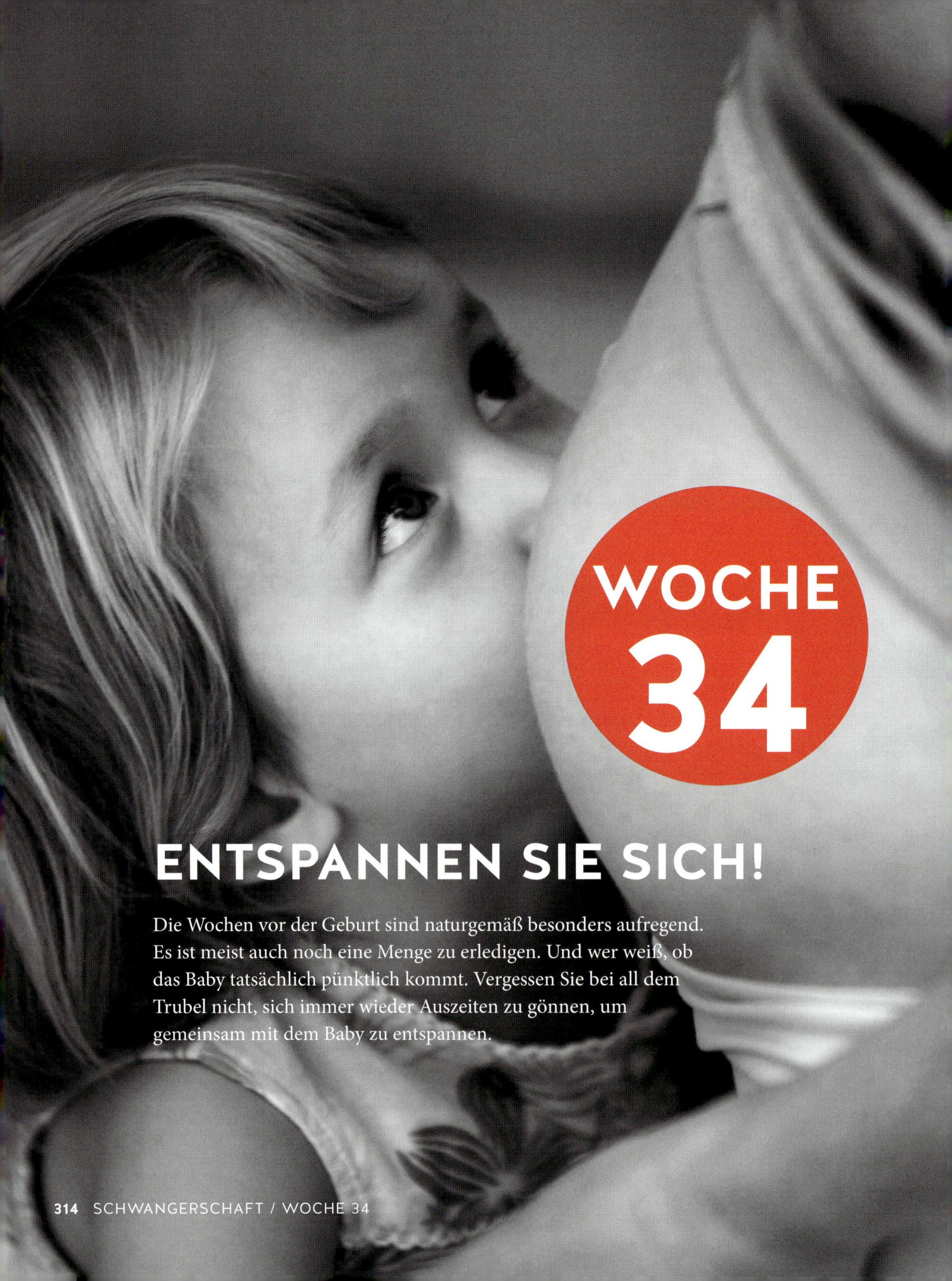

WOCHE 34

ENTSPANNEN SIE SICH!

Die Wochen vor der Geburt sind naturgemäß besonders aufregend. Es ist meist auch noch eine Menge zu erledigen. Und wer weiß, ob das Baby tatsächlich pünktlich kommt. Vergessen Sie bei all dem Trubel nicht, sich immer wieder Auszeiten zu gönnen, um gemeinsam mit dem Baby zu entspannen.

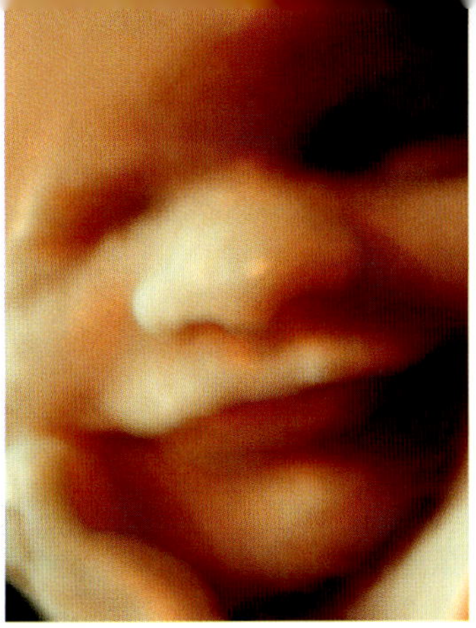

In der 34. Schwangerschaftswoche ist Ihr Baby etwa 44 Zentimeter lang und hat ein Gewicht von circa 2100 Gramm. Es wird etwas rundlicher. Das Baby auf diesem Bild scheint sich gerade sehr wohl zu fühlen.

232. TAG

SSW 33+1 *{Noch 48 Tage}*

Wie sich Ihr Körper verändert

Das obere Ende der Gebärmutter ist jetzt ungefähr 12 bis 13 Zentimeter oberhalb des Nabels und die Menge des Fruchtwassers erreicht in dieser Woche ihren Höchstwert, um sich dann bis zum Termin langsam wieder zu reduzieren. Ihr Baby nimmt ab jetzt Woche für Woche etwa 200 Gramm zu und der Bauch wird so rund, dass es schwerfällt, normale Portionen zu essen. Denn der Magen liegt oberhalb des höchsten Randes der Gebärmutter. Durch den Druck von unten öffnet sich häufig auch noch der obere Schließmuskel des Magens leichter, wodurch vermehrt Magensäure in die Speiseröhre steigt und Sodbrennen verursacht. Nehmen Sie am besten häufiger am Tag kleine Snacks zu sich anstelle dreier großen Hauptmahlzeiten.

So manche Frau befürchtet, dass ihr Becken nicht groß genug ist und das Baby bei der Geburt nicht durchtreten kann. In den meisten Fällen sind diese Sorgen jedoch unbegründet. Auch wenn Sie sehr schlank und schmal gebaut sind: Zum einen kommt es nicht auf Ihre äußere Form an, sondern auf die Größe und Form Ihres inneren kleinen Beckens, zum anderen spielt auch die Relation von Größe und Gewicht des Babys zum Becken eine Rolle. Und zum Glück »passen« die meisten Babys gut zur Statur ihrer Mütter. Außerdem können sich selbst bei einem 4000-Gramm-Baby die Schädelnähte bei der Geburt durch die Druckverhältnisse übereinanderschieben, sodass es bestens durch das Becken hindurchrutscht. Falls Sie sich um Ihre Beckengröße Gedanken machen, sprechen Sie ruhig Ihre Frauenärztin darauf an. Gegebenenfalls wird sie bei einer Ultraschalluntersuchung die Größenverhältnisse von Baby und Becken anschauen. Fast immer wird sie Sie dann beruhigen können.

LINEA NIGRA

Spätestens in dieser Woche werden Sie die Linea nigra entdecken, eine **dunkle Linie**, die von oben nach unten mittig über Ihren Bauch verläuft. Die Hautveränderung ist wie so vieles **hormonbedingt** und verschwindet nach der Geburt wieder.

GUT ZU WISSEN

SCHWANKENDE GEMÜTSLAGEN

Ihre Gefühle können in diesen Wochen wieder recht wechselnd sein. Bei Schwangeren in einem Beschäftigungsverhältnis beginnt der Mutterschutz und es bleibt nun endlich genügend Zeit und Raum, sich mit der Tatsache auseinanderzusetzen, dass Babys Ankunft nicht mehr lange dauern wird. Es ist vollkommen normal, wenn Sie bei einem ersten Baby jetzt, wie vielleicht schon zu Anfang der Schwangerschaft, darüber nachdenken, was es für Sie bedeutet, die Verantwortung für dieses neue Leben zu tragen. Wie werden Sie sich als Mutter fühlen? Wie mag die Geburt werden? Sind Sie schon neugierig, wer da zu Ihnen kommen wird? Bald werden Sie sich von Ihrem kleinen Bauchbewohner trennen müssen. Sehen Sie dem mit Neugierde und Vorfreude entgegen oder ist Ihnen mulmig zumute? Stellen Sie sich den Fragen, die Sie mit sich herumtragen!

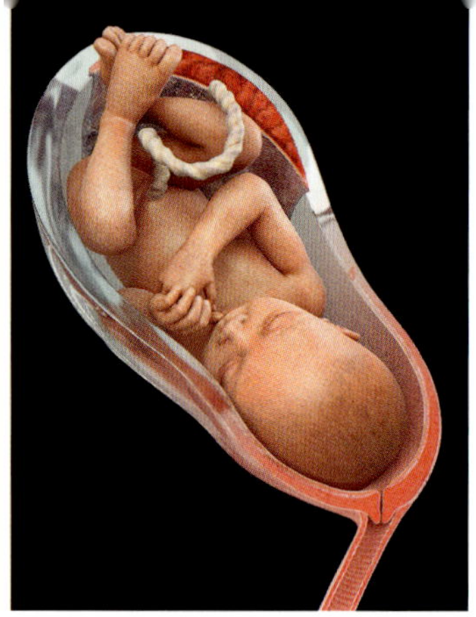

Der Platz in der Gebärmutter reicht in dieser Woche nur noch für einfache Drehungen zur Seite. Trotzdem ist das Baby aktiv und besonders nachts, wenn Sie zur Ruhe kommen, tritt und boxt es gern.

233. TAG

SSW 33+2 *{Noch 47 Tage}*

Der Körper vollbringt Höchstleistungen

Bis Ihr Baby sich ins Becken senkt, was bei Erstgebärenden in zwei bis drei Wochen der Fall sein wird, bei Zweit- und Drittgebärenden eventuell auch erst kurz vor der Geburt, können Sie immer wieder einmal das Gefühl haben, nicht mehr genug Luft zu bekommen. Der Uterus dehnt sich weiter aus und schiebt die inneren Organe zur Seite, um Platz für das Baby zu schaffen. Unter anderem ist davon auch das Zwerchfell betroffen, was dazu führt, dass die Lungenflügel etwas zusammengedrückt werden und sich beim Atemholen nicht mehr voll ausdehnen können. In den nächsten Wochen wird sich das Baby hinunter ins Becken bewegen, womit auch der Druck auf die Lunge nachlässt. In einigen Fällen ist die Atemlosigkeit auch ein Zeichen von Eisenmangel. Berichten Sie daher Ihrer Ärztin oder Hebamme bei der nächsten Untersuchung von den Beschwerden.

Ihr Herz arbeitet momentan ebenfalls auf Hochtouren. Es hat zwar genügend Platz, aber es muss eineinhalb Liter mehr Blut durch Ihren Kreislauf pumpen. Herzklopfen und ein Engegefühl in der Brust sind deutliche Anzeichen dafür, wie sehr es pumpen muss, um genügend Sauerstoff für Sie und Ihr Baby zur Verfügung zu stellen.

In der Regel tritt starkes Herzklopfen nur kurzzeitig auf, überwiegend in der Spätschwangerschaft und abends im Bett, weil Sie es in der Ruhe bewusster wahrnehmen. Herzrhythmusstörungen und häufiges Herzstolpern, das von Brustschmerzen und starker Atemnot begleitet ist, sollten immer ärztlich untersucht werden.

KEIN RISIKO EINGEHEN

Während des Schlafens können Sie den Oberkörper mithilfe von Kissen **hochlegen**, um so Druck von der Lunge zu nehmen. Fällt das Atmen sehr schwer oder kommen **asthmatische Beschwerden** hinzu, sollten Sie sofort Ihre Ärztin informieren.

GUT ZU WISSEN

DAS HILFT BEI **Atemnot**

- Legen Sie sich, wenn Ihr Herz besonders heftig klopft, kurz mit erhöhtem Oberkörper und hochgelagerten Beinen auf die Couch. In dieser Position wird die Plazenta besonders gut durchblutet und das Herz kann wieder langsamer pumpen.
- Legen Sie sich auf die linke Seite, damit Ihr Baby nicht auf die große Hohlvene drückt und dadurch die Sauerstoffversorgung für Sie beide verringert wird.
- Wenn Sie öfter aus der Puste kommen, sollten Sie überlegen, wie sich Ihr Alltag entschleunigen lässt. Gönnen Sie sich regelmäßige Auszeiten und nehmen Sie diese Beschwerde als einen guten Hinweis darauf, die Prioritäten in Ihrem Leben neu zu überdenken.
- Regelmäßige Bewegung wie Spazierengehen oder Schwimmen stabilisieren den Kreislauf und verbessern die Kondition.

234. TAG

SSW 33+3 *{Noch 46 Tage}*

Gelassene Mama, entspanntes Baby

Dass unser Körper in bestimmten Situationen mit Stress reagiert, ist ein völlig natürlicher Prozess und an sich nicht besorgniserregend. In Hinblick auf die Entwicklungsgeschichte des Menschen half diese Reaktion vor allem in akuten Gefahren beim Überleben. Denn sie aktiviert den Körper und stellt möglichst viel Energie bereit, um für einen Angriff oder eine Flucht gewappnet zu sein. Nur dadurch konnten unsere Urzeitahnen, wenn sie zum Beispiel einem wilden Tier begegneten, rasch kämpfen oder davonrennen. In beiden Fällen wurden durch die körperliche Aktion die Stressbotenstoffe, die im Körper zirkulieren, wieder abgebaut. Heutzutage mündet eine Situation, die Stress auslöst, nur noch sehr selten in körperlicher Aktivität. Daher kann sich Stress, wenn er dauerhaft anhält oder immer wiederkehrt, nachteilig auf die Gesundheit auswirken.

Die Lebensqualität im Verlauf von Schwangerschaft und Geburt stellt wichtige Weichen für eine gesunde Entwicklung Ihres Babys. Denn dessen Organismus wird in dieser Zeit regelrecht »vorprogrammiert«. Das bedeutet: Das Stressniveau einer schwangeren Frau hat langfristig auch Folgen für die Stressresistenz ihres Kindes. Wichtig ist vor allem Ihr emotionaler Zustand gleich nach der Geburt. Das Gehirn entwickelt sich sehr viel leichter, wenn das Baby in seinem Umfeld nicht Stress, Hektik und Angst, sondern Liebe und Geborgenheit spürt. Sie können zum Glück schon in der Schwangerschaft damit beginnen, Stressfaktoren vorzubeugen. Durch Geburtsvorbereitungskurse, Gespräche mit Ihrer Hebamme oder Ärztin und Informationsveranstaltungen an dem von Ihnen gewählten Geburtsort können Sie sich auf das, was auf Sie zukommen mag, einstimmen. Eine realistische Sicht auf die Geburt und das Leben mit einem Baby lässt Sie entspannter auf den neuen Lebensabschnitt schauen.

Sprechen Sie über Ihre Ängste und Sorgen mit Ihrem Partner oder einer Person aus Ihrem Freundeskreis, die ein offenes Ohr für Sie hat. Schaffen Sie sich ein Ventil und finden Sie vielleicht gemeinsam eine Lösung, die den Stress verschwinden lässt.

GUT ZU WISSEN

RECHTZEITIG ABSCHALTEN

Durch Entspannungsübungen und die intensive Beschäftigung mit dem eigenen Körper und den einzelnen Körperteilen können Sie lernen, sich selbstbewusster wahrzunehmen. Ihr Körpergefühl steigt und mit etwas Übung gelingt es Ihnen, sich gezielt zu entspannen. Sie können Verkrampfungen auch bei der Geburt entgegenwirken und somit Ihren Körper besser steuern. Eine gleichmäßige und tiefe Atmung fördert zudem die Sauerstoffversorgung Ihres Babys. Ihre Nerven beruhigen sich, Atmung und Herzschlag werden regelmäßig. Ihre Gedanken und Gefühle kommen zur Ruhe.

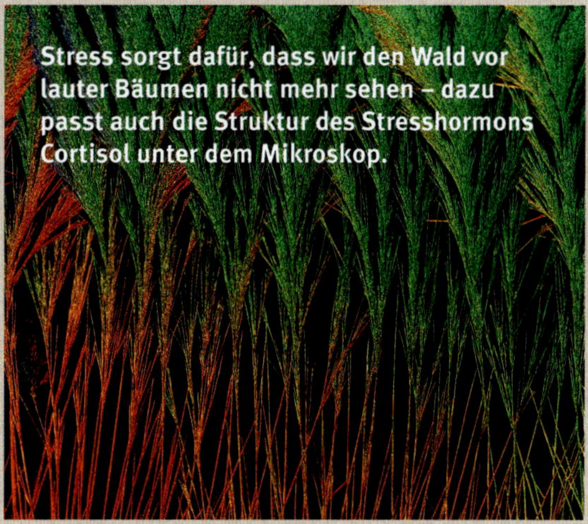

Stress sorgt dafür, dass wir den Wald vor lauter Bäumen nicht mehr sehen – dazu passt auch die Struktur des Stresshormons Cortisol unter dem Mikroskop.

Entspannen mit Yoga

Für Savasana, eine Übung, die oftmals den Yogakurs abschließt, brauchen Sie nicht mehr als drei Kissen und zwei Decken sowie zehn Minuten Zeit. Savasana wird normalerweise in Rückenlage ausgeführt. Weil dann aber das Baby auf die große Hohlvene drücken und damit die Blutzufuhr vermindern kann, empfiehlt sich momentan das Üben in Seitenlage.

Legen Sie sich auf eine längs gefaltete Decke oder Yogamatte auf die linke Seite. Der Kopf ruht bequem auf einem Kissen. Ein weiteres Kissen können Sie unter Ihren Bauch legen, das dritte kommt zwischen Ihre Knie. Wenn die Wirbelsäule eine gerade Linie bildet, ist die Position richtig. Mit der zweiten Decke können Sie sich zudecken.

Richten Sie nun Ihre Aufmerksamkeit nach innen. Wie fühlen Sie sich in Ihrem Körper? Welche Gedanken schwirren gerade in Ihrem Kopf umher? Sind sie schnell oder ruhig? Danach wenden Sie sich bewusst dem Baby in Ihrem Bauch zu. Was macht es gerade? Bewegt es sich? Ist es unruhig? Hat es vielleicht Schluckauf? Das Ziel ist es, gemeinsam tief zu entspannen. Wenn Sie regelmäßig üben (circa zwei- bis dreimal in der Woche), können Sie merken, wie auch Ihr Baby dabei zur Ruhe kommt.

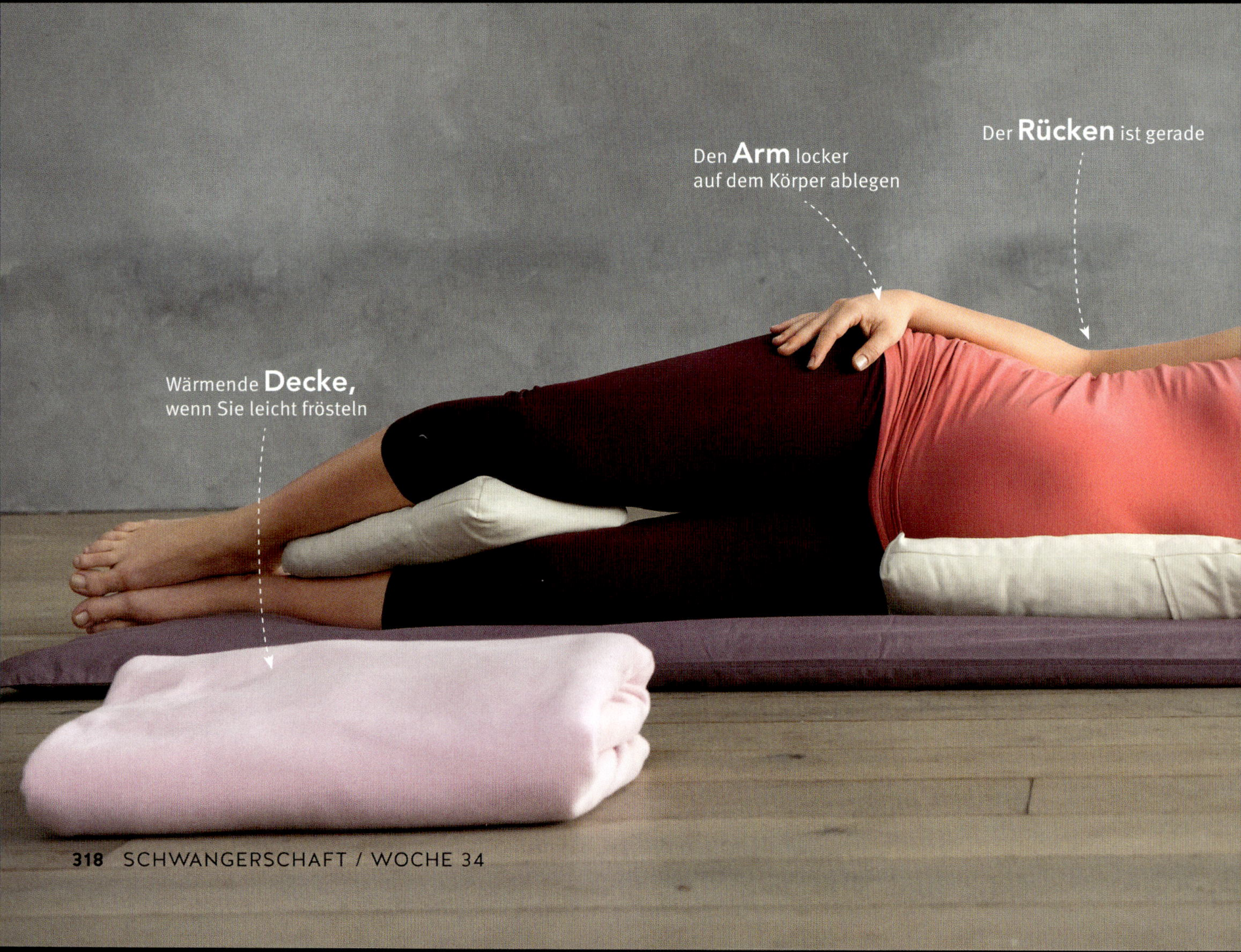
Der Rücken ist gerade
Den Arm locker
auf dem Körper ablegen
Wärmende Decke,
wenn Sie leicht frösteln

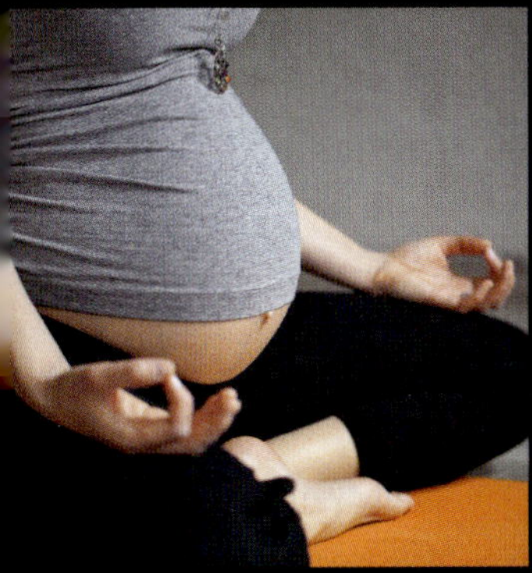

Übungen aus Yoga und Meditation helfen Ihnen, zur Ruhe zu kommen. Das ist wichtig, um Kraft für die Geburt zu sammeln.

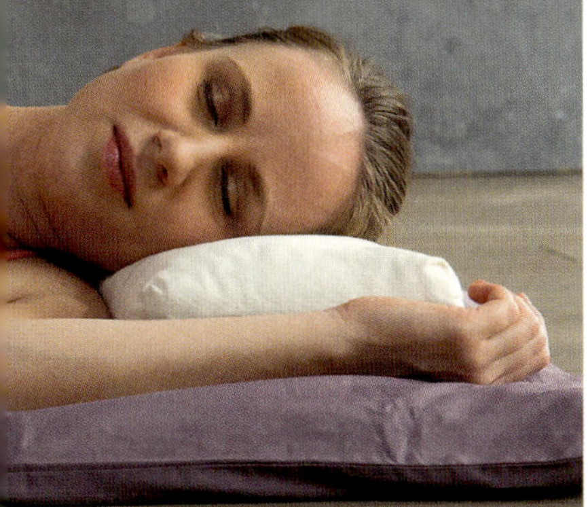

236. TAG

SSW 33+5 *{Noch 44 Tage}*

Tipps zum Stressabbau im Alltag

Manchmal merken wir schon gar nicht mehr, wie hektisch unser Leben eigentlich geworden ist. Stress ist eben leider auch ein Zeitgeistphänomen und gehört zum Alltag einfach dazu. Zum Glück hilft es oft schon, das eigene Leben bewusst zu entschleunigen.

- Ruhige Musik, ohne Gesang, hilft nachweislich beim Stressabbau.
- Langfristig hilft Sport dabei, mit Stress besser umzugehen. Suchen Sie sich eine Sportart, die Ihnen Spaß macht, und bauen Sie Ihren Stress auch körperlich ab.
- Teilen Sie Ihre Sorgen mit guten Freunden. Danach sieht die Welt meist schon ganz anders aus.
- Ausreichend Schlaf ist wichtig, um Stress abzubauen. Achten Sie deshalb gerade in Stressphasen darauf, dass Sie rechtzeitig ins Bett kommen und dort auch wirklich schlafen.
- Lachen Sie den Stress weg! Lachen entspannt die Muskulatur, macht glücklich und wirkt dem Stress entgegen – das funktioniert sogar, wenn Sie nur aus Höflichkeit lachen oder lächeln.
- Pausen sind wichtig, auch wenn Ihnen gerade alles über den Kopf wächst. In diesen kleinen Auszeiten können sich Körper und Gehirn entspannen. Wer immer wieder kleine Pausen in den Alltag einbaut, ist konzentrierter und hat eine bessere Gedächtnisleistung. Schon fünf Minuten sind genug.
- Wer unter Stress steht, hetzt auch beim Essen. Betrachten Sie, selbst wenn die Zeit drängt, Essen nicht als nötiges Übel. Nehmen Sie sich Zeit und genießen Sie es! Das tut Ihnen und Ihrem Baby gut.

ÜBUNG

KURZENTSPANNUNG

Als Entspannungsübung, um sich selbst zu beruhigen, hat sich dies bewährt:

- Legen Sie in sitzender Haltung eine Hand auf Ihren Bauch und eine auf den Brustkorb.
- Strecken Sie die Beine aus, überkreuzen Sie die Fußgelenke und konzentrieren Sie sich bewusst auf Ihren Atem.
- Lassen Sie die Luft ruhig einfließen und atmen Sie bewusst wieder aus.
- Fühlen Sie jeden Luftzug und lassen Sie Ihre Gedanken mit dem Atmen mitfließen – ein und aus, ein und aus … So lange, bis Sie sich ganz entspannt fühlen.

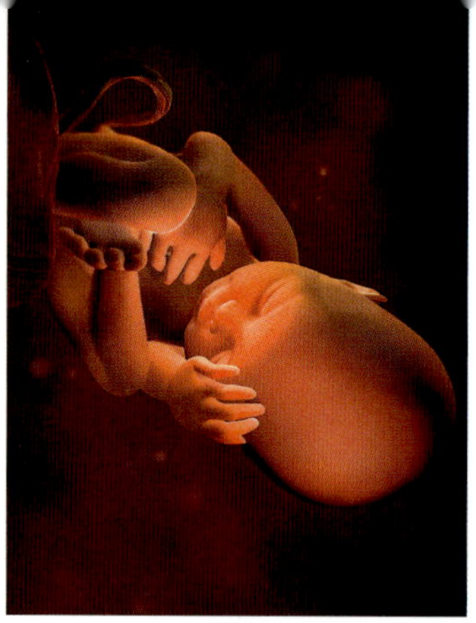

Das Gehirn Ihres Babys macht in dieser Woche einen großen Entwicklungsschub. Gehirnwindungen und zahlreiche Nervenbahnen bilden sich neu und das Köpfchen wächst weiter.

237. TAG

SSW 33+6 *{Noch 43 Tage}*

Damit der Kopf zur Ruhe kommt

Wenn Ihre Gedanken wieder einmal nicht zur Ruhe kommen und das Kopfkino sich nicht abschalten lässt, hilft eine bewusste Gedankenpause, in der Sie schöne Bilder träumen.

Ein Boot schaukelt langsam auf dem Meer

Suchen Sie sich einen bequemen Platz und legen Sie sich auf die linke Seite. Zählen Sie langsam rückwärts von zehn bis eins. Werden Sie mit jedem Atemzug ruhiger. Nun stellen Sie sich vor, Sie liegen in einem Boot, das auf dem Meer schaukelt. Versuchen Sie, alles wahrzunehmen, was Sie dort hören oder spüren und als angenehm empfinden:

- Sanft plätscherndes Wasser
- Sonnenstrahlen, die das Gesicht wärmen
- Das ferne Kreischen von Möwen
- Den Geruch von Salzwasser

Genießen Sie diese Eindrücke für einige Minuten. Kehren Sie dann langsam in den Alltag zurück, indem Sie von eins bis zehn zählen.

Wiegen des Babys

Wenn Ihnen Bewegung hilft, zur Ruhe zu kommen, können Sie es mit dieser Übung versuchen:

- Setzen Sie sich aufrecht mit gekreuzten Beinen auf den Boden. Schließen Sie die Augen. Spüren Sie in sich. Nehmen Sie Ihre Haltung wahr. Legen Sie die Hände auf den Bauch. Atmen Sie ein und aus.
- Beginnen Sie nun, den Oberkörper in eine leichte Kreisbewegung zu bringen, um den unteren Rücken zu entspannen und Ihr Baby sanft zu wiegen.
- Nach einer Weile lassen Sie in Gedanken beim Einatmen die Silbe »So«, beim Ausatmen die Silbe »Ham« erklingen. Beim Einatmen steigt der Atem nach oben, beim Ausatmen fließt er in den Bauch und ins Becken zurück.
- Um die Übung zu beenden, lösen Sie sich langsam vom festen Atemrhythmus und lassen den Atem wieder frei und gleichmäßig fließen. Kommen Sie dann langsam und mit kleinen intuitiven Bewegungen wieder aus der Stille zurück.

ÜBUNG

NACKEN UND SCHULTERN ENTSPANNEN

Die Fähigkeit, entspannt loszulassen, ist auch später für die manchmal anstrengende und schlafraubende Zeit mit Ihrem kleinen Schatz Gold wert. Die hier vorgestellte Entspannungsübung ist leicht zu erlernen und die Umsetzung benötigt nur wenig Zeit.

- Setzen Sie sich bequem hin und lassen Sie Ihre Arme locker herabhängen.
- Kreisen Sie abwechselnd erst mit der linken Schulter fünfmal nach vorn, dann fünfmal nach hinten. Danach ist die rechte Schulter an der Reihe.
- Wiederholen Sie das Ganze mit beiden Schultern gleichzeitig.
- Überprüfen Sie, ob Sie noch gerade sitzen. Dann ziehen Sie beide Schultern gleichzeitig nach oben, halten sie ein paar Sekunden und lassen die Arme wieder locker.

238. TAG

SSW 34+0 *{Noch 42 Tage}*

Kalzium für starke Knochen

Die Knochen werden noch einmal verstärkt, damit sie am Geburtstermin die nötige Festigkeit haben. Daher braucht Ihr Baby in den letzten Wochen vor der Geburt noch einmal große Mengen an Kalzium.

Wenn Sie nicht genug kalziumreiche Nahrung zu sich nehmen, werden Ihre eigenen Reserven in den Knochen aufgebraucht. Das wirkt sich negativ auf Ihre Knochendichte aus.

Trinken Sie vermehrt Milch und essen Sie Milchprodukte. Ein Liter Vollmilch beispielsweise enthält etwa 1200 Milligramm Kalzium, deckt also den täglichen Bedarf.

Als pflanzliche Kalziumlieferanten sind Trockenfrüchte, Vollkorngetreide, Nüsse, Hülsenfrüchte, grünes Blattgemüse und Tofu ideal.

Trinken Sie Mineralwasser, das 20 bis 500 Milligramm Kalzium pro Liter enthält. Das gilt vor allem, wenn Sie eine Laktoseintoleranz haben und keine Milch vertragen.

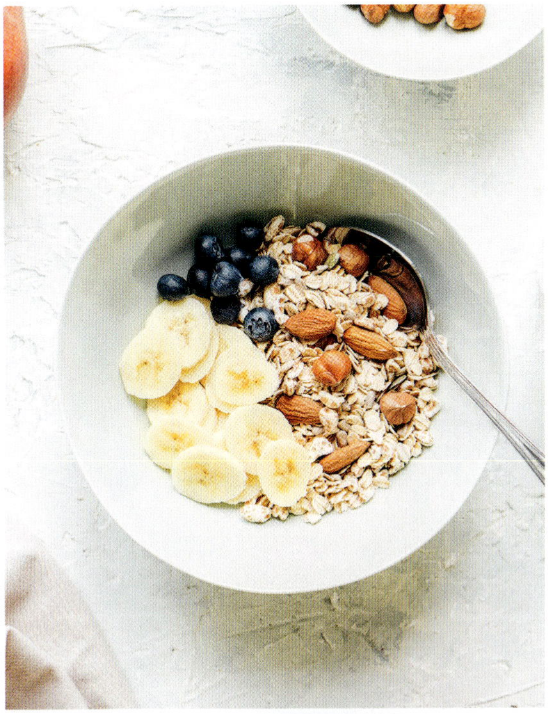

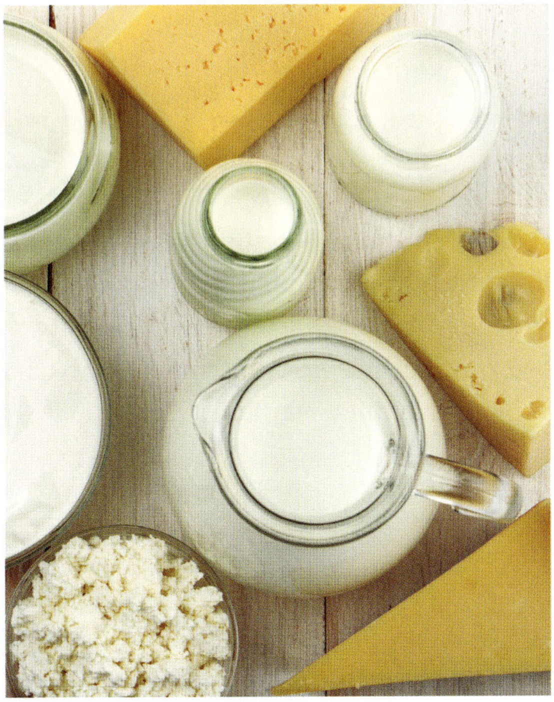

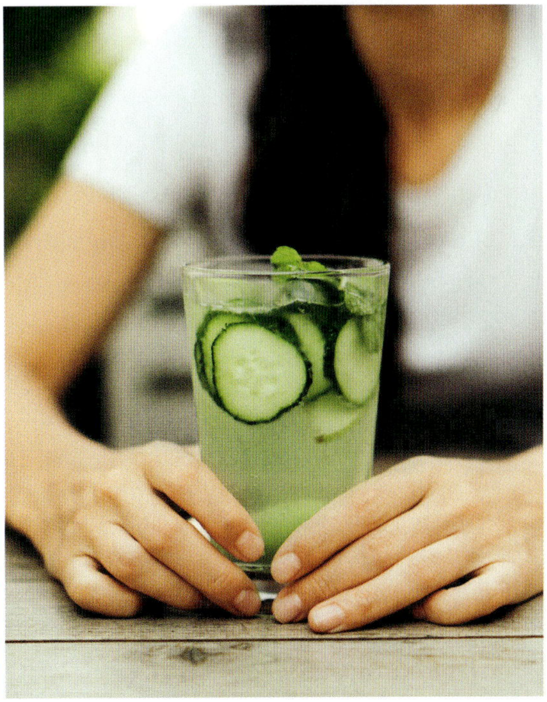

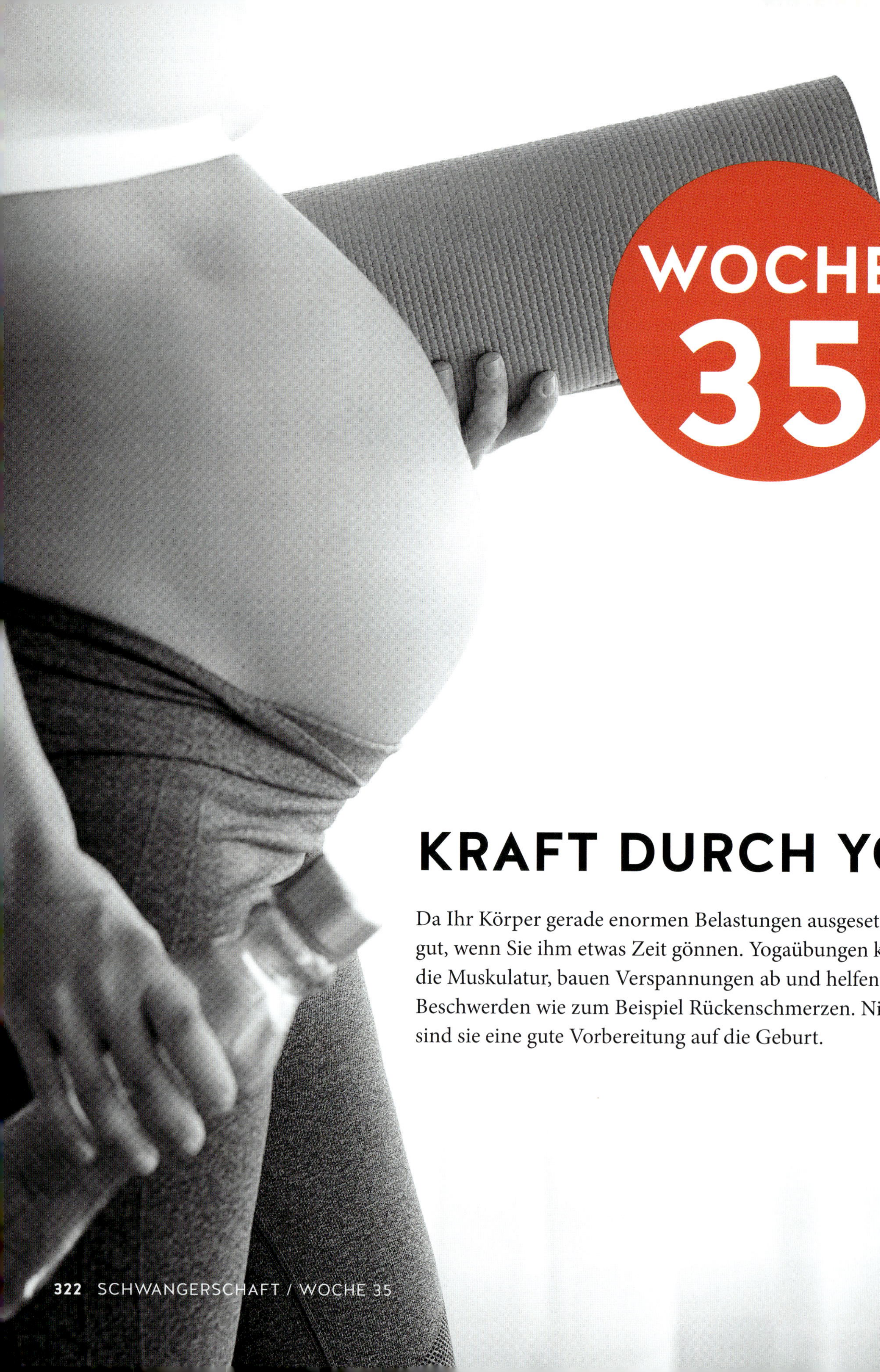

WOCHE 35

KRAFT DURCH YOGA

Da Ihr Körper gerade enormen Belastungen ausgesetzt ist, tut es gut, wenn Sie ihm etwas Zeit gönnen. Yogaübungen kräftigen die Muskulatur, bauen Verspannungen ab und helfen so gegen Beschwerden wie zum Beispiel Rückenschmerzen. Nicht zuletzt sind sie eine gute Vorbereitung auf die Geburt.

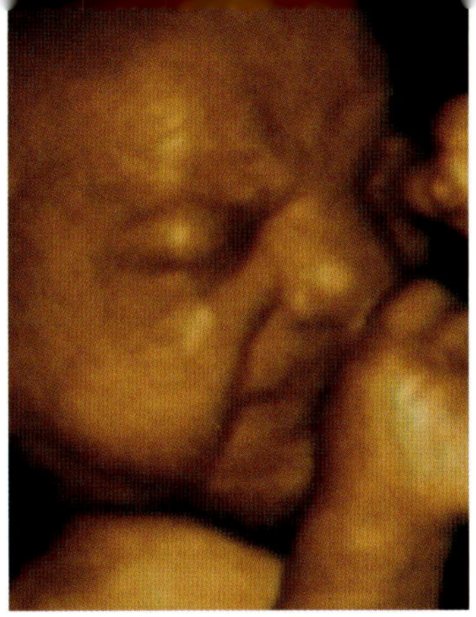

Ihr Baby kann in seinem Gedächtnis bekannte Geräusche speichern und hört jetzt viel deutlicher. Sie glauben gar nicht, wie laut es im Uterus ist. Auf diesem Bild ist die Laune gerade nicht rosig!

239. TAG

SSW 34+1 *{Noch 41 Tage}*

Wie sich Ihr Körper verändert

Bis zu dieser Woche liegt das durchschnittliche Gewichtsplus bei 11 bis 14 Kilogramm. Es ist also kein Wunder, dass sich die schon bekannten Beschwerden immer mehr zuspitzen: Man bekommt nicht mehr so gut Luft, fühlt einen Dauerdruck auf der Harnblase, die inneren Organe sind verschoben und werden nach oben und zur Seite gedrängt, das Herz muss mehr und schneller schlagen … All das macht die letzten Wochen der Schwangerschaft für viele Frauen enorm anstrengend.

Was in dieser Woche gern noch dazukommt, ist eine Schwäche der Harnblase. Nicht wenige stellen erschrocken fest, dass beim Lachen, Husten oder Niesen unkontrolliert Urin austritt. Wenn Sie beim Wasserlassen mehrmals den Urinstrahl stoppen, bekommen Sie ein Gefühl für Ihren Beckenboden und spüren, um welchen Muskel es sich handelt.

Wichtig: Nachdem Sie die Muskulatur wahrgenommen haben, sollten Sie nicht mehr beim Wasserlassen »üben«, da es sonst zu Blasenentleerungsstörungen kommen kann.

Einige von Ihnen werden viele der beschriebenen Beschwerden erleben – und das durchaus in ganz anderen Wochen als hier beschrieben. Manche werden so gut wie keine Symptome spüren oder aber völlig andere, deutlich weniger verbreitete. Es gibt Frauen, die sich trotz allem auch wenige Wochen vor der Geburt immer noch gut fühlen. Andere sehnen die Geburt herbei, weil es ihnen einfach reicht. Wenn Sie eher zur zweiten Fraktion gehören und Ihnen alles sehr beschwerlich erscheint, ist es sinnvoll, auf den eigenen Körper zu hören und das Tempo zu drosseln. Viele Erledigungen können auch bis nach der Geburt warten oder lassen sich mithilfe von Freunden und Verwandten umsetzen. Schwangerschaft ist keine Krankheit, aber sie ist ein Ausnahmezustand, der bestimmte Anpassungen erfordert, damit es Ihnen und Ihrem Baby gut geht.

GUT ZU WISSEN

DAS HILFT BEI **Blasenschwäche**

- Denken Sie daran, Ihre Blase bei jedem Toilettengang so weit es geht zu entleeren. Das funktioniert am besten, wenn Sie sich nach vorn beugen und Ihren Bauch etwas anheben.
- Spannen Sie beim Husten oder Niesen immer Ihren Beckenboden an, damit nicht unwillkürlich Urin abgeht, und setzen Sie sich gerade und aufrecht hin.
- Tragen Sie dickere Slipeinlagen oder Binden, wenn die Blasenkontrolle öfter nicht funktioniert.
- Beim Aufstehen aus dem Bett drehen Sie sich zur Seite, ehe Sie die Beine auf den Boden stellen.
- Heben Sie keine schweren Gegenstände.
- Vermeiden Sie langes Stehen auf einer Stelle.
- Achten Sie darauf, dass Sie nicht zu fest pressen, wenn Sie zur Toilette gehen.
- Verringern Sie nicht die Flüssigkeitszufuhr. Das hilft nichts und kann weitere Probleme hervorrufen.

240. TAG

SSW 34+2 *{Noch 40 Tage}*

Yoga in der Spätschwangerschaft

Yoga, speziell Schwangerenyoga, tut auch in der Spätschwangerschaft sehr gut. Die Übungen intensivieren die Atmung, fördern die Entspannung und helfen, Körper, Geist und Seele in Einklang zu bringen. Fähigkeiten, die Sie auch brauchen, um sich auf die körperlich anstrengende Geburt und die Zeit als Mutter vorzubereiten. Wichtig ist jedoch, dass Sie eine qualifizierte Yogalehrerin finden. Vielleicht kann Ihnen Ihre Frauenärztin oder Hebamme einen Yogakurs für schwangere Frauen empfehlen. Falls Sie nur einen »normalen« Yogakurs ausfindig machen, fragen Sie die Lehrerin unbedingt vorher, ob sie Erfahrung mit Schwangerenyoga hat.

Eines der ersten Dinge, die Sie in einem Yogakurs für Schwangere lernen werden, ist eine unterstützende Atemtechnik für die Geburt. Bei dieser Atemtechnik, Ujjayi genannt, atmen Sie langsam durch die Nase ein. Erst wenn die Lunge vollkommen mit Luft gefüllt ist, atmen Sie wieder aus, indem Sie den Unterleib anspannen. Während der Wehen hilft Ihnen diese Technik, ruhig zu bleiben, wenn Sie es am dringendsten brauchen. Selbst bei großer Aufregung oder Panik kann Ujjayi Ihnen helfen, sich wieder zu beruhigen. Und das ist während der Geburt wichtig, weil der Körper unter Stress Adrenalin produziert und sich dadurch die Produktion von Oxytocin (einem Wehen auslösenden Hormon) verringert. Viele Frauen berichteten, dass der Yogakurs ihnen half, ihre Kräfte besser zu mobilisieren und die Schmerzen leichter zu ertragen.

ÜBUNG

WECHSELATMUNG

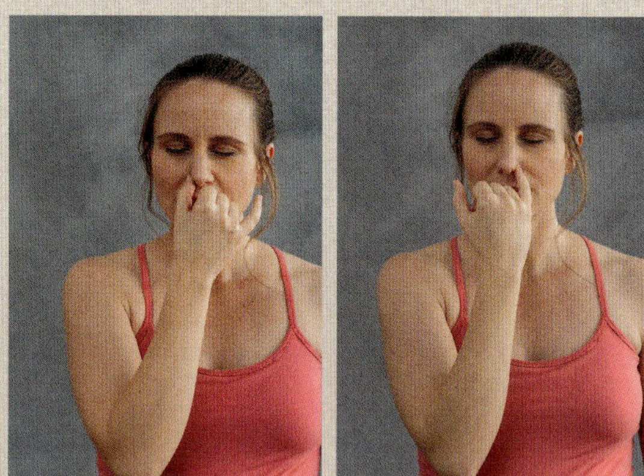

Die Wechselatmung erhöht die Lungenkapazität und bringt den Atem unter Kontrolle. Gefühlsschwankungen werden umgewandelt in das ruhige Gefühl von Stärke und Kraft.

- Setzen Sie sich im Schneidersitz oder auf einem Stuhl beziehungsweise Gymnastikball aufrecht hin und schließen Sie die Augen.
- Heben Sie die rechte Hand und schließen Sie mit dem Daumen das rechte Nasenloch. Atmen Sie durch das linke Nasenloch vier Sekunden lang ein. Dabei geht der Bauch nach vorn. Füllen Sie die Lungen zu etwa drei Vierteln.
- Öffnen Sie das rechte Nasenloch, halten Sie das linke mit dem kleinen Finger zu und atmen Sie durch das rechte Nasenloch acht Sekunden lang aus. Leeren Sie die Lungen dabei (fast) vollständig.
- Halten Sie das linke Nasenloch weiterhin geschlossen und atmen Sie durch das rechte Nasenloch vier Sekunden lang ein – wieder drei Viertel der Lunge mit Luft füllen.
- Öffnen Sie das linke Nasenloch, halten Sie das rechte zu und atmen Sie acht Sekunden lang wie zuvor durch das linke Nasenloch aus.
- Beginnen Sie dann wieder von vorn – für drei bis fünf Runden.

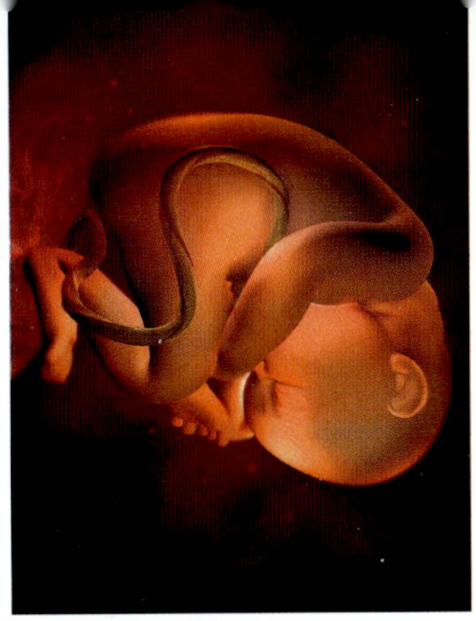

Statistiken zeigen, dass 99 Prozent der Babys nun außerhalb des Mutterleibs ohne große Schwierigkeiten starten könnten. Nur Unterstützung bei Ernährung und Atmung sind häufig notwendig.

241. TAG

SSW 34+3 *{Noch 39 Tage}*

Vorwärtsbeugen

Diese Übungen dehnen Bein- und Rückenmuskulatur sowie den Beckenboden, fördern die gute Durchblutung der Beine und beugen Krampfadern vor.

Vorwärtsbeuge über ein gestrecktes Bein

- Setzen Sie sich mit gestreckten Beinen auf den Boden und ziehen Sie die linke Ferse möglichst nah an den Damm heran. Halten Sie ein paar Kissen bereit, die Sie auf das rechte Bein legen, um die Dehnung zu erleichtern. Atmen Sie tief ein und richten Sie den Rücken auf.
- Beugen Sie sich beim Ausatmen weit nach vorn und halten Sie die Zehen des rechten Fußes mit beiden Händen. Verweilen Sie zwei bis drei Minuten in dieser Stellung. Konzentrieren Sie sich auf die Bauchatmung und die Dehnung. Wenn Sie den Fuß nicht erreichen, lassen Sie die Hände nur so weit nach vorn streben, wie es noch angenehm für Sie ist.
- Dehnen Sie die andere Seite ebenso.

Mit gegrätschten Beinen

- Grätschen Sie die Beine und ziehen Sie die Zehen Richtung Oberkörper. Legen Sie ein großes, festes Kissen vor sich.
- Stützen Sie sich mit den Armen so hinter dem Rücken ab, dass nur die Fingerkuppen Bodenkontakt haben. Atmen Sie ein, heben Sie das Brustbein und machen Sie den Rücken lang.
- Atmen Sie aus: Nehmen Sie die Arme nach vorn und beugen Sie sich mit langem Rücken nach vorn.
- Umfassen Sie das Kissen und legen Sie Brust und Stirn entspannt darauf ab. Ihr Bauch sollte dahinter noch genug Platz haben und nicht auf die Unterlage gedrückt werden. Können Sie den Kopf nicht ablegen oder ist die Dehnung zu intensiv, legen Sie noch ein kleines Kissen obenauf. Bleiben Sie für fünf bis zehn Atemzüge in dieser Haltung.
- Mit einer Einatmung kommen Sie wieder zurück in die Ausgangsposition.

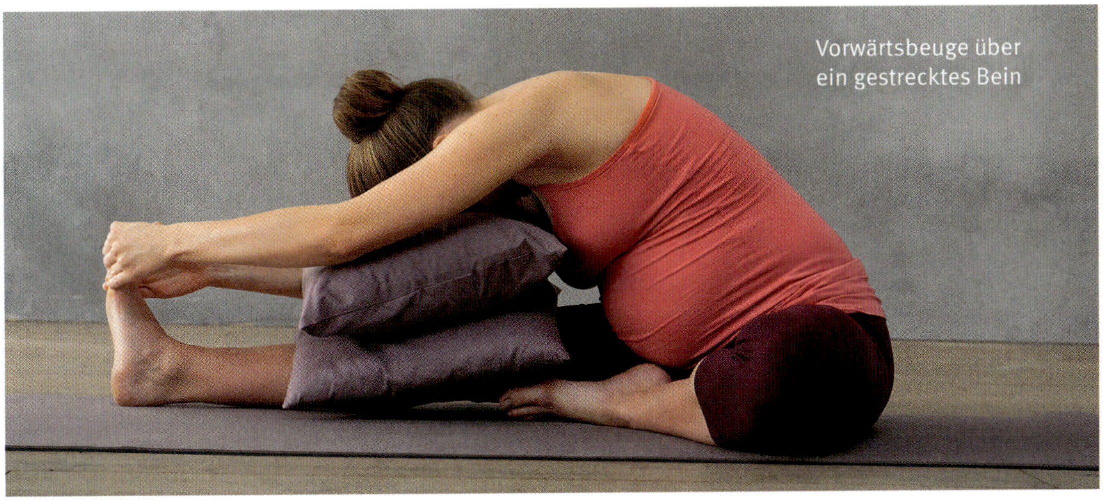

Vorwärtsbeuge über ein gestrecktes Bein

Schmetterling

Mit dieser Übung dehnen Sie den Beckenboden, kräftigen das Becken und beleben die Beinnerven.

- Setzen Sie sich aufrecht hin, ziehen Sie die Beine an und pressen Sie die Fußsohlen aneinander. Die Hände liegen an den Füßen. Schließen Sie die Augen, atmen Sie ein paarmal tief ein und aus und beginnen Sie dann, mit den Knien leicht auf und ab zu wippen.
- Drücken Sie jetzt mit den Händen nach und entspannen Sie die Beine.
- Spüren Sie, wie Sie mit jeder Ausatmung die Beine noch mehr entspannen können und die Dehnung angenehmer wird.
- Genießen Sie diese Übung für zwei bis drei Minuten. Spüren Sie anschließend kurz nach.

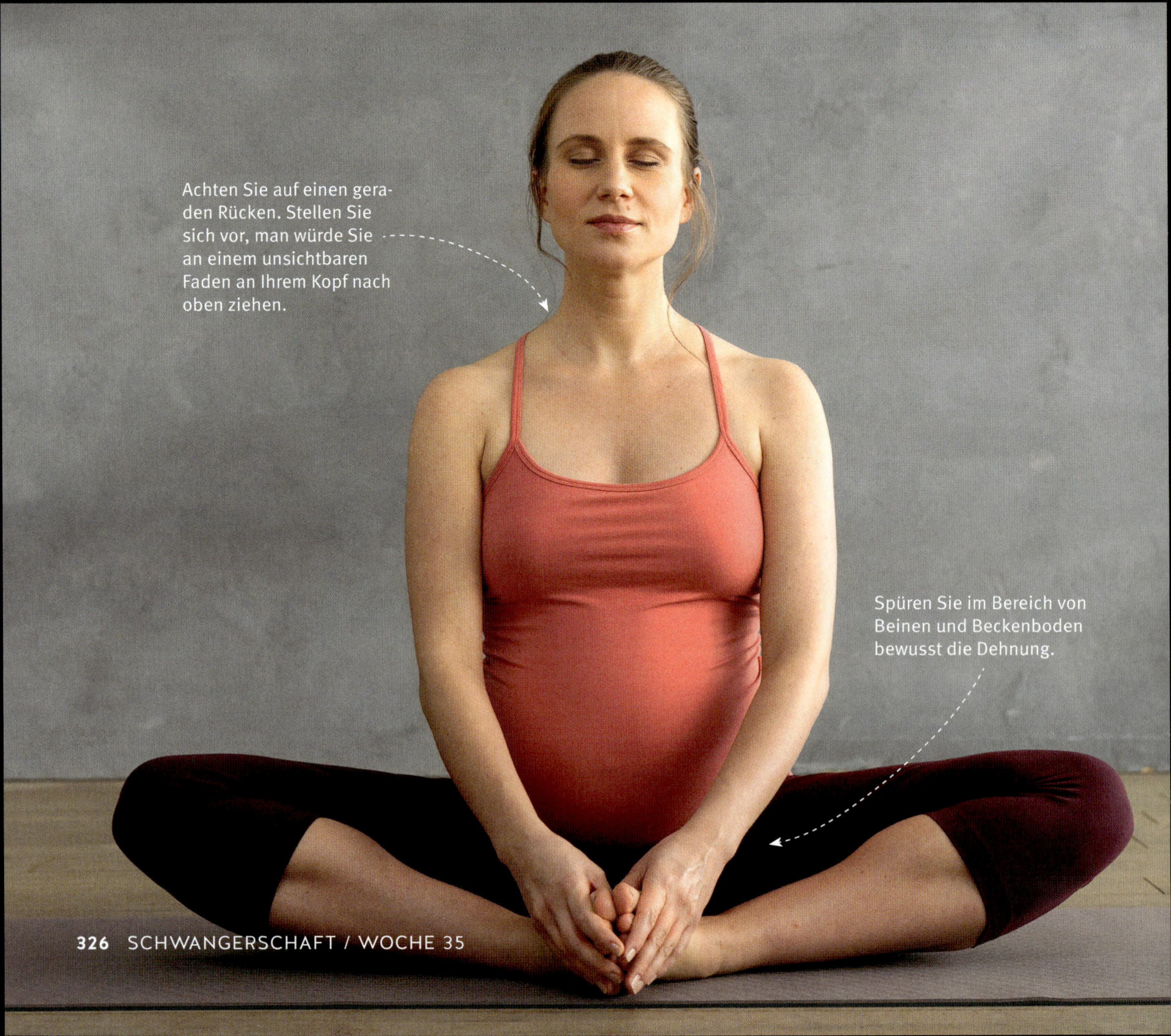
Achten Sie auf einen geraden Rücken. Stellen Sie sich vor, man würde Sie an einem unsichtbaren Faden an Ihrem Kopf nach oben ziehen.
Spüren Sie im Bereich von Beinen und Beckenboden bewusst die Dehnung.

243. TAG

SSW 34+5 *{Noch 37 Tage}*

Die Seiten strecken

Diese Übung weitet den Brustraum und verbessert die Atmung.

- Sie sitzen aufrecht auf dem Boden. Stellen Sie das rechte Bein zur Seite hin auf, die Außenkante des rechten Fußes drücken Sie gegen den Boden. Das linke Bein liegt angewinkelt am Boden, die Ferse liegt möglichst nahe beim Damm.
- Heben Sie beim Einatmen den rechten Arm nach oben. Spüren Sie, wie Ihr Brustraum weit und offen wird, und ziehen Sie mit den Fingerspitzen in Richtung Decke.
- Atmen Sie tief in die rechte Seite. Halten Sie die Position drei Atemzüge lang.
- Mit der folgenden Ausatmung legen Sie die rechte Hand wieder am Boden ab; wechseln Sie die Seite.

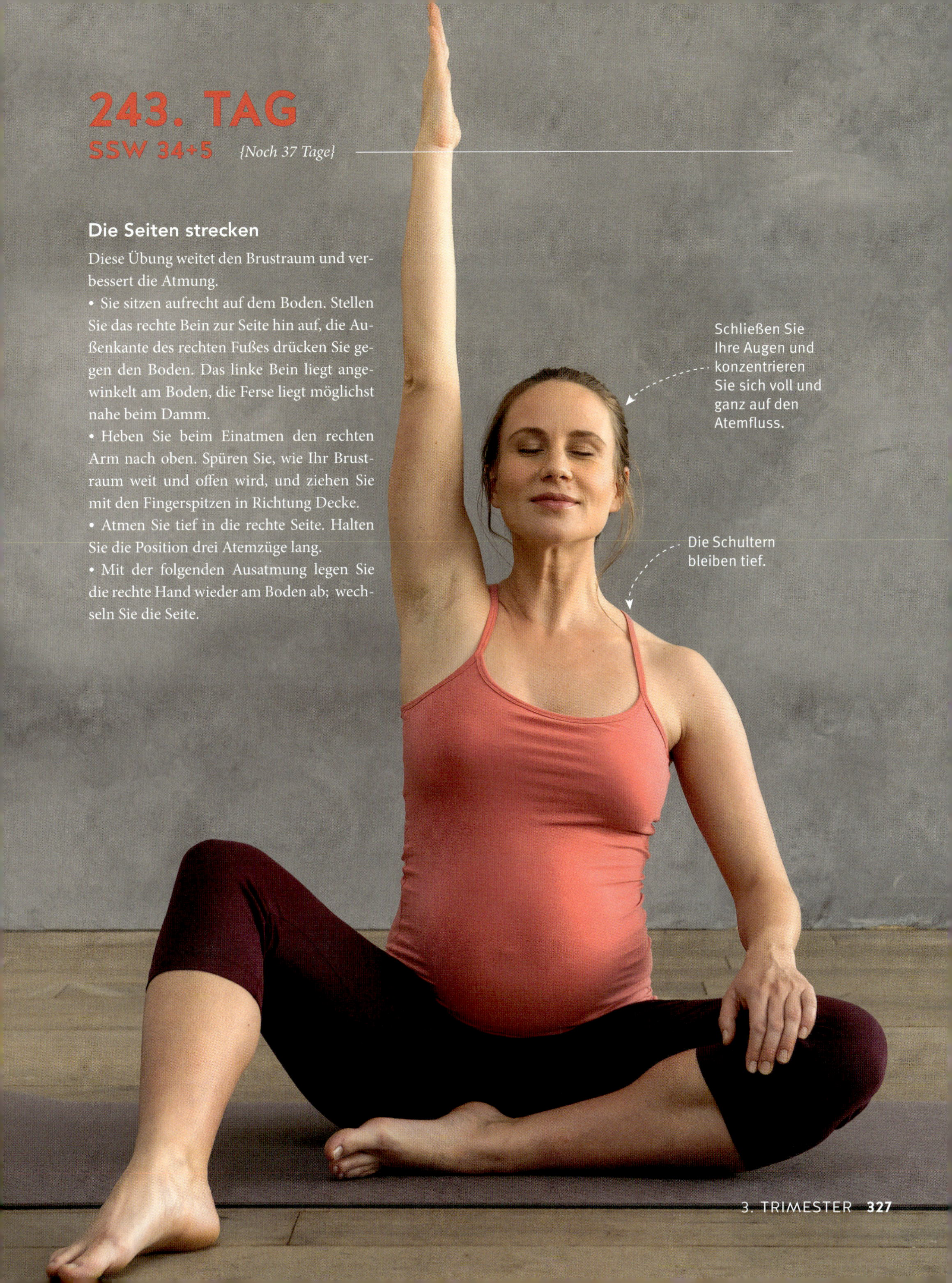
Schließen Sie Ihre Augen und konzentrieren Sie sich voll und ganz auf den Atemfluss.
Die Schultern bleiben tief.

244. TAG

SSW 34+6 *{Noch 36 Tage}*

Die Hüften öffnen und das Bein strecken

Diese Übung schafft Weite im Becken und in den Hüften, streckt den Rücken und dehnt die beiden Beinrückseiten.

- Gehen Sie in den Vierfüßlerstand: Legen Sie die Hände mit der ganzen Fläche am Boden ab. Atmen Sie aus, lösen Sie die Knie vom Boden und strecken Sie die Beine so weit wie möglich. Dabei geht der Po nach oben und der Kopf Richtung Boden. Wirbelsäule und Kopf bilden eine Linie (im Yoga nennt man diese Position »Herabschauender Hund«).
- Atmen Sie ein und stellen Sie den rechten Fuß nach vorn neben die rechte Hand (Foto links). Die Zehen sind leicht nach außen gedreht.
- Mit der Ausatmung drehen Sie auch die Zehen des linken Fußes leicht auswärts.
- Mit der nächsten Einatmung verlagern Sie dann das Gewicht nach rechts vorn und halten die Dehnung im linken Hüftbereich.
- Mit der Ausatmung verlagern Sie das Gewicht schräg nach hinten links, strecken das rechte Bein und stellen die Ferse auf. Po und Schultern ziehen Sie nach hinten (Foto rechts).
- Mit der Einatmung verlagern Sie das Gewicht wieder nach rechts vorn, beugen das rechte Knie erneut und halten abermals für ein paar Atemzüge die Dehnung im linken Hüftbereich.
- Wiederholen Sie den Bewegungsablauf dreimal. Gehen Sie dann zurück in den »Herabschauenden Hund«, atmen Sie einige Male ruhig ein und aus und üben Sie dann mit der anderen Seite.

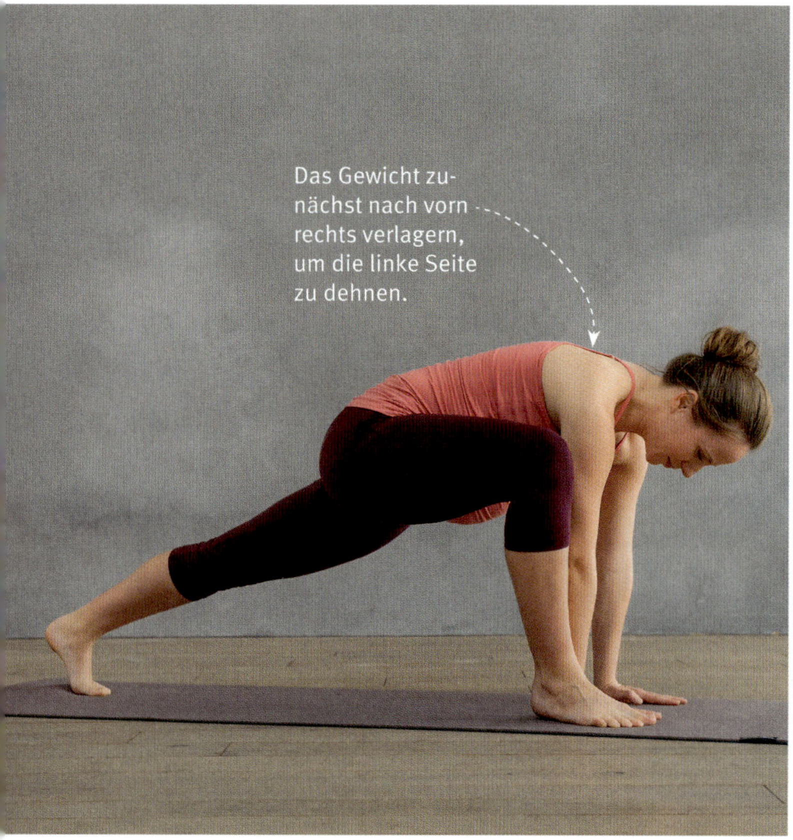
Das Gewicht zunächst nach vorn rechts verlagern, um die linke Seite zu dehnen.

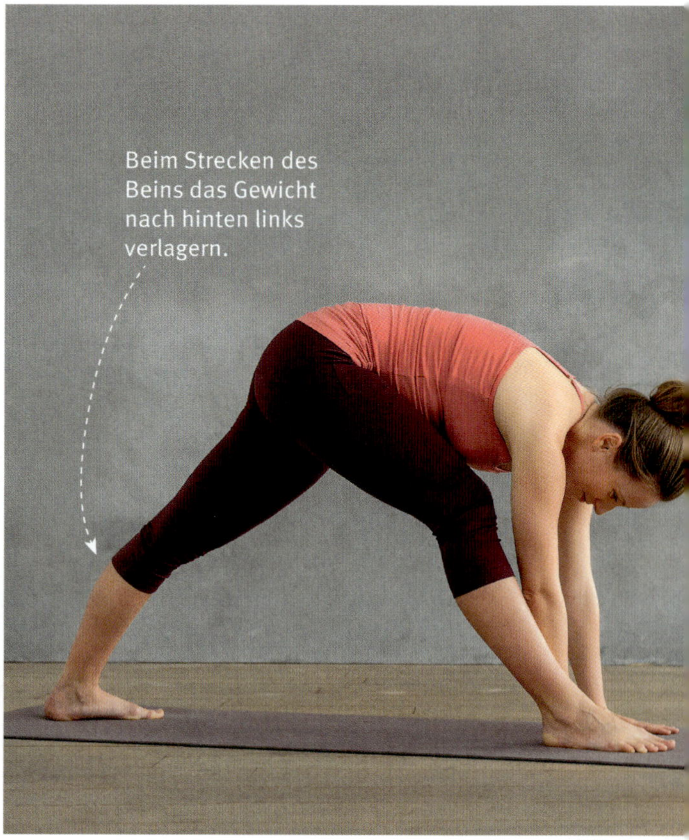
Beim Strecken des Beins das Gewicht nach hinten links verlagern.

245. TAG

SSW 35+0 *{Noch 35 Tage}*

Gedrehte Kopf-zum-Knie-Haltung

Diese Übung dehnt die vielen kleinen Muskeln zwischen den Rippen.

• Setzen Sie sich mit gegrätschten Beinen quer auf die Yogamatte. Winkeln Sie Ihr linkes Bein an und legen Sie Ihre Ferse nahe an den Schritt. Das rechte Bein ist gerade ausgestreckt und die Zehen werden zum Rumpf gezogen. Drücken Sie die Rückseite der Ferse möglichst fest in den Boden. Das aktiviert die Muskulatur des Beins.

• Legen Sie den linken Handrücken auf dem rechten Oberschenkel ab, die Schulter bleibt entspannt.

• Atmen Sie nun bewusst ein und strecken Sie den rechten Arm weit nach oben. Ziehen Sie sich mit den Fingerspitzen in Richtung Decke. Ziehen Sie Ihr linkes Ohr sanft zur linken Schulter.

• Bei jeder Einatmung richten Sie sich aus der Wirbelsäule weiter auf und mit der Ausatmung dehnen Sie sich weiter nach links. Atmen Sie dabei bewusst in Ihre Zwischenrippen-Muskulatur auf der rechten Seite. Achten Sie darauf, dass Sie im Brustbereich nicht einfallen und dass der rechte Sitzbeinknochen während der Übung weiterhin am Boden bleibt.

• Bleiben Sie für drei bis sechs gleichmäßige Atemzüge in dieser Position.

• Wenn Sie die Haltung verlassen, nehmen Sie beim Einatmen den Arm im großen Bogen zurück in die Ausgangsposition und richten sich zur Mitte hin auf.

• Strecken Sie dann das linke Bein, während Sie das rechte anwinkeln, und dehnen Sie die andere Seite, indem Sie den linken Arm nach oben führen.

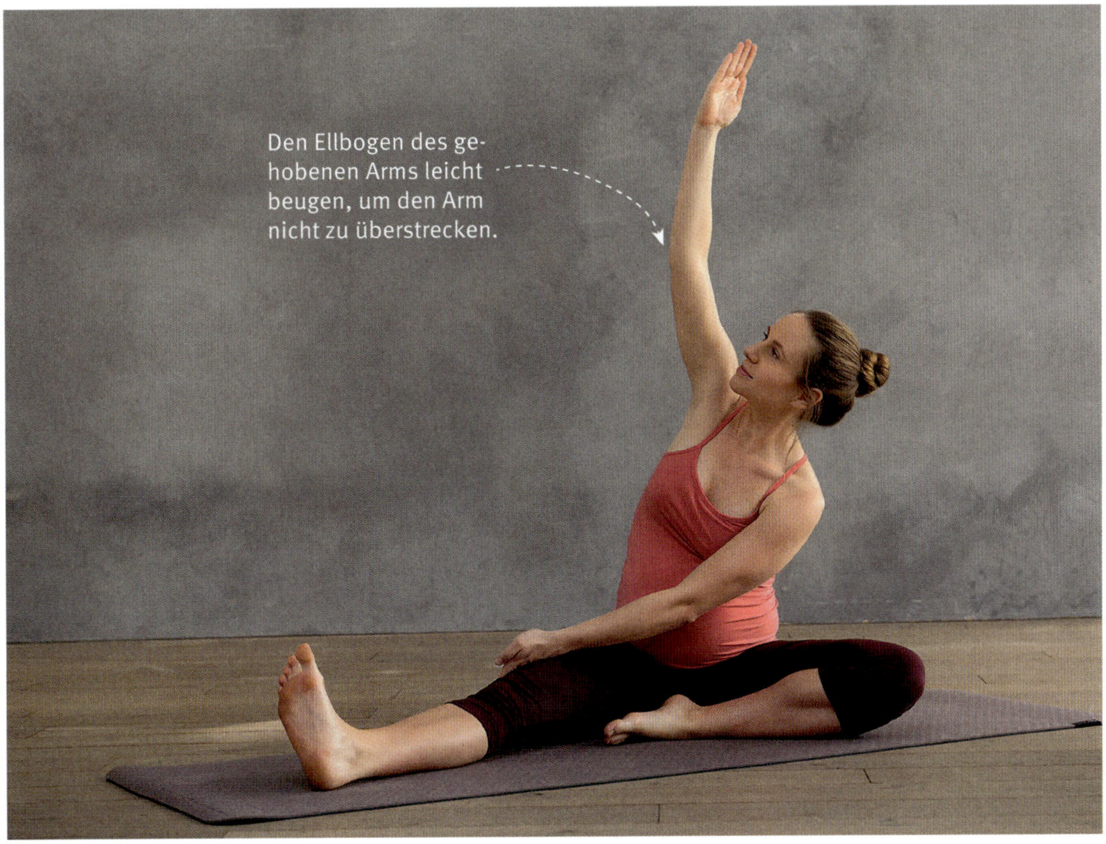
Den Ellbogen des gehobenen Arms leicht beugen, um den Arm nicht zu überstrecken.

GUT VORBEREITET!

Weil sich nicht alle Kinder an den errechneten Geburtstermin halten, wird es Zeit, die letzten Vorbereitungen zu treffen und sich schon einmal mit dem Gedanken vertraut zu machen, dass es jederzeit losgehen könnte.

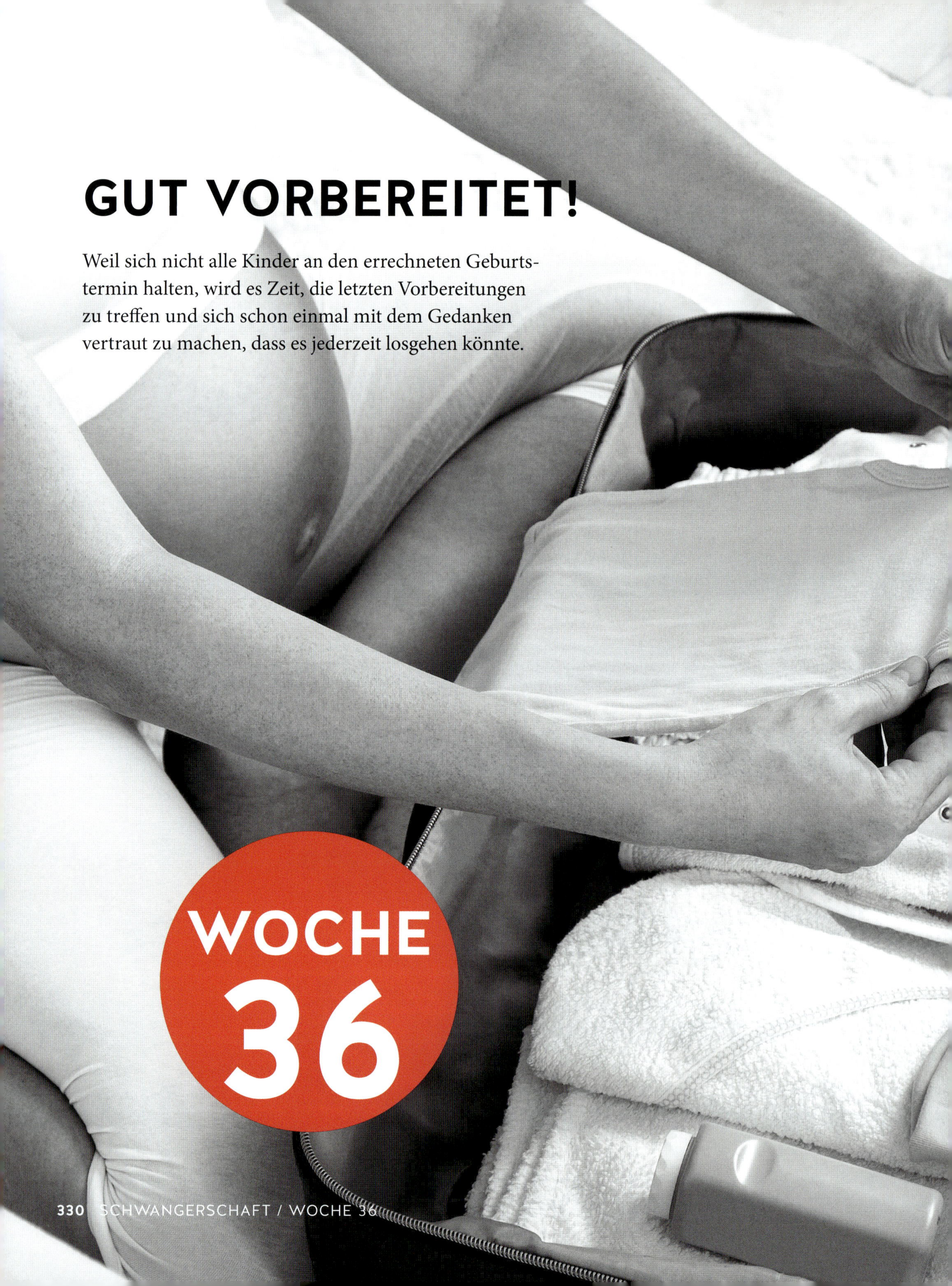

WOCHE 36

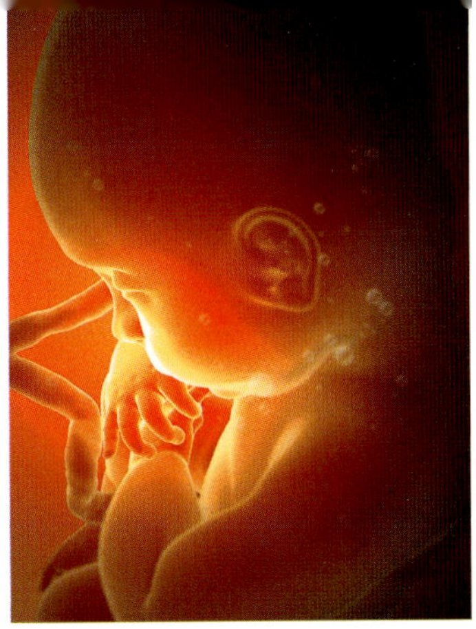

Ihr Baby wiegt um die 2600 Gramm und ist vom Scheitel bis zur Sohle etwa 47 Zentimeter lang. Seine Bewegungen verändern sich, weil noch weniger Platz und weniger Fruchtwasser zur Verfügung stehen.

246. TAG

SSW 35+1 *{Noch 34 Tage}*

Wie sich Ihr Körper verändert

Ihre Frauenärztin und Ihre Hebamme werden von nun an genau darauf achten, welche Lage Ihr Baby im Bauch einnimmt. Wenn Sie Ihr erstes Kind erwarten, schiebt das Baby nach den Senkwehen sein Köpfchen oft tiefer ins Becken. Das wirkt erleichternd, da Sie dann besser atmen und essen können. Leider wird dafür aus demselben Grund das Laufen oftmals unangenehmer.

Gut ist die tiefere Lage des Babys im Becken für den Fall, dass die Fruchtblase vorzeitig platzen sollte. Dann kann die Nabelschnur nämlich nicht mit dem Fruchtwasser vor das Köpfchen gespült werden, was wiederum die Sauerstoffversorgung unterbrechen könnte. Fragen Sie sicherheitshalber bei der Vorsorge, ob das Köpfchen beim Blasensprung »abdichtet«; dann müssen Sie sich keine Sorgen machen.

Wenn Sie eine geburtsvorbereitende Akupunktur wünschen oder selbst eine Dammmassage durchführen möchten, um das Gewebe elastischer zu machen (Seite 342), ist nun der richtige Zeitpunkt dafür.

GUT ZU WISSEN

MIT REFLEXEN AUSGESTATTET

Auch wenn Sie denken, Ihr Baby wäre bei der Geburt noch total hilflos, hat es schon eine eigene Persönlichkeit und viele Fähigkeiten. Am Anfang helfen ihm vor allem einige Reflexe, seine Grundbedürfnisse zu befriedigen und das Überleben zu sichern. Viele davon verschwinden in den ersten sechs Lebensmonaten – im selben Maße, wie Ihr Baby seine Bewegungen zu kontrollieren lernt.

- Der **Saugreflex** ist der natürliche Instinkt, an allem zu saugen, was ihm in den Mund gesteckt wird. Als überlebenswichtiger Reflex gilt ein starkes Saugen als Zeichen für ein gesundes Baby.
- Der **Suchreflex** tritt auf, wenn Sie über die Wange Ihres Babys streicheln. Es wird dann seinen Kopf zu dieser Seite wenden und versuchen, an Ihrem Finger zu saugen. Dieser Reflex hilft bei der Nahrungssuche. Er kann auch hilfreich sein, wenn Sie Ihr Baby stillen wollen.
- Der **Greifreflex** tritt auf, wenn Sie Ihren Finger in die kleine Hand legen; das Baby wird sich daran festhalten. Dieses Halten wird noch intensiver, wenn Sie Ihren Finger lösen wollen.
- Der **Moro-Reflex** (Schreckreflex) kommt zum Zug, wenn Ihr Baby erschrickt. Es hebt dann seine Hände mit gespreizten Fingern plötzlich zur Seite an und legt sie erst langsam wieder mit geschlossenen Fäustchen auf den Brustkorb oder seitlich neben dem Kopf zurück.
- Der **Schreitreflex** tritt auf, wenn man das Baby aufrecht unter den Armen hält, sodass es mit den Füßen Kontakt zum Untergrund bekommt. Es macht dann nach vorn gerichtete »Schritte«.
- Der **Tauchreflex** sorgt in den ersten drei bis fünf Monaten dafür, dass sich die Lungen schließen beziehungsweise kein Wasser einströmen lassen, wenn das Baby unter Wasser ist.

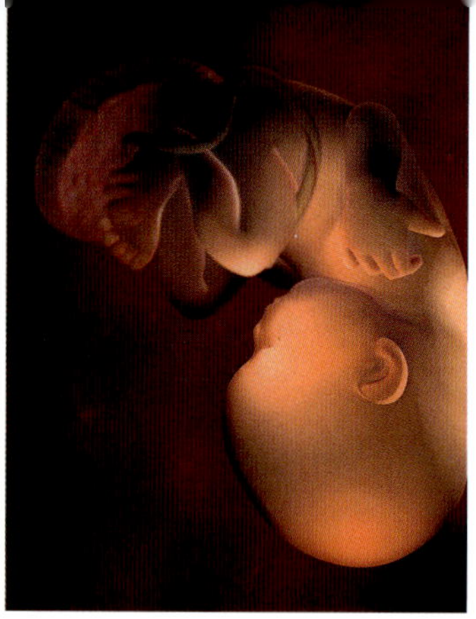

Wenn sich Ihr Baby reckt, werden manchmal die Füße, der Kopf oder die Ellenbogen ihren Platz in Richtung Ihres Magens suchen. Sie dürfen es ruhig sanft verschieben, damit auch Sie sich wohlfühlen.

247. TAG

SSW 35+2 *{Noch 33 Tage}*

Welche Klinik ist die richtige?

Bevor Sie sich entscheiden, in welcher Klinik Sie Ihr Kind bekommen wollen, sollten Sie die angebotenen Informationsveranstaltungen besuchen. Dort können Sie gezielt die Fragen stellen, die für Sie wichtig sind. Wenn Sie mit den Antworten, die Sie erhalten, zufrieden sind, haben Sie Ihren Platz gefunden. Mögliche Fragen und Auswahlkriterien sind:

- Wie viele Geburten finden in einem Jahr statt und wie viele davon erfolgen mit Dammschnitten, Kaiserschnitten, vaginal operativen Hilfen und Verlegungen in eine Kinderklinik?
- Kann ich wieder nach Hause gehen, wenn die Geburt noch nicht richtig begonnen hat?
- Kann ich mich bei der Wehenarbeit bewegen oder muss ich im Bett bleiben?
- Wird während der ganzen Geburtsarbeit kontinuierlich ein CTG durchgeführt oder gibt es Zeiten, in denen ich herumlaufen kann?
- Sind die Geburtsräume mit Gebärhocker, Seilen und großen Gymnastikbällen ausgestattet?
- Gibt es eine Gebärwanne? Wie viele Babys werden tatsächlich im Wasser geboren?
- Darf ich meine Gebärposition selbst wählen?
- Gibt es einen Spiegel, damit ich sehen kann, wie mein Baby geboren wird?
- Gibt es Regeln, ab welchem Tag die Geburt medikamentös eingeleitet wird?
- Wird die Fruchtblase routinemäßig bei jeder Geburt geöffnet?
- Wie viele Hebammen und Ärztinnen arbeiten in einer Schicht? Ist immer, auch nachts, eine erfahrene Fachärztin im Haus?
- Ist rund um die Uhr ein Anästhesist im Haus oder schnell erreichbar, der eine Leitungsanästhesie (PDA) legen kann?
- Mit welcher Kinderklinik wird zusammengearbeitet (wenn nicht im Haus) und wie lange dauert ein Transport dorthin?
- Kann ich um etwas Intimität bitten, um eine Beschränkung auf die unbedingt notwendigen Helfer zu erreichen?
- Gibt es zur Schmerzerleichterung Möglichkeiten wie Akupunktur, Akupressur, Homöopathie oder Wärmflaschen?
- Gibt es eine Hebamme, die sich nur um mich kümmern kann (persönliche Betreuung)?

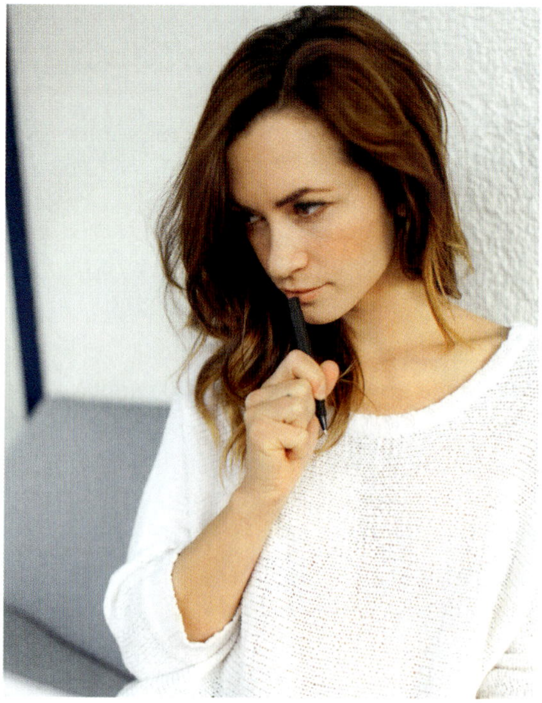

Schreiben Sie Ihre Fragen auf. Sie sind eine wichtige Entscheidungshilfe bei der Wahl der Klinik.

248. TAG

SSW 35+3 *{Noch 32 Tage}*

Wo kann ich mein Baby in Ruhe kennenlernen?

Bei den Informationsveranstaltungen der Geburtskliniken können Sie auch fragen, inwieweit die Häuser Ihnen nach der Geburt die Möglichkeit geben, sich erst einmal mit Ihrem Baby vertraut zu machen und ob man das Stillen fördert. Dabei sind unter anderem folgende Aspekte wichtig:

- Kann mein Partner mit dem Durchtrennen der Nabelschnur abwarten, bis sie auspulsiert ist?
- Können wir nach der Geburt eine Weile mit dem Baby allein sein, wenn alles so weit in Ordnung ist?
- Darf ich auch nach einem Kaiserschnitt erst eine Weile mit meinem Baby kuscheln, bevor es untersucht wird?
- Kann mein Partner auch bei einer Kaiserschnittgeburt bei mir bleiben?
- Wann darf ich nach der Operation das erste Mal mein Baby anlegen?
- Kann mein Baby nach der Geburt die ganze Zeit bei mir bleiben oder muss es zu bestimmten Zeiten auf die Säuglingsstation?
- Gibt es Familienzimmer für meinen Partner, unser Baby und mich?
- Wie viele Frauen stillen ausschließlich, wenn sie nach der Geburt die Klinik verlassen?
- Wird nach normalem Geburtsverlauf und bei einem gesund geborenen Baby eine ambulante Geburt unterstützt?

Wahl der richtigen Kinderärztin

Auch wenn Sie sich momentan eher mit der Vorbereitung der Geburt befassen, ist es sinnvoll, sich schon einmal nach einer kompetenten Kinderärztin für Ihr Baby umzuschauen. Denken Sie dabei daran, dass es keine Freude macht, mit einem fiebernden Kind ewig lang unterwegs zu sein. Wenn man Ihnen im Freundes- oder Kollegenkreis keine Praxis in der Nähe empfehlen kann, sprechen Sie doch einfach Mütter und Väter in der Nachbarschaft an. Sie haben mit Sicherheit schon Erfahrungen sammeln können und sind in der Regel sehr auskunftsbereit, wenn sie Ihren Bauch sehen.

Es lohnt sich auch, noch in der Schwangerschaft die eine oder andere kinderärztliche Praxis im näheren Umkreis zu besuchen, um vor Ort herauszufinden, ob es zum Beispiel gesonderte Wartebereiche für Säuglinge gibt, wie die Sprechzeiten organisiert sind und ob Hausbesuche und Notfallsprechstunden möglich (und üblich) sind.

Die ersten Augenblicke außerhalb des Bauches: Wenn mit dem Baby alles in Ordnung ist, kann es auf Mamas Brust liegen und sich zum vertrauten Herzschlag und der bekannten Stimme beruhigen.

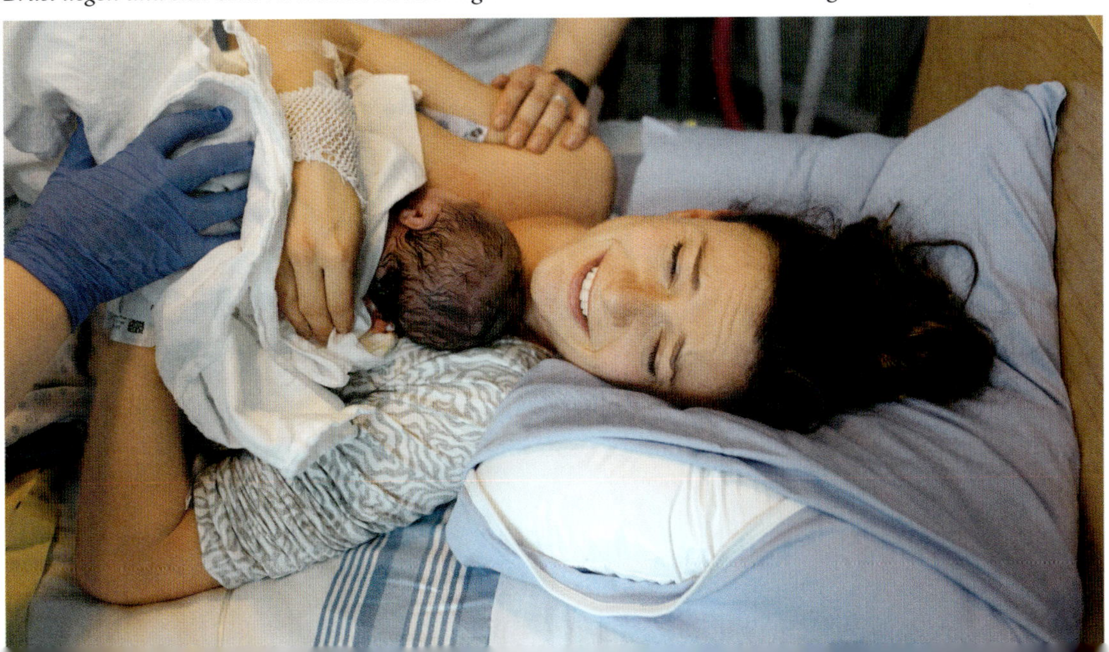

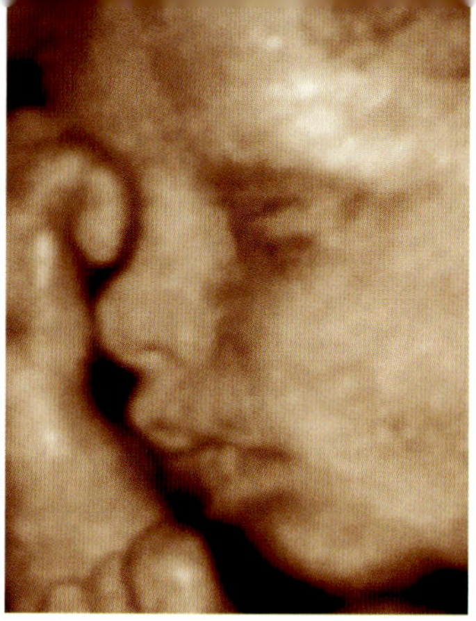

Die Lungen sind so weit entwickelt, einen Stoff auszubilden, der die Lungenbläschen innen auskleidet. Diese stabilisierende Auskleidung hilft, die Lungenbläschen nicht innerlich zusammenkleben zu lassen.

249. TAG

SSW 35+4 *{Noch 31 Tage}*

Die Kliniktasche

Mit dem Beginn der 36. Schwangerschaftswoche ist es sinnvoll, die Kliniktasche zu packen. Manchmal haben es die neuen Erdenbürger nämlich ganz plötzlich eilig. Dies gilt für Geburten in der Klinik, im Geburtshaus und auch für geplante Hausgeburten, falls doch eine Verlegung in die Klinik notwendig würde.

Das brauchen Sie für die Geburt

- Zwei knielange, bei 60 °C waschbare Oberteile (zum Beispiel kurze Nachthemden, alte Hemden des Partners, die sich zum Stillen aufknöpfen lassen, oder spezielle Still-T-Shirts)
- Einen Bademantel und zwei Paar warme Socken
- Pantoffeln oder Badelatschen
- »Notfallfutter« für die Begleitperson (Müsliriegel, Nüsse, Kaffee und Trockenobst); ein durstiger, ausgehungerter Partner ist das Letzte, was Sie brauchen
- Massageöl und den geliebten Badezusatz
- Kulturtasche mit Inhalt, inklusive Lippenbalsam
- Zahnputzzeug für den Begleiter
- Ihre Brille, falls Sie diese als Sehhilfe benötigen oder normalerweise Kontaktlinsen tragen

Fürs Wochenbett in der Klinik

- Zwei Still-BHs oder Bustiers
- Luftdurchlässige Stilleinlagen
- sechs bequeme Baumwollslips, die eine 60-°C-Wäsche vertragen
- Vier Nachthemden oder Schlafanzüge, die sich zum Stillen aufknöpfen lassen
- Eine Strick- oder Sweatshirt-Jacke
- Eine große Packung saugfähiger Binden (keine Tampons!)
- Bequeme Kleidung für Spaziergänge auf dem Klinikgelände und für den Heimweg
- MP3-Player mit Ihrer Lieblingsmusik
- Fotoapparat
- Geld für die Cafeteria oder zum Telefonieren, Ihr Mobiltelefon und wichtige Telefonnummern
- Stift und Papier
- Zeitschriften und/oder Bücher
- Beutel für Schmutzwäsche

Vergessen Sie nicht, für die größeren Geschwister kleine Geschenke zu besorgen, die das Baby ihnen »mitgebracht« hat.

GUT ZU WISSEN

BENÖTIGTE PAPIERE

Folgende Unterlagen sollten Sie dabeihaben:

- Personalausweis, Mutterpass, gegebenenfalls Allergieausweis
- Krankenversicherungskarte
- Familienstammbuch oder Heiratsurkunde (falls verheiratet)
- die eigene Geburtsurkunde (falls unverheiratet) und gegebenenfalls die Vaterschaftsanerkennung

Denken Sie außerdem daran, wenn Sie nicht verheiratet sind, Ihrem Partner eine Vollmacht für Entscheidungen, die das Baby betreffen, auszustellen.

250. TAG

SSW 35+5 *{Noch 30 Tage}*

Kliniktasche fürs Baby

Nicht nur Sie brauchen ein paar Dinge für die Zeit in der Klinik, sondern auch Ihr Baby. Das Wichtigste liegt zwar auch in der Wochenbettstation bereit, wie zum Beispiel Pflegeutensilien. Doch spätestens wenn Sie nach Hause aufbrechen wollen, braucht Ihr Baby passende Kleidung. Das kommt in die Tasche:

Mützchen

Ein bis zwei **Bodys** oder Garnituren aus Höschen und Hemdchen in Größe 50 oder 56

Baby-Sicherheitsschale mit einer leichten Decke für den Transport im Auto; diese kann Ihr Partner aber auch mitbringen, wenn er Sie abholt.

Ein **Strampelanzug**

Eine **Windel** für den Entlassungstag

Ein **Baby-Wickeljäckchen**

Spucktücher

Ein **Jäckchen** oder ein Winteroverall für die Heimfahrt

Handschuhe, je nachdem, in welcher Jahreszeit Sie Ihr Baby nach Hause bringen

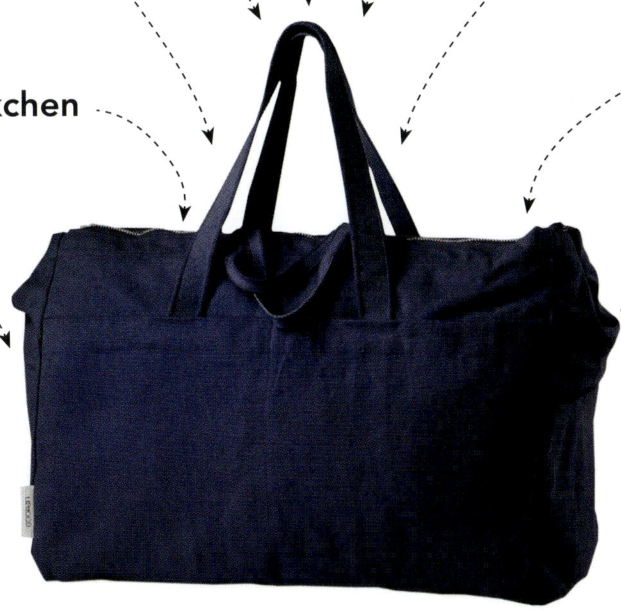

251. TAG

SSW 35+6 *{Noch 29 Tage}*

Ein gut bestückter Vorrat

In den ersten Tagen nach der Geburt oder wenn Sie aus der Klinik nach Hause kommen, werden Sie weder die Lust noch die Energie haben, einzukaufen und zu kochen. Und auch Ihr Partner wird die Zeit lieber mit Ihnen und dem Baby verbringen als im Supermarkt oder am Herd. Füllen Sie daher jetzt noch Ihre Vorratsschränke mit Lebensmitteln auf, aus denen Sie rasch leckere, ballaststoffreiche Gerichte zubereiten können. Dazu gehören zum Beispiel Früchtemüslis, Haferflocken, Trockenobst, Nüsse, Vollkornnudeln und Milchreis (etwa für das Rezept rechts).

Auch Getränke, vornehmlich stilles Mineralwasser, können Sie in großen Mengen besorgen, vorausgesetzt, Sie können ein paar Kästen einlagern. Kaufen Sie außerdem ein paar Flaschen roten Fruchtsaft, zum Beispiel Trauben- oder Kirschsaft. Er ist gut für die Blutbildung.

Die Fächer Ihrer Tiefkühltruhe können Sie ebenfalls jetzt noch gut bestücken. Kochen Sie einfach jedes Mal die doppelte Menge und frieren Sie die Hälfte davon ein. In der Zeit nach der Geburt werden Sie froh sein, wenn es auch mal etwas anderes gibt als immer nur Brot. Der Geheimtipp fürs Wochenbett: heiße Hühnerbrühe. Kochen Sie jetzt einen großen Topf vor und frieren Sie die Suppe nach dem Abkühlen portionsweise ein.

Schneller Milchreis

Dieser süße Milchreis ist bei Wöchnerinnen sehr beliebt. Die Zutaten können Sie gut auf Vorrat kaufen, er ist schnell fertig und Sie können ihn auch mit einer Hand umrühren, wenn Sie mit dem anderen Arm das Baby tragen. Sie brauchen:

- 80 g Milchreis
- 200 ml Milch
- 1 EL gehackte Mandeln
- 1 Birne
- 2–3 Trockenpflaumen
- 1 EL Honig

Milchreis, Milch und gehackte Mandeln in einem kleinen Topf zum Kochen bringen, dann die Hitze reduzieren und den Reis auf kleiner Flamme 20 Minuten quellen lassen. Inzwischen die Birne waschen, vierteln, das Kerngehäuse entfernen und das Fruchtfleisch raspeln. Die Trockenpflaumen in kleine Würfelchen schneiden. Das Obst in den fertigen Milchreis geben und diesen nach Geschmack mit etwas Honig süßen.

Auch gut: sich bekochen lassen

Bitten Sie Ihre Verwandten und Freunde, Ihnen beim »Antrittsbesuch« statt Blumen etwas Leckeres zu essen mitzubringen. Auch das sorgt für kulinarische Abwechslung, ohne zusätzliche Arbeit.

GUT ZU WISSEN

FAMILIENPFLEGERIN

Finden Sie im Familien- und Freundeskreis keine Unterstützung, können Sie während des Wochenbetts fürs Kochen oder Einkaufen eine Familienpflegerin engagieren. Wenn Sie krank sind oder eine schwierige Geburt hatten, beteiligt sich sogar die gesetzliche Krankenkasse an den Kosten. Lassen Sie sich schon in der Schwangerschaft einen Antrag dafür von Ihrer Kasse schicken. Voraussetzung ist ein ärztliches Attest, das Sie in der Geburtsklinik oder von Ihrer Frauenärztin erhalten können. Informationen zur Familienpflege gibt es unter anderem bei pro familia, der Caritas oder den Johannitern in Ihrer Stadt.

252. TAG

SSW 37+0 *{Noch 28 Tage}*

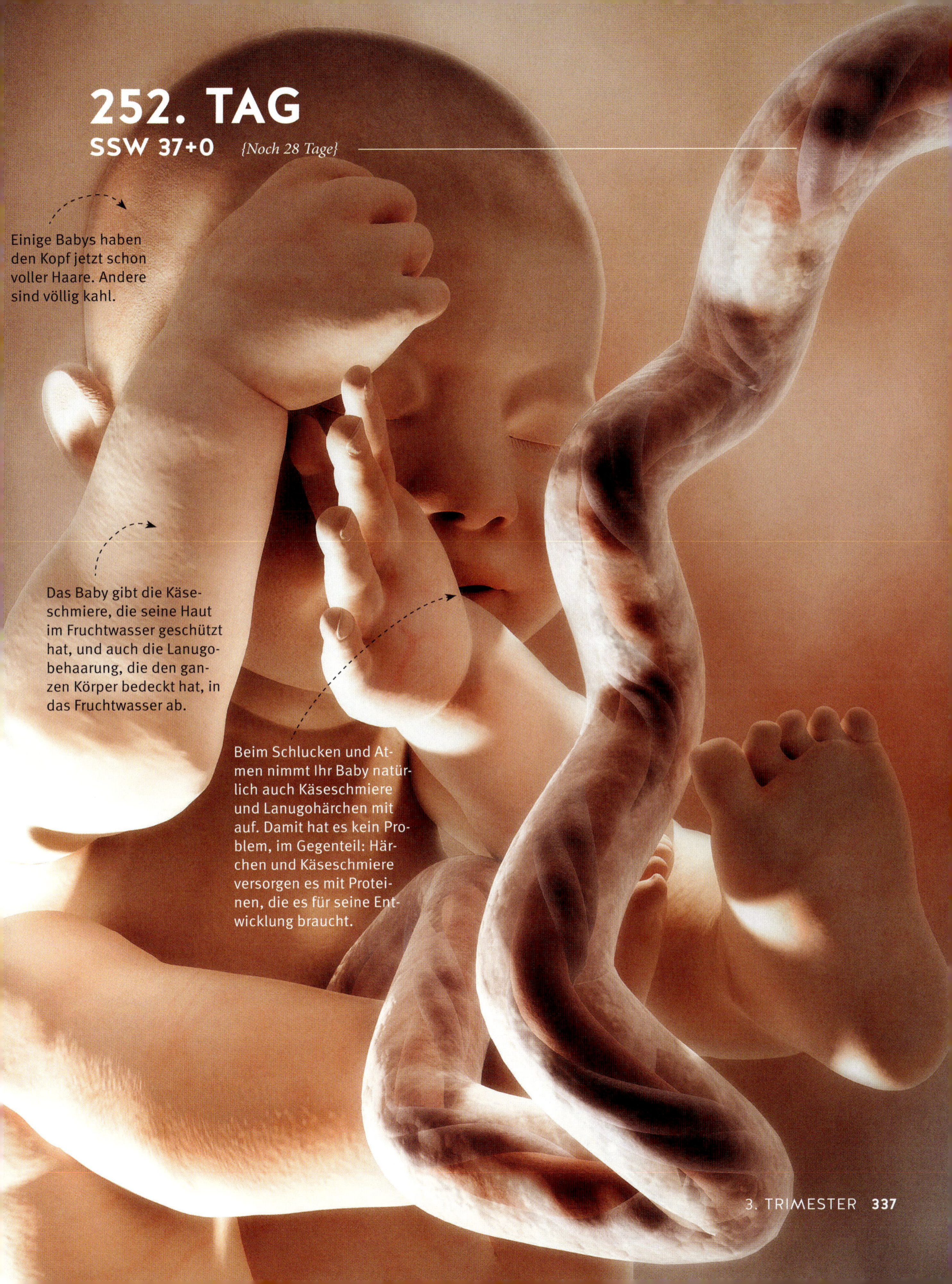

Einige Babys haben den Kopf jetzt schon voller Haare. Andere sind völlig kahl.

Das Baby gibt die Käseschmiere, die seine Haut im Fruchtwasser geschützt hat, und auch die Lanugobehaarung, die den ganzen Körper bedeckt hat, in das Fruchtwasser ab.

Beim Schlucken und Atmen nimmt Ihr Baby natürlich auch Käseschmiere und Lanugohärchen mit auf. Damit hat es kein Problem, im Gegenteil: Härchen und Käseschmiere versorgen es mit Proteinen, die es für seine Entwicklung braucht.

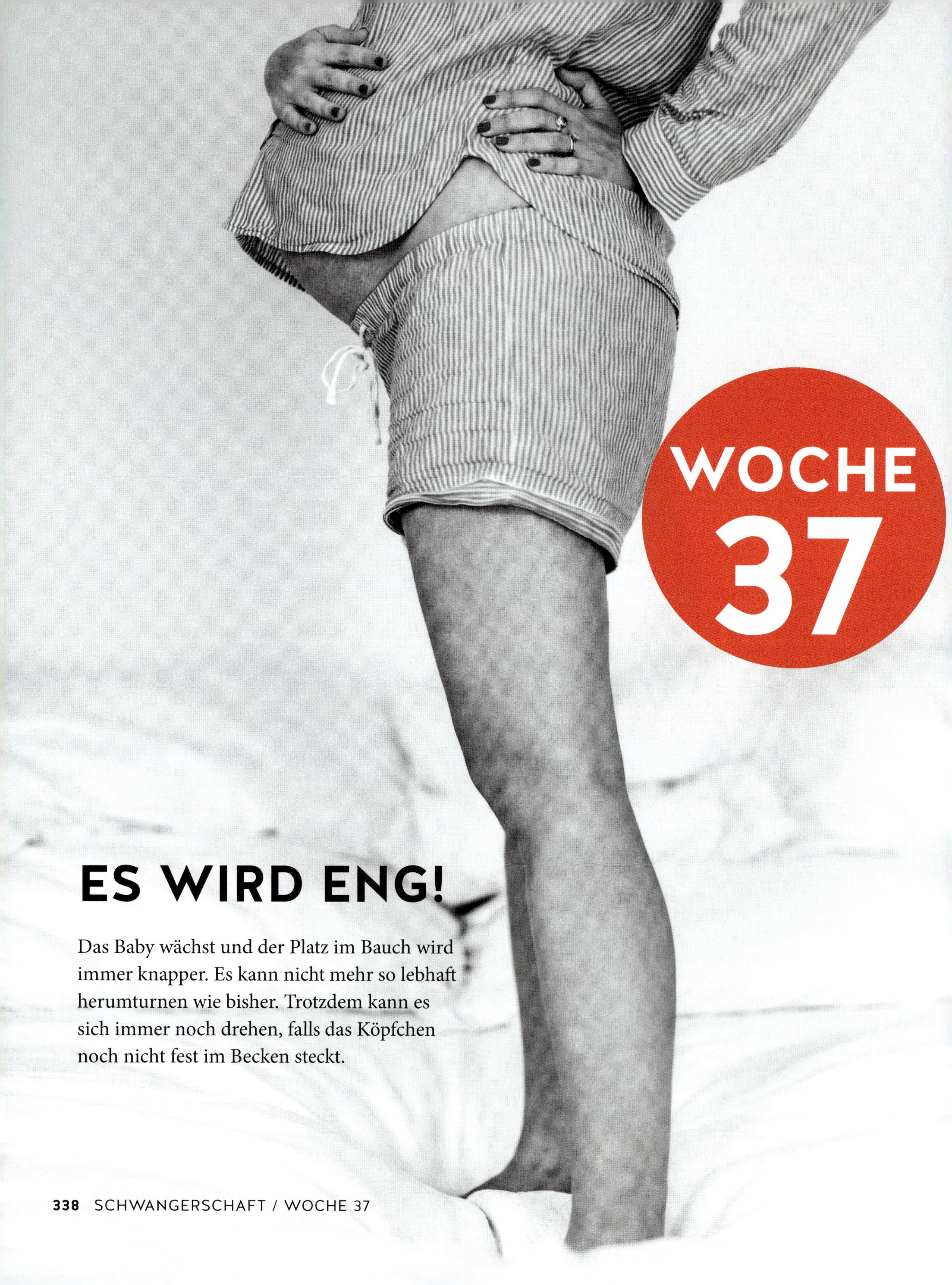

WOCHE 37

ES WIRD ENG!

Das Baby wächst und der Platz im Bauch wird immer knapper. Es kann nicht mehr so lebhaft herumturnen wie bisher. Trotzdem kann es sich immer noch drehen, falls das Köpfchen noch nicht fest im Becken steckt.

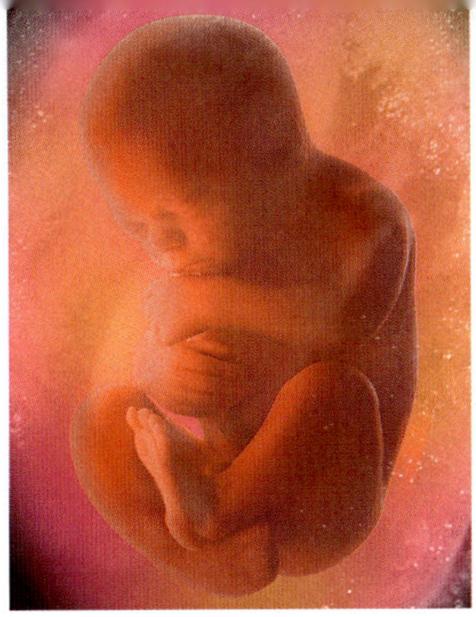

Ihr Baby wird tagsüber aktiver, wenn die Wand Ihres Uterus und Unterleibs sich dehnt, dadurch dünner wird und mehr Licht durchlässt. Es wiegt zwischen 2800 und 3100 Gramm und ist etwa 48 Zentimeter lang.

253. TAG

SSW 36+1 *{Noch 27 Tage}*

Wie sich Ihr Körper verändert

Sie haben die Zielgerade schon beinahe erreicht. Der letzte Monat der Schwangerschaft hat begonnen und bei vielen bricht das große Warten an. Falls Sie noch Fragen zum Geburtsablauf haben, zum Beispiel welche Möglichkeiten der Schmerzerleichterung es gibt, wenden Sie sich an Ihre Hebamme oder nehmen Kontakt mit dem Kreißsaal der Klink auf, in der Sie Ihr Baby zur Welt bringen wollen. Meistens gibt es dort entsprechendes Informationsmaterial.

Der Bauch hat nun seinen maximalen Umfang erreicht und einige Frauen haben große Probleme, sich hinter ein Lenkrad zu quetschen oder größere Kinder aus dem Kinderwagen zu heben. Ganz zu schweigen vom Einkauf. Lassen Sie sich unbedingt unterstützen, wenn Ihnen jetzt alles schwerfallen sollte.

Übelkeit und Müdigkeit, die Sie vielleicht noch aus den ersten Monaten der Schwangerschaft kennen, können noch einmal zurückkommen, weil sich die hormonelle Lage am Ende der Schwangerschaft wieder etwas verändert. Sie werden zudem vermutlich immer nach einer Toilette Ausschau halten müssen. Denn die Harnblase hat kaum noch Platz.

Ihr Körper bereitet sich auf die Geburt vor – und das mit recht verschiedenen Anzeichen. Wundern Sie sich also nicht, wenn die Waage nicht weiter nach oben geht oder Sie sogar ein bisschen leichter sind. Die Übelkeit trägt dazu bei, dass Ihr Appetit nicht mehr der größte ist. Sie werden mehr schwitzen und die Fruchtwassermenge nimmt ab. Außerdem haben viele Frauen gegen Ende der Schwangerschaft häufiger Stuhlgang oder sogar leichten Durchfall, denn die Übungswehen stimulieren auch den Darm in seiner Peristaltik. Machen Sie sich keine Sorgen, dass Ihr Baby abnimmt. Es holt sich alles, was es braucht.

GUT ZU WISSEN

Keine Angst VOR SCHMERZEN

Auch wenn Sie sich schon auf Ihr Baby freuen, kann es Ihnen bei der Vorstellung der zu erwartenden Geburtsschmerzen vielleicht mulmig werden. Ja, es wird Ihnen höchstwahrscheinlich Schmerzen bereiten, wenn sich der Muttermund öffnet und Ihr Baby durch den Geburtskanal geschoben wird. Nur wenige Frauen (7 bis 15 Prozent) haben laut einer Umfrage eine natürliche Geburt als nicht schmerzhaft empfunden. Aber wichtig ist, dass Sie sich immer vor Augen halten, dass die Geburt des Babys nur eine begrenzte Zeit in Anspruch nehmen wird und dass Sie es danach im Arm halten und anhimmeln können. Ihr Körper wird Ihnen helfen, indem er Hormone ausschüttet, die das Schmerzempfinden senken, und alle werden Sie zu unterstützen versuchen. Sicher: Sie können jetzt noch nicht wissen, wie Sie sich fühlen werden und wie Sie Ihre Schmerzen bewältigen werden. Aber Sie sollten wissen, dass Sie nicht allein sein werden und allen Beistand erhalten, um bei Kräften zu bleiben und gut durch die Geburt zu kommen.

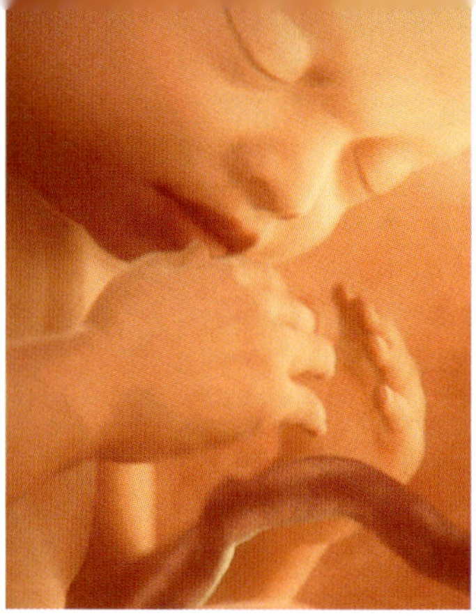

Ihr Baby nimmt nun etwa 28 Gramm pro Tag zu. Lunge, Verdauungs- und zentrales Nervensystem sind fast ausgereift. Die Nieren sind voll entwickelt und die Leber kann körperliche Abfallprodukte verarbeiten.

254. TAG

SSW 36+2 *{Noch 26 Tage}*

Die äußere Wendung

Wenn sich Ihr Baby in dieser Woche noch nicht mit dem Köpfchen nach unten in Richtung Beckenausgang gedreht hat, empfiehlt Ihnen möglicherweise Ihre Frauenärztin, das Kind zwischen der 36. und 38. Woche von außen in eine Schädellage drehen zu lassen – sofern die Schwangerschaft bisher normal verlief und eine realistische Aussicht auf Erfolg besteht. Wenn die äußere Wendung vorsichtig und behutsam durchgeführt wird, sind die Risiken für Mutter und Kind gering und die Hälfte bis zwei Drittel der Versuche sind erfolgreich.

Bei folgenden Voraussetzungen stehen die Chancen für eine erfolgreiche äußere Wendung gut:

- Es ist genügend Fruchtwasser vorhanden, sodass das Baby einen Purzelbaum machen kann.
- Die Plazenta liegt nicht an der Vorderwand der Gebärmutter, dies erschwert eine Wendung deutlich.
- Der Bauch ist nicht zu gespannt.
- Der Po des Babys ist im Beckeneingang noch leicht beweglich.
- Das CTG zeigt keine Wehentätigkeit.

Die äußere Wendung muss immer in der Klinik stattfinden, damit dem Baby geholfen werden kann, wenn es Probleme gibt. Vor dem Eingriff wird die Ärztin, die die Behandlung durchführt, Ihnen genau erklären, wie der Eingriff abläuft, welche Technik sie anwendet, welche Erfolgsaussichten bestehen und welche Komplikationen auftreten können. Sie wird Sie auch darauf hinweisen, dass sich durch den Eingriff in einigen Fällen die Herztöne des Babys verschlechtern. In so einem Fall muss aus Sicherheitsgründen ein Kaiserschnitt erfolgen. Oft sind daher bereits beim Vorgespräch Anästhesistinnen anwesend. Man wird Sie auch bitten, eine Einverständniserklärung für den eventuell nötigen Kaiserschnitt zu unterschreiben.

GUT ZU WISSEN

Die Lage AUF SICH BERUHEN LASSEN

Eine äußere Wendung kann nicht durchgeführt werden, wenn

- Sie mehr als ein Baby erwarten,
- die Fruchtblase schon gesprungen ist,
- Sie aktuell oder immer wiederkehrend Blutungen haben,
- die Plazenta unten vor dem Muttermund liegt,
- die Nabelschnur mehrfach um ein Körperteil geschlungen oder zu kurz ist,
- es Hinweise darauf gibt, dass Ihr Baby Stress hat, zum Beispiel ein auffälliges CTG-Muster,
- Ihre Gebärmutter Fehlbildungen aufweist,
- von vornherein klar ist, dass Ihr Baby sehr groß ist und eine vaginale Geburt,

egal ob mit dem Kopf oder Steiß voran, damit als zu risikoreich angesehen wird.

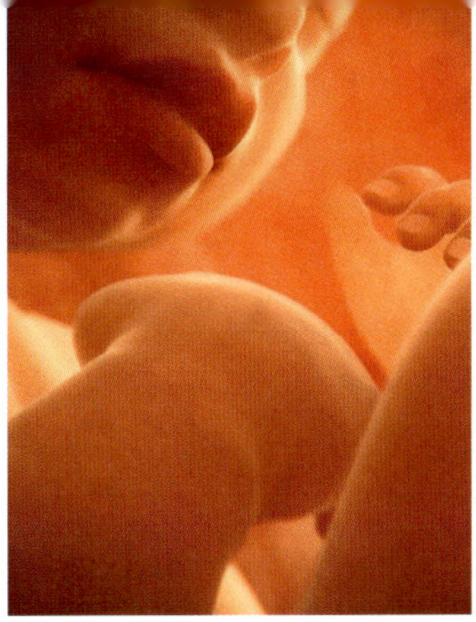

Ihr Baby schläft, träumt, ist wach und bewegt sich, lutscht am Daumen und schläft wieder. Diesen Rhythmus wird es mit Unterbrechungen zum Trinken wahrscheinlich auch in den ersten Lebenswochen beibehalten.

255. TAG

SSW 36+3 *{Noch 25 Tage}*

Was geschieht bei der äußeren Wendung?

Am Tag der Wendung müssen Sie mit nüchternem Magen in die Klinik kommen. Mit einer Ultraschallkontrolle wird noch einmal geschaut, wie das Baby genau im Becken liegt. Anschließend werden die Herztöne des Babys für 30 Minuten mit einem CTG aufgezeichnet, um zu sehen, ob es ihm gut geht.

Für die äußere Wendung legen Sie sich dann auf den Rücken auf eine Liege. Die Beine und das Becken werden mit Kissen so gelagert, dass das Becken leicht angehoben ist. So kann sich die Bauchdecke vollkommen entspannen.

Während des Eingriffs werden die Herztöne Ihres Babys permanent überwacht. Ein Medikament, das Wehen hemmen soll, wird nur dann eingesetzt, wenn Sie Wehen spüren, um die Gebärmuttermuskulatur ganz zu entspannen. Sie können versuchen, den Eingriff zu unterstützen, indem Sie sich so gut wie möglich entspannen und Ihren Bauch nicht anspannen. Nun ist der Zeitpunkt gekommen, an dem Sie all das ausprobieren können, was Sie in puncto bewusstes Loslassen gelernt haben. Atmen Sie vor Beginn der Wendung ruhig ein und aus und »erzählen« Sie Ihrem Baby, was gleich geschehen wird.

Was spüren Sie?

Wenn es richtig losgeht, werden Sie die Hände der beiden Ärztinnen fühlen, die Ihr Baby ertasten und festhalten, um ihm dann zu einem Purzelbaum zu verhelfen. Der Druck der Hände, die das Baby halten, kann sich ziemlich fest anfühlen, erschrecken Sie also nicht, sondern versuchen Sie weiter, ganz entspannt zu liegen. Durchschnittlich dauert eine erfolgreiche äußere Wendung eine bis zwei Minuten. Hat sich dagegen nach fünf Minuten immer noch nichts getan, wird die Behandlung abgebrochen. In diesem Fall kann nach ein bis zwei Tagen ein weiterer Versuch gestartet werden, wenn Sie dies möchten. Die Wendung wird auch dann abgebrochen, wenn die Frau dabei starke Schmerzen hat oder Komplikationen wie zum Beispiel vaginale Blutungen auftreten.

Beruhigen Sie sich und Ihr Baby danach wieder mit tiefen Atemzügen.

War die äußere Wendung erfolgreich, wird die Lage des Babys anschließend noch einmal mit Ultraschall kontrolliert und Sie werden für eine Stunde an ein CTG angeschlossen, um seine Herztöne zu überwachen. Einige Kliniken sehen sogar vor, dass die Frau über Nacht bleibt, um die Herztöne des Babys mehrmals aufzuzeichnen. Ist das in Ihrem Fall nicht üblich und schickt man Sie nach Hause, muss Ihre Frauenärztin am nächsten Tag Herztöne und Lage erneut kontrollieren. Nur selten drehen sich Kinder zurück in ihre Ausgangslage, können dann aber leicht wieder gewendet werden.

Wenn sich das Baby nicht dreht

Mag sich Ihr Baby nicht drehen lassen, geht man in vielen Kliniken folgendermaßen vor:

- Haben Sie bereits ein reifes Baby vaginal zur Welt gebracht, werden Sie auch bei Ihrem jetzigen Kind in Beckenendlage diesen Weg gehen können.
- Handelt es sich um Ihre erste Geburt, wird häufig erst eine Magnetresonanzaufnahme (MRT) empfohlen, um die Maße des knöchernen Beckens zu messen. Das MRT ist ein Bildgebungsverfahren ohne Strahlenbelastung und daher völlig ungefährlich.
- Wenn Sie keine Spontangeburt aus der Beckenendlage wünschen, wird die Ärztin Vor- und Nachteile einer Kaiserschnittgeburt mit Ihnen besprechen.

256. TAG

SSW 36+4 *{Noch 24 Tage}*

Dammmassage – so geht's

Während der Geburt muss Ihr Damm einiges aushalten und sich unter dem Druck des kindlichen Kopfes gut dehnen. Mit regelmäßigen Massagen ab der 36. bis 37. Woche können Sie das Gewebe auf die Dehnung bei der Geburt vorbereiten. Sie helfen, das Dammgewebe elastisch zu machen, die Dammregion bewusst wahrzunehmen und sich so auf die Geburt einzustimmen. Beim Ertasten und Fühlen der Dammregion werden Sie auch merken, dass Sie in diesem Körperbereich genügend Platz für ein Babyköpfchen haben.

In Studien wurde belegt, dass regelmäßige Dammmassagen mit natürlichen Ölen vor der Geburt effektiv die Chance erhöhen, mit einem intakten Damm ohne Risse zu gebären und auch Zangengeburten zu vermeiden.

Viel Aufwand ist für eine Massage nicht nötig: Sie sollte insgesamt nicht länger als zehn Minuten dauern und muss auch nur einmal am Tag gemacht werden. Damit sie wirkt, ist es jedoch sinnvoll, sie regelmäßig, also mindestens drei- bis viermal in der Woche durchzuführen.

GUT ZU WISSEN

RICHTIG MASSIEREN

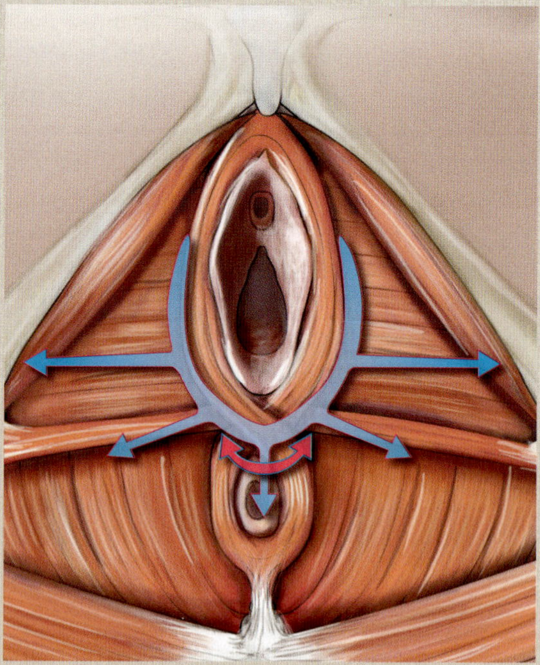

Das Ziel einer Dammmassage ist es, die Durchblutung und Elastizität des Gewebes zwischen Vagina und Anus zu fördern, um die Geburt möglichst unverletzt zu überstehen.

- Waschen Sie gründlich Ihre Hände. Stellen Sie dann ein Bein auf einen Hocker oder auf den Rand der Badewanne.
- Geben Sie sehr wenig Pflanzenöl (zum Beispiel Mandelöl) auf Daumen, Zeige- und Mittelfinger und verteilen Sie es auf den Fingerspitzen.
- Führen Sie Ihren Daumen zwei Zentimeter in die Vagina ein und legen Sie Zeige- und Mittelfinger auf den Damm in Richtung Anus.
- Verteilen Sie das Öl nun vorsichtig in kreisenden, massierenden, halbmondförmigen Bewegungen auf und in den hinteren Teil des Scheideneingangs und des Damms. Dehnen Sie den Bereich dabei in Richtung Anus bis an eine milde Schmerzgrenze. Es darf ein wenig ziehen.
- Nach sechs bis sieben Minuten nehmen Sie sich ein wenig neues Öl und verteilen es auf den Schamlippen. Auch diese werden dann in kleinen kreisenden Bewegungen massiert und dabei leicht nach außen gedehnt. Nehmen Sie zum Schluss überschüssiges Öl mit einem Tuch ab.

257. TAG

SSW 36+5 *{Noch 23 Tage}*

Geburtsvorbereitende Akupunktur

Immer mehr Frauen suchen heute nach einem Weg, die Geburt möglichst sanft und schmerzfrei zu erfahren. Weil sich viele Hilfe durch Akupunktur versprechen, wird diese Methode mittlerweile immer häufiger angeboten. Es gibt zwar in der traditionellen chinesischen Akupunktur keine wirkliche Geburtsvorbereitung, die auf einen leichten Geburtsverlauf abzielt. Allerdings soll die Behandlung entsprechender Akupunkturpunkte das Qi (Lebensenergie) der Mutter stärken, ihren Geist beruhigen und ihr eine stabile Konstitution mit auf den Weg geben.

Die Wirkung von Akupunktur auf den Geburtsverlauf wurde schon wissenschaftlich untersucht. Anhand verschiedener internationaler Studien konnte gezeigt werden, dass sich die Geburt bei Erstgebärenden durchschnittlich von circa zwölf auf sieben Stunden verkürzt, wenn die Frau ab der 36. Schwangerschaftswoche einmal wöchentlich akupunktiert wurde. Allerdings bezieht sich diese zeitliche Verkürzung ausschließlich auf die Eröffnungsphase der Geburt, also auf die Spanne zwischen dem Einsetzen der Wehen bis zur vollständigen Eröffnung des Muttermundes (ab Seite 379). Die Austrittsphase (Seite 389), also die Zeit, in der das Baby durch die Vagina geschoben wird, bleibt dagegen unverändert. Die Wissenschaftler erklären sich dies mit einer besseren Reifung des Gebärmutterhalses bis zum Geburtstermin. Der Gebärmutterhals wird kürzer und weicher, der Muttermund ist nach den Behandlungen häufig schon etwas geöffnet.

Die Behandlung

Mit geburtsvorbereitender Akupunktur können Sie in der 36. Schwangerschaftswoche beginnen. Bis zur Geburt sind ab dann drei bis vier Behandlungen empfohlen. Diese finden einmal wöchentlich statt und dauern jeweils etwa 20 Minuten mit einer anschließenden Ruhephase von zehn Minuten.

Das in Deutschland häufigste Behandlungsschema stimuliert ab der 36. Schwangerschaftswoche die Punkte Ma 36, Gb 34 und MP 6, ab der 38. Woche zusätzlich den Punkt Bl 67. Das Setzen der feinen Akupunkturnadeln ist dabei an den meisten Punkten nahezu schmerzlos. Nach der Behandlung bemerken Frauen häufig, dass ihr Baby stark strampelt. Das ist normal und es wird sich nach einer Stunde wieder beruhigt haben. Es wurde nicht beobachtet, dass mit der Akupunktur vorzeitige Wehen oder ein früherer Geburtstermin einhergehen.

Wenn Sie sich akupunktieren lassen möchten, wenden Sie sich an eine Hebamme oder eine Ärztin mit einer Zusatzausbildung in Traditioneller Chinesischer Medizin. Viele Geburtshäuser und Hebammenpraxen haben wöchentliche Akupunktursprechstunden. Manchmal besteht dieses Angebot auch in Kliniken, wenn dort Ärzte mit entsprechender Qualifikation arbeiten.

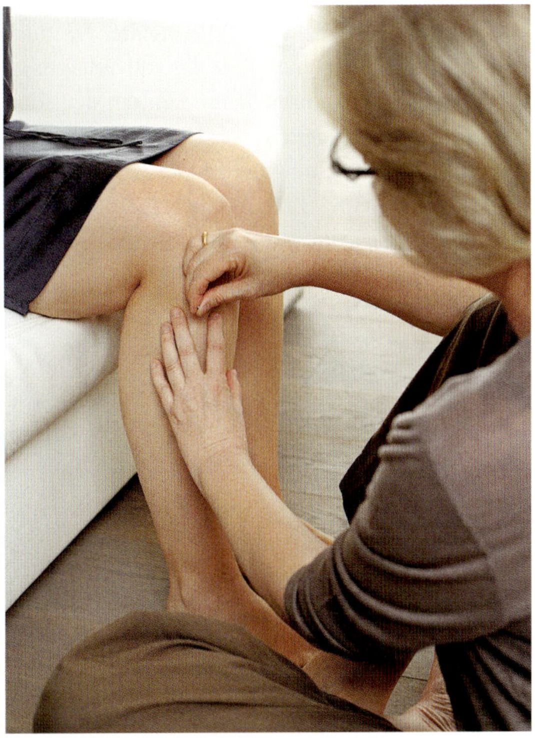

Bevor eine Nadel gesetzt wird, ertastet die Hebamme oder Ärztin den entsprechenden Akupunkturpunkt.

258. TAG

SSW 36+6 *{Noch 22 Tage}*

Unverzichtbar: ein guter Still-BH

Nutzen Sie die Zeit, während der Sie auf Ihr Baby warten, um noch die letzten Dinge zu besorgen, die Sie für ein ruhiges Wochenbett benötigen. Ganz besonders wichtig ist ein Still-BH. Jetzt ist genau die richtige Zeit, ihn zu kaufen. Doch auch wenn sich Ihr Unterbrustumfang nicht mehr verändert: Die Größe Ihrer Brüste wird sehr wohl noch zunehmen, wenn die Milch drei bis fünf Tage nach der Geburt richtig zu sprudeln beginnt. Kaufen Sie daher ein Modell, dessen Körbchen eine Nummer größer sind als bei dem BH, den Sie momentan tragen.

Wählen Sie ein Modell, das Sie auch mit einer Hand mühelos öffnen können. Sie werden nämlich öfter in die Situation geraten, dass Sie Ihr hungriges Baby unterwegs stillen müssen. Es ist sehr lästig, wenn Sie sich abmühen, mit einer Hand das Kind zu halten, während Sie mit der anderen krampfhaft versuchen, Ihren BH zu öffnen. Probieren Sie ruhig die Handhabung mehrerer Modelle aus. Vermeiden Sie auch BHs, die beim Öffnen nur Teile der stillenden Brust freigeben. Eine volle Brust kann dann an den Rändern gedrückt und gestaut werden, was manchmal zu Milchstaus mit Schmerzen und Fieber führt. Sollten Sie sich für einen BH mit einem Reißverschluss vorn entscheiden, der besonders für große Brüste angenehm sein kann, achten Sie auf gute Verarbeitung. Der Reißverschluss sollte an keiner Stelle direkt an Ihre Haut kommen oder Gewebe einquetschen.

Wie viele Still-BHs brauche ich?

Nehmen Sie erst einmal nur einen BH. Falls Sie sich einen zweiten wünschen, warten Sie damit bis mindestens 14 Tage nach der Geburt. Bis dahin verändert sich die Brust laufend. Sind Sie zufrieden mit dem bereits erworbenen BH, schaffen Sie sich einfach ein zweites Exemplar davon an. Wenn nicht, probieren Sie aus, welches Modell besser sitzt.

Stilleinlagen

Besorgen Sie jetzt schon Stilleinlagen. Sie dienen dazu, eventuell auslaufende Milch aufzufangen – und leisten somit vor allem in den ersten Wochen der Stillzeit gute Dienste. Zur Auswahl stehen waschbare Einlagen aus Baumwolle, Wolle oder Seide sowie Einwegstilleinlagen. Testen Sie, welche Ihnen am angenehmsten sind. Das Wichtigste ist, dass sie atmungsaktiv sind.

QUALITÄTSMERKMAL

Still-BHs gibt es sehr günstig in Drogeriemärkten, etwas teurer in Unterwäscheläden und Kaufhäusern und neuerdings auch als Edeldessous oder über das Internet. Achten Sie darauf, dass sich der BH **gut waschen** lässt und **schnell trocknet**.

GUT ZU WISSEN

Pflegeartikel FÜRS WOCHENBETT

Im Drogeriemarkt sind auch die weiteren Artikel für das Wochenbett erhältlich. Sie brauchen zum Beispiel große Binden, die den Wochenfluss auffangen, der mit dem restlichen Blut, Schleim und Plazentagewebe aus der Gebärmutter ausgeschieden wird. Kondome lassen sich mit kaltem Wasser gefüllt zur Kühlung von Hämorrhoiden und angeschwollenen Nähten nach einem Dammschnitt einsetzen. Für die tägliche Pflege sind geruchsfreie Waschlotionen ideal.

Babys fühlen sich am wohlsten, wenn sie nur ihre Mama, die sie auch am Geruch erkennen, und deren Milch riechen dürfen. Verzichten Sie daher in den ersten Monaten auf Parfüm und Deodorant mit Parfüm. Gönnen Sie sich stattdessen eine pflegende Wohlfühlcreme, damit Sie ein wenig das Gefühl haben, etwas für Ihren Körper zu tun.

259. TAG

SSW 37+0 *{Noch 21 Tage}*

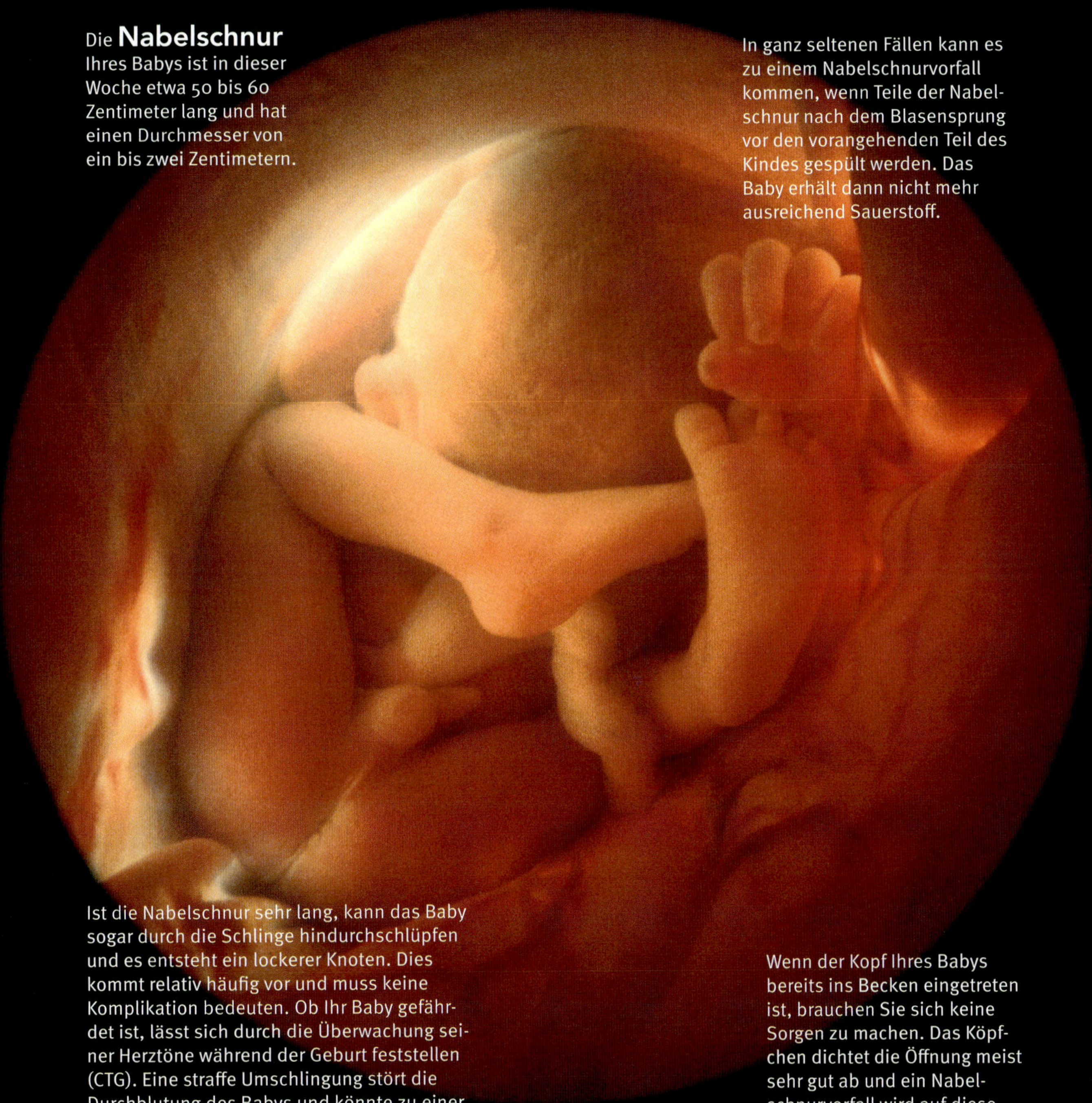

Die **Nabelschnur** Ihres Babys ist in dieser Woche etwa 50 bis 60 Zentimeter lang und hat einen Durchmesser von ein bis zwei Zentimetern.

In ganz seltenen Fällen kann es zu einem Nabelschnurvorfall kommen, wenn Teile der Nabelschnur nach dem Blasensprung vor den vorangehenden Teil des Kindes gespült werden. Das Baby erhält dann nicht mehr ausreichend Sauerstoff.

Ist die Nabelschnur sehr lang, kann das Baby sogar durch die Schlinge hindurchschlüpfen und es entsteht ein lockerer Knoten. Dies kommt relativ häufig vor und muss keine Komplikation bedeuten. Ob Ihr Baby gefährdet ist, lässt sich durch die Überwachung seiner Herztöne während der Geburt feststellen (CTG). Eine straffe Umschlingung stört die Durchblutung des Babys und könnte zu einer Mangelversorgung mit Sauerstoff führen.

Wenn der Kopf Ihres Babys bereits ins Becken eingetreten ist, brauchen Sie sich keine Sorgen zu machen. Das Köpfchen dichtet die Öffnung meist sehr gut ab und ein Nabelschnurvorfall wird auf diese Weise verhindert.

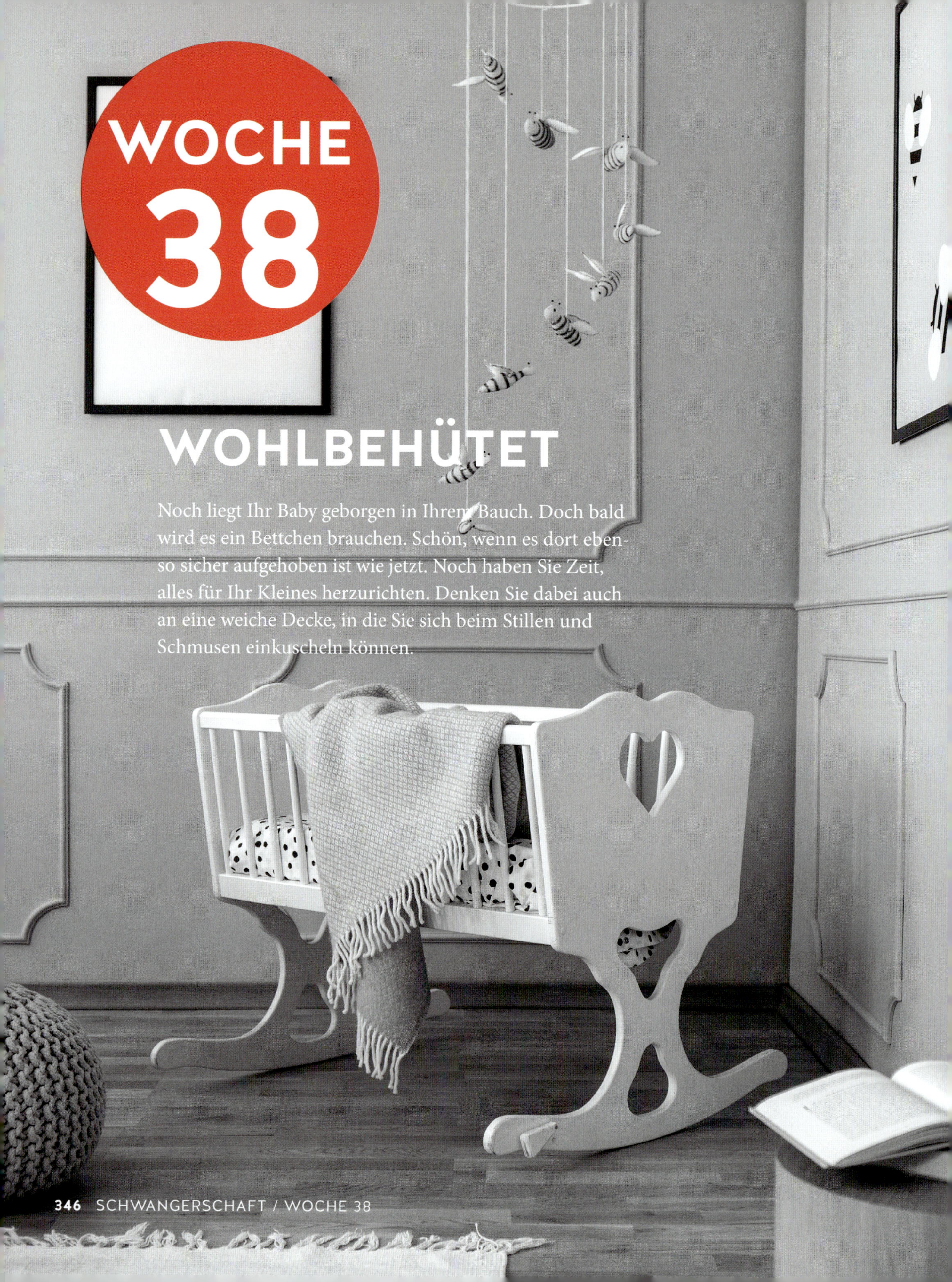

WOCHE 38

WOHLBEHÜTET

Noch liegt Ihr Baby geborgen in Ihrem Bauch. Doch bald wird es ein Bettchen brauchen. Schön, wenn es dort ebenso sicher aufgehoben ist wie jetzt. Noch haben Sie Zeit, alles für Ihr Kleines herzurichten. Denken Sie dabei auch an eine weiche Decke, in die Sie sich beim Stillen und Schmusen einkuscheln können.

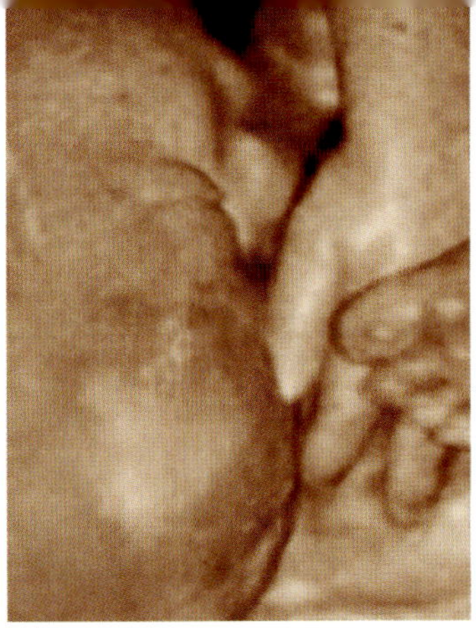

Einige Babys haben ihr Köpfchen in das Becken der Mutter geschoben. Wenn sie so nach unten gerutscht sind, haben sie für die wachsenden Beine und den Po den notwendigen zusätzlichen Platz.

260. TAG

SSW 37+1 *{Noch 20 Tage}*

Wie sich Ihr Körper verändert

Bestimmt sind Sie schon etwas nervös, weil Sie nicht wissen, ob Ihr Baby vielleicht doch früher oder erst später zur Welt kommen möchte. Da geht es Ihnen nicht anders als anderen Schwangeren. Fast alle fragen sich, wie sicher der errechnete Geburtstermin eigentlich ist, und horchen daher in sich, ob es schon erste Anzeichen für die Geburt gibt. Tatsächlich gibt es einige »Symptome«, die zeigen, dass es bald losgeht. Allerdings treten sie nicht immer alle gemeinsam auf. Und nicht jede Frau nimmt sie auch wahr. Mögliche Zeichen sind:

- Senkwehen, bei denen Ihr Baby tiefer ins Becken rutscht. Sie treten bei Erstgebärenden zwei bis vier Wochen vor der Geburt auf und machen sich durch leichtes Ziehen im Rücken und allgemeines Unwohlsein bemerkbar. Nicht jede Frau erlebt die Gebärmutterkontraktionen gleich stark. Manche merken mehr, andere weniger. Manche spüren gar nichts.
- Innerliche Unruhe, Ungeduld und Unkonzentriertheit
- Leichter Durchfall
- Man nimmt nicht mehr zu oder sogar etwas ab

Restless-Legs-Syndrom

Jede dritte bis vierte Schwangere hat Schlafprobleme, weil ihre Beine (ganz selten auch die Arme) kribbeln, zucken und schmerzen. Dieses Phänomen tritt besonders im letzten Schwangerschaftsdrittel auf – vor allem abends und nachts, wenn sich der Körper eigentlich entspannen möchte, aber auch wenn man länger sitzt.

Für Schwangere mit Restless-Legs-Syndrom ist Ruhe unangenehm und erst durch Aufstehen und Umhergehen lassen die Beschwerden langsam nach. Eine gewisse Linderung können Sie sich durch Entspannungsübungen, Yoga und Akupunktur erhoffen. Falls Sie die Erkrankung nicht mehr loswerden, kann sie nach dem Abstillen mit Medikamenten behandelt werden. Warum die Krankheit auftritt, weiß man noch nicht genau. Genetische Faktoren scheinen eine Rolle zu spielen. Die Erkrankung kann aber auch durch eine Eisenmangel-Anämie hervorgerufen werden, daher ist bei entsprechender Diagnose der nächsten Untersuchung ein Bluttest zur Bestimmung der Eisenspeicherwerte wichtig.

GUT ZU WISSEN

UNRUHIGE BEINE

Das Restless-Legs-Syndrom wird mithilfe bestimmter Kriterien diagnostiziert:

- Fühlen Sie ein Ziehen, Kribbeln oder Schmerzen in den Beinen? Spüren Sie einen starken Bewegungsdrang?
- Treten die Beschwerden ausschließlich in Ruhe auf?
- Lassen die Probleme nach, wenn Sie sich bewegen oder umhergehen?
- Nehmen die Beschwerden abends und nachts zu? Sind sie dann am stärksten?

Falls Sie alle Fragen mit »Ja« beantworten, wenden Sie sich bitte an Ihre Frauenärztin.

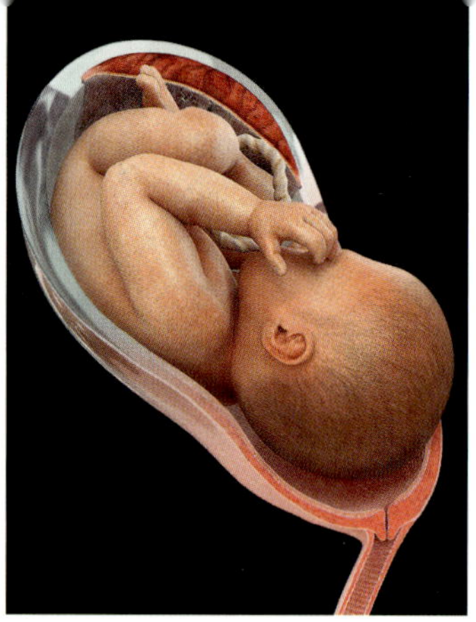

Die Käseschmiere wird jetzt weniger und darunter zeigt sich rosafarbene Babyhaut. Einige Babys haben schon eine volle Haarpracht mit bis zu zweieinhalb Zentimeter langen Strähnen.

261. TAG

SSW 37+2 *{Noch 19 Tage}*

Sicherer Babyschlaf

Die Schlafforschung hat in den letzten Jahren wichtige Hinweise für Eltern veröffentlicht, damit ihr Baby im ersten Lebensjahr nicht nur gut einschlafen, sondern auch sicher schlafen kann. So sollten Babys beim Schlafen immer auf dem Rücken liegen. Die früher oft propagierte Bauchlage wurde als eine der wahrscheinlichen Ursachen für den plötzlichen Kindstod erkannt. Auch die Seitenlage, oft noch mit Unterstützung durch Lagerungskissen empfohlen, hat sich als ungünstig herausgestellt. Denn die Babys können sich aus ihr leicht auf den Bauch kugeln.

Wenn Ihr Baby etwa vier Monate alt ist, wird es sein Köpfchen beim Schlafen öfter zum Licht oder in Ihre Richtung wenden. Damit sich die Kopfform dadurch nicht einseitig schief verschiebt, sollten Sie entweder das Bettchen regelmäßig drehen oder Ihr Kind, wenn Sie gemeinsam im Bett schlafen, auf Ihre andere Körperseite legen.

Überwärmte und zu trockene Schlafräume trocknen die Atemwege aus, reizen die Schleimhäute in kleinen Babynasen und erhöhen so das Erkältungsrisiko. Als optimal gilt eine Temperatur von 16 bis 18 °C. Lüften Sie den Raum im Laufe des Tages häufiger und noch einmal kurz vor dem Schlafenlegen. Das trägt auch dazu bei, dass die Luft nicht zu trocken ist. 50 bis 70 Prozent Luftfeuchtigkeit sind ideal. Im Winter, wenn die Luft durch das Heizen besonders trocken ist, können Sie nasse Wäsche im Raum aufhängen, Luftbefeuchter anbringen oder Schalen mit Wasser auf die Heizkörper stellen.

Stellen Sie das Bettchen nicht an einen prallen Sonnenplatz oder neben einen Heizkörper.

AUS WISSENSCHAFT UND FORSCHUNG

PLÖTZLICHER KINDSTOD – Risikofaktoren

- **Rauchen:** Babys, deren Mütter in der Schwangerschaft rauchten, haben ein drei- bis viermal so hohes Risiko. Wird nach der Geburt in der Gegenwart des Babys geraucht, verdoppelt dies das Risiko.
- **Bauchlage:** Schlafen in dieser Position erhöht das Risiko um das Neunfache, die Seitenlagerung um das Zwei- bis Dreifache.
- **Überwärmung:** Zu hohe Raumtemperaturen, zu warme Kleidung, Schlafen mit Heizdecken oder Wärmflaschen, unter Ihrer Bettdecke, unter Daunenkissen und auf Fellen erhöhen das Risiko. Das gilt auch für Betthimmel, -umrandungen und Nestchen, weil sie die Luftzirkulation einschränken.
- **Allein im Zimmer schlafen:** Sie senken das Risiko auf ein Viertel, wenn Ihr Kind im ersten Lebensjahr nicht allein, sondern in Ihrem Schlafzimmer oder mit Geschwistern zusammen schlafen darf.
- **Sehr frühes Abstillen:** Studien haben gezeigt, dass Babys, die vor der sechsten Lebenswoche abgestillt werden, ein drei- bis sechsfach erhöhtes Risiko tragen. Die Empfehlung der Fachwelt lautet: Nach Möglichkeit bis zum Ende des sechsten Monats ausschließlich stillen.

262. TAG

SSW 37+3 *{Noch 18 Tage}*

Schlafsack und Schlafkleidung

Bettdecken sind für Babys ungeeignet. Sie können darunter überwärmen oder sie sich über den Kopf ziehen. Ein Schlafsack in der richtigen Größe wärmt Ihr Baby genauso und ist viel sicherer.

Die **Halsöffnung** sollte nicht größer sein als das Köpfchen. Die Armöffnungen dürfen nicht so groß sein, dass das Baby hineinrutschen kann.

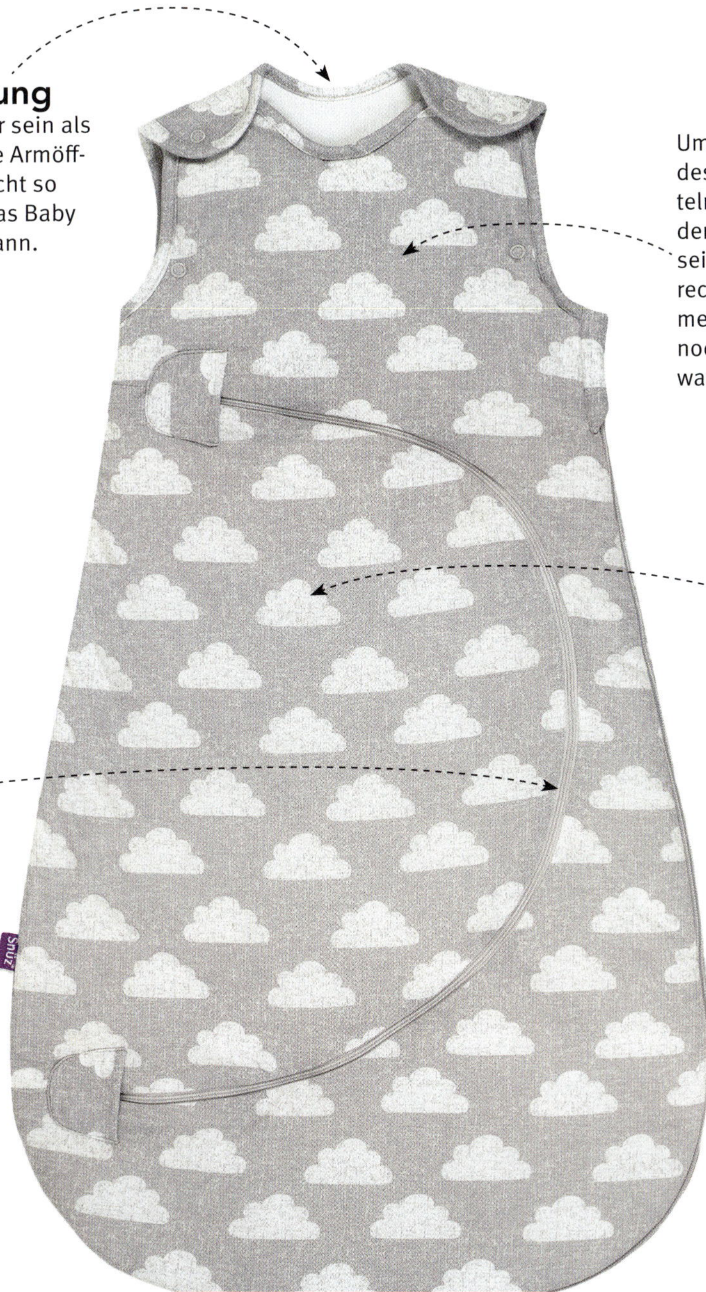

Um die richtige **Größe** des Schlafsacks zu ermitteln, ziehen Sie zuerst von der Körperlänge des Babys seine Kopflänge ab und rechnen dann zehn Zentimeter hinzu, damit es noch ein bisschen hineinwachsen kann.

Als **Kleidung** unter dem Schlafsack reichen Windel, Body oder eine zweiteilige Unterwäsche bei Stoffwindelsystemen und je nach Raumtemperatur ein Schlafanzug.

Der **Reißverschluss** sollte sich von oben und unten öffnen lassen. Dann müssen Sie Ihr Baby beim Wickeln nicht immer komplett ausziehen.

263. TAG

SSW 37+4 *{Noch 17 Tage}*

Das Babybett

- Das Bett sollte keine überstehenden Teile und scharfe, spitze Kanten haben. Der Abstand zwischen den Gitterstäben sollte zwischen 4,5 und 6,5 Zentimetern betragen, damit das Baby sich nicht einklemmt oder durchrutscht.
- Der belastbare Lattenrost sollte in drei bis vier Höhen verstellbar sein. Der Mindestabstand zwischen dem Boden des Bettes und der Oberkante des Gitters sollte 30 Zentimeter betragen, damit Ihr Baby nicht herauspurzeln kann. Bei der niedrigsten Position sind mindestens 60 Zentimeter Abstand empfohlen, damit auch die etwas älteren Klettermaxen nicht darübersteigen können.
- Es ist gut, wenn sich später zwei bis drei Sprossen herausnehmen lassen (sogenannte Schlupfsprossen). So ist es für alle Seiten leichter, wenn Ihr Kind Sie nachts besuchen möchte.
- Die Lackierung sollte auf jeden Fall »speichelfest« sein (deutsche Spielzeugnorm).
- Die Matratze muss fest im Rahmen liegen, damit sie sich nicht verschieben kann. Der Körper Ihres Babys sollte nicht tiefer als 2 Zentimeter in sie einsinken können. Das heißt, sie muss relativ fest sein. Im Rahmen einer Allergievorbeugung empfehlen Wissenschaftler hypoallergene Matratzen. Auch abnehmbare Matratzenbezüge, die mit den Bettlaken jede Woche bei mindestens 60 °C gewaschen werden, sollen die Hauptallergieauslöser in Betten (Hausstaubmilben und Schimmelpilze) verhindern.
- Verzichten Sie auf »Nestchen« oder »Kopfschutz«. Sie können zu Überwärmung und Rückatmung des Kindes führen, wenn es sich zu dicht darankuschelt. Auch Lammfell, Kissen, Decke oder Kuscheltiere gehören nicht ins Bett.

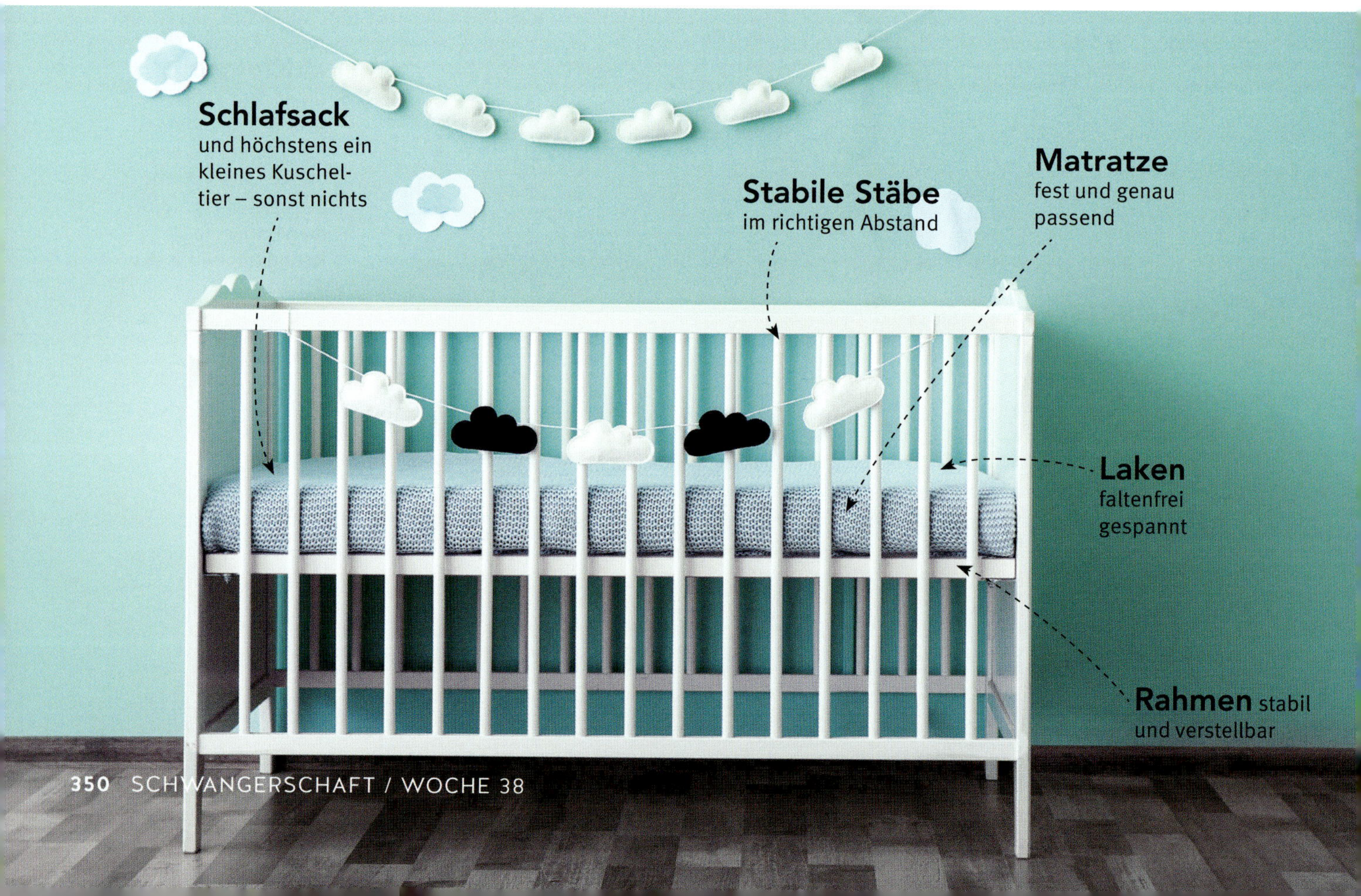
Schlafsack
und höchstens ein kleines Kuscheltier – sonst nichts
Stabile Stäbe
im richtigen Abstand
Matratze
fest und genau passend
Laken
faltenfrei gespannt
Rahmen stabil
und verstellbar

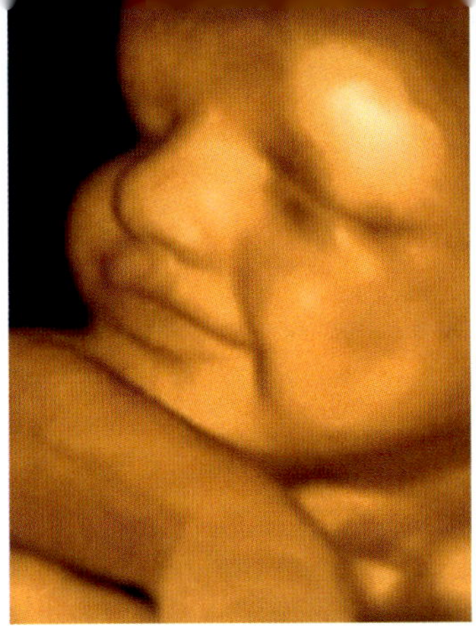

Ab jetzt ist Ihr Baby fertig für die Geburt. Alle Körpersysteme sind entwickelt und arbeiten zusammen. Das Baby bewegt sich weniger, dafür sind Schluckauf und leicht drehende Bewegungen gut spürbar.

264. TAG

SSW 37+5 *{Noch 16 Tage}*

Baby im Elternbett?

In vielen Kulturen dieser Welt teilen sich Kinder das Bett immer mit der Mutter oder den Eltern. In Asien zum Beispiel schlafen gerade einmal etwa vier Prozent, in Afrika nur ungefähr drei Prozent der Babys alleine. Dabei ist interessant, dass beispielsweise in China keine Bezeichnung für den plötzlichen Kindstod existiert und in Hongkong die Rate dieses Todes mit zu den statistisch geringsten weltweit gehört.

Auf der anderen Seite sprechen Zahlen für sich: Studien in Großbritannien, Europa, Asien und Australien ergaben, dass von 100 000 Babys durchschnittlich acht am plötzlichen Kindstod sterben, wenn sie im gleichen Zimmer wie die Eltern schlafen, gestillt werden, auf den Rücken zum Schlafen gelegt werden und es keine weiteren Risikofaktoren gibt. Schläft das Baby dagegen im Bett der Eltern (alle anderen Faktoren bleiben gleich), erhöht sich die statistische Wahrscheinlichkeit auf 23 von 100 000.

Trotz aller Warnungen: Die meisten Mütter werden die Situation kennenlernen, dass ihr Baby nachts aufwacht und trinken will. Man nimmt es dann zu sich, stillt es und beide schlafen dabei ein – weil die Müdigkeit groß ist, die körperliche Nähe das Kind beruhigt und es einfach kuschelig ist. In der Stillzeit ist es natürlich angenehm, nicht aufstehen zu müssen, wenn das Baby Hunger hat. Und das gemeinsame morgendliche Kuscheln im Bett ist besonders einfach, wenn Sie nur neben sich greifen müssen. Lassen Sie daher Ihr Baby möglichst nah, aber in einem eigenen Bettchen schlafen. Wenn Sie beim Kuscheln noch einmal einschlafen, ist es wichtig, dass

- Ihr Baby nicht unter Ihrer Decke schläft,
- es nicht zwischen Ihnen und Ihrem Partner schläft, damit es nicht das ausgeatmete Kohlenstoffdioxid seiner Eltern einatmet,
- kein Kissen versehentlich das Köpfchen bedeckt,
- die Matratze nicht stark nachgibt; Wasserbett und Sofa sind zum gemeinsamen Schlafen ungeeignet.

Wenn Sie oder Ihr Partner rauchen, Alkohol getrunken, Drogen, Beruhigungs- oder Schlafmittel genommen haben, sollte das Baby immer im eigenen Bett schlafen. Drogen und Alkohol beeinträchtigen das Wahrnehmungsvermögen. Dadurch könnten Sie vergessen, dass Sie nicht allein im Bett liegen.

GUT ZU WISSEN

In Ihrer Nähe FÜHLT SICH DAS BABY SICHER

Kinderärzte empfehlen Eltern, ihr Baby in den ersten ein bis zwei Jahren gemeinsam mit ihnen oder im Zimmer der Geschwister schlafen zu lassen, da ihre Gegenwart und ihre rhythmischen Schlafgeräusche für das Baby schlaffördernd wirken. Schlafforscher wissen zwar noch nicht genau, warum dies so ist. Sie vermuten aber, dass diese Umgebung den Babys aus ihrem Leben während der Schwangerschaft vertraut sein könnte, als sie ständig von rhythmischen Geräuschen umgeben waren. Um sich so sicher zu fühlen, muss das Baby nicht in Ihrem Bett schlafen. Es genügt, wenn sein Bettchen in Ihrem Schlafzimmer steht – oder auch bei größeren Geschwistern im Kinderzimmer.

265. TAG

SSW 37+6 *{Noch 15 Tage}*

Der Nestbautrieb

Rein wissenschaftlich betrachtet, gibt es keinen Nachweis dafür, dass der sogenannte Nestbautrieb wirklich existiert. Da das Phänomen jedoch sehr häufig bei Schwangeren beobachtet wird, gehen Forscher davon aus, dass es sich um eine Art Urinstinkt handelt, der die Schwangere dazu bewegt, eine möglichst perfekte Umgebung für ihr Kind zu schaffen. Die hormonell ausgelöste Unruhe ist bei werdenden Müttern demnach nicht ungewöhnlich und in den meisten Fällen ein Zeichen dafür, dass das Baby in Kürze zur Welt kommen wird.

Kurz vor der Geburt werden viele Schwangere noch einmal besonders aktiv. Der Kopf ist voll mit Plänen, die noch unbedingt erledigt werden wollen. Alles soll einfach perfekt sein, bevor das neue Familienmitglied einzieht. Da wird mit viel Elan der Boden geschrubbt, die Schränke werden ausgewischt und die Babywäsche wird zum dritten Mal gewaschen. Die Kliniktasche wird immer wieder neu sortiert und gepackt, das Babyzimmer noch einmal umgeräumt, alles wird generell überholt. Sie möchten es einfach ganz schön in Ihrer Umgebung haben, wenn Sie mit Ihrem Baby nach Hause kommen. Und diesem Nestbautrieb dürfen Sie ruhig auch nach Herzenslust nachgehen, solange Ihnen die vorbereitenden Tätigkeiten Freude machen und Sie nicht zu sehr körperlich belasten. Denn selbst wenn Sie das Gefühl haben, nicht fertig zu werden: Nutzen Sie die letzte freie Zeit unbedingt auch dazu, sich zu erholen und zu entspannen! Genießen Sie die Ruhe um Sie herum. Sie werden schon bald sehr viel Kraft und Energie für die Geburt brauchen.

Machen Sie sich auf der anderen Seite keine Sorgen, falls Sie der Nestbautrieb nicht überkommt. Es ist genauso in Ordnung, seinem »Gammelbedürfnis« nachzugeben und einmal den ganzen Tag im Schlafanzug zu verbringen. Körper und Psyche werden zweifelsohne davon profitieren. Und Sie können ganz sicher sein, dass Sie Ihr Baby auch ohne den Putz- und Räumzwang zur Welt bringen und eine gute Mutter sein werden.

BESCHÄFTIGUNG

Delegieren Sie so viele Aufgaben wie möglich. Wenn Sie **Ihren Helfern** nicht gelassen zuschauen können, ist es eine **gute Idee,** schon einmal die **Geburtskarten** zu gestalten und nur noch den Platz für die wichtigsten Angaben frei zu lassen.

GUT ZU WISSEN

DAMIT SIE **gesund bleiben**

Sie müssen jetzt wirklich nicht mehr renovieren. Und auch bei der restlichen Hausarbeit sollten Sie einen Gang herunterschalten:

- Lassen Sie die Fenster von jemand anderem putzen.
- Versuchen Sie, sich nicht zu viel zu bücken und zu strecken, zum Beispiel, wenn Sie mit einem Lappen immer wieder in einen auf dem Boden stehenden Wassereimer tauchen und dann die oberen Regalfächer im Kinderzimmer putzen wollen. Dadurch wird der Körper sehr stark beansprucht.
- Vermeiden Sie weiterhin Kontakt mit Tierkot, zum Beispiel bei der Gartenarbeit oder vor allem beim Reinigen der Katzentoilette.
- Steigen Sie nicht mehr auf Leitern.
- Vorsicht bei Putzmitteln! Manche setzen gefährliche Dämpfe frei. Lüften Sie daher die Räume bei und nach jeder Putzaktion.

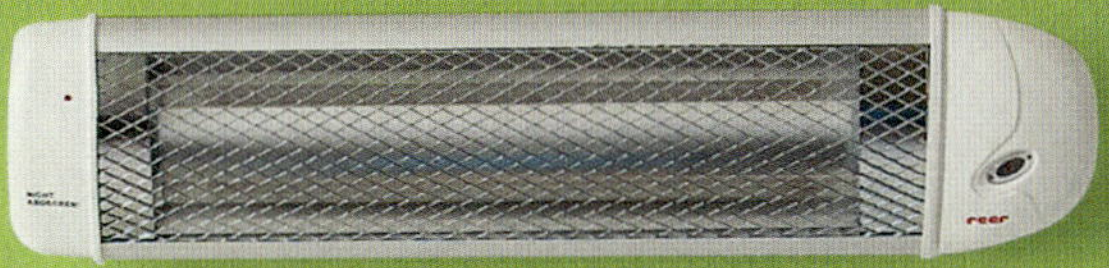

266. TAG

SSW 38+0 *{Noch 14 Tage}*

Der Wickelplatz

Je nachdem, wie groß Sie sind, sollte die Wickelkommode 85 bis 92 Zentimeter hoch, 75 Zentimeter breit und nicht tiefer als zirka 65 Zentimeter sein, damit Sie auch an die hinten stehende Ölflasche noch gut herankommen. Begrenzungen an den Seiten und der Rückseite sorgen dafür, dass auch kleine »Rollmöpse« nicht vom Wickeltisch purzeln und die gepolsterte, abwaschbare Wickelauflage nicht in alle Richtungen verschoben wird. Es ist außerdem äußerst komfortabel, wenn die Wickelarbeitsfläche etwas hervorsteht, weil man sich freier bewegen kann und die Knie nicht immer an die Kommode stoßen.

Die Wickelauflage darf kein PVC enthalten, sondern sollte aus Polypropylen oder Polyethylen bestehen. Legen Sie beim Wickeln noch ein Handtuch unter, das Sie schnell einmal austauschen können.

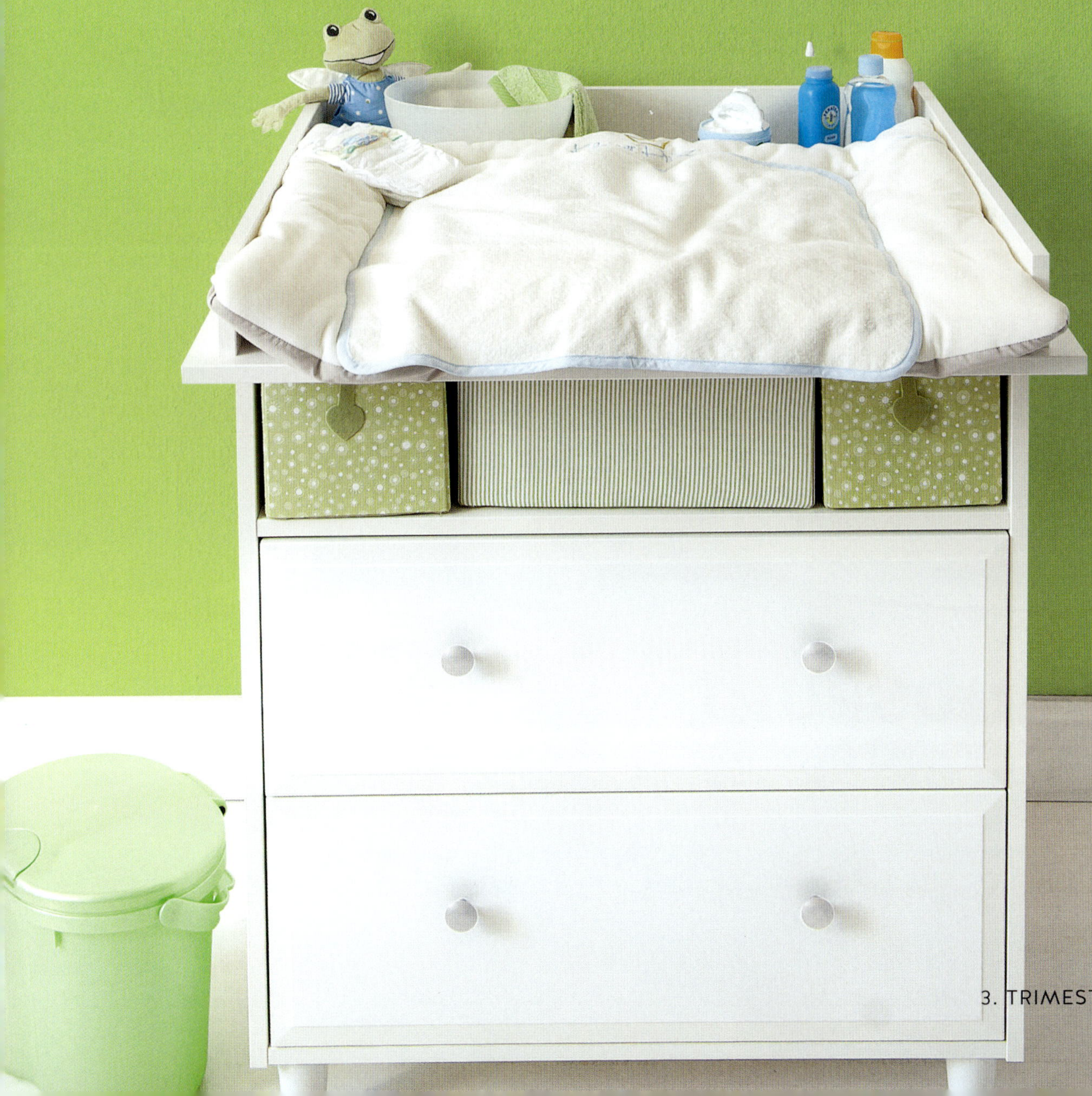

WOCHE 39

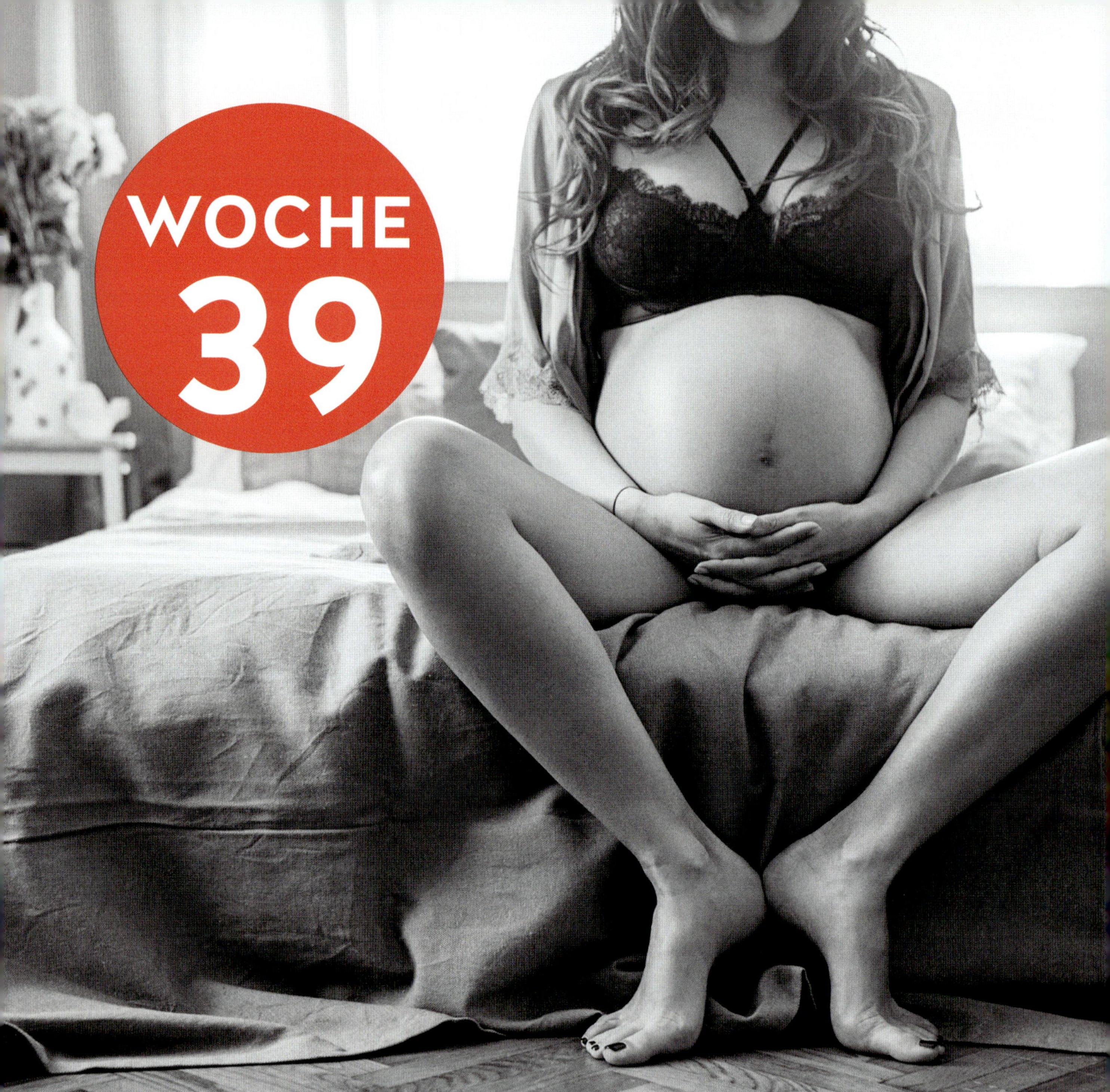

ENDSPURT

Die Beschwerden werden am Ende der Schwangerschaft nicht weniger. Zu Bänder- und Rückenschmerzen, schweren Beinen und Sodbrennen kommt jetzt auch der Dauerdruck auf die Blase. Halten Sie durch: Nur noch wenige Tage, dann haben Sie es geschafft!

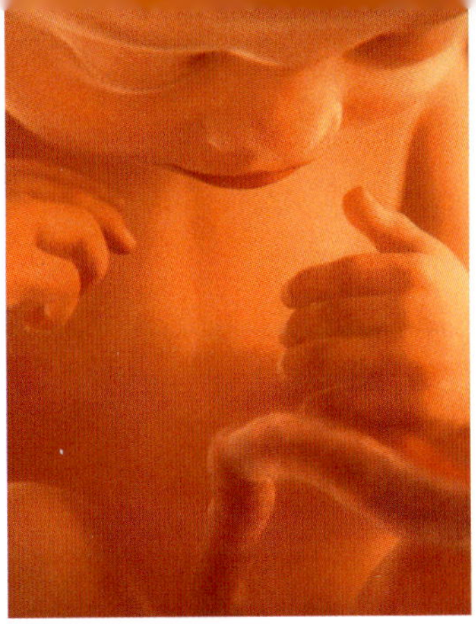

Ihr Baby wiegt circa 3200 Gramm und ist etwa 51 Zentimeter lang. Viele Babys mögen es, wenn die Mutter ihre warmen Hände auf den Bauch legt und sie langsam hin und her bewegt; oft folgen sie dann dieser Bewegung.

267. TAG

SSW 38+1 *{Noch 13 Tage}*

Wie sich Ihr Körper verändert

So kurz vor der Geburt fühlen sich viele Schwangere nicht mehr besonders wohl. Die Gebärmutter füllt den ganzen Bauchraum aus und das Baby drückt oft derart nach unten ins Becken und auf den Muttermund, dass Laufen und Sitzen unangenehm werden. Zu allem Überfluss ist auch Durchschlafen nicht mehr möglich, weil man keine bequeme Position findet und mehrmals in der Nacht auf die Toilette muss. Auch wenn die häufigen Gänge zur Toilette lästig sind, sollten Sie weiterhin viel trinken. Zwei Liter Wasser, verdünnte Obstsäfte oder Kräutertee täglich sind ideal. Legen Sie sich außerdem tagsüber immer wieder hin. Wenn Sie dabei Ihren Rücken mit einem Kissen stützen und sich ein Kissen zwischen die Knie legen, ist es bequemer.

Neben der Blase geraten spätestens nun auch die Blutgefäße der Beine unter Druck. Die Fruchtwassermenge sinkt weiter, sodass Sie vielleicht sogar Gewicht verlieren, auch wenn Ihr Baby weiter wächst. Der Umfang Ihres Bauches beträgt mittlerweile jedoch etwa einen Meter und Ihre Haut ist bis ans Maximum gedehnt. Das fördert Spannungsgefühle und Juckreiz. Verzichten Sie beim Waschen auf Seifen oder Duschgels, die Ihre Haut noch weiter austrocknen, und verwenden Sie ausschließlich Wasser oder rückfettende Waschemulsionen. Tragen Sie zweimal täglich eine reichhaltige Lotion auf und gönnen Sie sich dabei gleich eine leichte Massage.

Bei vielen Schwangeren schwindet jetzt die Lust auf Sex, weil sie sich unbeweglich fühlen und es schwierig wird, eine bequeme Stellung zu finden. Eine liebevolle Massage kann dann eine wohltuende Alternative sein.

ÜBUNGSWEHEN

Das Baby spürt deutlich, dass sich der Raum um es herum manchmal etwas **zusammenzieht** und es in eine Richtung **geschoben** wird. So erfährt es schon mit den Übungswehen, worauf es sich bei der **Geburt** einstellen muss.

GUT ZU WISSEN

WAS IST DAS »Zeichnen«?

Wenige Tage, manchmal auch Wochen vor der Geburt tritt das sogenannte Zeichnen auf. Der Schleimpfropf, der bisher den Muttermund fest verschlossen hat, löst sich und Sie entdecken einen weißlich-gelblichen Schleim, oft mit einem leicht blutigen oder rosafarbenen Ausfluss, in Ihrem Slip. Manche Frauen nehmen das Zeichnen auch beim Duschen wahr.

Sie können sich freuen. Das Abgehen des Schleimpfropfs ist ein Zeichen dafür, dass sich Ihr Gebärmutterhals wahrscheinlich ein wenig verkürzt hat und der Muttermund sich etwas öffnet – eine wunderbare Vorarbeit für den großen Moment, in dem es wirklich losgehen wird. Bleiben Sie geduldig und warten Sie einfach ab, ob und wie es weitergeht. Nur wenn die Blutung sehr stark und rot ist, sollten Sie sich umgehend untersuchen lassen, weil es sich in diesem Fall auch um ein selten vorkommendes frühzeitiges Ablösen der Plazenta handeln könnte.

268. TAG

SSW 38+2 *{Noch 12 Tage}*

Was hilft gegen Hämorrhoiden?

Spätestens wenn das Köpfchen Ihres Babys nach dem Eintritt ins Becken nach unten drückt, entwickeln sich bei vielen Frauen Hämorrhoiden. Diese blutgefüllten Schwellkörper, die in der Schleimhaut des ringförmigen Afterschließmuskels liegen, bereiten erst Probleme, wenn sich das Blut in ihnen staut und sie sich dadurch erweitern. Die Haut um den Anus juckt dann oder tut weh. Stuhlgang verursacht Schmerzen und manchmal entdeckt man sogar etwas Blut auf dem Toilettenpapier. Hämorrhoiden sind jedoch nicht gefährlich, und das Beste, was Sie vorbeugend dagegen tun können, ist mit ballaststoffreicher Ernährung und ausreichender Flüssigkeitszufuhr für weichen Stuhlgang zu sorgen. Beckenbodengymnastik wirkt ebenfalls prophylaktisch. Versuchen Sie außerdem, langes Sitzen und dadurch anhaltenden Druck nach unten zu vermeiden.

Wenn Sie häufiger rektale Blutungen entdecken, können auch Analfissuren die Ursache dafür sein, äußerst schmerzhafte Einrisse der Afterhaut. Auch wenn beide Blutungen harmlos sind, sollten Sie immer mit Ihrer Frauenärztin darüber sprechen.

GUT ZU WISSEN

DAS KÖNNEN SIE TUN

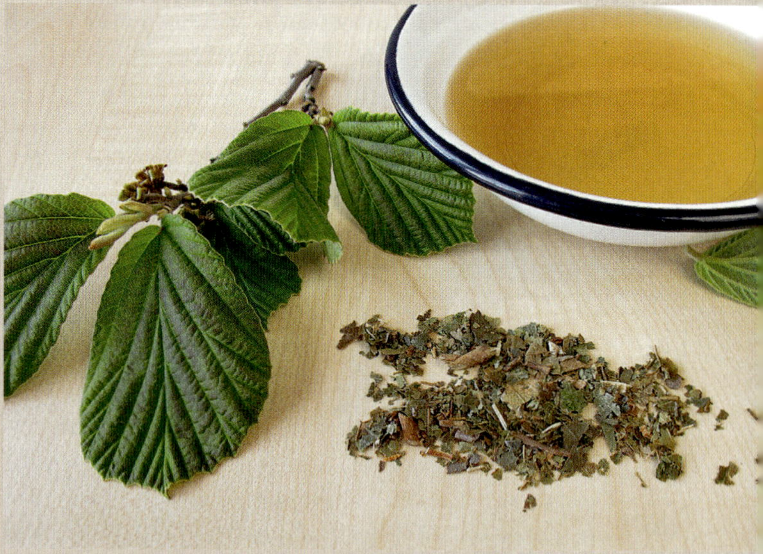

- Kühlen Sie die Hämorrhoiden 15 Minuten mit einem mit kaltem Wasser gefüllten Kondom.
- Machen Sie eine kühle Hamamelis-Auflage. Tränken Sie dazu ein kleines Tuch mit gekühltem Teeaufguss mit Hamamelis (Foto) und legen Sie es dann auf Ihre Hämorrhoiden. Hamamelis wirkt adstringierend (zusammenziehend), entzündungshemmend und blutstillend. Sie ist auch in Hämorrhoidensalben enthalten.
- Auch eine Kartoffelauflage wirkt lindernd. Schneiden Sie dazu eine Scheibe von einer rohen, geschälten Kartoffel ab und legen Sie sie für 20 Minuten auf die Hämorrhoiden.
- Nehmen Sie ein Sitzbad mit Eichenrinde oder Kamille. Dazu kochen Sie drei Esslöffel Rinde für 15 Minuten in einem halben Liter Wasser. Den abgesiebten Sud fügen Sie dem Sitzbad hinzu.
- Oder Sie bereiten aus einer Handvoll Kamillenblüten und einem Liter Wasser einen Teeaufguss und gießen diesen nach zehn Minuten durch ein Sieb in das vorbereitete warme Sitzbad.
- Alternativ können Sie einen synthetischen Gerbstoff (Tannolact®-Pulver) ins Badewasser geben.
- Bei starken Beschwerden können Sie sich Salben oder Zäpfchen verordnen lassen.

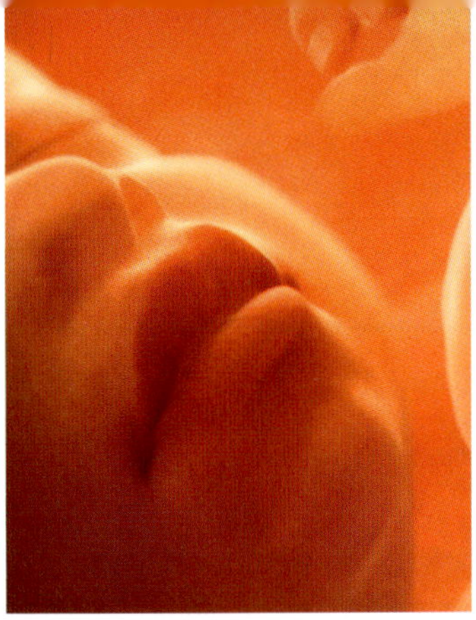

Wissen Sie schon, ob Sie einen Jungen oder ein Mädchen bekommen? Ein Hinweis könnte das Gewicht Ihres Babys sein - Jungen neigen dazu, etwas schwerer zu sein als Mädchen.

269. TAG

SSW 38+3 *{Noch 11 Tage}*

Karpaltunnelsyndrom

Häufig schwillt durch die in der Schwangerschaft typischen Wassereinlagerungen in Händen, Fingern und Unterarmen der am Handgelenk liegende Karpaltunnel an und drückt auf den in ihm verlaufenden Nerv. Die Folgen sind von den Fingern (vor allem Daumen, Zeige-, Mittel- und halber Ringfinger) ausgehende Schmerzen, die in Hand und Unterarm ausstrahlen, später dann auch Taubheitsgefühle. Die Beschwerden treten gegen Ende der Schwangerschaft auf und kehren dann leider regelmäßig wieder. Sie werden in der Nacht deutlich schlimmer und nehmen am Tag bei Bewegung ab. In der Regel verschwinden sie zum Glück zwei bis drei Wochen nach der Geburt des Kindes.

Im akuten Fall können kalte oder lauwarme Wassergüsse helfen. Beginnen Sie an den Händen und wandern Sie dann die Arme nach oben. Danach die behandelten Bereiche an der Luft trocknen lassen oder vorsichtig trocken tupfen. Das regt die Zirkulation der Flüssigkeit in Armen und Händen an und lindert die Beschwerden ein wenig. Versuchen Sie zudem, ob Akupressur hilft, und pressen Sie zweimal täglich fest den Punkt Pe 6 (Foto rechts) – dreimal für je zehn Sekunden. Fühlt es sich an, als sei der Punkt eine leicht wunde Stelle, ist der Druck fest genug. **Wichtig:** Behandeln Sie die Punkte immer an beiden Unterarmen, auch wenn Sie die Schmerzen nur einseitig verspüren sollten.

So lässt sich Beschwerden vorbeugen

Wenn Sie immer wieder unter den Schmerzen und/oder einem Kribbeln leiden, sollten Sie versuchen, von vornherein ein paar Dinge anders zu machen:

- Lagern Sie Hand und Unterarm in leicht erhöhter Position. Lassen Sie sich für nachts eine Lagerungsschiene verordnen, mit der Ihr Handgelenk während des Schlafens in einer neutralen Position liegt.
- Vermeiden Sie eine übermäßige Belastung der Hände, vor allem anhaltendes Beugen oder Strecken im Handgelenk wie beim Fahrradfahren.
- Halten Sie Ihre Finger und Handgelenke beweglich, zum Beispiel durch Kreisen und Schütteln.
- Fördern Sie den Flüssigkeitstransport: Umschließen Sie ein Handgelenk mit der anderen Hand und massieren Sie mit vorsichtigen kreisförmigen Bewegungen, die nicht wehtun dürfen. Bewegen Sie Hände und Arme sanft, um sie zu strecken.

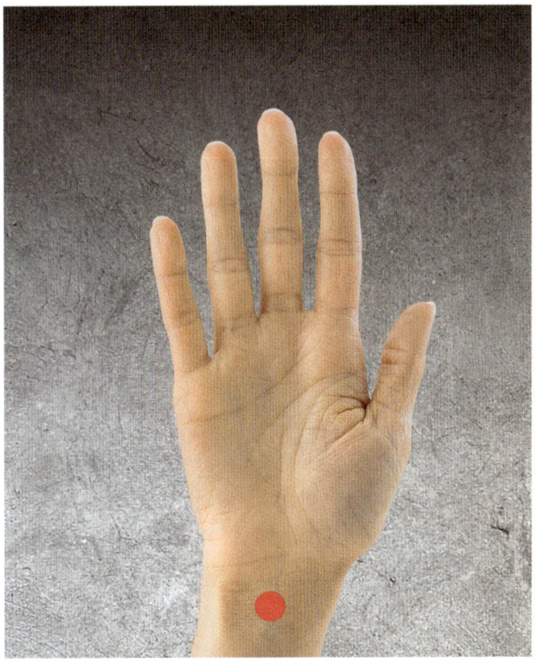

Drücken Sie bei Schmerzen den Punkt unterhalb der Handwurzel dreimal für jeweils etwa zehn Sekunden.

270. TAG

SSW 38+4 *{Noch 10 Tage}*

Wenn die Beine immer schwerer werden

Krampfadern (Varizen) sind sichtbar unter der Haut liegende, blau geschlängelte Venen, die meistens an den Beinen, manchmal aber auch an den Schamlippen auftreten. Wenn sie länger bestehen, können sie wulstartig hervortreten. Sie bilden sich meist infolge einer Schwäche der Venenwände oder Venenklappen. Diese kann angeboren oder durch hohe Belastung bedingt sein, wie jetzt in der Schwangerschaft durch das Gewicht Ihres Babys.

In der Regel schmerzen Krampfadern nicht, können aber vor allem bei längerem Stehen ein Druck- oder Schweregefühl in den Beinen erzeugen. In ganz seltenen Fällen kann sich in einer Vene ein Blutklumpen (Thrombus) bilden und diese verstopfen. Wenn die Vene an der Oberfläche liegt, entsteht dann eine geschwollene, gedehnte rote Stelle, oft verbunden mit erhöhter Körpertemperatur, Schmerzen und Schwellung im Bein. Ist eine tiefer liegende Vene verstopft, können Sie folgende Symptome beobachten:

- Spannungs- und Schweregefühl im betroffenen Bein oder Fuß.
- Knöchel, Unterschenkel oder Bein schwellen an.
- Die Haut fühlt sich wärmer an als am anderen Bein.
- Die Haut des betroffenen Beinabschnitts verfärbt sich rötlich oder bläulich und glänzt.

Sie müssen dann sofort eine Ärztin aufsuchen.

In der Regel verschwinden Krampfadern bis zum Ende des Wochenbetts wieder. Vorausgesetzt, Sie hatten vor der Schwangerschaft noch keine Anzeichen dafür. Sollten schon vorher bestimmte Risikofaktoren wie Bindegewebsschwäche oder Übergewicht bestehen, kann die Schwangerschaft auch der Beginn einer ständigen Venenerkrankung sein.

GUT ZU WISSEN

ERLEICHTERUNG FÜR BEINE UND FÜSSE

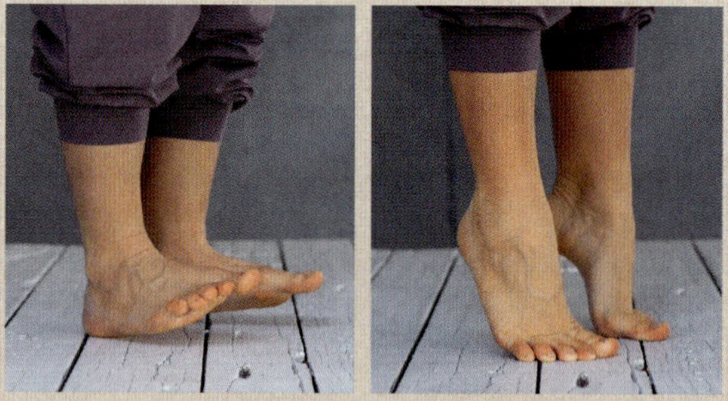

- Stehen Sie tagsüber nicht zu lange. Bewegen Sie sich zwischendurch immer wieder.
- Gönnen Sie sich täglich mehrere Ruhepausen. Lagern Sie dabei Ihre Beine für 10 bis 15 Minuten hoch, etwa auf einen dicken Kissenstapel.
- Wenn Sie überwiegend sitzen, hilft Fußgymnastik: Einfach immer zwischen Ferse und Ballen hin und her wippen (Fotos).
- Tragen Sie keine Socken und Strümpfe mit engen Bündchen, die das Bein einschnüren. Das Gleiche gilt für enge Hosen und zu hohe Absätze.
- Tragen Sie konsequent Stützstrümpfe oder -strumpfhosen (Seite 248).

Vorsicht: Wenn Sie gleichzeitig an Krampfadern im Schamlippenbereich leiden, können sich diese durch Stützstrümpfe erheblich verschlechtern.

- Machen Sie täglich einmal eine warm-kühle Wechseldusche oder leichte Bürstenmassage.
- Massieren Sie Ihre Beine täglich vorsichtig (!) von unten nach oben mit einem Venenmittel aus der Apotheke (Salbe oder Tonikum).

271. TAG

SSW 38+5 *{Noch 9 Tage}*

Senkwehen – ein Schritt in Richtung Geburt

Im Gegensatz zu den Übungswehen, bei denen die Gebärmutter gewissermaßen übt, sich anzuspannen, dienen die Senk- oder Vorwehen dazu, dass das ungeborene Kind tiefer ins Becken der Mutter rutscht. Sie bringen das Baby also in eine Position, die für den späteren Geburtsvorgang günstig ist.

Senkwehen treten meist ab der 36. Schwangerschaftswoche auf und lösen quasi die bis dahin spürbaren Übungswehen ab. Wie diese sind sie unregelmäßig und unterschiedlich schmerzhaft. Sie können mal alle zehn Minuten auftreten, dann wieder stunden- oder tagelang gar nicht. Die meisten Frauen spüren nur ein Spannungsgefühl im Bauch, haben aber keine Schmerzen. Da durch die Senkwehen die Gebärmutter nach unten verlagert wird, nimmt jedoch der Druck auf die Blase zu. Dafür entsteht um Magen und Lunge wieder mehr Platz, das Atmen fällt wieder leichter.

Überanstrengung kann das Schmerzempfinden bei Senkwehen verstärken. Entspannung dagegen kann die Schmerzen lindern. Bei Stress sollten Sie daher zwischendurch unbedingt eine Pause einlegen und die Füße hochlegen. Auch Wärme wirkt schmerzlindernd, beispielsweise ein Wannenbad.

Falls Sie sich nicht sicher sind, ob es sich nur um Senkwehen oder bereits um echte Geburtswehen handelt, können Sie dies ebenfalls mit einem warmen Vollbad testen (38 °C Wassertemperatur). Hören die Wehen in der angenehmen Wärme wieder auf, dann war es noch nicht wirklich ernst. Bleiben sie, wie sie sind, oder werden sie sogar stärker, kann das ein Zeichen für den Geburtsbeginn sein.

Sind die Schmerzen stark und dauern an oder treten sie in kurzen und regelmäßigen Abständen auf, sollten Sie Ihre Frauenärztin aufsuchen oder Ihre Hebamme bitten, Sie zu untersuchen.

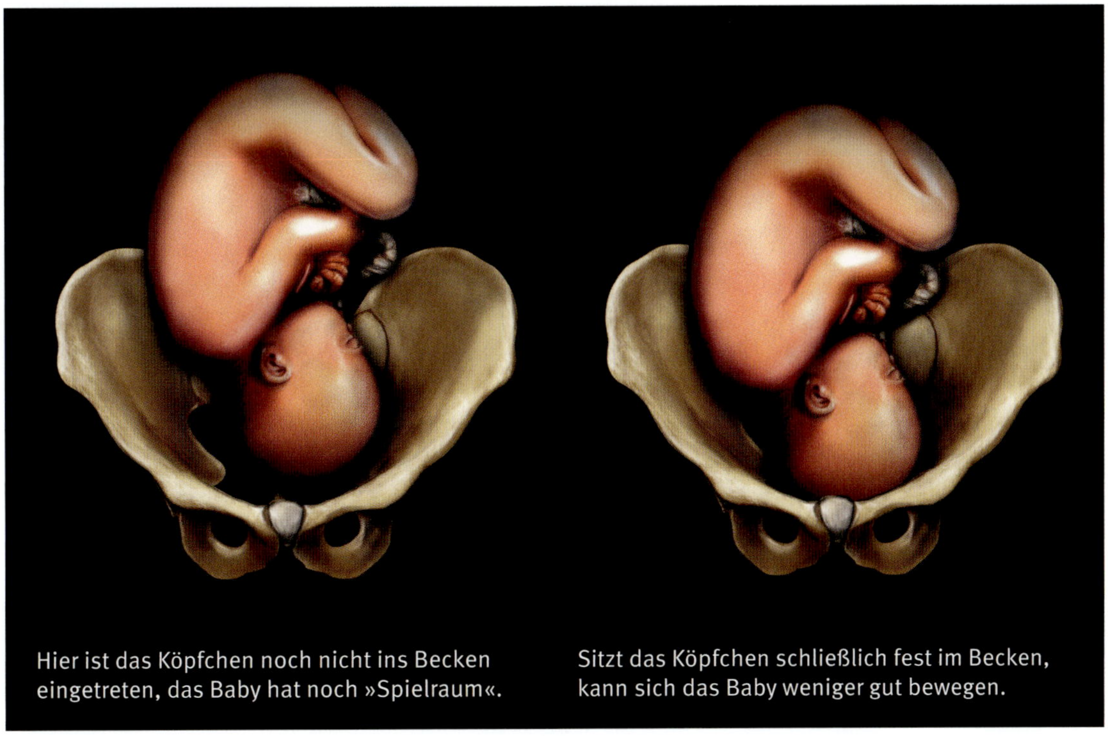

Hier ist das Köpfchen noch nicht ins Becken eingetreten, das Baby hat noch »Spielraum«.

Sitzt das Köpfchen schließlich fest im Becken, kann sich das Baby weniger gut bewegen.

272. TAG

SSW 38+6 *{Noch 8 Tage}*

Geduld, Geduld

Ihr Baby sieht schon so perfekt und fertig aus. Die Sehnsucht, das kleine Wesen endlich betrachten zu können, wird manchmal unerträglich. Denken Sie aber daran, dass jeder Tag, den es noch in Ihrem Bauch verbringen darf, es stärkt und besser auf das Leben nach der Geburt vorbereitet. Genießen Sie die Zeit, die Sie noch so eng mit Ihrem Baby verbunden sind. Freuen Sie sich: Bald werden Sie es in den Armen halten können. Wenn sich noch gar nichts tut, hilft nur Abwarten. Gut ist es dann, tagsüber aktiv zu bleiben und sich mit Freundinnen zum Frühstück oder Mittagessen zu verabreden. Verbringen Sie mit Ihrem Partner noch einmal letzte »ruhige« Stunden in Zweisamkeit. Am Abend ist dann eher Entspannung und Schlaf angesagt. Durchschlafen ist zwar oft nicht mehr möglich. Es ist aber ratsam, es zumindest zu versuchen, um ausgeruht in die aufregende Zeit der Geburt und des Wochenbetts zu starten.

Ihr Baby hat einen starken Greifreflex entwickelt, der bis zu seinem siebten Lebensmonat bleiben wird. Es könnte mit diesem Griff an einem Gegenstand oder an Ihren Fingern sein eigenes Gewicht tragen.

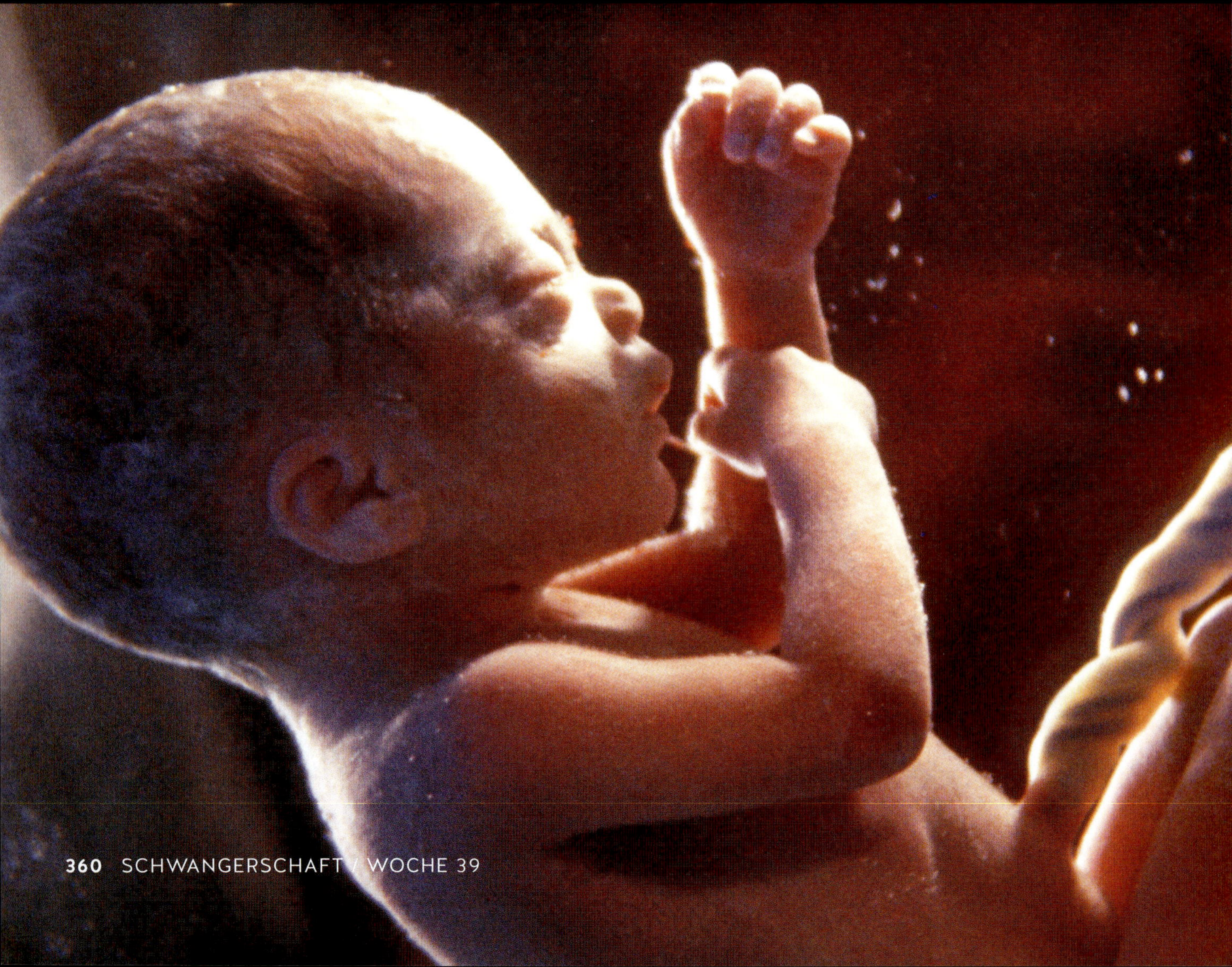

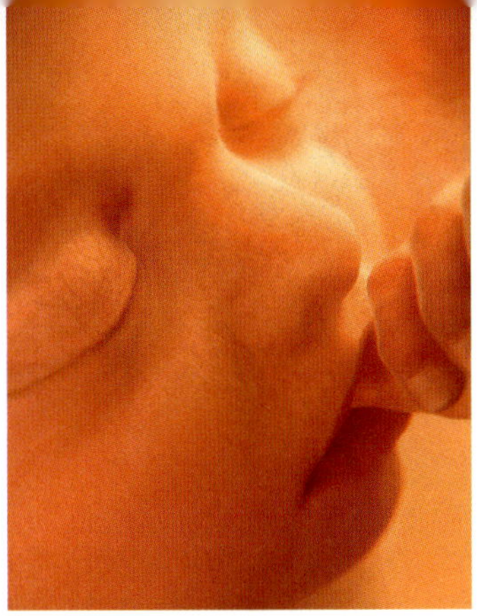

Die Augenfarbe jetzt und in den Minuten nach der Geburt wird nicht bleiben. Die meisten europäischen Babys werden mit dunkelblauen Augen geboren. Die eigentliche Farbe zeigt sich erst nach Wochen oder Monaten.

273. TAG

SSW 39+0 *{Noch 7 Tage}*

Wenn die Fruchtblase springt

In alten Filmen wurde der Beginn einer Geburt oft so dargestellt: Die Frau krümmt sich schmerzverzerrt oder die Fruchtblase platzt und das Fruchtwasser ergießt sich literweise über den Boden. Die anwesenden Männer werden dann vom Arzt (immer männlich, so gut wie nie ist eine Hebamme zu sehen) hinausgeschickt, um Wasser abzukochen. Wir wissen bis heute leider nicht, wofür das heiße Wasser gut sein soll. Vielleicht durfte die Frau gleich in einen warmen Badekübel steigen oder der Arzt wollte irgendwelche Instrumente abkochen? Wie dem auch sei: Dieses Mysterium wird wohl nie gelöst.

Im »echten« Leben platzt in Deutschland nur bei circa 15 Prozent aller Geburten vorzeitig die Fruchtblase. Und auch dann tritt meist nur wenig Fruchtwasser aus, weil das Köpfchen das Becken unten abdichtet. Wenn Sie sich allerdings hinlegen, kann es sein, dass Flüssigkeit ausläuft. Nach wie vor aber bedeutet das Platzen der Fruchtblase, dass die Geburt beginnt. Bewahren Sie trotzdem Ruhe! Es kann noch Stunden dauern, bis Sie die erste Wehe spüren. Nichtsdestotrotz müssen Sie jetzt kontinuierlich betreut werden. Denn durch die Öffnung der Fruchtblase können Bakterien, die in der Vagina angesiedelt sind, in die Fruchthöhle gelangen und dort Infektionen auslösen, die auch fürs Kind schädlich sind. Daher sollten Sie umgehend in die Klinik fahren. Wenn Ihr Baby mit dem Po nach unten liegt, sollte ein Liegendtransport stattfinden. Falls eine Haus- oder Beleggeburt geplant ist, setzen Sie sich mit Ihrer betreuenden Hebamme in Verbindung.

Früher hieß es, dass ein Baby 24 Stunden nach dem Blasensprung das Licht der Welt erblicken sollte. Heute kann man die Entzündungswerte der Mutter und die Herztöne des Babys kontrollieren, ist daher etwas gelassener und wartet durchaus länger ab – je nach Geburtsort 8 bis 24 Stunden –, bis bei ausbleibender Wehentätigkeit mit einer medikamentösen Geburtseinleitung (Wehenmittel) in einer Klinik begonnen wird.

KÖRPERWISSEN

BLASENSPRUNG ODER **Harndrang?**

Etwa ein Liter Fruchtwasser kann bei einem Blasensprung abfließen, meist ist es jedoch weniger. Die Flüssigkeit fließt entweder in einem Schwall oder sickert in kleinen Tröpfchen heraus. Das hängt davon ab, wie groß der Riss in der Fruchtblase ist und wie das Baby in der Gebärmutter liegt. In beiden Fällen lässt sich der Strahl im Unterschied zum Wasserlassen nicht stoppen. Eine Binde oder ein Handtuch ist hilfreich, um die klare und geruchlose Flüssigkeit aufzufangen. Wenn Sie unsicher sind, probieren Sie, den Urinstrahl zu stoppen, indem Sie den Beckenboden anspannen (Seite 323). Wenn keine Flüssigkeit mehr austritt, handelt es sich um Urin, wenn es weiterläuft oder -tropft, um Fruchtwasser. Zusätzlich bei der Unterscheidung hilfreich: Fruchtwasser ist in der Regel heller als Urin. Ein Blasensprung ist nicht schmerzhaft, weil die Fruchtblase keine Nerven enthält.

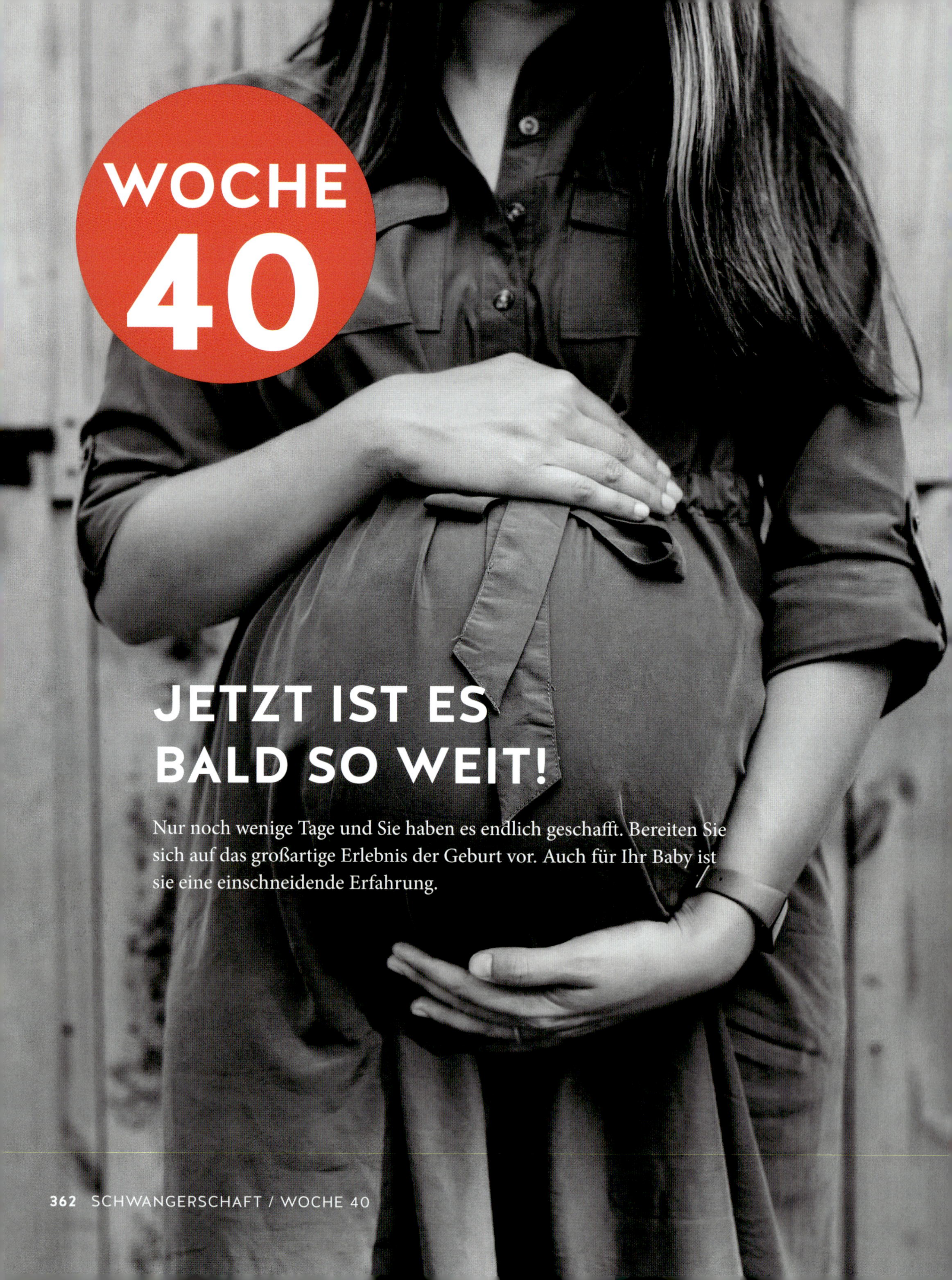

WOCHE 40

JETZT IST ES BALD SO WEIT!

Nur noch wenige Tage und Sie haben es endlich geschafft. Bereiten Sie sich auf das großartige Erlebnis der Geburt vor. Auch für Ihr Baby ist sie eine einschneidende Erfahrung.

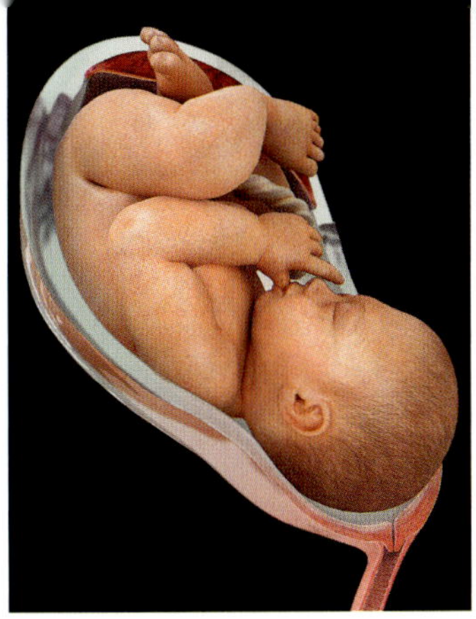

Ihr Baby wiegt mit ungefähr 3400 Gramm gut 600-mal so viel wie im dritten Schwangerschaftsmonat. Ein Gewicht zwischen 2800 und 4000 Gramm ist ein gesundes Maß für Neugeborene.

274. TAG

SSW 39+1 *{Noch 6 Tage}*

Wie sich Ihr Körper verändert

Alle Schwangeren leben mit dem im Mutterpass vermerkten Geburtstermin und werden sehr ungeduldig, wenn dieser Tag überschritten ist. Entspannen Sie sich! Nur vier bis fünf Prozent aller Babys werden am errechneten Stichtag geboren. Kündigt sich die Geburt bis zum Ende der 40. Woche noch nicht an, ist das noch lange kein Grund, sie »künstlich« einzuleiten. Vielleicht findet Ihr Baby ein Datum zehn Tage später einfach passender. Man wird Sie dann nur häufiger untersuchen, um zu sehen, wie es Ihrem Kind geht. Sind Fruchtwassermenge, Herztöne und Bewegungen unauffällig, können Sie ruhig noch warten, bevor nachgeholfen wird. Erst zwei Wochen nach dem errechneten Geburtstermin spricht man von einer »Übertragung«.

Auch wenn sich Ihr Baby Zeit zu lassen scheint, können Sie sich schon jetzt auf die Geburt vorbereiten. Ausgedehnte Spaziergänge verstärken den Druck auf den Muttermund. Warme Bäder können in dieser Zeit wehenfördernd wirken. Gönnen Sie sich zudem noch einmal besonders viel Ruhe, um möglichst viel Energie für die Geburt zu tanken. Sie werden Ihr Baby ganz bald begrüßen können und Sie können stolz auf sich sein, es wohlbehalten durch die vergangenen Wochen und Monate gebracht zu haben.

Es geht los!

Wenn Sie über einen Zeitraum von einer Stunde im Abstand von acht bis zehn Minuten regelmäßige Wehen haben, die Fruchtblase platzt oder wenn Sie eine leichte Blutung feststellen, begeben Sie sich an Ihren Geburtsort oder benachrichtigen Sie bei einer Hausgeburt Ihre Hebamme. Ist es Ihr erstes Baby, brauchen Sie sich keine Sorgen zu machen. Die Zeit bis zur Ankunft am Geburtsort oder dem Eintreffen der Hebamme wird ausreichen. Geburten im Taxi oder Privat-Pkw kommen nur extrem selten vor. Beim zweiten oder dritten Kind kann es allerdings schneller gehen. Daher sollten Sie sich in diesem Fall sofort auf den Weg machen, wenn Sie die Zeichen der Geburt wiedererkennen. Wenn Sie bereits einen Pressdrang spüren, ist es besser, zu Hause zu bleiben, als in ein Taxi oder ins eigene Auto zu steigen. Rufen Sie Ihre Hebamme oder den Rettungsdienst.

GUT ZU WISSEN

Alles vorbereitet? EIN LETZTER CHECK-UP

Ist alles für Ihr Baby vorbereitet? Haben Sie die »Mitbringsel« des Babys für Ihre größeren Kinder schon besorgt? Wissen die Großen schon, wie alles ablaufen soll, wo sie bleiben werden und wer sich um sie kümmern wird, während ihr kleines Geschwisterchen zur Welt kommt? Ist ein Rucksack für sie gepackt? Gibt es Freundinnen und Freunde, die Sie unterstützen möchten und informiert werden müssen? Schreiben Sie außerdem einen Zettel mit allen wichtigen Telefonnummern (Hebamme, Ärztin, Klinik, Geburtshaus etc.) und hängen Sie ihn an einen gut sichtbaren Platz. Dann sind Sie auch in der größten Aufregung gut gewappnet.

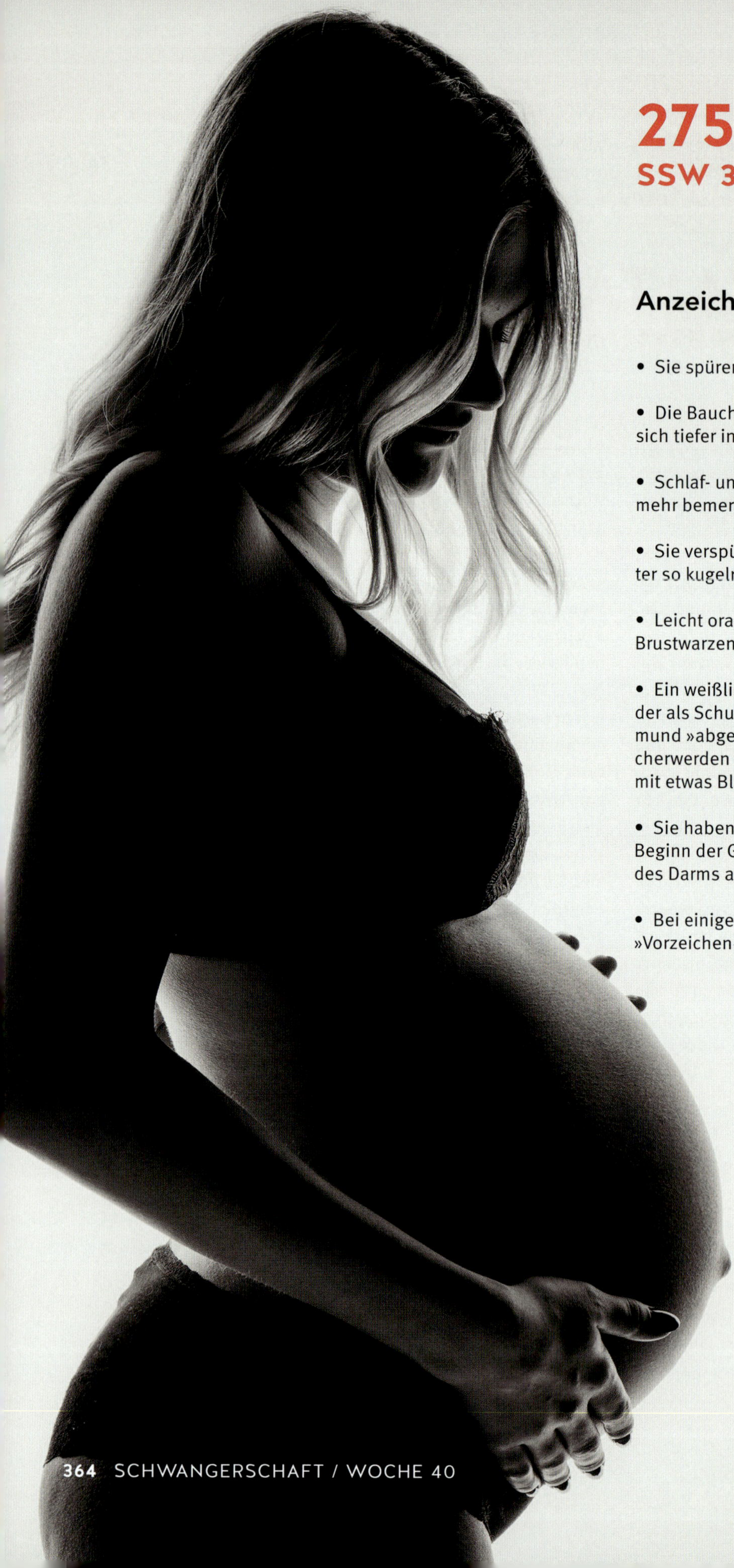

275. TAG

SSW 39+2 *{Noch 5 Tage}*

Anzeichen der nahenden Geburt

- Sie spüren vermehrte Senkwehen (Seite 359).
- Die Bauchform verändert sich, weil das Baby sich tiefer ins kleine Becken gesenkt hat.
- Schlaf- und Appetitlosigkeit machen sich immer mehr bemerkbar.
- Sie verspüren eine vermehrte Unlust, noch weiter so kugelrund zu sein.
- Leicht orangefarbene Vormilch tröpfelt aus den Brustwarzen.
- Ein weißlich-gelblicher Schleimpfropf geht ab, der als Schutz vor Infektionen den inneren Muttermund »abgedichtet« hat. Er löst sich beim Weicherwerden des Gebärmutterhalses und ist oft mit etwas Blut vermischt (Zeichnen, Seite 355).
- Sie haben Durchfall, weil die Wehenhormone bei Beginn der Geburtsarbeit auch die Kontraktionen des Darms anregen.
- Bei einigen Schwangeren tritt auch keines dieser »Vorzeichen« auf und es geht plötzlich los.

276. TAG

SSW 39+3 *{Noch 4 Tage}*

Haben Sie schon einen Namen für Ihr Baby?

Sein Vorname begleitet Ihr Baby sein Leben lang. Es wird ihn ungezählte Male in allen Ton- und Gemütslagen hören. Man sollte also gut überlegen, ob man seinem Kind mit dem ausgefallenen keltischen Namen wirklich einen Gefallen tut oder ob man selbst tatsächlich wie eine Frucht oder Stadt heißen wollen würde. In Deutschland ist die Namensgebung zwar durch Gesetze und Verordnungen eingeschränkt. Es gibt jedoch keine gesetzliche Grundlage für die Vergabe von Vornamen. Allerdings sind Sie bei einem ungewöhnlichen Namenswunsch auf das Wohlwollen von Standesbeamten und Richtern angewiesen. Können Eltern nachweisen, dass der gewünschte Name bereits in anderen Ländern gebräuchlich ist, so kann er in Deutschland ebenfalls eingetragen werden. Aus dem Vornamen sollte jedoch das Geschlecht Ihres Kindes eindeutig hervorgehen. Wenn ein Name sowohl für Jungen als auch für Mädchen gebräuchlich ist, kann der zuständige Beamte im Sinne des Kindswohls verlangen, dass ein zweiter, eindeutiger Name hinzugefügt wird. Dafür gibt es jedoch keine eindeutige gesetzliche Grundlage. Es dürfen auch nicht beliebig viele Namen benannt werden, was damit begründet wird, dass sich Ihr Kind seine Namen später in korrekter Schreibweise und in der richtigen Reihenfolge merken muss.

Jedes Kind muss innerhalb von einem Monat nach der Geburt mit seinem Vornamen beim Standesamt angemeldet werden. Wenn es Unklarheiten über die Namensgebung gibt, der gewählte Name beispielsweise nicht zulässig ist oder die Eltern sich noch nicht auf einen Namen einigen konnten, dann ist eine Anmeldung ausnahmsweise auch ohne Vornamen gestattet.

Der Nachname nach deutschem Recht

Wenn beide Eltern einen gemeinsamen Familiennamen tragen, erhält das Kind diesen automatisch ebenfalls (auch bei Doppelnamen). Haben Sie und Ihr Partner verschiedene Nachnamen, lassen sich drei Varianten unterscheiden:

- Wenn Sie verheiratet sind und unterschiedliche Nachnamen führen und noch keinen Familiennamen für Ihr Baby bestimmt haben, muss dies jetzt geschehen. Sie können sich für einen Ihrer beiden Namen entscheiden.
- Steht Ihnen ein gemeinsames Sorgerecht zu, müssen Sie im gegenseitigen Einvernehmen den Familiennamen des Kindes gegenüber dem Standesbeamten bestimmen. Dies kann der Name des Vaters oder der Mutter sein. Ein Doppelname, gebildet aus Ihrer beider Namen, ist nicht möglich.
- Hat ein Elternteil das alleinige Sorgerecht, erhält das Kind den Namen, den der Sorgeberechtigte zum Zeitpunkt der Geburt führt.

Treffen die Eltern binnen eines Monats keine Entscheidung, überträgt das Familiengericht einem Elternteil das Bestimmungsrecht. Die Bestimmung gilt auch für weitere gemeinsame Kinder, die zu einem späteren Zeitpunkt geboren werden, damit alle Geschwister den gleichen Familiennamen haben.

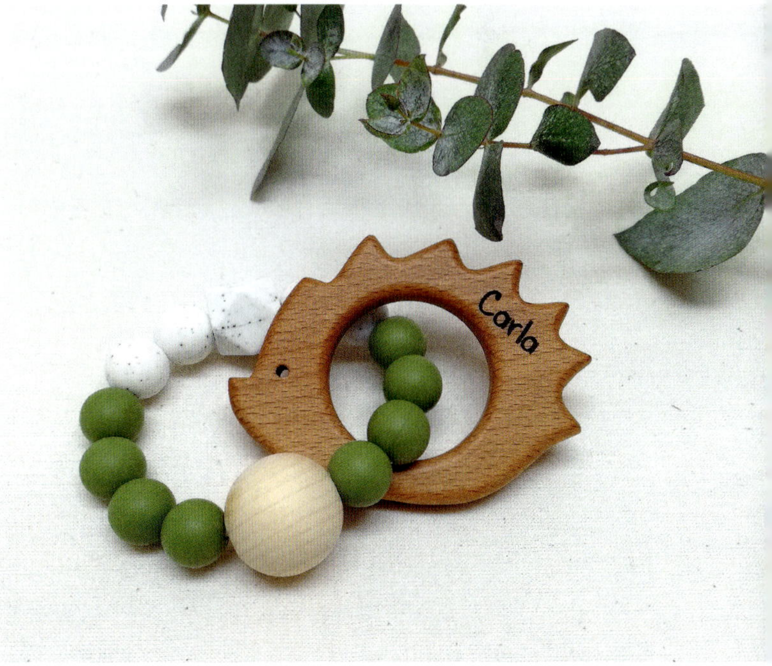

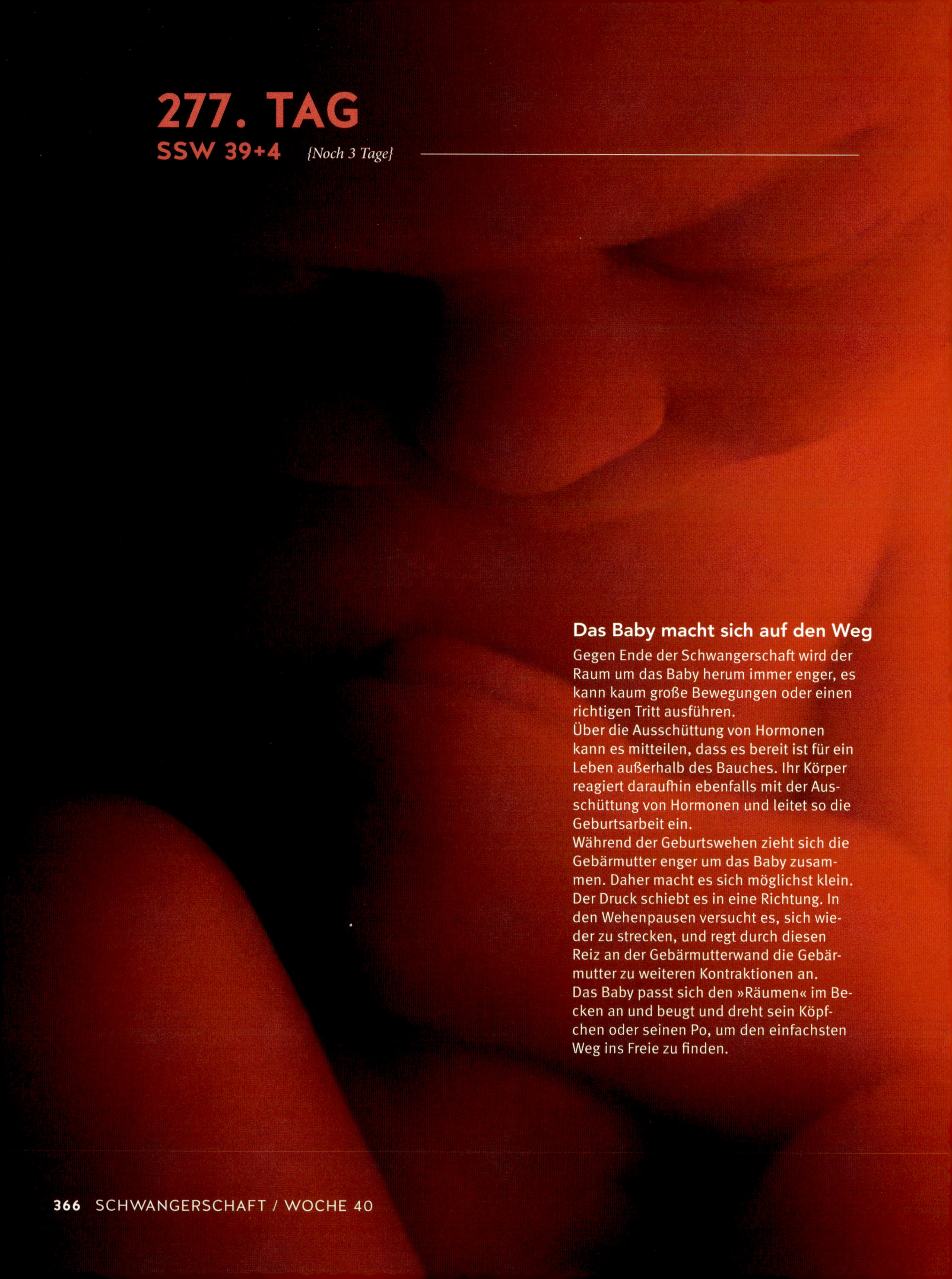

277. TAG

SSW 39+4 *{Noch 3 Tage}*

Das Baby macht sich auf den Weg

Gegen Ende der Schwangerschaft wird der Raum um das Baby herum immer enger, es kann kaum große Bewegungen oder einen richtigen Tritt ausführen.

Über die Ausschüttung von Hormonen kann es mitteilen, dass es bereit ist für ein Leben außerhalb des Bauches. Ihr Körper reagiert daraufhin ebenfalls mit der Ausschüttung von Hormonen und leitet so die Geburtsarbeit ein.

Während der Geburtswehen zieht sich die Gebärmutter enger um das Baby zusammen. Daher macht es sich möglichst klein. Der Druck schiebt es in eine Richtung. In den Wehenpausen versucht es, sich wieder zu strecken, und regt durch diesen Reiz an der Gebärmutterwand die Gebärmutter zu weiteren Kontraktionen an.

Das Baby passt sich den »Räumen« im Becken an und beugt und dreht sein Köpfchen oder seinen Po, um den einfachsten Weg ins Freie zu finden.

278. TAG

SSW 39+5 *{Noch 2 Tage}*

Wie das Baby die Geburt erlebt

Babys können sich bei der Geburt durchaus aktiv oder passiv verhalten. Wenn sich das Kind in der Schädellage nach unten ins Becken geschraubt hat, hält es sein Köpfchen so gebeugt, dass das Kinn auf der Brust liegt und es mit dem Hinterköpfchen das Gewebe von Damm und Schamlippen aufdehnt. Bei den nächsten Wehen stößt es sich mit den Füßen an der Gebärmutterwand ab und hebt sein Köpfchen langsam an, sodass sein Gesicht langsam über den Damm rutschen kann. Nach der Geburt des Kopfes dreht es die Schultern in das Becken, mit der nächsten Wehe wird dann die oben liegende Schulter geboren. Ein letztes Mal stößt es sich mit den Füßen ab, dann werden die untere Schulter und der Rest des Körpers sichtbar.

Je nachdem, wie gut Ihr Kleines mitmacht, werden Sie gemeinsam länger »arbeiten« müssen und dieses »Schicksal« mit Ihrem Baby teilen. Beim ersten Kind dauert die Geburt im Durchschnitt 13 Stunden – und Durchschnitt bedeutet, dass es eben durchaus mehr als 20 Stunden sein können, genauso wie es bei einigen Frauen auch wesentlich schneller gehen kann. Beim zweiten und dritten Kind geht es dann meistens schneller, im Durchschnitt dauert eine Geburt dann acht Stunden.

Subjektiv empfinden Frauen die Geburt meist deutlich länger. Das liegt daran, dass sie bereits den Moment, in dem sie die ersten Wehen verspüren, als Geburtsbeginn definieren. Für Hebammen und Frauenärztinnen beginnt eine Geburt aber erst dann, wenn die Wehen zur Verkürzung des Gebärmutterhalses und Eröffnung des Muttermundes beitragen (sogenannte portiowirksame Wehen).

Das Licht der Welt

Während der letzten Stunden in Ihrem Bauch wird Ihr Baby mit einem gut gemixten Hormoncocktail versorgt und ist dadurch perfekt auf die kommenden Umstellungsprozesse und Wahrnehmungen vorbereitet. Es wird seinen ersten Atemzug tun und damit seine eigene Sauerstoffversorgung aufnehmen. Es wird nach der relativen Schwerelosigkeit in der Gebärmutter sein Gewicht bemerken.

Ihr Baby wird in eine »grenzenlose« Welt geboren. Seine kleinen Arme und Beine finden keinen stützenden, vertrauten Halt – bis Sie es zu sich nehmen. Auch wenn es schon im Bauch geübt hat, an den Fingern und Händen zu nuckeln, wiegt der Arm auf einmal so schwer. Die vertrauten Bewegungen fühlen sich unsicher und sehr langsam an. Es ist kalt. Die Tücher auf der Haut fühlen sich ungewohnt und hart an. Der Geräuschpegel rundherum hat sich total verändert. Die vertrauten, immer wiederkehrenden Herztöne, die Atem- und Darmgeräusche der Mutter fehlen. Jetzt sind laute Stimmen und andere Geräusche zu hören.

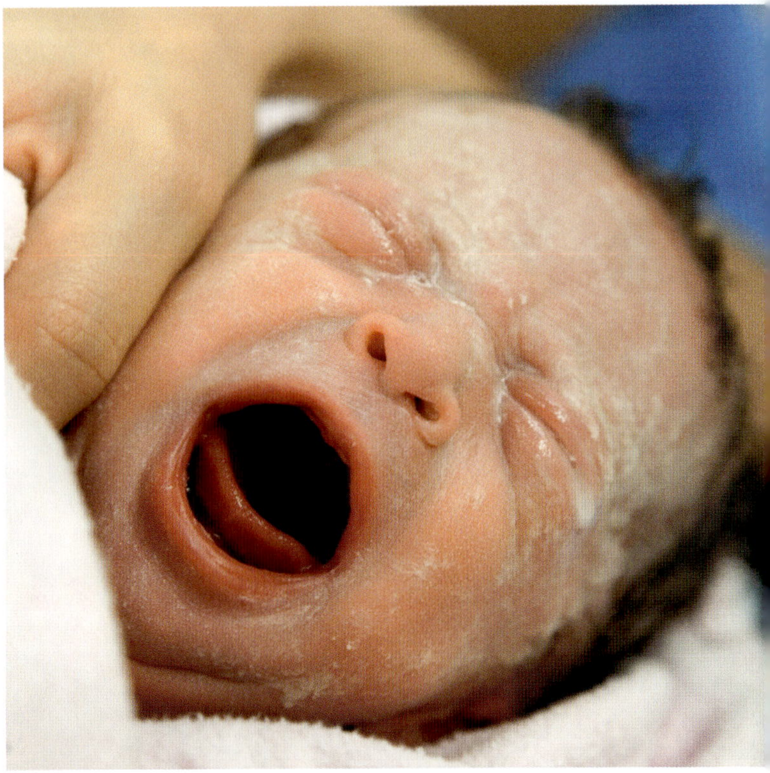

Auch für das Baby ist es sehr anstrengend, sich durch das Becken in die Welt zu »schrauben«.

279. TAG

SSW 39+6 *{Noch 1 Tag}*

Die ersten Minuten

Manche Babys reagieren auf die neuen Umstände erst einmal erschrocken und müssen verzweifelt weinen, bis sie die Hilfe bekommen, die ihnen den Übergang erleichtert. Am schnellsten gelingt dies auf dem nackten Bauch oder Brustkorb der Mutter, nach einer Kaiserschnittgeburt auch auf dem der Begleitperson. Die Berührung, der bekannte Geruch, die vertraute Stimme, der Platz auf warmer nackter Haut, die sich beim Atmen hebt und senkt, und die vertrauten Geräusche des Herzens bringen fast alle Babys in einen entspannten Zustand.

Wenn es sich sicher fühlt, öffnet das Baby seine Augen und Sie können sich ein erstes Mal anschauen. Diesen Blick werden Sie nie vergessen! Ihr Baby schaut, als würde es Sie mit diesem Blick tief in sich wahrnehmen. Auch wenn wir nicht wissen, was bei diesem ersten Augenkontakt genau geschieht, spüren alle an diesem Moment Teilnehmenden seine tiefe Bedeutung für Mutter, Vater und Kind.

Reden Sie leise mit Ihrem Baby und halten Sie es ganz vorsichtig. Schließlich ist diese Art der Berührung ganz neu für es. Streicheln Sie es zart, zuerst an den winzigen Armen und Beinen, dann am Rücken. Der weiche Bauch und der Brustkorb sind durch die zusammengezogene Haltung in der Gebärmutter noch nicht mit Ihrer Berührung vertraut. Warten Sie daher noch einen Moment, ehe Sie Ihr Kind auch dort vorsichtig streicheln. Lassen Sie sich viel Zeit, Ihr neugeborenes Baby in aller Ruhe kennenzulernen und es zu bewundern.

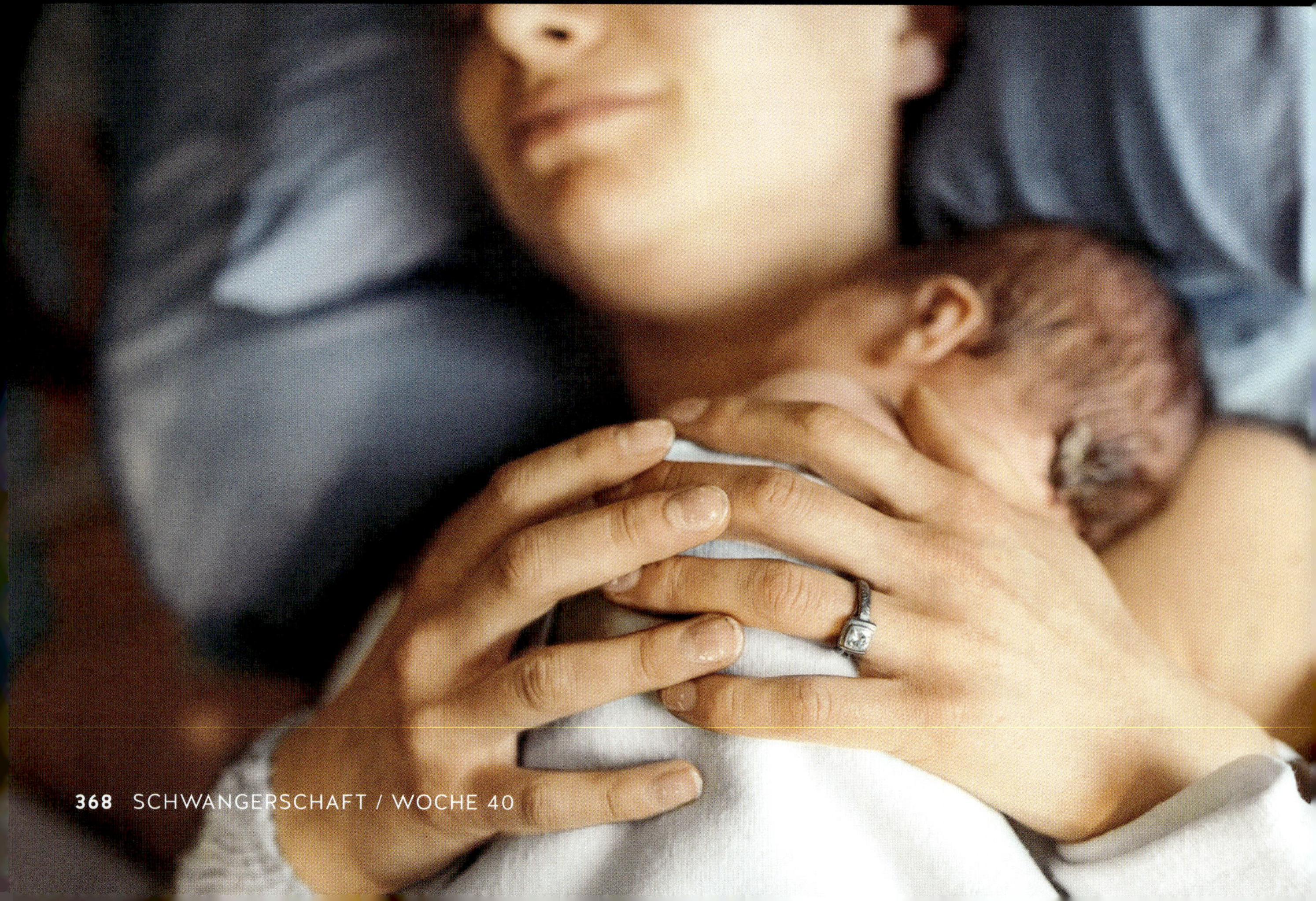

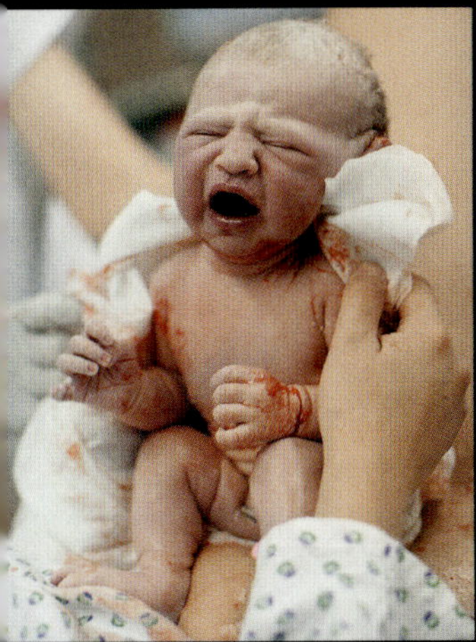

Geschafft, das Baby ist da! Versuchen Sie, die ersten Minuten und Stunden in Ruhe miteinander zu genießen.

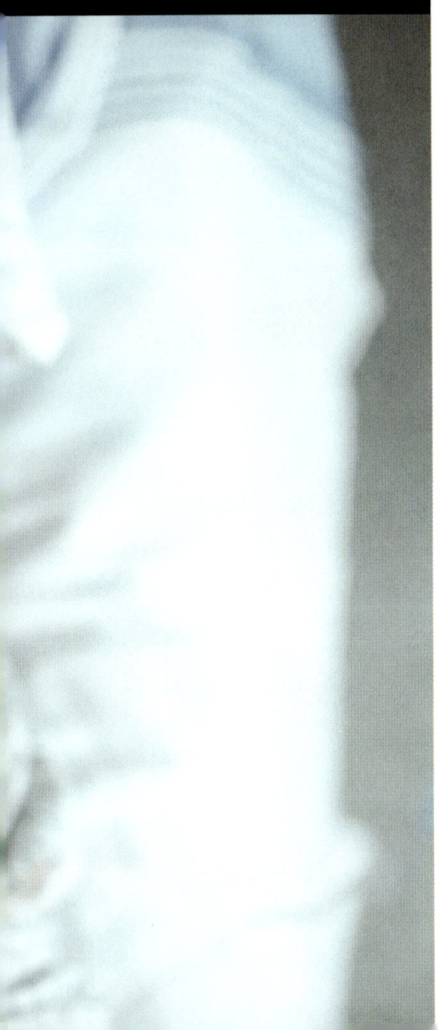

280. TAG

SSW 40+0

Heute ist der errechnete Geburtstermin!

Der Beginn einer wundervollen Beziehung

Die meisten Babys möchten nach etwa 30 bis 90 Minuten ununterbrochenem Hautkontakt, wenn sie sich ein bisschen von der Geburt erholt haben, das erste Mal an der Brust trinken. Manche nehmen die Brust mit einer Selbstverständlichkeit, die immer wieder verblüfft. Andere brauchen ein wenig Zeit, bis sie es schaffen, richtig »anzudocken«. Drängen Sie nicht, sondern lassen Sie Ihrem Kind die Zeit, die es braucht. Wenn Sie unsicher sind, bitten Sie die Hebamme, Ihnen zu zeigen, wie Sie es zum Trinken animieren können. Sie wird Ihnen helfen, das Baby anzulegen. Verzweifeln Sie nicht, wenn Sie das Gefühl haben, alles falsch zu machen: Nach der ersten Geburt fühlt sich fast jede Frau absolut unerfahren. Sie werden aber sehen, dass Sie bald Expertin sein werden!

Nach den ersten Saugversuchen und dem Genuss der ersten Tropfen Vormilch sind dann die meisten Babys so gnädig gestimmt, die anstehenden Routineuntersuchungen über sich ergehen zu lassen: Sie werden gewogen und gemessen. Die erste Vorsorgeuntersuchung und eventuelle Prophylaxemaßnahmen sind fällig, zum Beispiel die Gabe von Vitamin-K-Tropfen. Nach dieser Aufregung hilft es, wenn das Baby wieder auf Ihnen liegen und an der zweiten Brust nuckeln darf, damit es spürt, dass es auch außerhalb des Bauches sicher ist und sich entspannen darf.

Sicherheit von Anfang an

Mit der Wahl des richtigen Geburtsorts haben Sie einen wichtigen Schritt getan, dass Ihr Baby die ersten Minuten und Stunden auf der Erde entspannt erleben darf. Teilen Sie daher dem Geburtsteam unbedingt Ihre Wünsche mit und bitten Sie darum, dass …

- man nach der Geburt Ihres gesunden Babys abwartet, bis Sie selbst Ihr Baby aufgenommen und begrüßt haben,
- das Baby erst auf Ihrem Arm abgenabelt wird,
- Sie so lange ununterbrochenen Hautkontakt miteinander haben dürfen, bis Ihr Baby von sich aus die Brust sucht und die ersten Saugversuche startet,
- es zumindest an einer Brust so lange trinken darf, wie es will,
- Routineuntersuchungen und andere anstehende Maßnahmen möglichst erst nach dem ersten Stillen erfolgen.

Mit diesen wenigen Schritten legen Sie für sich und Ihr Baby Meilensteine zum Aufbau von Vertrauen und Sicherheit. Auch wenn es keine Garantie für den weiteren Verlauf Ihrer Bindung, für den Erfolg des Stillens oder Fütterns geben kann, so bietet dieser Anfang doch alle Chancen für einen positiven weiteren Weg.

WISSEN SPEZIAL

WAS HEISST DENN HIER TERMIN?

Auch wenn der Eintrag im Mutterpass es immer wieder vorgaukelt: Der Geburtstermin lässt sich nicht auf einen bestimmten Tag festlegen. Er erstreckt sich vielmehr über den Zeitraum zwei Wochen vor und zwei Wochen nach dem errechneten Termin. Das Baby kann also gut und gerne früher zur Welt kommen – oder eben auch mit »Verspätung«. Natürlich ist in diesem Fall sehr verständlich, dass Sie ungeduldig werden. Und das Warten wird durch die ständigen Nachfragen von lieben Verwandten und Freunden nicht leichter.

Statistiken zeigen, dass das erste Baby sich im Durchschnitt erst sechs bis sieben Tage nach dem errechneten Termin auf den Weg macht. Dass der Stand des Mondes, das Wetter, andere Umweltkräfte oder der Geburtstag der Schwiegermutter irgendeinen Einfluss auf den Geburtsbeginn haben, wurde dagegen bisher nicht in Studien belegt – und wird es wohl auch nie. Denken Sie einfach an Ihr Baby. Es möchte, wenn es ihm gut geht, zu seinem Termin kommen und nicht an dem durch Ultraschall oder Formeln berechneten Datum. Lassen Sie es sich einfach gut gehen miteinander. Streicheln Sie Ihr Baby und reden Sie viel mit ihm.

Erst ab der vollendeten 40. Schwangerschaftswoche spricht man von einer Terminüberschreitung, nach der 42. Woche von einer Übertragung. Diese tritt allerdings sehr selten auf, nicht zuletzt, weil in vielen Kliniken nach der vollendeten 41. Woche oder bei einer überwachten Schwangerschaft spätestens nach einer Terminüberschreitung von vierzehn Tagen die Einleitung der Geburt empfohlen wird. Eine Einleitung darf jedoch nur mit Ihrem Einverständnis initiiert werden und eine medikamentöse Einleitung sollte immer in einer Klinik stattfinden.

Wenn bei Ihnen und Ihrem Baby auch nach dem errechneten Termin alles in Ordnung ist, können Sie sich für eine den Geburtsbeginn abwartende Betreuung entscheiden. Und Sie können damit rechnen, dass die Geburt sehr wahrscheinlich vor dem Abschluss von 42 Wochen spontan beginnen wird.

Beim Warten auf die Geburt hilft das rechte Maß zwischen fördernder Aktivität, zum Beispiel beim Spazierengehen oder Treppensteigen, und notwendiger Erholung. Sie könnten sonst völlig erschöpft sein, wenn es wirklich losgeht. Versuchen Sie, sich in den letzten Tagen so gut es geht zu erholen, da Spannung und Müdigkeit den Geburtsbeginn zusätzlich bremsen und verzögern können. Halten Sie sich beim Ausdruck Ihrer Gefühle nicht zurück. Es wird Ihnen helfen, wenn Sie mit Ihrem Partner oder einer Freundin über Ihre Sorgen und Ängste sprechen. Wenn Ihnen eher nach Schimpfen oder Weinen als nach Lachen zumute ist, hilft auch dies, innere Spannungen abzubauen.

Wenn der Termin überschritten ist

Wenn der Termin verstrichen ist und sich kein Geburtsbeginn ankündigt, werden in Deutschland vorsichtshalber alle zwei bis drei Tage Untersuchungen durchgeführt. In vielen anderen europäischen Ländern beginnt man mit diesen Untersuchungen erst eine Woche später. Urin und Blutdruck der Mutter werden untersucht und die Herztöne des Babys

30 Minuten mit dem CTG aufgezeichnet. Mithilfe einer Ultraschalluntersuchung wird die Menge des Fruchtwassers kontrolliert, die erst dann deutlich nachlässt, wenn Plazenta und Eihäute aufgrund von natürlicher Alterung die optimale Nachproduktion nicht mehr schaffen oder wenn die Fruchtblase geplatzt ist. Diese Vorsichtsmaßnahmen dienen alle nur dazu, gut auf Ihr Baby und Sie zu schauen. So kann man bei Anzeichen von Problemen eine Geburtseinleitung empfehlen.

Wenn sich das Baby nicht auf den Weg macht und der Muttermund noch nicht reif genug und bereit ist, sich bei durchaus vorhandenen Wehen zu öffnen, kann bei einer Geburtseinleitung (Seite 398) die Gabe von Prostaglandinen in Form von Tabletten oder Gel zu einer Verbesserung des Muttermundbefundes führen (sogenanntes Priming). Diese Botenstoffe machen das Muttermundgewebe weicher und steigern die Empfindlichkeit der Gebärmutter gegenüber den körpereigenen Wehenhormonen. Allerdings sprechen Schwangere ganz unterschiedlich auf die Medikamente an. Je nach Muttermundbeschaffenheit und Schwangerschaftsalter kann etwas Zeit vergehen, bis sie Wirkung zeigen, so dass die Geburt durchaus erst mehrere Tage später erfolgen kann.

Geburtsbestrebungen unterstützen

Bevor Medikamente eingesetzt werden, können Sie selbst einige unterstützende Maßnahmen ausprobieren, um Ihr Baby dazu zu animieren, endlich zu »schlüpfen«. Allerdings helfen diese Methoden nur dann, wenn Ihr Baby auch bereit ist, sich auf den Weg zu machen.

Eine Möglichkeit besteht darin, Ihre Brustwarzen zu stimulieren, um die Ausschüttung von wehenanregendem Oxytocin anzukurbeln. Sie müssen dafür beide Brustwarzen ungefähr eine Minute lang zwischen Daumen und Zeigefinger massieren. Warten Sie anschließend drei Minuten und stimulieren Sie die Brustwarzen dann ein weiteres Mal. Wenn Sie mit der Stimulation ab der 39. Schwangerschaftswoche beginnen und sie zweimal täglich wie beschrieben ausführen, ist die Wahrscheinlichkeit einer Übertragung deutlich gesenkt.

Regelmäßiger Geschlechtsverkehr um den errechneten Termin herum kann den Geburtsbeginn ebenfalls fördern. Unklar ist allerdings, ob das männliche Sperma, das in einer sehr geringen Konzentration Prostaglandine enthält, die Wehentätigkeit der Gebärmutter aktiviert, oder ob das Zusammenziehen der Gebärmutter beim Orgasmus und die Ausschüttung von Oxytocin helfen, Wehen auszulösen. Eventuell wirken auch alle Faktoren gemeinsam.

Hat sich der Muttermund schon ein wenig geöffnet, können Ihre Frauenärztin oder Ihre Hebamme mit einer Eipolablösung die Fruchtblase mit dem Finger vorsichtig vom Gebärmutterhals ablösen (Seite 398). Dadurch werden Prostaglandine freigesetzt, die die Wehentätigkeit anregen. Die Eipolablösung kann etwas schmerzhaft sein und es kann eine leichte Blutung auftreten, die aber vollkommen unbedenklich ist, wenn sie bald aufhört.

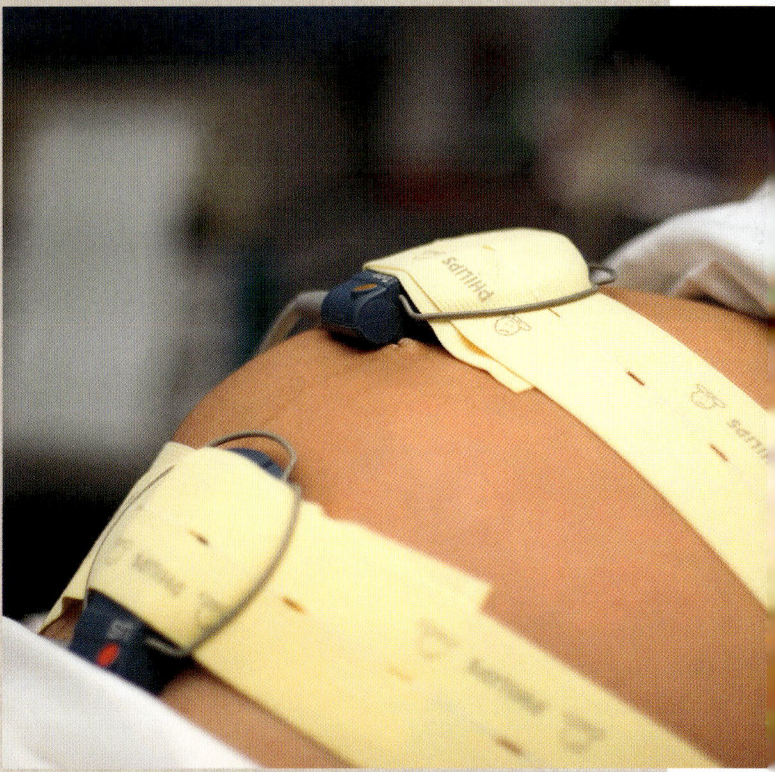

Kommt das Baby nicht termingerecht, wird mittels CTG regelmäßig kontrolliert, ob es ihm gut geht.

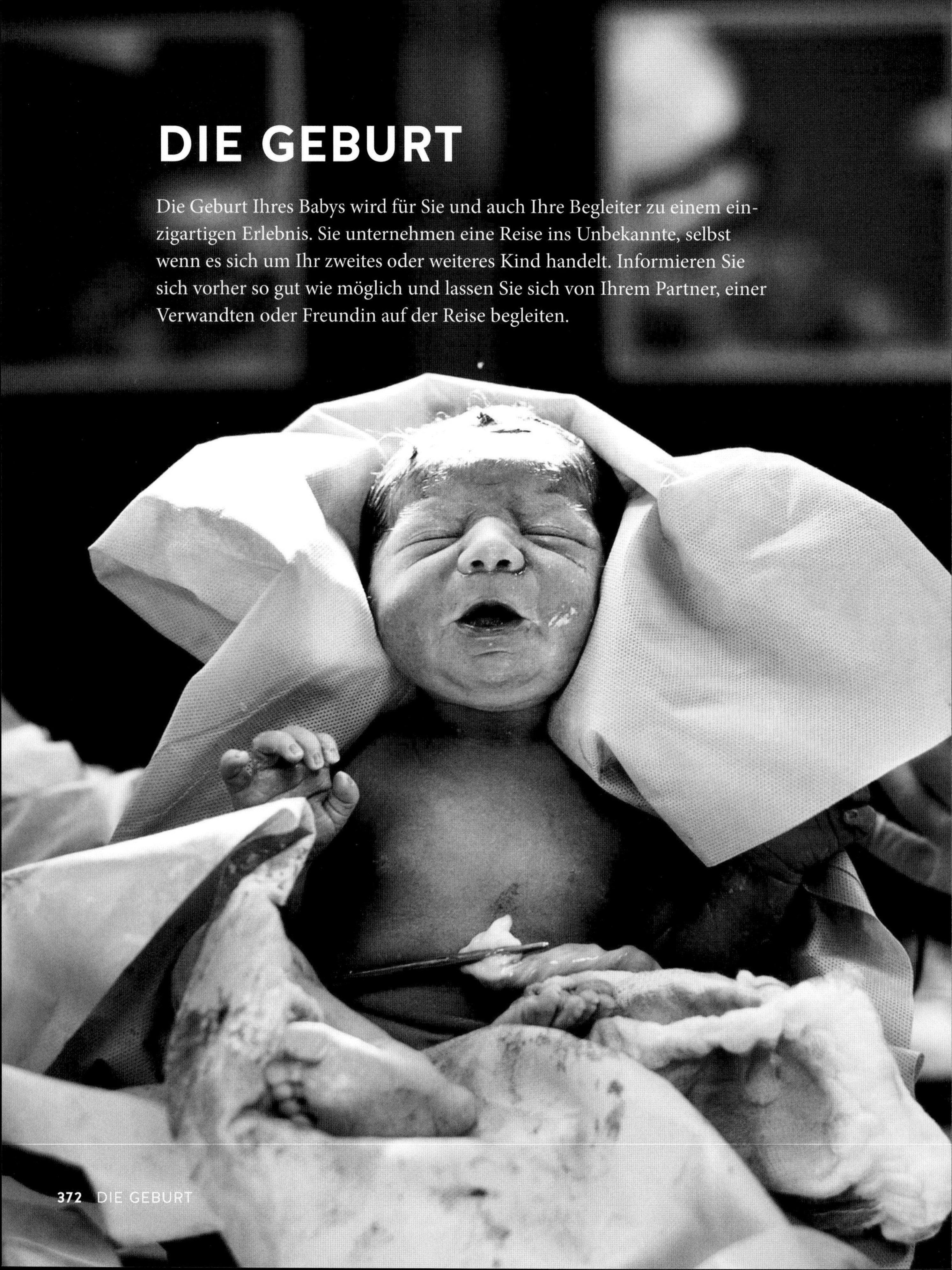

DIE GEBURT

Die Geburt Ihres Babys wird für Sie und auch Ihre Begleiter zu einem einzigartigen Erlebnis. Sie unternehmen eine Reise ins Unbekannte, selbst wenn es sich um Ihr zweites oder weiteres Kind handelt. Informieren Sie sich vorher so gut wie möglich und lassen Sie sich von Ihrem Partner, einer Verwandten oder Freundin auf der Reise begleiten.

DIE ERSTEN ANZEICHEN

Dass die Geburt losgeht, erleben Frauen recht unterschiedlich. Einige nehmen zunächst überhaupt keine Veränderungen wahr, andere berichten zum Beispiel von einer plötzlichen inneren Unruhe oder ungewohnter Überempfindlichkeit. Auch Übelkeit und leichter Durchfall können darauf hindeuten, dass das große Ereignis naht.

Frühe Vorboten der Geburt

Einige Zeit vor der Geburt gibt es in Ihrem Körper Veränderungen und Signale, die ihm helfen, sich darauf vorzubereiten. Zu diesen Veränderungen gehört, dass sich das Köpfchen oder der Po des Babys (gerade bei Erstgebärenden) zwei bis vier Wochen vor der Geburt tiefer ins Becken schiebt. Dabei können Sie vielleicht kurze, 30 bis 40 Sekunden lange Kontraktionen (Senkwehen) spüren oder wahrnehmen, dass Ihr Sodbrennen aufhört und nun wieder mehr Platz für größere Mahlzeiten vorhanden ist.
Häufig spüren Frauen auch, dass Gelenke und Bänder im Beckenraum weicher werden und dass sich der Beckenboden entspannt. In diesen weiter gewordenen Raum kann sich Ihr Baby hineinschieben und hat damit eine wunderbare Startposition für die Geburt gefunden. Das Köpfchen oder der Po des Kindes können aber auch einen unangenehmen Druck nach unten auslösen, was beim Laufen und Spazierengehen stören kann.
Zum Ende der Schwangerschaft verändern sich Lage und Festigkeit Ihres Gebärmutterhalses. Während dieser in den vorhergehenden Schwangerschaftswochen ein etwa drei bis vier Zentimeter langer Zapfen aus festem Gewebe war, der sich nach hinten in Richtung Kreuzbein neigte, wird das Gewebe nun lockerer und der Gebärmutterhals verkürzt sich. Die Gebärmutter richtet sich auf und der Gebärmutterhals schiebt sich nach vorn. Durch die Verkürzung des Gebärmutterhalses kann sich der äußere und später der innere Muttermund öffnen. Nach dieser Öffnung entdecken Sie einen Schleimpfropf in Ihrem Slip. Er erinnert von seiner Konsistenz an mehr oder weniger flüssiges Hühnereiweiß und kann mit etwas Blut vermischt sein.
Entdecken Sie diese Anzeichen, können Sie zuversichtlich sein, dass Ihr Körper den Weg für Ihr Baby vorbereitet. Trotzdem wird es nicht sofort losgehen. Beim ersten Baby haben Sie in den meisten Fällen noch genügend Zeit, um in Ruhe mit Ihren Begleitpersonen an den Geburtsort zu fahren. Bei zweiten oder weiteren Kindern kann es auch rascher gehen. Dann nicht zu lange warten!

GUT ZU WISSEN

KUNDIGE **Begleitung**

Jede Frau beschäftigt natürlich die Frage, wann und wie es denn nun wirklich losgehen wird. Wichtig ist, bei Unsicherheiten zu wissen, dass Sie nicht allein sind und Ihnen immer fachliche Unterstützung zur Seite steht – egal, ob Sie die Geburt in einer Klinik geplant haben oder nicht:

- Hebammen, in Krankenhäusern auch Ärztinnen, sind immer telefonisch erreichbar. Ihre Frauenärztin kann Sie zu den Praxisöffnungszeiten beraten.
- Bei Hausgeburten, in Geburtshäusern und in hebammengeleiteten Kreißsälen haben Sie die Möglichkeit, das Hebammenteam in der Schwangerenvorsorge und -betreuung häufiger zu sehen und so Vertrauen aufzubauen.
- In vielen Kliniken können Sie Vorgespräche mit den Ärztinnen dort führen.
- Am Geburtstag Ihres Babys wird immer eine Hebamme Ihre erste Ansprechpartnerin sein.

DIE GEBURT BEGINNT

Grundsätzlich gibt es drei verschiedene Möglichkeiten des Geburtsbeginns, wobei natürlich immer individuelle Variationen möglich sind. Die Geburt kann sich ankündigen mit …

- einem Blasensprung (siehe unten),
- Wehen (Seite 375),
- einer Blutung, der sogenannten Zeichnungsblutung (Seite 377).

Blasensprung

Wenn Sie einen Blasensprung haben, wissen Sie auf jeden Fall: Jetzt beginnt die Geburt! Schreiben Sie die Uhrzeit und die Farbe des Fruchtwassers auf, weil Hebamme oder Ärztin Sie danach fragen werden. Fruchtwasser ist normalerweise zum errechneten Geburtstermin klar oder leicht milchig. Es hat einen ganz dezent süßlichen Geruch oder riecht gar nicht. Grundsätzlich kann der Blasensprung zu jedem Zeitpunkt der Geburt auftreten. Als vorzeitiger Blasensprung wird er bezeichnet, wenn Fruchtwasser abgeht, bevor die Geburtswehen eingesetzt haben. Dies erleben 10 bis 15 Prozent der Frauen. Als rechtzeitiger Blasensprung wird er dann angesehen, wenn sich der Muttermund schon circa sieben bis zehn Zentimeter geöffnet hat. Aber wie viele andere Situationen bei der Geburt hält sich auch der Blasensprung nicht an Lehrbuchdefinitionen. Die Menge an Fruchtwasser, die Sie verlieren können, kann zwischen einer tröpfelnden Menge und einem Schwall liegen. Reißt die Fruchtblase, heißt das, dass sie an irgendeinem Punkt in der Gebärmutter ein kleines Leck bekommen hat und dass Fruchtwasser tröpfelnd herausläuft. Platzt die Fruchtblase, bedeutet das, dass sie beim vorangehenden Teil Ihres Babys (Kopf oder Po in Längslage) kaputtgeht und dass das Fruchtwasser schwallartig herausläuft. Erschrecken Sie nicht: Zum Ende der Schwangerschaft können es bis zu 0,8 Liter sein, die aus Ihnen herauskommen. Weil das Fruchtwasser immer wieder nachproduziert wird, so dass Ihr Baby nicht im Trockenen liegt, hört es bis zur Geburt auch nicht auf zu tropfen.

Auf Veränderungen achten

Es ist wichtig, dass Sie unabhängig von der Schwangerschaftswoche möglichst schnell untersucht werden, wenn die Fruchtblase geplatzt ist (auch ohne Wehen). Sprechen Sie mit Ihrer Hebamme oder fahren Sie in die Klinik. Nach einem Blasensprung steigt die Wahrscheinlichkeit einer Infektion, die über die Vagina hinauf in die Gebärmutter gelangen könnte. Viele Krankenhäuser werden Sie in einer sogenannten »Vorwehe«, einer vorgeburtlichen Station, aufnehmen. Wenn Sie eine Hausgeburt planen, rufen Sie Ihre Hebamme an. Sie kommt zu Ihnen nach Hause und untersucht Sie. Wenn es Ihnen und Ihrem Baby gut geht, dürfen Sie in manchen Krankenhäusern nach Hause gehen, wenn Sie das wünschen. In der Zwischenzeit können Sie ohne Bedenken duschen. Sie sollten aber nach dem Blasensprung keine Tampons oder Watte in die Vagina stecken, keinen Sex haben und sich nicht selbst untersuchen, da dies die Infektionsgefahr erhöht. Messen Sie Ihre Temperatur alle vier Stunden; wenn Sie Fieber haben, sich die Farbe und der Geruch des Fruchtwassers verändern und wenn sich das Baby weniger bewegt, nehmen Sie bitte sofort wieder Kontakt zu Hebamme oder Klinik auf.

Das Platzen der Fruchtblase bewirkt bei den meisten Frauen innerhalb von 24 Stunden die Ausschüttung von Prostaglandinen, die die Wehentätigkeit anregen und die Geburt auslösen. Ist dies nicht der Fall, kann nach 12 Stunden die Gabe von Antibiotika empfohlen werden, um auszuschließen, dass Keime in die Gebärmutter aufsteigen. Wenn nach vielen Stunden (in der Regel nach 8 bis 24 Stunden) keine Wehen einsetzen, wird die Geburt eingeleitet – auch ohne Infektionsanzeichen.

Wehen

Die Geburtswehen empfindet jede Frau anders. Ihren Beginn kann man weder voraussagen noch genau bestimmen. Es ist eher ein Prozess als ein einzelnes Ereignis. Im Körper wird eine ganze Lawine von

Veränderungen losgetreten, um dem Baby auf die Welt zu helfen. Wie Sie sich zu Beginn der Wehen fühlen, hängt davon ab, ob Sie vorher schon ein Baby geboren haben, wie Sie Schmerz wahrnehmen und darauf reagieren und wie Sie darauf vorbereitet sind, wie Wehen sein können.

Sind es Übungswehen oder echte Geburtswehen?

Die meisten Geburten beginnen mit Wehen, die in regelmäßigen und oft auch immer kürzeren Abständen auftreten. Um welche Wehenart es sich handelt, lässt sich anhand mehrerer Punkte unterscheiden: Übungswehen kommen unregelmäßig – zuerst alle drei Minuten, danach alle fünf bis zehn Minuten – und erfordern keine Unterbrechung der aktuellen Tätigkeit. Sie können weiter reden und die Atmung verändert sich nicht. Übungswehen nehmen nicht an Intensität zu und lassen bei Aktivitäts- und Positionswechsel nach. Außerdem werden sie nicht von Schleimabgang oder von der leichten Zeichnungsblutung begleitet. Auch am vaginalen Befund bewirken Übungswehen keine Veränderungen. So verkürzt sich zum Beispiel der Gebärmutterhals nicht und auch der Muttermund öffnet sich nicht.

Echte Geburtswehen dagegen kommen nach einem regelmäßigen Muster, zum Beispiel alle sechs Minuten. Sie dauern 40 bis 60 Sekunden und sind so kräftig und schmerzhaft, dass sie Sie vollständig in Anspruch nehmen und Sie sich nicht mehr unterhalten können. Ihre Atmung verändert sich dabei unwillkürlich und Sie brauchen Ihre ganze Konzentration. Diese Wehen lassen nicht in ihrer Intensität nach, egal ob Sie herumlaufen oder sich ausruhen. Im Gegenteil, sie nehmen im Lauf der Zeit immer mehr an Stärke zu. Währenddessen öffnet sich der Muttermund fortschreitend.

Echte Geburtswehen werden begleitet von Schleimabgang und leichter Blutung (muss nicht unbedingt sein, wenn die anderen Punkte zutreffen).

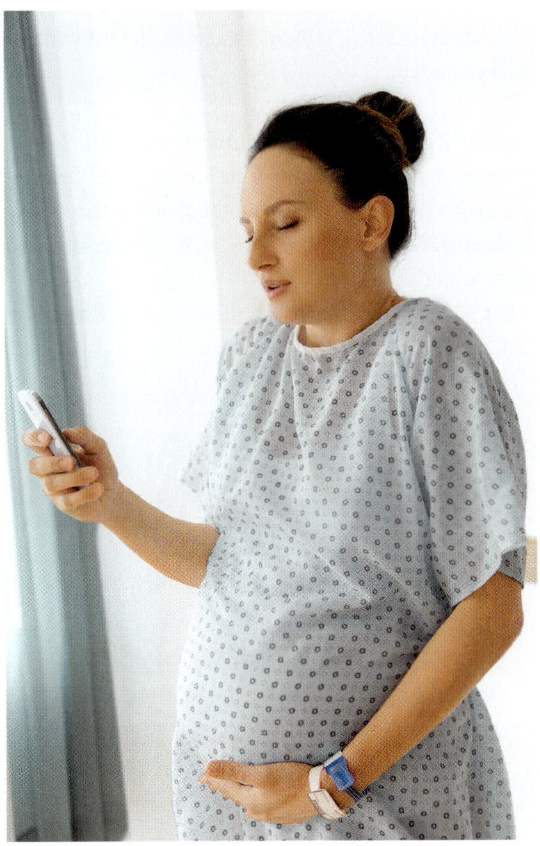

Wie regelmäßig kommen die Wehen? Manchmal hilft ein Blick auf die Uhr, mehr Sicherheit zu gewinnen.

Im Zweifel bitte nachfragen

Sie werden mit Ihrer Ärztin und Ihrer Hebamme wahrscheinlich darüber gesprochen haben, was zu tun ist, wenn Sie glauben, dass es losgeht. Rufen Sie Ihre Geburtshelferinnen an, selbst wenn Sie zweifeln, ob es echte Wehen sind. Ärztinnen und Hebammen sind es gewohnt, von Frauen angerufen zu werden, die sich wegen der Wehen unsicher sind und Beratung brauchen – das gehört zu ihrer Arbeit. Sie werden wissen wollen, in welchen Abständen die Wehen kommen, ob Sie während der Wehen sprechen können und ob Sie noch andere Symptome haben. Um ehrlich zu sein: Die Profis hören schon sehr viel aus Ihrer Stimme und Ihrem Tonfall heraus. Daher ist das Miteinandersprechen doppelt wichtig.

Beginn der Geburtswehen

Wenn Ihre Geburtswehen eingesetzt haben, dann treffen aus der folgenden Liste einer oder mehrere der im Folgenden genannten fünf Punkte zu:

- Ihr Muttermund wird stufenweise dünner und weicher und weitet sich, bis das Köpfchen oder der Popo des Babys hindurchgeschoben werden können (circa 9,5 bis 11,5 Zentimeter). Der Gebärmutterhals verkürzt sich.
- Die Wehen kommen jetzt in regelmäßigen und oft auch in zunehmend kürzeren Intervallen und werden länger und stärker.

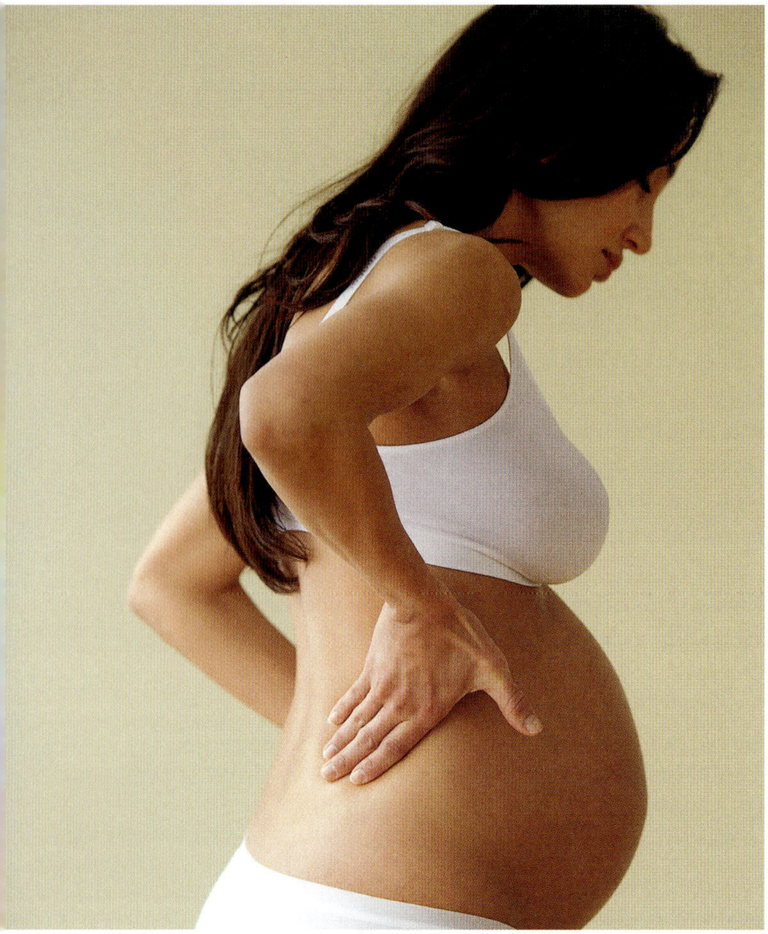

Echte Wehen gehen häufig mit krampfartigen Schmerzen im Lendenwirbelsäulenbereich einher.

• Sie könnten anhaltende Schmerzen im unteren Rücken spüren, die oftmals von krampfartigen Schmerzen begleitet werden.
• Sie könnten Blut (braunen oder blutroten Schleim) in Ihrer Unterhose entdecken (Seite 377).
• Wenn sich der Schleimpfropfen löst, der zuvor den Muttermund abdichtete, können die Wehen unmittelbar bevorstehen. Es kann allerdings auch noch ein paar Tage und manchmal Wochen dauern. Auf jeden Fall ist es ein Anzeichen dafür, dass Wehen eine Lockerung und leichte Öffnung des Muttermundes bewirkt haben.

Wann soll ich mich auf den Weg machen?

Beim ersten Baby dauert die Geburt im Durchschnitt zwischen 12 und 18 Stunden. Beim zweiten verkürzt sich die durchschnittliche Dauer erheblich. Die Faustregel lautet: Wenn bereits ein Kind vaginal geboren wurde, kommt das zweite in der Hälfte der Zeit zur Welt.

Wenn Sie sich wohlfühlen, Ihre Wehen gut aushalten und die Bewegungen Ihres Babys wahrnehmen, müssen Sie noch nicht sofort an den Geburtsort fahren. Oft ist es besser und angenehmer, die Anfangszeit, die viele Stunden dauern kann, in vertrauter Umgebung zu verbringen. Sobald Ihre Wehen jedoch länger als eine Stunde in regelmäßigen Abständen von zehn Minuten oder weniger kommen beziehungsweise nach einem Blasensprung, wird es allmählich Zeit aufzubrechen. Natürlich ist dies auch abhängig von der Entfernung zum Geburtsort.

Zu entscheiden, wann der Zeitpunkt gekommen ist, sich auf den Weg zu machen, ist gerade beim ersten Kind nicht leicht. Wenn folgende Kriterien zutreffen, ist es so weit:

• Jede Wehe macht den Bauch hart, eng oder fest und ist von außen tastbar.
• Die Wehen verursachen ein starkes Ziehen im Rücken und in der Leistengegend.
• Sie spüren ein Dehnen nach unten in Richtung Beckenboden.
• Die Kontraktionen verursachen einen Schmerz, der starken Menstruationsschmerzen gleicht.
• Sie entdecken die sogenannte Zeichnungsblutung.
• Um die Wehe auszuhalten, brauchen Sie Ihre ganze Konzentration. Sie können sich währenddessen nicht unterhalten.
• Die Wehen verändern sich nicht in ihrer Intensität, egal ob Sie laufen oder ausruhen.

GUT ZU WISSEN

KINDER VERSORGEN

Wenn Sie schon ein Kind oder mehrere Kinder haben, müssen Sie zusätzlich genug Zeit einplanen, um diese(s) unterzubringen. Damit es möglichst rasch geht, sollte für diesen Moment der fertig gepackte Rucksack mit den wichtigsten Dingen und dem liebsten Kuscheltier genauso bereitstehen wie Ihre Kliniktasche.

GUT ZU WISSEN

JETZT ABER **schnell**

Nehmen Sie sofort Kontakt zu Ihrer Hebamme oder Ihrer Ärztin auf, wenn ...

- Ihre Fruchtblase platzt oder Sie vermuten, dass Fruchtwasser austritt,
- Ihr Baby sich weniger als sonst bewegt,
- Sie vaginale Blutungen haben (wenn es nicht nur eine kleine Menge mit Blut gefärbten Schleims ist),
- Sie Fieber, starke Kopfschmerzen, Sehstörungen oder Schmerzen im Unterleib haben,
- Sie einen dauerhaft prall gespannten Bauch in Verbindung mit starken Schmerzen haben. Dann lassen Sie sich bitte mit dem Rettungsdienst oder mit dem privaten Auto, falls dies schneller geht, sofort in die Klinik fahren.

Der Atem hilft Ihnen

Ein Baby auf die Welt zu bringen ist Schwerstarbeit, für Sie genauso wie für das Baby. In der Anfangsphase der Wehen werden Sie viel Zeit haben, um eine Atmung zu finden, die Ihnen bei der anstrengenden Arbeit hilft. Atmen Sie möglichst tief in den Bauch und in die Flanken, denn so können Sie die Sauerstoffversorgung Ihres Babys und Ihrer Uterusmuskulatur sicherstellen. Vielleicht passt auch eine der folgenden Anregungen für Sie:

- Atmen Sie durch die Nase ein und durch den Mund aus. Begrüßen Sie jede Wehe mit einem kurzen Einatmen und einem langen Ausatmen und verabschieden Sie sie auf die gleiche Weise. Lassen Sie Ihre Schultern bei jedem Ausatmen nach unten sinken. Versuchen Sie, Kiefer und Mund locker zu lassen und auf das Geräusch Ihres Atems zu hören.
- Denken Sie an das Wort »Entspannung« und ziehen Sie das Wort so auseinander, dass beim relativ kurzen Einatmen das »Ent« und beim langen Ausatmen ein gedehntes »Spaaaaanuuuung« in Ihrem Kopf klingt. Sprechen Sie einmal bei einem Atemzug laut mit. Sie wissen dann, wie es sich anhören muss.

Positiv denken!

Sie werden merken, dass Ihre Einstellung einen großen Einfluss darauf hat, wie gut Sie mit den Wehen umgehen können. Je positiver Sie die Wehen annehmen können, desto erträglicher werden sie. Versuchen Sie, daran auch bei anstrengenden Wehen zu denken. Vielleicht kann einer der folgenden Sätze Ihnen dabei als Mantra dienen:

- »Starke Wehen sind gute Wehen, sie erledigen eine Menge Arbeit.«
- »Jede Wehe öffnet den Muttermund ein wenig und gibt Raum für mein Baby.«
- »Es wird nur eine feste Zahl von Wehen geben, nun erledige ich gerade eine davon.«
- »Ich muss immer nur mit einer Wehe klarkommen, im Moment mit dieser.«
- »Jede Wehe, die ich zu Ende gebracht habe, bringt mich näher zu meinem Baby.«

Zeichnungsblutung

Wenn Sie eine hellrote, regelstarke Blutung um den Geburtstermin herum feststellen, kann dies ein Zeichen dafür sein, dass sich der Muttermund öffnet. Er ist gegen Ende der Schwangerschaft stark durchblutet und das kann durch den Druck der Kontraktionen der Gebärmutter dazu führen, dass die kleinen Gefäße aufreißen und bluten. Solche Blutungen können auch nach einer vaginalen Untersuchung bei Ihrer Frauenärztin oder Hebamme oder nach Sex auftreten. Sie sind dann nicht behandlungsbedürftig, müssen jedoch von anderen Blutungen unterschieden werden. Dabei sind die geringe Blutungsstärke, ein geburtsbereiter Muttermundsbefund und der Zusammenhang mit beginnenden Wehen charakteristisch, um zu entscheiden, in welche Richtung es weitergeht. Wenn Sie eine solche Blutung entdecken, sollten Sie rasch Ihren Geburtsort aufsuchen oder Ihre Hebamme zu sich bitten, um zu klären, ob sich der Muttermund öffnet oder ob es eine andere Ursache gibt, die gegebenenfalls behandelt werden muss.

Am Geburtsort ankommen

Die Aufnahmeprozedur ist in Kliniken und Geburtshäusern nicht immer gleich. Unabhängig davon ist es jedoch für alle Beteiligten angenehm, wenn sie sich

schon vorher kennengelernt und über die Wünsche zur Geburt gesprochen haben.
Nach Ihrer Ankunft in der Klinik oder im Geburtshaus stellt eine Hebamme zunächst fest, wie weit die Geburt fortgeschritten ist. Sie führt eventuell eine vaginale Untersuchung durch, kontrolliert Ihren Blutdruck und Ihre Körpertemperatur und fragt Sie nach Ihrem Befinden. Wenn Sie es nicht schon vorher besprochen haben, wird sie mit Ihnen über Ihre Wünsche für die Geburt sprechen. Falls Sie zu Hause einen Geburtsplan zusammengestellt haben (Seite 332), kann Ihnen dieser jetzt gute Hilfe leisten, damit Sie nichts vergessen, was Ihnen wichtig ist.
In der Klinik zeichnet oft ein CTG die kindlichen Herztöne sowie die Wehentätigkeit auf, damit sich das Helferteam ein besseres Bild davon machen kann, wie weit die Entwicklung schon fortgeschritten ist und wie es Ihrem Baby bei alldem geht. Währenddessen kann Ihre Begleitperson Sie bei der Aufnahme anmelden.

Warum geht es nicht weiter?

Es kommt häufig vor, dass die Wehen zu Hause regelmäßig und kräftig auftreten und bei der Ankunft in der Klinik oder im Geburtshaus erst einmal auf sich warten lassen. Bleiben Sie gelassen. Wenn es sich nicht um einen Fehlalarm handelt, ist die Geburt vielleicht noch ganz am Anfang. Dann kann ein langer Spaziergang durch den Garten oder über die Klinikflure sowie Treppensteigen dazu beitragen, dass die Wehen regelmäßig und kräftig werden. Oft sind auch regelmäßige Wehen noch nicht stark genug, um den Muttermund zu öffnen. In diesem Fall wird Ihnen Ihre Hebamme, egal ob in der Klinik, im Geburtshaus oder bei Ihnen zu Hause, bewährte Methoden anbieten, sie anzukurbeln. Ein alter Trick ist der Einlauf und anschließend die warme Wanne. Das Anregen der Darmperistaltik bewirkt eine äußere Massage der Gebärmutter, das warme Wasser danach lässt die Hormone rascher zirkulieren. Die Wehen können sich dadurch verstärken.

GUT ZU WISSEN

BEGLEITERIN BEI DER GEBURT

Außer den persönlichen Begleitpersonen wird Sie eine Hebamme unterstützen, denn in Deutschland muss zu jeder Geburt eine Hebamme hinzugezogen werden. Auch in Österreich und der Schweiz ist immer eine Hebamme anwesend. Sie begleitet Sie durch alle schwierigen Phasen und bietet Ihnen Unterstützung an:
Sie hilft beim Atmen, wenn Sie Schwierigkeiten damit haben. Sie schlägt verschiedene Gebärpositionen vor. Sie berät Sie, wenn Sie Hilfe bei der Schmerzbewältigung wünschen. In der Austrittsphase bleibt sie die ganze Zeit bei Ihnen und unterstützt Sie dabei, Ihr Baby so sanft wie möglich auf die Welt zu schieben. Wenn das Baby da ist, betreut die Hebamme die Geburt der Plazenta und hilft beim ersten Anlegen an die Brust. Falls Sie oder Ihr Baby weitergehende Unterstützung benötigen, zieht die Hebamme eine Frauen- oder Kinderärztin hinzu. In vielen Kliniken ist es die Regel, dass zu jeder Geburt eine Ärztin gerufen wird.

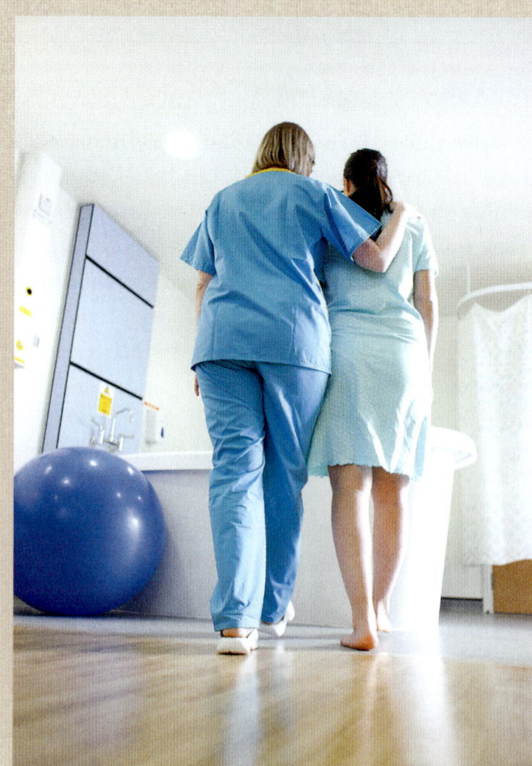

ERÖFFNUNGSPHASE

Die Geburt entwickelt sich in Phasen, die gern mit den Etappen einer Bergtour verglichen werden. Sie, als Wanderin, sind gesund und ausdauernd, haben sich gut vorbereitet und brauchen eine gewisse Zeit, um sich auf Ihren persönlichen Laufrhythmus einzustellen. Unvorhergesehene Ereignisse wie schlechtes Wetter und schwierige Pfade können auftreten und den Weg erschweren. Aber an Ihrer Seite sind immer Menschen, die Sie sichern (Ihre Begleiter zur Geburt und die medizinischen Begleiterinnen) und Sie nicht allein lassen, auch wenn Ihnen niemand den Weg zum Ziel abnehmen kann.

Während der Geburt Ihres Babys werden Sie drei bis vier Phasen durchleben, bis Sie Ihr Baby begrüßen können. Sie selbst werden die Übergänge von einer Phase in die nächste nicht immer wahrnehmen. Deutlich spürbar wird für Sie aber sein, wenn der Pressdrang am Ende der Austrittsphase beginnt und wenn Sie nochmals schieben sollen, um in der Nachgeburtsphase die Plazenta zur Welt zu bringen.

Das Gewebe wird weicher

Zunächst muss sich der Gebärmutterhals verkürzen und weich werden. Ein Gewebe, so fest wie Ihr Nasenrücken, wird so dehnbar wie Ihre Lippen. Diese Phase ist die längste der Geburt. Beim ersten Baby dauert sie durchschnittlich zehn bis zwölf Stunden und bei weiteren Babys zwei bis sechs Stunden. Durchschnittlich bedeutet, dass es unter Umständen nur zwei Stunden dauert, bis das Baby auf der Welt ist, es genauso aber auch 26 Stunden dauern kann.

Die Eröffnungsphase umschreibt den Zeitraum vom Beginn der am Muttermund wirksamen Wehen bis zur fast vollständigen Eröffnung. Bei jeder Wehe zieht der Gebärmuttermuskel sich nach oben zusammen und der Muttermund schiebt sich wie bei einem Rollkragenpullover langsam über den vorangehenden Teil Ihres Babys. Und das so lange, bis das Köpfchen oder der Po nicht mehr durch das Gewebe des Muttermundes beim Tiefertreten und Drehen durch das Becken aufgehalten werden.

Das Baby schraubt sich ins Becken

Sie können Ihrem Baby bei der Geburt helfen, indem Sie sich bewegen und es dadurch bei der notwendigen Drehung und beim Tiefertreten ins Becken unterstützen. Für ein Baby in Schädellage ist es die beste Startposition, sich seitlich schauend ins Becken zu legen, weil der Beckeneingangsraum queroval ist. Beim Voranschreiten der Geburt ist eine Drehung des Köpfchens oder des Pos hilfreich, weil Ihre Beckenmitte eine eher runde Form hat. Die meisten Babys »wissen« das und passen sich mit einer Schraubbewegung optimal dem vorgegebenen Platz an. Als weitere Unterstützung auf dem Weg wird Ihr Baby in Schädellage sein Köpfchen beugen, sodass das Kinn Richtung Brust geneigt ist. So ist der Kopfumfang geringer als bei »erhobenem Haupt«. Muttermund und Vagina müssen sich dann nicht mehr so weit aufdehnen, da diese Haltung zwei bis drei Zentimeter weniger Kopfumfang ausmacht.

Oft platzt zu diesem Zeitpunkt der Geburt oder spätestens bei vollständig geöffnetem Muttermund die Fruchtblase. Wenn das Köpfchen Ihres Babys nicht mehr vom Fruchtwasser abgepolstert ist, drücken die Schädelknochen direkt auf den Muttermund.

GUT ZU WISSEN

NICHT ZU SCHNELL

Auch wenn viele Schwangere sich erst einmal wünschen, die Geburt möge sich nicht lange hinziehen: In Befragungen gaben Frauen an, dass sie im Nachhinein glücklich waren, dass ihnen »alle Zeit der Welt« gegeben wurde, um ihr Baby zur Welt zu bringen. Denn dadurch hatten sie die Möglichkeit, sich an die Situation anzupassen und sich auf sie einzulassen.

Das bewirkt häufig eine raschere Öffnung des Muttermunds, verursacht aber auch größeren Druck auf das Gewebe. Bei der Hälfte der Frauen treten in dieser Phase Übelkeit und Erbrechen auf. Ihre medizinischen Begleiterinnen wissen nun, dass die Geburt gut vorangeht, weil auch dies Zeichen für den Fortschritt sind.

Was hilft bei Schmerzen?

Das Schmerzempfinden ist sehr subjektiv. Die meisten Frauen beschreiben die natürliche Geburt als schmerzhaft. In Untersuchungen gaben rund zehn Prozent der Frauen allerdings auch an, die Wehenarbeit als nicht sehr schmerzhaft erlebt zu haben.
Auf jeden Fall ist ein Ziehen bei der Öffnung des Muttermunds spürbar. Das Gewebe hat Ihr Baby so viele Monate gut getragen, dass die nun vergleichsweise rasche Öffnung mit enormen Kräften verbunden ist. Auch die Dehnung der Mutterbänder, der Vagina und des Beckenbodens, wenn das Baby tiefertritt, ist häufig mit Schmerzempfindungen verbunden. Ebenso kann der Druck auf Nervenenden und Gelenke im unteren Becken Schmerzen verursachen. Zum Glück schüttet der Körper gleichzeitig Glückshormone aus, die Sie und Ihr Baby vor zu starken Schmerzen bewahren und wunderbar auf die Zeit nach der Geburt vorbereiten.
Während der Geburt können Sie den Wehenschmerz für sich erträglicher machen. Es gibt Methoden, die sich seit Jahrtausenden bewährt haben.

- Ihre Atmung hilft Ihnen, die Muskeln im Unterleib optimal mit Sauerstoff zu versorgen und die Schmerzen durchzustehen.
- Bewegen Sie sich viel und wechseln Sie immer wieder Ihre Position. Für jede Geburtsphase gibt es unterstützende Haltungen (Seite 386), die dem Kind dabei helfen, seinen Weg tiefer ins Becken leichter zu finden.
- Bitten Sie Ihre Hebamme oder Ihre Begleitperson um eine entspannende Massage. Dadurch lösen sich verkrampfte Muskeln und der Sauerstoff kann besser zirkulieren. Während einer Wehe kann eine Massage schmerzlindernd wirken (nicht alle Frauen empfinden sie aber als angenehm), in einer Wehenpause bessert sie die Laune auf und kann für einen kurzen Moment der Entspannung sorgen.
- Entspannungstechniken, die Sie in der Schwangerschaft erlernt haben, können Ihnen dabei helfen,

In einer aufrechten Gebärposition (Seite 386) während der Eröffnungsphase haben es viele Babys leichter, ihren Weg durch das Becken zu finden, weil die Schwerkraftwirkung sie dabei unterstützt. Günstig ist es, wenn sich das Baby seitlich mit dem Köpfchen ins Becken legt, weil der Beckeneingangsraum queroval ist. Wenn das Baby tiefer Richtung Beckenmitte rutscht, hilft ihm eine Drehung des Köpfchens, weil die Beckenmitte eher rund ist. Die meisten Babys passen sich dem Platz mit einer Schraubbewegung an. Wenn das Kind sein Kinn Richtung Brust neigt, wird der Kopfumfang um bis zu drei Zentimeter geringer als bei angehobenem Kopf. Muttermund und Vagina müssen sich etwas weniger weit aufdehnen.

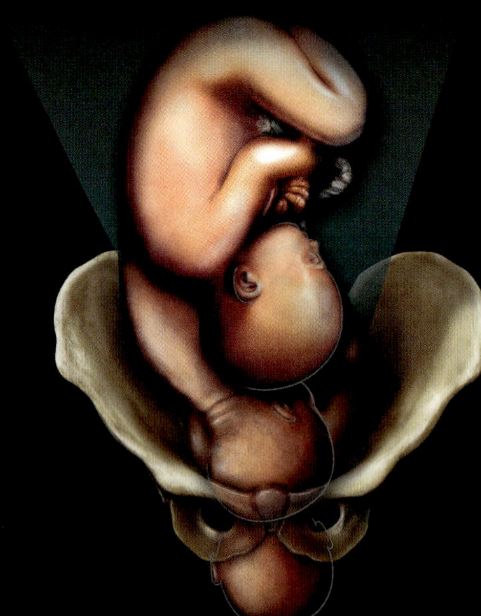

Spannungszustände zu beseitigen, die den Geburtsfortschritt behindern. Ein weiches Gewebe und eine entspannte Muskulatur können sich viel leichter öffnen und dehnen.

• Warmes Wasser eignet sich als Fußbad, Dusche oder Vollbad gut zur Schmerzlinderung. Der Körper entspannt im Wasser am besten bei 36 bis 37 °C.

• Akupunktur kann eine gute bis zufriedenstellende Schmerzlinderung, aber keine Schmerzfreiheit bieten. Die Nadeln bleiben 15 bis 20 Minuten stecken. Das schränkt die Bewegungsmöglichkeit etwas ein, kann aber gleichzeitig bei einer CTG-Kontrolle durchgeführt werden.

• Homöopathie wird von einigen schwangeren Frauen als Unterstützung beim Annehmen des Wehenschmerzes empfunden. Die Wirksamkeit von Homöopathie über einen Placeboeffekt hinaus ist wissenschaftlich nicht nachgewiesen.

Wenn Sie mit den Schmerzen nicht mehr zurechtkommen, können Ihnen schmerzerleichternde Medikamente zur Verfügung gestellt werden (Seite 396). Erkundigen Sie sich in der Schwangerschaft, welche Möglichkeiten an Ihrem Geburtsort angeboten werden und was für Sie infrage kommen könnte.

Wie Ihr Partner Sie unterstützen kann

Das Wichtigste, das Ihr Begleiter für Sie tun kann, ist, einfach da zu sein. Er sollte Ihnen zuhören, Sie loben und Ihre Bitten erfüllen. Er kann zudem Ihre Bedürfnisse an Hebammen und Ärztinnen übermitteln, wenn die Wehenarbeit so anstrengend ist, dass Sie selbst mit niemandem mehr reden möchten. Kein Partner möchte nur hilflos herumstehen – aber gerade dieses Gefühl beschleicht viele Begleiter bei der Geburt: Es ist schwer auszuhalten, wenn man über Stunden zuschauen muss, wie ein geliebter Mensch Schmerzen hat. Daher kann es für beide Partner sinnvoll sein, sich vorher mit Frauen auszutauschen, die bereits ein Kind geboren haben. Die meisten von ihnen werden Ihnen bestätigen, dass die pure Anwesenheit einer vertrauten Person das Entscheidende in dieser Zeit ist.

Kleine, aber wichtige Hilfestellungen

Die Hälfte aller Schwangeren wollen bei der Geburt gar nicht angefasst werden. All die tollen Massagen und Akupressuren, die ihre Partner im Geburtsvorbereitungskurs gelernt haben, sind nun nicht das Richtige. Andere hingegen brauchen die ganze Zeit jemanden, der sie hält, ihnen den Rücken massiert, gegen ihr Kreuzbein drückt, in der Wehenpause Getränke und einen kalten Waschlappen zur Erfrischung besorgt.

Meist hilft es dem Partner, wenn er sich an eigene Schmerzerfahrungen erinnert. Was hat damals gut getan? Könnte irgendetwas davon für die Geburtssituation passen? Genauso wichtig ist aber auch, dass Ihr Partner seine eigenen Kräfte erhält und gut einteilt. Er sollte daher zwischendurch essen und trinken und keine verkrampften Massagepositionen einnehmen! Schließlich will er auch noch für das Baby einsatzbereit sein, wenn es endlich auf der Welt ist. Raucher müssen nach der Zigarettenpause vor der Klinik an ein Pfefferminzbonbon oder einen Kaugummi denken, da Schwangere während der Wehen extrem geruchsempfindlich sind. Am besten wäre es natürlich, sie würden zumindest während der Geburt ganz aufs Rauchen verzichten.

Wenn Sie eine für sich angenehme Gebärposition gefunden haben, ist es sinnvoll, dass Ihr Partner Sie nach etwa 30 Minuten wieder zu einem Positionswechsel motiviert, da die Haltemuskeln sonst zu sehr ermüden. Günstige Gebärpositionen für diese Phase sind alle Stellungen, in der Sie sich am Partner oder an einem Seil oder Tuch abstützen oder sich festhalten beziehungsweise -hängen, sowie eine nach vorn geneigte, stehende oder kniende Position.

Warme Füße sind in dieser Phase angenehm und entspannend. Kirschkernkissen, Wärmflaschen oder warme Duschen helfen dabei. Vielleicht macht Ihnen Ihr Partner auch eine Fußmassage.

KÖRPERWISSEN

WEICHES KÖPFCHEN

Die Schädelknochen des Babys sind noch nicht zusammengewachsen und auch weich genug, um sich beim Tiefertreten im Becken der Mutter übereinanderzuschieben. Eine wunderbare Hilfe für Sie bei einem etwas größeren Baby.

Wassergeburt

Warmes Wasser hat in der Geburtsbegleitung schon immer eine wichtige Rolle gespielt. Es kommt öfter vor, dass eine Frau bei ihrer aktiven Wehenarbeit und einer Muttermundöffnung ab fünf Zentimetern gar kein Bedürfnis verspürt, die Wanne wieder zu verlassen, und ihr Kind dort zur Welt bringt. Wenn Ihnen warmes Wasser in Ihrem bisherigen Leben bei Anspannung und Schmerzen immer gut getan hat, entscheiden Sie sich vielleicht für eine Geburt in der Gebärwanne. Heute gibt es spezielle große Wasserbecken, in denen Sie sich gut bewegen und verschiedene Positionen einnehmen können.

Spezielle Wannen

In Geburtshäusern und Kliniken stehen Gebärwannen oft ganz selbstverständlich im Geburtsraum. Manchmal gibt es sogar neben dem Geburtsraum einen kleinen, gemütlichen Extraraum mit Gebärwanne. Die Wannen in Klinik oder Geburtshaus haben wenig mit Ihrer Badewanne zu Hause gemeinsam. Das Becken der Wanne ist so tief, dass das Wasser Ihnen bis zur Brust reicht und so die Auftriebskraft für die Geburt genutzt werden kann. Das Wasserbecken ist stabil, um ein Abstützen mit den Beinen oder ein Auflehnen mit den Armen auszuhalten; zudem ist die »Inneneinrichtung« mit Schaumkissen und Anti-Rutsch-Matten bestückt. Der Zufluss des Wassers erfolgt von unten, so dass Sie kein Wasserhahn stört oder Ihnen Wasser ins Gesicht spritzt. Die meisten Gebärwannen bieten die Möglichkeit, das Wasser wieder aufzuheizen. Die Temperatur im Becken sollte nicht zu kalt, aber auch nicht zu heiß sein. Das Wasser hat normalerweise eine Temperatur zwischen 32 und 37 °C. In diesem Rahmen können Sie nach Ihrem eigenen Wärmebedürfnis entscheiden.

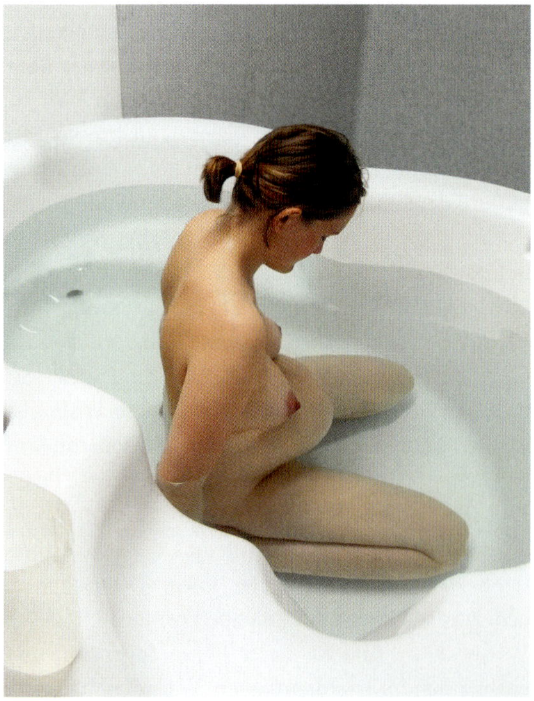

Eine Wassergeburt ist für viele Frauen ein beglückendes Erlebnis, weil die Geburtsarbeit leichterfällt.

Entspannend und erleichternd

Warmes Wasser ist sehr effektiv bei der Schmerzerleichterung. In der aktiven Wehenphase »wirkt« es nach ungefähr 20 Minuten. Es hilft auch, sich zu entspannen und so den Wehenschmerz leichter zu bewältigen. Viele Frauen haben das Gefühl, dass die Geburtsarbeit leichter vorangeht. Studien zeigen, dass der Blutdruck nach dem Eintauchen ins warme Wasser sinkt, der Muttermund sich rascher öffnet und das Baby sich schneller und tiefer ins Becken senkt. Die Beckenmuskulatur entspannt sich im Wasser und der Spannungsschmerz der kleinen Schamlippen und des Dammgewebes beim Durchtritt des Babys bei der Geburt mildert sich.

Kliniken, die eine Gebärwanne besitzen, geben an, dass sich 30 bis 50 Prozent der Mütter diese Geburtsvariante wünschen. Die anfänglich herrschenden Vorbehalte konnten mit Studien widerlegt werden: Beim Einhalten von Hygieneregeln besteht kein erhöhtes Infektionsrisiko. Die Herztöne des Babys können auch in der Wanne überprüft werden. Beim Auftreten von Komplikationen würden Sie aber gebeten, die Gebärwanne zu verlassen.

Ihr Baby wird bei der Geburt vom Fruchtwasser ins ähnlich warme Badewasser geboren und schwimmt, sanft von seiner Nabelschnur gezogen, wieder zu Ihnen zurück. Der Tauchreflex verhindert das Einatmen von Wasser. Es wird seinen ersten Atemzug erst tun, wenn Sie es aus dem Wasser gehoben und warm zugedeckt haben. Die Erfahrung hat übrigens auch erwiesen, dass bei Wassergeburten Dammschnitte seltener sind und dass der Blutverlust beim Ablösen der Plazenta geringer ist. Die Babys haben durchschnittlich bessere Apgar-Werte (Seite 412).

Aktive Wehen

Wenn die Wehen fortschreiten, halten sie gewöhnlich länger an und werden häufiger. Sie sind jetzt in der aktiven Phase und die Wehen öffnen den Muttermund schneller als in der Anfangsphase. Trotzdem kann es noch viele Stunden dauern, bis er vollständig eröffnet ist. Ihr Muttermund öffnet sich jetzt von drei oder vier auf bis zu circa zehn Zentimeter.

Die Wehen werden nun auch stärker. In den meisten Fällen beginnt jede davon allmählich, erreicht ihren Höhepunkt und ebbt dann wieder ab. Während dieser Wehen sind Sie nicht mehr in der Lage, sich zu unterhalten, und Sie werden sich bewusst auf das Veratmen konzentrieren. Die Wehen können jetzt alle drei bis vier Minuten kommen und 60 bis 90 Sekunden dauern. Manche Frauen erleben sie als sehr schmerzhaft. Zwischen den Wehen können Sie sprechen, sich bewegen, etwas trinken oder essen und sich auf die nächste Wehe vorbereiten.

Die Intensität nimmt nochmals zu

Wenn die Wehen immer häufiger und stärker aufeinanderfolgen, wird Ihre ganze Konzentration nach innen gehen, um zwischendurch zu entspannen. Versuchen Sie, herumzulaufen und Ihre Positionen so oft wie möglich zu wechseln, um Muskelverkrampfungen vorzubeugen. Sie werden bewusster und tiefer atmen, schwitzen, mit Übelkeit kämpfen und einen deutlich schnelleren Herzschlag haben. Vergessen Sie nicht, viel zu trinken, um nicht auszutrocknen. Die meisten Schwangeren mögen jetzt sehr kalte Getränke oder lutschen Eiswürfel aus Fruchtsaft oder Traubenzuckerlösung. Einigen Frauen tut Ablenkung gut. Berichte, dass Fernsehen bis zu den Presswehen geholfen hat, haben Hebammen im Wochenbett schon häufig gehört.

Schmerzen und Müdigkeit nehmen zu. Soweit noch nicht geschehen, platzt jetzt vielleicht die Fruchtblase. »Der Sturm wird immer schlimmer« – so umschreiben es manche Schwangere nach einem Blasensprung. Wenn das Köpfchen des Babys nicht mehr vom Fruchtwasser abgepolstert ist, drücken die festen Schädelknochen auf den Muttermund. Das bewirkt zwar häufig eine raschere Öffnung, verursacht aber auch größere Schmerzen. Geben Sie Ihren Gefühlen Ausdruck, wenn Ihnen danach ist. Stöhnen Sie ruhig laut. Laufen Sie herum, so viel es geht, und vermeiden Sie es, allein zu sein.

Wie Ihr Partner Sie unterstützen kann

Ihr Partner kann Ihnen die Arbeit nicht abnehmen. Aber es ist gut für Sie, wenn er voll und ganz für Sie da ist. Er kann Ihnen dabei helfen, zwischen den Wehen die Position zu verändern, und darauf achten, dass Sie in aufrechter Position immer die Fußsohlen auf den Boden stellen und ihn nicht nur mit den

KÖRPERWISSEN

UNTERSTÜTZENDE ATMUNG

Da die Wehen nun länger dauern, kann es hilfreich sein, ein anderes Atemmuster zu versuchen, um mit ihnen klarzukommen:

- Versuchen Sie, auf dem Höhepunkt der Wehe häufiger und flacher zu atmen und vielleicht sogar durch den Mund ein- und auszuatmen.
- Beim Abklingen der Wehe können Sie dann wieder durch die Nase ein- und durch den Mund ausatmen. Lassen Sie Ihre Schultern bei jedem Ausatmen nach unten sinken.
- Versuchen Sie, Kiefer und Mund locker zu lassen und auf das Geräusch Ihres Atems zu hören.
- Atmen Sie am Ende jeder Wehe bewusst tief in den Bauch zu Ihrem Kind, damit es gut mit Sauerstoff versorgt wird.
- Lassen Sie bewusst alle Spannungen los, um sich in der Pause wirklich erholen zu können.
- In einer warmen Badewanne zu liegen oder auf einem Gymnastikball zu sitzen kann jetzt angenehm sein. Ansonsten unterstützen häufige Positionswechsel und eine aufrechte Haltung den weiteren Fortschritt der Geburt am besten.

GUT ZU WISSEN

TÖNE HELFEN

Für viele Frauen ist lautes Tönen beim Ausatmen hilfreich, um den Wehenschmerz zu verarbeiten. Als Partner sollten Sie sie dafür loben und ihr bei eher tiefen, offenen Lauten helfen. Hohe Töne gehen mit ihrer Energie in den Kopf, tiefe Töne in den Bauch, wo sie hingehören. Ein tiefes »Aaaaah« oder »Jaaaaa« ist besser als ein hohes »Iiiiih« oder »Neinneinnein«.

Zehen antippen. Wenn Sie auf einem Stuhl oder Gymnastikball den Boden nicht ganz erreichen, kann er Ihnen Bücher oder Kissen unter die Füße legen, damit Sie den Kontakt zum Boden spüren. Genauso kann er darauf achten, dass Sie kein Hohlkreuz machen, und Ihren Rücken mit Kissen oder seiner warmen Hand stützen.
Besprechen Sie mit Ihrem Partner schon im Vorfeld, wie er Sie unterstützen könnte: Er kann zum Beispiel versuchen, Sie in den Wehenpausen in einen entspannten Zustand zu begleiten – etwa indem er Witze macht, sodass Sie lachen müssen, oder indem er Sie an schöne gemeinsame Erlebnisse erinnert. Er sollte Sie immer wieder loben und Ihnen sagen, wie tapfer Sie sind. Das motiviert. Er sollte Sie in den Wehenpausen drücken und Ihnen während einer Wehe die Hand halten.

Ans Baby zu denken hilft

Ihr Partner kann auch die »Aufgabe« übernehmen, sich innerlich mit dem Baby zu verbinden und ihm laut Mut zuzusprechen. Er kann in einer Wehenpause über Ihren Bauch streicheln und Ihr Baby beruhigen, wenn es aufgeregt ist. Er kann Sie immer wieder daran erinnern, einen tiefen Atemzug in den Bauch zum Baby zu schicken. Eine Frau in den Wehen ist in der Regel so sehr mit sich beschäftigt, dass sie mitunter zwischendurch sogar vergisst, worum es eigentlich geht. Wenn sie dann durch die Worte und Ansprache ihres Partners an das Baby erinnert wird, gibt ihr das zusätzlich Kraft und Motivation für die anstrengende Wehenarbeit. Denken Sie daran: Sie sind ein Team!

Rückenbeschwerden

Manche Frauen spüren die Wehen vor allem als Schmerz im unteren Rücken. Dadurch kann leicht der Eindruck entstehen, dass die Wehen überhaupt nicht nachlassen. Dies kann helfen:

- Baden Sie in warmem Wasser oder legen Sie sich eine in ein Handtuch gewickelte warme Wärmflasche auf den schmerzenden Bereich. Lassen Sie unter der Dusche einen warmen Wasserstrahl über den Rücken laufen, während Sie gut abgestützt auf einem Gymnastikball sitzen.
- Bewegen Sie auf allen vieren Ihr Becken und Rückgrat auf und ab. Machen Sie die Übungen »Katzenbuckel« und »Hängematte« (Seite 182). Auch Krabbeln auf allen vieren kann helfen. Ebenfalls gut: Knien Sie sich vor einen mit vielen Kissen gepolsterten Stuhl beziehungsweise einen großen Gymnastikball. Dehnen Sie Arme und Schultern nach oben und legen Sie sie auf dem Kissen oder Ball ab. Das zieht Sie etwas in die Länge.
- Bitten Sie Ihren Partner oder Ihre Hebamme, mit dem Handballen in großen kreisförmigen Bewegungen gegen Ihr Kreuzbein zu drücken.

Wie geht es dem Baby?

Auch Ihr Baby hat bei seiner Geburt keinen leichten Weg. Selbst wenn es sich um einen völlig natürlichen Vorgang handelt, ist es im engen Geburtskanal doch einer großen Belastung ausgesetzt. Um seinen Zustand beurteilen zu können, werden die Herztöne während und nach einer Wehe von der Hebamme genau beobachtet.

Verschiedene Kontrollmethoden

Bei außerklinischen Geburten wird hauptsächlich ein Holzhörrohr oder ein Dopton zur Kontrolle der Herztöne des Babys eingesetzt. Das Dopton ist ein kleines Hand-Ultraschallgerät mit einem Lautsprecher, dank dem auch Sie die kindlichen Herztöne hören können. Davon wird Ihre Bewegungsfreiheit nur minimal eingeschränkt. Eine Kontrolle erfolgt in der Eröffnungsphase alle 15 bis 30 Minuten und in der Austrittsphase alle fünf Minuten beziehungsweise nach jeder Wehe.

In Kliniken kommt meist ein CTG zum Einsatz, das die Herztöne und Wehen auf Papier aufzeichnet. Dieses Gerät kann alle zwei bis vier Stunden für 30 Minuten oder kontinuierlich bis zur Geburt angelegt sein. Es schränkt die Bewegungsfreiheit etwas ein. Häufig ist es üblich, in der Eröffnungsphase immer wieder CTG-Pausen einzulegen. In der Austrittsphase werden die kindlichen Herztöne dann meist permanent kontrolliert. Wenn die Aufzeichnung durch die Bauchdecke schwierig ist, was zum Beispiel bei starkem Übergewicht oder auch bei Zwillingen der Fall sein kann, können die Herztöne direkt über das Köpfchen des Kindes abgeleitet werden. Dabei wird durch Vagina und Muttermund eine Kopfschwartenelektrode oberflächlich in die Kopfhaut des Babys gedreht. Diese Vorgehensweise ist allerdings nur bei geöffneter Fruchtblase möglich und darf nicht angewandt werden, wenn die Mutter mit HIV oder Hepatitis C infiziert ist.

Was die Herztöne aussagen

Die normale Herzfrequenz Ihres Babys liegt zwischen 110 und 150 Schlägen pro Minute. Wenn sich seine Herztöne durch die Wehen verändern, kann dies auf eine Stresssituation hindeuten. Falls Ihr Baby Stressanzeichen zeigt oder die Herztöne nicht in Ordnung sind, werden bei geöffnetem Muttermund und geplatzter Fruchtblase einige Tropfen Blut aus der Kopfhaut Ihres Babys entnommen. Bei dieser sogenannten Mikroblutuntersuchung wird der Säure-Basen-Status im Blut überprüft. Der pH-Wert gibt Aufschluss über die Sauerstoffversorgung Ihres Babys. Das Ergebnis zeigt, wie lange noch Zeit bleibt, bevor Ihrem Baby besser mit Unterstützung auf die Welt geholfen werden sollte.

In manchen Fällen muss rasch reagiert werden. Ein Absinken der Herzfrequenz kann zum Beispiel eine gestörte Sauerstoffversorgung oder Nabelschnureinengung des Babys zur Ursache haben, während kurzzeitige Erhöhungen eher auf Bewegungen und normale Anpassung an äußere und innere Belastungen schließen lassen. Wenn die Herzfrequenz mehr als zehn Minuten über 150 Schläge pro Minute liegt, wird genauer überprüft, ob Ihre Temperatur vielleicht erhöht ist oder eine Infektion vorliegt. Allerdings können Herztonveränderungen im Geburtsverlauf immer auftreten, etwa wenn sich das Baby etwas dreht oder ein Gefäß in der Nabelschnur kurzzeitig gedrückt wird. Das muss nichts Bedrohliches heißen. Auch in der Austrittsphase ist es vollkommen normal, wenn die Herzfrequenz in der Pressphase absinkt. Wichtig ist dann nur, dass die Herztöne wieder beschleunigen, wenn die Pressphase vorbei ist.

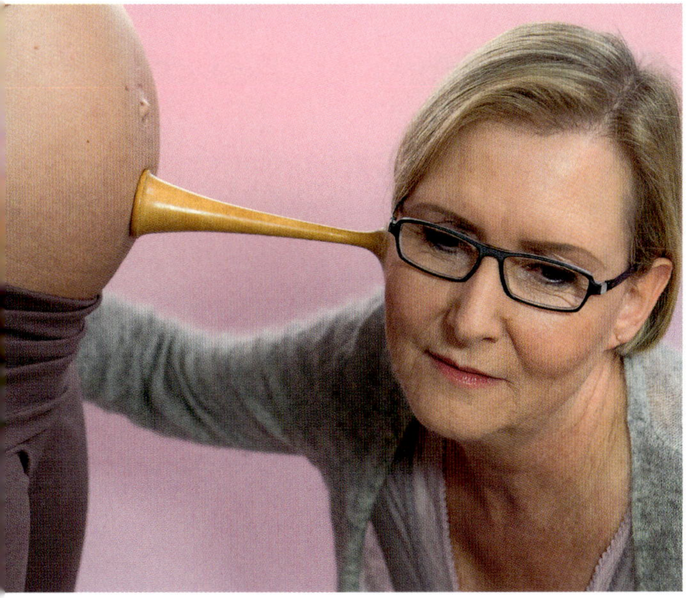

Das Abhorchen mit dem Hörrohr empfinden viele Frauen als angenehm, weil es weniger technisiert ist.

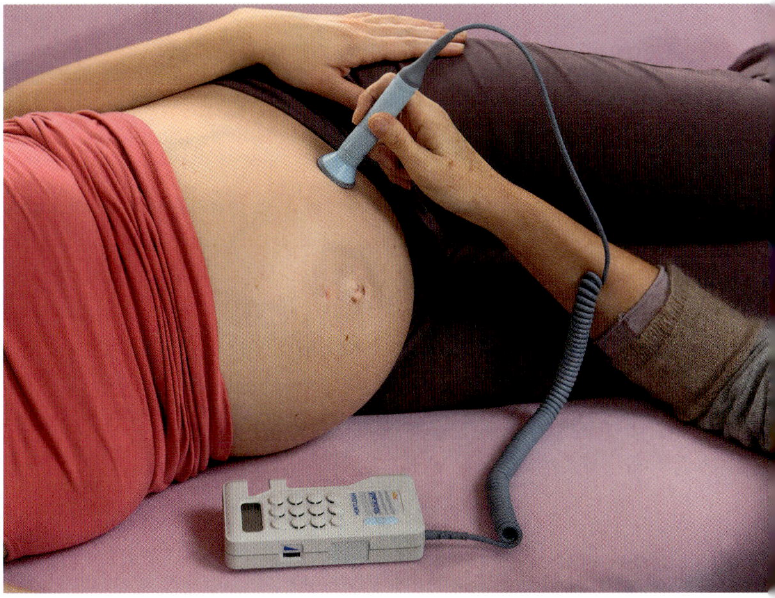

Mit dem Dopton lassen sich die Herztöne laut darstellen, sodass auch die Mutter sie hören kann.

GEBÄRPOSITIONEN

Während der Geburt können Sie verschiedene Haltungen einnehmen, die Ihrem Baby den Weg auf die Welt erleichtern. In der ersten Phase, wenn sich das Köpfchen oder der Po ins kleine Becken schiebt, hilft eine aufrechte Position oder eine Stellung, in der der Bauch leicht nach vorn gebeugt ist und Sie Ihr Becken frei bewegen können. In späteren Phasen kann die Seitenlage, der Vierfüßlerstand oder eine Hockposition helfen, Ihre Beckenmitte und den Beckenausgang für die Geburt zu entspannen.

Am besten aufrecht

Die jeweils richtige Position während der Wehenarbeit zu finden ist meist mit vielen Wechseln verbunden. Die Hebamme wird Ihnen zu Ihrer Gebärhaltung im Zusammenspiel mit Ihren Muskeln und dem Tiefertreten des Babys bei der Geburtsarbeit Tipps geben. Je nach Ausstattung des Kreißsaals können Sie auf einem Gebärhocker oder in einer Gebärbadewanne, umgeben von warmem Wasser, in einer aufrechten Position sitzen und mitschieben.

Eine aufrechte Position hat dabei viele Vorteile:

• Die Sauerstoffversorgung für Ihr Baby ist gut, da Sie aufrecht mehr Lungenvolumen haben und besser atmen können.

• Im Stehen unterstützt die Schwerkraft des Kindes Ihre Geburtsarbeit.

• Durch die Muskelspannung erhöht sich in einer aufrechten Position der Druck im Bauchraum. Dies verstärkt die Bauchpresse, also das Zusammenziehen der Bauchmuskeln, um das Baby herauszuschieben.

• Die Beweglichkeit des Beckens ist ein weiterer Vorteil: Sie können durch Beckenkreisen oder -schaukeln den Wehenschmerz aktiv verarbeiten und eine Position finden, in der Sie Ihr Baby am besten in die Welt schieben können.

• Eine aufrechte Haltung geht mit einer aktiven Grundstimmung einher, während passives Liegen auf dem Rücken Ihnen schnell das Gefühl geben kann, der Situation hilflos ausgeliefert zu sein. Frauen beschrieben bei Interviews das Geburtserlebnis durchgehend positiver, wenn sie ihre Positionen frei wählen konnten; dabei nahmen nur wenige Frauen freiwillig die Rückenlage ein und wenn, meist nur für eine kurze Zeit. Selbst wenn Sie sich in einem üblichen Geburtszimmer auf dem Kreißbett befinden, heißt das nicht, dass Sie Ihr Kind auf dem Rücken liegend gebären müssen. Mit hochgestelltem Kopfteil und mehreren Kissen zum Polstern bieten sich darauf und daneben diverse Möglichkeiten, Ihre Position selbst zu wählen. Falls Sie nicht von allein eine gute Gebärposition einnehmen, wird die Hebamme Ihnen helfen, eine zu finden.

Auch wenn die Rückenlage die Wehenarbeit nicht unterstützt und zu mehr Rückenschmerzen führen kann, wählen einige Frauen diese Haltung manchmal dennoch. Sie kann zum Beispiel nach einer PDA sinnvoll sein. Es kann überdies geschehen, dass Ärztin oder Hebamme Sie bitten, eine bestimmte Lage einzunehmen, eventuell sogar die Rückenlage. Aus medizinischer Sicht wird diese unter Umständen notwendig, wenn die Herztöne Ihres Babys nicht in Ordnung und weitere Maßnahmen notwendig sind.

GUT ZU WISSEN

BLEIBEN SIE **flexibel**

Ob Sie während der Geburt auf einem Gebärhocker oder in der Wanne sitzen, auf dem Boden hocken, sich an einem Seil festhalten oder im Bett liegen, ergibt sich immer erst in der aktuellen Situation. Machen Sie sich daher kein allzu genaues Bild von der Geburtssituation. Es ist für alle Beteiligten gut, wenn sie flexibel reagieren können, weil es sich im Vorfeld einfach nicht abschätzen lässt, wie Sie sich bei der Gebärarbeit fühlen werden.

Sitzen

Eine sitzende Position unterstützt das Tiefertreten des Köpfchens. Stützen Sie Ihren Rücken gut, um aufrecht sitzen zu können, und lassen Sie die Knie leicht auseinandersinken, damit das Baby genug Raum hat (Foto oben). Wenn Sie erschöpft sind, nach einer PDA oder bei Dauerüberwachung am CTG ist dies eine geeignete Haltung.

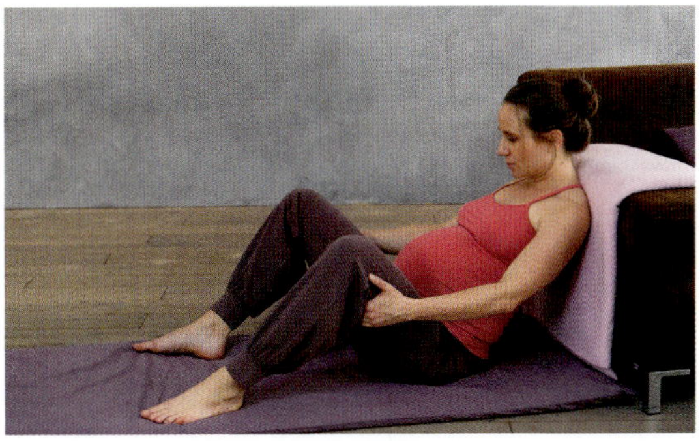

Brust-Knie-Position

In dieser Haltung (zweites Foto von oben) wirkt die Schwerkraft verstärkt aufs Baby. Ihr Becken ist gut beweglich, gleichzeitig ist Ihr Schultergürtel stabilisiert und kann entspannt abgelegt werden. Hilfreich ist diese Position bei Rückenschmerzen und bei schnell aufeinanderfolgenden Wehen, während sich der Muttermund zugleich nur langsam öffnet. Wenn Ihnen das Krankenhausbett oder Ihr Bett zu Hause bequemer erscheint als der Boden, können Sie den Oberkörper und die Arme auch über das hochgestellte Kopfteil des Bettes oder einen aufgetürmten Kissenberg lehnen.

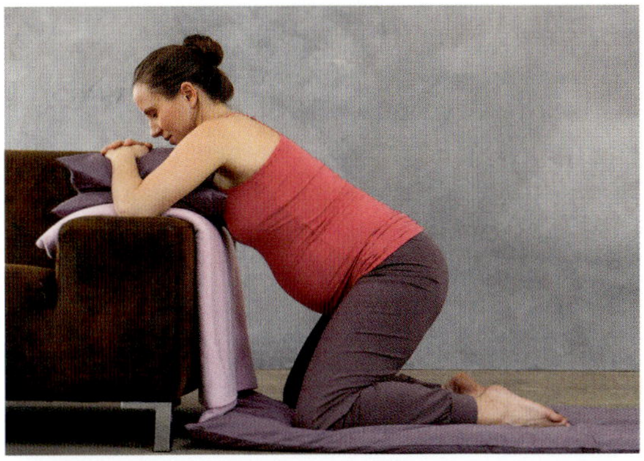

Unterstütztes Knien

Weil Partner und Hebamme Sie abstützen (zweites Foto von unten), können Sie Ihr Becken in dieser Stellung aktiv bewegen. Die Gebärposition macht sich zudem die Schwerkraft des Kindes zunutze und ist eine den Beckenboden schonende Haltung zum Herausschieben des Babys. Schieben Sie möglichst in den Wehenpausen, um den Damm zu schonen.

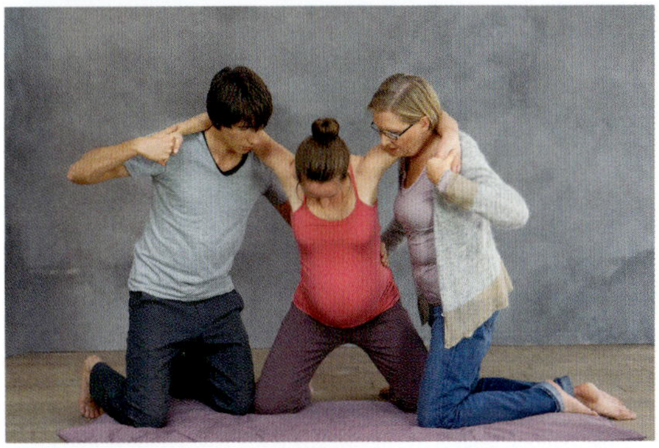

Gestützte Hocke

In der Austrittsphase wählen viele Frauen auch die tiefe Hocke (Foto unten), bei der die Schwerkraft ebenfalls wirkt, der Beckenboden sich leichter dehnt und das Baby in Richtung Beckenausgang geschoben wird. Die Wärme und der Halt durch den Partner ist angenehm und unterstützend.

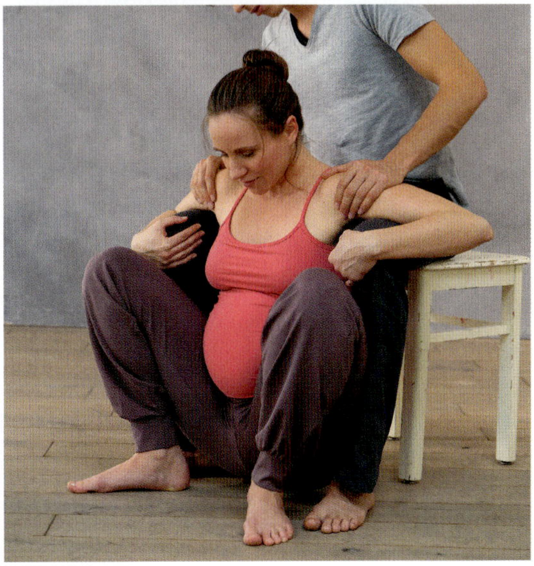

Entspannung zwischendurch

Wenn Sie zwischendurch eine Pause brauchen, können Sie sich auf die Seite legen, zu der der Rücken Ihres Babys zeigt. Dadurch unterstützen Sie es beim Eindrehen des Köpfchens ins Becken. Diese Position ist oft gut bei Erschöpfung und nach einer PDA. Ihr Partner oder die Hebamme können Ihnen helfen, das obere Bein zu halten.

ÜBERGANGSPHASE

Die Übergangsphase liegt zwischen der aktiven Eröffnung des Muttermundes und dem Austritt des Babys. Sie beginnt, wenn der Muttermund ungefähr acht Zentimeter weit offen ist, und endet, wenn er völlig geöffnet ist oder Sie das Bedürfnis verspüren zu pressen. Manchmal lässt die Häufigkeit der Wehen nach, aber Stärke und Dauer steigen an. Gerne kommen die Wehen nun auch im Doppelpack. Jede davon erreicht ihren Höhepunkt, beginnt etwas abzuebben und nimmt dann wieder an Intensität zu, bevor sie ganz verschwindet. Die Fruchtblase platzt vor oder während der Übergangsphase recht häufig.

Turbulent und herausfordernd

Diese Phase ist meist die kürzeste Phase der Geburt und dauert zwischen 20 Minuten und zwei Stunden. Nicht alle Frauen spüren sie bewusst mit dem typischen Wehenchaos. Wenn Sie aber zu den 50 Prozent gehören, die da durchgehen, werden Sie die Übergangsphase als turbulente und fordernde Zeit erleben, in der sich die letzten Zentimeter Ihres Muttermundes öffnen. Wenn Sie vorher gut mit der Stärke und dem Rhythmus der Wehen zurechtkamen, ändert sich nun alles in Richtung »schnell aufeinanderfolgend«. Das ist anstrengend und oft zittern deshalb die Beine und Übelkeit tritt auf; manche Frauen fühlen sich regelrecht krank. Das bringt viele an ihre Grenzen und so sind typische Forderungen in dieser Phase: »Ich will sofort ein Schmerzmittel!«, »Ich kann nicht mehr, tut etwas!«, »Holt mir das Kind heraus!« oder »Ich will nach Hause!«. Äußern Sie Ihre möglicherweise sehr heftigen Gefühle ruhig lautstark. Oft erleichtert das den Umgang mit dieser Grenzerfahrung.

Wenn Sie die Geburt Ihres Babys ohne Schmerzmittel geplant hatten, kann die Übergangsphase schwierig für Sie und Ihre Begleiter sein. Es wäre dann auch nicht untypisch, wenn Sie Ihre gesamte Planung und Wünsche für die Geburt über den Haufen werfen würden. Bei einer Hausgeburt oder in einem Geburtshaus möchten Sie plötzlich doch lieber in ein Krankenhaus gehen, weil Sie sofort eine Leitungsanästhesie wünschen. Und das, wo Sie sich doch so sehr gewünscht hatten, Ihr Baby ohne solche Hilfsmittel zur Welt zu bringen …

Denken Sie daran, dass Sie es in der Übergangsphase schon fast geschafft haben und Ihr Baby bald im Arm halten werden. Sie benötigen jetzt die Unterstützung durch Ihre Hebamme und Ihren Partner. Dann kommen Sie gut durch diese Zeit. Am Ende der Übergangsphase pausieren die Wehen häufig. In dieser kleinen Verschnaufpause können Sie und Ihr Baby sich ausruhen.

Wie Ihr Partner Sie unterstützen kann

Die Übergangsphase wird auch für die Begleitpersonen anstrengend. Sie werden vielleicht angeschrien. Ihre Hände oder Arme werden so gedrückt, dass sie blaue Flecken bekommen. War die Kreuzbeinmassage eben noch die größte Hilfe der Welt – werden sie nun weggeschubst, weil jede Berührung verkehrt ist. Die Hebamme kennt das und für den Partner ist es das Wichtigste, dass er es nicht persönlich nimmt, wenn Sie seine Angebote zurückweisen. Das Ende ist in Sicht, und er ist die größte Hilfe in dieser Phase, in der menschliche Zuwendung oft das Einzige ist, was noch angeboten werden kann. Kühle Getränke, Eiswürfel oder ein kalter Waschlappen bringen Erfrischung. Hilfreich sind jetzt kniende Positionen, bei der Sie zum Beispiel ein Seil fassen. Auch die sogenannte Hirtenposition, bei der Sie die Hände auf das angestellte Knie drücken, kann angenehm sein.

Es ist jetzt »Pflicht« des Partners, Sie immer wieder daran zu erinnern, dass nach dieser Übergangsphase, also sehr bald, Schmerz und Anstrengung zu Ende sind. Wenn Sie selbst sehr nach innen gekehrt sind, ist es auch seine Aufgabe, den Kontakt zur Hebamme zu halten. Er ist dann Mittler von Informationen und sollte versuchen, den Raum zu schaffen, dass Hebammen und Ärzte mit Untersuchungen warten, solange Sie gerade eine Wehe haben und nicht sprechen möchten.

Geburt aus der Schädellage

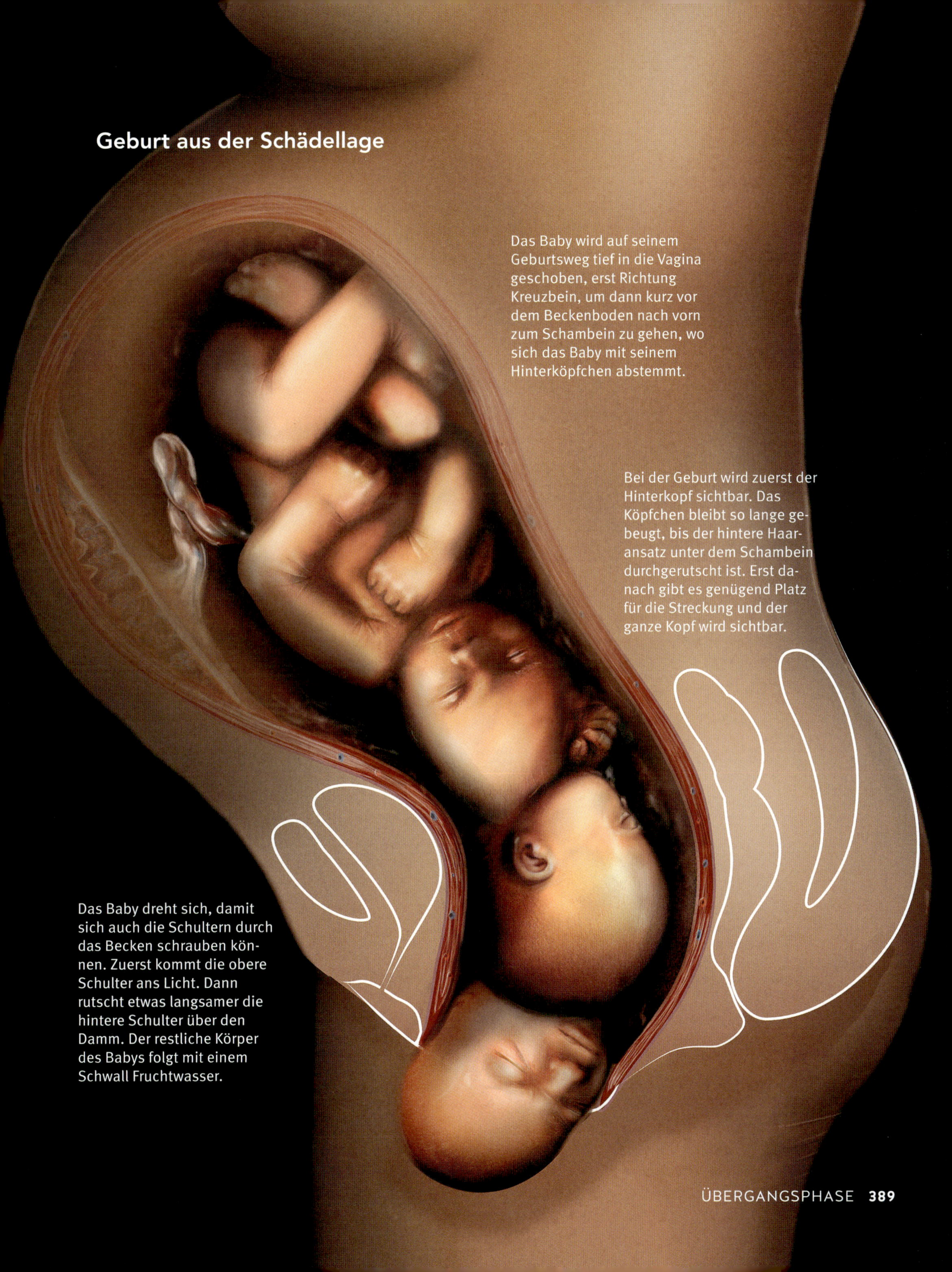

Das Baby wird auf seinem Geburtsweg tief in die Vagina geschoben, erst Richtung Kreuzbein, um dann kurz vor dem Beckenboden nach vorn zum Schambein zu gehen, wo sich das Baby mit seinem Hinterköpfchen abstemmt.

Bei der Geburt wird zuerst der Hinterkopf sichtbar. Das Köpfchen bleibt so lange gebeugt, bis der hintere Haaransatz unter dem Schambein durchgerutscht ist. Erst danach gibt es genügend Platz für die Streckung und der ganze Kopf wird sichtbar.

Das Baby dreht sich, damit sich auch die Schultern durch das Becken schrauben können. Zuerst kommt die obere Schulter ans Licht. Dann rutscht etwas langsamer die hintere Schulter über den Damm. Der restliche Körper des Babys folgt mit einem Schwall Fruchtwasser.

Geburt aus Beckenendlage

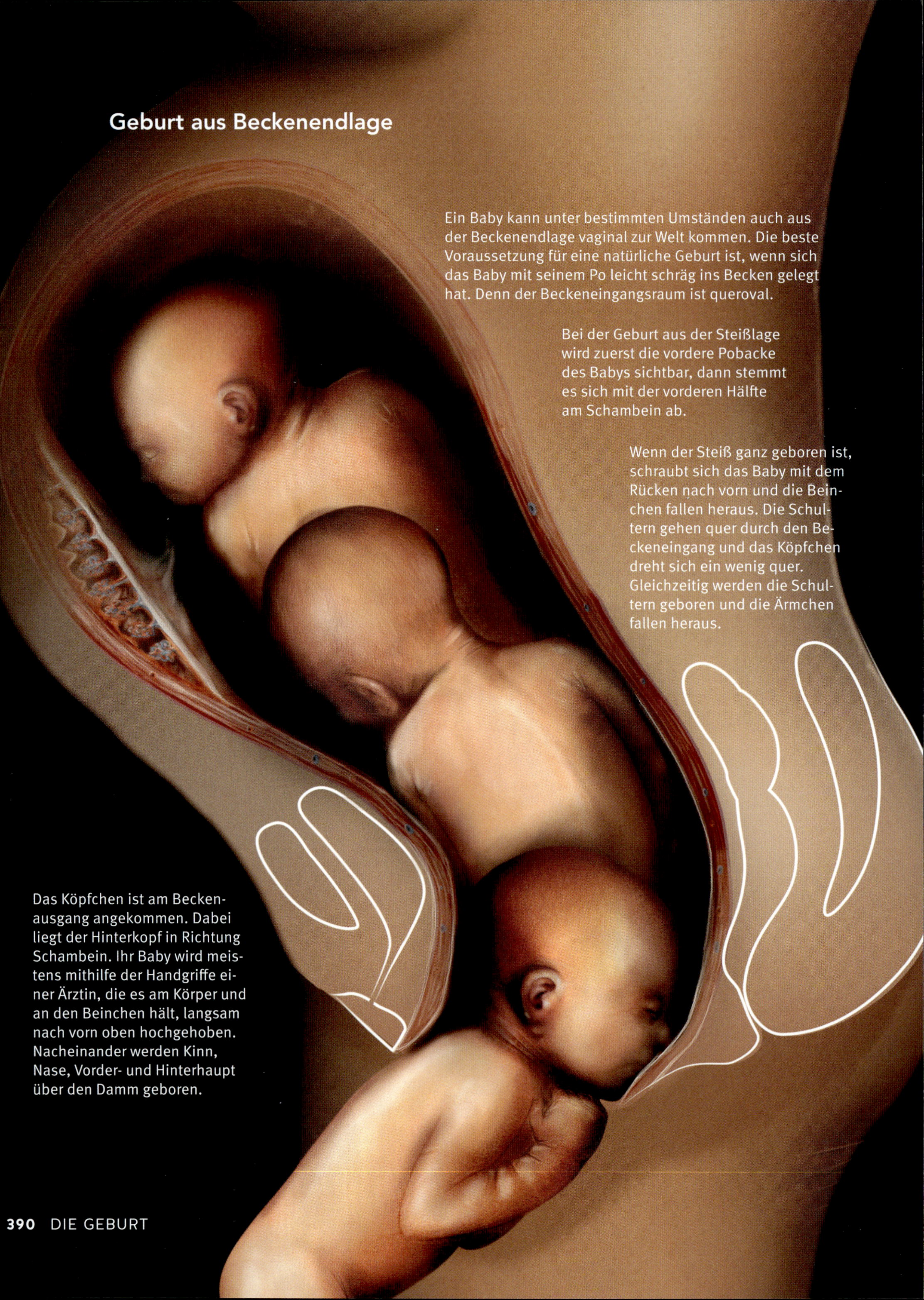

Ein Baby kann unter bestimmten Umständen auch aus der Beckenendlage vaginal zur Welt kommen. Die beste Voraussetzung für eine natürliche Geburt ist, wenn sich das Baby mit seinem Po leicht schräg ins Becken gelegt hat. Denn der Beckeneingangsraum ist queroval.

Bei der Geburt aus der Steißlage wird zuerst die vordere Pobacke des Babys sichtbar, dann stemmt es sich mit der vorderen Hälfte am Schambein ab.

Wenn der Steiß ganz geboren ist, schraubt sich das Baby mit dem Rücken nach vorn und die Beinchen fallen heraus. Die Schultern gehen quer durch den Beckeneingang und das Köpfchen dreht sich ein wenig quer. Gleichzeitig werden die Schultern geboren und die Ärmchen fallen heraus.

Das Köpfchen ist am Beckenausgang angekommen. Dabei liegt der Hinterkopf in Richtung Schambein. Ihr Baby wird meistens mithilfe der Handgriffe einer Ärztin, die es am Körper und an den Beinchen hält, langsam nach vorn oben hochgehoben. Nacheinander werden Kinn, Nase, Vorder- und Hinterhaupt über den Damm geboren.

AUSTRITTSPHASE

In der Austrittsphase pressen Sie Ihr Baby durch die Vagina und können es anschließend zum ersten Mal in den Armen halten. Zuerst fühlen Sie den Druck des Köpfchens oder Pos zwischen Ihren Beinen und mit jeder Wehe steigt das Verlangen zu pressen. Je tiefer Ihr Baby tritt, desto stärker wird der Druck in Richtung Anus spürbar. Alle medizinischen Begleiterinnen werden aufhorchen, wenn Sie jetzt sagen, dass Sie zur Toilette gehen wollen. Es werden solch indiskrete Fragen kommen wie: »Wasser lassen oder Stuhlgang?« Wenn Sie Zweites mit Ja beantworten, wird Ihre Hebamme wahrscheinlich genau beobachten, ob dieser Druck auf den Enddarm durch Ihr Baby entsteht. Hören Sie auf Ihren Körper und schieben Sie ein wenig, wenn Sie dieses starke Verlangen spüren. Mit jedem Pressen wird sich Ihr Baby ein Stückchen weiter in Ihrem Becken voranbewegen. Oft wird es am Ende der Wehe aber wieder ein Stückchen zurückrutschen. Verzagen Sie in dieser Phase nicht. Ihr Baby wird sich Stück für Stück weiter voran bewegen und die Vagina langsam aufdehnen. Zum Ende der Austrittsphase werden Sie wahrscheinlich ein heißes und stechendes Gefühl im Beckenboden wahrnehmen. Es wird spürbar, wenn sich Ihre Vagina um das Köpfchen oder den Po Ihres Babys spannt.

Der Endspurt beginnt

Beim ersten Baby kann die Austrittsphase mehrere Stunden dauern. Wenn Sie schon ein Baby vaginal zur Welt gebracht haben, ist sie dagegen in der Regel sehr kurz. Oft dauert sie nicht länger als fünf oder zehn Minuten. Sobald das Köpfchen Ihres Babys zu sehen ist und es nicht mehr zwischen den Wehen zurückrutscht, wird die Hebamme Sie bitten, nicht mehr zu sehr zu schieben. Für eine schonende Dehnung des Damms kann es hilfreich sein, während der nächsten zwei, drei Wehen zu hecheln; Ihre Hebamme wird Ihnen Bescheid geben. Dies sorgt für eine sanfte, langsame Geburt und hilft, die Wahrscheinlichkeit eines Dammrisses zu verringern.

Die Kopfhaut Ihres Babys wird in dieser Phase in Falten zusammengeschoben. Erschrecken Sie nicht, wenn Sie gerade dann nach dem Köpfchen tasten. Sobald das Köpfchen oder der Po geboren sind, dreht sich Ihr Baby, damit sich auch die Schultern durch die Beckenräume schrauben können. Zuerst kommen die vordere Schulter oder bei einer Beckenendlage die Hüften und die Beinchen unter dem Schambein ans Licht. Dann rutscht bei einer Schädellage etwas langsamer die hintere Schulter über den Damm und der restliche Körper folgt. Bei der Geburt aus einer Beckenendlage folgen den Beinen Bäuchlein, Brustkorb und zuletzt der Kopf.

Wie Ihr Partner Sie unterstützen kann

Es ist fast geschafft. Ihr Partner kann …

- Sie zu Positionswechseln motivieren,
- Sie in all Ihren Positionen stützen und halten,
- Ihnen kalte oder warme Tücher anbieten,
- Sie alle ein bis zwei Stunden daran erinnern, zur Toilette zu gehen und die Harnblase zu entleeren, denn eine volle Blase verhindert, dass das Baby tiefer ins Becken tritt.

GUT ZU WISSEN

SCHÖN LANGSAM

Es ist unter der Kontrolle der kindlichen Herztöne vollkommen in Ordnung, nach der vollständigen Eröffnung des Muttermundes nicht forciert zu pressen, sondern dem Drang zum Drücken oder Mitschieben nach Bedarf zu folgen. Einzelne Studien deuten sogar darauf hin, dass ein forciertes Pressen die Sauerstoffversorgung und Herztätigkeit des Babys und die Rate an Spontangeburten negativ beeinflusst.

DAS BABY IST DA!

Ist das Kind geboren, wickelt die Hebamme es in ein warmes Tuch und legt es zwischen Ihre Beine, damit Sie oder Ihr Partner es selbst aufnehmen und begrüßen können. Diese erste Begegnung werden Sie wahrscheinlich nie mehr im Leben vergessen.

Viele Babys sind kurz nach der Geburt wach und aufmerksam. Einige schreien lautstark, andere liegen ganz ruhig und schauen umher, als wollten sie die Welt erkunden. Sie fühlen sich wohl und entspannt im direkten Körperkontakt. Ihre Stimme kennt das Baby aus seiner Bauchzeit. Es hört den Herzschlag, dem es schon so lange gelauscht hat, und auch Ihr Geruch ist ihm vertraut. All dies vermittelt ihm ein Gefühl von Sicherheit und Geborgenheit.

Zwischen Euphorie und Erschöpfung

Sie sind vielleicht erstaunt über die starken Emotionen, die in Ihnen hochsteigen. Aber schließlich haben Sie so lange auf Ihr Baby gewartet und so hart gearbeitet, um es zur Welt zu bringen. Dazu kommt, dass ein euphorisierender Hormoncocktail in Ihnen wirkt und Sie für alle Signale des Babys sensibilisiert. Sobald ihr Baby geboren ist, ist für viele Frauen auch eine große körperliche Erleichterung das bestimmende Gefühl. Viele zittern, schreien oder weinen. Wenn Sie sehr erschöpft sind, brauchen Sie vielleicht Hilfe beim Halten Ihres Babys. Bitten Sie Ihren Partner oder die Hebamme um Unterstützung.

Bei der ersten Berührung des Neugeborenen können Sie seine etwas glitschige, feuchte Haut fühlen. Erschrecken Sie nicht: Die Haut von Babys hat oft noch eine gräuliche oder blaue Farbe. Sie wird aber sehr schell rosig, wenn die kleinen Menschen anfangen zu atmen. Ihre Hebamme deckt das Baby auf Ihrem Körper warm zu, damit es nicht auskühlt. Sie beseitigt allen Schleim aus seiner Nase und seinem Mund, damit ihm das Atmen leichterfällt.

Manche frischgebackenen Mütter fühlen sich richtiggehend euphorisch und möchten am liebsten gleich nach der Geburt aufstehen und mit ihrem Baby umhertanzen. Andere begnügen sich damit, voller Faszination die zarte Haut ihres Babys zu streicheln und in die riesengroßen dunklen Augen zu blicken. Manche weinen und lachen zur gleichen Zeit, wieder andere verspüren nur noch den Wunsch, endlich zu schlafen, und sind daher erst einmal gar

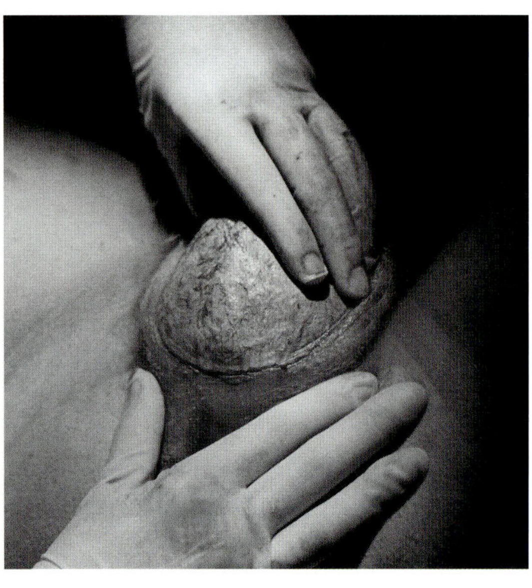

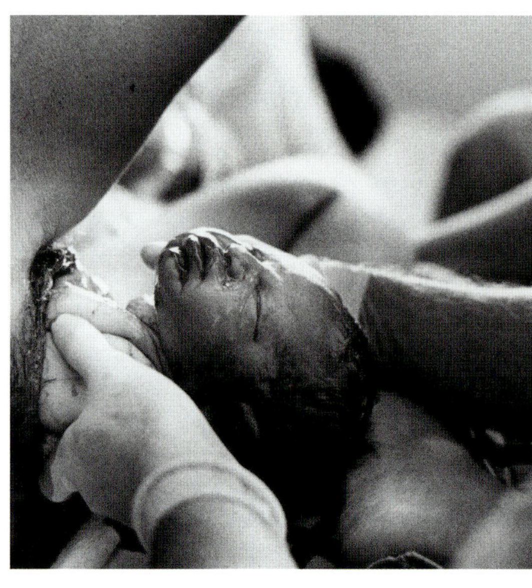

nicht so sehr an ihrem Baby interessiert. Alles ist normal. Auch viele Männer wundern sich später über ihre heftigen Gefühle bei der Geburt. Aber auch für sie sind diese Stunden ein extremes Erlebnis, das seinesgleichen sucht.

Das Baby sucht die Brust

Wenn Sie Ihr Baby stillen möchten, lassen Sie es am besten ununterbrochen auf Ihrer nackten Haut liegen, bis es von allein die Brust sucht. Sie werden merken, wie gut es sich schon im Uterus auf das Saugen vorbereitet hat. So verwundert es nicht wirklich, dass es rasch mit der Suche nach Ihrer Brustwarze beginnt. Ihr Baby verbindet den Geruch des Speichels auf seinen Händen durch das Nuckeln in der Gebärmutter mit dem Geruch der Brustwarze. Und Sie können beobachten, dass es, nachdem es auf Ihren Bauch gelegt wurde, nach einiger Zeit mit leichten Krabbelbewegungen versucht, die Brustwarze zu erreichen. Dieses erste Suchen und vor allen Dingen das Finden ist ein wichtiger Schritt auf dem Weg zu einer glücklichen Stillbeziehung.
Nicht immer klappt es, dass Sie sich gleich nach der Geburt in Ruhe Ihrem Baby zuwenden können. Sie sind vielleicht zu geschafft von der Gebärarbeit oder hatten eine Kaiserschnittgeburt. Es kann auch sein, dass Ihr Baby oder Sie medizinisch versorgt werden müssen. Dann holen Sie die gemeinsame Willkommenszeit mit Ihrem Baby später nach, wenn Ruhe eingekehrt ist. Legen Sie es einfach nur mit einer Windel bekleidet auf Ihre nackte Haut und erzählen Sie ihm all die schönen Dinge, die nun in Ihrem Leben auf Sie gemeinsam zukommen werden.

Wer durchtrennt die Nabelschur?

Günstig ist es, sich schon während der Schwangerschaft zu überlegen, wer nach der Geburt die Nabelschnur durchtrennen soll. Falls Sie oder Ihr Partner das gern selbst übernehmen möchten, sagen Sie es frühzeitig der betreuenden Hebamme.
Die Nabelschnur wird an zwei Stellen mit Klemmen unterbrochen und dazwischen durchtrennt. Schneiden Sie beherzt, weil die Nabelschnur aus recht festem Gewebe besteht. Danach wird eine Plastikklemme die Gefäße in der Nabelschnur verschließen, damit kein Blut mehr austritt.
Die Verbindung zwischen Mutter und Kind kann einige Minuten nach der Geburt, nach dem Auspulsieren der Nabelschnur oder nach der Geburt der Plazenta gekappt werden. Das ermöglicht Ihnen, die Verbindung zwischen sich und dem Baby ein letztes Mal zu fühlen und zu betrachten. Außerdem kann Ihr Baby seine eigene Atmung entspannt aufnehmen, da weiterhin eine zusätzliche Sauerstoffversorgung durch die pulsierende Nabelschnur besteht. Zum Schutz Ihres Babys ist eine sofortige oder frühzeitige Abnabelung nicht sinnvoll. Das zeigen Studien bei anpassungsgestörten und besonders auch frühgeborenen Babys. Durch das späte Abnabeln bekommt Ihr Baby viele rote Blutkörperchen, die

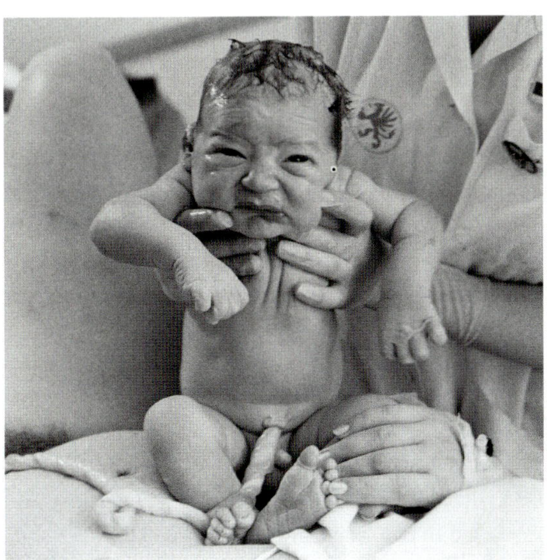

GUT ZU WISSEN

ERSTE AUGENBLICKE

Herzlichen Glückwunsch, Sie haben es geschafft! Sie können Ihr Baby in den Armen halten und willkommen heißen. Die erste Zeit sollte Ihnen als Familie allein gehören. Bei einer Hausgeburt oder im Geburtshaus plant man dies von vornherein ein. Falls Sie in der Klinik sind, bitten Sie Ihre medizinischen Begleiter, Ihnen Zeit für den Zauber dieses Moments des Kennenlernens zu lassen, bevor die Routine weitergeht.

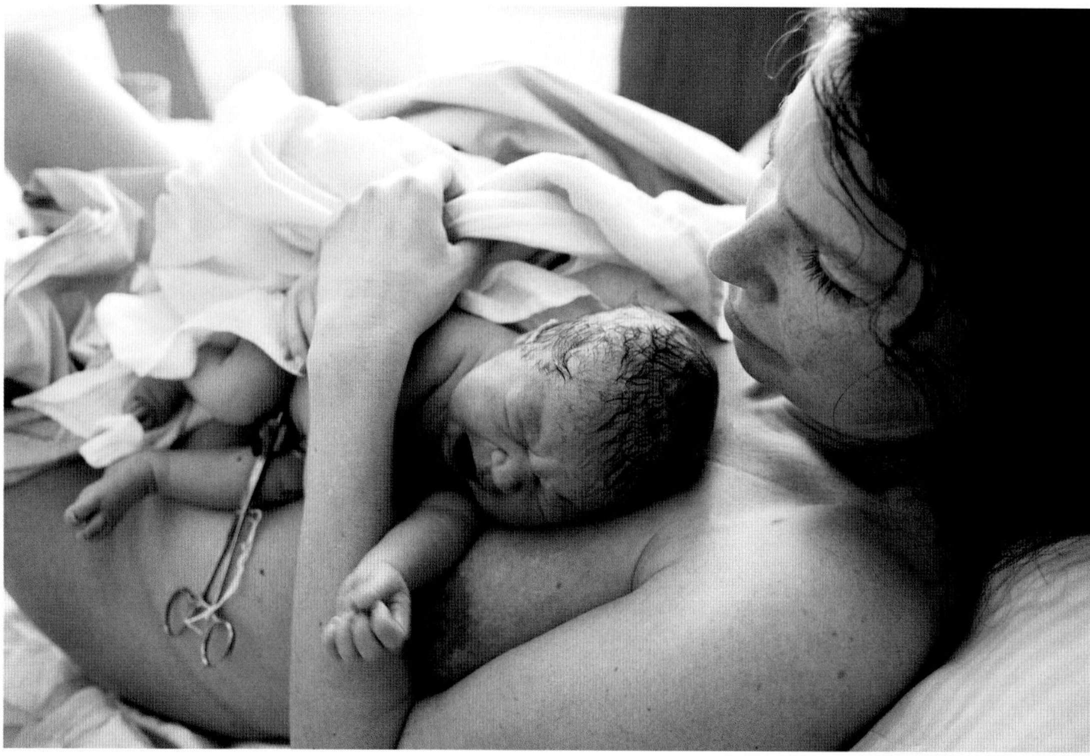

Die Nabelschnur sollte nicht sofort nach der Geburt durchtrennt werden. Das erleichtert dem Baby den Einstieg ins selbstständige Atmen und erhöht die Anzahl der roten Blutkörperchen in seinem Blutkreislauf.

seine Eisendepots anreichern und so helfen, dass weniger Eisenmangelerkrankungen auftreten. Die Erhöhung des Blutvolumens wird ideal unterstützt, wenn Sie Ihr Baby zur Begrüßung in einer aufgerichteten Position erst einmal in ein Tuch wickeln und in Ruhe betrachten, bevor Sie es an Ihr Herz drücken.

Die Geburt der Plazenta

Sobald Ihr Baby geboren ist, arbeitet Ihre Gebärmutter mit Kontraktionen kräftig weiter, um auch die Plazenta und die Eihäute zur Welt zu bringen. Die Plazenta kommt in der Regel 10 bis 30 Minuten nach der Geburt des Babys. Manchmal lässt sie aber auch ein bis zwei Stunden oder sogar länger auf sich warten. Sie können die Ablösung unterstützen, wenn Sie Ihre Brustwarzen massieren oder Ihr Baby zum Stillen anlegen und Ihre Blase entleeren. Dabei wird Oxytocin freigesetzt, ein Hormon, das die Gebärmutter zu weiteren Kontraktionen veranlasst.

Im Normalfall löst sich aufgrund der großen Volumenverringerung in der Gebärmutterhöhle die wenig flexible Plazenta von allein von der Gebärmutterwand und wird mit einem Schwall Blut geboren. Die Blutung, die bei der Ablösung der Plazenta entsteht, ist oft die einzige größere Menge Blut bei einer Geburt. Wichtig ist, dass sich die Gebärmutter in den Minuten danach weiter zusammenzieht, damit die Wundfläche kleiner wird und der Blutverlust sich in Grenzen hält.

Die Ablösung erleben die meisten Frauen nicht unbedingt als schmerzhaft, da die Nachgeburt viel kleiner ist als ein Baby. Viele Frauen und Paare sind von ihrem Baby so fasziniert, dass sie die Geburt der Plazenta kaum registrieren. Wenn Ihre Hebamme durch Abtasten die Lösung der Plazenta feststellt, wird sie Sie bitten, bei der nächsten »Nachwehe« noch einmal kräftig mitzudrücken – dann ist es geschafft.

Die Hebamme kann von außen tasten, wann es so weit ist. Dann zieht sie vorsichtig an der Nabelschnur, bis die gelöste Plazenta zum Vorschein kommt. Hat sich die Plazenta nicht vollständig gelöst oder sitzt sie fest, wird sie unter Narkose gelöst und eventuell in der Gebärmutter verbliebene Reste werden entfernt (Seite 399). Die Geburt ist beendet,

KÖRPERWISSEN

DIE PLAZENTA

Wenn Sie sich die Plazenta zeigen lassen, werden Sie auf der kindlichen Seite eine 15 bis 20 Zentimeter große, meist rundliche Plazenta sehen, die komplett mit den Eihäuten überzogen ist. In der Regel entspringt aus der Mitte die Nabelschnur und um diese herum verlaufen unterhalb der Eihäute Adern, die wie Äste eines Baumes in Richtung der Nabelschnur (dem Stamm) immer dicker werden. In der Nabelschnur können Sie drei Adern entdecken.
Auf der mütterlichen Seite der Plazenta sehen Sie 15 bis 20 rundliche Segmente, die an der Schleimhaut der Gebärmutter angeheftet waren. Diese Segmente waren in den letzten Monaten für den Austausch von Nährstoffen und Sauerstoff zuständig.

wenn auch die Nachgeburt mit Eihäuten und Plazenta vollständig geboren wurde.
Nach einer genauen Überprüfung auf Vollständigkeit wird die Plazenta entsorgt. Falls Sie sie mit nach Hause nehmen wollen, um sie zum Beispiel unter einem Baum einzugraben, den Sie für Ihr Kind pflanzen, sagen Sie das Ihrer Hebamme. Sie bekommen Sie dann in einer Plastiktüte ausgehändigt. Wenn Sie die Plazenta nicht innerhalb von zwei bis drei Tagen weiterverwenden, ist es sinnvoll, sie erst einmal ins Gefrierfach zu legen.

Sie haben es geschafft!

Wir gratulieren Ihnen ganz herzlich zu Ihrem Baby! Sie sind jetzt Mutter und Vater. Das kann mit heftigen Gefühlen, Erleichterung, Stolz oder zittriger Aufgeregtheit verbunden sein. Als Folge der großen Erschöpfung ist Ihnen vielleicht kalt. Oder Sie sind nach all der harten Arbeit durstig und hungrig. Gönnen Sie sich eine kurze Pause, um zu begreifen, was gerade passiert ist.

Nach der Geburt werden Sie sich noch etwa zwei Stunden im Kreißsaal aufhalten. Die Hebamme achtet auf die Blutung und Ihre Gebärmutter und überwacht Ihren Kreislauf. Sie können etwas essen und trinken und sich mit Hilfe waschen oder duschen, bevor Sie zusammen mit Ihrem Baby in ein Zimmer auf die Wöchnerinnenstation verlegt werden.
Wenn Ihre Geburt von einer Hebamme geleitet wurde, werden Sie von ihr untersucht. Sie übernimmt auch die weitere Versorgung und näht Rissverletzungen oder einen Dammschnitt (Seite 399). Eventuell zieht sie eine Ärztin hinzu, mit der sie zusammenarbeitet. In einer Klinik führt fast immer eine Ärztin die Untersuchung und die Versorgung von Verletzungen durch. Für die Naht werden Ihre Beine in Beinhalter gelegt und Sie erhalten eine örtliche Betäubung. Wenn das Nähen dennoch wehtut, drängen Sie darauf, dass etwas Betäubungsmittel nachgespritzt wird. Die Fäden, die zum Nähen verwendet werden, sind selbstauflösend und müssen nicht wieder entfernt werden.
Nach einer ambulanten oder außerklinischen Geburt im Geburtshaus gehen die Mütter mit ihren Babys meist nach vier Stunden nach Hause. Wenn Sie Ihr Baby daheim zur Welt gebracht haben, wird Ihre Hebamme noch mindestens zwei Stunden bei Ihnen bleiben, für Sie sorgen und Ihnen beim Frischmachen helfen, bevor auch sie nach Hause geht.

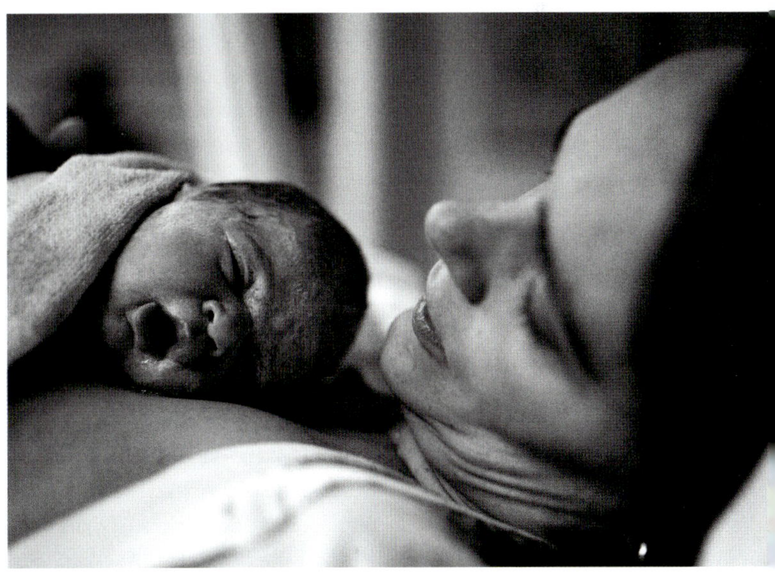

Endlich ist es da! Alle Anstrengung ist vergessen, der Moment gehört allein dem neugeborenen Kind.

SCHMERZERLEICHTERUNG

Es ist keine Schande, wenn Sie bei der Geburt Ihres Kindes schmerzerleichternde Maßnahmen in Anspruch nehmen. Jede Frau hat ein anderes Schmerzempfinden, eine andere Toleranz, was »aushaltbar« ist. Sie müssen auch keinen falschen Ehrgeiz entwickeln: Eine Geburt ist kein Wettbewerb und soll in erster Linie ein schönes Erlebnis für Sie sein. Manchmal kann es sogar für den Geburtsverlauf sinnvoll sein, für Schmerzerleichterung zu sorgen – wenn die Schmerzen Sie zu sehr verkrampfen lassen. Dann nämlich hat es der Muttermund schwerer, sich zu öffnen, und die Geburt dauert länger.

Entscheidend für eine schmerzarme Geburt ist jedoch eine gute Geburtsbegleitung, mehr noch als alle Medikamente. Durch geeignete Atemtechniken, den Wechsel der Gebärpositionen, ein warmes Bad, Massagen, angenehme Düfte und vieles mehr können Schmerzen besser toleriert werden. Dabei helfen Ihnen Ihre Hebamme und Ihre Begleitperson. Sollte dies als Schmerzerleichterung jedoch nicht mehr ausreichen, können eine oder mehrere der folgenden Möglichkeiten Ihnen helfen.

Akupunktur

Die Schmerztherapie ist eines der Haupteinsatzgebiete der Akupunktur. Natürlich wird eine Akupunktur nicht so wirksam sein wie eine PDA und normalerweise auch nicht zu völliger Schmerzfreiheit führen. Doch gerade in der Anfangsphase der Geburt, wenn Sie erst noch »üben« müssen, mit den Wehen umzugehen, können die kleinen Nadeln wahre Wunder wirken und Sie wunderbar unterstützen. Fragen Sie Ihre Hebamme und Ärztin, ob sie Erfahrung mit dieser Technik haben und sie bei der Geburt anwenden.

Studien konnten nachweisen, dass durch Akupunktur einerseits Botenstoffe freigesetzt werden, die Schmerzen lindern, zum anderen aber auch die Schmerzweiterleitung gehemmt wird. Allerdings ist eine Körperakupunktur eventuell mit einer Einschränkung Ihrer Bewegungsfreiheit verknüpft, denn die Nadeln sollen nicht verrutschen. Sollte Bewegung Ihnen ebenfalls gut tun, dann kommt vielleicht eine Ohrakupunktur in Frage.

Spasmolytika

»Krampflöser« wie zum Beispiel Buscopan® können vor allem in der frühen Eröffnungsphase den Muttermund entspannen. Er geht dann leichter und schmerzfreier auf. Dieses unbedenkliche Medikament wird oft als Zäpfchen in die Vagina eingeführt (manchmal auch mit nach Hause gegeben), kann aber auch gespritzt werden. Sie können zwar keine große Wirkung erwarten, doch manchmal kann es das »Tüpfelchen auf dem i« sein.

Opioide

Pethidin (Dolantin®) und Mepazinol (Meptid®) sind Morphium-ähnliche Substanzen und für eine kurze Zeit sehr wirksam. Sie wirken im Gehirn und dämpfen dort das Schmerzempfinden, machen müde und entspannen. Gerade diese Entspannung kann einen Geburtsfortschritt begünstigen, vor allem in der Phase der Muttermundseröffnung. Eine kurze Verschnaufpause ermöglicht Ihnen unter Umständen, neue Kraft für die weitere Geburt zu schöpfen. Opioide unterdrücken aber auch den Atemantrieb, was weniger für Sie als vielmehr für Ihr Baby relevant ist, das die Medikamente ebenfalls »abbekommt«. Es verträgt sie nicht gut, wenn es außerhalb des Mutterleibes selbstständig atmen muss. Bei einer sehr raschen Geburt kann dies dazu führen, dass das Kind schlapp auf die Welt kommt und seine Atmung unterstützt werden muss. Daher sollten entsprechende Medikamente nur in der frühen Phase einer Geburt gegeben werden.

PDA/EDA

Eine Periduralanästhesie beziehungsweise Epiduralanästhesie wird zur anhaltenden Schmerzlinderung während der Geburt angewandt. Dabei wird die Hirnhaut, die auch die Rückenmarksnerven umgibt, über einen kleinen Schlauch (Katheter) am Rücken stetig mit einem lokalen Betäubungsmittel umspült, sodass die Rückenmarksnerven betäubt werden. Der Idealfall ist die sogenannte »Walking PDA«, bei der die Gebärende noch mobil sein kann und dennoch keine Schmerzen empfindet.

Manchmal empfehlen die Begleiterinnen im Geburtsverlauf die Anlage einer PDA, etwa wenn ein Geburtsstillstand droht, weil die Gebärende sehr verkrampft oder große Angst hat. Auch wenn bei einer Wehenschwäche ein Wehentropf mit Oxytocin gegeben werden muss, kann eine vorherige Schmerztherapie gut sein. Die Wirkung der PDA kann allerdings unterschiedlich stark sein: Manche Frauen spüren gar keine Schmerzen, andere in deutlich abgemilderter Intensität. Wenn Sie generell eine PDA in Betracht ziehen und diese frühzeitig wünschen, ist es sinnvoll, dies im Vorfeld in Ihrer Geburtsklinik zu besprechen. Einige Kliniken möchten die Gerinnungsfaktoren im Blut bestimmen, bevor eine PDA gelegt wird. Und so kann eine Blutentnahme einige Tage vor dem errechneten Termin unnötige Wartezeit während der Geburt vermeiden.

Wird während der Geburt entschieden, dass das Baby per Kaiserschnitt geboren werden muss, kann über den bereits liegenden PDA-Katheter weiteres Narkosemittel gegeben werden und so eine vollständige Betäubung des Bauchraums während der Operation erreicht werden. Auch nach dem Eingriff lässt sich der Wundschmerz durch weitere Benutzung des PDA-Katheters eindämmen.

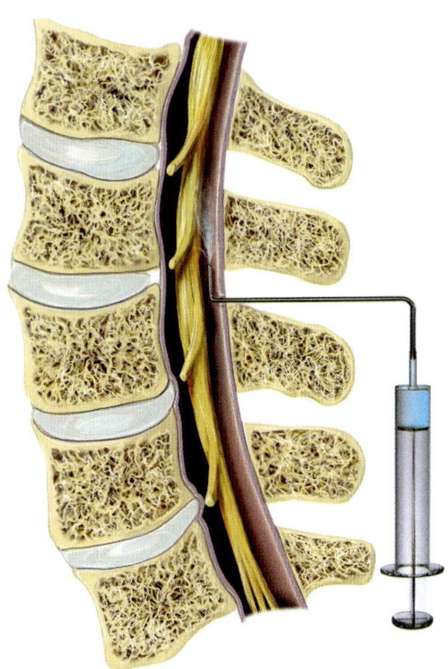

Bei der Spinalanästhesie werden die Rückenmarksnerven betäubt, Sie spüren keine Schmerzen mehr.

Eine häufige Nebenwirkung beim Legen der PDA ist ein Blutdruckabfall, auf den oft auch das Baby mit einem Abfall der Herztöne reagiert. Allerdings lässt sich dem durch ein Medikament entgegenwirken. Komplikationen können auch durch die Punktion am Rücken entstehen. Wird die Nadel zu weit vorgeschoben, kann Hirnwasser aus dem Rückenmarksraum herauslaufen. Zwar schließt sich diese Wunde langsam wieder, doch bis dahin leiden die meisten Frauen unter starken Kopfschmerzen. Auch kann es durch Verletzung größerer Blutgefäße zu einem Hämatom kommen. Das passiert selten, ist aber eine bedrohliche Komplikation, die unbedingt rechtzeitig behandelt werden muss.

Spinalanästhesie

Die Spinalanästhesie funktioniert ähnlich wie die PDA. Allerdings verwendet man hier eine kleinere Nadel, um das Betäubungsmittel direkt in den Liquorraum (ins Hirnwasser) an die Rückenmarksnerven zu geben. Anschließend wird die Nadel entfernt, es bleibt kein Katheter liegen. Diese Form der Betäubung wirkt schneller als eine PDA, es kann aber kein weiteres Betäubungsmittel nachgegeben werden, sodass die Schmerzlinderung zeitlich begrenzt ist. Aufgrund der guten und schnellen Wirkung ist die Spinalanästhesie Mittel der Wahl bei einem geplanten oder eiligen Kaiserschnitt. Da die Nadel bei der Spinalanästhesie kleiner ist als die bei der PDA, kommt es etwas seltener zu den oben genannten Komplikationen.

Pudendus-Blockade

Ein Betäubungsmittel, das in die Nähe des Pudendus-Nerven nahe den Sitzbeinhöckern gespritzt wird, betäubt Beckenboden, Vagina und Damm, während der Wehenschmerz unbeeinflusst bleibt. Das kann während der Austrittsphase und insbesondere vor einer Saugglocken- oder Zangengeburt sinnvoll sein. Seit Einführung der PDA findet dieses Verfahren jedoch weniger häufig Anwendung. Auch bleibt nicht immer Zeit für eine Pudendus-Blockade, wenn der Grund für eine Saugglockengeburt kindlicher Geburtsstress ist.

UNTERSTÜTZTE GEBURTEN

Nicht immer verläuft eine Geburt ganz natürlich. Wird das Baby etwa nicht mehr ausreichend mit Sauerstoff und Nährstoffen versorgt, kann ein Eingriff in den normalen Prozess nötig sein. Dann kann es zum Beispiel erforderlich sein, die Geburt einzuleiten oder sie durch Saugglocke oder Zange zu beenden.

Geburtseinleitung

Lassen Sie Ihrem Baby Zeit. Gerade beim ersten Kind ist eine Terminüberschreitung normal. Wenn Ihr Kind auf sich warten lässt, gibt es verschiedene Möglichkeiten, den Wehenbeginn auf natürliche Weise zu unterstützen. Allerdings muss Ihr Körper bereits wehenbereit sein, damit diese Methoden greifen können. Zu den verbreitetsten Methoden gehören die Stimulation der Brustwarzen, Sex und die sogenannte Eipollösung, bei der im Rahmen einer vaginalen Untersuchung durch die Hebamme oder Ärztin die Eihaut vom Muttermund gelöst wird. Auch Akupunktur kann helfen. Erfahrene Therapeutinnen berichten über gute Erfolge.

Eine medikamentöse Geburtseinleitung ist immer dann notwendig, wenn die Alterung des Mutterkuchens schon weit fortgeschritten und das Baby möglicherweise nicht mehr optimal versorgt ist. Eine beginnende Schwangerschaftsvergiftung oder ein schlecht versorgtes Baby kann sogar noch vor dem Termin ein Grund für eine Geburtseinleitung sein. Das Baby kann aber auch nach dem errechneten Geburtstermin noch gut eine Weile in Ihrem Bauch bleiben, natürlich immer vorausgesetzt, die Menge des Fruchtwassers, das kindliche Wachstum und die Bewegungen des Babys sind weiterhin normal. Erst 7 bis 14 Tage nach dem errechneten Termin (je nach betreuender Klinik) sollte die Geburt mit Medikamenten eingeleitet werden.

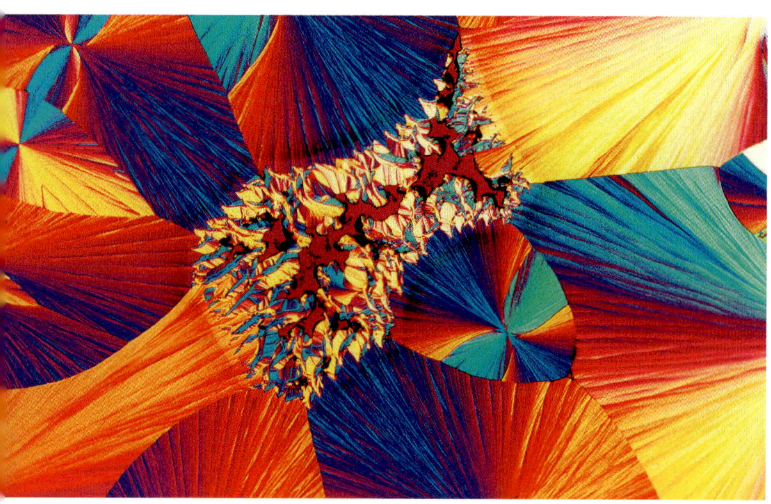

Prostaglandin, hier eine Mikroskopaufnahme dieses Hormons, regt die Wehentätigkeit an.

In diesen Fällen gibt es verschiedene Methoden und Medikamente, die bei noch geschlossenem oder wenig geöffnetem Muttermund zum Einsatz kommen. Die Medikamente stammen aus der Gruppe der sogenannten Prostaglandine und lösen Kontraktionen der Gebärmuttermuskulatur aus. Sie können in regelmäßigen Abständen als Tablette geschluckt oder in Form eines Tampons, als Gel oder Tablette in die Vagina eingeführt werden. Dabei wird das Baby immer wieder mithilfe des CTG kontrolliert. Über Nacht wird mit der Medikamentengabe in der Regel pausiert, um Ihnen nicht den vor der Geburt so wichtigen Schlaf zu rauben.

Spricht irgendetwas gegen die Verabreichung von Prostaglandinen (zum Beispiel eine Vor-Operation an der Gebärmutter), kann die Geburt auch mechanisch durch das Aufweiten des Muttermundes eingeleitet werden. Hierfür werden Ballonkatheter oder aufquellende Stäbchen in den Gebärmutterhals eingelegt, die den Muttermund aufdehnen. Übrigens kann eine solch sorgsame Geburtseinleitung durchaus einige Tage dauern. Achten Sie darauf, Ihre Kräfte zu schonen, bis es richtig losgeht. Essen Sie regelmäßig, gehen Sie spazieren und schlafen Sie viel.

Sollte der Muttermund bereits gut vorgereift, also schon leicht eröffnet sein (allerdings ist dies meist nur bei Frauen der Fall, die bereits ein Kind geboren haben), kann ein Wehentropf mit dem Wirkstoff

Oxytocin zum Einsatz kommen. Sie werden dafür dauerhaft ans CTG angeschlossen. Es kann zwar auch dann einige Stunden dauern, bis Sie Wehen bekommen; Sie können aber hoffen, Ihr Kind noch am Tag der Einleitung zu gebären.

Vaginal-operative Geburt

Bei schlechten Herztönen oder wenn das Baby schon in der Vagina sichtbar ist (der Muttermund also vollständig geöffnet ist), den letzten Rest aber nicht schafft, weil es ungünstig liegt oder die Mutter nicht gut mitpressen kann oder darf, kann unter Umständen eine künstliche Beendigung der Geburt notwendig werden. Es gibt dann zwei Verfahren:

Saugglockengeburt

Dabei tastet die Ärztin zunächst nach der Lage des Kindes, da sie es eventuell beim Herausziehen noch ein wenig drehen muss. Anschließend legt sie eine Metall- oder Plastikglocke an den Kopf des Babys und baut einen Unterdruck, ein Vakuum, auf. Nun kann sie das Köpfchen durch Zug an der Glocke beugen und drehen und dadurch das Kind herausziehen. Durch den Unterdruck am kindlichen Köpfchen entsteht eine Flüssigkeitsansammlung unter der Kopfhaut, ein sogenanntes Ödem. Dieses Häubchen verschwindet aber in der Regel in den ersten Tagen nach Geburt. Schieben Sie bei einer Saugglockengeburt nach Anleitung der Ärztin oder Hebamme so gut Sie können mit! Das wird die Geburt deutlich erleichtern.

Zangengeburt

Bei einer Zangengeburt, die heutzutage deutlich seltener ist als die Saugglockengeburt, werden zwei große Löffel um den Kopf des Kindes gelegt und wie eine Zange miteinander verbunden. Eine erfahrene Geburtshelferin kann dem Baby mit diesem Werkzeug schonend auf die Welt helfen, da Drehung und Zug hier sehr gut zu steuern sind. Dennoch kann es manchmal zu kleinen Abschürfungen im Gesicht oder am Kopf des Babys kommen, die allerdings rasch verheilen.

Dammschnitt

Inzwischen ist schon allgemein bekannt, dass es für die Wundheilung besser ist, den Damm während der Geburt einfach reißen zu lassen, als vorsorglich einen geraden Schnitt zu setzen. Dennoch gibt es Situationen, in denen ein Dammschnitt noch immer unvermeidlich ist. Manchmal kann er beispielsweise die Geburt beschleunigen; wenn die Herztöne des Kindes schlecht sind, kann das notwendig werden. Auch ein sehr fester Damm, den das Köpfchen nicht so schnell passieren kann wie nötig, erfordert manchmal einen Schnitt. Haben Sie keine Angst, Sie werden in diesen Fällen den Schnitt kaum spüren, da er während einer Wehe erfolgt und Sie mit ganz anderen Dingen beschäftigt sind.
Ein Dammschnitt wird wie ein Damm- und oder Scheidenriss nach der Geburt der Plazenta von der Hebamme oder der Ärztin in örtlicher Betäubung mit selbstauflösenden Fäden genäht.

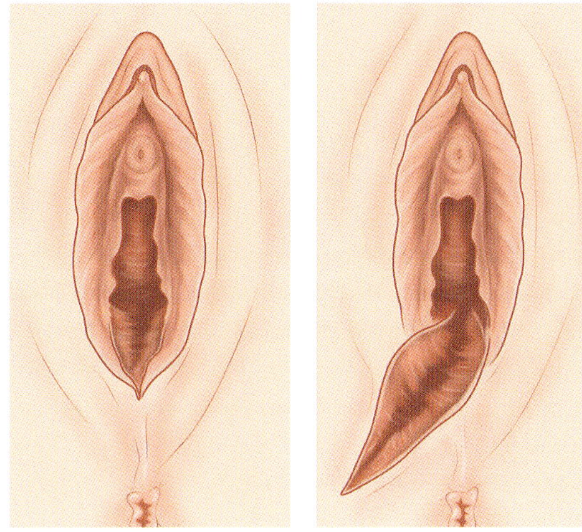

Der Dammschnitt erfolgt bei wenig Platzbedarf median (links), in der Regel aber mediolateral (rechts)

Manuelle Plazentalösung

Ist die Plazenta 30 Minuten nach der Geburt des Kindes noch nicht geboren, werden die Geburtshelferinnen aktiv. Dies kann zunächst bedeuten, dass sie Sie dazu auffordern, das Baby an die Brust anzulegen und die Brustwarzen zu stimulieren, um die Oxytocin-Ausschüttung zu begünstigen. Auch das Setzen von Akupunkturnadeln ist manchmal hilfreich. Wundern Sie sich nicht, wenn Ihre Harnblase mit einem Katheter entleert werden soll; vielleicht spüren Sie den Harndrang nicht und die volle Blase behindert die Geburt der Plazenta.
Greifen all diese Maßnahmen nicht oder ist die Plazenta unvollständig geboren, kann eine manuelle

Lösung notwendig werden. Die Betäubung erfolgt mittels PDA oder Vollnarkose. Die Frau wird wie auf einem gynäkologischen Stuhl gelagert. Die Ärztin geht mit der Hand in die Gebärmutterhöhle, löst dort die Nachgeburt ab und holt sie heraus. Ist die Plazenta sehr fest eingewachsen, muss manchmal auch eine Ausschabung wie nach einer Fehlgeburt gemacht werden. Anschließend wird im Ultraschall überprüft, ob die Gebärmutterhöhle nun leer ist. Manchmal fallen Plazentareste auch erst im Wochenbett auf, zum Beispiel durch mangelnde Milchbildung oder eine schlechte Rückbildung. Dann muss ebenfalls eine Ausschabung gemacht werden.

Kaiserschnitt

Der Kaiserschnitt, in der medizinischen Fachsprache auch *Sectio caesarea* genannt, ist eine Operation, bei der der Bauchraum der Mutter geöffnet wird, um das Kind unter Umgehung des natürlichen Geburtskanals, der Vagina, auf die Welt zu bringen. Diese Methode wird bereits seit Jahrhunderten angewendet, wenngleich sie bis zur Erfindung der Desinfektion ungleich riskanter war, und sie rettet vielen Müttern und Kindern das Leben.

Operation nach Misgav-Ladach

Die heute übliche Operationsmethode ist die Methode nach Misgav-Ladach. Sie wurde nach dem gleichnamigen Krankenhaus in Jerusalem benannt, in dem sie entwickelt wurde, und gilt als besonders schonend: Durch Dehnen und Reißen bleibt das Gewebe mit seinen natürlichen Strukturen besser erhalten, als wenn scharf geschnitten wird, und zudem verkürzt sich die Operationszeit. Dennoch wird bei einem Kaiserschnitt, ähnlich wie beispielsweise bei einer Operation am Darm, der Bauchraum geöffnet. Es handelt sich also um einen größeren Eingriff mit erheblichen Risiken und er sollte daher auch nicht verharmlost werden.

In der Regel finden Kaiserschnitte mit einer regionalen Betäubung statt (PDA oder Spinalanästhesie, ab Seite 396). Die Schwangere ist bei Bewusstsein und spürt Druck und Bewegung, empfindet aber keine Schmerzen. Bei Notkaiserschnitten, wenn es besonders schnell gehen muss, ist eine Vollnarkose notwendig. Nach Desinfektion der Bauchdecke und Legen eines Blasenkatheters wird die Frau mit einem sterilen Tuch abgedeckt. Meist darf ihr Partner ebenfalls im Operationssaal anwesend sein. Vom ersten Schnitt bis zur Geburt des Babys dauert es nur wenige Minuten. Das Vernähen der Gebärmutter und der Hautschichten kostet circa weitere 30 Minuten. Geht es dem Kind gut, kann es in vielen Krankenhäusern noch im Operationssaal mit der Mama kuscheln.

Wann wird ein Kaiserschnitt gemacht?

Gründe für einen Kaiserschnitt können zwingend sein. Dazu gehören beispielsweise eine Gefahr fürs Kind durch extremen Geburtsstress oder eine ernsthafte Schwangerschaftserkrankung der Mutter (zum Beispiel schweres HELLP-Syndrom, Seite 439); dies lässt eine Fortführung der Schwangerschaft, und sei es auch nur für die Dauer einer Einleitung, nicht zu, ohne das Leben der Schwangeren zu gefährden.

Es gibt aber auch sogenannte »relative Indikationen«. Damit sind Gründe gemeint, bei denen ein Kaiserschnitt möglich, aber nicht in jedem Fall unbedingt notwendig ist, und für die es der Risikoabschätzung bedarf. Dazu gehört zum Beispiel der Kaiserschnitt bei Beckenendlage des Babys oder auch der Kaiserschnitt nach Schnittentbindung in der vorangegangenen Schwangerschaft (man spricht in diesem Fall auch von Re-Sectio). Diese relativen Indikationen werden von Geburtshelfern sehr unterschiedlich bewertet. Sie sind unter anderem stark von der Ausstattung des Kreißsaals und der Erfahrung der Geburtshelfer abhängig und führen dazu, dass die Zahl der Schnittentbindungen in Deutschland enorm variiert.

Sollte bei Ihnen ein Kaiserschnitt empfohlen werden, obwohl Sie sich eine Spontangeburt wünschen, machen Sie sich kundig, inwieweit die Gründe für die Sectio zwingend sind und ob die Risiken bei sorgfältiger Auswahl des Geburtsorts abschätzbar sind. Informieren Sie sich!

Was bedeutet ein Kaiserschnitt für die Frau?

Ein Kaiserschnitt ist ein operativer Eingriff mit deutlichen Risiken. Selbst bei der schonenden Methode nach Misgav-Ladach können innere Organe und Strukturen durch die Operateure verletzt werden, etwa Harnblase, Harnleiter, Nerven oder große Blutgefäße. Auch kann es bei der Operation eher zu starken Blutungen und Gerinnungskomplikationen wie Thrombosen kommen als bei einer natürlichen Geburt. Wundschmerzen nach dem Eingriff können die

Frau in der Versorgung des Kindes einschränken und erfordern die Einnahme von Schmerztabletten. Langfristig gesehen bereiten zudem häufig Verwachsungen Beschwerden.

Auch in weiteren Schwangerschaften kann ein vorausgegangener Kaiserschnitt von Nachteil sein. So kann im Bereich der Gebärmutternarbe der Mutterkuchen einwachsen oder durch die erneute Dehnung der Gebärmutter deren Wand aufreißen – eine für Mutter und Kind lebensgefährliche Komplikation.

Wunschkaiserschnitt

Geburtsängste, vor allem vor unkontrollierbaren Schmerzen, sind für einige Frauen ein Thema, weshalb sie die geplante, kontrollierte Geburt per Operation wünschen. Diesen Ängsten kann man jedoch entgegentreten. Zum Beispiel können Sie mit Ihrer Ärztin oder Hebamme besprechen, dass frühzeitig eine PDA gelegt wird, damit Sie die Wehen nicht so intensiv erleben. Auch eine gute Geburtsvorbereitung unterstützt Sie darin, den Wehenschmerz besser verarbeiten zu können. Sprechen Sie mit Ihren Begleiterinnen (Ärztin, Hebamme) und Ihrem Partner über Ihre Ängste!

Die Sorge, das sexuelle Empfinden sei nach einer Geburt ein anderes, nachdem ein Kind die Vagina passiert hat, ist unbegründet. Die Vagina ist extrem elastisch und bildet sich schon bald nach der Geburt zurück. Ein gutes Beckenbodentraining hilft außerdem, zu alter Form zurückzufinden. Auch die Angst vor einer Beschädigung des Beckenbodens bei einer vaginalen Geburt ist in den meisten Fällen unbegründet: Der Beckenboden wird vor allem durch die Schwangerschaft belastet und weniger durch eine normale Geburt (es sei denn, die letzte Phase, also die Austrittsphase, ist ungewöhnlich lang). Übrigens: Rückbildung nach der Geburt ist für jede Frau wichtig, egal ob das Kind per Kaiserschnitt oder Spontangeburt zur Welt kam.

Alles in allem machen die Wunschkaiserschnitte bei der steigenden Zahl der Kaiserschnitte jedoch den geringeren Anteil aus.

Was bedeutet ein Kaiserschnitt für das Kind?

Lange Zeit dachte man, dass ein Kaiserschnitt für das Kind schonender sei als eine vaginale Geburt, da es dadurch weniger Geburtsstress habe. Nach neueren Erkenntnissen ist es jedoch so, dass ein moderater Geburtsstress für das Kind geradezu gut und notwendig ist, um ihm den Start ins Leben zu erleichtern. Zugleich ist bei Kindern, die per Kaiserschnitt geboren werden, das Krankheitsrisiko kurz- und langfristig höher als nach einer natürlichen Geburt. So erkranken sie später zum Beispiel mit höherer Wahrscheinlichkeit an Asthma.

Dennoch: Ein Kind, das extremen Geburtsstress hat (erkennbar zum Beispiel durch Abfall der Herztöne oder grünes Fruchtwasser), ist selbstverständlich besser versorgt, wenn die Geburt rasch beendet wird, falls nötig auch mit einem Kaiserschnitt. Der Vorteil fürs Kind bei ungeplanten Kaiserschnitten: Es ist durch die Wehen bereits ein wenig vorbereitet, dass es nun ans Licht der Welt geht, und hat somit weniger Anpassungsprobleme als Kinder, die durch einen geplanten Kaiserschnitt geboren werden. Weitere Informationen rund um das Thema Kaiserschnitt erhalten Sie unter: https://kaiserschnitt.faktencheck-gesundheit.de.

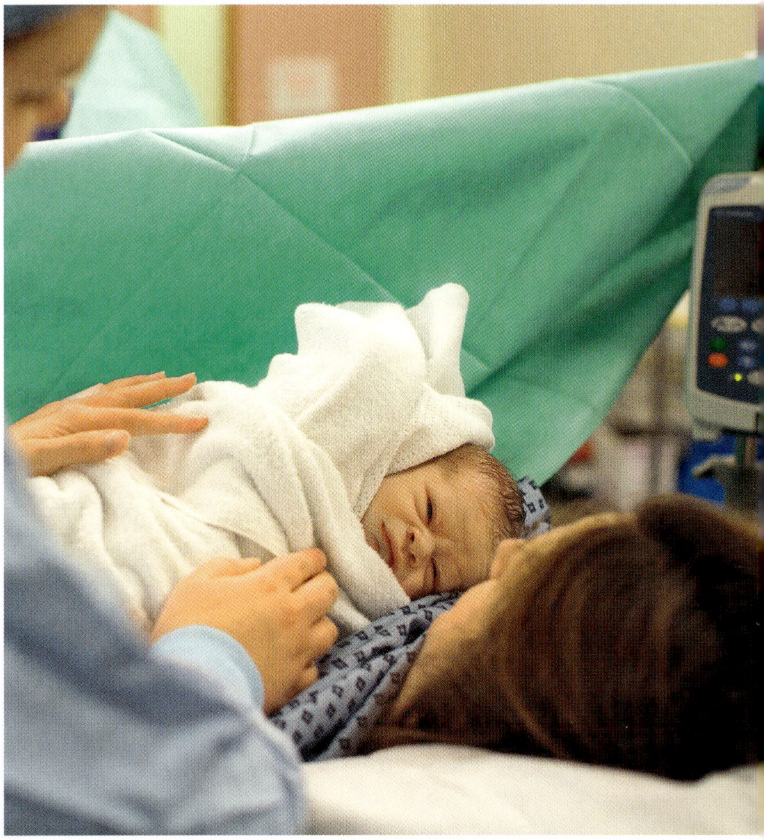

Auch bei den meisten Kaiserschnittgeburten können Mutter und Kind sich in Ruhe kennenlernen.

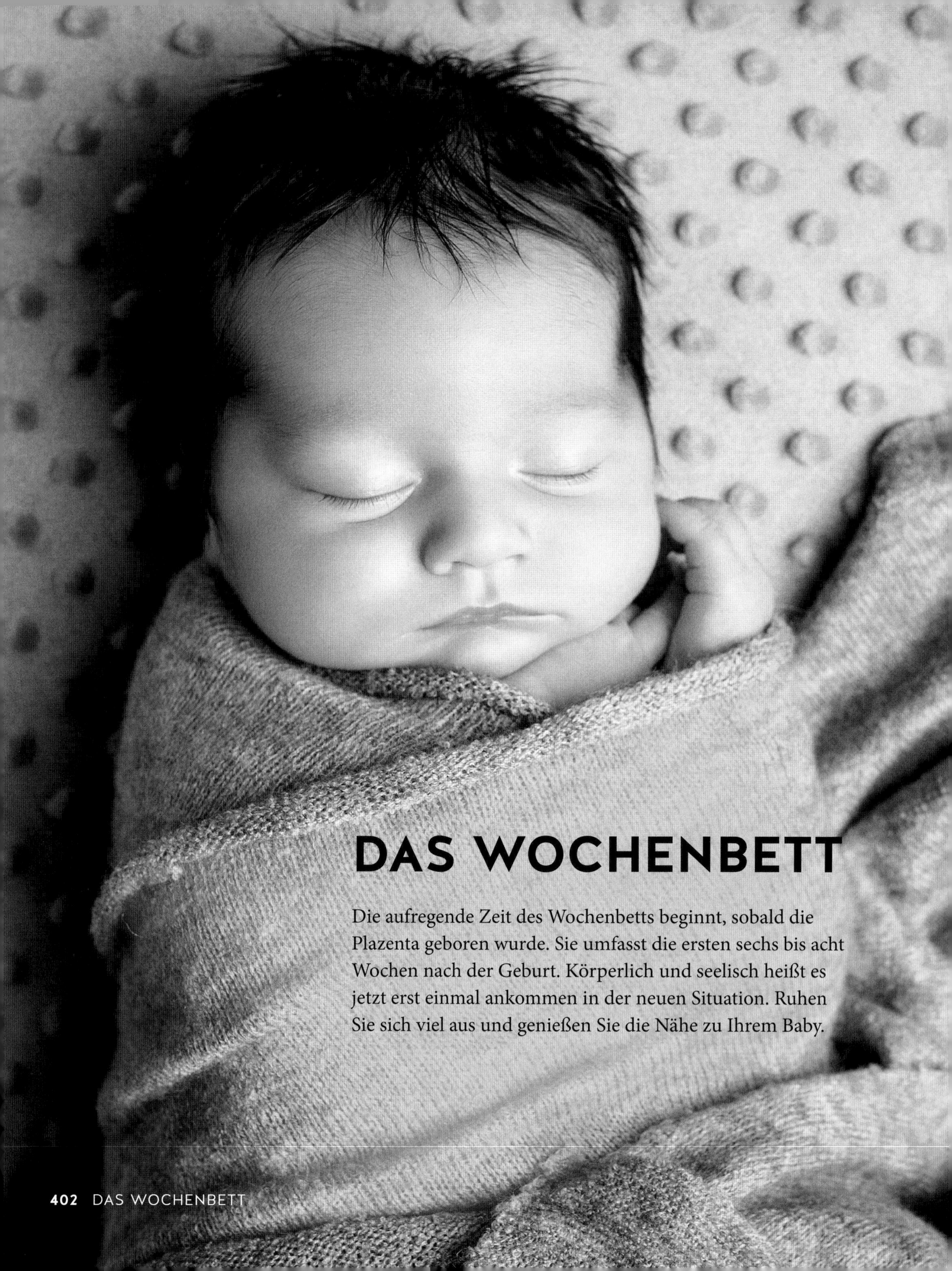

DAS WOCHENBETT

Die aufregende Zeit des Wochenbetts beginnt, sobald die Plazenta geboren wurde. Sie umfasst die ersten sechs bis acht Wochen nach der Geburt. Körperlich und seelisch heißt es jetzt erst einmal ankommen in der neuen Situation. Ruhen Sie sich viel aus und genießen Sie die Nähe zu Ihrem Baby.

NEUER LEBENSABSCHNITT

Sie haben sich neun Monate lang an die Schwangerschaft gewöhnt – und so ist es kein Wunder, dass sich Ihr leerer Bauch und die Situation nach der Geburt erst einmal körperlich und seelisch fremd anfühlen. Starten Sie unaufgeregt in diesen wichtigen Abschnitt Ihres Lebens und lassen Sie Ihren Körper viel Kraft für seine Regeneration tanken. Erlauben Sie sich in den ersten Wochen, sich hinzulegen und auszuruhen, wenn Sie den Wunsch nach Rückzug verspüren. Nehmen Sie ohne schlechtes Gewissen alle Hilfe an, die man Ihnen anbietet, und lassen Sie sich verwöhnen. Genießen Sie diese ersten Wochen, in denen Sie und Ihr Baby sich in aller Ruhe kennenlernen und aneinander gewöhnen.

Die ersten Tage in der Klinik

Bei einer Klinikgeburt werden Mutter und Baby nach zwei bis vier Stunden auf ein Zimmer der Wöchnerinnenstation begleitet, wo sie meist noch zwei bis drei Tage verbringen. Glücklicherweise ist es heute in den meisten deutschen Kliniken selbstverständlich, dass beide gemeinsam in einem Zimmer untergebracht werden (sogenanntes Rooming-in). So sind Sie und Ihr Baby nicht getrennt voneinander. Die Klinikzimmer sind mit Wickeltischen ausgestattet und mit der professionellen Unterstützung des Teams auf der Station werden Sie sich rasch in der neuen Situation zurechtfinden.

Sofern in »Ihrer« Klinik die Möglichkeit besteht, zwischen verschiedenen Zimmervarianten zu wählen, finden Sie in einem Familienzimmer (Zimmer für Sie, Ihr Baby und Ihre Begleitperson) oder in einem Ein- bis Zweibettzimmer immer mehr Ruhe als bei einer Zimmerbelegung mit drei bis vier Frauen und Babys. Sollten Sie gesetzlich versichert sein, können Sie ein Familien- oder Einzelzimmer bekommen, wenn Sie eine Zuzahlung in Kauf nehmen.

Profitieren von der Beratung

Für viele frischgebackene Mütter ist es beruhigend zu wissen, dass sie jederzeit nach einer Schwester oder Hebamme klingeln können – besonders wenn sie eine schwierige Geburt erlebt haben, am Damm verletzt sind, ein Kaiserschnitt nötig war oder das Baby während der Geburt Stress hatte. Es ist dann entlastend, wenn jemand da ist, der die richtigen Handgriffe und Tricks zeigt. Die Säuglingsschwester oder die Hebamme erklärt Ihnen alles Wichtige im Umgang mit dem Baby – vom Wickeln und Anziehen über die Nabelpflege und das Temperaturmessen bis hin zum Hochnehmen, Halten und Ablegen des Säuglings. Sie bekommen Tipps, in welchen Positionen Sie Ihr Baby anlegen können, wie Sie Ihre Brust pflegen und eventuell auch, wie man eine elektrische Milchpumpe bedient. Zum Beratungsspektrum gehören zudem die Ernährung in der Stillzeit, die Versorgung eventueller Verletzungen und erste leichte Übungen zur Rückbildung im frühen Wochenbett.

Es kommt aber auch vor, dass sich Eltern in der Klinik nicht so richtig wohlfühlen, weil der streng strukturierte Tagesablauf nicht ihren Lebensgewohnheiten entspricht. Manchmal erfüllt eine schier endlose Anzahl fremder Menschen ihre Aufgaben im Zimmer – vom Bodenputzen und Müllentleeren übers Essenbringen bis zum Windelnauffüllen. Das kann entsetzlich auf die Nerven gehen. Dazu kommt dann noch das medizinische Personal: Schwestern, Hebammen, Stillberaterinnen, Physiotherapeutinnen und Ärztinnen. Und natürlich wollen auch Familienangehörige und Freunde am Glück der Eltern teilhaben. Dieser Massenansturm ist aller Erfahrung nach nicht gerade das, was sich eine Wöchnerin unter einem ruhigen, entspannten Tag vorstellt. Aber vielleicht haben Sie das Glück, eine Klinik in Ihrer Nähe zu haben, die ihre Wöchnerinnenstation umstrukturiert hat. Sie können sich dann auf eine familienfreundliche, integrative Station mit geregelten Besuchszeiten, Teambetreuung, Büfettsystem und weitestgehendem Verzicht auf Routineabläufe freuen. Diese beliebten Stationen sind derzeit aber leider noch recht selten.

Verarbeiten der Geburtsgeschichte

Jede Geburt eines Babys erzählt eine besondere Geschichte – und egal ob alles bilderbuchmäßig verlaufen ist oder ganz anders als gewünscht: Sie können sehr stolz darauf sein, die enorme Leistung des Gebärens vollbracht zu haben. Diese besondere Erfahrung in Ihrem Leben wird Sie prägen und wachsen lassen, sich aber auch auf Ihre körperliche und emotionale Gesundheit auswirken. Dabei spielt es keine Rolle, wie Sie Ihr Baby zur Welt gebracht haben. Wichtig sind vielmehr der Respekt und die allerbeste Unterstützung durch Ihre Begleiterinnen und Begleiter während dieses Abenteuers. Auf diese haben alle gebärenden Frauen ein Recht.

Wir haben im Wochenbett schon oft Sätze wie diesen gehört: »Es war schrecklich, aber das ist ja jetzt egal. Die Hauptsache ist doch, dass das Baby gesund da durchgekommen ist.« Und ja, natürlich ist es wunderbar, wenn es Ihrem Baby gut geht. Aber es geht auch um Ihr Erleben, Ihre seelische Gesundheit und Ihre Würde beim Verarbeiten der Geburtsgeschichte. Wie oft haben uns sehr glückliche und emotional stabile Frauen von ihren wunderschönen Geburten erzählt, obwohl diese durchaus kompliziert verliefen.

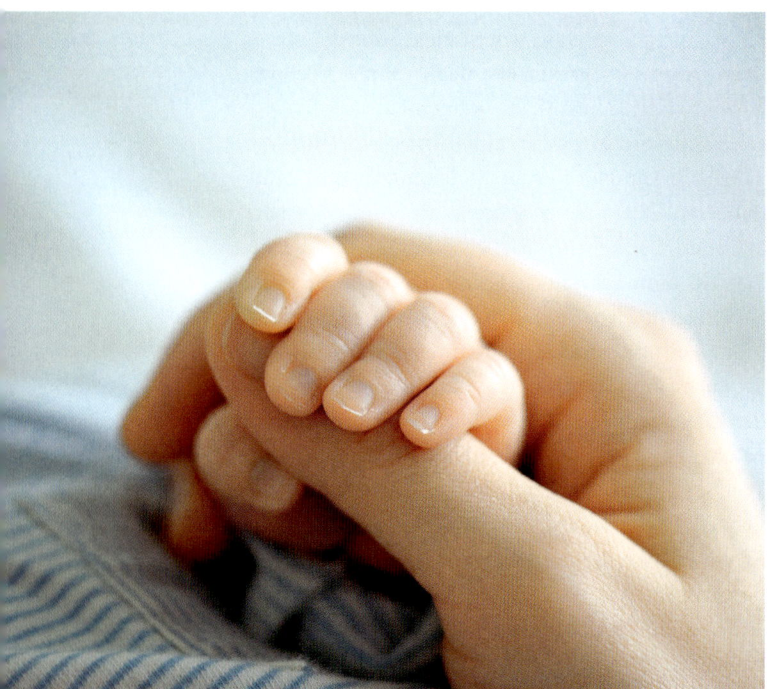

Das Baby sucht von Anfang an Nähe. Wird sein Bedürfnis danach gestillt, kann Bindung wachsen.

Andere Mütter wiederum berichteten, dass sie nach einem unkomplizierten Verlauf unter den schlimmsten Gefühlen litten und alles nur unerträglich fanden. Es ist offensichtlich, dass gebärende Frauen, die positive Erfahrungen machen, sehr gestärkt sind, während Frauen mit negativen Erfahrungen in ihrer emotionalen Sicherheit zutiefst erschüttert sind.

Manchmal braucht es ein paar Tage im Wochenbett, bis es möglich ist, über das Erlebte nachzudenken oder sogar sprechen zu wollen – vor allem wenn Frauen erleben mussten, dass sie während der Geburt alleingelassen wurden, unsensibel mit ihnen umgegangen wurde, sie sich verletzt fühlten oder in ihrer Selbstbestimmung eingeschränkt wurden. Solche Erfahrungen sind alles andere als egal und es hilft nicht, seine Gefühle wegzuschieben und zu verdrängen. Es war nicht richtig, wie mit Ihnen umgegangen wurde, wenn Sie sich so fühlen! Und Sie können diese unangenehmen Gefühle nur loswerden oder schwächer werden lassen, indem Sie sie zulassen, sie auszuhalten lernen und vielleicht auch teilen. Suchen Sie sich Menschen, denen Sie vertrauen, die zuhören und die es auch ertragen, wenn sie wütende oder traurige Erlebnisse zu hören bekommen. Denn oft tut es einfach gut, davon zu erzählen, was man erlebt hat. Das hilft, es zu verarbeiten.

In manchen Kliniken bieten die Frauenärztinnen und Hebammen, die die Geburt begleitet haben, Gespräche an. Dabei können eventuelle Unklarheiten oder unterschiedliche Wahrnehmungen besprochen und geklärt werden. Falls es an Ihrem Gebärort keine solche Möglichkeit gibt, reden Sie mit Ihrer Hebamme oder Ärztin über die Geburt und bitten Sie sie, Ihnen den Geburtsbericht zuzuschicken und ihn gemeinsam mit Ihnen durchzugehen, falls Sie sich an genaue Abläufe erinnern möchten.

Eine andere Möglichkeit, die Geburt zu verarbeiten, ist, das Erlebte aufzuschreiben. Sie müssen dazu kein minutengenaues Protokoll erstellen, sondern sich eher Notizen zu den Gefühlen oder Gedanken machen, die Sie beschäftigen. Auf diese Weise kann später einmal auch Ihr groß gewordenes Kind an seiner Geburtsgeschichte teilhaben.

Körper und Hormone im Umbau

Mit der Geburt fällt der Pegel der Schwangerschaftshormone schlagartig ab. Andere Hormone übernehmen Aufgaben, um die Gebärmutter wieder auf ihre ursprüngliche Größe zurückzubilden und den Milchfluss für das Stillen anzuregen. Diese starken Hormonschwankungen können Ihnen in der ersten Zeit schwer zusetzen. Einige Frauen erkennen sich selbst kaum wieder in diesem Auf und Ab der Gefühle. Auch wenn Ihnen das Ganze sehr anstrengend erscheint, hat es doch einen Sinn: Ihre Empfindsamkeit erleichtert es Ihnen, das Baby anzunehmen, und stärkt den Wunsch, sich um es zu kümmern.

Zur Empfindsamkeit kommt oft noch eine große Verletzlichkeit gegenüber Menschen, die sich unsensibel verhalten. Daher ist es sinnvoll, sich selbst vor Belastungen zu schützen. Frauen sollten sich erst einmal in der neuen Rolle sicherer fühlen, bevor sie sich wieder für die ganze Welt öffnen. Schaffen Sie sich daher für die ersten Wochen mit Ihrem Baby einen kuscheligen Rückzugsort, an den Sie sich »verkriechen« können, wenn Ihnen danach ist.

Dass Sie häufig Wasser lassen müssen und vor allem nachts stark schwitzen, sind ganz normale körperliche Symptome und auf das Sinken des Schwangerschaftshormonspiegels zurückzuführen. Ihr Körper wird so das Wasser wieder los, das sich in den vergangenen Monaten zusätzlich im Gewebe angesammelt hat. Viele Frauen müssen ihre Kleidung in der Nacht sogar mehrmals wechseln, so durchnässt sind sie. Legen Sie daher Wechselkleidung neben das Bett, damit Sie nicht groß aufstehen müssen, wenn Sie lieber schlafen würden. Sinnvoll ist auch, im Bett ein großes Handtuch unterzulegen – es ist schneller ausgetauscht als ein Bettlaken. Eine weitere unangenehme Folge des starken Schwitzens ist, dass Ihr Stuhlgang sehr fest werden kann. In diesem Fall können eine ballaststoffreiche Ernährung, viel Flüssigkeit und etwas Bewegung Abhilfe schaffen.

Zwischen dem zweiten und fünften Tag nach der Geburt steigt der Prolaktinspiegel, was bewirkt, dass die Brüste anschwellen, was wiederum mit einem Wärmegefühl, Rötungen und starker Berührungsempfindlichkeit einhergeht. Diese Tage sind häufig begleitet von Erschöpfung, Traurigkeit und auch Unglücklichsein. Das liegt daran, dass nach der Geburt die Ausschüttung der Glückshormone sinkt, Sie langsam den Schlafmangel spüren und in Ihrer neuen Lebenssituation einfach noch nicht so sicher sind. In dieser Phase verlieren viele Eltern, weil sie sich total auf das Baby einlassen, kurzzeitig jedes Zeitgefühl. Während wir als Erwachsene normalerweise unsere Zeit streng einteilen und sicher wissen, dass Dinge sich ändern oder auch vergehen, scheinen frischgebackene Eltern genauso im Hier und Jetzt zu leben wie ihr Baby. Bei Hausbesuchen hören Hebammen daher oft Aussagen wie: »Ich weiß gar nicht, wie das weitergehen soll. Unser Baby will alle ein bis zwei Stunden an die Brust und ich bin noch nicht einmal unter die Dusche gekommen.« Oder sie erleben, dass ihnen ein junger Vater nachmittags nur in Unterhose bekleidet die Türe öffnet und erstaunt meint: »Oh je, Sie sind es schon! Wie spät ist es denn?« So komisch das klingen mag: Das ist genau richtig so! Lassen Sie sich diese Zeit außerhalb des »normalen« Takts nicht nehmen und erlauben Sie nur solchen Menschen Zutritt in Ihre »Wochenbettsuite«, die Sie in den Arm nehmen, ohne viel zu fragen oder verstehen zu wollen, wenn Sie Trost brauchen. Es ist Ihr Raum und es ist hilfreich, diese erste Zeit so anzunehmen, wie sie ist – ohne irgendwelchen Klischees von Elternglück in perfekter Umgebung entsprechen zu wollen.

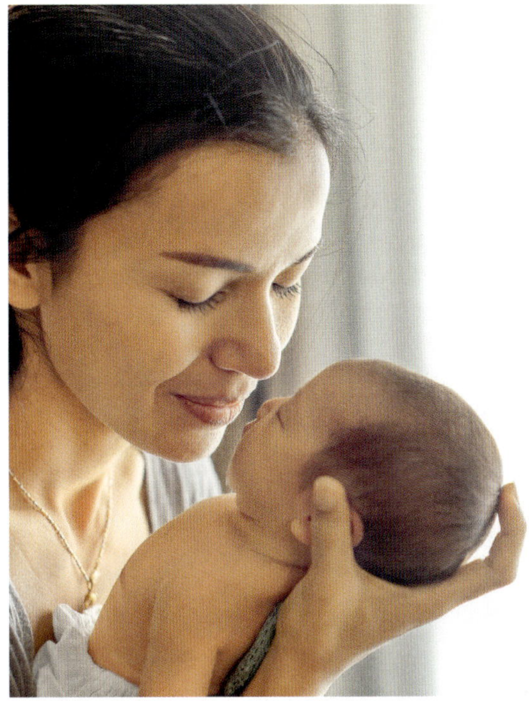

Das Wochenbett ist auch dazu da, sich näher kennenzulernen und in die neue Rolle als Mutter zu finden.

Rückbildung der Gebärmutter

Ihre um ein Vielfaches angewachsene Gebärmutter muss sich jetzt wieder zurückbilden. Während sie unmittelbar nach der Geburt noch bis zu Ihrem

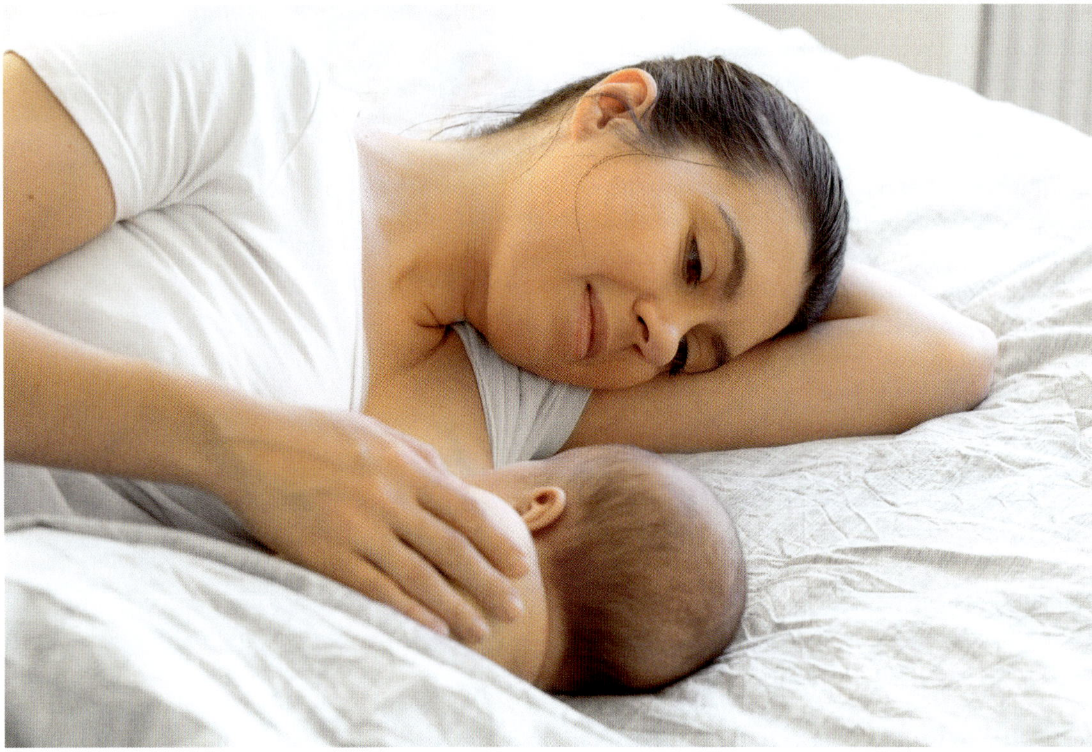

Durch häufiges Anlegen lernen beide Seiten recht rasch, wie das Stillen funktioniert. Zudem wird die Milchbildung angekurbelt, die Gebärmutter bildet sich schneller zurück und der Wochenfluss wird reduziert.

Nabel herabreichte, nimmt sie nun innerhalb von nur 10 bis 14 Tagen wieder ihre ursprüngliche, ungefähr faustgroße Größe an. Insgesamt brauchen die inneren »Umbauprozesse« sechs bis acht Wochen.
Die Muskulatur und die Haut brauchen ebenfalls Zeit, um wieder auf ein normales Maß zu schrumpfen. Genauso kommt Ihr Gewicht von vor der Schwangerschaft früh genug zurück – in der Regel nach sechs bis zehn Monaten. Bis es so weit ist, werden Sie weiterhin aussehen, als seien Sie im fünften oder sechsten Monat schwanger. Gestehen Sie sich diese Zeit zu und setzen Sie den Fokus auf die wichtigste Aufgabe: die Beziehung zu Ihrem Baby.

Nachwehen

Nachwehen unterstützen die Rückbildung: Sie lassen die Gebärmutter sich zusammenziehen und regen den Wochenfluss an. Sie werden unter anderem durch das Hormon Oxytocin angeregt, das ausgeschüttet wird, wenn Sie Ihr Baby anlegen. Wundern Sie sich also nicht, wenn Sie in den ersten Tagen beim Stillen ein Ziehen im Unterbauch spüren.

Beim ersten Baby sind die Nachwehen selten schmerzhaft. Beim zweiten und weiteren Baby(s) werden sie dagegen oft von krampfartigen Schmerzen begleitet. Versuchen Sie es dann mit tiefer Bauchatmung. Das bringt in vielen Fällen schon deutliche Linderung. Hilfreich für die Rückbildung sind zudem körperliche Ruhe (und damit ist gemeint, dass Sie den überwiegenden Teil des Tages wirklich im Bett verbringen sollten) und das regelmäßige Entleeren der Harnblase. Denn eine volle Blase nimmt der Gebärmutter im Becken den Raum, den sie fürs Kleinerwerden braucht. Das verschlimmert die Beschwerden der Nachwehen.
Wir empfehlen für die ersten Tage nach der Geburt auch gern, sich zweimal täglich für etwa 30 Minuten auf den Bauch zu legen. Falls Ihre Brust in dieser Position schon zu sehr spannt, hilft ein kleines Kissen oder eine Handtuchrolle zwischen Brüsten und Bauch, um angenehm liegen zu können. Vielen Frauen tut auch Wärme gut – in Form eines um den Bauch gewickelten Schals, eines Vollbads (15 Minuten bei 37 °C) oder einer Wärmflasche. Allerdings

dürfen Sie die Wärmflasche nicht auf den schmerzenden Bauch legen, dadurch kann die Blutung nämlich noch deutlich stärker werden. Platzieren Sie sie stattdessen auf Höhe des Kreuzbeins unter dem Rücken. Die Wärme strahlt von dort nach vorne aus. Falls Sie die Nachwehen als zu schmerzhaft empfinden, sprechen Sie mit Ihrer Hebamme oder Ihrer Frauenärztin über ein Schmerzmittel, das Sie auch als Stillende einnehmen können. Sie können aber sicher sein, dass die Schmerzen von Tag zu Tag nachlassen, wenn die Gebärmutter immer kleiner wird.

Wochenfluss

Wenn sich die Plazenta von der Gebärmutter löst, entsteht eine Wunde, die erst im Verlauf des Wochenbetts wieder verheilt. In dieser Zeit werden mit dem sogenannten Wochenfluss Blut, Schleim, eventuelle Reste der Eihäute und blutiges Sekret der heilenden Plazentahaftstelle aus dem Körper gespült.
In den ersten zwei bis drei Tagen nach der Geburt ist der Wochenfluss deutlich stärker als eine Menstruationsblutung und kräftig rot. Wundern Sie sich auch nicht, wenn Sie größere Blutklumpen, ähnlich einem Stück Leber, in Ihrer Binde finden. Das ist geronnenes Blut (Koagel), das sich in der Gebärmutterhöhle gesammelt hat und nun durch die Kontraktionen aus ihr herausbefördert wird. Je mehr die Wunden verheilen, desto mehr nimmt der Wochenfluss ab. Mit der Zeit wird er erst eher bräunlich, dann gelblich und zuletzt weiß. Insgesamt dauert der Wochenfluss drei bis sechs Wochen. Er tritt übrigens auch nach einem Kaiserschnitt auf, weil bei diesem die Wunde der abgelösten Plazenta ebenso heilen muss und bis dahin Sekret absondert.
Besorgen Sie sich für die ersten Tage unparfümierte große Binden oder Vlies- beziehungsweise Flockenwindeln aus dem Drogeriemarkt und tragen Sie darüber große Baumwollunterhosen oder Slips aus anderen atmungsaktiven Materialien. Für die späteren Tage genügen dann kleinere Binden oder Slipeinlagen ohne Plastikfolie. Wechseln Sie die Binden alle drei bis vier Stunden und waschen Sie sich vorher und danach gründlich die Hände. Wasser und Seife genügen dazu völlig. Desinfektionsmittel sind zur Hygiene im häuslichen Bereich nicht zu empfehlen.
Spülen oder duschen Sie Ihre Vulva am besten zweimal täglich mit klarem Wasser und tupfen Sie sie anschließend vorsichtig trocken.
Da der Wochenfluss ungehindert abfließen soll, ist es wichtig, in den ersten Wochen keine Tampons zu benutzen. Erst zum Ende des Wochenbetts (nach sechs bis acht Wochen) ist es wieder möglich, Tampons zu verwenden – allerdings dürfen sie auch dann nie länger als drei Stunden im Körper bleiben.

Schmerzen an der Vulva, in der Vagina und am Anus

In den ersten Tagen nach der Geburt fühlen sich Vagina, Vulva und Anus noch etwas fremd an, selbst wenn keine größeren Verletzungen aufgetreten sind. Kein Wunder: Der gesamte Genitalbereich ist nach der Geburt gedehnt, etwas geschwollen. Sofern keine Wunden durch Nähte versorgt werden mussten, dauert es zwei bis fünf Tage, bis Vagina und Dammbereich sich wieder vertrauter anfühlen. So lange benötigen auch leichte Hautabschürfungen und winzige Platzwunden, um zu heilen.
Oft spüren Frauen in den ersten Tagen des Wochenbetts beim Wasserlassen ein Brennen in der Vulva, was an winzig kleinen Hautverletzungen liegt. In diesem Fall können Sie probieren, im Stehen in der Badewanne oder Dusche Wasser zu lassen, während Sie gleichzeitig den Duschkopf mit lauwarmem Wasser auf Ihren Genitalbereich richten. Das lindert starkes Brennen.
Sollten Sie überhaupt keinen Harndrang verspüren oder – im Gegenteil – permanent (ohne Schmerzen) das Gefühl haben, zur Toilette gehen zu müssen, hilft es, sehr viel zu trinken und mindestens alle drei Stunden zur Toilette zu gehen – auch ohne Harndrang. Oft hilft dann der alte Trick, die Bauchdecke etwas anzuspannen und in einen Flaschenhals zu pusten oder eine Hand im Waschbecken unter plätscherndes Wasser zu halten.
Wenn Sie Ihre Toilette wieder sitzend benutzen, empfiehlt es sich, vorher ein Gefäß mit Gießtülle (beispielsweise einen Messbecher) mit lauwarmem Wasser zu füllen, das Sie anschließend beim Wasserlassen langsam über Ihre Vulva laufen lassen. Wenn Sie dem Wasser noch etwas Meersalz (ein gestrichener Teelöffel auf einen Liter Wasser) oder Calendulaessenz aus der Apotheke oder Drogerie (einen Esslöffel auf einen Liter Wasser) zusetzen, kann das den Heilungsprozess der kleinen Wunden unterstützen. Trinken Sie außerdem viel stilles Wasser, denn der verdünnte Urin reizt beim Wasserlassen weniger.

Viele Frauen haben in den ersten Tagen nach der Geburt Verstopfung. Bedingt durch die veränderte Hormonlage und die stark überdehnte Bauchmuskulatur ist eine leichte Darmträgheit kein Wunder. Außerdem muss sich im Bauchraum erst wieder alles seinen alten Platz suchen, nachdem die Verdauungsorgane in der Schwangerschaft zur Seite und nach oben in den Bauchraum geschoben wurden. Daher ist es ganz normal, dass in den ersten zwei bis vier Tagen kein Stuhlgang kommt.

Eine ballaststoffreiche Ernährung mit Vollkornprodukten, Müsli, Joghurt, Nüssen und viel frischem Obst und Gemüse ist zu empfehlen. Wenn Sie sich zu verstopft fühlen, helfen zudem ganze oder geschrotete Flohsamen. Füllen Sie ein bis zwei Teelöffel davon in ein Glas Wasser oder in Naturjoghurt. Weil Flohsamen sehr viel Flüssigkeit binden können, nimmt durch sie das Stuhlvolumen zu, was wiederum die Darmtätigkeit anregt. Damit die Flohsamen im Darm richtig aufquellen können, ist es jedoch wichtig, ausreichend zu trinken, sonst helfen sie nicht, sondern können die Verstopfung sogar noch fördern. Trinken Sie daher viel Wasser oder ungesüßten Kräutertee.

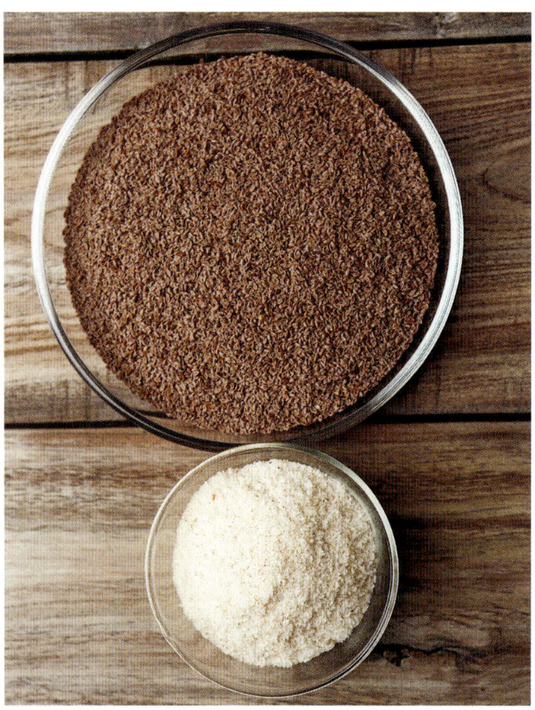

Flohsamen – ganz oder geschrotet – unterstützen sanft die Verdauung. Wichtig dazu: viel trinken.

Vielen Frauen tut es gerade bei festerem Stuhlgang gut, mit einer Binde leichten Gegendruck am Dammgewebe auszuüben und den Darm eher in einer leicht gehockten Position zu entleeren, zum Beispiel indem sie ihre Füße auf einem kleinen Hocker vor der Toilette abstützen.

Nach dem Stuhlgang ist es wichtig, sich immer von vorne nach hinten zu reinigen, damit keine Darmbakterien in kleine Verletzungen oder in die Harnröhre gelangen. Dabei ist es leichter, mit einem angefeuchteten Papier zu tupfen, als mit trockenem Papier zu wischen.

Damm- und Labienriss oder Dammschnitt

Falls Sie eine Geburt mit einem größeren Dammoder Labienriss oder einem Dammschnitt erfahren haben, ist das Allerwichtigste, dass Sie so viel wie möglich liegen, um das verletzte Gewebe bei der Heilung zu unterstützen. Aufrechte Positionen belasten Ihren Beckenboden – genauso wie Sitzen im Schneidersitz oder auf weichem Untergrund oder einem Sitzkissen. Wenn Sie schon sitzen, dann auf einem harten Untergrund. Der leichte Gegendruck auf den Beckenboden unterstützt die Heilung.

In den ersten Tagen nach der Geburt können Sie die Beschwerden infolge der Verletzungen lindern, indem Sie den Bereich kühlen. In den ersten 24 Stunden empfiehlt es sich, alle vier bis sechs Stunden für fünf bis zehn Minuten ein mit einer Windel umwickeltes Coolpack auf die Wunde zu legen. Sie können auch Kondome mit Wasser füllen, im Kühlschrank kalt halten und bei Bedarf mit Stoff umwickelt auflegen. So eine kühlende Auflage wirkt leicht betäubend und lässt Schwellungen zurückgehen. Nach dem ersten Tag kühlen Sie dann nach Bedarf.

Nach einer Woche können Sie zweimal am Tag Sitzbäder von jeweils zehn Minuten nehmen. Als Zusatz eignen sich Eichenrinde, Kamille, Meersalz oder auch ein Schwarzteeaufguss. Für Letzteren brühen Sie zwei gehäufte Esslöffel schwarzen Tee mit einem Liter kochendem Wasser auf, lassen den Sud zehn Minuten ziehen und fügen anschließend den gesiebten Tee dem Wasser in der Wanne hinzu (Wassertemperatur: 37 °C).

Ein Dammriss und -schnitt wird mit selbstauflösenden Fäden genäht. Es ist daher ganz normal, längere Fadenstücke oder auch einmal einen Knoten in der Binde zu finden. Falls es sehr zwickt, bitten Sie Ihre

Hebamme oder Frauenärztin, das unangenehm störende Fadenstück zu entfernen.
Nach 10 bis 14 Tagen sind im oberen, sichtbaren Bereich des Damms und der Labien meistens keine Fäden mehr zu entdecken. Die im tieferen Gewebe liegenden Fäden brauchen bis zu 50 Tage, ehe der Körper sie ganz abgebaut hat.

Blutergüsse (Hämatome)

Nach Riss- oder Schnittverletzungen sowohl im Dammbereich als auch nach einem Kaiserschnitt können Einblutungen ins umliegende Gewebe auftreten. Genauso kommt es manchmal, wenn ein Baby es bei der Geburt nicht so leicht hatte, durch das Becken in Richtung Beckenboden zu gelangen, infolge von Druckstellen und Stauchungen tief in der Vagina zu Blutergüssen.
Bei der Bildung so eines Hämatoms sammelt sich Blut in einem Hohlraum oder im Gewebe, was bei einer gewissen Größe arge Beschwerden bereiten kann. Zunächst verfärbt sich das Gewebe rot, später wandelt sich die Farbe von blau über braun und grün bis zu gelb, bevor der Bluterguss ganz verschwindet. Genauso typisch ist, dass das Hämatom anfangs nicht unbedingt schmerzhaft ist, sondern sich die Missempfindung langsam steigert.
In der Regel geht ein Bluterguss, je nachdem, wie groß er ist, nach 4 bis 14 Tagen von allein zurück. Auch hier ist es wichtig, den Bereich zu kühlen und sich möglichst drei bis fünf Tage wenig in aufrechter Position zu halten. Die Auflage von Tüchern mit Arnicaessenz (Apotheke oder Drogerie) kann ebenfalls guttun. Entsteht der Bluterguss um eine Verletzung herum, verzögert sich die Heilung.
Falls Sie ein anhaltendes Druckgefühl tief in der Vagina spüren, bitten Sie Ihre Hebamme oder Frauenärztin, nach der Ursache zu schauen. Manchmal wird bei starken Beschwerden zu entzündungshemmenden Cremes, Tabletten oder Zäpfchen geraten, die die Rückbildung des Hämatoms unterstützen.

Hämorrhoiden

Als Hämorrhoiden bezeichnet man die Erweiterungen der Mastdarmschwellkörper, die innen und außen um den Anus herum liegen, vom Aussehen an Krampfadern erinnern und mitunter erhebliche Schmerzen verursachen. Sie können bereits während der Schwangerschaft, vor allem aber bei der Geburt und hier gerade in der Austrittsphase entstehen. Aber auch harter Stuhlgang im Wochenbett kann sie zutage bringen.
Zum Glück helfen verschiedene Hausmittel, die Beschwerden zu lindern. Dazu gehören wieder kühlende Auflagen oder mit kaltem Wasser gefüllte Kondome aus dem Kühlschrank. Auch eine Kartoffelauflage hat sich bewährt. Dazu legen Sie zweimal täglich eine

GUT ZU WISSEN

UNTERSTÜTZT DIE HEILUNG

Hamamelisextrakt (gibt's in der Apotheke oder im Drogeriemarkt) wirkt auf Schleimhäute und Wunden entzündungshemmend, adstringierend und reizmildernd. Tauchen Sie ein Baumwolltuch oder eine Binde in eine Lösung aus einem Teelöffel Hamamelisextrakt und 100 Milliliter lauwarmem Wasser und legen Sie die Auflage auf die betroffene Partie. Alternativ können Sie im Kühlschrank gelagerte Binden mit etwas Calendula- oder Olivenöl beträufeln und sie dann auf die Wunde legen. Damit wird die Haut gleichzeitig gekühlt und gepflegt und auch die Haare im Genitalbereich verkleben nicht so schnell.

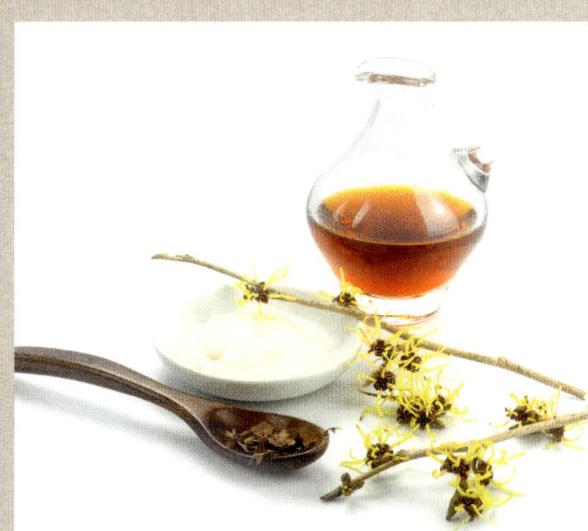

Scheibe einer frischen, rohen Kartoffel für 20 Minuten auf die Hämorrhoiden.

Viele Frauen empfinden Sitzbäder als wohltuend, etwa mit Schwarztee (siehe Seite 408) oder Kamillentee. Für Letzteren übergießen Sie eine Handvoll getrocknete Kamillenblüten mit einem Liter kochendem Wasser, lassen das Ganze 10 Minuten ziehen und geben den Aufguss dann durch ein Sieb in das lauwarme Sitzbadwasser. Auch ein Eichenrindenaufguss hat sich bewährt. Für diesen lassen Sie drei Esslöffel Eichenrinde 15 Minuten leise in einem halben Liter Wasser köcheln, ehe Sie den Aufguss durch ein Sieb dem eher kühlen Sitzbad zufügen.

In der Apotheke gibt es Zäpfchen und Salben, die lokale Betäubungsmittel, Stoffe zur Auflösung von Blutgerinnseln oder abschwellende Substanzen enthalten. Die Wirkstoffe sind in der Regel nicht gefährlich für gestillte Babys. Da einige dieser Medikamente jedoch verschreibungspflichtig sind, müssen Sie die Anwendung vorher mit Ihrer Frauenärztin besprechen. Als frei verkäufliche Creme schätzen viele Frauen fetthaltige Produkte mit pflanzlichem Zusatz, wie zum Beispiel Hamamelis. Generell empfiehlt sich auch hier, viel zu trinken und sich ballaststoffreich zu ernähren, weil so der Stuhl eher weich ist. Flohsamen können ebenfalls wieder helfen.

Die gute Nachricht: Bei den allermeisten Frauen bilden sich die Hämorrhoiden innerhalb der ersten sechs Wochen nach der Geburt vollständig zurück. Falls nicht, empfehlen wir einen späteren Besuch bei einer Chirurgin – frühestens jedoch drei Monate nach der Geburt.

Beckenboden

Die dreischichtige Beckenbodenmuskulatur ist mit dem Bindegewebe des Beckens verbunden und stützt die Organe des kleinen Beckens und Bauchraums nach unten ab. Dieser leider oft so wenig beachtete Bereich des Körpers hat während der Schwangerschaft und Geburt Enormes geleistet: Um Platz für das wachsende Baby zu schaffen, wurden die Muskeln in Ihrer Bauchdecke und Ihrem Beckenboden in den vergangenen Monaten gedehnt und sind weicher geworden. Bei der Geburt wurden die Beckenbodenmuskeln dann noch mal zur Seite gedrängt und aufgedehnt. Aus diesem Grund ist die Muskelspannung in diesem Bereich, der Vagina, Blasen- und Darmausgang umschließt und für das Öffnen, Verschließen, Zurückhalten und Hergeben zuständig ist, lockerer als sonst. Viele Frauen haben in den ersten Tagen nach der Geburt sogar ein Gefühl, als falle ihnen die Gebärmutter heraus. Umso wichtiger ist es, diese Muskulatur in den ersten zwei Wochen nach der Geburt zu schonen und nicht durch langes Sitzen, Stehen oder schweres Tragen noch zusätzlich zu belasten. Selbst wenn Sie keinerlei Beschwerden wahrnehmen, ist die Aufmerksamkeit und Unterstützung der Rückbildung Ihres Beckenbodens ein äußerst wichtiges Thema. Denn ein lockerer Beckenboden verursacht auf Dauer Schwierigkeiten bei der Körperhaltung, beim Sex, bei weiteren Schwangerschaften und kann im Alter zu Inkontinenzproblemen führen.

Es gibt eine Reihe hilfreicher Entlastungstipps für den Alltag:

- Stehen Sie aus der liegenden Position wie in der Schwangerschaft weiter über die Seite auf.
- Im Stehen verteilen Sie das Gewicht gleichmäßig auf die hüftbreit auseinanderstehenden Füße und vermeiden ein Hohlkreuz.

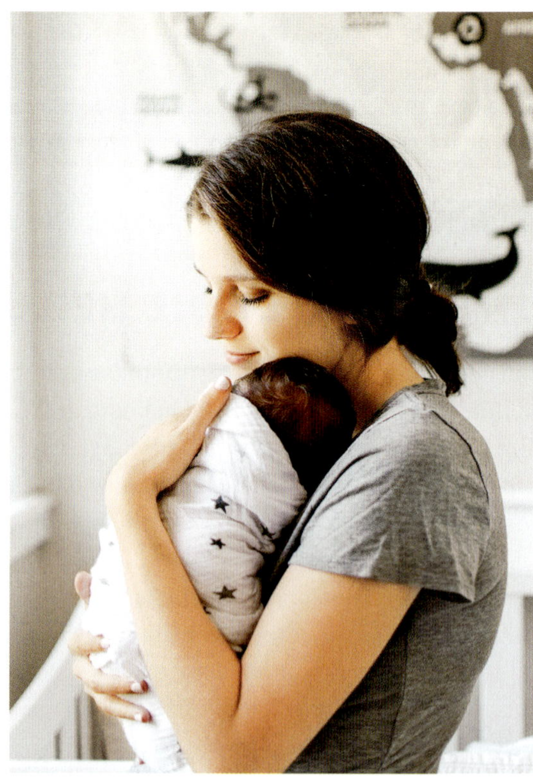

Ihr Baby ist das Schwerste, was eine Frau in den ersten Wochen nach der Geburt tragen sollte.

- Heben Sie nichts, was mehr wiegt als Ihr Baby.
- Beim Tragen des Babys entlastet eine Tragehilfe oder ein Tuch.
- Versuchen Sie beim Niesen oder Husten aufrecht zu stehen und den Oberkörper zur Seite zu drehen, um in die Armbeuge zu niesen oder zu husten.
- Planen Sie beim Gang zur Toilette immer genug Zeit ein, damit Sie nicht in der Eile stark drücken oder pressen müssen.

Als zweiten Schritt können Sie neben diesen grundlegenden Maßnahmen mit Ihrer Hebamme erste sehr leichte, gezielte Beckenbodenwahrnehmungsübungen besprechen und trainieren – vorausgesetzt, dass sich eventuelle Beschwerden dadurch nicht verschlimmern und Sie sich überhaupt vorstellen können, täglich schon drei bis fünf Minuten zu üben.

Einen richtigen Rückbildungskurs empfehlen wir nicht vor dem Ablauf von acht Wochen nach der Geburt. Nach einem Kaiserschnitt dürfen Sie gern noch etwas später starten, um Ihre Bauchmuskeln nicht zu früh wieder zu trainieren.

Hebammenhilfe

Um Sie zu unterstützen, kann Ihre Hebamme nach der Geburt zu Ihnen nach Hause kommen, um die gesunde Menge des Wochenflusses, die Rückbildungsvorgänge, die Heilung von Geburtsverletzungen und natürlich auch die Entwicklung Ihres Babys zu beobachten. Sie begleitet und berät Sie außerdem bei allen Fragen rund um das Leben mit dem und die Pflege des Neugeborenen.

Bis zum zehnten Tag nach der Geburt hat jede gesetzlich krankenversicherte Frau Anspruch auf mindestens einen täglichen Besuch durch die Hebamme. Bis Ihr Baby zwölf Wochen alt ist, sind weitere 16 Termine in Form von Hausbesuchen oder Telefonberatungen möglich. Gibt es Schwierigkeiten mit dem Stillen oder der Ernährung, können Sie nach diesen drei Monaten noch achtmal Kontakt zu Ihrer Hebamme aufnehmen. Und wenn Sie darüber hinaus noch mehr Unterstützung brauchen, sind auf Verordnung Ihrer Ärztin auch noch weitere Besuche möglich.

ÜBUNG

ERSTE SANFTE ÜBUNGEN FÜR DEN BECKENBODEN

Wahrnehmungsübung im Sitzen

- Setzen Sie sich leicht nach vorne gebeugt auf einen Stuhl und spannen Sie mit dem Ausatmen alle Muskeln im Genitalbereich an. Beim Entspannen atmen Sie wieder ein.
- Nehmen Sie beim Zusammenziehen ein leichtes Heben und beim Entspannen ein Senken wahr, arbeiten Sie mit den Gesäßmuskeln. Dagegen spüren Sie beim Einsatz der Beckenbodenmuskulatur eher Ihren Dammbereich, also den Bereich zwischen Vagina und Anus.
- Bei den ersten Versuchen, den Beckenboden im Sitzen wahrzunehmen, werden meist nur die Gesäßmuskeln angespannt. Lassen Sie sich davon aber nicht rausbringen. Mit ein wenig Übung klappt die Unterscheidung zwischen Beckenboden- und Gesäßmuskulatur immer besser.

Atemübung im Liegen

- Legen Sie sich mit angestellten Beinen auf den Rücken und legen Sie Ihre Hände auf Ihren Bauch. Spüren Sie, wie sich beim Einatmen Ihr Bauch weitet, und wählen Sie beim Ausatmen einen ffff-Ton. Atmen Sie einige Male so ein und aus.
- Nach dem nächsten entspannten Einatmen wählen Sie beim Ausatmen wieder den ffff-Ton. Dabei drücken Sie Ihr Kreuzbein und Ihre Lendenwirbelsäule in die Unterlage und ziehen Ihr Schambein in Richtung Nabel. Gleichzeitig mit dieser Abrollbewegung spannen Sie Ihren Beckenboden vorsichtig in Richtung Bauchraum an.
- Beim nächsten Atemzug lassen Sie Ihre Wirbelsäule in die Ausgangsposition zurückgleiten und lockern Ihren Beckenboden. Wiederholen Sie diese Übung drei- bis fünfmal in einem ruhigen Tempo.

ERSTE UNTERSUCHUNGEN

Kaum ist Ihr Baby »geschlüpft«, kommen auch schon die ersten Tests und Untersuchungen auf es zu und Sie müssen sich fragen, ob Sie dieses oder jenes für Ihr Kind möchten oder nicht. Zuerst einmal aber wird Ihr Baby allein atmen müssen. Das können die allermeisten auch großartig, weil die letzten Phasen der Geburt sie darauf vorbereiten. Der Brustkorb wird in der Vagina so eng zusammengedrückt, dass alles Fruchtwasser in der Lunge und im Mund nach der Geburt des Köpfchens ausgespuckt wird und nichts den ersten Atemzug behindert. Das Umschalten aufs selbstständige Atmen bewirkt aber auch, dass im Bauchraum Zugänge zur Nabelschnur geschlossen werden – was wiederum heißt, dass Ihr Baby ab jetzt Hunger haben wird. Doch wenn es die ersten Tropfen Vormilch an Ihrer Brust trinken durfte, wird es hoffentlich so entspannt sein, dass es die Routineuntersuchungen über sich ergehen lässt.

Apgar-Test

Alle Babys werden nach einer Minute und dann noch einmal nach fünf und zehn Minuten einer Beurteilung ihres allgemeinen Zustands unterzogen. Mithilfe eines international verwendeten Punktesystems werden jedes Mal Atmung, Herzfrequenz, Muskeltonus, Aussehen und Reflexe bewertet. Ihr Baby kann dabei ruhig auf Ihrem Bauch liegen.
Der »beste« Punktwert (zehn Punkte) wird vergeben, wenn in den fünf Bereichen je zwei Punkte gesammelt wurden. Die Bewertungen werden in den Mutterpass und in das Kinderuntersuchungsheft eingetragen. Wenn der Apgar-Wert unter sieben Punkten liegt, werden entsprechende Maßnahmen ergriffen, um dem Baby beim Start ins Leben zu helfen.

pH-Wert

Als weiteres Kriterium wird bei allen in einer Klinik geborenen Babys der pH-Wert gemessen, der Rückschlüsse auf die aktuelle Stoffwechsellage erlaubt. Dazu wird nach dem Abnabeln und möglichst noch vor der Geburt der Plazenta aus der Arterie der Nabelschnur eine Blutprobe (häufig zusätzlich auch noch eine Kontrollprobe aus der Vene) entnommen, die Auskunft über den Säure-Basen-Haushalt des

KÖRPERWISSEN

APGAR-TEST

	0 Punkte	1 Punkt	2 Punkte
Atmung	nicht vorhanden	unregelmäßig, langsam, flach	regelmäßig, das Kind schreit
Herzfrequenz (Puls)	nicht vorhanden	langsam, unter 100 Schlägen pro Minute	mehr als 100 Schläge pro Minute
Muskeltonus (Muskelspannung)	schlaff, kein Tonus	leichter Tonus, leichtes Beugen der Arme und Beine	kräftige, aktive Bewegungen
Aussehen (Hautfarbe, Durchblutung)	blassblaue Hautfarbe	Arme und Beine blau, Körper rosig	rosige Hautfarbe am ganzen Körper
Reflexe	nicht vorhanden	zieht Grimassen	niest, hustet, schreit

Babys gibt. Babys, die während der Geburt Stress durch eine Sauerstoffunterversorgung hatten, zeigen eine Übersäuerung und damit einen niedrigen arteriellen pH-Wert. Bei einem sehr niedrigen pH-Wert müssen die Neugeborenen besonders überwacht oder auch medizinisch behandelt werden.

Die erste Vorsorgeuntersuchung

Die Erstuntersuchung (U1) wird in der Regel nach der ersten Stillmahlzeit durchgeführt. Sie ist die erste von neun bis zehn Vorsorgeuntersuchungen, die bis zum 64. Lebensmonat Ihres Kindes der Früherkennung von Erkrankungen und Entwicklungsverzögerungen dienen. Die U1 wird je nach Geburtsort durch eine Hebamme, Geburtshelferin oder Kinderärztin durchgeführt. Anschließend erfolgt eine Beratung über empfohlene Prophylaxen und Reihenuntersuchungen. Dabei werden Sie auch über eine mögliche Vitamin-K-Gabe und eine optionale Augenprophylaxe informiert und müssen entscheiden, was Ihrem Baby verabreicht werden soll. Alle Neugeborenen haben außerdem den Anspruch auf einen Hörtest zur Früherkennung von Hörstörungen; dieser sollte bis zum dritten Lebenstag erfolgen. Die Ergebnisse aus der U1 werden in das Kinderuntersuchungsheft eingetragen, das Sie von nun an zu jeder Vorsorgeuntersuchung mitbringen sollten.

Vitamin K

Der Körper benötigt Vitamin K zur Blutgerinnung. Da bei Neugeborenen jedoch eventuell noch nicht genug von diesem Vitamin über den Darm aufgenommen wird, kann es in den ersten Lebenswochen zu Mangelsituationen kommen. Um dies zu vermeiden, gehört zum geburtshilflichen Standard bei Neugeborenen die dreimalige Gabe von Vitamin-K-Tropfen (U1 bis U3).

Pulsoxymetrie-Screening auf kritische angeborene Herzfehler

Seit 2017 gibt es diese Untersuchungsmethode, bei der mit einem Lichtsensor am Fuß des Babys in Sekundenschnelle der Sauerstoffgehalt seines Bluts gemessen wird. So lassen sich frühzeitig angeborene Herzfehler feststellen, die bei Ultraschalluntersuchungen während der Schwangerschaftsvorsorge oder nach der Geburt unentdeckt blieben.

Der beste Zeitpunkt für die Messung liegt zwischen der 24. und 48. Lebensstunde, bei ambulanten Geburten in der Klinik kann die Untersuchung aber auch vorgezogen werden (frühestens vier Stunden nach der Geburt). Bei außerklinischen Geburten kann die Pulsoxymetrie im Rahmen der U2 erfolgen (siehe Seite 414).

Hörtest

Die Früherkennungsuntersuchung des Gehörs wird meist bis zum dritten Tag nach der Geburt durchgeführt – also noch in der Klinik. Bei einer Geburt im Geburtshaus oder einer Hausgeburt kann auch eine niedergelassene Kinderärztin das Hörscreening übernehmen. Weil das Testergebnis relativ häufig als auffällig eingestuft wird, muss in vielen Fällen einige Wochen später eine weitere Untersuchung anberaumt werden. Das sollte Sie aber erst einmal nicht beunruhigen, denn in den meisten Fällen liegt diese Auffälligkeit daran, dass sich noch Fruchtwasser in den Gehörgängen befindet. Kinder mit erhöhtem Risiko, etwa kranke oder zu früh geborene Babys, sollten spätestens bis zum Ende des dritten Lebensmonats untersucht werden.

Es gibt zwei Messverfahren: die Messung der otoakustischen Emissionen, eine Art Echo, das das Innenohr zurückschickt, wenn es Töne hört, und die

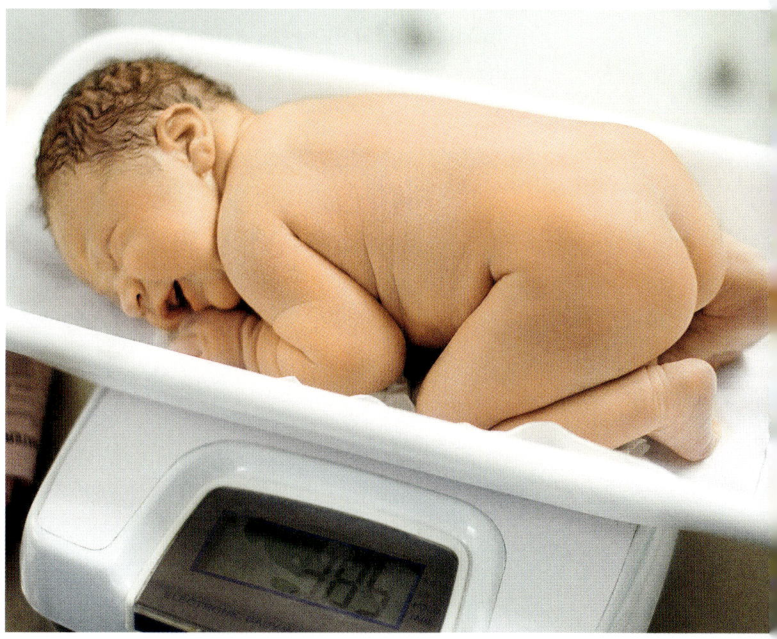

Nach der U1 wissen Sie auch, wie groß und schwer Ihr Baby ist und welchen Umfang sein Köpfchen hat.

Hirnstammaudiometrie, die misst, ob Schallwellen als elektrische Impulse aus dem Innenohr an das Gehirn geleitet und verarbeitet werden.

Die zweite Vorsorgeuntersuchung

Zwischen dem dritten und zehnten Lebenstag erfolgt die zweite Vorsorgeuntersuchung (U2). Sie beinhaltet die Beurteilung von Haut, Organen, Geschlechtsteilen sowie eine Blutentnahme zum Screening auf verschiedene angeborene behandelbare Stoffwechselkrankheiten und Hormonstörungen. Ein Hörtest, ein Pulsoxymetrie-Test auf kritische angeborene Herzfehler und eine Farbkarte zur Bestimmung der Stuhlfarbe wegen einer eventuell vorliegenden Verengung der Gallengänge gehören zum Untersuchungskonzept. Üblicherweise informiert die Kinder- und Jugendärztin im Rahmen dieser Untersuchung auch über Rachitis- und Kariesprophylaxe mit Vitamin-D-Präparaten sowie über eine optimale Schlafumgebung zur Vermeidung des plötzlichen Kindstods.

Wenn Sie sich für eine Hausgeburt oder eine ambulante Geburt in einem Kranken- oder Geburtshaus entschieden haben, bieten viele Kinderärztinnen an, die U2 bei Ihnen zu Hause durchzuführen. Wenn Sie eine solche frühzeitige Entlassung aus dem Kreißsaal wünschen, stellen Sie unbedingt sicher, dass Sie in den ersten Tagen nach der Geburt eine Hebammenbetreuung haben und auch, dass eine Kinderärztin in Ihrer Nähe Ihr Baby als neuen »Patienten« aufnehmen kann.

Neugeborenengelbsucht

Über die Hälfte aller gesunden Babys ist von Neugeborenengelbsucht betroffen: Ihre Haut und ihre Augäpfel nehmen eine gelbe Verfärbung an, die meist am zweiten oder dritten Lebenstag beginnt und am fünften Lebenstag ihren Höhepunkt erreicht. Im Gegensatz zu einer richtigen Hepatitis, die durch Viren verursacht wird, handelt es sich bei der Neugeborenengelbsucht nicht um eine Infektionskrankheit, sondern um eine Anpassungsstörung der Leber in den ersten Lebenstagen. Da bei Frühgeborenen die Leber noch weniger ausgereift ist, tritt bei ihnen deutlich früher eine Gelbfärbung auf. Die Neugeborenengelbsucht ist bei Frühchen außerdem stärker ausgeprägt und dauert länger.

Die meisten reif geborenen Babys mit Neugeborenengelbsucht bedürfen keiner medizinischen Behandlung. Eine gute Stillbetreuung, ausreichende Wärmeversorgung, frühes und häufiges Füttern und eine ausreichende Flüssigkeits- und Nährstoffzufuhr wirken sich positiv auf die Bilirubinwerte aus. Trotzdem überprüft man bei sehr gelben Babys mittels einer Blutuntersuchung regelmäßig die Serum-Bilirubin-Konzentrationen. Wird eine bestimmte Toleranzgrenze überschritten, ist eine Fototherapie zur Behandlung der Neugeborenengelbsucht notwendig. Die Babys werden dabei, nur mit einer kleinen Windel bekleidet, in ein Wärmebettchen unter eine sogenannte Fototherapielampe gelegt. Die Augen werden abgedeckt, um Schäden durch das starke

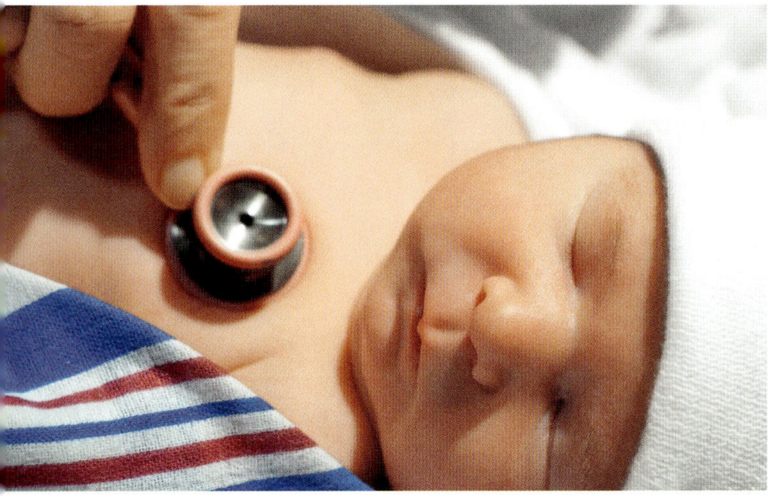

Bei der U2 wird das Baby zwischen dem dritten und zehnten Lebenstag nochmals gründlich untersucht.

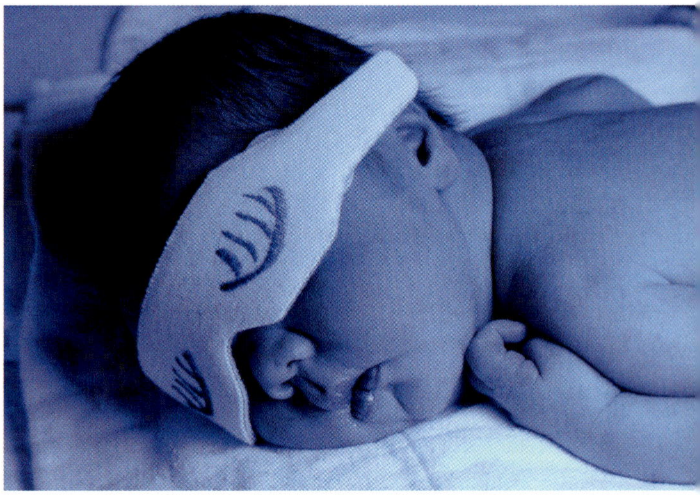

Blaues Licht spaltet das Bilirubin im Blut, es wird wasserlöslich und kann ausgeschieden werden.

Licht zu vermeiden. Durch blaues Licht wird das in der Haut vorhandene wasserunlösliche Bilirubin in wasserlösliches, ungiftiges Fotobilirubin umgewandelt. Dieses kann dann über die Galle und Nieren ausgeschieden werden.

Babys Gewichtszunahme

Babys nehmen in den ersten drei bis fünf Tagen ihres Lebens erst einmal ab, ein Gewichtsverlust von sieben bis acht Prozent ist völlig normal und hat nichts mit zu wenig Nahrung zu tun. Vielmehr werden eingelagerte Gewebsflüssigkeit und Stuhl (Mekonium) ausgeschieden. Machen Sie sich also keine Sorgen! Ihr Baby hat einen winzig kleinen Magen, dem schon wenige Tropfen Ihrer Milch ausreichen, damit mit diesem hochkalorischen Nahrungsmittel alle wichtigen Umbauprozesse in Gang kommen.

Wurde die Mutter bei einer Kaiserschnitt- oder auch bei einer vaginalen Geburt durch Infusionen mit viel Flüssigkeit versorgt, kann das Baby noch mehr Gewicht verlieren als sonst schon. Wie bei allen auffallenden Gewichtsverlusten ist dann wichtig, dass Sie von einer Hebamme oder Stillberaterin begleitet werden und Ihrem Baby jederzeit Zugang zur Brust gewähren, damit sich mehr Milch bilden kann.

Zwischen dem 10. und 14. Lebenstag wird Ihr Baby sein Geburtsgewicht wieder erreicht haben und danach in den nächsten Lebenswochen durchschnittlich 150 bis 200 Gramm pro Woche zunehmen. Ob es gut gedeiht, lässt sich neben dem anfangs täglichen Wiegen auch anhand der Ausscheidungen beurteilen. Wenn Ihr Baby mindestens sechs feuchte Windeln in 24 Stunden produziert und mindestens eine, besser drei Windeln mit Stuhlgang am Tag hat, können Sie davon ausgehen, dass es gut zunimmt.

Die dritte Vorsorgeuntersuchung

Nachdem viele Babys die U1 und U2 in der Klinik erlebt haben, lernen Sie und Ihr Kind zur U3-Untersuchung, die zwischen der vierten und sechsten Lebenswoche stattfindet, die Kinderarztpraxis kennen. Ihre Kinderärztin wird bei dieser Untersuchung auch viele Fragen an Sie haben – über die Schwangerschaft, die Geburt und Ihr gemeinsames Leben in den ersten Wochen – und Sie können über Dinge wie das Schlaf-, Wein- und Essverhalten Ihres Babys erzählen. Die sichere Schlafumgebung für Ihr Baby wird ebenfalls ein Thema sein.

Weitere Inhalte der Untersuchung sind das Messen von Größe, Gewicht und Kopfumfang, das Abhören des Herzes, der Lungen und der Darmgeräusche, das Abtasten der Bauchdecke, die Inspektion des Nabels, Tests der angeborenen Reflexe wie Greif- und Saugreflex, des Hörvermögens (mit einer Babyrassel) und Sehens (Verfolgen von Gegenständen), der Reaktionen auf Ansprache und der Bewegungen. Beim Hüftultraschall wird nach einer eventuellen Fehlstellung des Hüftgelenks geschaut, um diese gegebenenfalls so früh wie möglich zu behandeln.

Impfberatung

Ein weiteres wichtiges Thema bei der U3 ist ein Gespräch über das Impfen. Impfungen sind dazu entwickelt worden, Krankheiten, die schwerwiegende Folgen haben können, weltweit abzuschaffen. Ihrem Baby werden dabei entweder abgetötete oder sehr abgeschwächte Krankheitserreger zugeführt. Der Impfstoff bewirkt, dass der Körper eine Abwehrreaktion auf diese Erreger entwickelt, indem er Antikörper bildet. Falls Ihr Kind im späteren Leben aber jemals in Kontakt mit einem der geimpften Krankheitserreger kommen sollte, ist der Körper schon so gut vorbereitet, dass er gleich zielgerichtet dagegen agieren kann.

Laut Impfkalender und der Empfehlung der ständigen Impfkommission (STIKO) ist bei Babys (geboren zwischen Oktober bis März) eine Prophylaxe gegen das RSV Virus in den ersten Lebenstagen empfohlen. Dieses Respiratorische Synzytial-Virus kann bei Babys zu schweren Atemwegserkrankungen führen. In der sechsten Lebenswoche kann mit einer Schluckimpfung gegen Rotaviren (Durchfallerreger) geimpft werden. Danach folgt zur achten Woche eine Achtfach-Impfung gegen Diphterie, Tetanus, Keuchhusten, Influenza (HiB), Polio (Kinderlähmung), Hepatitis B, Pneumokokken und Meningokokken B. Es können auch einzelne Impfungen ausgelassen und/oder später nachgeholt werden. Klären Sie alle offenen Fragen und Bedenken mit Ihrer Kinderärztin, um den für Sie und Ihr Baby richtigen Weg zu finden.

STILLEN UND FLASCHE

Muttermilch ist maßgeschneidert für die Ernährung des Babys. Man hat inzwischen einige Hundert Inhaltsstoffe in ihr gefunden, die für die gesunde Entwicklung des Kindes verantwortlich sind. Sie sorgen unter anderem für den Aufbau des Immunsystems, die Infektabwehr und die Allergieprophylaxe, fördern die weitere Entwicklung aller Organe und unterstützen die Vernetzung von Zellen im Großhirn. Alle wissenschaftlichen Erkenntnisse zeigen, dass eine ausschließliche Ernährung mit Muttermilch bis nach dem sechsten Lebensmonat für Menschenbabys perfekt ist. Muttermilch ist einfach ein echter »Wundercocktail«!

Vorteile für Sie als Mutter

Wenn Ihr Baby an der Brust saugt, wird das Hormon Oxytocin freigesetzt. Es bewirkt, dass die Milch fließt, die Gebärmutter sich schneller zurückbildet und der Wochenfluss abnimmt; das ist für Sie mit weniger Blutverlust verbunden. Sie nehmen schneller ab, obwohl Sie vielleicht hungriger sind und mehr essen. Sogar die Gefahr, an Brustkrebs zu erkranken, sinkt. Aber das ist nicht alles. Muttermilch ist auch praktisch. Sie ist kostenfrei und für die Produktion werden keine besonderen Rohstoffe benötigt. Sie ist immer frisch und jederzeit in der richtigen Temperatur verfügbar – und Sie müssen nicht ertragen, dass Ihr Baby lange schreit, bis sein Milchfläschchen zubereitet ist. Mit dem Stillen können Sie außerdem eine Menge Zeit sparen, weil Sie sich nicht um die Reinigung von Flaschen und die frische Zubereitung der Ersatzmilch kümmern müssen. Die Natur hat es so eingerichtet, dass Sie Ihr Baby ganz allein ernähren können. Darauf hat sich Ihr Körper bereits während der Schwangerschaft eingestellt.

Das erste Mal

In den ersten ein bis zwei Stunden nach der Geburt wird Ihr Baby in der Regel ohne Hilfe die Brustwarze suchen und finden. Es fühlt sich auf Ihrer Haut am sichersten und hält langsam aufmerksam nach der »Futterquelle« Ausschau. Lassen Sie es ruhig ein bisschen suchen, bevor es die Brustwarze in den Mund nimmt. Wenn seine Lippen den Nippel berühren, wird es sein Köpfchen immer mehr hin und her bewegen und seinen Mund dabei immer weiter aufmachen. Erst wenn der Mund richtig weit geöffnet ist, ziehen Sie Ihr Baby, falls nötig, noch näher an Ihre Brust heran. So erreichen Sie, dass sein Mund mit der Brustwarze und Teilen des Warzenhofes

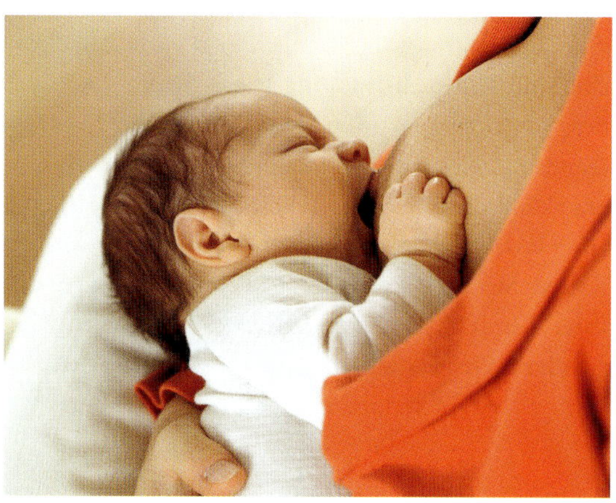

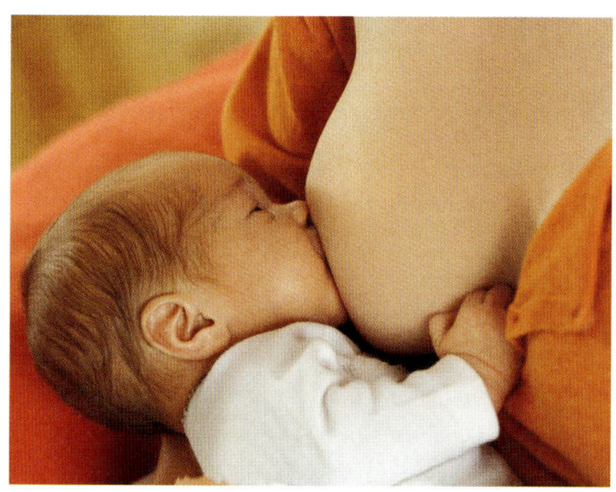

Damit das Baby nicht nur am Nippel saugt – das tut nämlich weh –, berührt man seinen Mund mit der Brustwarze und wartet danach ab, bis sein Mund ganz offen ist. Erst dann zieht man das Baby zur Brust.

gefüllt ist und es nicht nur den Nippel im Mund hält, um daran zu saugen. Das kann nämlich dazu führen, dass der Nippel wund wird und aufreißt. Zudem ist der Milchfluss stärker, wenn Ihr Baby viel Gewebe der Brustwarze im Mund hat.
Auch wenn Ihr Kind mit einem angeborenen Saugreflex zur Welt kommt, werden Sie noch miteinander üben und lernen müssen, wie das Stillen am besten funktioniert. Bei manchen Babys klappt es auf Anhieb, bei anderen kann es aufgrund einer Erkrankung des Babys, Besonderheiten der Brustwarzenform oder einfach nur aus mangelnder Erfahrung auf beiden Seiten ein wenig dauern. Lassen Sie sich nicht von Anfangsschwierigkeiten entmutigen, sondern fragen Sie bei Ihrer Hebamme, einer Stillberaterin oder in einer Stillgruppe um Rat, wenn es nicht so läuft wie erträumt. Geben Sie nicht auf! Es wird nicht lange dauern, bis Sie beide in perfekter Harmonie die Stillmahlzeiten genießen können.
Durch häufiges Trinken helfen Sie Ihrem Baby, seinen Stoffwechsel gut auf die neue Nahrung umzustellen. Außerdem hat es dann weniger Probleme mit Neugeborenengelbsucht (siehe Seite 414 f.). Abgesehen davon dürfen Sie nicht vergessen, dass der Magen Ihres Babys am Anfang nicht größer als eine Glasmurmel ist und es beim Entleeren der Brust und beim Verwerten der Milch noch nicht sehr effektiv ist. Also unterstützen Sie es, indem Sie in der ersten Woche sehr häufig stillen.
Für Sie selbst ist wichtig, dass Sie es sich gerade anfangs zum Stillen an einem ruhigen Ort bequem machen. Suchen Sie sich eine gute und entspannte Position, vielleicht durch Kissen gepolstert, und stellen Sie sich ein Getränk bereit. Lassen Sie sich Zeit, einander besser kennenzulernen. Die Stillbeziehung ist etwas Wechselseitiges, nicht nur ein Nehmen durch das Kind. Sie beide müssen dazu bereit sein und es wollen. Dann klappt es auch.

Anlegetechnik

Legen Sie Ihr Baby so an, dass Sie das Stillen als angenehm für Ihre Brust und für Ihren Körper empfinden. Eine leichte Empfindlichkeit der Brustwarzen in der ersten Woche ist zwar normal, Schmerzen jedoch sind es nicht. Also besorgen Sie sich rasch kompetente Hilfe, wenn das Stillen wehtut.
Der Grund für Schmerzen ist meistens, dass Ihr Baby nicht gut genug angelegt ist, um sich die Milch effektiv aus der Brust zu holen. Stellen Sie sicher, dass seine Unterlippe so weit wie möglich von Ihrer Brustwarze entfernt anliegt, seine Oberlippe dagegen kann ruhig näher an der Brustwarze liegen. Das Kinn des Babys soll nicht angezogen sein und sein Brustkorb, sein Bauchnabel und seine Oberschenkel liegen am besten ganz dicht an Ihrem Körper. Seine Wangen berühren Ihre Brust, sodass sein Mund, während es trinkt, nicht zu sehen ist. Wir beobachten häufig, dass Babys so gehalten werden, dass sie ihr Kinn leicht anziehen müssen, um trinken zu können. Das kann bei der Frau Schmerzen verursachen. Versuchen Sie deswegen einfach, den Körper Ihres Babys etwas mehr in die Richtung Ihrer anderen Brust zu bewegen. Dabei wird sich sein Kinn ganz von allein anheben, seine Nase wird befreit und sein Kinn etwas in Ihre Brust gedrückt, wodurch es die Milch leichter herausholen kann.

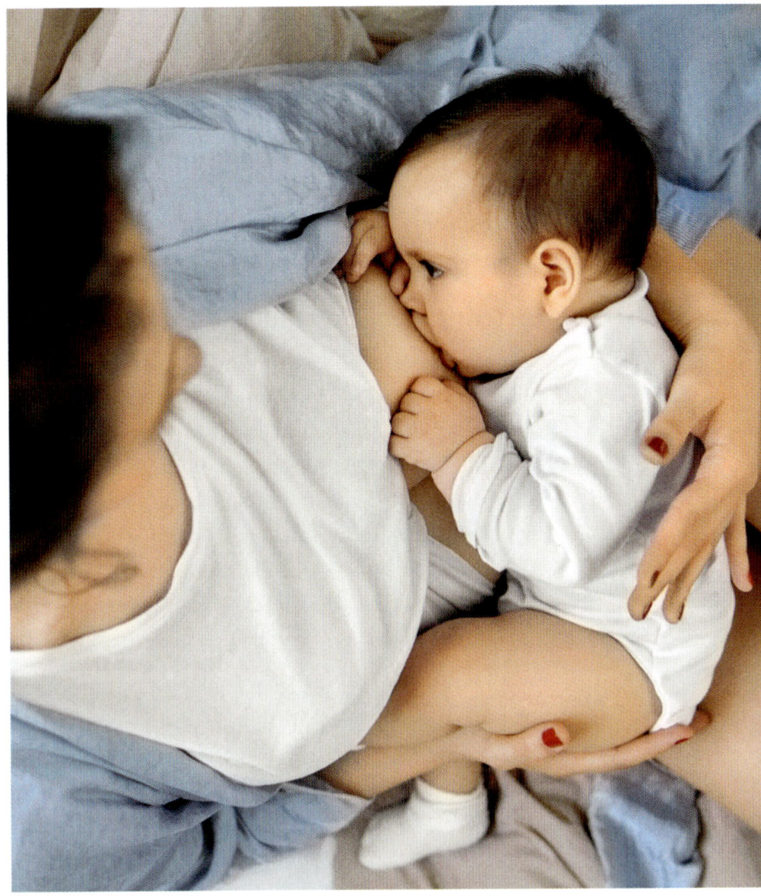

Die richtige Anlegetechnik ist ganz entscheidend dafür, dass das Stillen für beide Seiten gut klappt.

Die Anlegetechnik und das Stillen nach Bedarf sind das A und O, um Stillschwierigkeiten in der ersten Zeit zu verhindern. Trotzdem können während der gesamten Stillzeit immer wieder kleine bis mittlere Beschwerden auftreten. Sie lassen sich aber mit der richtigen Unterstützung und Behandlung rasch wieder beheben. Nehmen Sie die Hilfe und Unterstützung durch Hebammen und Stillberaterinnen an.

Brustdrüsenschwellung (Milcheinschuss)

Für viele Frauen sind die ersten Wochen des Stillens eine große Herausforderung – und die erste Hürde taucht bereits drei bis fünf Tage nach der Geburt auf: die initiale Brustdrüsenschwellung, die, auch wenn die Milch schon davor vorhanden ist, oft auch als Milcheinschuss bezeichnet wird. Sie wird ausgelöst durch den Rückgang der Plazentahormone und die vermehrte Bildung des Milchbildungshormons Prolaktin, das die Drüsen in der Brust anregt. Dadurch ist mehr Blut und Gewebsflüssigkeit in den Brüsten, wodurch diese sowie die Brustränder und Brustwarzenhöfe stark anschwellen.

Typische Symptome einer Brustdrüsenschwellung: Die Brüste sind meist schmerzempfindlich, weisen Rötungen auf und die Haut glänzt. Die Beschwerden treten in der Regel beidseitig auf, gleichzeitig kann die Körpertemperatur auf über 38 °C steigen. Weil der Brustkorb zu einem großen Teil mit Brustdrüsengewebe bedeckt ist, können zudem auch Ihre Achselhöhlen angeschwollen sein.

Nach etwa zwei bis drei Tagen lässt die Schwellung nach. Bis dahin ist es normal, dass sich die Brust auch nach dem Stillen noch gespannt und riesig anfühlt. Sie helfen sich selbst, indem Sie Ihr Baby immer wieder anlegen, damit es die geschwollene Brust entleert. Am besten saugt es dabei nicht unter 15 Minuten an einer Brust. Legen Sie Ihr Kind außerdem in verschiedenen Positionen an.

GUT ZU WISSEN

DAS BRINGT KÜHLUNG

Die Brüste nach dem Stillen für 20 Minuten zu kühlen, hilft, die eingelagerten Gewebsflüssigkeiten und die Schwellung zu reduzieren – und damit lässt auch der Schmerz etwas nach.

• **Quarkwickel:** Pro Brust brauchen Sie dazu zwei Blätter Küchenkrepp, in die Sie mittig jeweils ein Loch für Ihre Brustwarzen schneiden. Sie können auch zwei Stoffwindeln oder andere dünne Tücher verwenden, die Sie dann so um Ihre Brust schlagen, dass der Bereich der Brustwarze frei bleibt. Bestreichen Sie das erste Stück Küchenkrepp oder die erste Stofflage mit kühlem Quark (20 Prozent Fettgehalt), legen Sie das zweite Blatt oder die zweite Lage Stoff darauf und drücken Sie diese/s leicht an. Diese Auflage legen Sie nun für 20 Minuten auf beziehungsweise um Ihre Brust. Am besten legen Sie sich solange hin und ruhen sich aus.

• **Weißkohlblätter:** Entfernen Sie die äußeren Blätter eines im Kühlschrank gelagerten Kohlkopfs. Lösen Sie dann einige Blätter, schneiden Sie jeweils den harten Mittelstrunk etwas flacher und rollen Sie die Blätter mit dem Nudelholz oder einer Flasche auf einer nicht saugenden Unterlage, bis etwas Flüssigkeit austritt. Bedecken Sie mit den so vorbereiteten Blättern Ihre Brüste, wobei Sie wieder den Bereich der Brustwarzen aussparen. Der Vorteil dieses Umschlags ist, dass Sie ihn in einem BH auch längere Zeit tragen können; die aus dem Kohl austretende Flüssigkeit wirkt entzündungshemmend und schmerzlindernd. Allerdings hat die Methode leider den Nachteil, dass Sie, sobald der Wickel warm wird, ein für Kohl typischer Geruch umnebelt.

• **Gefrorene Erbsen:** Füllen Sie einen kleinen Gefrierbeutel mit TK-Erbsen und wickeln Sie diesen in ein kleines Handtuch oder stecken Sie ihn in einen Waschhandschuh. Anschließend verwenden Sie das Ganze als formbare Kältekompresse, die Sie 20 Minuten auf die Brust auflegen. Wichtig, weil diese Variante deutlich kälter ist als die beiden zuvor genannten: Machen Sie nach jedem Auflegen 20 Minuten Pause, bevor Sie die Behandlung wiederholen.

Bei starken Beschwerden haben sich zudem folgende Vorgehensweisen bewährt:

- Legen Sie für etwa fünf Minuten feuchtwarme Umschläge auf, tauchen Sie die Brüste in eine Schüssel oder ein Waschbecken mit warmem Wasser oder duschen Sie warm.
- Entleeren Sie nach dem Wärmen einen zwei bis drei Zentimeter breiten Bereich um den Warzenhof von Hand, indem Sie ihn fünf Minuten sanft massieren. Dadurch ist die Brust weniger prall und Ihr Baby kann sie mit seinem Mund besser erfassen und auch leichter entleeren.
- Eine weitere Massagemöglichkeit: Drücken Sie Ihre Brustwarze am Übergang vom Warzenhof zur Basis mit den Fingerspitzen ringförmig in Richtung Brustkorb. Alternativ können Sie auch mit beiden Zeigefingern neben der Brustwarze flach in Richtung Brustkorb über den Warzenhof streichen – einmal horizontal und einmal vertikal. Halten Sie den Druck für jeweils etwa 60 Sekunden. Weil Sie dadurch die Flüssigkeit für eine Weile zurück in die Brust drücken, wird der Bereich weicher.
- Nehmen Sie Ihre Brust in die Hand und schütteln Sie sie sanft für etwa 30 bis 60 Sekunden. Die Brüste werden nach dieser Behandlung oft deutlich weicher.
- Wecken Sie Ihr Baby ruhig auf, wenn die Brust zu sehr spannt und es schon länger als drei Stunden geschlafen hat.

Wunde Brustwarzen

Auch wenn sie ihr Baby richtig anlegen und die Stillposition häufig wechseln, haben die meisten Frauen in den ersten Tagen nach der Geburt das Gefühl, dass die Brustwarzen gereizt sind. Bei vielen hilft dagegen schon das permanente »Belüften«. Gut wirkt auch etwas ausgedrückte Muttermilch, die mit gewaschenen Händen am Ende der Mahlzeit wie eine Creme sanft verrieben wird. Die antibakteriellen Inhaltsstoffe in der Muttermilch helfen Infektionen an den Brustwarzen zu verhindern.

Eine gewisse Empfindlichkeit bei den ersten Zügen an der Brust begleitet viele Frauen auch noch bis vier Wochen nach der Geburt. Falls der Schmerz darüber hinaus bestehen bleibt, liegt das oft an einer aufgebrochenen Brustwarze. Das Gewebe ist dann verletzt und wund. In manchen Fällen sind Hautekzeme oder eine Allergie auf Salben oder Kosmetika dafür verantwortlich. Die häufigste Ursache ist jedoch eine falsche Anlegetechnik – deshalb hilft hier in erster Linie Unterstützung durch eine Hebamme oder Stillberaterin. Wenn die Ursache einmal behoben ist und Ihr Baby nicht nur die Brustwarze, sondern auch viel Brust im Mund hat, können viele stillende Mütter sogar mit wunden Brustwarzen ohne Schmerzen anlegen und die Brustwarzen heilen innerhalb weniger Tage – selbst wenn weiter gestillt wird. Darüber hinaus gibt es verschiedene Methoden, die die rasche Heilung unterstützen. Ertragen Sie Schmerzen also bitte keinesfalls so lang, bis Sie keine Lust mehr zum Stillen haben. Folgendes hat sich bewährt:

- Überprüfen Sie die Anlegetechnik. Nehmen Sie Ihr Baby, wenn es falsch angedockt hat, noch einmal von der Brust ab und legen Sie es neu an. Wenn Sie ihm vorsichtig einen Finger in den Mundwinkel schieben, können Sie das Vakuum lösen und Ihr Kind dadurch zum Loslassen bewegen.
- Stillen Sie häufiger als bisher, damit Ihr Baby weniger intensiv saugt.
- Warten Sie mit dem Anlegen nicht, bis Ihr Baby richtig großen Hunger hat. Es ist sonst vielleicht sehr ungeduldig und toleriert schlechter, wenn Sie mehrere Versuche brauchen, bis es gut angelegt ist.
- Legen Sie Ihr Baby am besten zuerst an die weniger schmerzhafte Brust an, damit es schon etwas entspannter ist und besser mitmacht, wenn die wunde Seite dran ist.
- Lassen Sie permanent Luft an die Brustwarzen und tragen Sie eventuell Brustwarzenschoner, um Druck auf das gereizte Gewebe zu vermeiden und zu verhindern, dass der BH oder andere Kleidung reibt.
- Tragen Sie, wenn überhaupt, nur Stilleinlagen aus atmungsaktiven Materialien. Verzichten Sie zu Hause auf BH und Stilleinlagen.
- Wärmen Sie vor dem Anlegen die Brust, damit die Milch leichter fließt und Ihr Baby nicht so stark saugen muss, um sie zu entleeren.
- Ändern Sie häufig die Stillpositionen, damit Ihr Baby die schmerzende Stelle nicht immer in gleicher Weise in den Mund nimmt.
- Wunde Brustwarzen müssen sauber gehalten werden, um zu verhindern, dass sich Krankheitserreger vermehren, die die Wundheilung behindern. Tupfen Sie die Brustwarzen nach dem Waschen zusätzlich mit einem Tuch, das Sie täglich wechseln, vorsichtig mit physiologischer Kochsalzlösung (0,9 Prozent) ab. Sie können die Lösung fertig in der Apotheke

GUT ZU WISSEN

HEILENDE **CREMES?**

Im Drogeriemarkt und in der Apotheke werden zahlreiche Brustwarzencremes angeboten, wie zum Beispiel Salben aus gereinigtem Wollfett. Sie sollen eine feuchte Wundheilung unterstützen. In Berichten und Untersuchungen finden sich allerdings keinerlei Beweise für eine mögliche Wirksamkeit solcher Salben. Im Gegenteil: Sie weichen das Gewebe auf und verändern die gesunde Hautflora. Wenn überhaupt, sollten sie nur nach dem Stillen verwendet und sehr sparsam aufgetragen werden.

kaufen oder auch sehr einfach selbst herstellen. Dazu lösen Sie einen gestrichenen Teelöffel Kochsalz (vier Gramm) in einem halben Liter warmem Wasser vollständig auf. Kühl gelagert und luftdicht verschlossen ist die Lösung drei Tage haltbar.
Stillhäufigkeit und Stilldauer zu reduzieren, hat sich in Studien dagegen weder als Präventionsmaßnahme noch zur effektiven Behandlung bei wunden Brustwarzen herausgestellt. Nur wenn Sie Ihr Baby vor Schmerzen gar nicht mehr anlegen können, ist eine Stillpause von zwei bis drei Tagen zu empfehlen. In dieser Zeit entleeren Sie Ihre Brust entweder von Hand oder pumpen die Milch vorsichtig mit einer mechanischen oder elektrischen Milchpumpe ab.

Schlupf-, Flach- oder Hohlwarzen

Besondere Brustwarzenformen, wie sie etwa ein Drittel aller Frauen haben, sind keineswegs ein Hindernis für das erfolgreiche Stillen. Ihr Baby wird schließlich an Ihrer Brust und nicht an der Warze trinken. Natürlich kann ihm dies leichter fallen, wenn eine vorstehende Brustwarze den Saugreflex im hinteren Gaumen auslöst. Aber auch ohne diesen Reiz werden Sie gemeinsam lernen, mit Ihrer Brustwarzenform umzugehen. Wichtig ist dafür, dass Sie Ihrem Baby keinen Sauger oder Schnuller anbieten oder es an Ihrem Finger saugen lassen. Sonst kann es zu einer Saugverwirrung kommen. Wenn Ihr Baby dagegen gleich zu Anfang lernen darf, mit einer flachen oder eingestülpten Warze zu trinken, wird es von Mal zu Mal besser funktionieren. Sie brauchen dann kein Hilfsmittel – Studien zeigen ohnehin, dass Brustwarzenformer oder Stillhütchen keinerlei Vorteile haben. Vielmehr sorgen Letztere sogar häufig dafür, dass die Milchmenge abnimmt und es zu häufigen Milchstaus kommt.
Auch wenn Ihr Baby zu früh auf die Welt kam oder aufgrund einer Erkrankung zuerst mit dem Fläschchen ernährt werden musste, können Sie ihm später noch beibringen, aus Ihrer Brust zu trinken. Folgende Tipps können dabei hilfreich sein:

- Drücken Sie vor dem Anlegen einige Tropfen Muttermilch aus Ihrer Brust. Häufig ist der Geruch ein richtiger Motivationsschub für das Baby, sodass es länger versucht anzudocken.
- Reiben Sie bei Flachwarzen mit zwei Fingern drehend und mit sanftem Druck am Warzenhof, damit Ihre Warze leicht geformt hervortritt.
- Bei Schlupf- oder Hohlwarzen können Sie Ihre Warze auch mit einer Handpumpe sanft hervorziehen, bevor Sie Ihr Baby anlegen.

Muttermilchersatznahrung

Vielleicht können oder wollen Sie nicht stillen. Sie werden Ihre guten Gründe dafür haben. Und auch wenn Sie Ihr Baby mit dem Fläschchen füttern, können Sie ihm beim Trinken dieselben schönen Erfahrungen schenken, die auch gestillte Babys machen dürfen. Das Allerwichtigste ist, dass Ihr Kleines sich wohlfühlt. Geben Sie ihm Wärme und Körperkontakt, sprechen Sie mit ihm, halten Sie Augenkontakt und sorgen Sie dafür, dass es ganz nah bei Ihnen ist, damit es Ihren Geruch wahrnimmt.
Wichtig ist, dass die Muttermilchersatznahrung der Muttermilch so ähnlich wie möglich ist. Bei einer nach europäischen Vorschriften industriell gefertigten künstlichen Fertigmilch ist das generell der Fall. Vorsicht ist dagegen bei manchen Urlaubszielen geboten: Wenn Sie vorhaben zu verreisen, nehmen Sie daher unbedingt einen Vorrat an Milchnahrung mit.

Die Zubereitung

Babys haben ein sehr empfindliches Verdauungssystem, ihr Magen-Darm-Trakt kann Bakterien noch nicht gut abtöten. Daher ist die hygienisch einwandfreie Zubereitung der Fertigmilch in den ersten Wochen immens wichtig. Dazu gehört zum Beispiel, dass Sie sich vor der Zubereitung gründlich die Hände waschen, das Wasser für die Milchzubereitung immer erst abkochen und nach dem Füttern Sauger und Fläschchen in der Spülmaschine bei 65 °C oder per Hand sehr gründlich mit heißem Wasser und Spülmittel reinigen.

Folgen Sie bei der Milchzubereitung unbedingt den Angaben auf der Verpackung und halten Sie sich genau an die angegebenen Zubereitungsschritte und Dosierungshinweise. Ist der Anteil des Milchpulvers zu groß, kann dies Verdauungs- und Nierenprobleme verursachen. Ist zu viel Wasser in der Milch, bekommt das Baby nicht ausreichend Nährstoffe.

Bevor das Baby die Milch trinken kann, muss sie abkühlen – sie sollte höchstens 37 °C haben, also Körpertemperatur. Ein guter Test ist es, wenn Sie ein paar Tropfen auf die Innenseite Ihres Handgelenks geben: Die Milch soll sich warm, aber nicht heiß anfühlen, die Flasche muss sich gut anfassen lassen.

Bereiten Sie die Nahrung immer frisch zu und lassen Sie das fertige Fläschchen nicht länger als zwei Stunden bei über 5 °C stehen, bevor Sie es füttern. Bleiben Milchreste übrig, gehören diese in den Müll.

Am besten nur Pre-Nahrung

Pre-Nahrung ist speziell für den Nährstoffbedarf von Neugeborenen und Babys bis sechs Monate entwickelt. Weil in dieser Fertigmilch nur Milchzucker (Laktose) als Kohlenhydrat zugelassen ist und sie gesättigte und ungesättigte Fettsäuren im Verhältnis eins zu eins enthält, kann sie wie Muttermilch nach Bedarf gefüttert werden. Sie können Pre-Nahrung gut auch das ganze erste Lebensjahr füttern. Sogenannte »1er-Nahrung« enthält nämlich neben Milchzucker auch Stärke und weitere Zucker, die das Kind nicht braucht. »2er-« und »3er-Nahrung« benötigen Babys noch weniger für eine gesunde Entwicklung. Im zweiten Lebenshalbjahr ergänzen Sie die Flaschenmilch ohnehin mit Beikost. Milchfolgenahrung ist zur Ernährung nicht mehr notwendig.

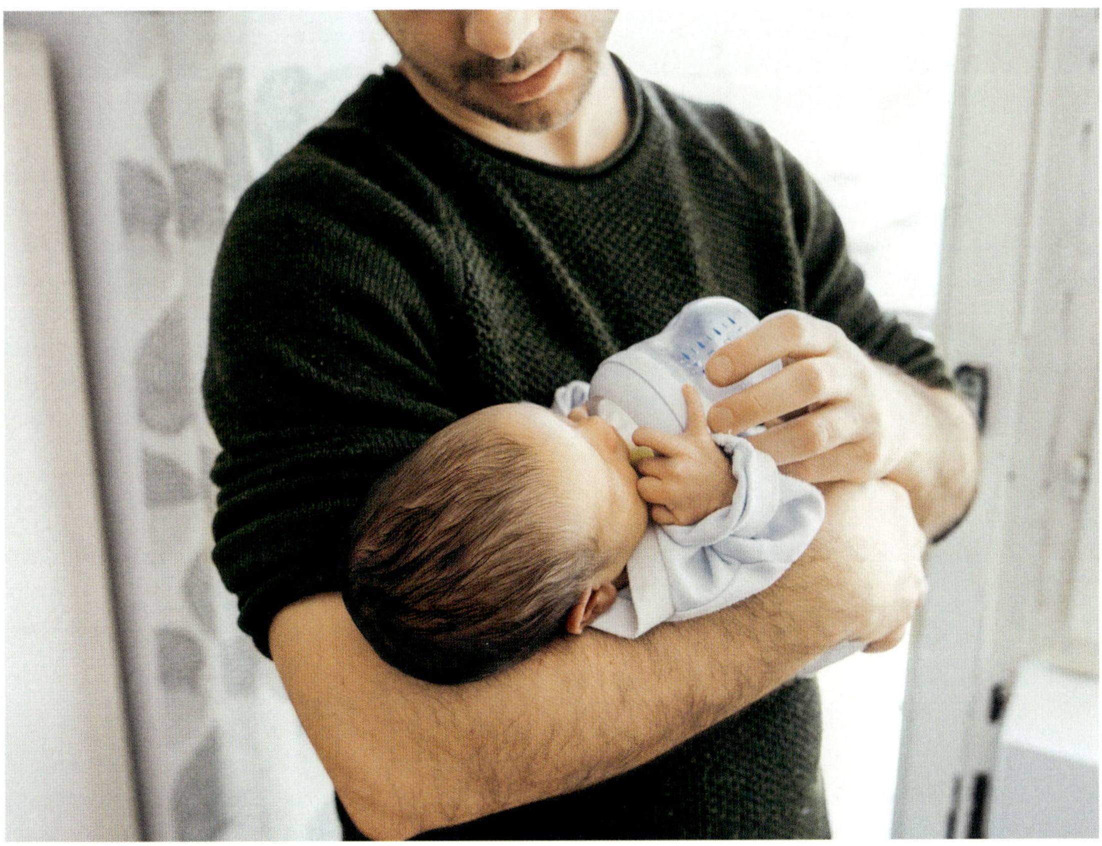

Auch Papa kann das Fläschchen geben, was seine Bindung zum Baby verstärkt und Mama entlastet.

ZU HAUSE ANKOMMEN

Wenn Sie nicht gleich ein paar Stunden, nachdem Ihr Baby zur Welt gekommen ist, nach Hause gehen (ambulante Geburt), erfolgt die Klinikentlassung meistens am dritten bis fünften Tag nach der Geburt – ausgerechnet zu einem Zeitpunkt, an dem Sie sich auf dem Höhepunkt der seelischen und körperlichen Umstellung befinden. Sie kehren dann mit riesigen Brüsten, die sich total fremd anfühlen, einer geschwollenen Dammnaht und möglicherweise einer Flut an Tränen hinter den Augen in die eigenen vier Wände zurück – wo Sie vermutlich aufgeregt von Familie und Freunden empfangen werden, die sich freuen, dass Sie endlich wieder zu Hause sind. Alle erwarten eine glückliche Mutter, die am besten gleich auch noch Kaffee und Kuchen bereitstellt, damit alle gemeinsam feiern können. Sie dagegen wollen eigentlich nur schlafen, weil das in den letzten Tagen in der Klinik nicht so recht geklappt hat. Die Bettnachbarin hatte ein Baby, das oft geweint hat, und noch drei größere Goldstücke, die jeden Tag für einige Stunden vorbeikamen und deren Lebensäußerungen sich mit denen des Babys abwechselten. Stattdessen meckern die Gäste, weil ihnen der Name des Neugeborenen nicht gefällt. Und dann kommt auch noch die Hebamme zum Wochenbettbesuch vorbei und liefert damit den frischgebackenen Omas reichlich Gelegenheit zu erzählen, dass früher alles viel besser war, weil die Babys nur alle vier Stunden trinken durften.

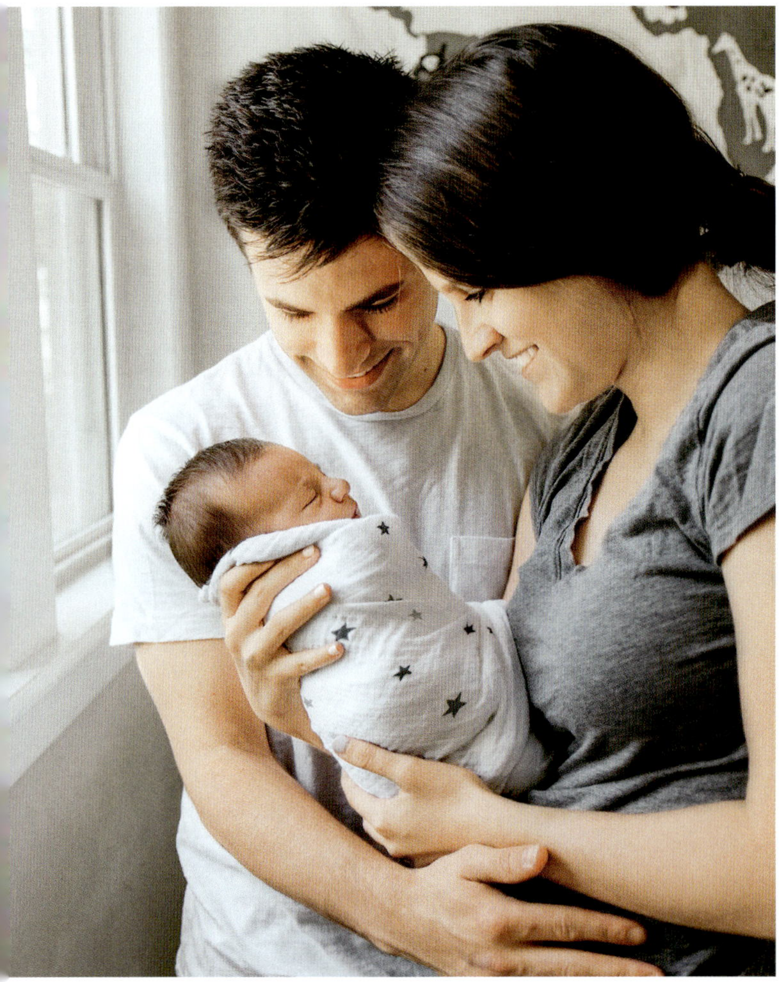

Endlich zu Hause! Erst jetzt beginnt das Leben als Familie. Geben Sie sich Zeit, sich daran zu gewöhnen.

Diese zugegeben etwas überspitzte Beschreibung des Nachhausekommens lesen Sie hoffentlich schon vor der Geburt, damit Sie die ersten Tage und Wochen mit Ihrem Baby in Ihrer »Wochenbettsuite« ganz nach Ihren persönlichen Wünschen gestalten können. Machen Sie sich keinen Kopf, was die anderen von Ihnen erwarten. Sie und Ihr Baby sind jetzt wichtig. Erlauben Sie sich einen ruhigen Start in den neuen Lebensabschnitt!

Allmählich Sicherheit gewinnen

Die sichere Bindung eines Babys an seine Eltern bildet eine sehr gute Basis dafür, dass es sich körperlich, seelisch, geistig und sozial gesund entwickelt. Diese Bindung aufbauen zu können, ist für ein Baby neben Sauerstoff, Nahrung und Pflege am Anfang seines Lebens das Wichtigste, daher signalisiert es sein Grundbedürfnis nach Nähe von der ersten Stunde an durch Rufen, Schreien, Festhalten, Anklammern und Saugen – und später, wenn es schon krabbeln oder laufen kann, indem es Ihnen überallhin folgt.

Ihr Kind setzt dieses Verhalten immer dann ein, wenn es sein emotionales oder körperliches Befinden regulieren muss. Und es tut dies in der Hoffnung, dass seine Betreuungspersonen, also Sie, seine Signale verstehen und sensibel darauf reagieren.
Sie befriedigen das Bedürfnis Ihres Babys, indem Sie ihm so viel Haut- und Körperkontakt geben wie nur möglich. Die äußerst simple Formel lautet: Je mehr sich Ihr Baby auf Ihre Nähe und Fürsorge verlassen kann, desto sicherer fühlt es sich in der Beziehung zu Ihnen und zur ganzen Welt. Es entwickelt ein Urvertrauen, das sich sein Leben lang positiv auf seine Entwicklung auswirkt. Dabei gibt es kein »Zuviel«! Überhören Sie Kommentare wie die, dass Sie Ihr Baby verhätscheln würden und es daher später nie selbstständig werden könne. Es hat absolut nichts mit Verwöhnen zu tun, wenn Sie das Grundbedürfnis Ihres Kindes nach Nähe erfüllen.
Viele Eltern fühlen sich die erste Zeit nach der Geburt des ersten Babys überfordert und sind oft unsicher. Das ist vollkommen normal und wird nach den Anfangswochen vergehen. Wenn Sie merken, dass Sie die Signale Ihres Babys immer besser verstehen, und erleben, wie es wächst und gedeiht, wird das große Glücksgefühle in Ihnen auslösen, die Sie für alle Strapazen entschädigen.

Zeit für sich

Damit das Wochenbett zu Hause eine entspannte Zeit wird, sollte auch Ihr Partner hinter Ihren Vorstellungen stehen und Sie unterstützen. Dazu gehört unter anderem die Organisation des Haushalts mit Einkaufen, Kochen, Waschen und Putzen sowie das »Regulieren« der Besucherströme.
Nehmen Sie sich nicht zu viel vor, auch wenn Sie sich fit fühlen. Genießen Sie die Nähe zu Ihrem Kind, lassen Sie sich verwöhnen und tauchen Sie ein in das langsame Tempo Ihres Babys. Je mehr Sie sich darauf einstellen können, desto einfacher ist es, die »Babyflitterwochen« zu genießen. Wenn Sie sich aneinander gewöhnt haben, das Füttern gut klappt und Sie als Familie ein entspanntes Gefühl haben, steht Ihnen gemeinsam die Welt auch wieder offen. Bis dieser Zustand erreicht ist, dauert es in der Regel vier bis sechs Wochen.
Achten Sie in diesen ersten Wochen auf Ihre Grundbedürfnisse. Lassen Sie zu, dass Ihr Partner Ihren kleinen Schatz in liebevoll haltenden Armen schaukelt, während Sie in Ruhe duschen und sich pflegen oder in Ruhe zwei Stunden schlafen können. Essen und trinken Sie gut und begegnen Sie Ihrem Schlafmangel, indem Sie im Rhythmus Ihres Babys »mitschwingen« und sich hinlegen, wenn es schläft. Das

GUT ZU WISSEN

BONDING

Was ein Kind im ersten Lebensjahr mit seinen Eltern erlebt, sind seine grundlegenden Bindungserfahrungen. Es lernt dabei, was es zu erwarten hat, wenn es traurig ist, sich fürchtet, müde oder krank ist – oder aus einem anderen Grund signalisiert, dass es Nähe braucht. Das Gehirn eines Babys vernetzt sich entsprechend seiner individuellen Umgebung und seiner Beziehungen. Als Folge der emotionalen Reaktionen seiner Eltern auf seine Bindungsbedürfnisse knüpfen sich »Wege« im Gehirn, die den Grundstein dafür legen, wie ein Kind im späteren Leben Stress bewältigen kann. Genauso lernt es, mit Wut und Aggressionen umzugehen, mitfühlend und liebevoll zu sein und an sich zu glauben – ebenso wie sich entspannen und Ruhe empfinden zu können. Diese anfänglichen Erfahrungen entwickeln sich in den nächsten beiden Lebensjahren noch weiter.
Wichtig ist, dass Sie Ihrem Baby offen und herzlich zeigen, dass Sie gern mit ihm zusammen sind und viel Freude dabei haben, dass Sie alle Entwicklungsschritte spannend finden und seine Neugier unterstützen. Dann werden nämlich auf beiden Seiten Hormone ausgeschüttet, die als »Bindungsstoffe« oder »Liebesstoffe« bezeichnet werden. Lassen Sie sich den Raum, Ihr wundervolles Baby jeden Tag einige Minuten in Ruhe zu bewundern und Ihr Glück bewusst wahrzunehmen. So können Sie neben all den fordernden Momenten auch wieder viel Kraft schöpfen.

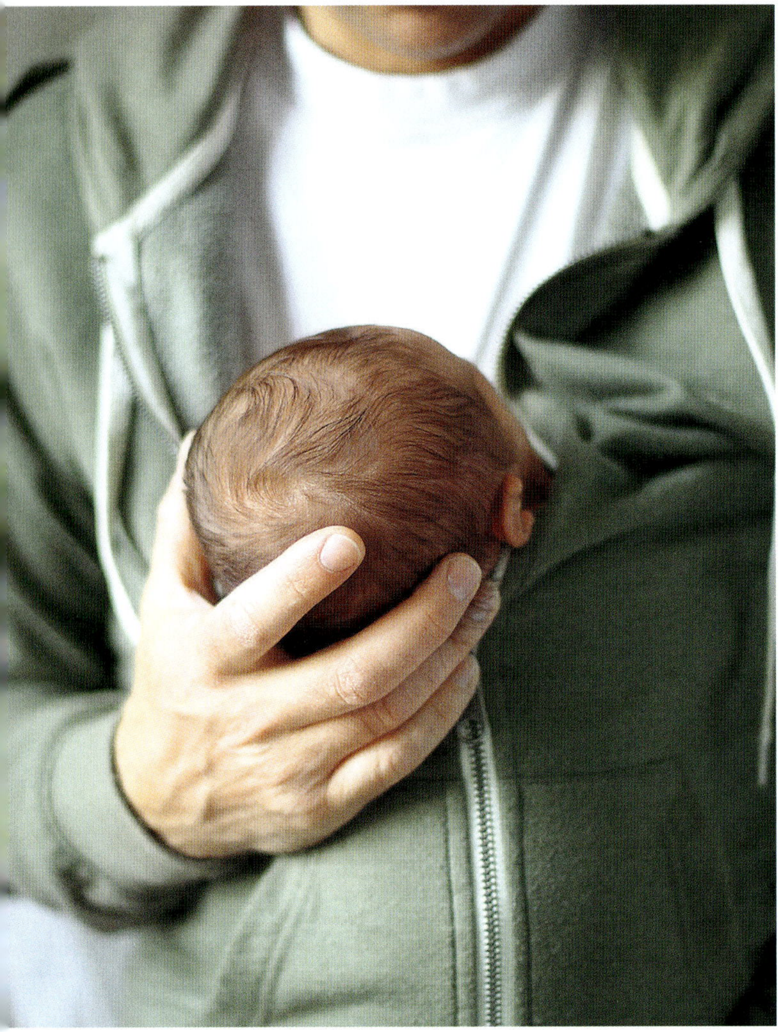

Väter sind für ihre Babys genauso wichtig wie Mütter. Stärken Sie von Anfang an die Bindung zueinander.

kann vormittags um 11 oder nachmittags um 14 Uhr sein. Die Hauptsache ist, dass Sie sich ausreichend erholen und sich von Erwartungen anderer Menschen lösen.

Suchen Sie neben der Unterstützung durch Ihren Partner ruhig auch andere vertraute Menschen und professionell in dem Bereich Schwangerschaft, Geburt und Elternschaft arbeitende Berufsgruppen, die in dieser Lebensphase für Sie da sind. Lassen Sie ihre Hilfe und Unterstützung zu, um sich den Start ins Familienleben zu erleichtern. Rückzug und Erholung sind nur dann realisierbar, wenn Sie genügend Hilfe im Haushalt, beim Einkauf und zur seelischen Entlastung haben.

In der Regel sind Familie, Freundinnen und Freunde die wichtigsten Berater für alle Fragen rund um die Babyzeit. Vielleicht hat eine Ihrer Freundinnen auch erst ein Baby bekommen und schon Erfahrungen mit der Wochenbettzeit und Betreuungsangeboten durch Hebammen und den Kursangeboten in Elternschulen und Kliniken gemacht. Dann kann sie Ihnen sicher »frische« Tipps geben. Genauso werden Ihre Familienangehörigen sicher gern von ihren eigenen Erfahrungen berichten. Seien Sie versichert: Alle um Sie herum wollen Sie gern unterstützen. Nehmen Sie diese Hilfe an. Wenn die Beziehung zu Ihren Eltern oder anderen Verwandten und Freundinnen vertrauensvoll ist, kann das sehr guttun. Sie können dann über Ihre Sorgen und Emotionen sprechen und fühlen sich bei dieser tief greifenden Erfahrung in Ihrem Leben nicht allein. Besonders hilfreich sind solche Gespräche mit Freunden, die schon ein Baby oder mehrere Kinder haben. Mit anderen Eltern kann man einfacher über die Schwierigkeiten des Elternseins sprechen.

Unterstützung annehmen

Besprechen Sie am besten noch vor der Geburt eher zu viel als zu wenig, was danach alles eine Unterstützung für Sie sein könnte. Babys sind oft unberechenbar in ihren Bedürfnissen. Wenn Sie schon Kinder haben und sich im Wochenbett öfter müde und erschöpft fühlen, ist es zum Beispiel wunderbar, wenn einfach mal jemand die Spielplatztour am Nachmittag übernimmt und Sie sich ausruhen können. Genauso ist es in den ersten Tagen nach der Geburt oft eine große Hilfe, wenn jemand einfach »nur« eine warme Mahlzeit vorbeibringt, damit es einmal etwas anderes zu essen gibt als »Stulle mit Brot«.

Alle um Sie herum wollen Sie gern unterstützen. Nehmen Sie diese Hilfe an und planen Sie ruhig schon ganz früh, damit jeder hilfswillige Mensch einen Platz findet, der zu Ihren Wünschen passt. Wie wäre es mit einer Finanzspritze für eine Reinigungskraft in den ersten drei, sechs oder neun Monaten oder einem Zuschuss für die erste gemeinsame Urlaubsreise mit Baby? Entwickeln Sie Ihre Wunschideen! Und denken Sie immer daran: Wenn Sie gut zu sich selbst sind und immer wieder Ruhe miteinander als Paar finden, fällt der Weg zur Elternschaft leichter. Wenn dann noch Unterstützung durch Familie und Freunde dazukommt – hurra!

WOCHENBETTSUPPE

Früher war es völlig selbstverständlich, dass Verwandte, eine Freundin oder eine Nachbarin den frischgebackenen Eltern eine Wochenbettsuppe kochten – und das gleich in einer Menge, die für ein paar Tage gereicht hat. Hier zwei Rezepte.

Klassische Hühnerbrühe

4 Karotten, 1 Stück Sellerie, 1 Petersilienwurzel, 1 Stange Lauch, 1 Zwiebel, 2 Knoblauchzehen, 1 daumengroßes Stück Ingwer, 1 kg Bio-Suppenhuhn, 10 Pfefferkörner, 5 Wacholderbeeren, 2 Lorbeerblätter, 1 Zweig Rosmarin, 1 TL Thymian, 1 Streifen unbehandelte Zitronenschale, 1 Bund Petersilie, Meersalz

- Das Gemüse waschen beziehungsweise schälen und in grobe Stücke schneiden. Die Zwiebel schälen und halbieren. Knoblauch und Ingwer ebenfalls schälen. Den Ingwer dann in Scheibchen schneiden.
- Das Huhn mit kaltem Wasser abbrausen und trocken tupfen. In einen großen Topf legen und mit etwa 3 Liter Wasser auffüllen, sodass das Huhn komplett bedeckt ist. Bei starker Hitze aufkochen, dabei eventuell entstandenen Schaum abschöpfen. Die Temperatur herunterschalten, einen Deckel auf den Topf legen und alles 30 Minuten köcheln lassen.
- Eventuell entstandenen Schaum nochmals abschöpfen und das vorbereitete Gemüse, die halbierte Zwiebel, den Knoblauch, den Ingwer und die Gewürze zum Huhn geben. Den Deckel wieder auflegen und die Suppe auf kleiner Flamme mindestens 3 bis 4 Stunden leise vor sich hin köcheln lassen.
- Die Suppe durch ein Sieb in einen anderen Topf gießen und nach Geschmack salzen.

Die fertige Wochenbettsuppe hält sich gut verschlossen im Kühlschrank drei Tage, lässt sich aber auch einfrieren und ist eine gute Basis für Nudelsuppe.

Vegetarische Wochenbettsuppe

500 g Staudensellerie oder Fenchel, 250 g Kartoffeln oder Pastinaken, 4 EL Rapsöl, 2 EL Tomatenmark, 50 g Vollkorngrieß, 50 g Misopaste, 1 TL Bockshornklee, 250 g gegarte Maronen (vakuumverpackt), 200 g Sojacreme, 1 großer Apfel, 1 Bund Basilikum, 4 EL Hefeflocken, Sojasauce, 60 g Nussmix

- Den Staudensellerie beziehungsweise den Fenchel waschen, putzen und in grobe Stücke schneiden. Das Grün hacken und beiseitelegen. Die Kartoffeln beziehungsweise Pastinaken schälen und ebenfalls grob würfeln.
- Das Öl in einem hohen Topf erhitzen und das Gemüse mit Tomatenmark darin andünsten. Den Grieß sowie 700 Milliliter Wasser dazugeben, mit Miso und Bockshornklee würzen und die Suppe zugedeckt bei kleiner Hitze 20 Minuten köcheln lassen.
- Ist das Gemüse weich, die Maronen dazugeben und alles dann mit dem Stabmixer pürieren. Sojacreme zufügen und die Suppe, wenn sie zu dick ist, noch nach Belieben mit Wasser verdünnen.
- Den Apfel waschen, vierteln, das Kerngehäuse entfernen und das Fruchtfleisch in feine Würfel schneiden. Das Basilikum waschen, trocken schütteln, die Blättchen abzupfen und hacken. Mit den Apfelwürfeln und den Hefeflocken in die Suppe rühren und alles mit einem Spritzer Sojasauce abschmecken.
- Den Nussmix ohne Fett in einer Pfanne rösten. Mit dem Sellerie- beziehungsweise Fenchelgrün portionsweise auf die Suppe streuen.

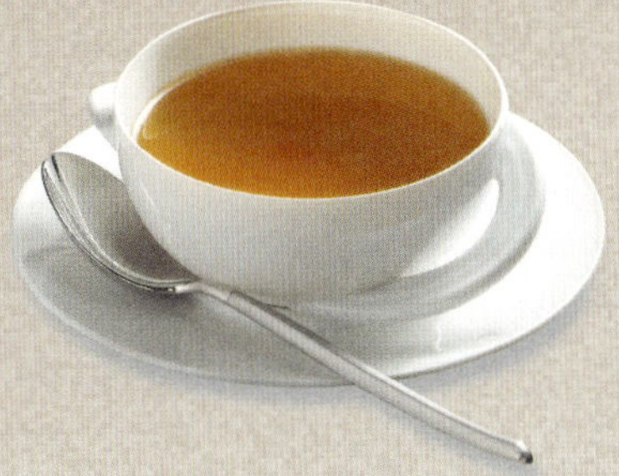

Wochenbett nach einem Kaiserschnitt

Etwa die Hälfte aller Kaiserschnittgeburten sind geplant. Bei der anderen Hälfte mussten Mütter vielleicht durch viele Stunden der Gebärarbeit gehen, bevor aus guten Gründen die Entscheidung zur Operation getroffen wurde. Egal warum Sie operiert wurden: Sie haben Großes geleistet und ein Baby zur Welt gebracht. Lassen Sie sich von niemandem einreden, dass dies keine richtige Geburt war.

Nach der Zeit im OP beginnt auch für Sie das Wochenbett und die Zeit der Heilung. Es ist unvermeidlich, dass Sie nach diesem Eingriff Schmerzen haben. Nehmen Sie die Möglichkeiten zur Schmerzerleichterung in der Klinik an, damit Sie sich auch trauen, (mit Unterstützung) aufzustehen – als Thromboseprophylaxe und um zur Toilette zu gehen, damit die Harnblase nicht zu voll ist und die Rückbildung der Gebärmutter nicht gebremst wird.

Die Narbe und die Nachwehen werden sich durch die großen Verletzungen anders anfühlen als nach einer vaginalen Geburt. Daher unterscheiden sich die Pflege und das Wochenbett auch vom Verlauf nach einer solchen. Der wichtigste Unterschied besteht darin, dass Sie am Anfang Hilfe bei der Pflege Ihres Babys benötigen. Sie werden meist noch am gleichen Tag das erste Mal in Begleitung aufstehen. Aus dem Bett herauszukommen, erscheint zunächst als Problem. Aber es geht – am besten Sie lassen sich zeigen, wie. Achten Sie dabei besonders auf eine langsame und bewusste Atmung und nehmen Sie sich für alle Bewegungen Zeit und Ruhe.

Wenn Ihnen schlecht ist, können Sie Infusionen und Medikamente bekommen. In manchen Kliniken gehört die Gabe von Wehenmitteln und Antibiotika zum Standard. Auch eine Spritze in den Oberschenkel zur Thromboseprophylaxe ist bis zur Entlassung aus der Klinik häufig üblich. In den ersten Tagen werden Sie zudem wahrscheinlich Schmerzmittel benötigen. Wurde ein PDA-Katheter gelegt, werden sie in den ersten 24 Stunden und länger über diesen verabreicht. Sie können auch nach mehr Schmerzmitteln verlangen, die bei kurzfristiger Anwendung auch bei stillenden Frauen als sicher angesehen werden.

Wurde ein Blasenkatheter gelegt, wird er am Tag nach der Operation wieder entfernt. Dasselbe gilt, falls, was selten geschieht, ein Drainageschlauch neben der Operationswunde gelegt wurde. Eine Blutabnahme zur Bestimmung des Hb-Werts erfolgt. Bei der Visite werden Ihr Bauch und Ihre Gebärmutter vorsichtig abgetastet, der Verband wird begutachtet und Ihre Blutung kontrolliert. Der Wochenfluss fällt nach einem Kaiserschnitt oft geringer aus, weil während der Operation Blut und Schleimhaut mit entfernt wurden.

Am zweiten Tag können Sie wahrscheinlich schon ein bisschen aufrechter stehen – auch wenn es immer noch wehtut. Wenn Sie nicht in einem Familienzimmer liegen, sollten Sie daher tagsüber auf jeden Fall dafür sorgen, dass Ihr Partner oder eine andere Ihnen vertraute Person Sie im Umgang mit dem Baby unterstützt und seine Pflege übernimmt. Genauso brauchen Sie noch ein wenig Hilfe, um mit Ihrem Baby ausreichend kuscheln und schmusen zu können.

Die Seitenlage ist bis zum vierten Tag nach der Operation häufig sehr schmerzhaft. Deshalb sind auch die ersten Anlege- und Stillerfahrungen für Sie beide nur mit Unterstützung möglich. Viele Kissen sind wichtig, damit Sie sich bequem betten können und Ihr Baby auf die richtige Andockhöhe bringen. Eine

KÖRPERWISSEN

BABYBLUES

Bei ganz vielen Frauen treten zwischen dem dritten und fünften Tag nach der Geburt Stimmungsschwankungen auf, die umgangssprachlich gern als Babyblues oder Heultage bezeichnet werden. Erschöpfung, Reizbarkeit und Ängstlichkeit sind typische Symptome. Gerade an diesen Tagen ist es hilfreich, wenn Sie Menschen um sich haben, die Ihnen zuhören, Sie trösten und die wichtigsten Dinge in der »Außenwelt« für Sie erledigen.

Wenn Ihr Stimmungstief anhält, kann es sich um eine Wochenbettdepression handeln (siehe Seite 445). Lassen Sie sich dann rasch helfen, denn die gute Nachricht ist, dass diese Krankheit die am besten heilbare Variante einer Depression ist.

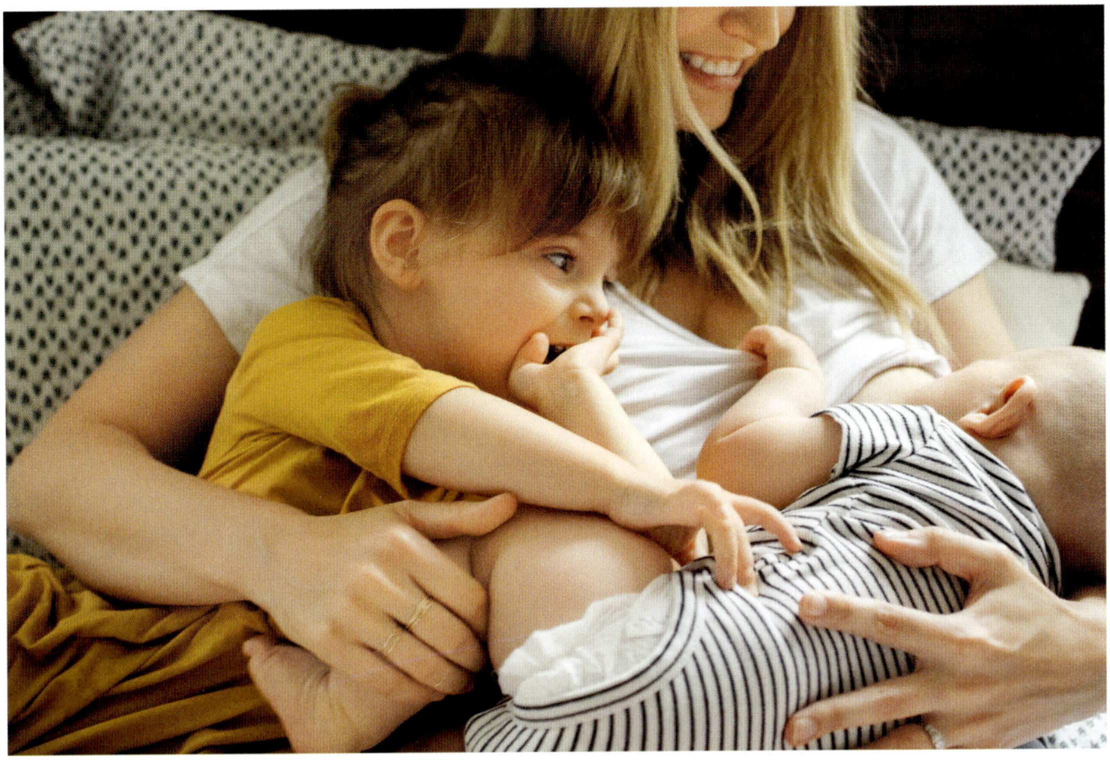

Wenn Sie schon ein Kind haben, beginnt mit der Geburt auch für dieses ein neuer Lebensabschnitt: Lassen Sie es Anteil haben an Ihrem Alltag mit dem Baby, damit es sich nicht ausgeschlossen und verunsichert fühlt.

halb aufgerichtete Stillposition können die meisten Frauen erst am dritten und vierten Tag aufnehmen. Vorher ist ein Stillen in Rückenlage üblich.

Ein aufgeblähter Bauch, der nach 36 bis 48 Stunden bei fast allen Frauen auftritt, kann durch Kümmeltee, warme Auflagen auf dem Oberbauch und gute Ernährung gut behandelt werden. Nach dem ersten Abführen verschwindet das Phänomen in der Regel wieder. Auch regelmäßige, sanfte Bewegung hilft bei vielerlei Beschwerden.

Ab dem vierten Tag nach dem Kaiserschnitt gleicht das Wochenbett dem einer vaginalen Geburt – und nach spätestens sechs Tagen können Sie nach Hause. Wenn die Narbe gut heilt und die häusliche Versorgung durch Ihren Partner, Verwandte oder eine Haushaltshilfe organisiert ist, können Sie auch schon nach vier Tagen aus der Klinik entlassen werden. Eine Hebamme kann Sie dann bis zum zehnten Tag nach der Geburt mindestens einmal täglich und später weiter in längeren Abständen besuchen und Fäden oder Klammern bei Ihnen zu Hause ziehen beziehungsweise lösen.

Geschwister

Wenn Sie schon Eltern sind, ist es für Ihre größeren Kinder wichtig, dass Sie schon vor der Geburt des Babys darüber gesprochen haben, wie es sein könnte, wenn die Familie wächst – und auch was sich mit Sicherheit verändern wird. Durch diese Art der Vorbereitung können die Kinder einordnen, warum die Mama mit dem kleinen Baby erst einmal viel im Bett liegt und sich ausruhen muss. Auch darauf, dass für die »Großen« häufig neue Schlafplätze oder eingeschränkte Spielareale entstehen, falls im Kinderzimmer wieder Platz für den Wickeltisch geschaffen werden muss, sollten Geschwister sinnvollerweise in Ruhe vor der Geburt vorbereitet werden.

Als großen Gewinn können viele Geschwister ein Baby erst einmal nicht sehen. Und auch wenn es ein bisschen älter geworden ist, wird oft noch erwartet, dass man als große Schwester oder großer Bruder immer verständnisvoll ist. Zurückschubsen ist nicht erlaubt, selbst wenn das Kleine noch so fest zubeißt. Nachdem man so lang im Mittelpunkt stand, müssen Mama und Papa nun geteilt werden. Das tut weh,

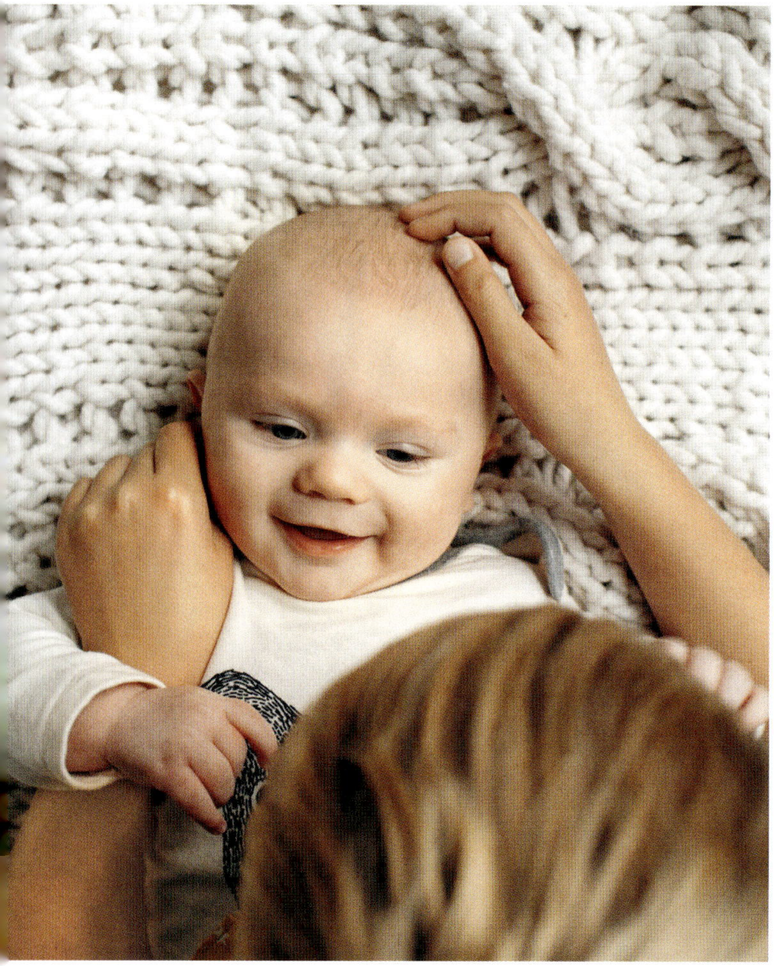

Für Babys sind Geschwister das Größte. Andersherum gilt das nicht immer. Daher ist Ihr Feingefühl gefragt.

und daher ist natürlich nicht nur gute Laune vorprogrammiert. Vielmehr wird bei den »Großen« das ganze Gefühlsspektrum auftreten: Eifersucht, Neid, Verlustängste, aber auch Zuneigung, Stolz und Freude über das Baby. Machen Sie sich darüber keine großen Sorgen. Diese Gefühle gehören einfach zum Leben dazu und Sie können Ihr großes Kind stärken, indem Sie sich die positiven Effekte von Geschwistern immer wieder bewusst machen und im Gegenzug versuchen, die unangenehmen Seiten durch liebevolle Zuwendung zu lindern. So darf Ihr großes Kind lernen, dass man auch diese Gefühle annehmen und überleben kann.

So können Sie Ihren Großen helfen:

• Beziehen Sie Geschwister in die Pflege der Kleinen mit ein. Bei kleinen »großen« Geschwistern kann das zum Beispiel das Anreichen von Kleidung oder Windeln sein, bei Größeren so verantwortungsvolle Aufgaben wie das »Wickeln mit dem inneren OM«, auch wenn die Windel danach nicht ganz so perfekt sitzt wie sonst.

• Nehmen Sie sich für jedes Kind Zeit ganz allein – auch wenn es nicht so leichtfällt. Das ist schon bei ganz alltäglichen Dingen möglich, zum Beispiel beim Haarekämmen oder Gute-Nacht-Geschichte-Vorlesen – und wenn es nur ein paar Minuten täglich sind. Jedes Kind wünscht sich, einmal die Nummer eins zu sein. Durch diese kleinen Gesten spürt es, dass Sie auch noch für seine Wünsche an Zuwendung da sind.

• Schaffen Sie eine babyfreie Spielzone, wo Bauklötze, Legosteine und Co. auch mal länger stehen bleiben dürfen.

• Zeigen Sie Ihren großen Kindern, dass sie schon mehr dürfen und können als das kleine Geschwisterkind – und daher zum Beispiel erst später ins Bett gehen müssen.

• Bitten Sie alle Besucher, dass sie zuerst das große Kind begrüßen, bevor sie sich dem Baby zuwenden. Und wenn sie dem Baby etwas mitbringen, sollten sie auch für die großen Geschwister eine Kleinigkeit dabeihaben.

• Beziehen Sie Freunde und Großeltern als Unterstützung und für ganz besonders tolle Ausflüge mit den Großen ein.

• Das Wichtigste ist aber, dass Sie selbst Ihren Großen durch Körperkontakt, Kuscheln und Schmusen immer wieder zeigen, wie lieb Sie sie haben.

Untersuchung am Ende des Wochenbetts

Sechs bis acht Wochen nach der Geburt wird eine gynäkologische Nachuntersuchung empfohlen – ein wichtiger Termin, auch wenn Sie keinerlei Beschwerden haben. Zunächst wird dabei alles so verlaufen, wie Sie es von den Vorsorgeuntersuchungen während der Schwangerschaft kennen: Blut- und Urinproben werden entnommen, Blutdruck und Gewicht gemessen und alle Ergebnisse im Mutterpass dokumentiert. Dann werden Sie vaginal untersucht, um festzustellen, ob sich alle an der Schwangerschaft und Geburt beteiligten Organe und Gewebe zurückgebildet haben. Dabei wird auch nachgeschaut, ob etwaige Dammverletzungen gut verheilt sind.

Störende Fäden können jetzt entfernt werden. Falls die letzte Krebsfrüherkennungsuntersuchung mehr als ein Jahr zurückliegt, vereinbaren Sie vielleicht auch gleich einen Termin dazu. Hat man während der Schwangerschaft festgestellt, dass Sie keine ausreichende Rötelnimmunität haben, kann die Impfung nun nachgeholt werden. Wichtig ist aber, dass Sie in den darauffolgenden drei Monaten nicht schwanger werden.

Der gynäkologischen Untersuchung geht oft ein persönliches Gespräch über die Geburt Ihres Babys voraus, über den Verlauf der Wochenbettzeit, über Ihre körperliche und seelische Befindlichkeit, über die Form der Ernährung Ihres Babys und über Möglichkeiten zur Empfängnisverhütung (siehe Seite 435 ff.). Es ist hilfreich, wenn Sie sich alle offenen Fragen vorher aufschreiben. Nutzen Sie diese Gelegenheit auch, um über Ihr momentanes Lebensgefühl zu sprechen. Gerade wenn Sie sich alles anders vorgestellt hatten, oft müde und traurig sind und keinen richtigen Appetit mehr haben, kann ein vertrauensvolles Gespräch helfen. Ihre Frauenärztin wird Sie mit Sicherheit zu Ihren Sorgen beraten oder Ihnen entsprechende Unterstützungsmöglichkeiten empfehlen. Machen Sie für sich das Beste aus diesem Besuch. Er ist dafür vorgesehen, Ihnen positive Unterstützung für Ihr weiteres gesundheitliches Wohlbefinden im Leben mit Ihrem Baby zu geben.

GUT ZU WISSEN

FINANZIELLE UNTERSTÜTZUNG

- Als Alleinerziehende erhalten Sie bisher leider viel zu wenige zusätzliche Hilfen. Nach der Geburt des Babys zahlen Sie bei Erwerbstätigkeit zumindest weniger Steuern und es gibt den steuerlichen Entlastungsbetrag in Höhe von 4260 Euro pro Kalenderjahr, den Sie geltend machen können, wenn zu Ihrem Haushalt mindestens ein Kind gehört, für das Ihnen Kindergeld und/oder ein Freibetrag für Kinder zusteht. Für jedes weitere Kind erhöht sich der Entlastungsbetrag um 240 Euro pro Kind.
- Wenn nach der Geburt ein Expartner nicht oder nur teilweise für das Baby zahlt, kann beim Jugendamt ein Unterhaltsvorschuss beantragt werden.
- Alle Familien in Geldnot können beim örtlichen Wohngeldamt einen Zuschuss zu den Mietkosten oder für selbst genutzte Eigentumswohnungen stellen. Wer seinen Lebensunterhalt nicht oder nicht vollständig aus seinem Verdienst bestreiten kann oder keine Arbeitsstelle hat, hat Anspruch auf Arbeitslosengeld II. Für Kinder gibt es das sogenannte Sozialgeld. Beides können Sie beim örtlichen Jobcenter beantragen.
- Familien, deren Einkommen zwar für den Unterhalt der Eltern, nicht aber für den Unterhalt der Kinder reicht, können einen Kinderzuschlag beantragen. Der Antrag muss bei der Familienkasse der Bundesagentur für Arbeit gestellt werden.
- Das Jugendamt übernimmt in manchen Fällen über die »Wirtschaftliche Jugendhilfe« ganz oder teilweise die Kosten für die Kita oder auch für eine Tagesmutter. In manchen Krippen und Kitas sind die Beiträge auch sozial gestaffelt. Die »Wirtschaftliche Jugendhilfe« ist für die individuelle Hilfe für Kinder, Jugendliche und junge Volljährige zuständig.
- Jugendliche Schwangere unter 25 Jahren, die zu Hause wohnen und über kein eigenes Einkommen verfügen, haben Anspruch auf Arbeitslosengeld II – unabhängig vom Einkommen der Eltern.
- Sollten Sie auf fremde Hilfe angewiesen sein, weil niemand aus der Familie oder dem Freundeskreis für Sie da sein kann, haben Sie Anspruch auf eine Haushaltshilfe. Unter bestimmten Voraussetzungen übernimmt die Krankenkasse die Kosten. Sie zahlt, falls Ihnen sonst niemand helfen kann und ein Kind oder weitere Kinder unter zwölf Jahren im Haushalt leben. Fragen Sie bei der Krankenkasse nach, welche Kriterien erfüllt sein müssen.

ELTERN SEIN

Sie haben sich vielleicht schon in der Schwangerschaft vorgestellt, wie Ihr Familienleben mit dem Baby aussehen wird. Der Start in die neue Situation verläuft aber nicht immer nach Plan und so kann der Beginn des Elternseins durchaus mit einer längeren Gewöhnungsphase verbunden sein. Ein spannendes erstes Jahr nimmt seinen Lauf, in dem Sie immer wieder neue Erfahrungen mit Ihrem Baby machen und immer wieder vor wichtige Entscheidungen gestellt werden. Haben Sie keine Angst, sondern freuen Sie sich darauf!

Die Rolle des Partners im Wochenbett

Auch als Partner haben Sie schon lange Zeit gehabt, sich damit zu beschäftigen, wie es wohl sein wird, wenn Sie Ihr Baby im Arm halten und es endlich begrüßen dürfen. Wenn es dann tatsächlich so weit ist, berichten viele Väter von ihren starken Gefühlen, die sie erst einmal sortieren müssen. Lassen Sie sich die Zeit und fühlen Sie nach, was Sie so bewegt. Sind Sie noch mit dem Geburtserlebnis beschäftigt? Oder sind Sie schon offen für Ihr Baby? Je mehr Sie sich öffnen können und je sensibler Sie sich diesem kleinen Menschen nähern, desto mehr werden Sie die Signale verstehen, die Ihr Kind aussendet.

Der alte Mythos, dass Mütter wichtiger sind als Väter, ist wissenschaftlich längst widerlegt. Trotzdem hält er sich in den Köpfen von Eltern und Familien hartnäckig. Einige Väter glauben immer noch, sie seien für ihre Kinder nicht so wichtig und schlicht nicht fähig, die Pflege eines Neugeborenen zu übernehmen. Das stimmt nicht! Sie sind von Anfang an von Bedeutung. Man weiß heute, dass Babys neben der Mutter auch eine Beziehung zum anderen Elternteil entwickeln, sofern er/sie als Bezugsperson regelmäßig zur Verfügung steht. Dazu müssen Sie nicht unbedingt im gleichen Umfang wie Ihre Partnerin in die Betreuung des Babys einbezogen sein. Erfahrungsgemäß entwickeln Babys selbst bei der »traditionellen« Rollenaufteilung intensive Beziehungen zu beiden Elternteilen. Entscheidend ist, wie gut es Ihnen gelingt, die Bedürfnisse Ihres Babys zu erkennen und prompt darauf einzugehen. Um das zu erlernen, brauchen Sie, genau wie Ihre Partnerin, viel Zeit, um eine gewisse Feinfühligkeit zu entwickeln, die es Ihnen ermöglicht, die Signale Ihres Babys zu verstehen. Studien belegen, dass Sie umso häufiger bei Ihrem Kind sein sollten, je jünger es ist. Denn kleine Kinder erfahren Ihre regelmäßige und verlässliche Zuwendung als Liebe. Das heißt für Ihr Baby: Wer sich um mich kümmert, liebt mich. Abwesenheit ist für Ihr Baby daher gleichbedeutend mit Liebesentzug. Sind die zeitlichen Abstände zu groß, wird das Kind immer wieder dem Gefühl der Verlassenheit ausgesetzt und der Aufbau einer vertrauensvollen Beziehung wird behindert.

Elternzeit und Elterngeld bieten Ihnen beiden die Chance, sich nach der Geburt um das Baby zu kümmern und eine gute Beziehung aufzubauen. Dabei sehen viele Väter zum Glück die Elternzeit als gemeinsame Sache und Chance für beide Eltern. Wenn Sie weiter viel arbeiten müssen, weil einfach nicht immer alles so sein kann, wie Sie es sich wünschen, hilft es Ihnen vielleicht, wenn Sie versuchen, Ihre Arbeitszeit an die Bedürfnisse der neuen Familie anzupassen. Das heißt, dass Sie entweder später zur Arbeit gehen, um die morgendliche Wickel-Schmuse-Runde zu übernehmen, oder abends früher zurückkommen, um Ihr Baby mit einem schönen Einschlafritual zu Bett zu bringen.

Was für Eltern wollen Sie sein?

Haben Sie sich überlegt, was für eine Mutter, was für ein Vater Sie sein möchten? Woran erinnern Sie sich, wenn Sie sich an Ihren Vater oder Ihre Mutter erinnern? Was haben Sie mit ihnen genießen können, was hat Sie gestört? Die Frage nach der Mutter- und Vaterrolle lässt sich leichter beantworten, wenn werdende Eltern erinnern, was sie in ihrer eigenen Kindheit selbst als positiv und negativ erlebt haben. Wir hören häufig Geschichten von Abenteuern auf Urlaubsreisen, Geschichten vom Burgenbauen am

Strand, vom Wandern (ganz anstrengend, aber hinterher gab es Stockbrot am Lagerfeuer) und von den spannenden Wochenenden beim Angeln (die Fische landeten wieder im See, weil keiner sie töten wollte) und der Übernachtung im Zelt. Diese lebendig erinnerten Bilder und die dazugehörenden Gefühle können wichtige Impulse geben für Ihre Wunschrolle als Eltern. Lebensfreude kann aus ganz verschiedenen Quellen gezogen werden. Sich einmal bewusst auf die Perspektive des Elternseins und auch die des Kindes einzulassen, um herauszufinden, was Ihnen für Ihre zukünftige Rolle wichtig ist, erleben viele Eltern als hilfreich.

Oft kämpfen werdende Eltern mit ihrem Bild von einer guten Mutter und einem guten Vater. Dabei erscheint gerade das verinnerlichte Mutterbild manchmal recht überhöht. So manche Frau fühlt sich für alles, was das Baby und die spätere Familie betrifft, doppelt verantwortlich. Noch dazu wird sie sich schon bald nach der Geburt damit auseinandersetzen müssen, dass sie, ganz gleich wie sie die Mutterrolle lebt, Kritik ausgesetzt ist. Wenn Sie als junge Mutter während der ersten Lebensjahre Ihres Kindes zu Hause bleiben möchten, können Sie auf Unverständnis stoßen – als betrieben Sie ein seltsames Hobby. Und wenn Sie sich dazu entschließen, acht Wochen nach der Geburt wieder zu arbeiten, lautet der Vorwurf oftmals, dass Sie zu Lasten Ihres Babys Karriere machen wollen. Beides ist absurd! Lange schon haben Studien gezeigt, dass Kinder glücklich sind und sich gut entwickeln, wenn sie liebevolle, verlässliche Eltern haben. Für das Lebensglück eines Kindes spielt es eine eher geringe Rolle, ob die Mutter arbeitet oder nicht. Es ist entscheidend, wie zufrieden sie in ihrer jeweiligen Rolle ist. Eine Mutter, die Familie und Beruf gern unter einen Hut bringt, kann eine ebenso gute Mutter sein wie eine Mutter, die wirklich gern zu Hause bleibt und Freude daran hat, Zeit mit ihrem Baby zu verbringen. In beiden Fällen sind die Mütter sicher in ihrem Tun und vermitteln das so auch ihrem Baby. Das scheint das Wichtigste zu sein!

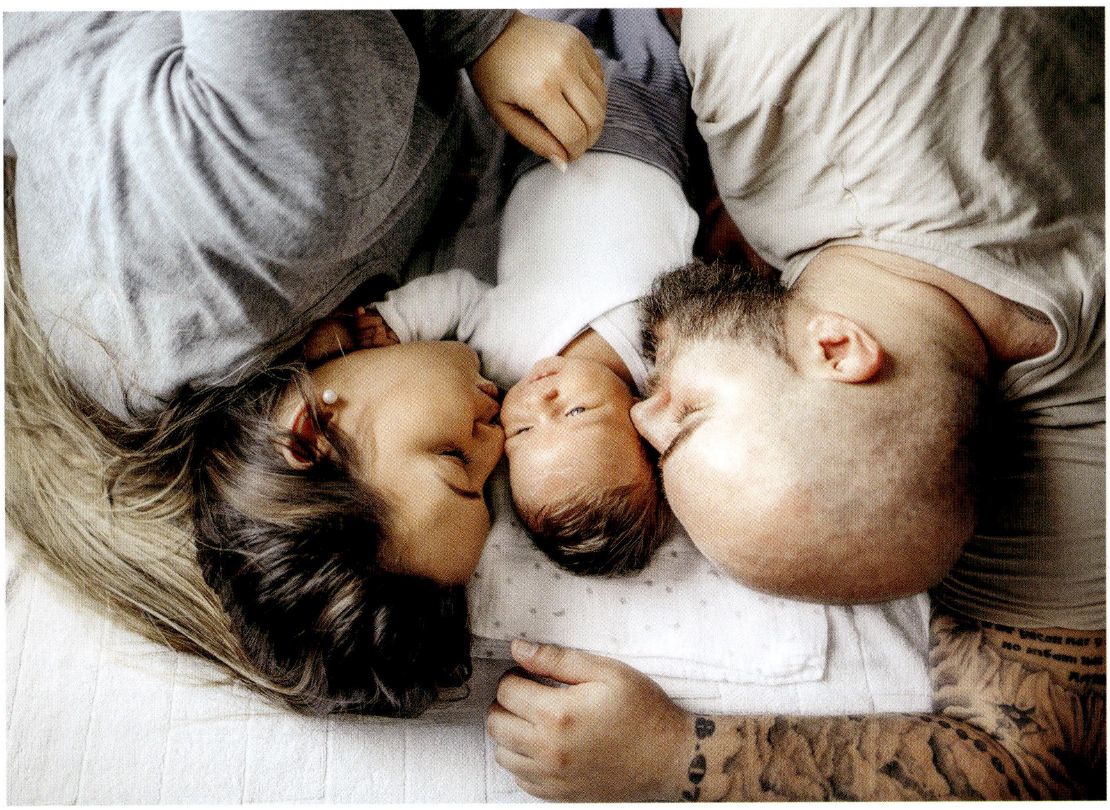

Für Babys sind beide Elternteile wichtig – aber genauso wichtig ist eine entspannte Atmosphäre. Setzen Sie sich nicht unter Druck, sondern genießen Sie diese außergewöhnliche Zeit mit Ihrem Kind. Sie vergeht allzu schnell.

Auch die Wunschrolle werdender Väter hat sich in den letzten 30 Jahren stark verändert. Männer wollen heute deutlich mehr, als nur mit ihren Babys spielen. Für 60 Prozent von ihnen ist es in Deutschland selbstverständlich, zumindest einen Teil der Erziehung aktiv zu übernehmen. 75 Prozent von ihnen wären laut einer Allensbach-Umfrage gern bereit, ihre Arbeitszeit zu reduzieren, um bei der Familie zu sein. Häufig scheitert dieser Wunsch aber an den mangelnden finanziellen Möglichkeiten und nicht zuletzt vermeintlich oder real am drohenden Karriereknick. Es scheint für viele Firmenchefs immer noch undenkbar zu sein, einem Mann mit Familiensinn den Weg nach oben zu ebnen. So schade das für Väter sein kann: Für ihr Kind ist letztlich nur wichtig, dass da jemand ist, dem es vertrauen kann, jemand, der seine Bedürfnisse befriedigt und es liebevoll behandelt. Wenn sich zwei Menschen diese Aufgabe teilen – umso besser. Außerdem ergänzen sich Mütter und Väter dabei wunderbar. Träumen Sie von Ihrer Rolle als Eltern! Gerade in der Anfangszeit mit Ihrem Baby können Ihnen diese Vorstellungen und Träume zum Elternsein eine große Sicherheit geben.

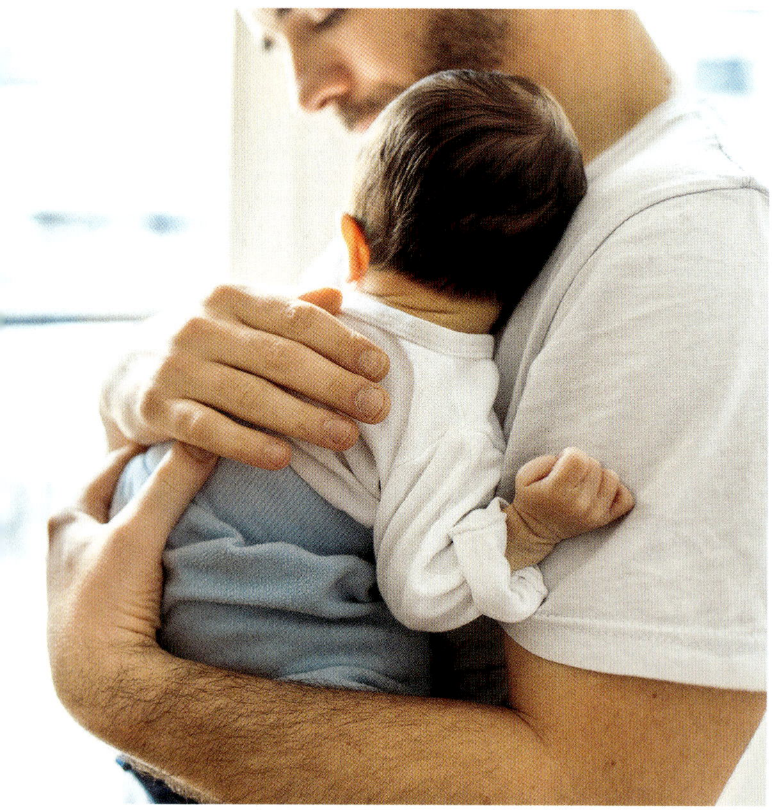

Männer wollen sich heute viel mehr einbringen, als es ihre eigenen Väter getan haben. Gut fürs Baby!

Das Baby verändert Ihr Leben

Unmittelbar nach der Geburt entsteht ein neues Gefühl von Verantwortung. In dem Moment, in dem Sie Ihr Baby sehen, wissen Sie, dass es total auf Sie angewiesen ist und dass Sie von nun an für all seine Bedürfnisse wie Liebe, Nahrung, Pflege und Fürsorge verantwortlich sind. Die Routine als Eltern fehlt Ihnen beim ersten Kind allerdings noch und daher haben Sie sicher oft das Gefühl, zwischen Windelwechseln, Stillen, Trösten und Wäschewaschen verloren zu gehen. Die beschriebenen körperlichen und seelischen Vorgänge im Wochenbett sind oft kräftezehrend – erst recht in einer Lebensphase, in der Sie sich für die Geburt ganz geöffnet haben und besonders empfindlich und leicht verletzlich sind. Es ist völlig normal, dass Sie als frischgebackene Eltern ganz neue Verhaltensweisen an sich entdecken und sich von Gefühlen wie Liebe und Fürsorge regelrecht überschwemmt fühlen. Damit stellt die Natur sicher, dass Sie angemessen auf Ihr Baby und seine Bedürfnisse eingehen und die Bindung zu ihm knüpfen.

Wenn Sie Ihre Prioritäten auf die Grundbedürfnisse Ihres Babys legen, füllen Sie mehr als einen Ganztagsjob aus. Die Rahmenbedingungen für Ihre neue Lebenssituation bestimmt dabei Ihr Baby. Einen Alltag, wie Sie ihn vorher gelebt haben, wird es in den ersten Wochen und Monaten erst einmal nicht mehr geben. Das ist nicht immer leicht, zumal es Ihre bisherigen Strukturen eines gelungenen Tagesablaufs komplett aus den Angeln heben wird. Verabschieden Sie sich also von Klischees wie »Alles muss blitzblank sauber sein« oder »Ich muss morgens um acht frisch geduscht und perfekt gestylt sein«. Wie soll das klappen, wenn der Tag- und Nachtrhythmus nicht mehr funktioniert und selbst die Verabredung mit der Hebamme um 12 Uhr viel zu früh erscheint?

Teilen Sie Ihre Energien neu ein! Sich um ein Neugeborenes zu kümmern, ist extrem fordernd, sowohl körperlich als auch seelisch. Alle Eltern berichten von Schlafdefiziten, davon, wie anstrengend es ist, die neuen Fähigkeiten zu erlernen, und von den Sorgen des Elternseins. Die meisten Paare fühlen sich monatelang gestresst und streiten viel. Lassen Sie sich Zeit, dann werden Sie auch wieder etwas Raum

für sich und Ihre Beziehung haben. In der Zwischenzeit versuchen Sie einfach, Ihr momentanes Chaos als Zwischenschritt zu akzeptieren.
Es wird sich jedoch nicht verhindern lassen, dass sich Ihr Lebensstil ändert. Vielleicht hatten Sie vorher beide eine Vollzeitbeschäftigung und konnten nach Feierabend ohne vorherige Planung und finanzielle Überlegungen spontan etwas unternehmen. Nun ist da noch ein Mensch, der in alle Vorhaben mit deutlich mehr Planungsbedarf einbezogen werden muss. Viele Eltern beschreiben die Realität des Elternseins als sehr viel fordernder, als sie es sich vorgestellt hatten. Einige fürchten gar, die Kontrolle über ihr Leben zu verlieren, weil sie dauernd zur Verfügung stehen müssen – egal ob fürs Wickeln, Stillen oder Trösten und egal wie man sich gerade fühlt. Um diese Kontrolle zu behalten, ist es gut, auf die eigenen Ideen und Gefühle zu vertrauen. Zweifel oder Fehler im Umgang mit dem Baby erleben alle Eltern – genauso wie den Wunsch, etwas in der Vergangenheit anders oder besser gemacht haben zu wollen. Lassen Sie sich durch solche Gedanken nicht Ihr Selbstvertrauen nehmen. Reden Sie mit anderen vertrauten, erfahrenen Eltern. Alle haben ab und zu Zweifel. Ein Gespräch macht die eigenen Gedanken oft klarer. Vertrauen Sie darauf, dass Sie alles gut machen! Sie werden Ihr Leben an den Alltag mit einem Baby anpassen. Wie alle Eltern wollen Sie das Beste für Ihr Kind und gute Eltern sein. Lassen Sie sich nicht durch kleine Schwierigkeiten und Unzulänglichkeiten in Ihrem Glauben an Ihre elterlichen Fähigkeiten verunsichern. Ihr Baby wird Ihnen viel Freude bringen, auch wenn die Windel mal nicht richtig sitzt. Seien Sie geduldig mit sich. In ein paar Wochen werden Sie sich an alles gewöhnt haben und sich gar nicht mehr daran erinnern können, was Sie früher mit Ihrer Zeit angefangen haben. Wichtig ist, sich immer wieder klarzumachen, dass diese Zeit, so belastend sie ist, in ihrer Intensität auch einzigartig ist. Und vor allem: Sie ist gar nicht so lang, wie Sie denken. Irgendwann schläft Ihr Kind durch – und Sie auch wieder.

Den eigenen Weg finden

Großeltern und Freunde, die schon Kinder haben, werden Ihnen ganz sicher mit Ratschlägen zur Seite stehen wollen. Dazu kommen noch die Hinweise von professionellen Helferinnen wie Hebammen und Kinderärztinnen. Viele dieser Ratschläge werden sich widersprechen und Sie werden dadurch vielleicht manches Mal verwirrt sein. Machen Sie sich dann bitte klar: Es gibt mehr als einen »richtigen« Weg, um mit einem Baby zu leben. Das Einzige, was alle Kinder für ihre gesunde seelische Entwicklung brauchen, sind Eltern, die sie lieben. Ansonsten gibt es viele unterschiedliche Bedürfnisse im Zusammenleben. Hören Sie sich die Tipps der Mütter und Schwiegermütter höflich an und fassen Sie sie nicht als Kritik an Ihrer Vorgehensweise auf. Bedanken Sie sich für diese anrührenden Geschichten und erklären Sie dann (falls Sie die Energie dazu haben), warum dieser Weg nicht der richtige für Sie ist. Es gibt keinen Grund, Ratschläge zu befolgen, die Sie als falsch empfinden. Achten Sie auf Ihre Instinkte und lassen Sie sich nicht von irgendwelchen, oft überholten Theorien und Regeln verwirren. Was anderen Babys hilft oder vor 30 Jahren geholfen haben soll, kann für Sie und Ihr Baby heute ganz falsch sein.

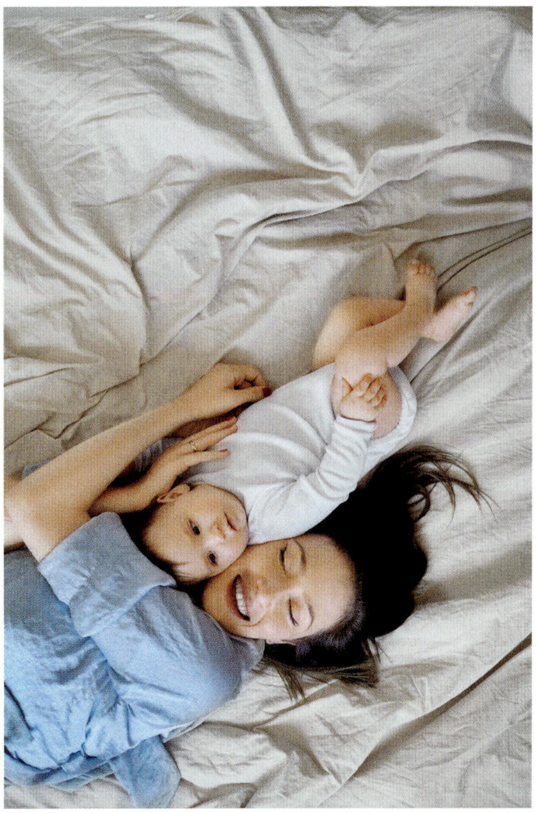

Sie müssen nicht alles richtig machen. Aber Ihre Nähe und Liebe sind für Ihr Baby das Allerwichtigste.

LIEBE UND PAAR BLEIBEN

Trotz des bewegten Lebens als Eltern eines Babys dürfen Sie nicht vergessen, dass auch Ihre Beziehung Zeit braucht – genauso wie Ihre emotionalen und körperlichen Bedürfnisse. Allerdings unterscheidet sich Ihr Tag nun, wenn einer von Ihnen zu Hause bleibt und der andere arbeiten geht, so sehr voneinander, dass durchaus Barrieren zwischen Ihnen und Ihrem Partner entstehen können. Eine ehrliche und offene Kommunikation ist der erste wichtige Schritt, um in dieser veränderten Situation weiter zusammenzuhalten. Es ist Gift für Ihre Beziehung, wenn Sie so tun, als wäre alles in Ordnung, obwohl jeder seine Zweifel und Sorgen hat oder Sie eifersüchtig aufeinander sind. Glück und Leid zu teilen, ist die wichtigste Voraussetzung, um auf allen Ebenen zueinander stehen zu können und sich gegenseitig zu unterstützen.

Wo bleibt die Lust?

In der Zeit nach der Geburt, wenn sie voll stillen und die Nächte unruhig sind, Schlafmangel und unermüdlicher Einsatz für das Kind ihren Alltag bestimmen, scheint das Thema Sexualität für Frauen, oftmals auch für beide Partner, in der Regel weit weg. Studien zeigen zudem, dass 60 bis 80 Prozent aller Paare nach der Geburt zumindest vorübergehend sexuelle Probleme haben. Setzen Sie sich also nicht unter Leistungsdruck, wenn es im Bett nicht klappt. Das ist ganz normal. Bleiben Sie aber aufmerksam füreinander, denn sich nicht nur als sorgende Eltern, sondern auch als Liebespartner zu begreifen, wird sie irgendwann wieder zueinander finden lassen – spätestens wenn die Nächte etwas ruhiger werden.

Ein paar frischgebackene Eltern entdecken aber auch schon bald nach der Geburt wieder die Lust aufeinander. Zum Glück gibt es keine Regeln, ab wann Sie Ihr Liebesleben wieder aufnehmen können. Die Frage ist eher: Wann haben Sie wieder Lust und Spaß an Sex? Sofern es beide schön finden, gibt es keinen Grund, keinen Sex zu haben. Die rhythmischen Kontraktionen der Gebärmutter beim Orgasmus und die Kräftigung der Beckenbodenmuskulatur können die Rückbildung sogar unterstützen. In den ersten sechs Wochen nach der Geburt, solange der

GUT ZU WISSEN

DAS »ERSTE« MAL

Der erste Sex nach der Geburt kommt dem echten ersten Mal tatsächlich recht nah, inklusive Unsicherheit, Schüchternheit, neuer Gefühle – und ein wenig Ernüchterung. Nicht zuletzt kann der erste Versuch auch schiefgehen.

- Die Frau kann leichte Schmerzen haben, zum Beispiel durch eine zu trockene Vagina oder noch nicht verheilte Geburtswege. Ein Gleitmittel hilft.
- Die weibliche (stillende) Brust ist jetzt auf Ihr Baby geeicht. Wer zu viel Interesse an ihrer Stimulation zeigt, riskiert Milchfontänen (was natürlich nicht schlimm ist), eventuell aber auch einen Totalausfall der Lust bei der Sexpartnerin.
- Erzwingen Sie nichts! Haben Sie Geduld und zeigen Sie Einfühlungsvermögen und Verständnis füreinander. Studien zufolge haben nur 14 Prozent der Frauen und 12 Prozent der Männer nach einer Geburt keine sexuellen Probleme. Trotzdem kein Grund zu verzweifeln: Viele Paare berichten, dass ihr Sex nach der Geburt letztendlich noch viel schöner geworden ist.

Wochenfluss noch blutig ist, empfiehlt sich allerdings die Benutzung von Kondomen, damit keine Keime in die Plazentawunde gelangen. Erschrecken Sie außerdem nicht, wenn beim Schmusen kleine Milchfontänen aus Ihren Brüsten spritzen. Vor allem beim Orgasmus werden Hormone ins Blut ausgeschüttet, die nicht nur dafür sorgen, dass sich die Gebärmuttermuskulatur zusammenzieht, sondern auch, dass die Milchgänge kontrahieren. Weil sich die Vagina aufgrund der veränderten hormonellen Lage bei vielen Frauen die gesamte Stillzeit über trocken anfühlt, kann ein Gleitgel auf Wasserbasis beim Liebesspiel hilfreich sein. Solche Gele gibt es in der Apotheke oder im Drogeriemarkt.

Fühlen Sie sich beide bereit für Sex? Schön! Horchen Sie in sich hinein: Vielleicht haben sich Wünsche und Vorlieben geändert? Machen Ihnen noch immer die gleichen Stellungen Spaß? Wenn Sie Angst vor Schmerzen haben, wählen Sie besser solche Positionen, in denen Sie als Frau die Tiefe des Eindringens kontrollieren können – zum Beispiel wenn Sie auf Ihrem Partner sitzen oder er von hinten eindringt. Wenn sich etwas unangenehm anfühlt, können Sie so leichter die Position ändern.

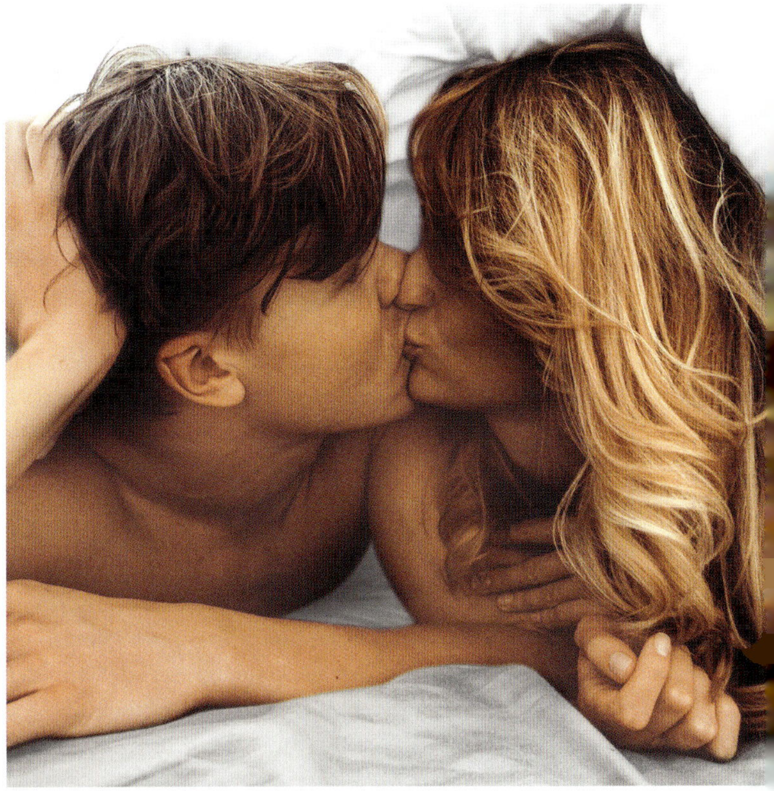

Bleiben Sie einander trotz Babystress zugewandt – dann ist irgendwann auch die Lust wieder da.

Wie möchten Sie verhüten?

Möchte man nach der Geburt eines Kindes Sex haben, stellt sich grundsätzlich die Frage nach einer geeigneten Verhütungsmethode. Dabei gilt es mehrere Gesichtspunkte zu beachten: Zum einen sollte die gewählte Methode möglichst sicher und einfach zu handhaben sein, zum anderen darf sie keinen Einfluss auf die Milchmenge und -qualität haben. Die Weltgesundheitsorganisation empfiehlt, während der Stillzeit möglichst hormonfrei zu verhüten. Gut geeignet ist also die Verwendung von Kondomen oder anderen Barrieremethoden, wie einem Diaphragma oder einer Verhütungskappe (Portiokappe). Sie alle beeinflussen weder die Milchbildung noch die Qualität der Muttermilch.

Korrekt angewandt ist die Verhütungssicherheit bei Kondomen am höchsten. Beim Diaphragma und der Portiokappe schwanken die Angaben zwischen 80 und 98 Prozent. Das hängt allerdings sicherlich auch damit zusammen, dass die Anwendung dieser Methoden ein wenig Übung bedarf. Abgesehen davon müssen Diaphragma und Portiokappe erst von der Frauenärztin angepasst werden. Durch die Veränderung der Gebärmutter und der Vagina nach der Geburt wird das beim Diaphragma erst nach etwa drei Monaten empfohlen, weil dann die Rückbildung der Beckenorgane weitgehend abgeschlossen ist. Eine Anpassung der Größe bei Portiokappen wird ebenfalls erst nach etwa zwei bis drei Monaten empfohlen. Zudem ist die Verhütungskappe bei Rissverletzungen am Muttermund nicht sicher anwendbar.

Was hinzukommt: Diaphragma und Portiokappe sollten immer zusammen mit einem Gel verwendet werden, das zusätzlich Spermien abtötet. Handelsübliche Spermizide sind allerdings in der Anwendung umstritten, sofern sie den Wirkstoff Nonoxynol-9 enthalten. Denn dieser geht in die Muttermilch über. Zwar lässt sich bisher kein schädlicher Einfluss auf die Gesundheit des Babys feststellen, es existieren allerdings auch nicht viele Untersuchungen hierzu. Alternativ kommen milch- oder zitronensäurehaltige Gele infrage.

Wenn Sie sich näher über eine der Verhütungs- beziehungsweise Barrieremethoden informieren wollen, fragen Sie Ihre Frauenärztin oder wenden Sie sich an die Beratungsstelle eines Frauengesundheitszentrums beziehungsweise pro familia. Das gilt insbesondere, wenn Sie sich für ein Diaphragma oder eine der verschiedenen Portiokappen interessieren, die bei einer Untersuchung individuell angepasst werden müssen – auch wenn Sie vorher bereits auf diese Weise verhütet haben. Gleiches gilt bei starken Gewichtsschwankungen.

Spirale

Diese Verhütungsmethode bietet eine Sicherheit von 95 bis 99,7 Prozent. Neben Kupferspiralen sind in der Stillzeit auch Hormonspiralen zugelassen, denn das Gestagen in ihnen gelangt zwar in die Muttermilch, beeinflusst jedoch nicht die Milchproduktion. Auch Nebenwirkungen auf das Baby sind bislang nicht bekannt.

Kupfer- und Hormonspiralen können frühestens sechs bis acht Wochen nach der Geburt eingesetzt werden, wenn die Rückbildung der Gebärmutter vollständig abgeschlossen ist. Anderenfalls besteht die Gefahr, dass Infektionen entstehen oder die Spirale wieder abgestoßen wird.

Falls Sie vor dem Einsetzen noch keine Blutung, aber ungeschützten Sex hatten, lassen Sie bitte eine Schwangerschaft ausschließen. Verhüten Sie außerdem in den ersten sieben Tagen nach der Einlage noch zusätzlich mit einem Kondom.

Pille und andere hormonell wirksame Methoden

Die Minipille enthält wie die Hormonspirale den Wirkstoff Gestagen, der in geringen Mengen in die Muttermilch gelangt, aber keinen Einfluss auf die Milchproduktion oder Nebenwirkungen auf das Baby hat. Entsprechende Präparate können frühestens sechs Wochen nach der Geburt eingenommen werden, die Sicherheit liegt bei 97 Prozent – sofern die Einnahmeabstände exakt eingehalten werden. Genau das allerdings gestaltet sich bei unregelmäßigem Schlaf-Wach-Rhythmus oft schwierig.

KÖRPERWISSEN

SCHÜTZT STILLEN VOR SCHWANGERSCHAFT?

In einigen Studien konnte nachgewiesen werden, dass Stillen in den ersten sechs Monaten nach der Geburt einen hohen Empfängnisschutz bietet. Das gilt allerdings nur, wenn Frauen ausschließlich, das heißt ohne jegliche Zufütterung, stillen. Bei jedem Stillen wird nämlich das milchbildende Hormon Prolaktin ausgeschüttet, das die Eierstockaktivität bremst. Wenn Sie ausschließlich stillen, findet daher in der Regel kein Eisprung statt. Es gelten aber folgende Regeln:

- Die Stillabstände betragen tagsüber höchstens vier, nachts höchstens sechs Stunden, das heißt, dass Sie innerhalb von 24 Stunden mindestens sechsmal stillen. Abpumpen der Milch und Fütterung mit der Flasche zählen nicht zum Stillen.
- Die Pausen zwischen den einzelnen Stillmahlzeiten betragen nie mehr als sechs Stunden.
- Sie stillen täglich mehr als 80 Minuten.
- Sie füttern nicht zu (auch keinen Tee und kein Wasser).
- Sie haben noch keine Monatsblutung. Als erste Regelblutung gilt, wenn mehr als acht Wochen nach der Geburt eine Blutung für mindestens zwei Tage auftritt. Der Wochenfluss zählt nicht als Monatsblutung.

Wenn alle oben genannten Regeln eingehalten werden, schützt Stillen in den ersten sechs Monaten recht gut vor einer Schwangerschaft (Versagerquote: 0,2 bis 2 Prozent). Sobald sich jedoch die Pausen zwischen den Stillzeiten verlängern oder kleine Mahlzeiten zugefüttert werden, sinkt der Empfängnisschutz sehr schnell. Dazu kommt: Da der erste Eisprung vor der ersten Monatsblutung stattfindet, können Sie auch dann schwanger werden, wenn Sie noch keine Blutung hatten. Wenn Sie sicher geschützt sein wollen, ist es daher sinnvoll, während der gesamten Stillzeit zusätzliche Verhütungsmittel zu benutzen, wenn Sie Sex haben.

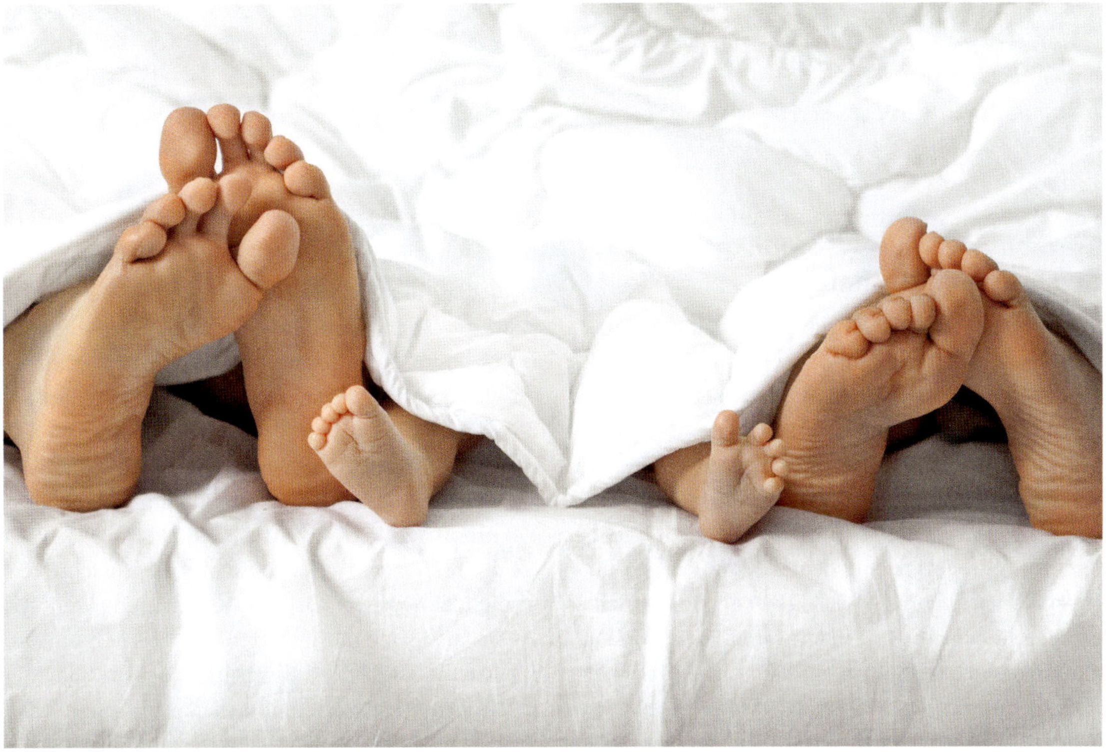

Wie viele Füßchen sollen (noch) mit unter die Decke? Die Familienplanung ist nach einer Geburt nicht automatisch abgeschlossen. Aber wann der beste Zeitpunkt für weiteren Nachwuchs ist, muss jeder selbst herausfinden.

Wie bei der Spirale gilt: Falls Sie vor der ersten gewünschten Anwendung ungeschützten Sex und noch keine Blutung hatten, lassen Sie bitte eine Schwangerschaft ausschließen und verhüten Sie in den ersten sieben Tagen der Einnahme noch zusätzlich mit einem Kondom.

Achtung: Anders als die Minipille ist die Kombinationspille in der Stillzeit ungeeignet, da sie neben Gestagenen auch Östrogene enthält, die die Milchmenge und -zusammensetzung verändern. Zudem kann nicht ausgeschlossen werden, dass diese Hormone dem Baby schaden. Wenn Sie nicht stillen, können Sie 21 bis 28 Tage nach der Geburt mit der Einnahme von Kombipräparaten beginnen. Ihre Sicherheit ist sehr hoch: Sie beträgt über 99 Prozent.

Natürliche Familienplanung

Eine natürliche Familienplanung mit Fruchtbarkeitswahrnehmung, wie zum Beispiel die Basaltemperaturmessung, die Schleimmethode oder verschiedene Zykluscomputer, sind, sofern sie nicht schon vor der Schwangerschaft praktiziert wurden, eher ungeeignet. Schließlich existiert während des ausschließlichen Stillens noch kein Monatszyklus. Wenn Sie schon viel Erfahrung mit diesen Methoden haben und sich in der Anwendung sicher fühlen, können Sie jedoch weiterhin auf diese Art verhüten. Für die Beobachtung und Auswertung der Körperzeichen gelten in der Stillzeit allerdings besondere Regeln, weshalb es sinnvoll ist, sich vorab ausgiebig beraten zu lassen.

Auch wenn natürliche Verhütungsmethoden keinen Einfluss auf das Stillen haben, eignen sie sich doch eher für die Zeit nach dem Abstillen, wenn die Monatsblutung wieder regelmäßig eingesetzt hat.

Sterilisation

Wenn Sie mit der Familienplanung sicher abgeschlossen haben, ist auch eine Sterilisation denkbar. Treffen Sie aber keine spontane Entscheidung. Wenn Sie allerdings sicher sind, ist der Eingriff bereits kurz nach der Geburt möglich, während eines Kaiserschnitts auch bei der Geburt – und bei Ihrem Partner natürlich jederzeit.

ZUM NACHSCHLAGEN

Erkrankungen und Komplikationen in der Schwangerschaft

Eine Schwangerschaft ist keine Krankheit und glücklicherweise meist eine Zeit körperlichen und seelischen Wohlbefindens. Leider jedoch nehmen Komplikationen und Erkrankungen sowohl in der Schwangerschaft als auch bei der Geburt und im Wochenbett zu. Das hat vielfältige Gründe. Zum einen ist es sicher so, dass durch die hervorragende medizinische Versorgung heute Erkrankungen diagnostiziert werden, die vielleicht vor einigen Jahrzehnten unbemerkt geblieben wären. Zum anderen gibt es aber ein Bündel an faktischen Ursachen: Frauen entschließen sich heute immer später dazu, Mutter zu werden. Auch wenn man sprichwörtlich nur so alt ist, wie man sich fühlt, steigt statistisch gesehen mit zunehmendem Alter die Wahrscheinlichkeit für bestimmte Beschwerden. So nimmt die Elastizität des Bindegewebes ab, Krampfadern entstehen leichter. Auch Rückenschmerzen und Erkrankungen wie Schwangerschaftsdiabetes oder Bluthochdruck treten häufiger auf. Zudem gibt es durch eine höhere Zahl an künstlichen Befruchtungen mehr Mehrlingsschwangerschaften. Eine solche Schwangerschaft wiegt im wahrsten Sinne des Wortes schwerer für die werdende Mutter. Damit können sich etwa die Übelkeit in der Frühschwangerschaft, aber auch Sodbrennen und der ständige Druck auf die Blase verstärken. Eine Präeklampsie (Seite 439) wird so wahrscheinlicher und Mehrlinge werden häufiger zu früh geboren. Auch das Wohlstandsproblem Übergewicht kann bestimmte Schwangerschaftserkrankungen wie einen hohen Blutdruck oder Rückenbeschwerden begünstigen und die Geburt erschweren.

Im Folgenden erfahren Sie in kurzer Form das Wichtigste über die häufigsten Krankheiten und Komplikationen, bei deren Auftreten Sie auf jeden Fall medizinisch behandelt werden müssten. Der Überblick soll Ihnen aber auf keinen Fall Angst machen, denn die meisten Schwangerschaften und Geburten verlaufen völlig normal.

Bluthochdruck

Bei jeder Vorsorgeuntersuchung wird zu Beginn der Blutdruck der Schwangeren gemessen: Bluthochdruck besteht, wenn dabei mehrfach Messwerte über ≥140/90 mmHg auftreten. **Wichtig:** Achten Sie darauf, dass Ihr Blutdruck immer erst gemessen wird, nachdem Sie sich einige Minuten ausgeruht und entspannt haben. Ansonsten besteht die Gefahr, dass der ermittelte Wert nicht der Realität entspricht.

Ist der Blutdruck zu hoch, können Sie zunächst versuchen, ihn durch körperliche Schonung und das Ausschalten möglicher Stressfaktoren zu senken. Überschreiten die Messwerte jedoch regelmäßig 160/100 mmHg, verschreibt die Ärztin meist blutdrucksenkende Medikamente. Regelmäßige CTG- und Ultraschallkontrollen gewährleisten, dass es dem Kind in Ihrem Bauch gut geht. Nach der Geburt normalisiert sich der Bluthochdruck innerhalb von zwölf Wochen, sofern er nur schwangerschaftsbedingt aufgetreten ist.

Ein hoher Blutdruck, der bereits vor der Schwangerschaft bestanden hat, bessert sich oftmals in den ersten Schwangerschaftswochen, da hier eine natürliche Absenkung des Blutdrucks stattfindet. Medikamente müssen dann gegebenenfalls reduziert oder es muss bei der Einnahme pausiert werden. Wenn eine Frau mit bestehendem Bluthochdruck eine Schwangerschaft plant, sollte sie rechtzeitig mit ihrer Ärztin besprechen, welche Medikamente unschädlich für das Ungeborene sind, und vor der Schwangerschaft auf eines dieser Präparate umstellen.

Höchstwahrscheinlich kehrt der hohe Blutdruck dann im zweiten Schwangerschaftsdrittel zurück, oft verschlimmert er sich sogar. Nun sind engmaschige Kontrollen wichtig, um eine optimale Blutdruckeinstellung zu gewährleisten.

Tritt ein Bluthochdruck nach der 20. Schwangerschaftswoche auf, spricht man von einem Schwangerschaftshypertonus. Er fällt in der Regel in den Vorsorgeuntersuchungen auf und kann dann entsprechend behandelt werden.

Präeklampsie/Eklampsie

Bei etwa 50 Prozent der Schwangeren mit schwangerschaftsbedingtem hohen Blutdruck kommt es im Verlauf zusätzlich zu einer Eiweißausscheidung im Urin. Man spricht dann von einer Präeklampsie, die im Volksmund auch als Schwangerschaftsvergiftung bezeichnet wird. Diese Erkrankung tritt frühestens mit der abgeschlossenen 20. Schwangerschaftswoche auf. Mit fünf bis sieben Prozent aller Schwangeren ist eine große Gruppe betroffen. Häufig klagen Frauen mit dieser Erkrankung zusätzlich über starke Wassereinlagerungen (Ödeme). Durch den erhöhten Blutdruck kommt es zu Kopfschmerzen, Schwindel, Übelkeit und Augenflimmern.

Warum eine Präeklampsie entsteht, ist bis heute nicht geklärt. Es scheint bereits in der Frühschwangerschaft zu einer »fehlerhaften« Einnistung zu kommen, so dass die Blutgefäße der Plazenta teilweise fehlentwickelt sind. Das bedingt manchmal auch eine Unterversorgung des Kindes, sodass bei dieser Erkrankung regelmäßig Wachstum und Blutfluss mittels Ultraschall kontrolliert werden sollten. Eine engmaschige Schwangerschaftsüberwachung ist bei einer Präeklampsie zwingend.

Die Ausprägung einer Präeklampsie kann sehr unterschiedlich sein. Eine Schwangere mit milder Präeklampsie wird vermutlich erst um den errechneten Termin herum ihr Baby gebären. Besteht allerdings Gefahr für Mutter und Kind wie bei einer schweren Präeklampsie, dann muss die Geburt eventuell frühzeitig eingeleitet beziehungsweise die Schwangerschaft durch einen Kaiserschnitt beendet werden. Im schlimmsten Fall führt eine Präeklampsie zu einem Krampfanfall (Eklampsie), der bedrohlich für die Mutter und das Ungeborene ist. In Industrieländern mit guter Schwangerenvorsorge kommt er aber glücklicherweise aufgrund der Früherkennungsmaßnahmen nur noch sehr selten vor. Nach der Geburt bildet sich die Präeklampsie langsam zurück.

HELLP-Syndrom

Das HELLP-Syndrom entwickelt sich meist aus einer Präeklampsie (siehe oben) heraus, kann aber in bis zu 15 Prozent der Fälle auch ohne Bluthochdruck oder Eiweißausscheidung auftreten. Etwa 20 Prozent der schwangeren Frauen mit einer schweren Präeklampsie entwickeln ein HELLP-Syndrom. Im Mittel tritt es in der 32. Schwangerschaftswoche auf. Doch bei einigen Betroffenen kommt es schon zwischen der 18. bis 27. Schwangerschaftswoche zu den typischen Symptomen.

Die Buchstaben stehen für »hemolysis« (Blutzerfall), »elevated liver enzymes« (erhöhte Leberwerte im Blut) und »low platelets« (niedrige Blutplättchen im Blutbild). Bei dieser Erkrankung kommt es also zu einer Schädigung der Leber und Beeinträchtigung der Blutgerinnung. Daher muss je nach Ausmaß des Befindens und der Laborveränderungen die Geburt eingeleitet oder ein Kaiserschnitt durchgeführt werden, selbst wenn es eigentlich noch viel zu früh dafür ist. Denn ein HELLP-Syndrom kann für Mutter und Kind lebensbedrohlich sein.

Zusätzlich zu den Zeichen einer Präeklampsie sind Oberbauchschmerzen typische Beschwerden des HELLP-Syndroms. Auch Übelkeit, Erbrechen und allgemeine Unruhe können darauf hinweisen. Sie sollten sich umgehend in einer Klinik vorstellen, wenn Sie Ähnliches erleben.

Blutungen

Eine leichte Blutung in der Schwangerschaft ist in der Regel harmlos, sollte aber zur Sicherheit abgeklärt werden. Durch eine vaginale Untersuchung oder Sex können kleine Gefäße auf dem Muttermund verletzt werden. Auch eine kleine Wucherung am Gebärmutterhals, ein sogenannter Zervixpolyp, kann bluten. Leichte Blutungen stillen sich meist von allein oder es ist möglich, sie schmerzlos zu veröden. Doch es gibt auch schwerwiegende Blutungen. Insbesondere wenn bei Ihnen eine Plazenta praevia bekannt ist, der Mutterkuchen also vor dem inneren Muttermund liegt, müssen Sie sich schnellstmöglich im Kreißsaal vorstellen. Eine solche Blutung kann für Sie und Ihr Baby lebensbedrohlich sein! Die natürliche Geburt ist in diesem Fall nicht möglich. Da schwere Blutungen meist terminnah auftreten, wird der Kaiserschnitt häufig etwa drei bis vier Wochen vor dem errechneten Termin geplant.

Bei einer vorzeitigen Plazentalösung löst sich der Mutterkuchen frühzeitig von der Gebärmutterwand. Das kann nach Gewalteinwirkung passieren (zum Beispiel bei einem heftigen Verkehrsunfall), bei Druckänderungen (zum Beispiel nach Geburt des ersten Zwillings), aber auch ohne Vorboten. Oft tritt eine vaginale Blutung auf, im Vordergrund stehen aber starke Bauchschmerzen. Ist die Plazenta vollständig abgelöst, ist die Versorgung des Kindes nicht mehr gewährleistet. Deshalb sollten Sie bei jeder (!) Blutung in Ihrer Geburtsklinik abklären lassen, woher sie stammt.

Gestationsdiabetes

Bei einer Diabeteserkrankung reicht das körpereigene Insulin nicht aus, um den Blutzuckerspiegel nach einer Mahlzeit zu senken. Tritt dies erstmals in der Schwangerschaft auf, spricht man von einem Gestationsdiabetes. In Deutschland sind etwa 3,7 Prozent der Schwangeren davon betroffen. Bleibt ein Gestationsdiabetes unbehandelt, sind die Blutzuckerspiegel auch beim Baby dauerhaft hoch. Das hat zur Folge, dass das Baby stetig vermehrt Insulin produziert, um den eigenen Zuckerspiegel zu senken. Da Insulin auch ein Wachstumshormon ist, wird das Kind dadurch sehr groß und schwer. Eine natürliche Geburt wird dann schwieriger und gefährlicher, und es kommt häufig zu einem Kaiserschnitt. Auch Früh- und Totgeburten treten bei einem schlecht eingestellten Diabetes häufiger auf.

In Deutschland wird bei jeder Schwangeren im Rahmen der Mutterschaftsvorsorge ein einfacher Screening-Test mit 50 Gramm Zuckerlösung durchgeführt. War der erste Screening-Test für Diabetes (OGTT, Seite 97) auffällig, wird ein zweiter Bestätigungstest mit 75 Gramm Zuckerlösung durchgeführt. Ist auch dieser Test auffällig, sollten die Zuckerwerte durch Selbstmessung vor dem Frühstück und jeweils eine Stunde nach Beginn der Hauptmahlzeiten gemessen werden. Sie erhalten dazu bei Ihrer Ärztin oder in der Klinik ein entsprechendes Gerät. Für die Messung müssen Sie sich mit einer dünnen Nadel ins Ohrläppchen oder in die Fingerbeere pieksen und einen Tropfen Blut gewinnen. Der Nüchternwert am Morgen sollte unter 95 (oder gleich) mg/dl 5,3 mmol/l) liegen, der Wert eine Stunde nach einer Mahlzeit unter (oder gleich) 140 mg/dl (7,8 mmol/l).

Um das zu erreichen, kann manchmal schon eine Ernährungsumstellung Wunder bewirken. Essen Sie nicht zu viele und eher komplexe Kohlenhydrate (lieber Vollkornbrot, Vollkornnudeln, Kartoffeln), wenig Fruchtzucker und keine Süßigkeiten. Reicht dies nicht aus, muss zusätzliches Insulin gespritzt werden. Dafür wird in der Regel, je nachdem wie Sie sich ernähren, eine bestimmte Menge an Insulin festgelegt, das Sie sich mehrmals täglich selbst unter die Haut spritzen. Die Schwangerschaft wird engmaschig überwacht und Sie werden die Blutzuckerwerte immer wieder mit Ihrer Ärztin besprechen, um die Insulinmenge bei Bedarf weiter anzupassen. Nicht nur für das Baby, sondern auch für die Frau selbst ist eine gute Blutzuckereinstellung wichtig, um die Wahrscheinlichkeit für Infektionen (Bakterien lieben Zucker), Bluthochdruck und eine Präeklampsie klein zu halten.

Nach der Geburt wird erst einmal wieder normal gegessen und auch kein Insulin mehr gespritzt, um im Anschluss an das achtwöchige Wochenbett nochmals mit einem Zuckertest überprüfen zu lassen, ob der Diabetes verschwunden ist. Das ist zum Glück meistens der Fall. Leider haben betroffene Frauen allerdings ein erhöhtes Risiko, auch im Alter an einem Diabetes zu erkranken.

Harnstau

Mit Zunahme der Gebärmuttergröße kann diese auf die Harnleiter drücken, die die Urin produzierenden Nieren mit der Harnblase verbinden. Dadurch fließt auf der betroffenen Seite der Harn schlechter ab und es kommt zu einem Aufstau von Urin in der Niere. Aufgrund der leicht anderen Lage des rechten Harnleiters ist dieser häufiger betroffen als der linke. Durch den Aufstau kann es zu Schmerzen in der Flanke kommen, auch Blasen- beziehungsweise Nierenbeckenentzündungen sind dann häufiger. Daher sollten Sie bei einseitigen Rückenschmerzen (selten können allerdings auch mal beide Seiten betroffen sein und damit auch beide Flanken wehtun) überprüfen lassen, ob die Nieren gestaut sind. Im Ultraschall ist das gut zu sehen. Wenn eine Entzündung vorliegt, müssen die Bakterien mit Antibiotika bekämpft werden. Zudem sollten Sie viel trinken. Auch Schmerzmittel können notwendig sein. Wenn die Niere stark gestaut ist, kann sie langfristig Schaden nehmen. In diesem Fall ist es manchmal sinnvoll, den Harnleiter in einer kleinen Operation zu schienen. Eine solche Harnleiterschiene muss nach der Schwangerschaft wieder entfernt werden.

Blasenentzündung/Nierenbeckenentzündung

Zu einer Blasenentzündung kann es in der Schwangerschaft häufig kommen, da die hormonellen Veränderungen es Bakterien erleichtern, bis in die Blase beziehungsweise noch weiter in die Nieren aufzusteigen. Daher wird der Urin in den regelmäßigen Vorsorgeuntersuchungen auch auf Bakterien getestet. Bei einem Schwangerschaftsdiabetes mit Zuckerausscheidung im Urin ist eine Harnwegsinfektion noch häufiger. Typische Beschwerden sind Brennen beim Wasserlassen, Schmerzen über der Harnblase und/oder in der Nierengegend sowie häufiger Harndrang und manchmal Fieber. Doch auch eine Besiedelung mit Bakterien ohne Beschwerden ist möglich. Eine Blasen- oder Nierenentzündung in der Schwangerschaft muss immer mit Antibiotika behandelt werden.

Schwangere sollten jetzt viel trinken, um die Blase durchzuspülen. Das empfiehlt sich in der Schwangerschaft ohnehin, um Blasenentzündungen vorzubeugen. Achten Sie zudem auf die richtige Intimhygiene: So sollte nach dem Stuhlgang immer von vorn nach hinten gewischt werden und der Bereich rund um die Vagina nur mit Wasser gewaschen werden. Verwenden Sie keine Intimsprays oder -seifen! Sie zerstören den natürlichen Säureschutzmantel der Haut und bahnen dadurch Krankheitserregern den Weg in den Körper. Auch Cranberry-Saft hat sich als hilfreich erwiesen; in Studien bekamen Frauen bei regelmäßigem Genuss seltener Blasenentzündungen.

Infektionen in der Schwangerschaft

Infektionen werden von Bakterien, Viren oder Parasiten ausgelöst. Mit den meisten Erregern kommt der Körper allein klar. So ist eine Erkältung für das Ungeborene kaum gefährlich. Bei einem Befall mit Bakterien, zum Beispiel eine eitrige Mandelentzündung oder eine Blasenentzündung, können Antibiotika notwendig sein. Weisen Sie die Ärztin dann auf Ihre Schwangerschaft hin, damit Sie Medikamente bekommen, die für das Baby unschädlich sind. Häufig kommen auch vaginale Infektionen (Seite 96 und 198) vor, die in der Regel ebenfalls gut behandelbar sind.

In seltenen Fällen kommt es in der Schwangerschaft zu einer Ansteckung mit Keimen, die schwerwiegende Komplikationen verursachen können. Dazu gehören die Erreger der Kinderkrankheiten Masern, Röteln und Ringelröteln sowie das Zytomegalievirus. Eine Infektion mit ihnen führt häufiger zu Fehl- und Totgeburten. Auch Fehlbildungen des Kindes sind möglich. Vermeiden Sie daher unbedingt den Kontakt mit Kindern, die eine unklare Erkrankung haben! Im Falle eines kürzlich zurückliegenden Kontakts kann die Gabe von Antikörpern sinnvoll sein. Lassen Sie sich von Ihrer Ärztin beraten.

Der Parasit Toxoplasmose wird über Katzenkot und rohes Fleisch übertragen. Eine Infektion kann zu schweren Fehlbildungen des Kindes führen. Meiden Sie daher die Gefahrenquellen (Seite 83)!

Listerien sind Bakterien, die vor allem in Rohmilchprodukten, rohem Fleisch und Fisch enthalten sein können. Da eine Infektion für Sie und Ihr Baby gefährlich werden und auch zu Fehl- und Frühgeburt führen kann, sollten Sie diese Lebensmittel in der Schwangerschaft ebenfalls meiden.

Chronische Infektionen wie HIV oder Hepatitis-Formen müssen in der Schwangerschaft durch spezialisierte Ärztinnen betreut werden, um durch Medikamente und Geburtsplanung eine Übertragung auf das Ungeborene unbedingt zu vermeiden. Sprechen Sie mit Ihrer Ärztin offen über Ihre Erkrankung.

IUGR/Wachstumsretardierung

Bei einer Unterversorgung des ungeborenen Kindes mit Nährstoffen infolge einer Minderfunktion der Plazenta spricht man von einem IUGR (»intrauterine growth restriction«). Das bedeutet, dass das Kind unter seinen eigentlichen Möglichkeiten an Gewichtszunahme und Längenwachstum zurückbleibt. Dieses Phänomen betrifft vor allem Raucherinnen. Falls Sie Raucherin sind: Es lohnt sich auch Ihrem Baby zuliebe, mit dem Rauchen aufzuhören! Nutzen Sie dazu zum Beispiel die Hilfsangebote der gesetzlichen Krankenkassen.

Eine Präeklampsie kann ebenfalls eine Minderversorgung des Babys zur Folge haben. Fällt im Ultraschall ein zartes Baby auf, sollte der Blutfluss in der Nabelschnur mittels Doppler-Ultraschall regelmäßig überprüft werden. Erhöht sich der Widerstand im Nabelschnurfluss, spricht dies für eine Gefährdung des Babys im Mutterleib. Die Geburt muss dann eingeleitet beziehungsweise das Kind per Kaiserschnitt geboren werden.

Es gibt allerdings auch Frauen, die kleine Kinder gebären, ohne dass dies krankhaft ist. So wird eine schmale Asiatin ein kleineres Kind bekommen als eine kräftige Europäerin. Machen Sie sich nicht verrückt, wenn Ihr Baby im Ultraschall klein ist. Solange die Blutversorgung stimmt, geht es Ihrem Kind im Bauch wunderbar.

Migräne

Unter Migräne leiden viele Frauen. Manche haben dabei »nur« Kopfschmerzen, manche zusätzliche Übelkeit, Seh- oder Sprachstörungen. Häufig spielen hormonelle Einflüsse eine große Rolle, weshalb die Symptome außerhalb der Schwangerschaft oft zyklusabhängig auftreten. Daher ist die Schwangerschaft für viele Migränepatientinnen eine angenehme Zeit: 70 Prozent der Frauen mit einer bekannten Migräne erleben eine Besserung, insbesondere nach der 14. Schwangerschaftswoche. Seltener bleiben die Beschwerden gleich oder verschlechtern sich sogar. Dann muss bei der Behandlung mit Medikamenten allerdings bedacht werden, dass nicht alle Präparate in der Schwangerschaft angewandt werden dürfen. Lassen Sie sich beraten, wenn Sie zu den weniger glücklichen Migränepatientinnen gehören.

Auf jeden Fall können Entspannungsverfahren hilfreich sein, da der Kopfschmerz oft stressbedingt auftritt. Dazu gehören zum Beispiel die Progressive Muskelentspannung nach Jacobson, Autogenes Training oder Biofeedback. Auch Akupunktur kann helfen. In einigen Krankenhäusern gibt es spezielle Migränesprechstunden. Vorsicht heißt es dagegen bei bestimmten Naturheilmitteln, wie zum Beispiel Pfefferminzöl, das die Gebärmutter stimulieren und vorzeitige Wehen auslösen kann.

Stille Geburt

Darunter versteht man den Tod eines Babys im Mutterleib. Stille Geburten sind ein tabuisiertes Thema, denn niemand möchte gerne davon hören oder darüber reden. Doch erleben manche Paare ein solches unglaublich trauriges Ereignis. Oftmals wird noch nicht einmal ein Grund für den Tod des Babys gefunden. Das zu begreifen und Abschied von ihrer unmittelbaren Zukunft mit eben diesem Kind zu nehmen, ist für die Mutter und den Vater unglaublich schwer.

Für die Trauerarbeit ist es nach aller Erfahrung gut, wenn Eltern sich zu einer natürlichen Geburt als Prozess des Abschiednehmens entschließen können. Bei unreifem Muttermundsbefund bekommt die Schwangere Medikamente, die schonend die Geburt einleiten. Jede Frau hat in dieser Phase Anspruch auf die Geburtsbegleitung durch eine Hebamme und Angehörige, Schmerztherapie während der Geburt und eine Hebammennachsorge. Viele Kliniken bieten zudem eine psychologische oder seelsorgerische Begleitung an. Es ist gut, diese Ansprüche und Angebote anzunehmen! Die Eltern sollten sich reichlich Zeit eingestehen, um sich von ihrem Baby zu verabschieden. Auch Erinnerungsfotos oder ein Fußabdruck sind eine gute Idee. Vielleicht hilft auch ein Gespräch mit Eltern, die Ähnliches erlebt haben.

Eine Obduktion zur Klärung der Todesursache kann sinnvoll sein. Jedes Kind, das bei der Geburt über 500 Gramm wiegt (in einigen Bundesländern auch erst ab 1000 Gramm), muss bestattet werden. Die Frau hat Anspruch auf bis zu 18 Wochen Mutterschutz und sie erhält Mutterschaftsgeld.

Thrombose/Embolie

Bei einer Thrombose bildet sich ein Blutgerinnsel in einer Vene, meist am Bein. Da die Blutgerinnung in der Schwangerschaft und auch im Wochenbett verstärkt ist, tritt eine Thrombose zu diesen Zeiten gehäuft auf. Gefährdet sind vor allem Frauen, die sich wenig bewegen. Meist schmerzt das betroffene Bein, ist geschwollen und rot. Da sich das Blutgerinnsel lösen und in den Lungenkreislauf geraten kann (man spricht dann von der lebensbedrohlichen Lungenarterienembolie), sollten Sie unverzüglich in die Klinik fahren, wenn Sie diese Symptome bei sich bemerken. Dort wird sich zunächst eine Ärztin Ihr Bein anschauen und Druck auf Wade und Fußsohle ausüben, um einzuschätzen, wie wahrscheinlich eine Thrombose ist. Sicher diagnostiziert werden kann sie aber erst durch eine anschließende spezielle Ultraschalluntersuchung der Beinvenen. Sollte sich der Verdacht bestätigen, müssen Sie mit einem Blutverdünner (Heparin), behandelt werden, der unter die Haut gespritzt wird. Außerdem erhalten Sie einen Kompressionsstrumpf (Seite 248). Die früher im Falle einer Thrombose gepredigte strikte Bettruhe hat sich zum Glück als wenig zuträglich erwiesen. Sie dürfen sich also weiterhin ganz normal bewegen.

Da bei der Geburt das Blutungsrisiko erhöht ist, sollte mit der Gabe von Blutverdünnern, soweit planbar, zur Geburt pausiert und erst wenige Stunden danach erneut mit der Einnahme begonnen werden. Während des Wochenbetts werden Sie weiter spritzen müssen, danach, in Absprache mit Ihrer Ärztin, können Sie das Medikament dann höchstwahrscheinlich absetzen, sofern Sie es insgesamt für circa drei Monate eingenommen haben.

Komplikationen während der Geburt

Amnioninfektionssyndrom (AIS)

Manchmal steigen Keime durch die Vagina und den Muttermund bis an die Eihäute auf; man spricht von einem Amnioninfektionssyndrom. Normalerweise gibt es mehrere Schutzmechanismen, die das verhindern sollen. Zum einen das saure Milieu der Vaginalschleimhaut, zum anderen ein fest verschlossener Muttermund. Ist der pH-Wert in der Vagina jedoch verändert und auch der Muttermund schon leicht geöffnet, haben es Bakterien leichter. Bei einem länger zurückliegenden Blasensprung (mehr als 18 Stunden), ohne dass die Geburt absehbar ist, erhält die Schwangere daher häufig vorsorglich ein Antibiotikum, um eine Entzündung zu verhindern. Auch bei einem Blasensprung weit vor dem errechneten Termin kann ein Antibiotikum zum Schutz des frühgeborenen Kindes gegeben werden.

Hinweise auf eine aufsteigende Entzündung sind, wenn die Mutter nach einem Blasensprung oder während der Geburt Fieber entwickelt, wenn die Entzündungswerte im Blut erhöht sind und die Herzen von Mutter und/oder Baby deutlich schneller schlagen. Es sollte dann nicht zu lange dauern, bis das Kind auf der Welt ist, damit es nicht ebenfalls eine Infektion bekommt.

Blutungen unmittelbar nach Geburt

Kommt es schon vor Geburt der Plazenta zu einer starken Blutung oder ist die Plazenta unvollständig geboren, muss sie beziehungsweise müssen ihre Reste durch eine Operation geborgen werden. Man nennt dies manuelle Plazentalösung (Seite 399).

Nach Geburt der Plazenta muss sich die Gebärmutter stark zusammenziehen. Dies geschieht normalerweise innerhalb von Minuten. Unterbleibt diese Kontraktion, kommt es zu starken Blutungen (Atonie). Die Gebärmutter kann dann von der Hebamme oder Ärztin über die Bauchdecke stark zusammengedrückt werden, um die Rückbildung zu fördern. Unterstützend wirken auch Kältereize oder bestimmte Kontraktionsmittel. Eine volle Harnblase kann das Zusammenziehen der Gebärmutter behindern, weshalb die Harnblase der Mutter mit einem Katheter entleert werden kann. Schwere Blutungen, die eine Operation, schlimmstenfalls die Entfernung der Gebärmutter erfordern, sind extrem selten.

Geburtsstillstand

Davon spricht man, wenn es während der Geburt über mehrere Stunden zu keinem Fortschritt gekommen ist. Entweder hat sich der Muttermund nicht weiter geöffnet oder das kindliche Köpfchen ist – bei vollständig geöffnetem Muttermund – nicht tiefergetreten. Zunächst wird die Hebamme, eventuell auch in Zusammenarbeit mit der Ärztin, feststellen, woran dies liegt. Vielleicht muss die Wehentätigkeit mit einem Tropf unterstützt werden. Vielleicht ist die Lage des Kindes nicht optimal und ein Positionswechsel der Mutter kann dies ändern. Sollte die Mutter sehr verspannt sein, tut eventuell eine PDA gut. Manchmal kann nur ein Kaiserschnitt die Situation lösen, etwa wenn das Köpfchen einfach nicht durch das mütterliche Becken passt.

Nabelschnurvorfall

Ein Nabelschnurvorfall ist bei einer Einlingsschwangerschaft, bei der das Kind um den Termin mit dem Köpfchen nach unten liegt, extrem selten. Meist ereignet er sich bei Geburten von sehr kleinen Kindern, wenn das Baby in Quer- oder Beckenendlage liegt, bei Mehrlingsgeburten (vor allem nach der Geburt des ersten Zwillings) oder wenn das kindliche Köpfchen zu groß ist, um tief ins Becken einzutreten. Wenn die Fruchtblase platzt, kann es dann passieren, dass das mütterliche Becken nicht durch den Kopf oder Steiß des Kindes abgedichtet werden kann und die Nabelschnur seitlich vorbei in den Geburtskanal »rutscht«. Wird die Nabelschnur dabei zusammengedrückt, ist das Baby nicht mehr ausreichend versorgt, was auch an den Herztönen sichtbar wird. In diesem Fall muss schnellstmöglich ein Kaiserschnitt durchgeführt werden. Sollte die Fruchtblase sehr früh in der Schwangerschaft oder bei Steiß- oder Querlage Ihres Babys zu Hause springen, sollten Sie daher vorsorglich liegend in eine Klinik transportiert werden. Ist die Nabelschnur bereits vorgefallen (meist ist sie dann in der Vagina zu tasten), muss unverzüglich das Becken hochgelagert werden, um die Nabelschnur zu entlasten.

Fragen Sie Ihre Ärztin oder Hebamme etwa zwei bis vier Wochen vor dem errechneten Geburtstermin, ob Ihr Baby fest ins Becken eingetreten ist. Meist ist dies der Fall und Sie können sich nach einem Blasensprung ganz in Ruhe und aufrecht an den von Ihnen gewählten Geburtsort begeben.

Schlechte Herztöne

Die Kardiotokographie (CTG) soll helfen, das Wohlergehen des Kindes zu überprüfen. Leider müssen Hebammen und Ärztinnen aber immer wieder feststellen, dass dies schwer zu beurteilen ist: Schlechte Herztöne müssen nicht bedeuten, dass es dem Kind nicht gut geht, und umgekehrt. Das CTG gibt lediglich Hinweise, die mehr oder weniger aussagekräftig sind. Daher ist eine ständige CTG-Überwachung bei unauffälliger Schwangerschaft nicht notwendig. Die Anwendung wird aber je nach Hebamme, Geburtshaus oder Klinik unterschiedlich gehandhabt. Sollte das CTG während der Geburt auf eine mögliche Unterversorgung mit Sauerstoff hinweisen, so kann eine folgende Mikroblutanalyse dies bestätigen oder widerlegen. Dabei wird über die Vagina und durch die Öffnung des Muttermundes in die wenig schmerzhafte Kopfhaut des Babys gepikst, um ein Tröpfchen Blut zu gewinnen. In diesem wird dann der Sauerstoffgehalt überprüft. Ist das Kind unterversorgt, muss die Geburt beendet werden – mit der Saugglocke, der Zange oder per Kaiserschnitt.

Schulterdystokie

Bei der Geburt muss sich das Baby mehrfach um die eigene Achse drehen, um die Form des mütterlichen Beckens optimal auszunutzen. Ist das Köpfchen geboren, müssen sich die Schultern ins Becken drehen. Ein schweres Baby schafft das nicht immer, die Schultern »bleiben stecken«. Bei Kindern mit einem Geburtsgewicht von 4000 Gramm geschieht dies in etwa drei Prozent der Fälle, bei Babys mit 4500 Gramm in elf Prozent, bei 5000 Gramm in 30 Prozent. Ein weiterer Risikofaktor ist das mütterliche Gewicht. Sollte die Mutter ebenfalls sehr schwer sein oder einen Schwangerschaftsdiabetes haben (in diesem Fall ist der Bauch des Babys oft dicker als der Kopf), kommt es häufiger zu einer Schulterdystokie. Dennoch ist kaum abzusehen, welche Frau das Problem bei der Geburt haben wird; hier ist immer die Gesamtsituation entscheidend.

Sollte die Schulter des Babys bei der Geburt verkeilen, werden Ärztinnen und Hebammen die Mutter zu schnellen Positionswechseln anleiten. Vielleicht muss auch ein Dammschnitt gemacht werden oder die Betreuerinnen versuchen, die Schulter mit der Hand zu lösen. Zum Glück lässt sich die Situation meist recht schnell in den Griff bekommen.

Erkrankungen im Wochenbett

Endometritis

Die Endometritis ist eine Entzündung der Gebärmutter, die bei Lochialstau (siehe unten), aber auch unabhängig davon auftreten kann. So kann ein Tage nach Geburt noch weit geöffneter Muttermund zur Folge haben, dass Keime über die Vagina in die Gebärmutter wandern. Dringen die Bakterien in die Gebärmutterwand ein und gelangen sie in die Blutbahn, ist eine Blutvergiftung die Folge. Fieber im Wochenbett sollte daher immer frühzeitig abgeklärt werden! Typische Symptome einer Endometritis sind die stark druckschmerzhafte Gebärmutter, Fieber, Kopfschmerzen sowie wenig (meist übelriechender) oder kein Wochenfluss. Die Behandlung erfolgt mit Kontraktionsmitteln und Antibiotika.

Lochialstau

Nach der Geburt werden Sie etwa sechs Wochen lang Wochenfluss haben. Es handelt sich dabei um Wundflüssigkeit von der Ablösungsstelle der Plazenta aus der Gebärmutter. Medizinisch spricht man auch von Lochien. Anfangs sind diese blutig, dann bräunlich, schließlich gelblich und zuletzt klarflüssig. Es kommt vor, dass der Muttermund sich frühzeitig verschließt und sich der Wochenfluss in der Gebärmutter staut. Nach Kaiserschnitten ist dies häufiger, aber auch Blutgerinnsel oder Reste der Eihaut können den Muttermund verstopfen. Ihnen wird in diesem Fall auffallen, dass nur noch wenig oder gar kein Wochenfluss kommt. Die Rückbildung der Gebärmutter verzögert sich dadurch. Sie ist weich und oft auch druckschmerzhaft. Wenn der Lochialstau einige Tage andauert, können Bakterien über die Scheide in die Gebärmutter gelangen und eine Entzündung verursachen, was häufig mit Fieber und Kopfschmerzen verbunden ist. »Kindbettfieber« ist gefährlich und muss behandelt werden. Sollte Ihre Hebamme also bei vermindertem Wochenfluss auch eine verzögerte Rückbildung feststellen, müssen Sie umgehend Ihre Ärztin aufsuchen. Ein Lochialstau kann mit bestimmten Kontraktionsmitteln und Spasmolytika behandelt werden. Hilfreich kann auch die Bauchlage sein. Bei gleichzeitigem Fieber sollten Antibiotika gegeben werden. Sind zu viele Eihäute oder Plazentareste in der Gebärmutter zurückgeblieben, muss eventuell zusätzlich eine Ausschabung erfolgen.

Milchstau und Mastitis

Bei einem Milchstau ist der Milchfluss in einem Areal der Brust behindert. Es kommt zu einem Aufstau, den Sie als druckempfindliche Verhärtung tasten können. Wenn zusätzlich Muttermilch aus den Milchkanälen ins Brustdrüsengewebe gepresst wird, kommt es zu einer Entzündungsreaktion mit Fieber.
Ein Milchstau kann unterschiedliche Gründe haben. Achten Sie darauf, dass Ihr BH nicht zu eng ist, und legen Sie Ihr Kind häufig an. Der gestaute Bereich wird am besten entleert, wenn das Kinn Ihres Babys genau dort liegt. Kühlung nach dem Stillen kann gut tun. Wenn Sie Schmerzen oder Fieber haben, ist die Einnahme von Ibuprofen sinnvoll. Häufig berichten Frauen auch von einem Milchstau als Stressreaktion. Falls also ein Bereich der Brust nach dem Stillen weiterhin knotig verhärtet, vielleicht sogar ein wenig rot ist, dann schalten Sie erst einmal einen Gang zurück. Spannen Sie Familie und Freunde in Alltagsaufgaben ein, wie Wäschewaschen, Kochen, Bringen und Holen älterer Kinder. Ein paar Tage auf der Couch oder im Bett werden Ihnen helfen.
Eine Brustentzündung (Mastitis) geht meist mit Fieber über 38 °C, Schüttelfrost, allgemeinem Krankheitsgefühl, Schmerzen in der betroffenen Brust und Rötung eines Brustareals einher. Ursächlich sind Bakterien (in der Regel Hautkeime), die über kleinere Verletzungen der Brustwarze in die Brust eingedrungen sind. Eine Eiteransammlung lässt sich im Ultraschall sehen und muss unter Umständen mit einer Nadel abgesaugt, in seltenen Fällen sogar in einer kleinen Operation entleert werden. Auch hier spielt Stress nicht selten eine Rolle. Die Brust sollte stetig gekühlt und das Baby regelmäßig angelegt werden. Die Mutter kann zudem auch ein stillverträgliches Schmerzmittel wie Ibuprofen einnehmen, das gleichzeitig noch antientzündlich wirkt. Wenn sich die Beschwerden nach 24 Stunden nicht gebessert haben, sollte mit einer Antibiotikatherapie begonnen werden. Übrigens: Weder ein Milchstau noch eine Brustentzündung sind Gründe dafür, dass Sie Ihr Baby abstillen. Im Gegenteil, Sie sollten Ihr Kind erst recht regelmäßig anlegen, damit es die betroffene Seite gut leer trinkt.
Eine schmerzlose Verhärtung, die auch nach dem Stillen bleibt, dürfen Sie nicht ignorieren und sollten Sie umgehend von Ihrer Hebamme oder Ihrer Ärztin untersuchen lassen.

Wochenbettdepression

Wenn Sie Ihr kleines Baby in den Armen halten, wird von Ihnen vor allem eines erwartet: Sie sollen glücklich sein. Die meisten Frauen erleben jedoch in den ersten Tagen nach der Geburt auch ein ziemliches Tief. Die Hormonumstellung (Östrogen und Progesteron fallen ab, Prolaktin steigt an), wenig Schlaf und die völlig neue Situation an sich bedingen einen emotionalen Ausnahmezustand, der nicht selten zu einem Wechselbad der Gefühle führt. Tränen und Freude folgen unmittelbar aufeinander. Sie brauchen dann ganz viel liebevolle Unterstützung und Verständnis von Ihrem Partner, Ihrer Familie und den Freunden. Zum Glück dauert dieser Baby-Blues nur wenige Tage an und ist ganz normal.
Leider erleben fünf bis zehn Prozent aller Mütter jedoch auch eine dauerhafte Traurigkeit, die innerhalb des ersten Jahres nach der Geburt auftreten kann. Man spricht dann von einer Wochenbettdepression. Sie fühlen sich überfordert in ihrer neuen Rolle, sind antriebslos, zweifeln an ihrer Kompetenz und vermissen das Gefühl der innigen Liebe für ihr kleines Geschöpf. Sogar der Gedanke, sich oder ihrem Baby etwas anzutun, kann auftauchen. Oft ist die Scham über solche Gefühle ein Grund, niemandem davon zu erzählen. Dabei ist genau das Grundvoraussetzung für Hilfestellungen.
Die Ursachen der Wochenbettdepression sind vielfältig. Auch hier sind hormonelle Veränderungen, schlaflose Nächte sowie Geburtsstrapazen und Stillschwierigkeiten zu nennen. Konflikte in der Partnerbeziehung, aber auch der neue Lebensrhythmus als solcher können zusätzlich stressen. Die genetischen Voraussetzungen sind ebenso entscheidend. Frauen, deren Mutter oder Schwester eine Wochenbettdepression hatte, sind eher betroffen als genetisch unbelastete Mütter. Sicher ist, dass Frauen, die bereits in verschiedenen Phasen ihres Lebens unter depressiven Verstimmungen gelitten haben, gefährdeter sind. Viele Faktoren spielen also zusammen, die in ungünstiger Kombination und bei entsprechender Prädisposition zu mehr als »nur« einem Baby-Blues führen. Wenn Sie an sich (oder auch Ihr Partner an Ihnen) solche Veränderungen entdecken, sollten Sie dies offen ansprechen. Trauen Sie sich! Hebamme und Ärztin können Sie unterstützen. Mit professioneller Hilfe werden Sie in der Lage sein, eine stabile Bindung zu Ihrem Kind aufzubauen.

SERVICE

Adressen, die weiterhelfen

Ärzte- und Hebammensuche

Bund Freiberuflicher Hebammen Deutschlands e. V.
Kasseler Str. 1a
60486 Frankfurt a. M.
www.bfhd.de/hebammensuche/hebamme_finden

Deutscher Hebammenverband e. V.
Gartenstr. 26
76133 Karlsruhe
www.hebammenverband.de

Österreichisches Hebammen-Gremium
Am Europaplatz 2
1120 Wien
www.hebammen.at

Schweizerischer Hebammenverband
Frohburgstr. 17
4600 Olten
www.hebamme.ch
www.hebammensuche.ch

Ärzteverzeichnisse für Deutschland, Österreich und die Schweiz
www.arzt-auskunft.de
www.aerztekammer.at/arztsuche
www.doktor.ch
www.frauenaerzte-im-netz.de

Internetsuchmaschine für Hebammen
www.hebammensuche.de
www.ammely.de

Beratungsstellen

AWO Arbeiterwohlfahrt Bundesverband e. V.
Heinrich-Albertz-Haus
Blücherstr. 62/63
10961 Berlin
www.awo.schwanger.de

Bundesministerium für Familie, Senioren, Frauen und Jugend
Glinkastr. 24
11017 Berlin
www.familienportal.de

Deutscher Caritasverband e. V.
Karlstr. 40
79104 Freiburg
www.caritas.de

Diakonisches Werk der EKD e. V.
Caroline-Michaelis-Str. 1
10115 Berlin
www.diakonie.de

donum vitae – Verein zur Förderung des Schutzes des menschlichen Lebens e. V. (Bundesverband)
Thomas-Mann-Str. 4
53111 Bonn
www.donumvitae.org

Paritätischer Wohlfahrtsverband Gesamtverband e. V.
Oranienburgerstr. 13–14
10178 Berlin
www.der-paritaetische.de

pro familia
Deutsche Gesellschaft für Familienplanung, Sexualpädagogik und Sexualberatung e. V.
Mainzer Landstr. 250–254
60326 Frankfurt a. M.
www.profamilia.de

Beratung zu Fragen rund um Schwangerschaft und Elternsein in Österreich und der Schweiz
www.familienberatung.gv.at
www.profamilia.ch

Außerklinische Geburtshilfe

Gesellschaft für Qualität in der außerklinischen Geburtshilfe e. V.
Werkweg 1
18273 Güstrow
www.quag.de

Netzwerk der Geburtshäuser e. V.
Villenstr. 6
53129 Bonn
www.netzwerk-geburtshaeuser.de

Informationen zu Geburtshäusern in Österreich und der Schweiz
www.hebammen.at
www.geburtshaus.ch

Pränataldiagnostik

Bundeszentrale für gesundheitliche Aufklärung
Maarweg 149–161
50825 Köln
www.familienplanung.de/schwangerschaft/die-schwangerschaft/praenataldiagnostik/beratung-hilft/

Cara e. V.
Domsheide 2
28195 Bremen
www.cara-bremen.de

Deutsche Gesellschaft für Humangenetik e. V.
Lützenstr. 11
10711 Berlin
www.gfhev.de

Informationen zur Pränataldiagnostik
www.down-syndrom.at

Verein zur Beratung und Information
www.praenatal-diagnostik.ch

Impfungen in der Schwangerschaft
www.rki.de/DE/Content/Infekt/Impfen/Materialien/Faktenblaetter/Schwangerschaft.pdf

Kranke und behinderte Kinder und Eltern

Bundesverband behinderter und chronisch kranker Eltern e. V.
www.behinderte-eltern.com

Interessenvertretung Selbstbestimmt Leben in Deutschland e. V.
Leipzigerstr. 61
10117 Berlin
www.isl-ev.de

Informationen zu verschiedenen Themen

Arbeitsgemeinschaft Gestose-Frauen e. V.
Gelderner Str. 39
47661 Issum
www.gestose-frauen.de
www.gestose-frauen.at
www.gestose-frauen.ch

Embryotox Arzneimittelsicherheit in Schwangerschaft und Stillzeit
Charité-Universitätsmedizin Berlin
Augustenburger Platz 1
13353 Berlin
www.embryotox.de
Tel. 0 30/45 0-52 57 00

Deutsche Gesellschaft für Ernährung e. V.
Godesberger Allee 136
53175 Bonn
www.dge.de

www.oege.at (Ernährung, Österreich)
www.sge-ssn.ch (Ernährung, Schweiz)

Gesellschaft für Geburtsvorbereitung
Pohlstr. 28
10785 Berlin
www.gfg-bv.de

Psychotherapie-Informationsdienst
Am Köllnischen Park 2
10179 Berlin
www.psychotherapiesuche.de
Psychotherapeutensuche, auch bei Problemen in der Schwangerschaft

Individuelle Gesundheitsleistungen
IGeL Monitor
www.igel-monitor.de

Informationen über das Nicht-Rauchen in der Schwangerschaft
www.rauchfrei-info.de

Informationen zu starkem Schwangerschafts-erbrechen
www.hyperemesis.de

Hilfen bei Fehl- und Totgeburten
www.initiative-regenbogen.de

Frauennotruf (auch anonym)
www.big-hotline.de
www.frauen-gegen-gewalt.de
www.aoef.at
www.frauenberatung.ch
www.opferhilfe-schweiz.ch

Familie

Verband Queere Vielfalt (LSVD) e. V.
www.lsvd.de

www.regenbogenfamilienportal.de
www.familienportal.de/Regenbogenfamilien
www.regenbogenfamilien.at (Österreich)
www.regenbogenfamilien.ch (Schweiz)

Verband alleinerziehender Mütter und Väter e. V.
Hasenheide 70
10967 Berlin
www.vamv.de

Homepages für Alleinerziehende
www.alleinerziehende.org (Österreich)
www.svamv.ch (Schweiz)

Mutterschutzgesetz, Elterngeld, Elternzeit
www.familienportal.de

Informationen zu Mutterschutz, Elternzeit, Kindergeld etc. in Österreich
www.arbeiterkammer.at/Mutterschutz
www.familienportal.gv.at

Infos zu Mutterschutz, Mutterschaftsentschädigung, Familienzulage etc. in der Schweiz
www.ch.ch/de/familie-und-arbeit

Mehrlinge

Informationen für Mehrlingseltern
www.abc-club.de
www.mehrlingsverein.ch

Stillen

Arbeitsgemeinschaft Freier Stillgruppen AFS e. V.
Johannastr. 44
56537 Dinslaken
www.afs-stillen.de
Hotline: 0228/92 95 99 99

Berufsverband Deutscher Laktationsberaterinnen
Hildesheimer Str. 124E
30880 Laatzen
www.bdl-stillen.de

La Leche Liga Deutschland e. V.
Holbeinstr. 19
14612 Falkensee
www.lalecheliga.de

www.lalecheliga.at (Österreich)
www.lalecheleague.ch (Schweiz)

Frühgeburten

Aktionskomitee Kind im Krankenhaus Bundesverband e. V.
Theobald-Christ-Str. 10
60316 Frankfurt a. M.
www.akik.de

Bundesverband »Das Frühgeborene Kind« e. V.
Darmstädter Landstr. 213
60598 Frankfurt a. M.
www.fruehgeborene.de

Bücher, die weiterhelfen

Dornes, Martin: **Die Seele des Kindes. Entstehung und Entwicklung.** Fischer Verlag, Frankfurt a. M.

Flaßpöhler, Svenja/Werner, Florian: **Zur Welt kommen.** Karl Blessing Verlag, München

Gaca, Anja Constance: Babyernährung: Vom Stillen bis zur Beikostphase. GRÄFE UND UNZER VERLAG, München

Gaca, Christian: **Papipedia. Alles, was Väter und ihre Kinder brauchen.** GRÄFE UND UNZER VERLAG, München

Gatinho, Vitor: **Wenn der Rotz läuft und der Pups drückt.** GRÄFE UND UNZER VERLAG, München

Guóth-Gumberger, Márta/Kubicka, Doris: **Stillen.** GRÄFE UND UNZER VERLAG, München

Höfer, Silvia: **Quickfinder Schwangerschaft.** GRÄFE UND UNZER VERLAG, München

Höfer, Silvia/Dr. Höfer, Thomas: **Ist das schädlich für mein Kind?** Kösel Verlag, München

Höfer, Silvia/Szász, Nora: **Hebammen Gesundheitswissen.** GRÄFE UND UNZER VERLAG, München

Holzgreve, Brigitte: **300 Fragen zur Schwangerschaft.** GRÄFE UND UNZER VERLAG, München

Largo, Remo H.: **Babyjahre. Entwicklung und Erziehung in den ersten vier Jahren.** Piper Verlag, München

Lersch Petra/von Haugwitz, Dorothee: **Zwillinge: Gut durch Schwangerschaft, Geburt und erstes Lebensjahr.** Trias Verlag, Stuttgart

Lothrop, Hannah: **Gute Hoffnung – jähes Ende.** Kösel Verlag, München

Meier-Batrakow: **Drei Jahre ohne Schlaf?!.** GRÄFE UND UNZER VERLAG, München

Neumann, Luise/Giesinger, Sabine: **Die richtige Ernährung in der Schwangerschaft.** Independently published

Nolte, Stephan Heinrich/Nolden, Annette: **Das große Buch für Babys erstes Jahr.** GRÄFE UND UNZER VERLAG, München

Mierau, Susanne/Gaca, Anja Constance: **Mein Schreibaby verstehen und begleiten.** GRÄFE UND UNZER VERLAG, München

Renz-Polster, Herbert: **Kinder verstehen. Born to be wild.** Kösel Verlag, München

Renz-Polster, Herbert/Imlau, Nora: **Schlaf gut, Baby! Der sanfte Weg zu ruhigen Nächten.** GRÄFE UND UNZER VERLAG, München

Renz-Polster, Herbert/Menche, Nicole/Schäffler, Arne: **Gesundheit für Kinder.** Kösel Verlag, München

Richter, Robert/Schäfer, Eberhard: **Das Papa-Handbuch.** GRÄFE UND UNZER VERLAG, München

Sahib, Tanja: **Es ist vorbei – ich weiß es nur noch nicht:** Bewältigung traumatischer Geburtserfahrungen. Books on Demand

Schütt, Dr. med. Snjezana: **Erste Hilfe für Baby und Kind.** GRÄFE UND UNZER VERLAG, München

Wagner, Konstantin: **Richtig schwanger.** GRÄFE UND UNZER VERLAG, München

Weigert Vivian/Paky, Franz: **Babys erstes Jahr.** GRÄFE UND UNZER VERLAG, München

REGISTER

Übungsregister

Bildnachweis

People-Fotoproduktion:

Petra Ender

Medizinische Illustrationen:

Stephan Winkler

Weitere Abbildungen:

Alamy: S. 83 o.
CYBEX GmbH: S. 301.
doc-stock: S. 40, 97, 128 u., 271, 277.
F1online: 90, 130, 226, 382, 395.
Fotolia: 321 u. li.
Getty Images: S. 2, 17, 38, 59 o., 69, 103, 114, 160, 180, 233, 245, 250, 289, 311, 331, 372, 375, 413, 424.
GU Archiv: S. 292 (Grossmann/Schürle), 306 u. (Andreas Hörnisch), 35, 238, 239 u. (Coco Lang), 74, 177, 357 u. (Nicolas Olonetzky), 10 (Ingrid Schobel), 141 u. (Anke Schütz), 178 (Peter Schulte), 416 (Sandra Seckinger), 133 (Shabnam Shameli), 425 (Christian Teubner).
ImagePoint AG: S. 121 o., 243 o.
Istockphoto: S. 4 (2), 5, 7 (3), 8, 14, 16, 20 u., 21, 24, 26, 30 o., 36, 43, 46, 48, 55 u., 59 u., 68, 70 u., 73 u., 77, 81, 83 u., 84, 88, 91 u., 92 u., 93 u., 94 u., 98, 100 u., 102, 105, 108, 109 u., 110 u., 111 u., 116, 121 u., 124, 125, 129, 131 u., 136, 142 u., 145, 154, 156, 162, 164, 167 u., 168, 172, 174, 189, 205, 207, 208, 210, 219, 224, 228 u., 230 u., 253, 257, 258, 261, 262, 266, 269 u., 304, 306 o., 321 u. re., 322, 330, 332 u., 346, 350, 367, 394, 402, 404, 405, 406, 408, 409, 414 (2), 421, 431, 432, 435, 437, U4 r.
kidswoodlove: S. 299, 335, 349.
Christine Kluge: S. 187 (3), 243 u., 252.
mauritius images: S. 19, 22, 42, 47, 49, 112, 134, 200, 242, 283, 376, 398, 401.
Medical Images: S. 267, 276, 323, 351 (Look at Sciences), 339 (Yoav Levy).
my-junior: S. 298.
Lennert Nilsson/Agentur TT: S. 58, 75, 115, 170, 223, 265, 345, 392 li., 393.
Okapia: S. 139, 163, 165, 166, 169, 176, 186, 192, 202, 203, 215, 369.
plainpicture: S. 44, 126, 138, 155, 216, 234, 284, 314, 319.
PR: S. 229, 230 o.
Privat: 6 (2), 12
ruckeli: S. 300.
sarosa: S. 365
Dr. Alenka Scholz: S. 310.
Science Photo Library: Cover, S. 1, 3, 11, 13, 15, 18, 20 o., 23, 25, 27 o., 28, 29, 31 o., 32, 33, 37, 39, 41, 51, 53, 54, 55 o., 56 o., 57, 70 o., 71, 72, 73 o., 79, 80, 82, 85, 86, 87, 89, 91 o., 92 o., 93 o., 94 o., 95, 99, 100 o., 101 o., 104, 106, 109 o., 110 o., 111 o., 113 o., 117, 119, 120, 122, 127, 128 o., 131 o., 132, 137, 140, 141 o., 142 o., 147, 148, 150, 153, 157, 159, 161, 167 o., 173, 175, 181 o., 182 o., 185, 191, 195, 199, 204, 209, 211, 212, 217, 218, 225, 227, 228 o., 235, 236, 241, 248, 251, 254, 256, 259, 260, 263, 268, 269 o., 273, 275, 278, 279, 285, 290, 295, 296, 297, 305, 307, 309, 315, 316, 317, 320, 325 o., 332 o., 334, 337, 340, 341, 347, 348, 355, 357 o., 360, 361, 363, 366, 378, 392 re., U4 l.
Science Source: S. 61.
shutterstock: S. 9, 30 u., 52, 113 u., 356.
Stocksy: 78, 240, 274, 294, 303, 321 o., 333, 338, 354, 368, 417, 427, 428, 433.
Unsplash: S. 362 (Camylla Battani), 364 (Janko Ferlič), 410, 422 (Kelly Sikkema).
Your Photo Today: S. 60, 231, 239 o., 244, 371.

Dank für Bildmaterial an:

cybex-online.com
www.kidswoodlove.de (Wickeltasche CamCam und Liewood, Schlafsack Snüz)
www.my-junior.com
www.ruckeli.de
www.sarosa.eu

Syndication:

Bildagentur Image Professionals GmbH
Tumblingerstr. 32
80337 München
www.imageprofessionals.com

Impressum

Aktualisierte Neuausgabe von Meine Schwangerschaft, GRÄFE UND UNZER VERLAG GmbH, 2014, ISBN 978-3-8338-3617-6.

GU ist eine eingetragene Marke der GRÄFE UND UNZER Verlag GmbH, www.gu.de

ISBN 978-3-8338-7483-3
8. Auflage 2026

Projektleitung und Lektorat: Sylvie Hinderberger
Bildredaktion: Nele Schneidewind, Henrike Schechter
Umschlaggestaltung und Layout: independent Medien-Design, Horst Moser, München
Herstellung: Petra Roth
Satz: Christopher Hammond
Repro: Longo AG, Bozen

Druck Firmengruppe APPL, aprinta druck, Wemding
Bindung: Conzella, Pfarrkirchen

Umwelthinweis

Dieses Buch wurde auf PEFC-zertifiziertem Papier aus nachhaltiger Waldwirtschaft gedruckt.

Wichtiger Hinweis

Die Informationen, Methoden und Ratschläge in diesem Buch stellen die Meinung bzw. Erfahrung der Autorinnen dar. Sie wurden von diesen nach bestem Wissen erstellt und mit größtmöglicher Sorgfalt geprüft. Sie bieten jedoch keinen Ersatz für persönlichen kompetenten medizinischen Rat. Jede Leserin, jeder Leser ist für das eigene Tun und Lassen auch weiterhin selbst verantwortlich. Weder die Autorinnen noch der Verlag können für eventuelle Nachteile oder Schäden, die aus den im Buch gegebenen praktischen Hinweisen resultieren, eine Haftung übernehmen.

Aus Gründen der besseren Lesbarkeit haben wir in diesem Buch keine geschlechtergerechte Schreibweise, sondern überwiegend die weibliche Form verwendet. Dabei gelten sämtliche Personenbezeichnungen gleichermaßen für alle Geschlechter.

Die **GU-Homepage** finden Sie im Internet unter www.gu.de

QUALITÄTS GARANTIE

LIEBE LESERINNEN UND LESER,

wir wollen Ihnen mit diesem Buch Informationen und Anregungen geben, um Ihnen das Leben zu erleichtern oder Sie zu inspirieren, Neues auszuprobieren. Wir achten bei der Erstellung unserer Bücher auf Aktualität und stellen höchste Ansprüche an Inhalt und Gestaltung. Alle Anleitungen und Rezepte werden von unseren Autoren, jeweils Experten auf ihren Gebieten, gewissenhaft erstellt und von unseren Redakteur*innen mit größter Sorgfalt ausgewählt und geprüft.

Haben wir Ihre Erwartungen erfüllt? Sind Sie mit diesem Buch und seinen Inhalten zufrieden? Wir freuen uns auf Ihre Rückmeldung. Und wir freuen uns, wenn Sie diesen Titel weiterempfehlen, in Ihrem Freundeskreis oder bei Ihrem Online-Kauf.

Sollten wir Ihre Erwartungen so gar nicht erfüllt haben, tauschen wir Ihnen Ihr Buch jederzeit gegen ein gleichwertiges zum gleichen oder ähnlichen Thema um.

KONTAKT ZUM LESERSERVICE

GRÄFE UND UNZER VERLAG
Grillparzerstraße 8
81675 München
www.gu.de